Deutsch · Geyer · Wenger
Laboratoriumsdiagnostik

Laboratoriums-diagnostik

Normalbereich der Ergebnisse und Interpretation abnormer Befunde

., überarbeitete und erweiterte Auflage

Herausgegeben von Erwin Deutsch, Georg Geyer und Rudolf Wenger

mit Beiträgen von P. Balcke, K. Bauer, P. Bettelheim,
. Deutsch, G. F. Fischer, H. Frischauf, F. Gabl, G. Geyer,
. J. Hermann, H. Hofmann, K. Kletter, H.-C. Korninger,
. Kuzmits, A. Kyrle, W. Linkesch, E. Maida, U. Maier,
. Marosi, F. Muhar, H. Niessner, V. Pausch, P. Pils,
. Pointner, A. Rosenmayr, M. Rotter, P. Schmidt †,
. Schwartz, J. Slany, P. Speiser, J. Spona, C. Steffen †,
. Stemberger, W. Waldhäusl, R. Wenger, K. Widhalm,
. Wiedermann, P. M. Winter, W. Woloszczuk, C. Zielinski

KARGER

Basel · München · Paris · London · New York · New Delhi · Bangkok · Singapore · Tokyo · Sydney

Eine Veröffentlichung der
medizinisch-wissenschaftlichen
Buchreihe von Schering.
1. Auflage 1969
2. Auflage 1975

Die Deutsche Bibliothek – CIP-Einheitsaufnahme

Laboratoriumsdiagnostik: Normalbereich der Ergebnisse und Interpretation abnormer Befunde/hrsg. von Erwin Deutsch und Georg Geyer. Mit Beitr. von P. Balcke... –3., überarb. und erw. Aufl. – Basel; München; Paris; London; New York; New Delhi; Singapore; Tokyo; Sydney; Karger, 1992
(Eine Veröffentlichung der medizinisch-wissenschaftlichen Buchreihe von Schering)
NE: Deutsch, Erwin [Hrsg.]; Balcke, Peter
ISBN 3-8055-5487-7

WG: 33	DBN 91.106242.4	91.07.26
9310	kln	

Redaktion: Zentrale Biologische Forschung,
Arzneimittelinformation,
Medizinische Redaktion
Gestaltung: Schering Werbestudio
unter Mitarbeit von Urte von Bremen
Satz: Fotosatz Schmidt + Co.,
Weinstadt-Großheppach
Druck: Franz Spiegel Buch GmbH, Ulm-Jungingen
Printed in Germany

S. Karger GmbH, Postfach 1724,
D-8034 Germering/München und S. Karger AG,
Postfach, CH-4009 Basel (Schweiz)
haben die Alleinvertriebsrechte für alle Länder.
ISBN 3-8055-5487-7

Inhalt

Autoren

Prof. Dr. P. Balcke
I. Medizinische Universitätsklinik Wien

Doz. Dr. K. Bauer
Kaiser-Franz-Josef-Spital Wien

Doz. Dr. P. Bettelheim
I. Medizinische Universitätsklinik Wien

Prof. Dr. E. Deutsch
I. Medizinische Universitätsklinik Wien

Dr. G. F. Fischer
Institut für Blutgruppenserologie der Universität Wien

Prof. Dr. H. Frischauf
Wien, c/o der Herausgeber

Prof. Dr. F. Gabl
Institut für Klinische Chemie und Laboratoriumsdiagnostik der Universität Wien

Prof. Dr. G. Geyer
II. Medizinische Universitätsklinik Wien

Dr. B. J. Hermann
Enzymlabor Dr. H. Weber St. Gallen

Dr. H. Hofmann
Institut für spezifische Prophylaxe und Tropenmedizin der Universität Wien

Prof. Dr. K. Kletter
I. Medizinische Universitätsklinik Wien

Dr. H.-C. Korninger
I. Medizinische Universitätsklinik Wien

Dr. R. Kuzmits
II. Medizinische Universitätsklinik Wien

Dr. A. Kyrle
I. Medizinische Universitätsklinik Wien

Prof. Dr. W. Linkesch
II. Medizinische Universitätsklinik Wien

Doz. Dr. E. Maida
Neurologische Universitätsklinik Wien

Prof. Dr. U. Maier
Urologische Universitätsklinik Wien

Dr. C. Marosi
I. Medizinische Universitätsklinik Wien

Prof. Dr. F. Muhar
Wien, c/o der Herausgeber

Prof. Dr. H. Niessner
I. Medizinische Abteilung, Krankenhaus
Wiener Neustadt

V. Pausch
Institut für Blutgruppenserologie der
Universität Wien

Doz. Dr. P. Pils
Rehabilitationszentrum »Weißer Hof«
der Allgemeinen Unfallversicherung,
Klosterneuburg

Prof. Dr. H. Pointner
IV. Medizinische Abteilung, Wilhelminenspital
der Stadt Wien

Doz. Dr. A. Rosenmayr
Institut für Blutgruppenserologie der
Universität Wien

Prof. Dr. M. Rotter
Hygieneinstitut der Universität Wien

Dr. D. Schwartz
Institut für Blutgruppenserologie der
Universität Wien

Prof. Dr. J. Slany
Krankenanstalt Rudolfstiftung der Stadt Wien

Prof. Dr. P. Speiser
Institut für Blutgruppenserologie der
Universität Wien

Prof. Dr. J. Spona
I. Universitäts-Frauenklinik Wien

Dr. H. Stemberger
Institut für spezifische Prophylaxe und Tropenmedizin der Universität Wien

Prof. Dr. W. Waldhäusl
I. Medizinische Universitätsklinik Wien

Prof. Dr. R. Wenger
Krankenanstalt Rudolfstiftung der Stadt Wien

Prof. Dr. K. Widhalm
Universitäts-Kinderklinik Wien

Prof. Dr. G. Wiedermann
Institut für spezifische Prophylaxe und Tropenmedizin der Universität Wien

Dr. P. M. Winter
Institut für Blutgruppenserologie der Universität Wien

Doz. Dr. W. Woloszczuk
II. Medizinische Universitätsklinik Wien

Doz. Dr. C. Zielinski
II. Medizinische Universitätsklinik Wien

Vorwort

Die letzte Auflage dieses Buches über Laboratoriumsdiagnostik ist 1975 erschienen. In den seither vergangenen 16 Jahren ist auf diesem Gebiet des Wissens natürlich so viel erworben worden, daß die alte Fassung längst nicht mehr dem heutigen Stand entsprach; seit langem bestand daher Grund genug für die Abfassung einer Neuauflage, die nun endlich vorgelegt werden kann.

Wie die beiden vorausgegangenen Auflagen des Buches richtet sich auch diese an den im Krankenhaus oder in der Praxis tätigen Kliniker, das heißt vorwiegend an Allgemeinmediziner und Internisten, aber auch an alle anderen Fachspezialisten, die mit der Laboratoriumsmedizin befaßt sind. Das Buch ist nicht explizit für Laboratoriumsmediziner gedacht, weil im Inhalt der Methodik der Laboruntersuchungen relativ wenig Raum gegeben wurde, so daß der Laboratoriumsmediziner darin nur Informationen über die klinische Relevanz seiner Befunde finden könnte. Unter den Klinikern wendet sich das Buch nicht nur an Ärzte in Ausbildung, sondern durchaus auch an Erfahrene, die Schritt halten und sich über den modernen Stand des Wissens informieren wollen.

Mit ihrer Darstellung der Materie wollten die Autoren auch ein weiteres Anliegen zum Ausdruck bringen: In vielen größeren Krankenhäusern werden die Laboratoriumsbefunde aus ökonomischen Gründen zunehmend zentralisiert und unter der Leitung eines spezialisierten Laboratoriumsmediziners durchgeführt. Sie entstehen damit fern vom Kliniker (was unter Praxisbedingungen ohnehin unvermeidlich ist). Das hat aber zur Folge, daß für einen wachsenden Anteil junger, in Ausbildung stehender Ärzte die Laboratoriumsbefunde nur mehr das Gewicht eines EDV-Ausdruckes haben; ihre Bedingungen und ihre Interpretation sind oft wenig bekannt (und bleiben dies auch, wenn der Kontakt des Klinikers mit dem Labor auf den Ausdruck der Befunde beschränkt bleibt). Wir möchten zum Schließen dieser Informations- und Kenntnislükken beitragen, weil wir meinen, daß die gute Kenntnis der Möglichkeiten und Methoden eines klinischen Labors eine für den Kliniker sehr wichtige, unabdingbare Voraussetzung für den Aufbau einer wissenschaftlichen Sicht und auch einer wissenschaftlichen Tätigkeit auf den meisten klinischen Gebieten darstellt. Dieses Buch ist deshalb zum ganz überwiegenden Teil von Klinikern verfaßt worden, die noch beide Bereiche – Klinik und Laboratoriumsmedizin – profund kennengelernt haben und zu ihrer Synopsis befähigt sind.

Wie in jeder Neuauflage soll in diesem Buch das Neue gebührend dargestellt und das inzwischen Überholte als solches deklariert werden. Die Novitäten bis zur Edition einzubringen ist gerade bei einem Buch mit so vielen Autoren schwierig, weil der Fortschritt eben „in jeder Sekunde" weiter fortschreitet. So hat auch hier das Wissen weiter zugenommen während wir die Neuauflage realisierten. Dadurch sind rezente Entwicklungen mit den Methoden der Molekularbiologie – etwa die Anwendung der „Polymerase Chain Reaction" auf verschiedenen Gebieten – noch nicht so deutlich gemacht worden, wie die Entwicklung in naher Zukunft es wünschen ließe.

Das Anliegen, die zitierten Laborergebnisse (normale oder pathologische) in generell akzeptierten Maßeinheiten anzugeben, konnte hoffentlich erfüllt werden. Das Problem liegt dabei darin, daß die Anwendung der schon nicht mehr neuen internationalen Maßeinheiten sich nicht überall völlig durchzusetzen vermochte. In der Neuauflage des Buches sind die internationalen Einheiten möglichst überall verwendet worden. Wo angegebene Werte nicht den lokal verwendeten Einheiten entsprechen, muß der Leser auf das Kapitel über die Maßeinheiten verwiesen werden, in welchem alle Grundlagen für die Transformierung von neuen in ältere oder alte Maßeinheiten angegeben sind.

Die redaktionelle Arbeit für diese Neuauflage des Buches ist von Herrn Dr. K. Friebel und Frau A. Schlemmer, Medizinische Redaktion, Bereich Arzneimittelinformation der Schering AG, Berlin, geleistet worden. Autoren und Herausgeber wissen ihre jahrelange, geduldige Mühe, die sie in diese Neuauflage investiert haben, sehr zu schätzen und sind ihnen dafür sehr dankbar. Wir hoffen, daß auch diese Arbeit und Mühe in einer Akzeptanz des Buches ihre Rechtfertigung finden wird.

E. Deutsch G. Geyer R. Wenger

Herz und periphere Gefäße

J. Slany und R. Wenger

Funktionsprüfungen bei hypotonen Regulationsstörungen und bei Erkrankungen des vegetativen Nervensystems

Hypotone Druckwerte (systolischer Druck unter 100 mmHg) sind per se ohne Krankheitswert. Sie können konstitutionell oder symptomatisch bedingt sein. Mögliche Ursachen sind Herzerkrankungen wie Vitien, Karditis, Kardiomyopathien und Panzerherz, endokrine Erkrankungen (z. B. Hypothyreose, Hypophyseninsuffizienz), Erkrankungen des ZNS (z. B. M. Parkinson), des vegetativen Nervensystems (verschiedene Formen der idiopathischen Hypotension), Hypovolämie, Veneninsuffizienz, infektiöse und postinfektiöse „Kreislaufinsuffizienz" und funktionelle Kreislaufdysregulation.

Orthostaseprüfung

Die orthostatische Regulation wird im *Stehversuch* nach Schellong (88), besser jedoch am *Kipptisch* untersucht. Herzfrequenz und Blutdruck werden im Liegen, sofort nach Aufrichten, nach 30 Sekunden und in 1-Minuten-Abständen bis zur 7. Minute bestimmt. Im Normalfall verändert sich der systolische Druck um höchstens − 20 bis + 15 mmHg, der diastolische Druck kann bis zu 5 mmHg ansteigen, die Herzfrequenz um 25 Schläge pro Minute zunehmen (109). Thulesius unterscheidet vier verschiedene Reaktionstypen von abnormer orthostatischer Kreislaufregulation (Tab. 1).

Orthostasereaktionen nach Thulesius (109)

Reaktionstyp	Δ HF (Schläge/min)	Δ syst. RR mmHg
I hyperton	> +15	> +15
II sympathikoton	> +25	−15 bis +20
IIa asympathikoton	< +10	> −20
III vasovagal	> −10	> −10

Tab. 1

Die asympathikotone Reaktion (Typ IIa, Tab. 1) findet sich bei primären und sekundären Störungen des vegetativen Nervensystems (Shy-Drager-Syndrom, Riley-Day-Syndrom, Diabetes mellitus, Alkoholismus, Syringomyelie, Amyloidose) und ist in der Regel mit anderen Symptomen vegetativer Insuffizienz, wie Schweißsekretionsstörungen, Impotenz, Sphinkterstörungen und Sinustachykardie kombiniert (44).

Andere Funktionsprüfungen bei Störungen des vegetativen Nervensystems

Andere Möglichkeiten, die arterielle Kreislaufanpassung zu prüfen, sind der *Hocktest nach Barbey*, bei dem vor dem Aufstehen durch Hocken eine Ischämie der Beine hervorgerufen wird (4) und der *Valsalva-Preßversuch*. Im Normalfall steigt zu Beginn des Preßmanövers der arterielle Druck an (Phase I), fällt dann aber infolge Abnahme des Herzzeitvolumens ab (Phase II). Am Ende des Preßversuchs kommt es zu einem weiteren abrupten Abfall des arteriellen Drucks (Phase III) mit folgendem, überschießendem Druckanstieg von mindestens 15 mmHg über den Ausgangswert (Phase IV). Pathologische Reaktionen finden sich bei obstruktiven Lungenerkrankungen, Herzinsuffizienz, fortgeschrittener koronarer Herzkrankheit und Störungen des Reflexbogens infolge autonomer Neuropathie. Anstelle der kontinuierlichen direkten arteriellen Druckmessung ist es einfacher, die Herzfrequenz während des Testes zu bestimmen. Im Normalfall liegt der Quotient zwischen der maximalen Herzfrequenz während der Phase II dividiert durch die minimale Herzfrequenz während der Phase IV bei 1,20 oder darüber. Werte darunter weisen auf pathologische Kreislaufregulation (34, 75) hin.

Blutdruckregulation unter *Handgrip-Test:* Bei Gesunden steigt unter Faustdruck, der 3 Minuten mit 30 % der maximalen Kraft ausgeübt wird, der diastolische Druck um mindestens 15 mmHg an. Anstieg des diastolischen Drucks um weniger als 10 mmHg gilt als eindeutig pathologisch (16).

Herzfrequenzvariationen während tiefer Atmung: Während tiefer Atmung mit 6 Atemzügen pro Minute treten bei Gesunden Veränderungen der Herzfrequenz von mindestens 15 Schlägen pro Minute auf. Pulsschwankungen von weniger als 10 Schlägen pro Minute gelten als eindeutiger Hinweis auf eine Störung des vegetativen Nervensystems (24).

Funktionsprüfungen bei hypertoner Dysregulation

Bei Personen mit grenzwertig hohem oder zeitweise erhöhtem Ruheblutdruck (labile Hypertonie nach WHO bzw. Grenzwerthypertonie) können Druckmessungen während psychischer Streßeinwirkung, Handgrip-Test oder Ergometrie die Bewertung erleichtern.

Ergometrie

(Durchführung s. Arbeitselektrokardiogramm, S. 10)

Die Normwerte für das Druckverhalten hängen vor allem von der Belastungsstufe und dem Alter ab. Als Richtwert gilt eine obere Grenze von 200 mmHg systolisch bei 100

Watt. Für genaue Bestimmungen stehen Normalwerttabellen zur Verfügung (36, 78). Bei Patienten mit Hypertonie oder hypertoner Regulationsstörung steigen die Blutdruckwerte stärker an und bleiben nach Belastungsende länger erhöht. Der diastolische Druck kann erst nach Belastungsende ausreichend genau bestimmt werden (28).

Untersuchungen bei besonderen Hochdruckformen

Hyperkinetisches Herzsyndrom (33)

Bezeichnung für hyperdynamisches Kreislaufverhalten meist jüngerer Personen, gekennzeichnet durch Neigung zu Ruhetachykardie, erhöhtem systolischem Blutdruck und Leistungsinsuffizienz ohne faßbare Ursache. Die Diagnose wird klinisch gestellt; Sicherung durch Nachweis eines erhöhten Ruheherzminutenvolumens und Ausschluß anderer Ursachen der Hyperzirkulation (z. B. AV-Shunts, Anämien, Vitien, Hyperthyreose, Leberzirrhose, Fieber).

Aortenisthmusstenose

Nachweis durch erhöhten Blutdruck an den oberen Extremitäten gegenüber niedrigem Druck an den unteren Extremitäten. Typischer Geräuschbefund, fühlbarer Puls der Aa. intercostales und Nachweis von Rippenusuren.

Nierenarterienstenose

Die Ursache des Hypertonus ist ein Goldblattmechanismus bei ein- oder beidseitiger Nierenarterienstenose, der zur Stimulation der Reninsekretion mit konsekutivem Anstieg von Angiotensin II und Aldosteron im Blut führt. Klinisch finden sich meist hohe diastolische Blutdruckwerte und ein schlechtes Ansprechen auf konventionelle antihypertensive Behandlung; hingegen wird unter ACE-Hemmern ein ausgeprägter Blutdruckabfall gesehen. Über die Signifikanz einer angiographisch nachgewiesenen Nierenarterienstenose entscheidet die seitengetrennte Reninbestimmung nach selektiver Sondierung beider Nierenvenen. Suchmethoden sind die Röntgen-Abdomenleeraufnahme oder die Nierensonographie (einseitig kleine Niere), die i.v. Urographie mit Frühtomogramm der Aorta abdominalis (Darstellung der Nierenarterienabgänge), die Isotopennephrographie (s. S.1069), die digitale Subtraktionsangiographie und die selektive Renovasographie.

Primärer Hyperaldosteronismus (Conn-Syndrom)

(s. S. 537)

Hinweisend ist ein Hypertonus mit niedrigem Serumkalium bzw. besonders ausgeprägtem Abfall des Serumkaliums durch Diuretika.

Phäochromozytom

(s. S. 549)

Bei Verdacht auf Phäochromozytom infolge ausgeprägter vegetativer Begleitsymptome und pathologischer Glukosetoleranz bei Dauer- oder Anfallshypertonus wird die Diagnose durch den Nachweis erhöhter Plasmakatecholaminspiegel oder vermehrter Ausscheidung von Metaboliten im 24-Stundenharn erhärtet. Bei tiefem Druck kann ein Glukagontest weiterführen.

Glukagontest

Bei Blutdruckwerten unter 150/100 mmHg durchführbar. Es wird 1 mg Glukagon intravenös injiziert. Ein Anstieg des Blutdrucks von mindestens 60 mmHg systolisch oder 40 mmHg diastolisch spricht für ein Phäochromozytom. Für den Fall exzessiver Blutdrucksteigerungen muß Regitin® bereitstehen. Es kann Regitin® auch vorgespritzt und die Diagnose aus dem Anstieg der Serumspiegel von Adrenalin oder Noradrenalin nach Glukagon gestellt werden.

Elektro- und Vektorkardiographie (EKG und VKG)

Allgemeines

Die Elektrokardiographie im einzelnen abzuhandeln hieße, den Rahmen dieses Buches zu sprengen. Es sollen daher nur das Arbeits-EKG sowie mehrere andere mit der EKG-Registrierung verbundene Funktionsprüfungen besprochen und darüber hinaus einige allgemeine Gesichtspunkte gestreift werden. Auf zusammenfassende Darstellungen sei hingewiesen (9, 42).

Der elektrokardiographische Befund ist stets nur im Rahmen der gesamten Klinik eines Falles zu verwerten. Abnorme T-Zacken können nicht nur bei koronarer Herzkrankheit oder bei anderen kardialen Erkrankungen, sondern auch unter neurovegetativem Einfluß, bei Mineralstoffwechselstörungen sowie sogar auch unmittelbar nach einer Mahlzeit auftreten. Auf die Wichtigkeit der EKG-Untersuchung für die Verlaufs- und Therapiekontrolle sei hingewiesen.

Die Vektorkardiographie gestattet die räumliche Betrachtung der bioelektrischen Vorgänge im Herzen und kann für die Diagnostik von Infarkten im subelektrokardiographischen Bereich (nichtpenetrierende oder Mikroinfarkte), die Diagnose eines rein posterioren Infarktes, die Bestimmung des Schweregrades einer Rechtshypertrophie, die Beurteilung von Reizleitungsstörungen, die Unterscheidung zwischen dem Primum-Typ eines Vorhofseptumdefekts und dem Sekundum-Typ sowie für andere Fragestellungen als ergänzende Methode herangezogen werden (113, 114).

Normalbereiche des EKG

In Tabelle 2 werden einige Normalbereiche des EKG angegeben. Die Einbeziehung von Werten des Kindesalters soll darauf hinweisen, daß – entsprechend den kleineren Herzmassen und den höheren Frequenzen – alle Werte niedriger sind. Auch sonst sind die Zeitwerte stark von der Frequenz abhängig. Die Normalwerte liegen daher bei Bradykardie etwas höher; darauf beziehen sich die Werte in Klammern (Tab. 2).

Einige Normalbereiche des EKG (Mittelwerte)

		Säugling	Kleinkind	6–10 J.	Erwachsene
P	Dauer	0,06	0,065	0,075	bis 0,1 (0,11)
PQ	Dauer	0,1	0,13	0,14	0,12–0,2 (0,21)
QRS	Dauer	0,05	0,07	0,075	0,04–0,1 (0,11)
QR-Zeit	V_1 (V_2)	0,015–0,03	0,017	0,017–0,018	bis 0,03
	V_5 (V_6)	0,02–0,025	0,028	0,03	bis 0,045 (0,05)
R-Ampl.	I				bis 1,6
	V_1 (V_2)				bis 0,7
	V_5 (V_6)				bis 2,6

In der Tabelle werden einige Normalbereiche des Elektrokardiogramms bei Kindern und Erwachsenen wiedergegeben. Es wird mit Absicht vermieden, Durchschnittswerte für die R-Amplitude im Kindesalter anzugeben, da die Schwankungsbreite sehr groß ist. Es sei auf besondere Ausführungen über das kindliche EKG verwiesen (42).

Tab. 2

Die Bestimmung der relativen QT-Dauer ist u. a. bei Verdacht auf das Vorliegen von Kalium- oder Kalziumstoffwechselstörungen wichtig. Es handelt sich hierbei um die Zeitspanne, die vom Beginn des QRS-Komplexes bis zum Ende der T-Welle verstreicht. Sie ist frequenzabhängig. Ihr Sollwert läßt sich nach der Formel von Hegglin und Holzmann: $QT_s = 0{,}39\ \sqrt{RR_s} \pm 0{,}04$ berechnen. Verkürzungen findet man u. a. bei Hyperkalzämie, Verlängerungen bei Hypokalzämie, aber auch bei anderen Stoffwechselstörungen, Intoxikationen, unter antiarrhythmischer Behandlung (z. B. Amiodaron, Chinidin®) und bei verschiedenen Formen einer Myokardschädigung (z. B. auch bei der rheumatischen).

Angaben bei der EKG-Zuweisung

Für eine sinnvolle Interpretation eines EKG ist es notwendig, dem Befundenden zumindest Angaben über folgende Punkte zu machen:

Alter

Im Laufe des Lebens ändert sich die elektrische Herzachse. Aus diesen (und anderen) Gründen wird die Beurteilung eines EKG erleichtert, wenn das Alter des Patienten bekannt ist.

Geschlecht

Körperbau

Bei Asthenikern ist ein anderer EKG-Typ (Steiltyp) zu erwarten als bei Pyknikern (Linkstyp).

Thoraxdeformitäten, frühere Thoraxoperationen, abnorme Verhältnisse im Thorax

Bei Thoraxdeformierungen (z. B. Kyphoskoliose) oder nach Operationen (z. B. Pneumektomie) kann das Herz verlagert, es kann auch durch einen Tumor oder Erguß verdrängt oder durch eine Pleuraschwarte verzogen sein. Nach Operationen am Herzen bzw. Herzbeutel können EKG-Veränderungen auftreten, die falsch gedeutet werden könnten, wenn die Tatsache der durchgeführten Operation dem Untersucher unbekannt bleibt (z. B. Rechtsschenkelblock, T-Zackenanomalien).

Zuweisungsdiagnose

Blutdruck

Frühere wesentliche Erkrankungen

Abgelaufener Herzmuskelinfarkt

Es ist für den Befundenden besonders wichtig zu wissen, ob sich schon früher Myokardinfarkte ereignet haben. Es wird dadurch die Beurteilung von EKG-Veränderungen, die auf einen frischen Infarkt verdächtig sind, erle chtert. Nach Möglichkeit sollen frühere Elektrokardiogramme zum Vergleich mit vorgelegt werden.

Digitalis?

Da Digitalis Zwischenstück- und T-Zackenveränderungen verursacht, die sonst schwer gedeutet werden könnten, sind nähere Angaben über eine Glykosidtherapie erforderlich. Auch andere EKG-Veränderungen, wie Reizleitungsstörungen oder Extrasystolie, können durch Digitalis hervorgerufen werden.

Registrierung von Oberflächenpotentialen, „cardiac mapping“

Mit dieser Methode wird die Potentialverteilung über dem Thorax bzw. deren Änderung im Verlauf des Erregungsablaufs festgehalten. Es werden an 20 bis etwa 250 Meßstellen Potentiale aufgezeichnet. Die datenmäßige Verarbeitung liefert in Abständen von 1 – 10 mSekunden Isopotentialkarten mit Darstellung der Potentialmaxima und -minima. Der Methode kommt u. a. Aussagekraft beim WPW-

Syndrom, bei Rechtshypertrophie sowie beim Vorhofseptumdefekt vom Primum-Typ zu (18).

Ösophaguselektrokardiogramm

Ableitungen aus der Speiseröhre werden mit Hilfe einer schluckbaren Elektrode durchgeführt. Der jeweilige Abstand der Elektrodenspitze von der Zahnreihe wird gemessen. Die Ableitungen in Vorhofhöhe (20 – 45 cm von der Zahnreihe) dienen wegen der sehr deutlichen Darstellung der P-Zacken bzw. Flatterwellen vor allem zur Analyse von Rhythmusstörungen. In einem Abstand von 40 – 56 cm von der Zahnreihe werden vorwiegend von den Kammern (vor allem der linken) stammende Potentiale wiedergegeben (112, 115).

Arbeitselektrokardiogramm

Indikationen

Die Indikationen überschneiden sich z. T. mit denen der Ergometrie. Das Arbeits-EKG kann als Teil dieser Untersuchungsmethode angesehen werden. Obwohl die Ansichten über diagnostische und prognostische Bedeutung des Arbeits-EKG nicht einhellig sind, werden doch weitgehend folgende Indikationen anerkannt:

1. Diagnose einer koronaren Herzkrankheit
2. Aufdeckung von Arrhythmien
3. Bewertung (Erfolgskontrolle) einer Therapie (Untersuchung vor und nach der Anwendung bestimmter Medikamente bzw. vor und nach Koronargefäßoperation bzw. -dilatation).

Weitere Indikationen für Ergometrie sind:
Bestimmung der Belastbarkeit
Erkennung einer Belastungshypertonie

Methodik und Beurteilung (51, 69, 73, 80, 82, 91)

Eine Notfallausrüstung (mit Defibrillator) muß im Ergometrieraum vorhanden sein. Desgleichen muß ein mit den Methoden der Reanimation vertrauter Arzt in unmittelbarer Nähe sein.

Die Fahrradergometrie kann im Liegen oder im Sitzen durchgeführt werden. Arbeitsversuche mit Hilfe einer Kletterstufe (51) werden unter Kontrolle eines Metronoms durchgeführt. Eine weitere Methode ist die Laufbandergometrie (22, 73).

Ergometrische Untersuchungen können grundsätzlich symptomenlimitiert (maximal) oder submaximal durchgeführt werden. Auf alle Fälle wird die Belastung allmählich gesteigert, bis das Untersuchungsziel erreicht ist oder Abbruchkriterien festgestellt werden. Je nach Fragestellung kann die Belastung alle 1, 2, 3, 4, 5 oder 6 Minuten gesteigert werden. Für die Belastungselektrokardiographie hat sich eine symptomenlimitierte Fahrradergometrie mit zwei Minuten dauernden Belastungsstufen zu je 25 Watt am besten bewährt.

Die vom Untersuchten geleistete maximale Belastungsstufe kann durch Vergleich mit Durchschnittswerten in Prozenten der Solleistung angegeben werden. Die Solleistung richtet sich nach Geschlecht, Alter und Körperoberfläche (Tab. 3).

rchschnittliche Erwartungswerte der maximalen Wattleistung

rperober- che (m^2)	20–24	25–29	30–34	35–39	40–44	45–49	50–54	55–59	60–64 Jahre
uen									
3	138	135	132	129	126	123	120	117	114
– 1,29	99	97	95	93	91	89	86	84	82
– 1,39	107	105	103	100	98	96	93	91	89
– 1,49	115	113	110	108	105	103	100	98	95
– 1,59	123	121	118	115	113	110	107	104	102
– 1,69	131	128	126	123	120	117	114	111	108
– 1,79	139	136	133	130	127	124	121	118	115
– 1,89	147	144	141	138	134	131	128	125	122
– 1,99	155	152	148	145	142	138	135	132	128
– 2,09	163	160	156	152	149	145	142	138	135
nner									
3	204	196	188	180	172	164	156	148	140
– 1,69	194	186	179	171	164	156	148	141	133
– 1,79	206	198	190	182	173	165	157	149	141
– 1,89	218	209	200	192	183	175	166	158	149
– 1,99	229	220	211	202	193	184	175	166	157
– 2,09	241	232	222	213	203	194	184	175	165
– 2,19	253	243	233	223	213	203	193	184	174
– 2,29	265	254	244	234	223	213	202	192	182
– 2,39	277	266	255	244	233	222	211	201	190
– 2,49	288	277	266	254	243	232	220	209	198

Berechnung der Leistungsfähigkeit in Prozent der Norm wird die Leistung, die bei der symptomlimitierten Ergometrie erbracht wurde, auf den Erwartungswert bezogen: Leistungsfähigkeit (% der rm) = erbrachte Leistung x 100/Erwartungswert der maximalen Wattleistung. Für diesen Zweck d bei der Standardergometrie ein interpolierter Wert der erbrachten Leistung aus der Testdauer echnet:
rachte Leistung = Sekunden Testdauer/4,8.

rchschnittliche Erwartungswerte der maximalen Herzfrequenz

er hre)	25	30	35	40	45	50	55	60	65
rzfrequenz	200	194	188	182	176	171	165	159	153

3: Normalwerte für die Standardergometrie. Herausgegeben von der Arbeitsgemeinschaft für metrie der Österreichischen Kardiologischen Gesellschaft.

In Tabelle 4 wird die Ermittlung der Körperoberfläche gezeigt.

Beurteilung

Es kann hier nicht auf Einzelheiten eingegangen werden, es sei aber zur Beurteilung des Arbeits-EKG festgehalten, daß nach heute überwiegender Meinung eine ST-Streckensenkung waagrechten oder absteigenden Verlaufs von mehr als 1 mm (0,1 mV) in einer Brustwandableitung im allgemeinen als pathologisch angesehen wird. Als Meßpunkt wird eine Stelle verwendet, die 0,08 Sekunden nach Ende von QRS (dem sogenannten J-Punkt) gelegen ist. In

Nomogramm zur Bestimmung der Körperoberfläche Erwachsener aus Größe und Gewicht
(nach Du Bois und Du Bois, Arch intern Med [1916] 17:863)

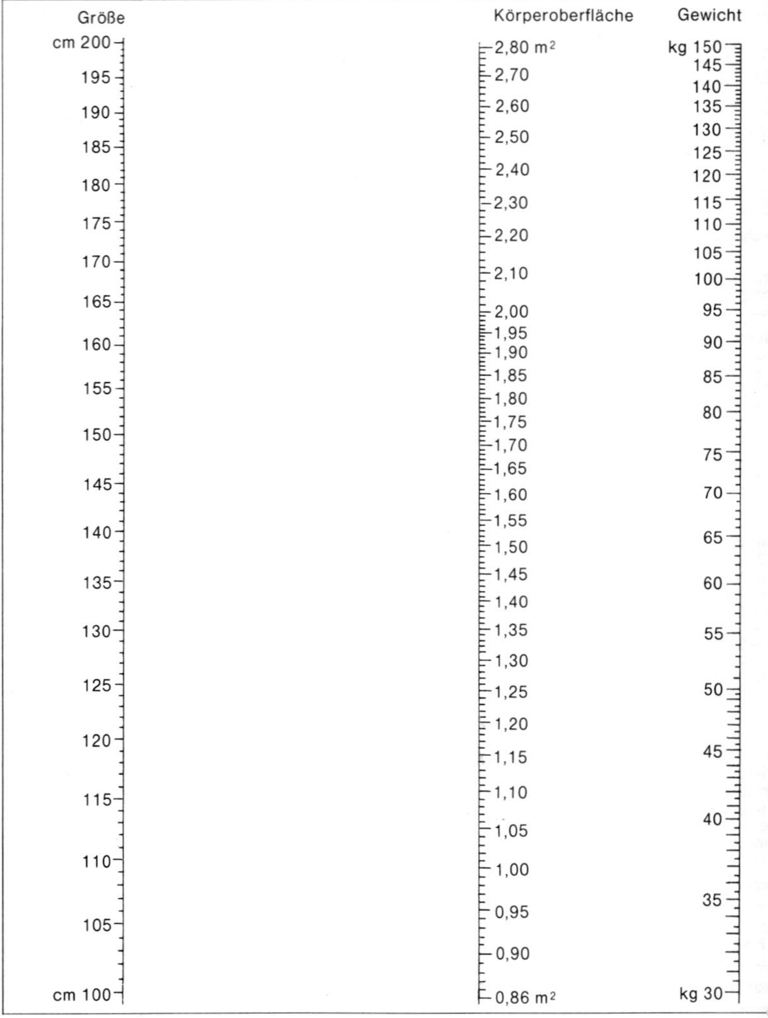

Tab. 4

den Extremitätenableitungen gilt eine ST-Senkung von 0,5 mm (0,05 mV) in entsprechender Weise als Grenzwert.

Vor allem in den Brustwandableitungen kann während der Belastung auch eine ST-Erhöhung im Sinne einer monophasischen Deformierung auftreten. Dies gilt in Ableitungen ohne Infarkt-Q gleichfalls als Hinweis auf das Vorliegen einer koronaren Herzkrankheit.

Über die Bewertung eines Arbeits-EKG als positiv (pathologisch) oder negativ hinaus sollte auch eine quantitative Bewertung versucht werden. Eine tiefe Zwischenstücksenkung spricht grundsätzlich für eine schwerere Erkrankung der Koronargefäße.

Falsch-positive Arbeits-EKG können vor allem bei digitalisierten Patienten, nach Verabreichung von Diuretika, die Kaliumverluste verursachen oder von Alpha-Methyl-Dopa, aber auch ohne faßbaren Grund vorkommen.

Es wurde in diesem Zusammenhang ein *Nitrattest* empfohlen: Durch Gabe von 10 mg Isosorbitdinitrat (Isoket®) kommt es bei ischämisch bedingten ST-Veränderungen zu einer Normalisierung, während diese bei rein digitalisbedingten EKG-Veränderungen ausbleibt. Das Medikament wird wenige Minuten vor dem Test perlingual verabreicht (79). Es wurde auch ein *Kaliumtest* zur näheren Differenzierung digitalisbedingter Veränderungen des Belastungs-EKG angegeben: ST-Senkungen traten nach oraler Kaliumgabe (8 g KCl als 10prozentige Lösung) in einem zweiten Belastungstest nicht mehr auf. Allerdings können auch durch Ischämie bedingte EKG-Veränderungen geringer werden (50). In einer anderen Untersuchung wurde gezeigt, daß bei der Mehrzahl gesunder Frauen mit pathologischem Arbeits-EKG das Ergebnis nach oraler Gabe von 100 mmol (=7,5 g) KCl normalisiert wurde (90a).

Auch bei Hypertrophie des linken Ventrikels, Mitralklappenprolaps, Linksschenkelblock und WPW-Syndrom sind falsch-positive Ergebnisse eines Arbeitsversuches häufig (111).

Gelegentlich treten als einzige Veränderungen im Arbeits-EKG negative U-Wellen auf, die – bei normalem Ruhe-EKG und Fehlen einer Linkshypertrophie – gleichfalls einen starken Verdacht auf koronare Herzkrankheit erwecken (69).

Falsch-negative Ergebnisse eines Arbeits-EKG sind nicht selten, besonders bei ungenügender Belastung, bei Eingefäßerkrankungen, nach Herzmuskelinfarkt sowie unter Betablockertherapie (111).

Bei zahlreichen Funktionsprüfungen, vor allem beim Arbeits-EKG, spielen die Begriffe *Sensitivität und Spezifität* eine Rolle. Unter Sensitivität versteht man die Eignung einer Methode zur Aufdeckung eines bestimmten Sachverhaltes, z. B. einer Krankheit. Das Arbeits-EKG hat im Hinblick auf die Diagnostik der koronaren Herzkrankheit eine Sensitivität von etwa 70 % (102). Die Spezifität bezieht sich auf die Häufigkeit eines negativen Befundes bei Fehlen der gesuchten Krankheit. Die Spezifität des Arbeits-EKG liegt nach denselben Autoren bei 70 %. Als umstrittenes Zeichen eines pathologischen Arbeits-EKG gilt eine Zunahme der Amplitude der thorakalen R-Zacken bzw. ein Fehlen der normalerweise eintretenden Amplitudenabnahme.

Weitere Zeichen eines pathologischen Arbeitsversuches

Angina pectoris
Blutdruckabfall bei zunehmender Belastung
Auftreten eines systolischen Geräusches (Mitralinsuffizienz!)
Fehlender Druckanstieg bei zunehmender Leistung.

Ein Arbeitsversuch kann auch zur Diagnose einer „pathologischen Bradykardie" beitragen, wenn es unter Belastung zu keiner entsprechenden Frequenzzunahme kommt und gleichzeitig eine Leistungsminderung eintritt.

Im Hinblick auf die erwähnten mannigfachen Beeinflussungsmöglichkeiten des Ergebnisses soll die *Zuweisung zum Arbeits-EKG* daher neben entsprechenden anamnestischen Angaben u. a. auch Hinweise auf die verordneten Medikamente (besonders Digitalis, Betablocker, Nitrokörper, Antiarrhythmika, Antihypertonika) enthalten.

Kriterien für den Abbruch der Belastung

(Arbeitsgemeinschaft für Ergometrie der Österreichischen Kardiologischen Gesellschaft)

1. Zunehmender anginöser Schmerz, auch mäßiger Intensität (dieser kann mit oder ohne EKG-Veränderungen im Sinne einer Ischämie einhergehen).
2. Schwere Dyspnoe
3. Zeichen einer zerebrovaskulären Insuffizienz, wie Schwindel, Schwarzwerden vor den Augen, ataktischer Gang am Laufband usw.
4. Zeichen der Erschöpfung, mit kaltem Schweiß bedeckte Haut oder Zyanose.
5. Mangelnder Anstieg (weniger als 10 mmHg nach 3 Minuten Testdauer) des systolischen Blutdruckes über den Ruhewert, Absinken des systolischen Blutdruckes während der Arbeit um 20 mmHg oder mehr.
6. Anstieg des arteriellen Blutdruckes auf 130 mmHg diastolisch oder 260 mmHg systolisch.
7. Supraventrikuläre oder ventrikuläre Anfallstachykardien, Salven von 3 oder mehr ventrikulären Extrasystolen, Auftreten zahlreicher (mehr als 6 pro 20) oder polymorpher ventrikulärer Extrasystolen.
8. Auftreten eines AV-Blocks II. oder III. Grades.
9. Auftreten monophasischer ST-Hebungen als Läsionszeichen oder ausgeprägter ST-Senkungen.

Im übrigen wird die Belastung erst abgebrochen, wenn die Testperson die subjektive Leistungsgrenze erreicht.

Kontraindikationen für die Ergometrie

(Arbeitsgemeinschaft für Ergometrie der Österreichischen Kardiologischen Gesellschaft)

Absolute Kontraindikationen

1. Frischer Myokardinfarkt

2. Instabile Angina pectoris bzw. Präinfarktangina („Intermediärsyndrom").
3. Rezente Myokarditis
4. Schwere, nicht beherrschte Rhythmusstörung (ventrikuläre Extrasystolie in Salven oder gehäufte multiforme ventrikuläre Extrasystolen, tachykardes Vorhofflimmern oder -flattern, supraventrikuläre oder ventrikuläre Tachykardie).
5. Hochgradige Aortenstenose
6. Manifester Bronchospasmus
7. Schwere akute Krankheiten, wie fieberhafter Infekt, Thrombophlebitis, Lungeninfarkt bzw. frische Embolie im großen und kleinen Kreislauf, Stoffwechselentgleisungen (Diabetes mellitus, renale Insuffizienz, Thyreotoxikose und andere), Pneumothorax, Aneurysma dissecans.

Relative Kontraindikationen

1. Herzinsuffizienz
2. Gehäufte (multiforme) Extrasystolen.
3. AV-Blockierungen II. und III. Grades, vollständiger Linksschenkelblock, bifaszikulärer Schenkelblock.
4. Aortenstenose, Pulmonalstenose, Subaortenstenose.
5. Herzwandaneurysma (nach Herzinfarkt, radiologisch verifiziert).
6. Arterielle Hypertonie (Ruhewerte über 200/120 mmHg); schwere pulmonale Hypertension.
7. Anämie (Hb unter 100 g/l).
8. Störungen des Bewegungsapparates.
9. Nichtmotivierte Testperson, therapiebedürftige Psychosyndrome.

Eine symptomenlimitierte Ergometrie kann entgegen früheren Empfehlungen schon 2–3 Wochen nach einem komplikationslosen Herzinfarkt ohne erhöhtes Risiko vorgenommen werden. Eingeschränkte Belastbarkeit ischämische Reaktionen und ventrikuläre Rhythmusstörungen weisen auf eine ungünstige Prognose hin.

Andere provokatorische EKG-Testverfahren

Eine medikamentöse Senkung eines erhöhten Sympathikotonus kann u. U. T-Abflachungen und ST-Senkungen ohne Krankheitswert zum Verschwinden bringen. Dies kann durch Verabreichung von Betarezeptorenblockern erreicht werden. Von Betarezeptorenblockern werden z.B. 0,1 mg/kg Propranolol (Inderal® oder Dociton®) i.v. (erneute Registrierung nach 10 Minuten) oder 20 – 40 mg Inderal® bzw. Dociton® per os (erneute Registrierung nach 30 Minuten) empfohlen. Eine Normalisierung vorher abnormer ST-T-Strecken kann mit Vorsicht im Sinne der Annahme, daß ihnen kein Krankheitswert zukommt, beurteilt werden.

Zur Aufklärung von Rhythmusstörungen können bestimmte Medikamente verabreicht werden. Hierzu gehört vor allem Atropin, das i.v. in Dosen von 0,5 – 1 mg verabreicht wird. Nur in Ausnahmefällen können in der Klinik auch größere Dosen gegeben werden. Das EKG wird fortlaufend geschrieben bzw. beobachtet. Eine Verkürzung einer vorher verlängerten Überleitungszeit nach Belastung oder Anwendung von Atropin spricht eher dafür, daß es sich um einen funktionellen AV-Block (I. Grades) handelte, der durch Vagotonie bedingt war. Ein Gleichbleiben der PQ-Dauer spricht eher für eine organische Entstehungsursache.

Dipyridamoltest

Dieser Test dient zum Nachweis des organischen Charakters einer Stenokardie, insbesondere bei Unmöglichkeit einer körperlichen Belastungsprobe. Durch intravenöse Gabe von Dipyridamol (Persantin®) in hoher Dosierung können infolge Umverteilung der Myokardperfusion Stenokardien ausgelöst und durch intravenöse Gabe von Aminophyllin wieder zum Verschwinden gebracht werden. Nach 12stündigem Vermeiden von Kaffee, Tee und aminophyllinhaltigen Medikamenten werden am liegenden Patienten langsam 0,5 mg/kg Dipyridamol i.v. gegeben, und zwar 0,25 mg/kg in 3 Minuten, der Rest in den anschließenden 7 Minuten. Bei Auftreten von Stenokardien wird die Injektion abgebrochen und es wird sofort Aminophyllin (Euphyllin®) in einer Dosis von 0,24 g nachinjiziert. Bei Ausbleiben pektanginöser Beschwerden kann die Gesamtdosis auf 0,75 mg/kg Körpergewicht Dipyridamol erhöht werden.

Das Testergebnis ist positiv und spricht für koronare Herzkrankheit, wenn während oder unmittelbar nach der Persantin®-Injektion Stenokardien auftreten und innerhalb von 1 – 3 Minuten auf Aminophyllin rasch und völlig verschwinden. Gleichzeitig mit der Stenokardie tritt im allgemeinen auch eine entsprechende ST-Senkung im EKG auf (90).

Rasche Vorhofstimulation als Provokationstest

Falls z. B. eine Ergometeruntersuchung unmöglich ist, kann eine Elektrostimulation des rechten Vorhofs durchgeführt werden, bei der eine Mitarbeit des Patienten nicht notwendig ist. Durch stufenweise Erhöhung der Herzfrequenz bis maximal 160 – 180 Schläge/Minute können bei Koronarkranken Angina pectoris (die meist auf Nitroglyzerin verschwindet) sowie ST-Senkungen hervorgerufen werden (43). Die Aussagekraft der Methode dürfte die der Ergometrie nicht übersteigen. Wiederholte Durchführung ist zur Verlaufs- und Erfolgskontrolle therapeutischer Maßnahmen geeignet (85).

Karotisdruckversuch

Bei Verdacht auf hypersensitiven Karotissinusreflex kann ein Karotisdruckversuch durchgeführt werden. Während es bei Gesunden meist nur zu leichter Frequenzabnahme, geringem Blutdruckabfall oder vereinzelten Extrasystolen kommt, können in pathologischen Fällen starker Blutdruckabfall, Schwindel, Sehstörungen, Parästhesien sowie u. U. kurzdauernde Asystolie und Bewußtseinsverlust auftreten. Der Druckversuch soll nie gleichzeitig auf beiden Seiten vorgenommen werden. Eine Frequenzabnahme um mehr als etwa 20 Schläge pro Minute sowie vor allem das Auftreten einer Asystolie läßt den Test als positiv erscheinen.

Weitere Kreislaufprovokationstests

Als Kreislaufprovokationstests können auch der Bulbusdruckversuch (ähnliche Auswirkungen und Indikationen wie bei Karotisdruckversuch) und Untersuchungen in Kopftieflage mittels des Kipptisches bezeichnet werden. Es kommt bei Kopftieflage meist zu starker Frequenzabnahme, u. U. zum Auftreten von Rhythmusstörungen. Diese Testmethoden werden z. B. bei Fliegertauglichkeitsuntersuchungen angewendet.

Radiotelemetrie

Die drahtlose Übertragung des EKG dient zur Überwachung der Herztätigkeit, sei es in der Klinik (vor allem außerhalb des Bettes), sei es während der Rehabilitation oder am Arbeitsplatz. Während der Berufsausübung können u. U. bei bestimmten Belastungen EKG-Veränderungen auftreten, die pathologischer Natur sind (87). Eine ambulante EKG-Überwachung ist vor allem auch bei Anfällen von Schwindel, Herzklopfen oder Bewußtlosigkeit angezeigt.

Telephontelemetrie

Die Rhythmusüberwachung über das Fernsprechnetz kann zur Überwachung von Schrittmacherpatienten, zur Erfassung selten auftretender Arrhythmien sowie zur zentralen Auswertung des EKG verwendet werden (13).

Langzeit-EKG, Speichertelemetrie

Mit Hilfe eines kleinen Bandspeichergerätes, das der Patient mit sich trägt, kann das EKG ununterbrochen, z. B. über 24 Stunden, gespeichert und im nachhinein mit höherer Geschwindigkeit auf einem Oszilloskop betrachtet und gegebenenfalls registriert werden. Es kann auch eine automatische Arrhythmieanalyse mit entsprechenden Geräten durchgeführt werden. Dabei werden Art und Zahl der aufgetretenen Rhythmusstörungen analysiert und zeitmäßig zugeordnet als Histogramm und/oder alphanumerisch ausgedruckt. Alle Computerergebnisse bedürfen allerdings einer visuellen Kontrolle durch den Untersucher. Die auch als *Holter-Monitoring* bezeichnete Methode kann u. a. auch zur Feststellung von Veränderungen der QRS-Amplitude oder der Zwischenstücke herangezogen werden (47). Die Wichtigkeit einer Langzeitüberwachung des EKG geht vor allem daraus hervor, daß gefährliche Rhythmusstörungen nicht selten erst auf diesem Wege festgestellt werden. Auch bei flüchtiger zerebraler Ischämie (Benommenheit, Synkopen), bei Verdacht auf Karotissinussyndrom oder auf bestimmte Arzneimittelnebenwirkungen kann die Methode von Bedeutung sein (2).

Bei Patienten mit koronarer Herzkrankheit können im Langzeit-EKG z. B. ST-Hebungen bei Prinzmetal-Angina, ST-Veränderungen bei stummer Ischämie oder wichtige zeitliche Beziehungen zwischen Zwischenstückveränderungen und Belastungen des Alltags festgestellt werden.

Bei Schrittmacherträgern mit zunächst unklaren Beschwerden können mit dieser Methode mitunter zusätzliche Rhythmusstörungen oder auch Schrittmacherfehlfunktionen entdeckt werden (45).

Automatische Arrhythmieanalyse, Computeranwendung

Es kann nicht auf Einzelheiten eingegangen werden; es sei aber festgestellt, daß als wichtiges Ziel die Auswertung von Rhythmusstörungen und ST-Streckenveränderungen gilt. Die Methode ist auch für die Erfolgsbeurteilung einer antiarrhythmischen Behandlung unentbehrlich. Wichtig ist die Art der Elektrodenanlegung, damit Artefakte vermieden werden und der Computer P, QRS und T so gut wie möglich zu erkennen vermag.

His-Bündel-EKG

Diese Methode kann eine Entscheidungshilfe für die Behandlung brady- und tachykarder Rhythmusstörungen darstellen. Dies gilt auch für die Indikationsstellung zur Schrittmachereinpflanzung. Beim Sinusknotensyndrom ermöglicht das His-Bündel-EKG eine bessere Analyse der Sinusknotenfunktion und der sinuatrialen Leitungsverhältnisse. Weitere Indikationen zur Durchführung dieser Methode sind: Vorhofflimmern und -flattern bei gleichzeitigem WPW-Syndrom, AV-Reentry-Tachykardien, WPW-Syndrom, bestimmte Fälle von Extrasystolie, Tachykardie und Wirkungskontrolle von Antiarrhythmika.

Es wird im allgemeinen ein mehrpoliger Elektrodenkatheter über eine Femoralvene in die rechte Herzkammer gelegt. Je nach Fragestellung wird mit weiteren Elektroden aus dem rechten Vorhof, dem rechten Ventrikel oder dem Sinus coronarius abgeleitet.

Etwa 20 – 30 mSekunden nach Beginn von P wird (als Zeichen der Vorhofdepolarisation) eine A-Welle registriert. Ihr folgt als Ausdruck der Depolarisation des His'schen Bündels die H-Welle, während schließlich die V-Welle die Depolarisation des Kammermyokards anzeigt. Es ergeben sich daraus ein PA-Intervall (rechtsatriale kraniokaudale Leitungszeit), ein AH-Intervall (Erregungsleitung von der Vorhofbasis zum His-Bündel, fast ausschließlich der Leitung im AV-Knoten entsprechend) und ein HV-Intervall (Leitungszeit im Purkinje-System bis zur Depolarisation des Ventrikelmyokards).

Normalbereich

PA-Intervall	27 (± 8) mSekunden
AH-Intervall	89 (± 17) mSekunden
HV-Intervall	43 (± 7) mSekunden

Weitere methodische Einzelheiten mögen der Literatur entnommen werden (63, 92 ,93, 115).

Die Methode wird heute nur mehr gemeinsam mit der Vorhof- und/oder Kammerstimulation durchgeführt.

Intrakardiale Stimulation zur Untersuchung der Erregungsbildung und -leitung

Rasche Vorhofstimulation

Durch die Erregung des Vorhofs mit Hilfe einer Herzkatheterelektrode während jeweils einer Minute mit steigender Frequenz kann die *Sinusknotenerholungszeit* bzw. die maximale Sinusknotenerholungszeit gemessen werden. Es ist dies das Zeitintervall zwischen der letzten stimulationsbedingten und der ersten durch spontane Reizbildung im Sinusknoten ausgelösten Vorhoferregung. Für die maximale Sinusknotenerholungszeit werden Normalwerte von 1041 - 1172 (± 56 – 200) mSekunden angegeben, für die (nach Frequenzkorrektur) „korrigierte Sinusknotenerholungszeit" 260 – 300 (± 100) mSekunden (63). Beim Syndrom des kranken Sinusknotens kann diese Zeit bis auf das Dreifache erhöht sein.

Die *einfache sinuatriale Leitungszeit* kann indirekt errechnet werden. Die Normalwerte liegen zwischen 66 und 112 (± 15 – 30) mSekunden. Dieses Zeitintervall kann beim Syndrom des kranken Sinusknotens deutlich verlängert sein (37).

Vorzeitige atriale Einzelstimulation

Es werden nach jedem 6. bis 8. spontanen Herzschlag Einzelimpulse mit zunehmender Vorzeitigkeit abgegeben, bis die effektive Refraktärzeit der Vorhöfe erreicht wird. Die Methode dient in erster Linie der Beurteilung und Differenzierung von AV-Knoten bzw. AV-Reentry-Tachykardien (63, 92, 93).

Atropintest

Unter Vagusblockade mit 1 mg Atropinsulfat i.v. werden der spontane Sinusknotenfrequenzanstieg, die Sinusknotenerholungszeit sowie die sinuatriale Leitungszeit gemessen. Atropin wirkt positiv chronotrop auf die Schrittmacherfunktion des Sinusknotens und positiv dromotrop auf die Überleitung vom Sinusknoten auf die Vorhöfe. Der pathologische Ausfall dieses Tests erhärtet (oder erweckt u. U.) den Verdacht auf eine Erkrankung des Sinusknotens (63, 64).

His-Bündel-Stimulation

Über Elektroden, die zur Registrierung des His-Bündel-EKG dienen, kann zur Identifizierung der Potentiale des His-Bündels und zur Prüfung der Leitungsverhältnisse des His-Purkinje-Systems eine Stimulation durchgeführt werden (92).

Diagnostische programmierte ventrikuläre Stimulation

Diese Methode wird vor allem verwendet, um die erhöhte Erregbarkeit des Myokards sowie die Wirksamkeit von Antiarrhythmika bei Patienten mit rezidivierenden Kammertachykardien oder Kammerflimmern zu prüfen: Lassen sich durch ein bis drei vorzeitige Extrastimuli weiterhin Kammertachykardien auslösen, gilt die Medikation als wirkungslos.

Phonokardiogramm (PKG)

Es werden an definierten Stellen des Thorax Schallschwingungen über ein Mikrophon aufgenommen, mit Filtern (nach Maas und Weber) mit Nennfrequenzen von 35, 70, 140 und 250 Hz und einem sogenannten gehörähnlichen Filter in ihre wichtigsten Schwingungsbereiche zerlegt und synchron mit einem EKG registriert (66). Das PKG objektiviert und dokumentiert den Auskultationsbefund und schult das Ohr. Der Vorteil gegenüber der Auskultation liegt vor allem in der zeitlichen Zuordnung von Geräuschen und Tönen, was bei der Diagnosestellung hilft und mit Einschränkungen auch den Schweregrad einer Herzerkrankung abschätzen läßt.

Herztöne. Beim ersten Herzton lassen sich mehrere Komponenten darstellen. Der zweite Herzton kann vor allem im Inspirium eine Spaltung in den Aortenklappen- (A2) und den Pulmonalklappenschlußton (P2) erkennen lassen; das Intervall beträgt durchschnittlich 0,03 – 0,04 Sekunden. Bei jugendlichen Personen wird häufig ca. 0,14 Sekunden nach Beginn der P-Zacke im EKG ein vierter Herzton und ca. 0,14 Sekunden nach dem zweiten Herzton ein dritter Herzton im tieffrequenten Bereich registriert. Häufig besteht gleichzeitig ein akzidentelles Strömungsgeräusch. Der dritte und vierte Herzton sowie das Systolikum des Jugendlichen werden in aufrechter Körperhaltung leiser oder verschwinden.

Eine erhöhte Amplitude des ersten Herztones findet man bei Mitralstenose, hyperkinetischem Kreislaufzustand und Hypertonie. Bei der Mitralstenose ist der erste Herzton in lockerer Abhängigkeit vom Schweregrad der Stenose verspätet, das Q-I-Intervall über 0,07 Sekunden verlängert. Austreibungsklicks der Aorta oder der Pulmonalarterie folgen dicht auf den ersten Herzton und finden sich bei Dilatation dieser Gefäße, z. B. bei Stenosen der Semilunarklappen und bei arterieller oder pulmonaler Hypertension. Mittel- oder spätsystolische Klicks finden sich über der Herzspitze beim Mitralklappenprolaps. Im Stehen fällt der systolische Klick dabei früher in der Systole ein. Zusätzlich kann ein spätsystolisches Geräusch bestehen.

Eine atmungsunabhängige Spaltung des zweiten Herztons von mehr als 0,04 Sekunden findet sich beim Vorhofseptumdefekt, bei der Pulmonalstenose und beim Rechtsschenkelblock. Eine paradoxe Spaltung des zweiten Herztons, bei der der P2 dem A2 vorangeht, wird bei Linksschenkelblock, Aortenstenose, offenem Ductus arteriosus Botalli und bei schweren linksventrikulären Funktionsstörungen beobachtet. Ein hochfrequenter Mitralöffnungston wird in erster Linie bei Mitralstenose gefunden, wo er auch bei hochgradiger Klappenverkalkung nur selten fehlt. Sein Intervall zum A2 (Mitralöffnungszeit) liegt bei hochgradigen Mitralstenosen um 0,04 Sekunden, bei leichten um 0,12 Sekunden. Ähnliche frühdiastolische Extratöne treten beim Myxom des linken Vorhofs, beim Panzerherz und bei der Trikuspidalstenose auf.

Ein dritter Herzton oder protodiastolischer Galopton ist ein regelmäßiger Befund bei hämodynamisch bedeutsamen Mitralinsuffizienzen und Ventrikelseptumdefekten sowie häufig bei hochgradiger myokardialer Insuffizienz.

Ein vierter Herzton weist beim Erwachsenen auf eine erhöhte Ventrikelsteifigkeit hin, findet sich demnach bei Hypertrophien im Rahmen einer Hypertonie, einer hypertrophen Kardiomyopathie mit und ohne Obstruktion, einer schweren Pulmonal- oder Aortenklappenstenose sowie auch beim akuten Myokardinfarkt.

Im Gegensatz zu Tönen, also kurzdauernden Schwingungen, spricht man bei längerdauernden Schwingungen von Geräuschen.

Systolische Geräusche. Austreibungsgeräusche beginnen mit Öffnung der Semilunarklappen und sind daher vom ersten Herzton abgesetzt. Infolge ihres Endes vor dem zweiten Herzton sehen sie im PKG oft spindelförmig aus. Bei Stenose der Semilunarklappen liegt das Geräuschmaximum um so später in der Systole, je enger die Stenose ist. Das Systolikum der idiopathischen hypertrophen Subaortenstenose weist gelegentlich eine Doppelspindelform auf, es wird beim Hinhocken oft wesentlich leiser (Hocktest). Bei der Fallotschen Tetralogie wird das Systolikum mit zunehmender Stenose kürzer. Volumenaustreibungsgeräusche (funktionelle Strömungsgeräusche) kommen bei Zuständen mit erhöhtem Schlagvolumen vor, also bei Insuffizienz der Semilunarklappen, beim Vorhofseptumdefekt, bei Anämie, Fieber und bei hochgradiger Bradykardie (totaler AV-Block). Sie sind in der Regel kürzer, von tieferer Frequenz und geringerer Amplitude als Stenosegeräusche. Ähnlich verhalten sich akzidentelle Strömungsgeräusche und Sklerosegeräusche.

Geräusche bei Mitralinsuffizienz, Trikuspidalinsuffizienz und Ventrikelseptumdefekt beginnen unmittelbar im Anschluß an den ersten Herzton. Bei geringgradigen Defekten kann das Geräusch Decrescendocharakter aufweisen und deutlich vor dem zweiten Herzton enden. Meist handelt es sich jedoch um holosystolische Geräusche.

Diastolische Geräusche entstehen zum einen bei Schlußunfähigkeit defekter Semilunarklappen. Das hochfrequente Geräusch der Aorteninsuffizienz beginnt sofort nach dem zweiten Herzton und weist Decrescendoform auf. Ein tieffrequentes Diastolikum entsteht bei Aorteninsuffizienz infolge Flatterns des vorderen Mitralsegels und wird als Austin-Flint-Geräusch bezeichnet.

Diastolische Geräusche infolge von Stenosen der Segelklappen sind tieffrequent und beginnen im Anschluß an den Mitral- bzw. Trikuspidalöffnungston. Bei Mitralstenosen mit Sinusrhythmus kann als Folge der Vorhofaktion ein hochfrequentes präsystolisches Geräusch auftreten.

Funktionelle diastolische Geräusche können bei starker Strömung an den AV-Klappen entstehen. Sie finden sich vor allem beim Vorhofseptumdefekt mit großem Linksrechts-Shunt und bei der Mitralinsuffizienz mit großem Regurgitationsvolumen.

Kontinuierliche Geräusche bestehen beim offenen Ductus arteriosus Botalli, bei peripheren Pulmonalstenosen, beim perforierten Aneurysma eines Sinus Valsalvae und gelegentlich fortgeleitet von arteriovenösen Shunts (z. B. bei Dialysepatienten).

Perikardiale Reibegeräusche wechseln oft stark von Schlag zu Schlag und weisen frühsystolische, früh- und spätdiastolische Amplitudenmaxima auf.

Beurteilung

Das PKG ist eine nützliche Untersuchungsmethode, die der Dokumentation der Schallphänomene, der Abschätzung des Schweregrades von Herzfehlern und Funktionsstörungen des Herzens, der Verlaufsbeobachtung von Herzerkrankungen und der Ergänzung der Auskultation und Schulung des Gehörs des Arztes dient. Besonders nützlich kann sie sich zur frühzeitigen Erfassung von Funktionsstörungen implantierter Klappenprothesen erweisen. Für eine Vertiefung des Wissens sei vor allem auf Lehrbücher verwiesen (7, 46, 69, 108).

Kreislaufzeitmessungen

Kreislaufzeitmessungen haben vorwiegend historische Bedeutung. Es werden heute von manchen Kreislauflaboratorien noch Isotopenmethoden und die unblutige Densitometrie verwendet. Hierbei (40) wird über ein am hyperämisierten Ohrläppchen befestigtes Fotoelement die Konzentration von Sauerstoff oder eines intravenös injizierten Farbstoffes (Cardiogreen®) fortlaufend registriert. Die Zeitdifferenz zwischen Injektion und Erscheinen des Farbstoffes am Ohrläppchen wird als Arm-Ohr-Zeit bezeichnet. Diese ist abhängig von der Herzfrequenz und der Pumpleistung des Herzens (HZV) und beträgt im Normalfall in Ruhe 4,8 – 10 Sekunden. Aus der Form der unblutig bestimmten Zeitkonzentrationskurve des Farbstoffes lassen sich auch intrakardiale Rechts-links- und Links-rechts-Shunts erkennen. Die Lungen-Ohr-Zeit wird durch fortlaufende Messung der Sauerstoffsättigung aus der Zeitdifferenz zwischen Beginn des ersten tiefen Atemzugs nach einer Apnoephase und dem Wiederanstieg der Sauerstoffsättigung bestimmt. Sie beträgt 3 – 5 Sekunden im Normalfall.

Verkürzung der Kreislaufzeiten findet sich besonders bei Hyperthyreose und Anämien, Verlängerung bei Stauungsherzinsuffizienz, insbesondere bei Klappenfehlern.

Mechanokardiographie

Karotissphygmogramm (46, 108)

Die Karotispulskurve kann unter dem Kieferwinkel mit piezoelektrischen Pulswandlern abgenommen werden. Ihre Registrierung hat praktische Bedeutung für die Diagnose von Aortenvitien. Bei der Aortenklappenstenose verläuft der Anstieg flacher als normal, die Kurve weist systolische Verzitterungen auf (Hahnenkammform), die Austreibungszeit ist häufig verlängert, die Inzisur undeutlich. Bei der Aorteninsuffizienz besteht eine große Amplitude mit steilem Anstieg und Abfall der Kurve, die Inzisur fehlt. Bei der idiopathischen hypertrophen Subaortenstenose weist die Karotispulskurve im typischen Fall zwei Gipfel auf, die Austreibungszeit kann extrem verlängert sein. Die typische Kurvenform tritt mitunter erst nach Provokation mit Nitroglyzerin sublingual oder Infusion von Isuprel® in einer Dosierung von 1 – 2 (maximal 4 Gamma) pro Minute auf.

Systolische Zeitintervalle

Bei gleichzeitiger Registrierung von EKG, Phonokardiogramm und Karotispulskurve können einzelne Phasen des Herzzyklus gemessen werden (110). Die meiste Beachtung haben die Anspannungszeit (im Angloamerikanischen „preejection period", PEP), die Austreibungszeit („ejection time", ET) und ihr Quotient PEP durch ET gefunden. Die Austreibungszeit wird vom Beginn des Steilanstiegs der Karotispulskurve bis zur Inzisur gemessen, die Anspannungszeit als Differenz der Zeit vom Beginn des Kammerkomplexes bis zum zweiten Herzton (Q-II-Zeit) weniger Austreibungszeit bestimmt. Diese Zeitmaße hängen nicht nur von der Herzfrequenz, sondern auch von der Kontraktilität, der Vor- und Nachlast des Herzens und vom Schilddrüsenhormonhaushalt ab. Die diagnostische Wertigkeit der systolischen Zeitmaße ist durch die vielfache Beeinflussung sehr begrenzt, ihre Bestimmung ist allenfalls als grobes Screening bei eng umschriebenen Fragestellungen, z. B. auf dem Gebiet kreislaufaktiver Pharmaka, von Nutzen (98).

Jugularvenenpulskurve (46)

Eine Jugularvenenpulskurve kann durch Aufsetzen eines Pulswandlers hinter dem sternalen Ansatz des Musculus sternocleidomastoideus gewonnen werden. Die Pulskurve ähnelt zentralvenösen Druckkurven. Bei Drucksteigerung im rechten Vorhof finden sich abnorm große Vorhof-Kontraktionswellen (a-Wellen). Beim Vorhofseptumdefekt sind a- und v-Wellen gleich hoch und x- und y-Tal (systolischer und diastolischer Kollaps) gleich tief. Die Trikuspidalinsuffizienz ist durch Fehlen eines systolischen Tals bzw. durch einen positiven systolischen Venenpuls charakterisiert. Hinweisend auf ein Panzerherz ist eine Jugularvenenpulskurve mit tiefem schmalem v-Tal mit anschließendem diastolischem Plateau.

Apexkardiogramm (AKG) (110)

Das AKG wird durch Aufsetzen des Pulswandlers über der Herzspitze registriert. Der Patient liegt in der Regel in Linksseitenlage. Bei gestörter Ventrikelfunktion finden sich hohe a-Wellen, bei Mitralinsuffizienz überhöhte frühdiastolische Füllungswellen (RFW), bei idiopathischer hypertropher Subaortenstenose systolische Doppelwellen. Bei Mitralstenose besteht eine Koinzidenz des Mitralöffnungstons mit dem tiefsten Punkt der Kurve zu Beginn der Diastole (Punkt 0).

Echokardiographie (UKG)

Methodik

Die Echokardiographie gilt als die wertvollste nichtinvasive Untersuchungsmethode der Kardiologie. Ihre Anwendung erfordert nicht nur ein ausgezeichnetes Gerät, sondern vor allem Erfahrung, anatomisches Vorstellungsvermögen und genaue Kenntnisse der Pathophysiologie des Herzens. Es können an dieser Stelle nur Hinweise auf Einsatzmöglichkeiten gegeben werden, wobei vor allem auf die Funktionsdiagnostik sowie auf echokardiographische Zeichen häufiger Erkrankungen hingewiesen wird. Für die Durchführung und Interpretation von Echokardiogrammen ist die Schulung durch einen erfahrenen Untersucher sowie das Studium einschlägiger Lehrbücher unbedingt erforderlich (20, 25, 55, 81).

Von einem Ultraschallwandler (piezoelektrischer Schallkopf) werden kurze Ultraschallimpulse mit einer Frequenz von 2 – 5 MHz (zumeist von 2,25 MHz) ca. 1000mal pro Sekunde als paralleler oder fokusierter Strahl gesendet. Ein Teil der abgestrahlten Energie wird an Grenzflächen zwischen Geweben unterschiedlicher akustischer Dichte (akustischer Impedanz) reflektiert, von demselben piezoelektrischen Kristall aufgenommen und wieder in elektrische Spannungen umgewandelt. Die Ultraschallgeräte sind so geeicht, daß sie den Zeitunterschied zwischen Schallabgabe und Empfang in einen Längenabstand zwischen Schallkopf und reflektierender Fläche umwandeln. Da der Ultraschall Knochen und lufthaltige Gewebe nicht durchdringt, steht oft nur ein kleines „Schallfenster" für die Untersuchung zur Verfügung. Die graphische Darstellung erfolgt als *Zeit-Bewegungskurve (TM-Darstellung, M-mode)* mit einem Fiberoptikschreiber oder als zweidimensionales Schnittbild. Beim M-mode-Verfahren (Abb. 1 a und b) ist die Standardposition des Schallkopfes jene, in der bei senkrechter Haltung auf die Brustwand beide Segel der Mitralklappe getroffen werden. Das ist meist 2 cm neben dem Sternum im dritten oder vierten, gelegentlich auch im

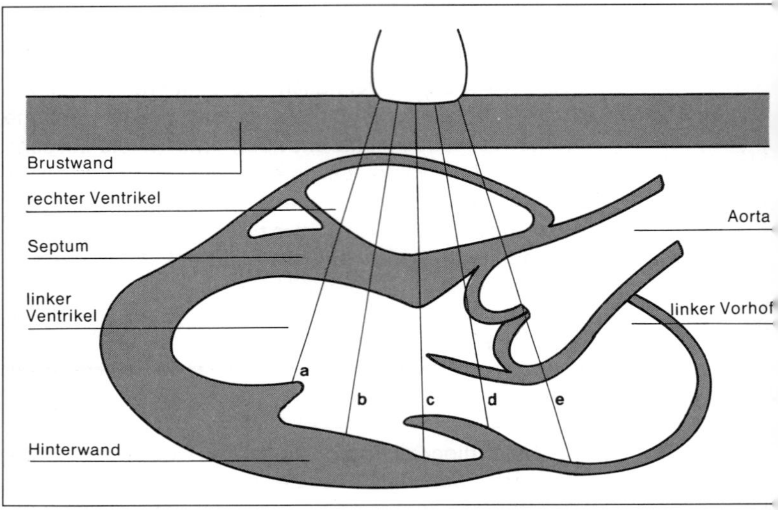

Abb. 1a: Typische Schallstrahlpositionen bei einem M-mode-Scan von der Mitte des linken Ventrik
bis zur Aortenklappe.

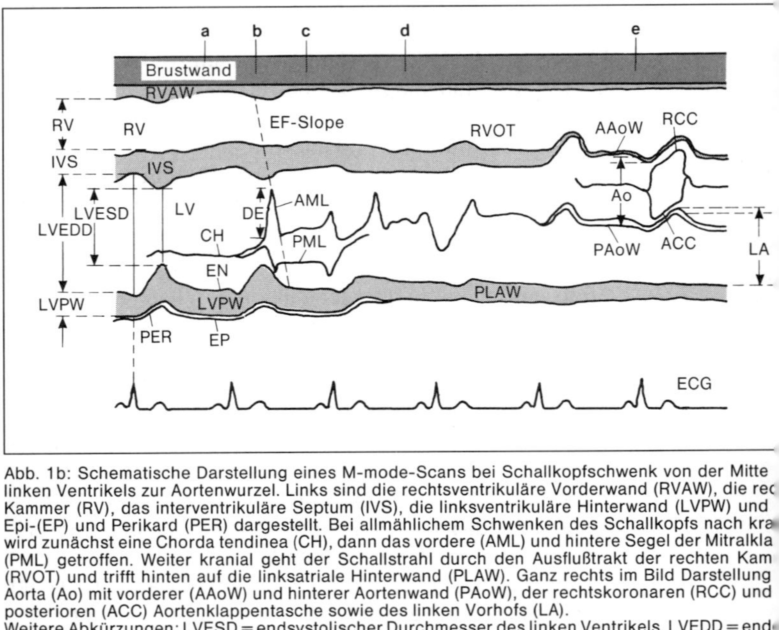

Abb. 1b: Schematische Darstellung eines M-mode-Scans bei Schallkopfschwenk von der Mitte linken Ventrikels zur Aortenwurzel. Links sind die rechtsventrikuläre Vorderwand (RVAW), die rec Kammer (RV), das interventrikuläre Septum (IVS), die linksventrikuläre Hinterwand (LVPW) und Epi-(EP) und Perikard (PER) dargestellt. Bei allmählichem Schwenken des Schallkopfs nach kra wird zunächst eine Chorda tendinea (CH), dann das vordere (AML) und hintere Segel der Mitralkla (PML) getroffen. Weiter kranial geht der Schallstrahl durch den Ausflußtrakt der rechten Kam (RVOT) und trifft hinten auf die linksatriale Hinterwand (PLAW). Ganz rechts im Bild Darstellung Aorta (Ao) mit vorderer (AAoW) und hinterer Aortenwand (PAoW), der rechtskoronaren (RCC) und posterioren (ACC) Aortenklappentasche sowie des linken Vorhofs (LA).
Weitere Abkürzungen: LVESD = endsystolischer Durchmesser des linken Ventrikels, LVEDD = end stolischer Durchmesser des linken Ventrikels, DE-Amplitude = frühdiastolische Öffnungsbeweg des vorderen Mitralsegels, EF-Slope = frühdiastolische Rückschlagbewegung des vorderen Mitra gels, EN = Endokard.

fünften Interkostalraum. Je nach Haltung des Schallkopfes werden bestimmte Strukturen des Herzens getroffen (Abb. 1 a). Von erfahrenen Untersuchern können häufig auch die Trikuspidalklappe und die Pulmonalklappe dargestellt werden. Gelegentlich kann eine Schallkopfposition subxiphoidal oder im Jugulum nützlich sein.

Beim technisch aufwendigeren *Schnittbildverfahren* haben sich die Sektorscanner gegenüber den linearen Multielementverfahren weitgehend durchgesetzt. Die mechanischen Sektorscanner verfügen entweder über kippbare oder kreisende Kristalle in einem Schallkopf. Beim elektronischen Sektorverfahren, dem Phased-array-System, werden mehrere kleine, in einer Reihe angeordnete piezoelektrische Kristalle phasenverschoben hintereinander aktiviert. Mit diesen Systemen lassen sich Sektoren bis zu 90 Grad erfassen. Bei allen Systemen führt die rasche Bildfolge von 30 oder mehr Bildern („frames“) pro Sekunde zu einem bewegten Bild („real time“) ähnlich einem Kineangiogramm, das auf einem Videoband gemeinsam mit einem EKG aufgezeichnet wird. Zur Dokumentation einzelner Bilder dienen Polaroidfilme oder besondere Kopierverfahren. Mit elektronischen Sektorscannern können gleichzeitig Querschnittsbilder und Zeitbewegungskurven registriert werden. Typische Abbildungsebenen entsprechen der Längs- und Querachse der linken Kammer bei Schallkopfpositionen im dritten oder vierten Interkostalraum links parasternal (Abb. 2). Von der Herzspitze aus können mit dem sogenannten Vierkammerblick beide Ventrikel, beide Vorhöfe und beide Segelklappen gleichzeitig dargestellt werden (Abb. 3). Die darauf senkrecht stehende und parallel zum Kammerseptum verlaufende Ebene wird wegen der Ähnlichkeit zur RAO-Ebene der Ventrikulographie als RAO-Äquivalent bezeichnet.

Vorzüge des M-mode-Verfahrens sind die schärfere Darstellung von Strukturen und die gute mathematische Auswertbarkeit von Klappen- und Ventrikelwandbewegungen für eine Funktionsdiagnostik.

Vorzüge der zweidimensionalen Darstellung sind die leichtere Orientierung, die besonders bei komplexen kongenitalen Mißbildungen entscheidend ist, die Darstellbarkeit der Herzspitzenregion, die vor allem bei der koronaren Herzkrankheit häufig pathologische Bewegungsmuster zeigt, die Darstellbarkeit des rechten Vorhofs, die bessere Erfaßbarkeit umschriebener Veränderungen und die komplette Darstellung von Klappen, die die Beurteilung von Klappenöffnungsflächen erlaubt. Das M-mode-Verfahren und die zweidimensionale Echokardiographie ergänzen einander in ihren Aussagen und sollten immer gemeinsam angewendet werden.

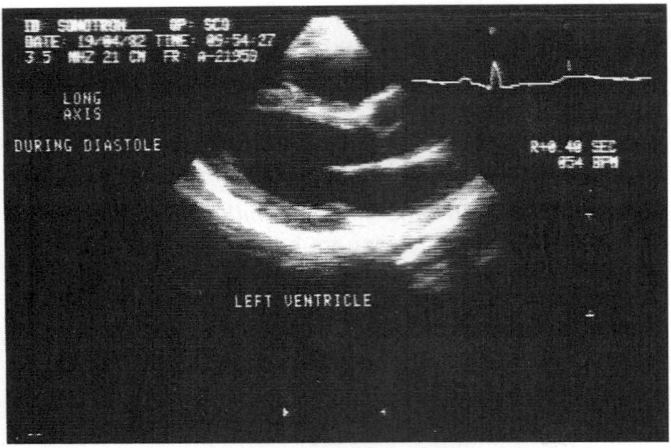

Abb. 2: Längsschnitt des Herzens im Sektorscan während der Diastole. Man erkennt deutlich die offene Mitralklappe und die geschlossene Aortenklappe.

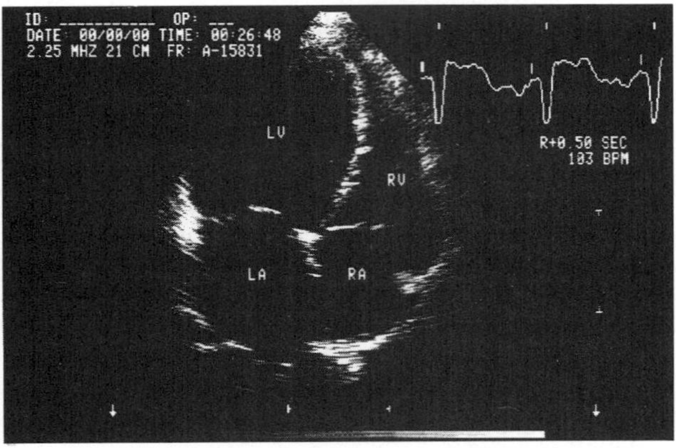

Abb. 3: Vierkammerblick im Sektorscan: LV = linker Ventrikel, RV = rechter Ventrikel, LA = linker Vorhof, RA = rechter Vorhof. (Wir verdanken Abb. 2 und 3 Herrn Dozent Dr. G. Kronik, Abteilung für Innere Medizin, A.Ö. Krankenhaus Krems a.d. Donau).

Diagnostische Wertigkeit

Ein- und zweidimensionale Echokardiogramme lassen in unterschiedlichem Ausmaß die Diagnose und die Abschätzung des Schweregrades kongenitaler Mißbildungen des Herzens und der großen Gefäße sowie erworbener Vitien zu. Sie lassen auch intrakardiale Neubildungen, Thromben, endokarditische Auflagerungen, Funktionsstörungen der Ventrikel sowie Perikardergüsse erkennen.

Linksventrikuläre Funktion

Voraussetzung für linksventrikuläre Funktionsuntersuchungen mit der M-mode-Technik sind technisch einwandfreie Echokardiogramme mit simultaner Darstellung des interventrikulären Septums und der linksventrikulären Hinterwand mit deutlicher Erkennbarkeit des Endokards. Geeignet für Messungen sind Echokardiogramme, bei denen der Schallstrahl im rechten Winkel zur Längsachse des linken Ventrikels diesen an der Stelle des größten Querdurchmessers trifft. Diese Stelle liegt zwischen der Spitze der Mitralklappensegel und dem hinteren Papillarmuskel und wird durch geeignetes Schwenken des Schallkopfes gefunden („T-Scan"). Der enddiastolische Durchmesser (zum Zeitpunkt der Q- oder R-Zacke im EKG), der endsystolische Durchmesser (zum Zeitpunkt der stärksten Einwärtsbewegung des Kammerseptums), die Amplituden der systolischen Bewegung des Septums und der Hinterwand sowie die Dicke des Septums und der Hinterwand (während Diastole und Systole) können gemessen werden. Unter der Voraussetzung symmetrischer Kontraktionsverhältnisse lassen sich aus den Durchmessern das endsystolische und enddiastolische Volumen, das Schlagvolumen und die Auswurffraktion mit annehmbaren Fehlern berechnen. Die wichtigsten *linksventrikulären Funktionsparameter* sind in der Tabelle 5 zusammengefaßt. Die echokardiographischen Werte sollten nicht so sehr als Absolutmaße, sondern eher für Vergleiche am gleichen Patienten, etwa nach therapeutischen Maßnahmen oder nach diagnostisch-pharmakologischen Interventionen, verwendet werden.

Normalbereiche echokardiographischer Messungen von Funktionsparametern bei Erwachsenen

Parameter	Berechnung	Normalwert
Durchmesser Aorta		2,0 – 3,7 cm
Durchmesser linker Vorhof		1,9 – 4,0 cm
Durchmesser rechter Ventrikel		0,7 – 2,6 cm
EDD		3,7 – 5,7 cm
ESD		3,0 – 3,5 cm
Vcfm	$\frac{EDD - ESD}{EDD \cdot ATZ}$	1,0 – 1,9 Zirkumf./s
FV	$\frac{EDD - ESD}{EDD} \cdot 100$	36 ± 7 %
LVPWV	$\frac{\text{LVPWV Amplitude}}{ATZ}$	3,0 – 5,0 cm/s
EF	$\frac{Vd - Vs}{Vd} \cdot 100$	66 ± 10 %
	$V = \frac{7 \cdot D^3}{2{,}4 + D}$	

EDD = enddiastolischer Durchmesser des linken Ventrikels
ESD = endsystolischer Durchmesser des linken Ventrikels
Vcfm = mittlere Geschwindigkeit der zirkumferentiellen Geschwindigkeit
ATZ = Austreibungszeit (wird aus Aortenklappenecho oder mitregistrierter Karotispulskurve gemessen)
FV = fraktionelle Verkürzung
LVPWV = Kontraktionsgeschwindigkeit der Hinterwand
LVPW = linksventrikuläre Hinterwand
EF = Auswurffraktion
Vd = enddiastolisches Volumen des linken Ventrikels
Vs = endsystolisches Volumen des linken Ventrikels
V = linksventrikuläres Volumen
D = Durchmesser des linken Ventrikels

Tab. 5

Bei Patienten mit segmentalen Kontraktionsstörungen, wie sie bei der koronaren Herzkrankheit häufig sind, können linksventrikuläre Volumina nur mit der zweidimensionalen Echokardiographie einigermaßen verläßlich bestimmt werden. Schiller und Mitarbeiter (89) berechnen die Volumina aus einer RAO-Äquivalenzebene und der darauf senkrecht stehenden Ebene der Querachse.

Im Normalfall sind Septum und Hinterwand gleich dick, bewegen sich gleichsinnig in der Systole nach innen, während der Diastole nach außen und verdicken sich während der Systole. *Asymmetrische Dickenzunahme des Septums* mit einer Relation Dicke des Septums zu Dicke der Hinterwand von über 1,3 findet sich bei der idiopathischen hypertrophen Subaortenstenose (zusammen mit einer systolischen Bewegung des vorderen Mitralsegels nach vorne), aber auch bei Patienten mit Hypertonie, mit Hinterwandinfarktnarben, mit rechtsventrikulärer Druck- oder Volumenbelastung sowie gelegentlich auch bei valvulärer Aortenstenose.

Bei der akuten Ischämie fehlt die systolische Dickenzunahme, regional finden sich abgeschwächte, fehlende oder *paradoxe Bewegungsmuster*. Infarktnarben lassen mitunter eine Verdünnung der entsprechenden Herzwand und dichtere Echos erkennen. Während im Normalfall die obersten Anteile des Kammerseptums während der Systole eine Bewegung in Richtung vordere Brustwand erkennen lassen, gilt ein derartiges Bewegungsmuster in der Mitte des Kammerseptums als pathologisch. Solche als invers oder paradox bezeichneten Bewegungen des Kammerseptums finden sich bei Septumischämie, Septumnarben, Linksschenkelblock, nach Herzklappenersatz und bei verschiedenen Formen rechtsventrikulärer Überlastung.

Besondere Beachtung verdient das *Bewegungsmuster der Mitralklappe*, deren markante Punkte nach dem Erstbeschreiber Edler mit den Großbuchstaben A – F bezeichnet werden (19). Während der Systole (CD) liegen beide Segel aneinander und bewegen sich gleichmäßig nach vorne. Pathologische Muster sind eine abnorme Vorwärtsbewegung (SAM) bei der obstruktiven Kardiomyopathie sowie abnorme Bewegungen nach hinten beim Mitralklappenprolaps.

Zu Beginn der Diastole (D) bewegen sich beide Segel abrupt auseinander. Die DE-Strecke entspricht der raschen frühdiastolischen Füllungsphase, ihre Amplitude beträgt normalerweise 20 ± 5 mm; sie ist vermindert bei Patienten mit Mitralstenose, bei Patienten mit erhöhtem frühdiastolischem linksventrikulärem Druck und bei Patienten mit geringem Mitralfluß bei Herzinsuffizienz. Die DE-Amplitude kann vergrößert sein beim Mitralklappenprolapssyndrom, bei Sehnenfaden- oder Papillarmuskelabriß und bei Mitralinsuffizienz. Im Anschluß an die rasche frühdiastolische Füllung tritt eine diastolische Rückschlagbewegung beider Mitralsegel in Richtung auf eine halb geschlossene Stellung (F) ein. Die Geschwindigkeit der frühdiastolischen Rückschlagbewegung des vorderen Mitralsegels (EF-Slope) beträgt im Normalfall über 70 mm pro Sekunde. Eine Verminderung wird bei Füllungsbehinderung des linken Ventrikels, d. h. bei Mitralstenose und bei verminderter Dehnbarkeit der linksventrikulären Muskulatur (arterielle Hypertonie, Aortenstenose, obstruktive Kardiomyopathie) gefunden. Entscheidend für die Diagnose einer Mitralstenose sind außer dem verminderten EF-Slope die diastolisch gleichsinnige Bewegung des vorderen und hinteren Mitralsegels, mehrfache Echos der Mitralsegel, verminderte a-Wellen des vorderen Mitralsegels bei Sinusrhythmus und ein vergrößerter Durchmesser des linken Vorhofs. Hochfrequente diastolische Flatterbewegungen des Mitralsegels finden sich bei Aorteninsuffizienz.

Die Vorhofkontraktion verursacht eine erneute Mitralöffnungsbewegung (A), die im Normalfall nur etwa 60 % der frühdiastolischen Bewegung ausmacht. Besonders ausgeprägte a-Wellen finden sich bei Erkrankungen mit hohem frühdiastolischem linksventrikulärem Druck, d.h. bei hochgradiger Herzinsuffizienz. Als weiteres Zeichen eines erhöhten enddiastolischen Füllungsdrucks im linken Ventrikel zeigt sich im Verlauf der AC-Strecke des vorderen Mitralsegels eine Schulterbildung; bei PQ-Zeiten von über 0,14 Sekunden weist auch eine Verkürzung der Differenz PQ-Zeit weniger AC-Intervall auf Werte von unter 60 mSekunden auf einen linksventrikulären Füllungsdruck von über 20 mmHg hin.

Ebenfalls pathologisch im Bereich der Mitralechos ist eine Vergrößerung des Abstandes des Punktes E vom Kammerseptum bei Dilatation des linken Ventrikels. Beim Gesunden beträgt dieser Abstand nur wenige Millimeter.

Völlig unkoordinierte systolische und diastolische Bewegungen des Mitralsegels weisen auf einen Sehnenfaden- oder Papillarmuskelabriß hin. Zottige Echoverdichtungen gut beweglicher Klappen weisen auf endokarditische Auflagerungen hin, wobei zwischen frischen und alten Auflagerungen nicht sicher unterschieden werden kann (57).

Kontrastmittelechokardiogramm

Intravenös injizierte physiologische Kochsalzlösung bzw. spezielle Echokontrastmittel enthalten kleinste, gelöste, echogebende Gasbläschen, deren Passage durch das Herz verfolgt werden kann und die in der Lungenstrombahn ausgefiltert werden. Vorhofseptumdefekte mit Rechts-links-Shunt werden an dem Übertritt der Kontrastechos in das linke Herz erkannt. Nach einem Valsalva-Manöver können auch beim kleinen Vorhofseptumdefekt mit Links-rechts-Shunt und bei offenem Foramen ovale auf diese Art kurzfristige Rechts-links-Shunts nachgewiesen werden (58). Ein Links-rechts-Shunt wird im Sektorscan durch eine Kontrastmittelaussparung entsprechend der kontrastfreien Shuntströmung sichtbar. Eine *Trikuspidalklappeninsuffizienz* läßt sich durch die Regurgitation der Kontrastmittelechos in die untere Hohlvene und die Lebervenen nachweisen. Eine Pulmonalinsuffizienz kann an der Richtung der Kontrastmittelechos im Ausflußtrakt des rechten Ventrikels erkannt werden.

Ösophagusechokardiographie

Bei dieser Methode ist an der Spitze eines gastroskopieähnlichen, flexiblen Instruments ein Schallkopf angebracht. Nach Oberflächenanästhesie des Rachens wird das Gerät eingeführt. Infolge der engen anatomischen Beziehung zwischen Ösophagus und Herz lassen sich fast immer Bilder von hoher Qualität gewinnen. Außerdem kann das linke Herzohr dargestellt werden, das von transthorakal kaum zu sehen ist. Die Ösophagusechokardiographie gilt als dem konventionellen Echokardiogramm überlegen bei der Suche nach Vorhofthromben, Endokarditiden, Klappenringabszessen, kleinen Shunts auf Vorhofebene bei der Schweregradbeurteilung von Aortenklappenstenosen, der Diagnostik thorakaler Aortendissektionen und der Beurteilung von Klappenprothesen (22, 39).

Doppler-Echokardiographie

Eine weitere Entwicklung der Echokardiographie verbindet konventionelle Geräte mit einem Zusatzgerät, das gerichtete Doppler-Impulse zur Erfassung von Strömungssignalen abgibt (30, 62). Mit gepulsten Doppler-Signalen lassen sich an definierten Stellen des Herzens Strömungsrichtungen und -geschwindigkeiten darstellen. Mit dieser Methode ist es möglich, Regurgitationen bei Klappeninsuffizienzen nachzuweisen sowie das Ausmaß der Insuffizienz zu quantifizieren. Shuntvitien lassen sich mittels gepulster Doppler-Echokardiographie besser lokalisieren.

Hohe Strömungsgeschwindigkeiten, wie sie an hämodynamisch bedeutsamen Klappenstenosen auftreten, lassen sich aus physikalischen Gründen mit gepulstem Doppler nicht genau erfassen; dafür sind „Continuous-wave"-Schallsonden besser geeignet. Bei Übereinstimmung von Schallstrahl und Strömungsrichtung kann der Druckgradient an einer stenosierten Klappe aus der Strömungsgeschwindigkeit errechnet werden. Ebenso kann man bei Vorliegen einer Trikuspidalinsuffizienz aus der Strömungsgeschwindigkeit den pulmonalarteriellen Druck errechnen. Die Übereinstimmung mit Kathetermeßdaten ist gut (41).

Farb-Doppler-Echokardiographie

Bei dieser Methode erscheinen gleichzeitig mit dem Realtime-Bild Strömungsprofile, die in Abhängigkeit von Strömungsrichtung und -geschwindigkeit farblich kodiert sind. Damit lassen sich sehr anschaulich selbst komplexe kongenitale Mißbildungen erfassen, regionale Wandstörungen verdeutlichen und Klappenregurgitationen in ihrer Wirksamkeit besser qualitativ abschätzen (71, 76)

Die Bedeutung der Echokardiographie für die Differentialdiagnose

Bei guten Untersuchungsbedingungen und erfahrenem Untersucher liefert die Echokardiographie wesentliche Informationen für die Differentialdiagnose unklarer Herzvergrößerungen im Thoraxröntgenbild, bei Hypertrophiezeichen im EKG, bei der Frage eines Perikardergusses, bei unklaren Geräuschbefunden, bei Vorhofflimmern unklarer Genese, bei kongestiven und hypertrophen Kardiomyopathien, bei Mitral-, Aorten- und Trikuspidalvitien, bei der Funktionsbeurteilung des linken Ventrikels, bei den meisten kongenitalen Vitien und bei der Frage intrakardialer Tumoren. Bei der koronaren Herzkrankheit können die Abgänge der Koronararterien gelegentlich dargestellt werden. Der wesentliche Informationsgehalt liegt im Nachweis der Herzgröße und -funktion, wobei mit der zweidimensionalen Echokardiographie auch umschriebene Funktionsstörungen gut erfaßbar sind. Bei ergometrischer oder pharmakologischer Ischämieprovokation geben reversible Bewegungsstörungen Hinweise auf die Lokalisation stenosierter Kranzgefäße. Funktionsstörungen prothetischer Herzklappen sind nicht immer leicht erkennbar; ihre Diagnose wird durch Vergleich mit früheren postoperativen Echokardiogrammen sicherer. Auch bei Pulmonalembolie und bei selteneren Erkrankungen des Herzens und der großen Gefäße, wie rechtsventrikulärem Herzinfarkt, Aneurysma dissecans oder Ruptur eines Sinus-Valsalva-Aneurysmas, kann das Echokardiogramm im Zusammenhang mit der Klinik oft entscheidende diagnostische Hinweise geben.

Die Echokardiographie kann bei einer Reihe kongenitaler Mißbildungen, besonders im Säuglingsalter, die Kardangiographie ersetzen. Im Erwachsenenalter kommt die Echokardiographie ohne Herzkatheteruntersuchung als Basis für Herzoperationen bei akuten bakteriellen Endokarditiden in Frage, aber auch bei schweren Mitralvitien, sofern keine zusätzliche Koronarangiographie erforderlich ist. Ansonsten liefert sie wertvolle Hinweise für Verlaufsbeobachtungen (101, 103, 107).

Herzkatheterisierung und Druckmessung

Arterielle Druckmessung

Unblutige Blutdruckmessung

Die Messung erfolgt in der Regel am Oberarm in Herzniveau mit einer aufblasbaren Manschette und einem Quecksilber- oder Anaeroidmanometer, das jährlich geeicht werden muß. Die Manschettenbreite sollte 40 – 50 % des Oberarmumfanges betragen, das heißt bei Erwachsenen 13 – 14 cm, bei Kindern und kachektischen Patienten entsprechend weniger. Das System wird etwa 20 mmHg über den Druck aufgeblasen, an dem der Radialispuls verschwindet. Dann wird die Luft mit einer Geschwindigkeit von etwa 3 mmHg pro Sekunde abgelassen. Der Druckwert, bei dem über der A. brachialis pochende Geräusche auskultierbar werden (Korotkoffton, Phase I), entspricht dem systolischen Wert. Bei weiterer Druckabnahme können die Korotkofftöne leiser werden (Phase II). Der diastolische Wert wird durch Verschwinden der Korotkofftöne (Phase V) am besten wiedergegeben. Bei hyperzirkulatorischen Kreislaufzuständen, bei denen die Phase V mitunter bis zum Druck 0 reicht, kann der diastolische Druck durch den Korotkoffton Phase IV ermittelt werden. Die Phase IV ist gekennzeichnet durch eine plötzliche Dämpfung der Gefäßgeräusche und tritt 7 – 10 mmHg oberhalb des tatsächlichen diastolischen Drucks auf. Bei der ersten Messung soll der Blutdruck an beiden Oberarmen bestimmt werden. Systolische und diastolische Druckunterschiede bis zu 20 mmHg können ohne pathologische Gefäßprozesse vorkommen.

Fehlermöglichkeiten

Mangelhafte Eichung, schlecht sitzende Manschetten, ungeeignete Manschettenbreite, zu rasches Ablassen der Luft oder sehr leise Korotkofftöne der Phase II („auskultatorische Lücke"), arterielle Strömungshindernisse (z. B. arterielle Verschlußkrankheit), nicht komprimierbare Gefäße (z. B. Mediasklerose) und alle Arten von Kreislaufschock.

Bewertung

Bei Erwachsenen gelten Drücke bis zu 140/90 mmHg als normoton, von 140/90 bis 160/95 mmHg als grenzwertig (Grenzwerthypertonie) und ab 160/95 mmHg als hyperton. Eine Hypertonie soll nur diagnostiziert werden, wenn bei mindestens drei Messungen pathologische Druckwerte festgestellt wurden. In Zweifelsfällen soll der Druck im Liegen unmittelbar nach mindestens fünfminütigem Stehen und/oder das Druckverhalten unter Ergometerbelastung (s. Arbeitselektrokardiogramm, S. 10) bestimmt werden.

Blutige Messung des arteriellen Drucks

Für die direkte Druckmessung bieten sich fast alle peripheren Arterien an. Sie werden mit dünnen Plastikkanülen oder Kathetern sondiert und direkt oder über flüssigkeitsgefüllte Verbindungsschläuche mit Druckwandlern („Stathamelementen") verbunden. Für exakte Messungen ist es entscheidend, daß das Meßsystem frei von Luftblasen ist.

Indikationen

Kreislaufschock, Behandlung mit hochwirksamen Vasodilatatoren, intra- und postoperative Überwachung, Druckmessung während Ergometrie.

Venöse Druckmessung

Unblutige Bestimmung des Venendrucks

Der Venendruck kann unblutig durch Beobachtung der Füllung der Halsvenen abgeschätzt werden: Er ergibt sich aus der Differenz zwischen dem Niveau des rechten Vorhofs und der Stelle der Jugularvene, an der die Vene kollabiert. Diese Stelle kann durch Senken oder Heben des Kopfes bzw. des Oberkörpers bestimmt werden. Bei sehr hohem zentralem Venendruck kann die Füllung der Handrückenvenen bei langsamem Heben der Arme zur Abschätzung herangezogen werden.

Fehlermöglichkeiten

Organische und funktionelle venöse Strombahnhindernisse (z. B. Struma, Tumoren, kostoklavikuläre Kompression).

Blutige Bestimmung des zentralen Venendrucks (ZVD)

Zur Messung wird ein zentraler Venenkatheter geeigneter Länge unter sterilen Kautelen über die V. basilica, besser über die V. jugularis interna oder die V. subclavia bis in die V. cava superior vorgeschoben. Die richtige Lage muß radiologisch kontrolliert werden. Der ZVD wird in der Regel durch die Höhe der Blut- bzw. Flüssigkeitssäule in einem Steigrohr bestimmt. Der Nullpunkt wird bei flach auf dem Rücken liegenden Patienten auf den Übergang von den ventralen $^2/_5$ zu den dorsalen $^3/_5$ des sagittalen Thoraxdurchmessers eingestellt.

Beurteilung

Der ZVD beträgt im Normalfall 3 – 7 cm Wassersäule. Tiefere Werte weisen auf eine relative oder absolute Hypovolämie hin. Höhere Werte finden sich bei Überwässerung, Trikuspidalvitien, Rechtsherzinsuffizienz, Perikarderguß und Panzerherz.

Fehlermöglichkeiten

Falsche Nullpunkteinstellung, verstopfter Katheter (respiratorische Druckschwankungen beweisen ein offenes Katheterlumen).

Indikationen

Schock, Verdacht auf Herzbeuteltamponade (Kussmaulsches Zeichen: Erhöhter ZVD mit paradoxer inspiratorischer Druckzunahme), Herzinfarkt, Lungenembolie, parenterale Zufuhr von Flüssigkeiten bzw. Nährlösungen (15, 49, 59).

Druckmessung im kleinen Kreislauf (6, 49)

Drücke im kleinen Kreislauf werden über flüssigkeitsgefüllte Katheter gemessen, die unter Röntgen- oder Druckkontrolle (Schwemmkatheter) eingeführt werden. Besonders bewährt haben sich Schwemmkatheter mit einem über eine zweite Lichtung aufblasbaren Ballon an der Spitze, da sie in der Regel rasch und ohne wesentliche Rhythmusstörungen in die Pulmonalarterie eingeführt werden können.

Vorgehen

Nach Hautdesinfektion und steriler Abdeckung wird eine geeignete Vene (V. subclavia, jugularis interna, basilica, femoralis) nach einer modifizierten Seldinger-Technik punktiert. Nach Venenpunktion wird eine kurze Drahtspirale durch die Kanüle in die Vene eingeführt und die Nadel entfernt. Dann werden zwei kurze, übereinander geschobene Einführungskatheter über die Spirale in die Vene eingeführt, die Spirale mit dem inneren Katheter entfernt und der Ballonkatheter durch den dünnwandigen äußeren Katheter in das Gefäß eingeführt. Sobald der Ballonkatheter mit der Spitze in der oberen Hohlvene liegt (atemsynchrone Druckschwankungen!), wird der Ballon mit Luft (bei möglichem Rechts-links-Shunt mit Kohlendioxyd) aufgeblasen und der Katheter zügig (unter Druckkontrolle am Monitor) weiter vorgeschoben, bis er einen Pulmonalarterienast obturiert. In dieser Lage wird der Pulmonalkapillardruck (PC-Druck) bestimmt, der dem Druck im linken Vorhof entspricht. Wird der Ballon entlüftet, kann über die nun frei in der Pulmonalarterie liegende Katheterspitze der Pulmonalarteriendruck gemessen und Blut für die Bestimmung des Sauerstoffgehalts abgezogen werden.

Nullpunktbestimmung s. Venöse Druckmessung, S. 35.

Beurteilung

Der PC-Druck entspricht dem linksatrialen Druck und bei Fehlen eines Mitralvitiums dem linksventrikulären Füllungsdruck. Wenn keine Hypertension im arteriellen Lungenstromgebiet vorliegt (Differenz zwischen diastolischem Pulmonalarteriendruck und Pulmonalkapillarmitteldruck weniger als 4 mmHg), kann auch aus dem diastolischen Pulmonalarteriendruck auf den linksventrikulären Füllungsdruck geschlossen werden. Bei hohen Füllungsdrücken sind allerdings erhebliche Fehler möglich; der linksventrikuläre enddiastolische Druck kann bis zu 12 mmHg höher als der diastolische Pulmonaldruck sein (97).

Der Füllungsdruck ergibt sich aus dem Füllungsvolumen und der Dehnbarkeit (Compliance) der Kammerwand. Dementsprechend findet sich ein erhöhter linksventrikulärer Füllungsdruck bei volumenbelastetem linkem Ventrikel (z. B. bei Herzinsuffizienz, Mitralinsuffizienz, Aorteninsuffizienz) und bei verminderter Compliance (z. B. bei Myokardhypertrophie, Herzmuskelnekrose, Narben und Myokardischämie).

Aufschlußreicher als Ruhemessungen sind mitunter Bestimmungen während Ergometerbelastung. Im Normalfall steigt der PC- und der diastolische Pulmonalarteriendruck unter Belastung nur unwesentlich an. Bei Patienten mit Mitral- und Aortenvitien, mit Kardiomyopathien oder mit koronarer Herzkrankheit zeigt nicht selten erst ein starker Belastungsdruckanstieg den Schweregrad der Erkrankung an (97).

Eine wesentliche Ergänzung der Aussage der Druckmessung ist durch die zusätzliche Bestimmung des Herzminutenvolumens zu gewinnen.

Bestimmung des Herzzeitvolumens (HZV)

Von den zahlreichen Bestimmungsverfahren des HZV haben nur drei eine weite Verbreitung gefunden: Die Indikatorverdünnungsmethode als Farbstoff- oder Thermodilution, die Sauerstoffmethode nach Fick und die quantitative Angiokardiographie.

Indikatorverdünnungsmethoden

Thermodilutionsmethode (26, 65). Der Vorteil der Kälteverdünnungsmethode ist ihre Einfachheit und beliebige Wiederholbarkeit; der Nachteil ihre mäßige Genauigkeit.

Durchführung: Ein Thermodilutionsballonkatheter wird in die A. pulmonalis eingeschwemmt. Als Indikator wird physiologische Kochsalzlösung mit Raumtemperatur oder gekühlt auf 0 Grad („Kältelösung") über den Injektionskanal des Katheters in den rechten Vorhof injiziert. Die Kältelösung vermischt sich mit dem Blut im rechten Ventrikel und kühlt in der A. pulmonalis den hinter der Katheterspitze gelegenen Thermistor, dessen elektrischer Widerstand sich linear zur Temperatur ändert. Die Berechnung des HZV geschieht bei allen handelsüblichen Geräten rechnergestützt und nahezu vollautomatisiert. Voraussetzung für verläßliche HZV-Werte sind sorgfältiges Arbeiten, gute Plazierung des Katheters – der Thermistor darf nicht der Pulmonalarterienwand anliegen – und Mittelwertbildung aus drei aufeinander folgenden Messungen.

Die *Farbstoffverdünnungsmethode* (53) ist im Vergleich zur Thermodilutionsmethode aufwendiger, gilt aber als genauer. Sie eignet sich auch zur Feststellung und Quantifizierung von Shunts und wird daher vor allem in Herzkatheterlaboratorien eingesetzt. Als Farbstoff wird Indozyanin-Grün (Cardiogreen®, Verdognost®) verwendet, dessen größte Lichtabsorption mit 800 nm sich von der des Hämoglobins gut unterscheidet. Der Farbstoff wird rasch herznahe injiziert (zentrale Venen, rechter Vorhof, rechte Kammer, A. pulmonalis), vermischt sich mit dem Blut und wird auf der arteriellen Seite mit einer Pumpe durch ein Densitometer abgesaugt. Aus der entstehenden Zeitkonzentrationskurve wird nach der Stewart-Hamilton-Formel das Herzminutenvolumen (HMV) berechnet: HMV = 60mal injizierte Farbstoffmenge (mg), dividiert durch Fläche unter der Farbstoffkurve mal Eichkonstante. Ein Rechts-links-Shunt führt durch vorzeitiges Auftreten von Farbstoffpartikeln im großen Kreislauf zu einer Vorwelle im abfallenden Konzentrationsschenkel. Ein Links-rechts-Shunt hat durch Rezirkulation des Farbstoffs eine verfrühte und verstärkte Rezirkulationswelle im aufsteigenden Verdünnungsschenkel oder eine Verlängerung der Verdünnungszeit zur Folge. Für genaue Bestimmungen ist die Mittelwertbildung aus drei Messungen zweckmäßig.

Sauerstoffmethode nach Fick (6, 49)

Die Methode beruht darauf, daß bei bekannter Sauerstoffkapazität des Blutes aus der in der Zeiteinheit transportierten O_2-Menge auf die geförderte Blutmenge geschlossen werden kann: HMV (l/min) = Sauerstoffverbrauch (ml/min), dividiert durch arteriovenöse Sauerstoffdifferenz (ml/100 ml) mal 10. Für eine exakte Bestimmung muß gleichzeitig der Sauerstoffgehalt des arteriellen und des pulmonalarteriellen Blutes sowie die Sauerstoffaufnahme aus der Atemluft bestimmt werden. Die ausgeatmete Luft wird in einem Douglas-Sack gesammelt und der Sauerstoffgehalt mit der Scholander-Methode bestimmt. Der Sauerstoffgehalt im Blut kann mittels der (aufwendigen) Methode nach van Slyke oder mit dem Lex-O_2-Con-Gerät bestimmt werden.

Beurteilung

Die Methode stellt hohe Anforderungen an das durchführende Personal, gilt aber bei exakter Durchführung als sehr genau.

Für praktische Zwecke genügt oft eine näherungsweise Bestimmung mit stark vereinfachter Methodik: Die Sauerstoffaufnahme wird unter Grundumsatzbedingungen mit 145 ml/m^2 Körperoberfläche angenommen oder aus Sollwerttabellen (die es auch für Belastungsbedingungen gibt) bestimmt (78). Der O_2-Gehalt kann aus der O_2-Sättigung und dem Hämoglobingehalt des Blutes bestimmt werden. 1 g Hämoglobin bindet bei 100 % Sättigung 1,34 ml O_2. Die O_2-Sättigung wird im Reflexionsoxymeter bestimmt oder aus dem PO_2, PCO_2 und PH ermittelt.

Quantitative Angiokardiographie

Diese Methode wird zur präoperativen Abklärung von angeborenen und erworbenen Herzfehlern, Kardiomyopathien und der koronaren Herzkrankheit im Rahmen der Kardangiographie und Koronarangiographie verwendet.

Durchführung

Nach retrograder (oder transseptaler) Katheterisierung des linken Ventrikels und Druckmessung in allen interessierenden Abschnitten des Herzens und der großen Gefäße wird Kontrastmittel mittels Druckspritze in die linke Kammer injiziert. Gleichzeitig werden Cineangiogramme in 30 Grad RAO-Projektion (uniplan) oder in 30 Grad RAO- und 60 Grad LAO-Projektion (biplan) angefertigt. Durch Mitfilmen eines Maßstabes kann das endsystolische und enddiastolische Volumen berechnet werden. Die Berechnungen beruhen auf der Annahme, daß der linke Ventrikel ein Drehellipsoid ist. Verwendet wird die Flächen-Längenformel nach Dodge (17, 52). Das Schlagvolumen (SV) wird als Differenz von enddiastolischem Volumen (EDV) weniger endsystolisches Volumen (ESV), die Auswurffraktion oder Ejektionsfraktion (EF) als Quotient aus SV durch EDV mal 100 berechnet. Die Multiplikation des SV mit der Herzfrequenz ergibt das HMV. Bei rechnerunterstützter Auswertung wird in der Regel das Volumen der linken Kammer aus einer Vielzahl millimeterdicker, parallel zum Querschnitt liegender Scheibchen ermittelt.

Die Angiokardiographie eignet sich außerdem u. a. zur Analyse der Form und der regionalen Kontraktionsverhältnisse (Hypokinese, Akinese, Dyskinese) der linken Kammer, zur Feststellung und semiquantitativen Ermittlung von Klappenstenosen und -insuffizienzen sowie zur Diagnostik intrakardialer Shunts und intrakardialer Füllungsdefekte (Thrombosen, Tumoren). Bei symmetrischer Kontraktion kann auch die mittlere zirkumferentielle Verkürzungsgeschwindigkeit (VCF) als Kontraktilitätsparameter bestimmt werden (VCF = enddiastolischer Durchmesser weniger endsystolischer Durchmesser, dividiert durch enddiastolischen Durchmesser mal Systolendauer in Sekunden).

In Tabelle 6 werden einschlägige Normbereiche wiedergegeben.

Normbereiche zur Hämodynamik (45)	
rechter Vorhof Mitteldruck	1–5 mmHg
linker Vorhof Mitteldruck	6–12 mmHg
PC Mitteldruck	5–12 mmHg
Druck rechter Ventrikel	20–30/0/enddiast. 2–7 mmHg
Druck linker Ventrikel	90–140/0/endiast. 6–12 mmHg
Druck A. pulmonalis	16–30 syst./4–15/9–20 mmHg
Druck Aorta	90–140/70–90 mmHg
arteriovenöse O_2-Differenz	3,5–5,0 ml/100 ml
Herzindex (CI)	3,0–4,4 l/min/m^2 KO
Schlagvolumenindex (SVI)	30–65 ml/m^2 KO
pulmonaler Gesamtgefäßwiderstand (PVR)	120–270 dyn · s · cm^{-5}
pulmonaler Arteriolenwiderstand (PAR)	45–100 dyn · s · cm^{-5}
Gesamtgefäßwiderstand im großen Kreislauf (TPR)	920–1300 dyn · s · cm^{-5}
Mittlere zirkumferentielle Verkürzungsgeschwindigkeit (VCF)	1,2–2,03 circ. s^{-1}
Auswurffraktion (EF)	56–80%
linksventrikuläres enddiastolisches Volumen	48–113 ml/m^2 KO
linksventrikuläres endsystolisches Volumen	9–32 ml/m^2 KO
Schlagarbeitsindex (SAI)	50–85 gm/m^2 KO

$$\text{PVR} = \frac{\text{A. pulmonalis Mitteldruck} \cdot 80}{\text{Herzminutenvolumen}}$$

$$\text{PAR} = \frac{(\text{Pulmonalarterienmitteldruck} - \text{Mitteldruck linker Vorhof}) \cdot 80}{\text{Herzminutenvolumen}}$$

$$\text{TPR} = \frac{(\text{Aortenmitteldruck} - \text{Mitteldruck rechter Vorhof}) \cdot 80}{\text{Herzminutenvolumen}}$$

$$\text{SAI} = (\text{Aortenmitteldruck} - \text{Druck linker Ventrikel, enddiastolisch}) \cdot \text{SVI} \cdot 0{,}0144$$

Tab. 6

Kardioangiographien und Herzkatheteruntersuchungen bei Vitien, Kardiomyopathien und koronarer Herzkrankheit

Zur Abklärung dieser Zustände werden je nach Fragestellung die vorgenannten Methoden der Druckmessung, der Herzzeitvolumenbestimmung und der Kontrastmitteldarstellung verwendet. Für die Shuntdiagnostik eignet sich vor allem die Farbstoffverdünnungsmethode; eine einfache Diagnostik ist aber auch durch Bestimmung des Sauerstoffgehaltes des Blutes aus verschiedenen Abschnitten des Herzens und der großen Gefäße möglich. Ein Sauerstoffsprung zeigt Ort und Richtung des Shunts an. Der Schweregrad von Klappenstenosen kann aus dem Druckgradienten durch Druckmessung vor und hinter der Klappe abgeschätzt werden. Bei gleichzeitiger Kenntnis der Blutströmung läßt sich nach der Formel von Gorlin die Klappenöffnungsfläche berechnen (34). Eine Klappeninsuffizienz ist durch die Differenz zwischen dem angiographisch und dem nach Fick oder einer Indikatorverdünnungsmethode bestimmten Schlagvolumen quantifizierbar. Bei der koronaren Herzkrankheit, aber auch bei den meisten erworbenen Klappenfehlern, wird eine *selektive Koronarangiographie* durchgeführt. Dazu wird die Methode nach Sones (102 a), bei der mit einem biegsamen, von der A. brachialis aus eingeführten Katheter beide Koronarostien sondiert werden, oder die Methode nach Judkins verwendet. Bei dieser werden präformierte Katheter für die Sondierung des rechten und linken Kranzgefäßes von der A. femoralis aus eingeführt. Es ist notwendig, immer beide Kranzgefäße in mehreren Projektionen darzustellen. Das Kontrastmittel wird manuell injiziert (es genügen wenige ml).

Bei diffusen Kardiomyopathien und bei Verdacht auf Abstoßungsreaktion nach Herztransplantation kann die Diagnose durch eine endomyokardiale Biopsie mit einem Katheterbioptom gesichert werden (68, 79).

Bestimmung der Myokarddurchblutung

Die Messung der Durchblutung ist vor allem für wissenschaftliche Fragestellungen von Bedeutung.

Methoden

Flußmessung im Sinus coronarius mittels Kälteverdünnungsmethode. Über einen speziellen Katheter wird 20 Sekunden lang kalte Flüssigkeit in den Sinus coronarius oder die große Herzvene infundiert und aus der Widerstandsänderung eines Thermistors die Blutströmung im entsprechenden Gefäß bestimmt (29). Fremdgasmethoden: Die früher geübte Stickoxydulmethode wurde wegen methodischer Unzulänglichkeit verlassen; es wird heute nur mehr die Argonmethode (11) verwendet. Während Inhalation eines Luft-Argon-Gemisches wird die arteriokoronarvenöse Argondifferenz in der Sättigungsphase bestimmt und daraus die Myokarddurchblutung in ml/100 g Gewebe/min errechnet. Die Methode ist genau und eignet sich auch zur Messung sehr hoher Durchblutungswerte, wie sie unter Koronardilatation mit hohen Dosen von Dipyridamol zur Bestimmung der „Koronarreserve“ erreicht werden.

Die größte Verbreitung und auch praktische Bedeutung in der Diagnose der koronaren Herzkrankheit und von Kardiomyopathien haben Isotopenmethoden gefunden, vor allem in Form der Myokardszintigraphie und der Positronenemissionsstomographie (PET) mit Thallium 201, Xe-133, Rb-82, Fettsäuren, Isonitrilen oder mit Pyrophosphat (100). Hauptziel ist die Erfassung reversibel ischämisch geschädigter Herzmuskelbezirke. Einzelheiten s. S. 1065.

Angiologische Funktionsdiagnostik

Diagnostik von Erkrankungen der peripheren Arterien

Hauptziel derartiger Untersuchungen ist es, Minderdurchblutungen vor allem von Extremitäten zu erkennen, den Schweregrad und die mutmaßliche Verschluß- bzw. Stenoselokalisation festzustellen, den Krankheitsverlauf zu verfolgen und die Ergebnisse konservativer oder chirurgischer Therapieformen zu objektivieren. Um diese Aufgaben zu erfüllen, müssen die verwendeten Tests einfach, zuverlässig (reproduzierbar) und möglichst sensitiv und spezifisch sein. Diesen Forderungen kommen die periphere Druckmessung mittels Doppler-Ultraschallsonden, die Venenverschlußplethysmographie und bedingt auch die Oszillographie nahe. Ältere Verfahren wie die Rheographie, die Sphygmographie und Wärmeleitmessungen haben vorwiegend historische Bedeutung. Inspektion, Palpation und Auskultation peripherer Gefäße, Ratschow-Lagerungsprobe und Feststellung der Gehstrecke gehören zur physikalischen Untersuchung angiologischer Patienten und werden ebenso wie die radiologischen Untersuchungen hier nicht weiter erörtert.

Die Messung der Durchblutung im M. tibialis anterior mittels Xenon 133, Strömungsmessungen mit vielkanaligen gepulsten Doppler-Geräten, Kapillarmikroskopie, Viskositätsmessungen, Messungen von Laktat, Pyruvat und anderen Metaboliten im Abstromgebiet arbeitender Muskeln sind für wissenschaftliche Fragestellungen von Bedeutung.

Oszillographie

Methodik

An jeweils symmetrischen Stellen der Oberarme, Unterarme, Oberschenkel, Unterschenkel und der Füße werden Staumanschetten über den systolischen Druck hinaus aufgepumpt und der Druck stufenweise um jeweils 20 mmHg vermindert. Die dabei auftretenden Gefäßpulsationen werden registriert. Die größte Pulsamplitude, als oszillometrischer Index bezeichnet, weist bei einseitiger Verminderung um mehr als 2 mm oder Verschiebung zu tieferen Druckwerten auf ein arterielles Strömungshindernis hin.

Beurteilung

Die Methode ist einfach, wenig zeitaufwendig und kann leicht erlernt werden. Sie eignet sich vor allem für Screeninguntersuchungen, nicht jedoch für eine Beurteilung von Therapieerfolgen.

Doppler-Ultraschalldruckmessung (5, 56)

Methodik

Doppler-Ultraschalldetektoren erlauben eine einfache, nichtinvasive Feststellung, ob periphere Gefäße wie Digitalarterien oder nichtpalpable Gefäße distal von Strömungshindernissen durchströmt sind. Durch Verwendung von Blutdruckmanschetten am Ober- bzw. Unterarm lassen sich der systolische Druck der A. brachialis sowie der A. radialis und ulnaris messen, bei Plazierung im distalen Bereich des Ober- bzw. Unterschenkels der Druck der A. poplitea bzw. der A. tibialis posterior und der A. dorsalis pedis. Nach Aufsuchen des arteriellen Strömungssignals an den typischen Stellen wird die Blutdruckmanschette über den systolischen Druck hinaus aufgepumpt.

Das Wiederauftreten eines Strömungssignals bei langsamem Ablassen der Luft aus der Druckmanschette gibt den systolischen Druck an. Bei Gefäßgesunden sind die Druckwerte der Knöchel- und Fußrückenarterien durch Reflexion der Pulswelle in der Peripherie um 10 – 20 mmHg höher als an den oberen Extremitäten; es besteht keine Seitendifferenz. Distal von Strömungshindernissen wird ein tieferer Druck gemessen, der als Druckgradient (Druckdifferenz zwischen unterer und oberer Extremität) oder als Doppler-Index (Quotient aus Druck in der unteren Extremität durch Druck in der oberen Extremität) angegeben wird. Diese Werte sind der plethysmographisch gemessenen Durchblutungsreserve proportional (8). Bei Hypertonikern liegen die Druckgradienten im Verhältnis zur Durchblutung zu hoch. Falsch hohe Druckwerte können bei Mediasklerose und chronisch indurierten Ödemen, falsch tiefe Werte bei Paresen gemessen werden.

Beurteilung

Die Methode ist einfach, rasch und von geübtem Hilfspersonal durchführbar. Der methodische Fehler bei wiederholten Messungen des Knöchelarteriendrucks wurde mit ± 12 mmHg bestimmt (67). Knöcheldrücke unter 60 mmHg bedeuten schlecht kompensierte, von 60 – 100 mmHg mittelgut kompensierte und über 100 mmHg gut kompensierte Strombahnhindernisse. Mitunter läßt sich ein Druckgradient zwischen oberer und unterer Extremität erst nach Belastung (Zehenstandsübungen, 100 – 200 m Gehen oder Laufbandergometrie) nachweisen. Im Gegensatz zum Gefäßgesunden hält beim Angiopathiker dieser Druckabfall länger als eine Minute an. Die Methode eignet sich für eine orientierende Diagnostik bezüglich des Ausmaßes und der Lokalisation obliterierender Gefäßveränderungen, für Langzeitbeobachtungen und zur Erfolgsbeurteilung revaskularisierender Maßnahmen.

Venenverschlußplethysmographie (21)

Methodik

Die Methodik beruht auf der Messung der Zunahme des Venenvolumens während intermittierender venöser Abflußstauung. Diese Größe stimmt mit dem arteriellen Einstrom gut überein. Sie kann mittels Dehnungsmeßstreifens einfach und zuverlässig gemessen werden. Die Fehlerquelle wird bei richtiger Lagerung des Patienten und automatischer Auswertung mit weniger als 10 % angegeben (38).

Beurteilung

Mit der Verschlußplethysmographie sind Durchblutungsmessungen an allen Extremitätenabschnitten möglich; meist wird die Wadendurchblutung bestimmt. Die Ruhedurchblutung ist auch bei hochgradigen Gefäßobliterationen in der Regel nicht vermindert, die reaktive Hyperämie nach 3- oder 5minütiger Okklusion durch suprasystolischen Staudruck ist jedoch in Abhängigkeit vom Verschlußtyp vermindert und setzt verzögert ein.

Die Methode eignet sich vor allem zur Beurteilung therapeutischer Maßnahmen und für Verlaufsbeobachtungen. Sie ist apparativ aufwendig und erfordert Erfahrung und standardisierte Untersuchungsbedingungen (Raumtemperatur und Feuchtigkeit, 20 – 30minütige Ruhepause vor der Messung).

Untersuchungsmethoden bei speziellen Erkrankungen

Raynaud-Symptomatik: Bei Patienten mit Raynaud-Symptomatik spricht eine verzögerte Rötung einzelner Finger nach mit Ischämie einhergehender Arbeit (Allen-*Faustschlußprobe:* Faustschlußübungen unter digitaler Kompression der A. radialis und A. ulnaris) für organische Veränderungen in den betroffenen Gebieten. Mit der *akralen elektronischen Oszillographie* oder der Messung der Fingerdurchblutung mittels Venenverschlußplethysmographie nach einminütigem Eiswasserbad läßt sich bei vasospastischem primären Raynaud-Syndrom eine anhaltende Minderdurchblutung nachweisen.

Bei *neurovaskulärem Schultergürtelkompressionssyndrom* lassen sich arterielle Kompressionen durch folgende Manöver objektivieren: Adson-Manöver: Arme herabhängen lassen, tiefe Inspiration, Rückwärtsdrehen des Kopfes zur betroffenen Seite mit gestrecktem Nacken (Kompression in der Skalenuslücke). Kostoklavikular-Manöver: forcierte Retraktion der Schulter oder henkelförmiges Hochschlagen des Armes mit Drehung des Kopfes zur kontralateralen Seite. Hyperabduktionsmanöver: Zuerst seitliches Heben des nach außen rotierten Armes, anschließend Ausstrecken nach oben (Kompression unter der Pektoralissehne). Die Kompression der A. subclavia kann mit der Oszillographie, mittels Doppler-Ultraschall oder plethysmographisch dokumentiert werden Diese Manöver sind bei positivem Ausfall nur im Zusammenhang mit einer klinischen Symptomatik bewertbar, da auch bei beschwerdefreien Personen arterielle Kompressionen nachweisbar sind (31).

Diagnostik der zerebralen Durchblutung

Doppler-Ultraschalluntersuchung (13 a, 14)

Die direkte Beschallung der großen Halsgefäße und die Orbita-Doppler-Sonographie sind sensitive und spezifische Methoden zur Feststellung höhergradiger Stenosen an den extrakraniellen Arterien. Eine ausreichende Erfahrung mit beiden Methoden ist erforderlich.

Orbita-Doppler-Sonographie: Mittels einer direktionalen Doppler-Sonde mit einer Sendefrequenz um 5 MHz werden die A. supratrochlearis und supraorbitalis aufgesucht und Strömungskurven registriert. Im Normalfall ist die Strömung von innen nach außen gerichtet und verstärkt sich etwas bei Kompression ipsilateraler Äste der A. carotis externa (A. facialis oder A. temporalis). Seitendifferenzen von mehr als 30 %, Signalabschwächung nach externer Kompression, Nullströmung oder Stromumkehr weisen auf Strömungshindernisse in der A. carotis interna hin.

Die *direkte Doppler-Beschallung* der großen Halsgefäße dient zur Lokalisation und Abschätzung des Schweregrades von Obstruktionen der A. carotis communis, interna und externa und wird auch zur Beurteilung der A. vertebralis mit Erfolg eingesetzt (14). Das normale Strömungssignal der A. carotis interna unterscheidet sich von dem der A. carotis externa und der A. carotis communis durch eine höhere diastolische Strömung, bedingt durch den niedrigen Strömungswiderstand im Gehirn. Im Bereich von Stenosen ist die Strömung durch Turbulenzen beschleunigt, dahinter ist sie bei hochgradigen Stenosen verlangsamt. Mit aufwendigen Geräten lassen sich die Strömungssignale farblich kodiert zu topographischen Gefäßbildern zusammensetzen.

Andere Methoden

Die *Ophthalmodynamometrie* (106) hat sich der Doppler-Ultraschalluntersuchung als unterlegen erwiesen

Mit *Echtzeitechographiegeräten* lassen sich Längs- und Querschnitte und somit Plaques und Stenosen der Gefäße darstellen; Duplexgeräte liefern zusätzlich Strömungssignale.

Mit der *transkraniellen Doppler-Sonographie* lassen sich Verschlüsse, hochgradige Stenosen und Spasmen im Bereich des Circulus Willisii und der großen intrakraniellen Arterien erfassen.

Weitere Methoden zur direkten oder indirekten Beurteilung der zerebralen Durchblutung sind die Hirndurchblutungsmessung mit der SPECT(Single-Photonen-Emissions-Computertomographie)-Methode und die quantitative Bestimmung der zerebralen Durchblutung nach Xenonapplikation.

Die PET(Positronen-Emissions-Computertomographie) ist in erster Linie eine Forschungsmethode, mit der pathophysiologische Mechanismen bei zerebralen Durchblutungsstörungen aufgeklärt werden können. Dynamische und statische Hirnszintigraphie sind durch die Ultraschalluntersuchungsmethoden weitgehend verdrängt. Zur Beurteilung der Gefäßsituation ist weiterhin die Angiographie nach arterieller oder venöser Kontrastmittelinjektion wichtig. Die Computertomographie des Schädels dient in der Diagnostik der zerebralen Durchblutung zum Nachweis ischämischer Läsionen bzw. intrakranieller Blutungen, sowie von arteriosklerotischen Veränderungen, die häufig zu Marklagerdichteminderungen führen.

Phlebologische Funktionsdiagnostik

(54, 74, 83)

Vorrangiges Ziel der Venendiagnostik ist die Feststellung tiefer Thrombosen, die im Bein bei 30 – 50 % der Betroffenen klinisch stumm verlaufen, die Prüfung der Venenklappenfunktion und die Dokumentation therapeutischer Maßnahmen.

Trendelenburg-Versuch und Test der 3 Tourniquets

Der Test erlaubt bei Varizen Hinweise auf Insuffizienz der Mündungsklappen und der Vv. perforantes. Im Liegen werden die varikösen Venen durch Anheben der Extremität und Ausstreichen entleert. Unter digitaler Kompression der V. saphena magna knapp vor ihrer Mündung läßt man den Patienten aufstehen. Tritt bei fortdauernder Kompression in den folgenden 30 Sekunden keine Füllung der Varizen ein, sind die Vv. perforantes als suffizient anzusehen. Erfolgt nach dem Lösen der Kompression eine rasche Füllung der Varizen von proximal her, liegt eine Insuffizienz der Mündungsklappen vor. Statt digitaler Kompression ist durch Anlegen von Tourniquets knapp unterhalb des Leistenbandes bzw. oberhalb und unterhalb des Knies, die der Reihe nach von unten nach oben gelöst werden, eine weitgehende Lokalisation insuffizienter Klappen möglich (Test der 3 Tourniquets).

Probe nach Perthes

Der Test gibt Hinweise, ob die tiefen Venen bei einer Varikosis ausreichend durchgängig sind. Beim stehenden Patienten wird ein Stauschlauch unterhalb des Knies angelegt. Dann soll der Patient etwa 5 Minuten unter Abrollen der Füße rasch gehen. Entleeren sich die zuvor prall gefüllten Varizen, ist eine ausreichende Durchgängigkeit der tiefen Venen anzunehmen.

Kontrastmittelphlebographie

Sie ist die Standardmethode zur Diagnostik tiefer Beinvenenthrombosen. Ihr Vorteil ist die hohe Treffsicherheit. Nachteile sind: Die Methode ist nicht beliebig wiederholbar, die V. profunda femoris und die V. iliaca interna sind nicht darstellbar, gelegentliches Auftreten von Venenreizungen, Thrombosen und Kontrastmittelunverträglichkeit. Nur indirekte Aussagen über die Venenfunktion sind möglich.
Indikation: Suche der Emboliequelle bei (Verdacht auf) Pulmonalembolie, vor Stammvarizenoperationen, vor Lysetherapie oder Operation tiefer Becken-Beinvenenthrombosen.

Isotopenphlebographie (s. S. 1067)

Vorteil: kombinierbar mit der Lungenperfusionsszintigraphie. Nachteil: keine Aussage über Unterschenkelvenen, keine morphologischen Aussagen.

Indikation: Nachweis von Abflußhindernissen, vor allem im Beckenvenenbereich.

Jodfibrinogentest (s. S. 1064)

Vorteil: sensitive Methode für frische Unterschenkelthrombosen. Nachteil: geringe Sensitivität für Oberschenkel- und Beckenvenenthrombosen, falsch-positive Befunde bei Hämatomen, Entzündung, Arthritis, Ulcus cruris.

Indikation: Suchmethode für Unterschenkelthrombosen (z. B. postoperativ oder posttraumatisch).

Doppler-Ultraschalluntersuchung (74)

Einfache und sensitive Suchmethode zur Feststellung eines Abflußhindernisses im Bereich der Becken- oder Oberschenkelvenen und der Klappensuffizienz der großen zugänglichen Venen (V. saphena magna) und der Vv. perforantes. Es werden Geräte mit einer Sendefrequenz von etwa 10 MHz bevorzugt.

Bei venösem Abflußhindernis wird das Doppler-Signal über der V. femoralis oder V. poplitea in Exspiration (Bauchatmung!) und bei distaler manueller Venenkompression nicht wie bei freiem Abfluß lauter. Strömungsstopp bei Kompression mit der Handkante über der Symphyse weist auf ein gut kollateralisiertes Abflußhindernis im Beckenbereich hin.

Die Insuffizienz der Saphena-magna-Mündungsklappe kann durch die Feststellung einer retrograden Strömung in dieser Vene während eines Valsalva-Manövers nachgewiesen werden. Die Feststellung einer Insuffizienz von Vv. perforantes gelingt gelegentlich durch den Nachweis einer von innen nach außen gerichteten Strömung.

Echtzeitsonographie und Doppler-Echotomographie

Mit geeigneten Schallköpfen lassen sich die Becken- und Oberschenkelvenen darstellen. Verschlossene Venen werden durch Ausbleiben einer Erweiterung beim Preßversuch, vor allem aber durch ausbleibende Komprimierbarkeit („Kompressionssonographie") und durch das Fehlen von Strömungssignalen erkannt; die Verschlußstelle kann genau lokalisiert werden.

Periphere Venendruckmessung (68)

Sie dient vor allem wissenschaftlichen Fragestellungen und der Beurteilung operativer oder medikamentöser Maßnahmen bei venösen Abflußhindernissen. Liegt das Hindernis im Beckenvenenbereich oder in der V. cava inferior, kann der Druck in der V. femoralis gemessen werden, der bei Ausschluß einer Rechtsherzinsuffizienz beim liegenden Patienten unter 10 mmHg liegt und bei leichter Beinarbeit (20mal Beugung des Vorfußes) minimal ansteigt. Bei Abflußstörung ist der Druck in Ruhe erhöht und steigt unter Belastung weiter an. Bei Hindernissen im Bereich des Unter- oder Oberschenkels kann der Druck in einer Fußrückenvene im Stehen und während Belastung (Zehenstandsübungen, Kniebeugen oder Kletterstufe) gemessen werden. Bei intaktem Venensystem fallen die Drücke unter Belastung auf 18 – 31 mmHg ab. Je nach dem Schweregrad eines postthrombotischen Syndroms fallen die Belastungsdrücke weniger ab oder steigen sogar an.

Literatur

1. Arenander E: Acta Chir Scand (196) Suppl 206. **2.** Bachmann K: Verh Deut Ges Kreislaufforschung (1978) 44: 59. **3.** Bachmann K, Gall G, Graf N, Heynen HP: Z Kreislaufforschung (1968) 57: 931. **4.** Barbey K, Kutscha W, Brecht W: Med Welt (1966) 35: 1824. **5.** Barnes RW: Amer Heart J (1979) 97: 241. **6.** Bayer O, Loogen F, Wolter H: Die Herzkatheterisierung bei angeborenen und erworbenen Herzfehlern. Stuttgart: Thieme 1967. **7.** Blömer H: Auskultation des Herzens und ihre hämodynamischen Grundlagen. München: Urban und Schwarzenberg (1969). **7a.** Bogunovich N, Mannebach H, Ohlmeier H: Atlas der Echokardiographie. Mannheim: Boehringer 1982.

8. Bollinger A, Mahler F, Grüntzig A: Angiology (1971) 22: 354. **9.** Börger HH: EKG-Information. Darmstadt: Steinkopff 1978, 2. Aufl. **10.** Bradbury S, Eggleston C: Amer Heart J (1928) 1: 73. **11.** Bretschneider HJ, Hilgert G, Probst R, Rau G: Verh Deut Ges Kreislaufforschung (1966) 32: 267. **12.** Brigden W, Howard S, Sharpey-Schafer EP: Clin Science (1950) 9: 79. **13.** Büchner Ch, Drägert W, Schlosser V, Arnold Th, Nuber B: Schrittmachertherapie des Herzens. Mannheim: Boehringer 1973, Forum Cardiologicum 14. **13a.** Büdingen HJ, Reutern GM von in: Kriessmann A, Bollinger A (eds): Ultraschall-Doppler-Diagnostik in der Angiologie. Stuttgart: Thieme 1979. **14.** Büdingen HJ, Reutern GM von, Freund HJ: Doppler-Sonographie der extrakranieller Hirnarterien. Stuttgart: Thieme 1982. **15.** Burri C, Allgöwer M: Schweiz Med Wochenschr (1967) 97: 1414. **16.** Campbell IW, Ewing DJ, Clarke BF in: Gries FA, Freund HJ, Rube F, Berger H (eds): Aspects of autonomic neuropathy in diabetes. Stuttgart: Thieme 1979. **17.** Dodge HZ, Hay RF, Sandler H: Circ Res (1962) 11: 739. **18.** Durrer D: Z Kardiol (1978) 67: 186. **19.** Edler I: Acta Chir Scand (1956) 111: 230. **20.** Effert S, Hanrath P, Bleifeld W: Echokardiographie. Berlin – Heidelberg – New York: Springer 1979. **21.** Ehringer H in: Bollinger A, Bruner U (eds): Meßmethoden bei arteriellen Durchblutungsstörungen. Bern: Huber 1971. **22.** Ellestad M, Allen W, Wan CKM, Kemp GL: Circulation (1969) 39: 517. **23.** Erbel R, Zotz R, Mohr-Kahaly S, Rohmann S, Meyer J: Z Kardiol (1985) 74: Suppl 5,97. **24.** Ewing DJ, Borsey DQ, Clarke BF: Diabetologia (1981) 21: 18. **25.** Feigenbaum H: Echocardiography. Philadelphia: Lea & Febiger 1976. **25a.** Feigenbaum H: Echokardiographie. Erlangen: Perimed Fachbuch Verl-Ges 1986, 3. Aufl. **26.** Forrester JS, Ganz W, Diamond G, Mc Hugh T, Chonette DW, Swan HJC: Amer Heart J (1972) 83: 306. **27.** Franke H: Internist (1968) 9: 289. **28.** Franz IW: Deut Med Wochenschr (1981) 106: 1635. **29.** Ganz W, Tamura K, Marcus HS, Donoso R, Yoshida S, Swan HJC: Circulation (1971) 44: 181. **30.** Gehring J, Lindbauer R, Borst K, Strobel M: Deut Med Wochenschr (1979) 104: 1474. **31.** Georgoudis R, Barnes RW: Angiology (1981) 32: 538. **32.** Goodall McC, Harlan WR, Alton H: Circulation (1968) 38: 592. **33.** Gorlin R: J Amer Med Ass (1962) 182: 823. **34.** Gorlin R, Gorlin SG: Amer Heart J (1951) 41: 1. **35.** Gorlin R, Knowles JH, Storey CF: Amer J Med (1957) 22: 197. **36.** Grewe N, Bayer Ch, Decot M et al: Angiocardiology (1981) 3: 268. **37.** Grohmann HW, Theisen K, Jahrmärker H: Verh Deut Ges Kreislaufforschung (1971) 37: 460. **38.** Gutmann J in: Hild R, Spaan G (eds): Therapiekontrolle in der Angiologie. Baden-Baden: Witzstrock 1979. **39.** Hanrath P, Kremer P, Langenstein BA, Matsumoto M, Bleifeld W: Deut Med Wochenschr (1981) 106 523. **40.** Hegglin R, Rutishauser W: Kreislaufdiagnostik mit der Farbstoffverdünnungsmethode. Stuttgart: Thieme 1962. **41.** Hegrenaes L, Hatle L: Brit Heart J (1985) 54: 396. **42.** Heinecker R: EKG-Fibel. Stuttgart: Thieme 1981, 11. Aufl. **43.** Helfant RH, Forrester JS, Hampton JR, Haft JI, Kemp HG, Gorlin R: Circulation (1970) 42: 601. **44.** Hines S, Houston M, Robertson D: Amer J Med (1981) 70: 1091. **45.** Höpp HW, Osterspey A: Langzeitelektrokardiographie. Mannheim: Boehringer 1984. **46.** Holldack K, Wolf D: Atlas und kurzgefaßtes Lehrbuch der Phonokardiographie und verwandter Untersuchungsmethoden. Stuttgart: Thieme 1966. **47.** Holter NT: Science (1961) 134: 1241. **48.** Howard BK, Goodson JH, Mengert WF, Obstet Gynecol (1953) 1: 371. **49.** Just H: Herzkatheterdiagnostik. Mannheim: Boehringer 1976, Studienreihe. **50.** Kaiser W, Klepzig H: Med Klinik (1967) 62: 873. **51.** Kaltenbach M: Die Belastungsuntersuchung von Herzkranken. Mannheim: Boehringer 1974, Studienreihe. **52.** Kennedy JW, Tranholme SE, Kasser IS: Amer Heart J (1970) 80: 343. **53.** Klempt HW, Bender F: Lehrbuch und Atlas der Farbstoffverdünnungstechnik. Darmstadt:

Steinkopff 1978. **54.** Klüken N: Therapiewoche (1976) 26: 2314. **55.** Köhler E: Klinische Echokardiographie. Stuttgart: Enke 1979. **55a.** Köhler E: Ein- und zweidimensionale Echokardiographie. Stuttgart: Enke 1986, 3. Aufl. **56.** Kriessmann A, Bollinger A: Ultraschall-Doppler-Diagnostik in der Angiologie. Stuttgart: Thieme 1979. **57.** Kronik G, Minar E, Hutterer B, Mösslacher H, Schmoliner R: Klin Wochenschr (1982) 60: 171. **58.** Kronik G, Slany J, Mösslacher H: Circulation (1979) 59: 372. **59.** Lawin P: Praxis der Intensivbehandlung. Stuttgart: Thieme 1981 **60.** Leatham A: Auscultation of the heart and phonocardiography. London: Churchill Livingstone 1975. **61.** Lehmann HU, Witt E, Hochrein H: Deut Med Wochenschr (1979) 104: 501. **62.** Lorch G, Rubenstein S, Baker D, Dooley T, Dodge H: Circulation (1977) 56: 576. **63.** Lüderitz B: Elektrische Stimulation des Herzens. Berlin – Heidelberg – New York: Springer 1979. **64.** Lüderitz B: Therapie der Herzrhythmusstörungen. Berlin – Heidelberg – New York: Springer 1981. **65.** Lüthy E: Die Hämodynamik des suffizienten und insuffizienten rechten Herzens. Basel, New York: Karger 1962. **66.** Maas H, Weber A: Cardiologia (Basel) (1952) 21: 773. **67.** Martin M, Müller-Scholtes G in: Hild R, Spaan G (eds): Therapiekontrolle in der Angiologie. Baden-Baden: Witzstrock 1979. **68.** May R: Therapiewoche (1976) 26: 2337. **69.** Mc Henry PL, Morris SN in: Schlant RC, Hurst JW (eds): Advances in Electrocardiography. Grune & Stratton Inc 1976. **70.** Mc Intosh HD, Burnum JF, Hickam JB, Warren JV, Circulation (1954) 9: 511. **71.** Miyatake K, Okamoto M, Kinoshita N, Irumi S, Owa M, Takao S, Sakakibara H, Nimura G: Amer J Cardiol (1984) 54: 857. **72.** Mösslacher H, Slany J: Wien Klin Wochenschr (1972) 84: 484. **73.** Niederberger M: Herz (1982) 7: 1. **74.** Partsch H in: Hild R, Spaan G (eds): Therapiekontrolle in der Angiologie. Baden-Baden: Witzstrock 1979. **75.** Pepine CJ, Wiener L: Circulation (1979) 59: 1304. **76.** Perry GJ, Helmcke F, Nanda NC, Byard C, Soto B: J Amer Coll Cardiol (1987) 9: 952. **77.** Pyörälä T: Acta Obstet Gynecol Scand (1966) 45: Suppl. 5. **78.** Reindell H, Bubenheimer B, Dickhuth H-H, Görnandt L: Funktionsdiagnostik des gesunden und kranken Herzens. Stuttgart: Thieme 1988. **79.** Ritter H, Klepzig H: Med Klin (1974) 69: 794. **80.** Rochmis P, Blackburn H: J Amer Med Ass (1971) 217: 1061. **81.** Roelandt J: Practical Echocardiology. Oregon: Research Studies Press 1977. **82.** Rost R, Liesen H, Mader A, Heck H, Phlippi H, Schürch P, Hollmann W: Die Fahrradergometrie. Leverkusen: Bayer Pharma. **83.** Rudofsky G, Löprecht H, Hutschenreiter S et al in: Hild R, Spaan G (eds): Therapiekontrolle in der Angiologie. Baden-Baden: Witzstrock 1979. **84.** Sabin G, Bergbauer M: Herzschrittmacher. Hoechst: Hoechst AG 1985. **85.** Saborowski R, Scheppokat KD: Deut Med Wochenschr (1970) 95: 407. **86.** Sakakibara S, Konno S: Jap Heart J (1962) 3: 537. **87.** Schäcke G, Hemming G, Witt J: Herz/Kreislauf (1977) 9: 375. **88.** Schellong F: Regulationsprüfungen des Kreislaufs. Darmstadt: Steinkopff 1954, 2. Aufl. **89.** Schiller NB, Acqatella H, Ports TA et al: Circulation (1979) 60: 547. **90.** Schmidt-Voigt J: Kardiologie. Diagnostisch-therapeutische Leitlinien für die Praxis. Köln: Deutscher Ärzteverlag 1980, Band I. **90 a.** Schüren KP, Behrens R, Schröder R: Deut Med Wochenschr (1978) 103: 816. **91.** Schulz W, Kaltenbach M, Scherer D, Unverdorben M, Kroh M: Z Kardiol (1979) 68: 240. **92.** Seipel L: His-Bündel-Elektrographie und intrakardiale Stimulation. Stuttgart: Thieme 1978. **93.** Seipel L, Breithardt G, Loogen F: Verh Deutsch Ges Kreislaufforschung (1978) 44: 49. **94.** Sharpey-Schafer EP, Taylor PJ: Lancet (1960) I: 559. **95.** Shy GM, Drager SA: Arch Neurol (1960) 2: 511. **96.** Siegenthaler W: Klinische Pathophysiologie. Stuttgart: Thieme 1970. **97.** Slany J: Wien Klin Wochenschr (1978) 90: Suppl 87. **98.** Slany J, Kronik G, Schmoliner R, Mösslacher H: Wien Klin Wochenschr (1977) 89: 773. **99.** Slany J,

Mösslacher H: Herz/Kreislauf (1973) 5: 168. **100.** Slany J, Mösslacher H, Dorun F, Imhof H, Umek H: Z Kreislaufforschung (1973) 62: 989. **101.** Smallhorn J, Tommasini G, Deanfield J, Douglas J, Gibson D, Macartney F: Brit Heart J (1981) 45: 527. **102.** Sokolow M, Mc Ilroy MB: Kardiologie. Berlin – Heidelberg – New York – Tokyo: Springer 1985. **102a** Sones FM Jr, Shirey EK: Mod Conc Cardiovasc Dis (1962) 31: 735. **103** Stark J, Smallhorn J, Huhta J, de Level M, Macartney FJ, Rees PG, Taylor JFN: Circulation (1983) 68 Suppl II: 129. **104.** Steinbeck G,: Verh Deut Ges Herz Kreislaufforschung (1981) 47: 249. **105.** Stone PH: Cardiac rehabilitation (1980) 11: 4.1. **106.** Strandness DE, Ward KJ, Philipps DJ, Harley JD, in: Kriessmann A, Bollinger A (eds): Ultraschall und Doppler-Diagnostik in der Angiologie. Stuttgart: Thieme 1979, 2. Aufl. **107.** Sutton MGStJ, Sutton MStJ, Oldershaw P, Sacchetti R, Paneth M, Lennox StC, Gibson RV, Gibson DG: New England J Med (1981) 305: 1233. **108.** Tavel ME: Clinical phonocardiography and external pulse recording. Chicago: Medical Publishers 1972. **109.** Thulesius O, Ferner U: Z Kreislaufforschung (1972) 61: 742. **110.** Wayne HH: Noninvasive technics in cardiology. Chicago: Year Book Publishers 1973. **111.** Weiner DA: Int Cardiol Reporter (1979) 3: 76. **112.** Wenger R: Wien Klin Wochenschr (1955) 67: 408. **113.** Wenger R: Klinische Vektorkardiographie. Darmstadt: Steinkopff 1968. **114.** Wenger R: Aktuelle Probleme der Vektorkardiographie. Stuttgart: Thieme 1968. **115.** Zanoni G: Oesophaguselektrokardiogramm, intrakardiales Elektrokardiogramm, His-Bündel-Elektrogramm, lokale Able tungen. Bern, Stuttgart, Wien: Hans Huber.

Funktionsdiagnostik der Leber

H. Pointner

Funktionen der Leber

Die Leber ist das zentrale Organ für den gesamten Stoffwechsel des Organismus. Ihre Funktion kann in Teilfunktionen eingeteilt werden:

1. Bildung und Ausscheidung von Galle
2. Stoffwechselfunktion
3. Synthese von Plasmaproteinen, Enzymen, Gerinnungsfaktoren u. a.
4. Entgiftung (z. B. Ammoniak)
5. Speicherung (z. B. Eisen, Kupfer, Glykogen, Fett).

Hinsichtlich der Leberpathologie kann man unterscheiden:

1. Leberzelluntergang (Nekrose oder Membranpermeabilitätsstörung) entzündlicher oder toxischer Genese
2. Gallebildungs- und/oder -ausscheidungsstörung (intra- und extrahepatische Cholestase)
3. Funktionseinschränkung von Synthese und Entgiftung
4. Störung der Speicherfunktion (Hämochromatose, Morbus Wilson).

Einen einzigen Globaltest zur Erfassung der gesamten Leberfunktion gibt es nicht. Da bei Lebererkrankungen die einzelnen Partialfunktionen in wechselndem Ausmaß beeinträchtigt sind, sind in der Leberdiagnostik immer mehrere Untersuchungen notwendig, welche die Partialfunktionen erfassen. Andererseits ist so gut wie nie eine einzige Funktion allein gestört. Je nachdem, ob der Zellzerfall, die Synthesestörung oder die Ausscheidungsstörung im Vordergrund steht, werden die entsprechenden Parameter mehr oder weniger pathologisch verändert sein. Das Wissen darum ist wesentlich für die Interpretation von Laborbefunden in der Differentialdiagnose von Lebererkrankungen.

Die alten *Leberfunktionsproben*, wie Farbtests und Belastungstests (Bromsulfophthalein, Galaktoseprobe) haben ebenso wie die sogenannten Serumlabilitätsproben (Weltmann, Thymol, Takata) an Bedeutung verloren und sind für die klinische Routine als obsolet anzusehen. Die Laboratoriumsdiagnostik stützt sich heute auf die Serumenzymaktivitäten (ALAT, ASAT, alkalische Phosphatase, GGT) und auf die Bestimmung von Synthese- und Ausscheidungsprodukten der Leber wie Bilirubin, Plasmaproteine, Gerinnungsfaktoren, Cholinesterasen, Ammoniak und Cholesterin. Die Diagnostik der entzündlichen Lebererkrankungen basiert auf spezifischen serologischen Tests (Hepatitis) oder auf der Erfassung von charakteristischen, mit Lebererkrankungen assoziierten Immunreaktionen (ANA ASMA, AMA).

In letzter Zeit hat der Galaktosetest eine gewisse Renaissance erfahren, wobei zum Unterschied von der früheren Methodik nun die intravenöse Applikation von Galaktose bevorzugt wird. Als weiterer Leberfunktionstest wird neuerdings der Koffeinbelastungstest empfohlen; dieser Test hat aber zur Zeit noch keinen Eingang in die praktische Routinediagnostik gewonnen.

Bilirubin

Bilirubin entsteht aus dem Häm-Anteil des Hämoglobins des alternden Erythrozyten. Aus 1 g Hb entstehen 61 μmol (36 mg) Bilirubin, die tägliche Produktion beträgt ca. 425–510 μmol (250–300 mg), das sind 6,8 μmol/kg (4 mg/kg). Bilirubin wird rasch von der Leberzelle aufgenommen, durch mikrosomale Enzyme konjugiert (glucuroniert), in die Galle abgegeben und ist in seiner konjugierten Form nicht rückresorbierbar. Der Grenzwert für die Entstehung einer unkonjugierten Hyperbilirubinämie ist eine tägliche Produktion von mehr als 1000 mg Bilirubin, also eine Steigerung der Tagesproduktion auf das mehr als Dreifache. Nach der chemischen Diazo-Reaktion wird der konjugierte Teil des Serumbilirubins als direktes, der nichtkonjugierte Teil als indirektes Bilirubin bezeichnet.

Normalbereich im Serum

Gesamtbilirubin bis 17 μmol/l (10 mg/l)
Direktes Bilirubin bis 5,1 μmol/l (3 mg/l)

Normalbereich für Neugeborene		
Alter	Geburt am Termin	Frühgeburt
1. Tag	bis 86 μmol/l (50 mg/l)	bis 137 μmol/l (80 mg/l)
2. Tag	bis 154 μmol/l (90 mg/l)	bis 205 μmol/l (120 mg/l)
3.–5. Tag	bis 205 μmol/l (120 mg/l)	bis 410 μmol/l (240 mg/l)
ab 1. Monat	bis 25,7 μmol/l (15 mg/l)	bis 25,7 μmol/l (15 mg/l)

Bei Anstieg des nichtkonjugierten Bilirubins auf Werte über 257 μmol/l (150 mg/l) besteht die Gefahr des Kernikterus und damit das Risiko einer neurologischen Schädigung. Toxisch ist diesbezüglich nur das nichtkonjugierte Bilirubin.

Bei der idiopathischen Hyperbilirubinämie steigt der Serumbilirubinwert nach 24stündigem Fasten auf das Doppelte an (diagnostisch). Allerdings kann auch beim Normalen unter Fasten nach 3 Tagen der Serumbilirubinwert zwischen 34 und 51,3 μmol/l (20 und 30 mg/l) liegen. Es wird angenommen, daß im Hunger das zytoplasmatische Transportprotein für Bilirubin (Ligandin) in der Leberzelle absinkt.

Vermehrung des Serumbilirubins mit überwiegender Vermehrung des direkten (konjugierten) Bilirubins (mit Bilirubinurie)
Gallengangsverschluß Cholangitis intrahepatische Cholestase akute und chronische Hepatitis Leberzirrhose Intoxikationen der Leber (CCl_4, Knollenblätterpilz) akute alkoholische Fettleberhepatitis akute Schwangerschaftsfettleber Schwangerschaftsikterus Dubin-Johnson- und Rotor-Syndrom

Vermehrung des Serumbilirubins mit überwiegender Vermehrung des indirekten (nichtkonjugierten) Bilirubins (ohne Bilirubinurie)
Hämolyse idiopathische Hyperbilirubinämie Gilbert-Meulengracht Crigler-Najjar-Syndrom Shunt-Hyperbilirubinämie funktionelle Hyperbilirubinämie Normalpersonen im Hunger

Bilirubin findet sich im Harn, wenn die Serumkonzentration für konjugiertes (= wasserlösliches) Bilirubin ansteigt. Der Nachweis erfolgt entweder nach *Rosin* durch Überschichten von Harn mit1%iger alkoholischer Jodlösung (es entsteht ein grüner Ring) oder heute meist mittels Teststreifens, welcher eine Farbreaktion gibt (Bilistix®).

Urobilinogen

Urobilinogen entsteht aus Bilirubin im Darm unter der Wirkung der Darmbakterien und wird zum überwiegenden Teil mit dem Stuhl ausgeschieden. Ein kleiner Teil wird rückresorbiert und im Harn ausgeschieden. Von praktischer Bedeutung ist vorwiegend der Nachweis von Urobilinogen im Harn, weniger im Stuhl. Die Bestimmung erfolgt semiquantitativ durch Zusatz von Ehrlichs Aldehydreagens (2% p-Dimethylaminoazobenzaldehyd in 10% HCl) zum Harn. Es entsteht ein roter Farbton. Es wird nun solange Wasser zugesetzt, bis eben noch ein roter Farbton erkennbar ist oder der Farbton wieder annähernd die ursprüngliche Farbe des Harns erreicht hat. Diese Verdünnung wird angegeben. Der Grenzwert des Normalen liegt bei einer Verdünnung von 1:8. Da Bilirubin die Reaktion stört (Bilirubin gibt mit Ehrlichs Reagens einen grünen Farbton), muß dieses bei Vorliegen von stark bilirubinhaltigem Harn entfernt werden. Man versetzt den Harn mit einigen Tropfen konzentrierten Ammoniaks (25%ig) sowie 2 ml 10%iger $CaCl_2$-Lösung. Es kommt zur Fällung. Hierauf wird filtriert und die Urobilinogenbestimmung im Filtrat nach neuerlichem Ansäuern mit einigen Tropfen Salzsäure oder Essigsäure durchgeführt.

Fehlen von Urobilinogen im Harn

Kompletter Verschlußikterus, schwere Formen der Hepatitis und schwerste Leberparenchymschäden.

Vermehrung von Urobilinogen im Harn

Hämolytischer Ikterus, Abklingphase der Hepatitis, mittel- bis leichtgradige Leberparenchymschäden, Leberzirrhose, Leberstauung.

Gallensäuren

Die Messung der Gallensäuren im Plasma hat bislang keine praktisch-klinische Bedeutung erlangt. Es wurden radioimmunologische und gaschromatographische Methoden entwickelt, welche vielleicht in Zukunft der Erfassung der Gallensäuremuster im Plasma einen gewissen Platz in der Differentialdiagnose der Lebererkrankungen sichern werden. Eine Schwierigkeit der Deutung dieser Befunde ergibt sich daraus, daß Gallensäuren einen raschen Umsatz im Plasma haben und sich daher auch beim Normalen die Gallensäuremuster rasch ändern.

Porphyrine

(s. S. 758)

Farbstofftests

Die Farbstofftests haben in der Leberfunktionsdiagnostik stark an Bedeutung verloren.

Bromsulfophthalein (BSP)

Durchführung

Dem nüchternen Patienten werden 5 mg/kg Körpergewicht BSP, das ist 1 ml der üblichen Lösung pro 10 kg, langsam intravenös injiziert. Nach 45 Minuten wird die Konzentration im Serum gemessen. Ein Wert über 5% der applizierten Dosis oder über 6 μmol/l (5 mg/l) ist pathologisch. 60 Minuten nach Injektion liegt der Normalwert unter 1% der Dosis oder unter 2,4 μmol/l (2 mg/l).

Da der Test bei allen Leberparenchymerkrankungen und Ausscheidungsstörungen pathologisch ausfällt, hat er wenig differentialdiagnostische Aussagekraft. Eine gewisse Bedeutung hat er für die Diagnose des Dubin-Johnson- und Rotor-Syndroms. Bei diesen Formen der idiopathischen, konjugierten Hyperbilirubinämie liegt eine Ausscheidungsstörung der Leberzelle vor. Beim Dubin-

Johnson-Syndrom kommt es in typischer Weise zunächst zu einem üblichen Abfall der BSP-Konzentration im Serum; nach 45 Minuten steigt diese jedoch wieder an, da das von der Zelle aufgenommene BSP nicht in die Galle ausgeschieden werden kann, sondern wieder ins Plasma abgegeben wird. Bei Verdacht auf diese Erkrankung sind Blutabnahmen nach 90 und 120 Minuten durchzuführen, wobei die Werte für BSP dann über dem 45-Minuten-Wert liegen. Beim Rotor-Syndrom fehlt dieser sekundäre BSP-Anstieg.

Nach Gabe von BSP wurden schwere Unverträglichkeitsreaktionen und allergische Zwischenfälle beobachtet. Diese treten vor allem bei wiederholter Durchführung des Tests auf. Auch aus diesem Grund und wegen der geringen Aussagekraft verschwindet der Test mehr und mehr aus der klinischen Praxis.

Indocyaningrün (ICG)

Dieser Farbstoff wird bei der Leberpassage elektiv extrahiert und, unabhängig von biotransformatorischen Prozessen in der Leberzelle, unverändert in der Galle ausgeschieden. Es besteht kein enterohepatischer Kreislauf. ICG dient somit wie BSP der Erfassung der Exkretionsfunktion der Leber, kann aber auch zur Messung der Leberdurchblutung verwendet werden. Zum Unterschied von BSP sind keine toxischen Nebenwirkungen bekannt; der Farbstoff ist aber so teuer, daß er nur selten für Routinezwecke verwendet wird.

Durchführung

Beim Standard-ICG-Test erfolgt nach intravenöser Injektion von 0,5 mg/kg ICG die Bestimmung der Plasmakonzentration entweder alle 5 Minuten oder nur einmalig nach 20 Minuten. Manche Untersucher empfehlen eine Dosis von 5 mg/kg i.v. zur Steigerung der Sensitivität der Methode. Eine initiale Verschwinderate von weniger als 16% pro Minute, eine Halbwertszeit von mehr als 5 Minuten oder eine Retention von mehr als 4% nach 20 Minuten wird als pathologisch angesehen. Der Test fällt wie die BSP-Probe bei allen Leberparenchymerkrankungen pathologisch aus, ist aber im Gegensatz zu BSP bei Dubin-Johnson-Syndrom normal.

Für die exakte Messung der Leberdurchblutung sind Konzentrationsmessungen von ICG in einer Arterie und in der V. hepatica erforderlich. Die Bestimmung erfolgt nach dem Fickschen Prinzip. In Anbetracht dessen, daß ICG zu mehr als 90% von der Leber eliminiert wird, entspricht beim Gesunden die Plasmaclearance von ICG annähernd der Leberdurchblutung. Der Eliminationskoeffizient wird nach der Formel:

$$K = \frac{\ln 2}{t\,½}$$

ermittelt, die Plasmaclearance errechnet sich aus der Formel

$$Cl = K \cdot PV$$

PV = Plasmavolumen

Normalbereich

K = 0,0034 ± 0,00008 · sec^{-1} (0,205 ±0,005 min^{-1}) (Männer)

K = 0,0041 ± 0,001 · sec^{-1} (0,243 ± 0,006 min^{-1}) (Frauen)

Cl = 0,15 ± 0,005 ml · sec^{-1} kg^{-1} (8,9 ± 0,3 ml · min^{-1} kg^{-1})

Die Plasmaclearance entspricht nur annähernd der Leberdurchblutung, da vom Gesamtblutvolumen noch das Blutvolumen des Splanchnicusgebiets abzuziehen ist (ca. 20%). Außerdem kommt nur beim Gesunden die globale Leberdurchblutung der funktionellen Leberdurchblutung gleich, während gerade bei schweren Leberschäden, wie etwa der Zirrhose, durch Entstehen intrahepatischer Shunts oder Schädigung des extrahierenden Parenchyms die funktionelle Leberdurchblutung beträchtlich von der globalen Leberdurchblutung abweichen kann. Dies ist neben den hohen Kosten der Grund, warum ICG nicht Eingang in die Routinediagnostik gefunden hat.

Bengalrosa

Bengalrosa (Tetrajodtetrachlorfluoreszein) wird praktisch nur als ^{131}J- oder ^{132}J-markierte Substanz verwendet und dient eventuell zum Nachweis der Gallengangsatresie beim Neugeborenen. Die Messung erfolgt entweder durch externe Aktivitätsmessungen über der Leber oder durch Messung der Aktivität in Stuhl oder Harn. Beim Normalen finden sich mehr als 75% der applizierten Dosis im Stuhl, bei Gallengangsatresie liegt der Wert unter 5%.

Koffeinprobe

Prinzip

Koffein wird fast ausschließlich von der Leber metabolisiert. Die biologische Halbwertszeit von Koffein (normal 2–4 h) ist bei Patienten mit Lebererkrankungen auf das 2–5fache verlängert. Nach exogener Zufuhr von Koffein sind daher die Serumkonzentrationen von Koffein bei Patienten mit Lebererkrankungen höher als bei Lebergesunden (7,8).

Durchführung

Die Bestimmung der Koffeinkonzentration im Serum oder Speichel ist mit einem Enzymimmunoassay möglich. Die technische Durchführung des Tests ist jedoch noch nicht standardisiert. Folgende Möglichkeiten bestehen:

1. Messung der Nüchternkonzentrationen: Patienten mit Lebererkrankungen haben eine deutlich höhere Serumkonzentration von Koffein als Normalpersonen. Da koffeinhaltige Getränke in der Bevölkerung sehr verbreitet sind (Kaffee, Tee, Coca Cola), ist eine zusätzliche Zufuhr für Testzwecke nicht unbedingt erforderlich. Voraussetzung ist allerdings, daß der Patient nicht grundsätzlich koffeinhaltige Getränke meidet (Anamnese!).

2. Orale oder parentale Koffeinbelastung: Man gibt dem Patienten entweder eine gemessene Koffeinmenge i.v. oder verabreicht Koffein oral (z.B. 1 – 2 Tassen Kaffee) und mißt die Serum- oder Speichelkonzentrationen in den Stunden danach. Bei Messung mehrerer Meßpunkte lassen sich Halbwertszeit und Koffein-Clearance berechnen.

Ergebnisse

Nüchtern-Koffeinkonzentration im Serum (8)	
Normal	2,1 ± 1,6 μmol/l
Leberzirrhose	12,3 ± 10,5 μmol/l
Shuntoperierte	17,8 ± 9,4 μmol/l
verschiedene Lebererkrankungen	4,6 ± 4,1 μmol/l
Plasmaclearance (7)	
Normal	2,02 ± 0,68 ml/min/kg
Leberzirrhose	0,8 ± 0,38 ml/min/kg
verschiedene Lebererkrankungen	1,59 ± 0,48 ml/min/kg
Halbwertszeit	
Normal	3,8 ± 0,9 h
Leberzirrhose	13,5 ± 11,8 h
verschiedene Lebererkrankungen	4,6 ± 2,1 h

Lipide

Cholesterin

Vermehrung des Serumcholesterins
Cholelithiasis extra- und intrahepatische Cholestase primär biliäre Zirrhose (geht der klinischen Symptomatik oft voraus)

Verminderung des Serumcholesterins
Leberzirrhose chronisch-aggressive Hepatitis schwere akute Hepatitis toxische Leberparenchymschäden (CCl_4, Knollenblätterpilz) fulminante Hepatitis: niedrigste Werte [unter 1,29 mmol/l (500 mg/l)]

Die Cholesterinkonzentration im Serum ist ein guter Parameter für verschiedene Lebererkrankungen. So ist z. B. das hohe Cholesterin bei der primär biliären Zirrhose fast pathognomonisch; bei schweren Leberfunktionsstörungen fällt die Cholesterinkonzentration im Plasma, man spricht auch von Cholesterinestersturz, ein prognostisch ungünstiges Zeichen.

Lipoprotein X (LP-X)

Bei Cholestase findet sich im Serum ein Lipoprotein, welches als LP-X bezeichnet wird. Da es nicht zwischen extra- und intrahepatischer Cholestase zu unterscheiden vermag, ist seine praktische Bedeutung gering. So ist es z. B. auch bei der cholestatischen Verlaufsform der Hepatitis nachweisbar und somit auch in der Differentialdiagnose zwischen Hepatitis und Verschlußikterus wertlos.

Enzyme

(s. S. 774)

Cholestase-Enzyme

Jede Erkrankung des Gallengangsystems und jede intrahepatische Cholestase führt zum Anstieg von Enzymen, welche als Cholestase-Enzyme bezeichnet werden. Die beiden wichtigsten sind die alkalische Phosphatase und die Gammaglutamyltransferase (GGT). Die GGT hat darüber hinaus noch besondere Bedeutung in der Erfassung alkoholischer Leberschäden, da sie bei diesen häufig isoliert erhöht ist. Von geringerer Bedeutung, weil den beiden erwähnten weder an Spezifität noch an Sensitivität überlegen, sind die Leuzinaminopeptidase und die 5'-Nukleotidase.

Enzyme des Leberparenchyms

Bei Störung der Zellpermeabilität der Leberzelle oder bei Leberzellnekrose kommt es zum Austritt von Zellenzymen ins Plasma. Die beiden wichtigsten sind die Aminotransferasen ASAT und ALAT (früher als Transaminasen GOT und GPT bezeichnet). Je intensiver die Leberzellschädigung und je ausgedehnter die Leberzellnekrose, umso höher sind die Serumenzymaktivitäten. Die höchsten Werte finden sich bei der akuten Hepatitis, bei schweren Intoxikationen und bei der Schockleber. Da die ASAT sowohl mitochondrial wie zytoplasmatisch lokalisiert ist, die ALAT jedoch nur zytoplasmatisch, weist eine Erhöhung der ALAT allein nur auf eine Zellpermeabilitätsstörung, die Erhöhung der ASAT hingegen auf eine Leberzellnekrose hin.

Von untergeordneter Bedeutung sind die folgenden Enzyme; sie können jedoch manchmal in schwierigen differentialdiagnostischen Situationen hilfreich sein:

Glutamatdehydrogenase (GLDH): ist fast leberspezifisch, erhöht bei Lebernekrosen

Laktatdehydrogenase (LDH): stark erhöht bei massiver Lebernekrose

Isozitratdehydrogenase (ICDH): verhält sich wie ALAT

Sorbitdehydrogenase (SDH): Anstieg nur bei schweren Lebernekrosen

Saure Phosphatase (sP): Anstieg bei akuter Hepatitis und Intoxikationen.

Pseudocholinesterasen (CHE)

(s. S. 789)

Es handelt sich um Enzyme, welche von der Leberzelle synthetisiert ins Plasma abgegeben werden. Bei Leberfunktionsstörungen kommt es zum Absinken der CHE. Der Abfall verläuft etwa parallel zur Albuminkonzentration im Plasma.

Niedrige Werte finden sich bei chronisch-aggressiver Hepatitis und Leberzirrhose, starke Verminderungen bei fulminanter Hepatitis und Intoxikationen. Die niedrigsten Werte (bis auf Null) werden bei Alkylphosphatvergiftungen (Insektizide) gefunden. Bei der unkomplizierten akuten Hepatitis liegt die CHE meist im Normbereich.

Plasmaproteine

(s. auch S. 821)

Die Leber hat die Funktion der Proteinsynthese, des Proteinkatabolismus, der Regulation der Aminosäurekonzentrationen im Plasma und ist das Organ spezieller hormoneller Regulation des Proteinstoffwechsels. Aus diesem Grund muß sich eine Störung der Leberfunktion in einer Änderung der Plasmaeiweißkörper und der Aminosäuren äußern. Darüber hinaus kommt es bei verschiedenen Lebererkrankungen zu reaktiv chronisch-entzündlichen Prozessen. Daraus resultiert eine Änderung in den Immunglobulinen, obwohl deren Bildung nicht Funktion der Leberzelle ist. Schließlich sind bei manchen Lebererkrankungen Autoimmunprozesse nachweisbar, welche mit der Bildung von Autoantikörpern einhergehen.

Plasmaproteine im engeren Sinn

Albumine

Die tägliche Syntheserate der Albumine beträgt beim Normalen etwa 200 mg/kg. Sie ist mit dem täglichen Katabolismus von 200–250 mg/kg im Gleichgewicht. Bei schweren Leberfunktionsstörungen kommt es zum Absinken der Albuminkonzentration unter 30 g/l (Leberzirrhose, chronisch-aggressive Hepatitis, fulminante Hepatitis). Werte unter 20 g/l werden nur selten beobachtet.

Globuline

α_1-, α_2- und Betaglobuline sind bei den meisten Lebererkrankungen normal, lediglich bei schweren Schäden kommt es zur Verminderung dieser Fraktionen. Eine Vermehrung von α_1-, α_2- oder Betaglobulinen bei bekannter Leberzirrhose ist ein Hinweis auf die Entwicklung eines Hepatoms, isolierte α_2-Globulinvermehrungen bei Leberzirrhosen werden bei akut entzündlichen Schüben beobachtet. Eine Betaglobulinvermehrung findet sich bei Fettleber, ausgeprägt ist die Betaglobulinvermehrung bei primär biliärer Zirrhose. Bei schweren Leberfunktionseinschränkungen kann es auch zum Absinken der Haptoglobine durch mangelnde Synthese kommen (Differentialdiagnose zu Hämolysen bei Lebererkrankungen schwierig!).

Die Gammaglobulinfraktion ist bei allen chronischen Lebererkrankungen erhöht. Dies gilt für die chronisch-persistierende (geringe Erhöhung) wie für die chronisch-aggressive Hepatitis (starke Erhöhung). Leberzirrhosen zeigen entweder eine deutliche Gammaglobulinvermehrung oder eine Beta-Gamma-Verschmelzungsbande (sog. Betagammatyp). Diese ist allerdings nicht pathognomonisch für Leberzirrhose, da sie gelegentlich auch bei chronisch-aggressiver Hepatitis gefunden wird. Manchmal sind bei Leberzirrhose oder chronisch-aggressiver Hepatitis monoklonale Banden in der Gammaglobulinfraktion nachweisbar. Dies tritt vor allem dann auf, wenn die Plasmazellinfiltration in der Leber sehr ausgeprägt ist und ein Plasmazellklon überwiegt (= symptomatische monoklonale Gammapathie).

Immunglobuline

Bei chronischer Hepatitis oder Leberzirrhose findet sich eine Vermehrung der IgG. Eine IgM-Vermehrung ist typisch für die primär biliäre Zirrhose. Bei dieser Erkrankung lassen sich auch Kryoglobuline nachweisen. Vermehrungen der IgA finden sich bei alkoholischen Leberschäden. Bei Patienten mit chronisch-entzündlichen Lebererkrankungen findet man häufig auch eine auffallende Verminderung der IgA.

Autoantikörper (Tab. 1)

Bei vielen chronischen Lebererkrankungen finden sich antinukleäre (ANA) oder antimitochondriale Antikörper (AMA) und Antikörper gegen glatte Muskulatur (ASMA). Der Nachweis dieser Antikörper ist ein unspezifischer und bedeutet nicht das Vorliegen einer Autoimmunerkrankung, etwa im Sinne eines Lupus erythematodes visceralis u. a.

ANA

Höchste Titer finden sich bei der lupoiden Hepatitis (bis über 1:2000), niedrige oder mittelhohe Titer (meist unter

1:100) bei chronisch-aggressiver Hepatitis (in 80% der Fälle). Leberzirrhosen und primär biliäre Zirrhosen sind meist negativ oder zeigen Titer unter 1:40. Auch medikamentös induzierte Leberschäden (z. B. Halothan) können manchmal positive Titer aufweisen.

ASMA

Sie verhalten sich ähnlich den ANA. Lupoide und chronisch-aggressive Hepatitis weisen die höchsten Titer auf, niedrige Titer finden sich aber auch bei der akuten Hepatitis, bei Leberzirrhose und primär biliärer Zirrhose.

Häufigkeit von Autoantikörpern bei Lebererkrankungen			
	ANA	ASMA	AMA
Akute Hepatitis	23%	11%	0–2%
chronisch aggressive Hepatitis	60–80%	50–85%	10–30%
Leberzirrhose	7–13%	13%	5–30%
primär biliäre Zirrhose	24–46%	10–50%	84–100%
extrahepatische biliäre Obstruktion	11%	11%	0–10%
primär sklerosierende Cholangitis	0–2%	0–5%	0–10%
Lupus erythematodes	95–100%	12%	8–18%
Normalpersonen	-2%	-3%	-2%

Tab. 1

AMA

Über 90% der Patienten mit primär biliärer Zirrhose weisen hohe Titer auf (zwischen 1:200 und 1:6000). Hingegen sind die AMA bei primär sklerosierender Cholangitis négativ (wichtig in der Differentialdiagnose!). Alle Formen der Hepatitis und Zirrhose können niedrige Titer aufweisen, desgleichen medikamentös induzierte Leberschäden (u. a. Halothan).

Bei primär biliärer Zirrhose können spezifische antimitochondriale Antikörper nachgewiesen werden, welche die Bezeichnung M2, M4, M8 und M9 tragen. Gewisse derartige Antikörpermuster korrelieren recht gut mit dem Stadium bzw. der Aktivität der Erkrankung.

Anti-M2 ist bei 96% der PBC-Patienten positiv und gilt als sicherer diagnostischer Nachweis. Anti-M9 ist ein Marker für die Frühform der PBC, findet sich aber z.B. auch bei Kontaktpersonen zu PBC-Patienten und bei medizinisch-technischem Personal, das mit PBC-Sera zu tun hat. Anti-M4 und Anti-M8 sind Marker für die Krankheitsaktivität. Berg (9) teilt nach den Antikörpermustern die Erkrankung in 4 Stadien ein (Stadium A–D), welche eine gute Korrelation mit den histologischen Stadien (I–IV), der Krankheitsaktivität und der Prognose aufweisen:

Stadium A pos. Anti-M9 im ELISA
Stadium B pos. Anti-M2 und -M9 im ELISA
Stadium C pos. Anti-M2, -M4 und/oder -M8 im ELISA
Stadium D pos. Anti-M2, -M4 und/oder -M8 in ELISA und KBR.

α_1-Fetoprotein

Es handelt sich um ein onkofetales Protein, welches beim Feten im Serum gefunden wird, beim normalen Erwachsenen jedoch nur in geringsten Konzentrationen. Bei Lebererkrankungen mit intensiven Regenerationsvorgängen wird es vermehrt gebildet. Daher finden sich die höchsten Werte im Serum beim hepatozellulären Karzinom, mittelhohe Werte bei chronisch-aggressiver Hepatitis und aktiver Zirrhose, niedrige Werte bei chronisch-persistierender Hepatitis und ruhender Zirrhose. Bei der akuten Hepatitis kann der Wert passager deutlich ansteigen (bis über 200 µg/l), fällt aber rasch wieder zur Norm ab. Bei cholangiozellulärem Karzinom ist der Wert normal, bei Hodentumoren und dysontogenetischen Tumoren finden sich erhöhte Werte.

Normalbereich
bis 5 µg/l
Chronische Hepatitis bis 150 µg/l (im Schub auch höher),
Verdacht auf Hepatom über 150 µg/l,
Werte über 2000 µg/l sind meist Beweis für ein Hepatom.

Aminosäuren und Ammoniak

Bei schweren Leberfunktionsstörungen kommt es zur Beeinträchtigung der Entgiftungsfunktion der Leber und damit zum Anstieg der Ammoniakkonzentration im Plasma. Oft, aber nicht immer parallel dazu, verschiebt sich das Aminosäuremuster im Plasma zugunsten geradkettiger und aromatischer Aminosäuren, während die Konzentration verzweigtkettiger Aminosäuren abnimmt.

Normalbereich für Ammoniak im Plasma
(enzymatische Methode)
Männer 15–55 µmol/l (250–940 µg/l)
Frauen 11–48 µmol/l (190–820 µg/l)

Die Bestimmung ist nur in frisch gewonnenem Plasma möglich.

Gerinnungsfaktoren

Bei Lebererkrankungen kann es zu Gerinnungsstörungen verschiedenster Genese kommen, wobei grundsätzlich folgende Möglichkeiten bestehen:

Gestörte Synthese von Gerinnungsfaktoren;
Verbrauch von Gerinnungsfaktoren (Verbrauchskoagulopathie);

Thrombozytopenie;
Änderung der Inhibitorkonzentrationen;
Bildung fehlstrukturierter Gerinnungsfaktoren.

Hier sollen die für die Routinediagnostik der Lebererkrankungen bedeutsamen Gerinnungsuntersuchungen erörtert werden (im einzelnen s. S. 385).

Fibrinogen

Eine Verminderung der Fibrinogenkonzentration im Plasma durch Störung der Synthese findet sich nur bei extrem schlechter Leberfunktion (fulminante Hepatitis, terminale Zirrhose). Es ist vielmehr an das Vorliegen einer Verbrauchskoagulopathie zu denken und diese durch entsprechende Untersuchungen (Äthanoltest, Fibrinspaltprodukte) nachzuweisen. Die Bestimmung der Thrombozytenzahl eignet sich bei Lebererkrankungen wenig zum Nachweis der Verbrauchskoagulopathie, da Thrombozytopenien bei vielen Lebererkrankungen ohne Verbrauchsmechanismus gefunden werden.

Faktoren des Prothrombinkomplexes (II, V, VII, IX, X)

Bei Leberfunktionsstörungen sind diese Faktoren vermindert. Als Globaltest dient die Prothrombinzeit (PTZ) oder der Normotest (NT), welche bei Lebererkrankungen verlängert sind. Zur Unterscheidung, ob die Verlängerung der Prothrombinzeit Ausdruck eines Leberschadens oder eines Vitamin-K-Mangels ist, dient der Koller-Test: Bei parenteraler Gabe von 1 mg Vitamin K kommt es nach 24 Stunden zur Normalisierung, wenn die Leberfunktion normal ist, bei Leberfunktionsstörung bleibt die Prothrombinzeit verlängert. Wenn man den Test zunächst oral durchführt, erhält man auch eine Information über die enterale Vitamin K-Resorption.

Die Höhe des PTZ-Werts dient als prognostischer Parameter für schwere Lebererkrankungen. Ein Wert unter 10% ist prognostisch infaust. Bei akuter Hepatitis werden am Beginn Werte zwischen 40 und 60% gefunden, in gleicher Höhe liegen die Werte üblicherweise bei der Zirrhose.

Faktor V

Der Faktor V ist bei Leberparenchymschäden insofern von Bedeutung, als er Vitamin K unabhängig synthetisiert wird. Die Faktor-V-Bestimmung kann also den Koller-Test ersetzen. Während der Faktor V bei Leberparenchymschäden vermindert ist, steigt er bei Gallenwegserkrankungen und extrahepatischen Verschlüssen an. Damit ist er in der Differentialdiagnose zwischen extrahepatischem Verschlußikterus und Parenchymikterus brauchbar. Bei längerdauerndem Verschlußikterus und dadurch hervorgerufenem Leberschaden ist auch der Faktor V vermindert.

Faktor VIII

Bei akuter Hepatitis, bei aktiver Leberzirrhose (Leberzerfall) und chronisch-aggressiver Hepatitis finden sich stark erhöhte Faktor-VIII-Werte (über 200%).

Thrombozyten

Eine Thrombozytopenie findet sich bei akuter Hepatitis, chronisch-aggressiver Hepatitis, selten auch bei chronisch-persistierender Hepatitis, und bei Leberzirrhose. Bei alkoholischen Leberschäden verstärkt sich die Thrombozytopenie noch nach akutem Alkoholgenuß (direkt toxische Alkoholwirkung).

Verlängerungen der *Thrombinzeit* oder der *PTT* finden sich nur bei schweren Leberfunktionsstörungen, die mit starken Verminderungen der Gerinnungsfaktoren und des Fibrinogen einhergehen.

Hepatitis-Serologie

Derzeit werden folgende Formen der Hepatitis unterschieden:
Hepatitis A
Hepatitis B
Hepatitis C
Hepatitis D (Delta)
Hepatitis E
Hepatitis-Non-A-Non-B

Hepatitis A

(HAV)

Erreger ist ein RNA-Virus (Picorna-Gruppe), Hauptinfektionsweg ist der faeco-orale. Die Durchseuchung der Bevölkerung erreicht in sozial und hygienisch schwächeren Gruppen bis zu 100%. Die Erkrankung chronifiziert zwar nicht, es gibt aber gelegentlich protrahierte und „zweigipfelige" Verläufe. Auch fulminante Verlaufsformen sind möglich.

Die Diagnose kann in der Frühphase durch Virusisolierung aus dem Stuhl gesichert werden (aufwendig), erfolgt aber in der Praxis ausschließlich durch den Nachweis spezifischer Antikörper im Serum (Anti-HAV). Antikörper der IgM-Klasse beweisen die frische Infektion. Sie können bis zu 6 Monaten persistieren. Antikörper der IgG-Klasse sind lebenslang nachweisbar und beweisen lediglich die abgelaufene Infektion (Abb. 1). Sie haben für die Hepatitisdiagnostik keinen Wert und dienen nur dem Nachweis der Immunität (Frage der Immunprophylaxe vor Reisen in Endemiegebiete).

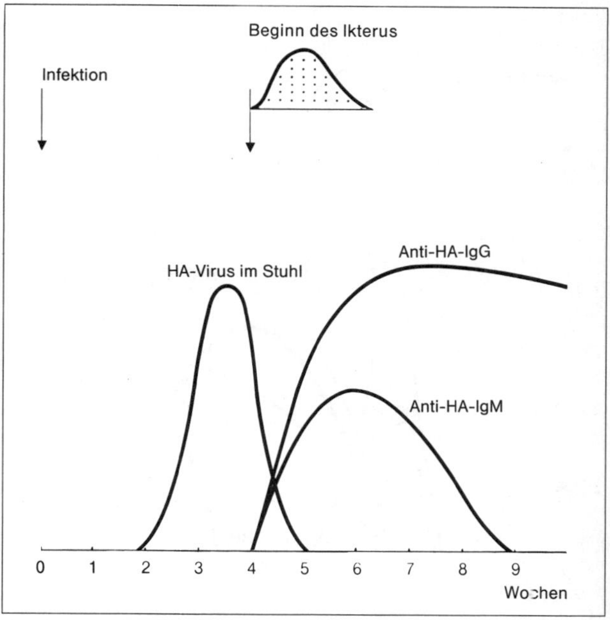

Abb. 1: Serologie der Hepatitis-A-Infektion.

Hepatitis B

(HBV)

Erreger ist ein DNA-Virus, welches über verschiedene Antigene verfügt, gegen die der Organismus Antikörper bildet. Diese Antigene und Antikörper werden als Hepatitis-B-Marker bezeichnet. Ihr Nachweis erfolgt überwiegend radioimmunologisch; in letzter Zeit sind auch Enzymimmunoassays entwickelt worden. Die Infektion mit Hepatitis B erfolgt fast ausschließlich parenteral, ist aber auch über Körpersekrete möglich. Hepatitis-B-Marker sind:

HBsAG: Oberflächen (surface)-Antigen
HBcAG: Kern (core)-Antigen
HBeAG: e (envelope)-Antigen
Anti-HBs
Anti-HBc-IgM
Anti-HBc-IgG
Anti-HBe

Darüber hinaus bildet das Virus noch eine DNA-Polymerase, welche ebenfalls im Serum nachweisbar ist. Sie verhält sich analog dem e-Antigen. DNA-Polymerase und HBeAG im Serum weisen auf sich reduplizierendes Virus hin und sind somit Indikatoren für die Infektiosität des Serums. HBcAG entzieht sich durch die zu geringen Konzentrationen dem Nachweis im Serum. In der Leberzelle ist es mittels Immunfluoreszenz nachweisbar. Der *typische Verlauf* der Hepatitis-B-Marker im Fall einer un-

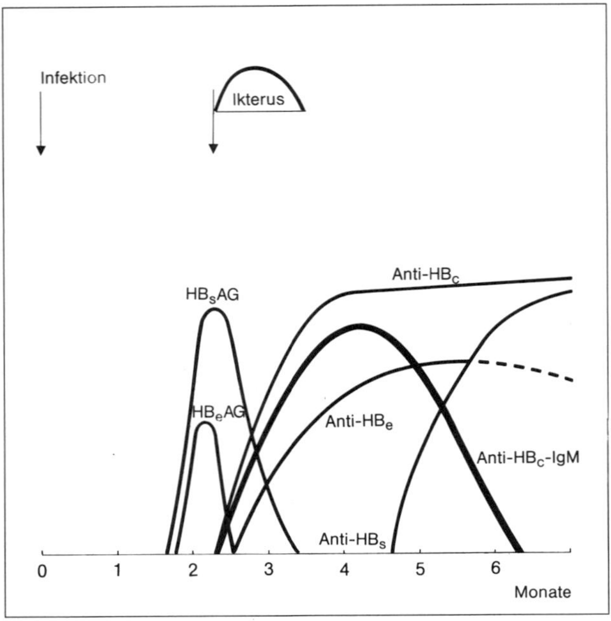

Abb. 2: Serologie der Hepatitis-B-Infektion.

kompliziert verlaufenden akuten Hepatitis B ist in Abbildung 2 dargestellt.

Andere typische Konstellationen:

Antigen-Träger (Carrier)

HBsAG pos., HBeAG neg., Anti-HBs neg., Anti-HBc (IgG) pos., Anti-HBc-IgM neg., Anti-HBe neg., ASAT, ALAT, Plasmaproteine normal.

Chronisch-persistierende Hepatitis

HBsAG pos., HBeAG neg., Anti-HBs neg., Anti-HBc (IgG) pos., Anti-HBc-IgM neg., Anti-HBe neg., ASAT, ALAT und Gammaglobuline gering erhöht. Bei akut entzündlichen Schüben kann es zum Anstieg von ASAT, ALAT und Gammaglobulinen kommen sowie HBeAG und Anti-HBc-IgM passager positiv sein.

Chronisch-aggressive Hepatitis

HBsAG pos., HBeAG pos. oder neg., Anti-HBs neg., Anti-HBc (IgG) pos., Anti-HBc-IgM neg., Anti-HBe neg. (selten pos.), ASAT, ALAT, Gammaglobuline deutlich erhöht. Im entzündlichen Schub kann Anti-HBc-IgM pos. sein.

Geimpfte Personen

HBsAG neg., HBeAG neg., Anti-HBs pos., Anti-HBc neg., Anti-HBe neg., ASAT, ALAT, Gammaglobuline normal.

Abgeheilte Hepatitis

HBsAG neg., HBeAG neg., Anti-HBs pos., Anti-HBc (IgG) pos., Anti-HBc-IgM neg., Anti-HBe neg., ASAT, ALAT, Gammaglobuline normal.

Hepatitis C

(HCV)

Das Virus ist der Erreger der parenteral übertragenen, auch als „Transfusions-Hepatitis-Non-A-Non-B" bezeichneten Erkrankung. Es handelt sich um ein RNA-Virus aus der Flavi-Virus-Gruppe von 50–60 nm DM und etwa 10000 Nukleinsäuren, dessen Genom mittels Klonierungstechnik synthetisiert werden konnte (10, 11). Das Virus selbst ist noch nicht isoliert, es fehlen auch noch Kenntnisse über verschiedene Virusantigene. Hingegen ist der Antikörpernachweis (Anti-HCV) radioimmunologisch oder mittels Enzymimmunoassay möglich. Entsprechende Kits sind kommerziell erhältlich.

Bei akuter Hepatitis C (Non A Non B) tritt der Antikörper relativ spät auf (zwischen 3 Wochen und 9 Monaten nach Krankheitsbeginn), so daß er sich für die Akutdiagnostik nicht eignet. Patienten mit chronischer Hepatitis-Non-A-Non-B sind zu >80% Anti-HCV positiv, Patienten in Risikogruppen (Hämophile, Drogenabhängige) zu 60-70%. Bei Patienten mit Autoimmunhepatitis finden sich positive Anti-HCV zwischen 10 und 40%. Es ist zur Zeit ungeklärt, ob es sich dabei um Fehldiagnosen oder um Hepatitis-C-Infektionen bei Autoimmunhepatitis handelt, oder ob das Hepatitis-C-Virus eine Autoimmunhepatitis zu induzieren vermag. Die Prävalenz für Anti-HCV in der Normalpopulation (Blutspender) liegt <1%.

Hepatitis D (Delta)

(HDV)

Das Hepatitis-D-Virus oder Deltavirus ist ein inkomplettes oder „defektes" RNA-Virus, welches zur Entfaltung seiner Pathogenität des HBs-Antigens des HBV bedarf. Zusammen mit diesem Antigen vermag es eine akute Hepatitis hervorzurufen. Häufig ist eine Deltavirusinfektion verantwortlich für einen schweren entzündlichen Schub einer chronischen Hepatitis B. Der Übertragungsmodus für HDV entspricht dem der Hepatitis B (vorwiegend parenteral).

Im Serum sind sowohl Antigen wie Antikörper radioimmunologisch oder mittels ELISA nachweisbar. Entsprechende Testkits stehen kommerziell zur Verfügung. Die Untersuchung ist nur bei Vorliegen eines positiven HBsAG sinnvoll.

Hepatitis E

(HEV)

Das Virus, ein RNA-Virus von 27–38 nm DM, ist der Erreger der enteral übertragenen Hepatitis-Non-A-Non-B. Die Infektion erfolgt faeco-oral. Die Erkrankung tritt in den Tropen und in Entwicklungsländern epidemisch auf, ist der Hepatitis A sehr ähnlich und chronifiziert nicht. Fulminante Verlaufsformen (bis zu 20%) finden sich vor allem in der Schwangerschaft.

Die Diagnose erfolgt entweder durch Virusisolierung aus dem Stuhl (aufwendig) oder durch serologischen Antikörpernachweis (Anti-HEV) mittels RIA oder ELISA.

Hepatitis-Non-A-Non-B

Nach der Charakterisierung des Hepatitis-C- und -E-Virus ist der weitaus größte Teil der bisher als Hepatitis-Non-A-Non-B bezeichneten Erkrankungen identifizierbar geworden. Es verbleibt trotzdem noch ein kleiner Prozentsatz an Patienten mit akuter oder chronischer Hepatitis, welcher mit den derzeitigen serologischen Nachweismethoden nicht klassifizierbar ist. Diese serologisch nicht klassifizierbaren Hepatitiden sind weiter als Hepatitis-Non-A-Non-B (streng genommen auch Non-C, -D, -E?) zu bezeichnen. Die Diagnose erfolgt per exclusionem, wobei auch die im folgenden angeführten *anderen* Hepatitisformen ausgeschlossen sein müssen.

Andere Hepatitisformen

Folgende Erreger sind neben den Hepatitis-Viren imstande, das Krankheitsbild der Hepatitis hervorzurufen:
Zytomegalie-Virus, Epstein-Barr-Virus, Herpes-simplex-Virus, Zoster-Varizellen-Virus, Coxsackie-Viren, Adenoviren, Gelbfieber-Virus, Toxoplasma gondii.

Diese Erkrankungen sind mit spezifischen serologischen Reaktionen erfaßbar.

Speicherkrankheiten

Die beiden hier angeführten Speicherkrankheiten sind nicht Erkrankungen der Leber allein, diese ist aber ein wesentliches Manifestationsorgan.

Eisenspeicherkrankheit (Hämochromatose)

Es bestehen laborchemisch die Befunde der Leberzirrhose. Dazu sind Veränderungen in den Eisenparametern nachzuweisen:
Serum-Fe meist erhöht, manchmal auch normal
TEBK normal, UEBK vermindert
Ferritin erhöht

Eisenausscheidung im Harn erhöht [über 4,48 µmol/6 h (250 µg/6 h)]
Anstieg der Eisenausscheidung im Harn nach Gabe von 761 µmol (500 mg) Desferrioxamin i.v. auf mehr als 26,85 µmol/6 h (1500 µg/6 h) [Normalwert unter 8,95 µmol/6 h (500 µg/6 h)]
Eisengehalt im Leberpunktat deutlich erhöht.

Die Abgrenzung zur alkoholischen Leberzirrhose, welche häufig auch starke Eisenspeicherung in der Leber aufweist, ist mitunter schwierig oder überhaupt nicht zu treffen.

Kupferspeicherkrankheit (Morbus Wilson)

Laborchemisch bestehen die Zeichen der chronisch aggressiven Hepatitis oder der Zirrhose mit mehr oder weniger intensiver Hämolyse (prähepatischer und hepatischer Ikterus möglich!). Dazu kommen typische Befunde:
Verminderung des Serum-Cu unter 3,2 µmol/l (200 µg/l) (oft finden sich jedoch Normalwerte!)
Verminderung des Serum-Caeruloplasmin unter 200 mg/l (manchmal finden sich Normalwerte!)
Kupferausscheidung im Harn auf mehr als 1,6 µmol/24 h (100 µg/24 h) erhöht [Normalbereich unter 0,8 µmol/24 h (50 µg/24 h)]
Kupferkonzentration im Leberpunktat auf über 250 µg/g Trockengewicht vermehrt (gilt als pathognomonisch).

Unter der Therapie mit Penicillamin kommt es vor allem bei Behandlungsbeginn zu einem massiven Anstieg der Kupferausscheidung im Harn. Durch die Kupfermobilisierung können intensive hämolytische Zwischenfälle ausgelöst werden.

Literatur

1. Friedman RB, Anderson RE, Entine SM, Hirshberg SB: Clin Chem (1980) 26: 1 D – 476 D. **2.** Jones EA, Berk PD, in: Brown SS, Mitchell FL, Young DS (eds): Chemical Diagnosis of Disease. Amsterdam: Elsevier/North Holland 1979 (pp 525 – 662). **3.** Kühn HA, Wernze H, (Hrsg): Klinische Hepatologie. Stuttgart: Thieme 1979. **4.** Sherlock S: Diseases of the Liver and the Biliary System. Oxford: Blackwell Scientific Publications 1981. **5.** Wissenschaftliche Tabellen Geigy. Basel: Ciba-Geigy 1979. **6.** Zakim D, Boyer TD: Hepatology. A Textbook of Liver Disease. Philadelphia: W.B. Saunders Company 1982. **7.** Renner E, Wahlländer A, Huguenin Ph, Wietholtz H, Preisig R: Schweiz Med Wschr (1983) 113:1074 – 1081. **8.** Wahlländer A, Renner E, Preisig R: Scand J Gastroent (1985) 20:1133 – 1141. **9.** Klein R, Berg P A: Med Welt (1988) 39:153 – 163. **10.** Choo QL, Kuo G, Weiner AJ, Overby LR, Bradley DW, Houghton M: Science (1989) 244: 359 – 362. **11.** Kuo G, Choo QL, Alter HJ, Gitnik GL, Redeker AG, Purcell RH, Miyamura T, Dienstag JL, Alter MJ, Stevens CE, Tegtmeier GE, Bonino F, Colombo M, Lee WS, Kuo C, Berger K, Shuster JR, Overby LR, Bradley DW, Houghton M: Science (1989) 244: 362 – 364.

Funktionsdiagnostik des Magen-Darm-Trakts und des Pankreas

H. Pointner

Speichel

Speichel ist ein einfach und vor allem nicht invasiv zu gewinnendes Untersuchungsmaterial, aus welchem eine große Zahl informativer Parameter (Enzyme, Hormone, Elektrolyte, Metabolite von Medikamenten) bestimmt werden können. Es ist daher erstaunlich, daß Speicheluntersuchungen bisher keine größere Bedeutung in der klinisch-chemischen Diagnostik gewonnen haben. Erst in jüngster Zeit nehmen Berichte über Methoden der Speichelanalyse zu, wobei standardisierte Routinemethoden allerdings nach wie vor fehlen (6, 19, 33, 35, 36).

Gewinnung
Eine standardisierte Methode der Speichelgewinnung existiert nicht. Folgende Techniken sind in Anwendung:
1. Speichelsauger
2. Einlegen saugfähiger Zellstoffrollen, welche ausgepreßt werden
3. Kauen von Wachs, Gummi oder Kunststoff (Parafilm).
Die Ruhesekretion stammt zu über 50% aus der Submandibularis, die stimulierte Sekretion zu über 50% aus der Parotis. Die gemessenen Konzentrationen der einzelnen Parameter hängen neben der Flußrate noch wesentlich von Faktoren wie Alter, Geschlecht, neurovegetativem Zustand (Streß) und Hormonstatus ab. Außerdem findet sich eine zirkadiane Rhythmik, wobei die höchste Variabilität der Sekretionsraten zwischen 7 und 10 Uhr, die stabilste Sekretionsphase zwischen 14 und 16 Uhr liegt. Letztere ist daher die optimale Zeit für die Speichelgewinnung. Weiter bestehen Unterschiede in der Speichelzusammensetzung von Parotis, Submandibularis und den übrigen kleinen Speicheldrüsen. Deshalb ist die Angabe von Normalwerten mit gewissen Einschränkungen zu betrachten. Die hier angeführten Werte betreffen Mischspeichel (33, 36).

Normalbereich
Volumen
Ruhesekretion : 800 – 1500 ml/Tag (0,1 – 4 ml/min)
Stimulierte Sekretion : bis zu 10 ml/min.

Elektrolyte
(Angegeben sind die Grenzwerte für Flußraten zwischen 0,1 – 3,0 ml/min)

Na	2,5 – 84	mmol/l
K	14 – 18	mmol/l
Ca	1,6 – 2,1	mmol/l
Mg	110 – 35	µmol/l
HCO_3	4,6 – 59	mmol/l
Cl	12 – 32	mmol/l
PO_4	3,6 – 1,6	mmol/l
pH	5,6 – 7,8	
Protein	1 – 3	g/l

Im Speichel finden sich über diese Bestandteile hinaus noch Enzyme (Amylase, Lysozym), Spurenelemente (Zn, Se, Pb), Immunglobuline, Blutgruppensubstanzen, Hormone und Metaboliten. Besonders bedeutsam dürfte in Zukunft die Speichelanalytik in der Endokrinologie und für die Messung der Wirkspiegel von Medikamenten (drug monitoring) werden. Dies vor allem deshalb, weil die Messung von Hormonen, Medikamenten und Metaboliten im Speichel die Konzentration der freien und somit wirksamen Substanzen widerspiegelt, während die Plasmakonzentrationen von der Proteinbindung abhängen und nicht die freien Wirkspiegel erfassen.

Beispiele für den Einsatz der Speichelanalytik

Sjögren-Syndrom

Verminderung des Volumens und Vermehrung von IgA, Lactoferrin und Beta-2-Mikroglobulin.

Akute Sialadenitis (Parotitis)

Verminderung des Volumens und Vermehrung von Albumin, Immunglobulinen, Lactoferrin, Transferrin, Lysozym.

Zystische Fibrose (Mukoviszidose)

Vermehrung von Natrium auf das 2- bis 5fache. Anstieg von Ca und Cl.

Pankreatitis

Bei akuter Pankreatitis Erhöhung der Amylase, bei chronischer Pankreatitis Verminderung von Volumen, Bikarbonat und Amylase.

Aldosteronismus, Bartter-Syndrom

Sehr frühzeitige Verminderung des Na/K-Quotienten.

Digitalis-Intoxikation

Anstieg von K und Ca.

Freies Kortisol

Die Kortisolwerte im Speichel weisen die gleiche zirkadiane Rhythmik wie im Plasma auf, ACTH-Test und Dexamethasontest für die Diagnostik der Nebennieren-Hypophysen-Achse können auch über Speichelanalytik durchgeführt werden (Diagnose des Cushing-Syndroms bzw. des M. Addison).

Freies Thyroxin

Für die Schilddrüsendiagnostik erfaßt man damit die effektiv wirksame Hormonaktivität.

Gynäkologie

Die Speichelkonzentrationen von Na, K und Ca ändern sich in Abhängigkeit vom hormonellen Zyklus (zum Zeitpunkt der Ovulation fällt die Na- und Ca-Konzentration, die K-Konzentration steigt an) bzw. bei Einnahme von Ovulationshemmern.

Drug monitoring

Hydantoine, Lithium, Theophyllin, Digitalis, aber auch Koffein und Alkohol können im Speichel nachgewiesen werden. Wie bei den Hormonuntersuchungen wird auch dabei das freie, also tatsächlich wirksame Medikament bestimmt.

Blutgruppensubstanzen

Im Speichel finden sich Blutgruppensubstanzen (ABH und Lewis), woraus Sekretor- und Nichtsekretor-Eigenschaften nachgewiesen werden können (35).

Genetische Untersuchungen

Speichel enthält eine Gruppe niedermolekularer Proteine mit basischen Radikalen (Prolin, Glycin) mit genetischem Polymorphismus. Diese dienen anthropologisch-genetischen Untersuchungen (z.B. weisen eineiige Zwillinge diesbezüglich in typischer Weise eine hohe Konkordanz auf).

Ösophagus

Der weitaus überwiegende Teil der Erkrankungen des Ösophagus wird heute mittels Endoskopie erfaßt, so daß für die Laboratoriumsdiagnostik kaum ein Anwendungsbereich verbleibt. Säureperfusionstests zur Diagnostik der Ösophagitis haben im Zeitalter der Glasfiberendoskopie keine wie immer geartete Berechtigung mehr. Hingegen könnte die Ösophagomanometrie Eingang in die breitere Routinediagnostik finden. Mit ihr sind Erkrankungen wie Achalasie oder diffuser Ösophagospasmus eindeutig diagnostizierbar. Derzeit ist diese Methode Speziallaboratorien vorbehalten, welche über einschlägige Erfahrungen in der Technik der Durchführung wie in der Interpretation der Ergebnisse verfügen.

Manometrie des Ösophagus*

Untersuchungsmethode

Die Untersuchung erfolgt mit einer Meßsonde mit zumindest zwei 3 – 5 cm voneinander entfernten Druckaufnehmern. Die Aufzeichnung der Meßdaten erfolgt mittels eines Vierkanal-Registriergeräts. Zusätzlich müssen die Einleitung des Schluckaktes im Oropharynx und die Respiration registriert werden. Die Meßsonde wird durch die Nase oder, wenn nicht anders möglich, durch den Mund in den Magen eingeführt und dann in Schritten von 5 – 10 mm pro 30 oder 60 Sekunden langsam durch den Ösophagus herausgezogen. Bei jeder Station werden dem Patienten 5 ml körperwarmes Wasser zu schlucken gegeben. Gemessen werden:

1. der Ruhetonus im gastro-ösophagealen Sphinkter,

---

* von G. Stacher, Psychophysiologisches Laboratorium der Universität Wien.

2. beim Schluckakt das Erschlaffen des gastro-ösophagealen Sphinkters und die Schluckkontraktionen im Ösophaguskörper (Amplitude, Dauer, Propulsionsgeschwindigkeit).

Es kann festgestellt werden, ob die Kontraktionen propulsiv oder nichtpropulsiv, ein-, zwei- oder mehrgipfelig sind, und ob es auch zu nicht-schluckausgelösten Kontraktionen kommt.

Ergebnisse

- *Achalasie*

1. Der gastro-ösophageale Sphinkter erschlafft nicht oder weniger als 75%,
2. anstelle von propulsiven finden sich synchrone Schluckkontraktionen von meist niedriger Amplitude,
3. völlige Amotilität im Ösophaguskörper in fortgeschrittenen Fällen.
4. Bei sog. „vigorous achalasia" finden sich neben der Sphinkterstörung repetitive, nichtpropulsive Kontraktionen hoher Amplitude im aboralen Ösophagus.

- *Diffuser Ösophagospasmus*

1. Meist synchrone und/oder repetitive Kontraktionen von hoher Amplitude und langer Dauer.
2. Gastro-ösophagealer Sphinkter meist normal.

- *„Nußknackerösophagus"*

1. Gastro-ösophagealer Sphinkter meist normal.
2. Erhöhte mittlere Amplitude der Schluckkontraktionen im aboralen Ösophagus,
3. schlucksynchrone Schmerzen retrosternal (stenokardiform) korrelieren mit manometrisch faßbaren Kontraktionen,
4. Provozierbarkeit dieser Schmerzen und Kontraktionen mittels Parasympathikomimetika (Cholinesterasehemmer Tensilon®),
5. Korrelation der Schmerzen mit registrierten Ösophaguskontraktionen in 24-Stunden-Manometrie mittels tragbaren Registriersystems.

Eine seltene Fragestellung ist die nach der Funktion des oberen Ösophagussphinkters und des Oropharynx. Gelegentlich kann dies nach zerebralen Insulten zu klären sein. Eine Störung des regelrechten Ablaufs des Schluckakts kann mittels Ösophagomanometrie gut nachgewiesen werden.

Peptische Stenosen, Ösophagusdivertikel, Hiatushernien, Refluxösophagitis und Tumore sind kein primäres Indikationsgebiet für die Ösophagusmanometrie, sondern sind mit anderen Methoden sicherer erfaßbar (Endoskopie, Röntgen, pH-Metrie). Die Messung der Passagezeit kann mit nuklearmedizinischen Methoden oder röntgenologisch quantifiziert werden.

Magensaft

In 24 Stunden werden etwa 1500 ml Magensaft produziert. Die wesentlichen Bestandteile sind Salzsäure, Enzyme, Schleim, Elektrolyte und Intrinsic factor. Für die praktische Diagnostik hat nur die Bestimmung der Salzsäure Bedeutung, aber auch diese hat sich auf sehr wenige Indikationen reduziert.

Magensäure

Untersuchungsmethode

Da es nur wenige Indikationen für die Magensekretionsanalyse gibt, sind nur jene Methoden akzeptabel, welche aussagekräftige, also reproduzierbare Ergebnisse erbringen. Da aber noch immer eine Unzahl veralteter Techniken geübt werden, welche den Patienten zum Teil beträchtlich belasten, sollen die obsoleten Methoden, ohne auf sie näher einzugehen, angeführt werden.

Obsolete Methoden

1. Alle sondenlosen Verfahren: Desmoid-Pille; Gastrotest.
2. Alle „Probefrühstücke“: Semmel; Alkohol; Koffein.
3. Histamin- und Histalogstimulation (aus Gründen der Nebenwirkungen).

Die Heidelberger Kapsel

Es handelt sich dabei um einen Mikrosender, welcher, von einer kleinsten Batterie gespeist, die mittels einer Antimonelektrode im Magen gemessenen pH-Werte nach außen sendet. Die Impulse werden von einem um den Bauch des Patienten gebundenen Empfängergerätes aufgenommen. Die Kapsel hat die Größe einer etwas größeren Medikamentenkapsel und wird vom Patienten geschluckt. Es ist dies eine praktikable, wenig belastende Methode zur Erfassung des pH im Magensaft. Wenn man die Kapsel an einem Faden befestigt, kann man auch über einen längeren Zeitraum und nach Stimulation pH-Messungen durchführen. Auch intragastrale Säuretitrationen sind durch Alkali-Zugabe (z.B. K-Bikarbonat) von außen möglich. Die Heidelberger Kapsel hat im wissenschaftlichen Bereich, nicht aber in der Routinediagnostik, Bedeutung.

Quantitative Magensekretionsanalyse mit Maximalstimulation

Diese ist die einzig akzeptable Methode der Magensaftanalyse.

Prinzip

Magensaft wird durch Dauerabsaugung quantitativ gewonnen und die produzierte Säure unter Basalbedingungen und nach Maximalstimulation gemessen.

Durchführung

1. Patient 12 Stunden nüchtern; Anticholinergika, Sedativa, H2-Blocker und ähnliche Medikamente sind 48 Stunden vorher abzusetzen.

2. Einführen einer Sonde durch Mund oder Nase. Sonden mit mehreren seitlichen Öffnungen sind gegenüber Sonden mit einer Olive zu bevorzugen, da sie sich nicht so leicht verstopfen und genügend fördern können. Die Sonde soll an den tiefsten Punkt des Magencorpus zu liegen kommen. Der Patient kann während der Untersuchung entweder sitzen oder befindet sich in linker Seitenlage. Speichel soll wegen des Verdünnungseffekts während der Untersuchung nicht geschluckt werden (evtl. Speichelsauger).

3. Das Nüchternsekret wird manuell komplett abgesaugt und verworfen (eine pH-Messung ist anzuraten, da eine allfällig im Rahmen der Untersuchung festgestellte Anazidität die Richtigkeit des Ergebnisses bestätigt)

4. Dauerabsaugung über 1 Stunde (4·15 Minuten zur Kontrolle der exakten Sekretgewinnung) entweder manuell durch eine geschulte Assistenz (alle 2 Minuten mittels Spritze) oder maschinell mittels entsprechender Saugpumpen. Letztere sollen so konstruiert sein, daß der Sog regelmäßig unterbrochen wird, um das Festsaugen der Sonde an der Magenwand zu verhindern. Auch bei Verwendung einer Pumpe ist die Überwachung durch eine Assistenz erforderlich, da ansonsten große Fehler auftreten können (Verluste an Sekret bis zu 75%!).

5. Nach 60 Minuten: subkutane Injektion des Stimulans (Pentagastrin oder Gastrin bzw. Insulin. Histamin und Histalog sind wegen der Nebenwirkungen obsolet).

6. Weitere Aspiration von Magensaft über mindestens 6·15, besser 8·15 Minuten. Bei Insulinstimulation sind Blutzukkermessungen erforderlich.

7. Volumenmessung aller Einzelportionen.

8. Messung der Säurekonzentration in allen Einzelproben durch Titration mit 0,1 N NaOH auf pH 7,0. Zur Erfassung des Umschlagpunktes wird entweder Phenolrot als Indikator verwendet oder man benützt ein pH-Meter.

9. Berechnung der sezernierten Säuremenge aus der ermittelten Säurekonzentration (1 ml 0,1N NaOH entspricht 0,1 mmol Säure) und dem Volumen der Einzelportion.

10. Das Ergebnis wird in mmol pro Stunde angegeben, und zwar als:

BAO: Basalsekretion (basal acid output)
MAO: Maximalsekretion (maximal acid output)
PAO: Spitzensekretion (peak acid output).

Die Basalsekretion (BAO) wird errechnet durch Addition der in den 4 basalen 15-Minutenportionen ermittelten Säuremengen. Die Maximalsekretion (MAO) ergibt sich durch Addition der 4 höchsten aufeinanderfolgenden 15-Minuten-Portionen nach Stimulation. Die Spitzensekretion (PAO) errechnet sich durch Verdoppelung der beiden aufeinanderfolgenden höchsten 15-Minuten-Portionen nach Stimulation.

Stimulantien

Pentagastrin:	6 µg/kg s.c.
Gastrin:	2 µg/kg s.c.
Insulin:	0,1 E (ev.0,2 E) Altinsulin / kg s.c.
(Histamin:	0,04 mg/kg s.c.)
(Histalog:	1,8 mg/kg s.c.)

Normalbereich

BAO:	1,0 – 5,0 mmol/h
MAO:	20 – 30 mmol/h
PAO:	25 – 35 mmol/h

Frauen haben im Mittel etwas niedrigere Basalwerte als Männer (BAO 1-2 mmol/h gegenüber 2-3 mmol/h). Die stimulierten Sekretionsmengen MAO und PAO liegen um etwa 5 mmol/h niedriger als bei Männern.

Indikationen zur Magensäureanalyse

Nachdem man erkannt hat, daß die subjektiven Beschwerden des Patienten weder bei Refluxösophagitis noch bei Gastritis und auch nicht bei der Ulkuskrankheit mit der Azidität im Magen korrelieren, und die Kenntnis der Säureverhältnisse im Magen keinen Einfluß auf die einzuschlagende Therapie nimmt, sind die Indikationen für eine Magensekretionsanalyse äußerst beschränkt. Es ist zwar bekannt, daß Patienten mit Ulcus ventriculi im Mittel niedrigere Säuresekretionswerte aufweisen als die Normalpopulation und daß bei Ulcus duodeni im Durchschnitt höhere Werte gefunden werden. Da diese Beobachtungen aber nur für die Mittelwerte eines entsprechenden Kollektivs gelten und nicht für den Einzelfall, besteht für die Durchführung einer Magensaftuntersuchung bei derartigen Patienten kein vernünftiger Grund.

Es beschränken sich somit die Indikationen auf folgende Fragestellungen:

1. Perniziöse Anämie (Nachweis der totalen Anazidität)
2. Zollinger-Ellison-Syndrom
3. Zustand nach Vagotomie (Nachweis der Effektivität).

Perniziöse Anämie (totale Anazidität)

BAO:	0 mmol/h
MAO:	0 mmol/h
PAO:	0 mmol/h

Hinweis

Die Sekretionsanalyse ist auch für den Beweis der Perniziosa nicht unbedingt erforderlich: Der Nachweis der Hypergastrinämie sowie das Fehlen von Belegzellen in Biopsien aus dem Fundus des Magens sichern die Diagnose. (Eine Gastroskopie ist bei Patienten mit Perniziosa wegen des hohen Karzinomrisikos absolut indiziert!).

Zollinger-Ellison-Syndrom (Gastrinom)

BAO: > 15 mmol/h
MAO und PAO: $< 60\%$ BAO

In typischer Weise beträgt die Basalsekretion (BAO) mehr als 60% der Maximalsekretion (MAO bzw. PAO), da die Säuresekretion durch exogenes Gastrin nur mehr wenig über die bereits endogen stimulierte Basalsekretion zu steigern ist.

12-Stunden-Nachtsekretion : $>$ 100 mmol

Vagotomie

- *Insulintest nach Hollander* (17)

Prinzip

Durch Gabe von Insulin kommt es zu einem Blutzuckerabfall. Diese Hypoglykämie bewirkt eine zentrale Stimulation des Vagus. Bei intakten peripheren Vagusfasern führt dies zu einer Magensäurestimulation. Bei korrekt durchgeführter Vagotomie bleibt diese aus.

Durchführung

Nach Bestimmung der Basalsekretion werden dem Patienten 0,1 E/kg Altinsulin s.c. injiziert und unter Blutzuckerkontrolle über mindestens 8·15 Minuten Magensaft aspiriert. In den Einzelportionen werden das Volumen und die Säurekonzentration gemessen und die Säuresekretion errechnet. Mit dem Anstieg der Säuresekretion ist etwa 30 Minuten nach Insulingabe zu rechnen. Es ist erforderlich, daß der Blutzucker unter einen Wert von 500 mg/l absinkt, da ansonsten keine ausreichende Stimulation erfolgt. Wenn dies mit der Dosis von 0,1 E/kg nicht gelingt, kann der Test mit 0,2 E Insulin/kg wiederholt werden. Dabei ist allerdings auf das mögliche Auftreten schwerer Hypoglykämien zu achten, so daß der Test nicht ganz ohne Risiko ist. Eine hochprozentige Glukoselösung zur i.v. Applikation ist vor Beginn des Tests unbedingt bereitzustellen, und der Patient darf nicht der Überwachung einer nichtärztlichen Assistenz allein überlassen werden. Bei Patienten mit koronarer Herzkrankheit, schweren Herzkreislauf-Erkrankungen, Hypertonie oder zerebrovaskulären Erkrankungen ist der Insulintest kontraindiziert.

Abgesehen von der klinischen Relevanz schwerer Hypoglykämien für den Patienten ist auch zu beachten, daß es bei Absinken des Blutzuckers unter 150 mg/l, anscheinend aus energetischen Gründen, zu einer Hemmung der Salzsäuresekretion kommt. Aus all diesen Gründen darf ein Insulinbelastungstest ohne Blutzuckerbestimmung nicht durchgeführt werden.

Bewertung

Korrekte Vagotomie
BAO 0 mmol/h
MAO < 1 mmol/h

Inkomplette Vagotomie
BAO 0 mmol/h
MAO 1 – 5 mmol/h

Ungenügende Vagotomie
BAO 0 – 1 mmol/h (sehr variabel)
MAO > 5 mmol/h

2-Desoxyglukose

Eine zentrale Vagusstimulation ist auch mittels 2-Desoxy-D-Glukose (2-DG) möglich (40-70 mg/kg i.v.). 2-DG wird von den Zellen wie Glukose aufgenommen, verhindert kompetitiv die Glukoseaufnahme durch die Zelle und interferiert mit dem Glukosestoffwechsel im Gehirn. Dieser Glukosemangel führt zur Stimulation der Vaguskerne und hat somit den gleichen Effekt wie die insulininduzierte Hypoglykämie. Wegen der auch durch Glukosegaben schwer zu beeinflussenden protrahierten Glukosemangelzustände im Gehirn ist die Substanz für die Anwendung in der Routinediagnostik zu gefährlich.

Magensekretionsanalyse des operierten Magens (Magenteilresektion)

Beim Patienten mit Magenteilresektion finden sich im allgemeinen folgende Sekretionswerte:

BAO 0 mmol/h
MAO < 5 mmol/h

Findet sich ein MAO-Wert von über 15 mmol/h, so ist das Vorliegen (oder Entstehen) eines Ulcus jejuni pepticum bzw. eines Anastomosen-Ulkus sehr wahrscheinlich, bei MAO-Werten über 25 mmol/h ist ein Ulkus an der Anastomose oder im Jejunum sicher. Diese Patienten sind Kandidaten für einen revidierenden Eingriff (Vagotomie bzw. Nachresektion).

Pepsin

Von den Enzymen im Magen ist Pepsin das wesentliche proteolytische. Es handelt sich dabei nicht um eine einheitliche Substanz, sondern um eine Gruppe von Enzymen, die in den Hauptzellen des gesamten Magens als inaktive Vorstufen (Pepsinogene) gebildet und gespeichert werden. Ein pH unter 4,5 führt durch Abspaltung des Inhibitorteils (MG etwa 7000 Dalton) unter dem Einfluß von H-Ionen zur Aktivierung des Enzyms im Magen. Die Pepsinogene haben ein Molekulargewicht um 40000 Dalton und sind bei neutralem pH stabil. Elektrophoretisch lassen sich 7 verschiedene Pepsinogene auftrennen. Diese werden in zwei unterschiedliche immunologische Gruppen geteilt. Zur Gruppe I zählen Pepsinogen 1-5, zur Gruppe II Pepsinogen 6 und 7. Beide Gruppen sind im Serum nachweisbar, Pepsinogen I auch im Harn. Patienten, welche Pepsinogen I im Harn ausscheiden, weisen ein höheres Ulkusrisiko auf.

Grundsätzlich geht die Sekretion von Pepsinogen der von Salzsäure parallel. Daher hat die Bestimmung von Pepsin im Magensaft keine praktische Bedeutung gewonnen. Cholinerge Reize (Acetylcholin, Carbachol, Insulin-Hypoglykämie, Scheinfütterung) sind stärkere Stimulatoren der Pepsinsekretion als Gastrin und Histamin. Diese führen zwar ebenfalls zur Pepsinsekretion, stimulieren aber relativ stärker die Salzsäuresekretion. Durch rechnerische Ermittlung eines Säure/Pepsin-Quotienten ist es möglich, festzustellen, ob der sezernierte Magensaft mehr unter cholinerger (vagaler) oder hormoneller Stimulation steht (5). Obwohl heute die radioimmunologische Gastrinbestimmung für die Diagnose des Zollinger-Ellison-Syndroms der entscheidende Meßwert ist, kann gelegentlich in unklaren Situationen die Kenntnis dieser Säure-Pepsin-Beziehung hilfreich sein. Im allgemeinen hat die Pepsinbestimmung aber nur wissenschaftliche Bedeutung. Unterschiedliche Wirkungen auf die Pepsinsekretion haben die gastrointestinalen Peptidhormone der „Glukagongruppe“ (Glukagon, Sekretin, GIP, VIP). Alle sind starke Inhibitoren der Magensäuresekretion. Während Sekretin und VIP (Vasoactive Intestinal Polypeptide) die Pepsinsekretion stimulieren, ist Glukagon wirkungslos, GIP (Gastric Inhibitory Polypeptide) hemmt sie. Diese Kenntnisse haben für das Verständnis der nerval-humoralen Steuerungsmechanismen der Magensekretion Bedeutung, ein Umsetzen in die klinische Praxis zeichnet sich jedoch nicht ab.

Bestimmungsmethode

Wenn die Ermittlung der Pepsinsekretion von Interesse ist, so geschieht dies im Rahmen der Magensaftanalyse wie oben beschrieben. Die Messung erfolgt in den Einzelportionen der basalen und der stimulierten Sekretion. Proben, welche anazid sind, scheiden von der Bestimmung aus.

Eine gängige Bestimmungsmethode ist die Messung des durch die Einwirkung von Pepsin auf ein beliebiges Substrat (meist Hämoglobin) freigesetzten Tyrosins mittels Folin-Ciocalteu-Reagens (2). Damit wird die Gesamtpepsinaktivität ohne Differenzierung der verschiedenen Pepsingruppen erfaßt. Das Ergebnis wird in mg freigesetzten Tyrosins angegeben.

Eine andere Methode (11, 20, 26) verwendet ^{131}J-markiertes Albumin als Substrat und mißt die Freisetzung von radioaktivem Jod. Die Werte werden bei dieser Methode mit einem Standard verglichen und in mg des Referenzpepsins angegeben. Als Standard dient üblicherweise porcines Pepsin, da standardisiertes humanes Pepsin nicht zur Verfügung steht.

In Analogie zur Säuresekretion (s.o.) lassen sich errechnen:

BPO: Basale Pepsinsekretion (basal pepsin output)
MPO: Maximale Pepsinsekretion (maximal pepsin output)
PPO: Spitzenpepsinsekretion (peak pepsin output)

Normalbereich

Wegen der fehlenden methodischen Standardisierung müssen die Referenzwerte vom jeweiligen Laboratorium angeführt werden. Im folgenden werden Referenzwerte von zwei verschiedenen Methoden angeführt.

Variante I: (6, 11, 20, 26)
Stimulation: Insulin 0,2 E/ kg i.v.
Substrat: ^{131}J-Albumin
Standard: porcines Pepsin; 1 mg = 2340 IU
Ergebnisse: angegeben in mg Pepsin-Standard

BPO	5 - 100 mg Pepsin/h
MPO	100 - 600 mg Pepsin/h
PPO	100 - 1000 mg Pepsin/h

Variante II: (2, 30)
Stimulation: Pentagastrin 6 µg/kg s.c.
Substrat: Hämoglobin
Standard: Tyrosin
Ergebnisse: angegeben in mg freigesetzten Tyrosins

BPO	12 - 32 mg Tyrosin/h
MPO	40 - 80 mg Tyrosin/h
PPO	50 - 90 mg Tyrosin/h

Untersuchungen der Magenmotorik*

Von gewissem praktischem Interesse sind Messungen der Magenentleerung. Diese kann am zuverlässigsten mit nuklearmedizinischen Methoden erfaßt werden. Dem Patienten wird eine mit einem Radioisotop markierte Standardmahlzeit verabreicht und die Abnahme der Radioaktivität über dem Magen in den folgenden 50-120 Minuten gemessen. Durch entsprechende Meßpunkte können neben der Magenentleerungszeit Informationen über Amplitude, Frequenz und Propulsionsgeschwindigkeit des Antrums gewonnen werden. Es gelingt mit dieser Methode die Quantifizierung von Magenentleerungsstörungen, wie sie etwa bei Diabetes mellitus, progressiver systemischer Sklerodermie, Anorexia nervosa und bei Patienten mit dyspeptischen Beschwerden auftreten können. Die Ergebnisse sind

* von G. Stacher, Psychophysiologisches Laboratorium der Universität Wien.

bei Patienten mit komplikationslosem Ulcus ventriculi oder duodeni im allgemeinen normal.

Galle

Galle wird durch Einführen einer Duodenalsonde gewonnen, deren Spitze in der Pars horizontalis inferior liegen soll. Damit wird nicht reine Galle gewonnen, sondern Duodenalsaft, welcher sich aus Galle, Pankreassaft und Darmsekret zusammensetzt. Je nach Stimulationszustand überwiegt einer dieser Bestandteile.

Wie für die Magensaftanalyse gibt es auch für die Analyse der Galle nur sehr wenige Indikationen. Im wesentlichen beschränken sie sich auf den Nachweis von bakteriellen Infektionen im Gallensystem. Allerdings muß man auch dabei bedenken, daß die Sonde durch Mund, Ösophagus und Magen eingeführt wird, Regionen, welche a priori nicht steril sind. Somit sind mikrobiologische Ergebnisse mit Reserve zu interpretieren. Dies hängt vom gefundenen Keim ab. Klarerweise sind Salmonellen, Shigellen, Lamblien, Trichomonaden und Eier von Parasiten (Ascaris, Schistosoma, Fasciola hepatica etc.) immer als pathologischer Befund zu werten, Streptokokken, Pneumokokken, Staphylokokken, aber auch gramnegative Stäbchen müssen hingegen nicht unbedingt aus der Galle stammen.

Durchführung

Das Gewinnen des Duodenalsekrets erfolgt nach dem Heberprinzip ohne Absaugung in Rückenlage des Patienten. Es muß darauf geachtet werden, daß sich keine Luft in der Sonde befindet. Ist dies der Fall, kann man die Sonde mit isotoner NaCl-Lösung füllen. Die Salzlösung läßt man wieder ablaufen, wobei das Erscheinen von gelber Duodenalflüssigkeit die Entleerung der Sonde von der Spüllösung erkennen läßt.

A-Galle

Es handelt sich um jene Galle, welche nach Einführen der Sonde ohne Stimulation gewonnen wird. Normale A-Galle ist eine etwas fadenziehende, klare, hellgelbe Flüssigkeit von alkalischem pH (pH 7 – 9). Mikroskopisch finden sich Schleimfäden, im allgemeinen aber kaum Zellen. Der Nachweis von Leukozyten im Sediment ist als pathologisch anzusehen.

B-Galle

Diese stammt aus der Gallenblase und erscheint nach deren Kontraktion im Duodenum. Sie wird deshalb Blasengalle genannt und ist im Gegensatz zur A-Galle dunkelbraun und etwas visköser. Die Kontraktion der Gallenblase wird entweder durch Applikation von 40 m 40% Magnesiumsulfat oder 40 ml Olivenöl (beides körperwarm) durch die Sonde oder mittels 1 E/kg Cholezystokinin-Pankreozymin (CCK-PZ) langsam intravenös gegeben, erreicht. Beide Maßnahmen können unter Umständen bei Gallensteinträgern eine Kolik auslösen. CCK-PZ führt, wie fast alle Peptidhormone, bei zu rascher i.v. Applikation zu Übelkeit und Hypotonie. Daher langsame i.v. Gabe in 20 ml Verdünnung.

C-Galle

Dies ist jene Galle, welche nach Abklingen der Gallenblasenkontraktion ins Duodenum fließt. Sie ist wieder hellgelb wie die A-Galle und wird auch „Leber-Galle" genannt. Die Applikation von CCK-PZ führt nicht nur zur Kontraktion der Gallenblase, sondern auch zur Stimulation der Gallesekretion in der Leber. Aus der C-Galle kann man somit eine gewisse Information über die Cholerese, evtl. auch über intrahepatische Infektionen (Cholangitis) erhalten.

Dünndarmfunktion

Exsudative Enteropathie

(Eiweißverlustsyndrom)

Unter exsudativer Enteropathie versteht man einen Zustand von vermehrtem Eiweißverlust durch den Darm. Obwohl dieser Verlust die verschiedenen Serumproteine (Albumin, Immunglobuline, Fibrinogen, Lipoproteine) in gleicher Weise betrifft, hängt die Verminderung der Serumkonzentration von der Syntheserate ab. Die Serumkonzentrationen der Proteine mit der längsten Halbwertszeit (Albumin, IgG) sind am stärksten vermindert. Zur exsudativen Enteropathie können folgende Erkrankungen führen:

1. *Ulzeröse Schleimhautprozesse:* Karzinome (Magen, Kolon) Lymphome, intestinale Polypose, multiple Ulcera ventriculi (Zollinger-Ellison), granulomatöse Enterocolitis, chronisch-entzündliche Darmerkrankungen (M.Crohn, Colitis ulcerosa).

2. *Diffuse Schleimhauterkrankungen ohne Ulzeration:* Riesenfaltengastritis (M. Ménétrier), tropische und nichttropische Sprue, M. Whipple, allergische Gastroenteropathien, bakterielle oder parasitäre Enteritis,gastrokolische Fisteln, villöse Adenome des Kolons.

3. *Lymphatische Erkrankungen:* Abflußstörungen der intestinalen Lymphe (lymphatische Blockierung) durch neoplastische oder entzündliche Prozesse (Lymphome, Tuberkulose, Lues, Parasiten, M. Crohn), primäre Lymphangiektasie, Pericarditis constrictiva, Trikuspidalinsuffizienz, Lymphfisteln.

Prinzip

Das Prinzip aller Methoden ist die intravenöse Applikation

eines radioaktiv markierten Makromoleküls und die Messung der im Stuhl ausgeschiedenen Radioaktivität an den folgenden Tagen. Von den möglichen Substanzen (^{131}J-Polyvinylpyrrolidon, ^{59}Fe-Dextran, ^{67}Cu-Caeruloplasmin, ^{51}Cr-Albumin) steht fast ausschließlich ^{51}Chrom-markiertes Albumin in tatsächlicher Verwendung.

Waldmann-Test

Es wird dem Patienten eine gemessene Menge ^{51}Cr-Albumin (etwa 185 – 370 kBq = 5 – 10 µCie) intravenös injiziert und der gesamte Stuhl der folgenden 4 Tage gesammelt. Im homogenisierten Stuhl wird die ausgeschiedene Radioaktivität gemessen und die Ausscheidung in Prozent der i.v. applizierten Dosis angegeben.

Ergebnis

Normal: $<$ 1% der Dosis

Exsudative Enteropathie: $>$ 1% der Dosis (gelegentlich $>$ 20%)

Fehlerquellen

Hauptfehlerquelle ist die Kontamination des Stuhls mit Harn, da die Ausscheidung der Radioaktivität überwiegend durch die Niere erfolgt. Weitere Fehler liegen in einer mangelhaften Stuhlsammlung oder einer fehlerhaften Homogenisierung. Eine Abspaltung des Radioisotops vom Träger-Makromolekül tritt bei Verwendung von Chromalbumin seltener auf, ist bei ^{131}J-PVP hingegen häufig. Freigesetztes ^{131}J wird von der Schilddrüse aufgenommen und kann zu Funktionsstörungen führen.

Resorptionstests

Xylosetest

Prinzip

D-Xylose, eine Pentose, wird über einen aktiven Carrier-Mechanismus vorwiegend im Jejunum resorbiert, nur in geringem Maße, unabhängig von der Leberfunktion, metabolisiert und zu einem konstanten Prozentsatz durch die Niere ausgeschieden. Bei krankhaften Veränderungen im Jejunum oder bei Resektion kann das Ileum die Xyloseresorption kompensatorisch übernehmen. Bei normaler Nierenfunktion ist die Harnausscheidung von Xylose ein Maß für die intestinale Resorption.

Durchführung

Der nüchterne Patient entleert vor Beginn der Untersuchung die Blase. Dieser Harn dient für die Bestimmung des Leerwerts. Sodann werden entweder 5g oder 25g D-Xylose in mindestens 500 ml ungezuckerter Flüssigkeit (Tee oder Wasser) per os gegeben. Der Harn der folgenden 5 Stunden wird gesammelt und die Xylosekonzentration photometrisch gemessen. Angegeben wird die in 5 Stunden durch die Niere ausgeschiedene Xylosemenge, entweder in Gramm oder in Prozent der verabreichten Dosis. Im Prinzip können auch Serumkonzentrationen gemessen werden, diese bieten aber gegenüber der Messung im Harn keinen Vorteil und sind methodisch aufwendiger.

Normalbereich

> 20% der Dosis im 5-Stunden-Harn.

Hinweis

Bei Werten zwischen 15 und 20% sollte der Test als inkonklusiv wiederholt werden. Die häufigste Fehlerquelle liegt in der nichtquantitativen Sammlung des 5-Stunden-Harns. Das in 5 Stunden ausgeschiedene Harnvolumen muß daher auf seine Plausibilität geprüft werden.

Eine grobe Unterscheidung zwischen der Resorption im oberen und unteren Dünndarm gelingt, wenn man die 5-Stunden-Periode in eine 2- und eine 3-Stunden-Periode teilt. Beim Normalen besteht zwischen diesen beiden Sammelperioden ein Verhältnis von etwa 2:1 (Ausscheidung von 2/3 in den ersten 2 Stunden, von 1/3 in den folgenden 3 Stunden).

Es ist grundsätzlich gleichgültig, ob man 5g oder 25g Xylose verabreicht. Die Dosis von 25g führt nicht so selten auch bei normaler Dünndarmfunktion zur osmotischen Diarrhö, vor allem dann, wenn oral zu wenig Flüssigkeit gegeben wird. Dies führt zu einer Verminderung der renalen Ausscheidung und täuscht eine intestinale Erkrankung vor. Aus diesem Grund bevorzugen viele Untersucher die Dosis von 5g.

Laktosetest

Prinzip

Laktose ist ein Disaccharid, bestehend aus Glukose und Galaktose, welches vom Dünndarm nicht resorbiert werden kann. Die Spaltung erfolgt durch Laktase, ein Bürstensaumenzym des Dünndarms. Die beiden Monosaccharide werden sodann resorbiert und führen zu einem Anstieg des Blutzuckers. Ein Mangel an Laktase besteht entweder primär (genetisch) oder entsteht symptomatisch bei schweren diffusen Dünndarmerkrankungen (Zottenatrophie). Die Prävalenz des primären Laktasemangels (Alaktasie) variiert in verschiedenen Populationen sehr stark. In Ländern mit hoher Prävalenz ist der Laktosetest daher als Resorptionstest nicht gut anwendbar.

Durchführung

Der nüchterne Patient erhält 50g Laktose in einer Tasse Tee oder Wasser. Blutzuckerbestimmungen werden zu folgenden Zeiten durchgeführt: 0, 20, 40, 60, 90, 120 Minuten.

Ergebnis

Normal: Blutzuckeranstieg > 150 mg/l.
Laktasemangel: flache BZ-Kurve (kein Anstieg).

Bei Laktasemangel muß es außerdem durch den osmotischen Effekt der ungespaltenen Laktose im Darm zu intestinalen Symptomen während des Tests kommen (laute Darmgeräusche, Krämpfe, Diarrhö).

Dextrosebelastung

Als oraler Glukosetoleranztest findet die Dextrosebelastung zum Nachweis einer diabetischen Stoffwechsellage breite Anwendung. Nach Gabe von 75 g Dextrose darf beim Normalen der Blutzucker nach 60 Minuten 1,6 g/l nicht übersteigen, nach 120 Minuten soll er wieder in den Normalbereich unter 1,1 g/l zurückgekehrt sein. (Glukosebestimmung im Plasma). Als Resorptionstest ist Dextrose weniger gut geeignet, da die Blutzuckerkonzentrationen von einer Unzahl anderer Faktoren als der Glukoseresorption allein abhängen und nur bei schwersten Dünndarmveränderungen die Glukoseresorption gestört ist. Bedeutung hat der Test vielleicht nur in der seltenen Fragestellung, ob der Darm überhaupt in der Lage ist, Monosaccharide zu resorbieren. Der Test wird dann in gleicher Weise wie der Laktosetest mit 50 g durchgeführt. Der Anstieg des Blutzuckers muß mindestens 200 mg/l (nach anderen Autoren 400 mg/l) betragen.

Glukose-Galaktose-Test

Der Test dient fast ausschließlich zum Beweis der primären Alaktasie: Findet man bei einem ansonsten gastrointestinal gesunden Patienten einen pathologischen Laktosetest, so kann die Diagnose eines primären Laktasemangels dadurch bewiesen werden, daß der Glukose-Galaktose-Test normal ausfällt.

Der Patient erhält per os ein Gemisch von je 25g Glukose und 25g Galaktose (die beiden Monosaccharide der Laktose). Die Durchführung des Tests erfolgt in gleicher Weise wie der Laktosetest, d.h. Bestimmung von Blutzucker in den folgenden 2 Stunden. Beim Normalen steigt der Blutzucker um mindestens 150 mg/l über den Vorwert an.

Trehalosetest

Prinzip

Trehalose ist ein Disaccharid, bestehend aus 2 Glukoseeinheiten. Das Bürstensaumenzym Trehalase spaltet Trehalose in die beiden Monosaccharide, welche resorbiert werden. Gegenüber dem Laktosetest hat Trehalose den Vorteil, daß primäre Trehaloseintoleranzen (primärer Trehalosemangel) äußerst selten sind. (Solche Patienten reagieren mit heftigen Durchfällen auf Pilzgerichte, da in Pilzen viel Trehalose enthalten ist). Außerdem ist der Test als Resorptionstest auch bei Patienten mit chronischer Niereninsuffizienz und Oligo-Anurie anwendbar (29).

Durchführung

Der Test ist in zwei Teilen durchzuführen. Einmal erhält der Patient oral 50g α-D-Trehalose, an einem zweiten Tag 50g Dextrose. Es werden Blutzuckerbestimmungen durchgeführt (0, 15, 30, 60, 90, 120 Minuten) und die gefundenen Werte auf Millimeterpapier aufgetragen (auf der Ordinate die BZ-Werte, auf der Abszisse die Zeit). Die unter den Blutzuckerwerten der ersten 60 Minuten entstehenden Flächen der beiden Tests werden planimetriert und ein Quotient (Trehalosefläche: Glukosefläche) errechnet. Dies ist der Trehaloseabsorptionsindex (TAI).

Normalbereich

TAI $>$ 0,3

Vitamin-B_{12}-Resorptionstest, Schilling-Test

Prinzip

Ursprünglich für die Diagnostik der perniziösen Anämie entwickelt, hat sich dieser Test als vorzüglicher Dünndarm-Resorptionstest erwiesen. Da Vitamin B_{12} im Ileum resorbiert wird, dient der Test zur Diagnostik von Resorptionsstörungen in diesem Darmabschnitt. Vitamin B_{12} wird im Magen mit Intrinsic factor zu einem Komplex gebunden, welcher erst die Resorption möglich macht. Bei Fehlen von Intrinsic factor unterbleibt eine Resorption. Bei Verwendung als Resorptionstest mußte früher bei pathologischem Ergebnis der Test unter oraler Gabe von Intrinsic factor wiederholt werden. Heute wendet man eine Doppelisotopenmethode an.

Durchführung

Der Patient erhält gleichzeitig per os eine gemessene Menge von ^{58}Co-Vitamin-B_{12} sowie ^{57}Co-Vitamin-B_{12}-Intrinsic-factor-Komplex. 60 – 90 Minuten später werden 1000 μg Vitamin B_{12} als Schwemmdosis i.m. injiziert. Es wird der Harn über 24 Stunden gesammelt und die ausgeschiedene Radioaktivität für ^{57}Co und ^{58}Co gemessen. Um eine Adsorption des ausgeschiedenen Vitamin B_{12} an der Glaswand zu verhindern (was falsch-niedrige Meßwerte ergäbe), werden in das Harnsammelgefäß 1000 μg inaktives Vitamin B_{12} vorgelegt. Die ausgeschiedene Menge von radioaktivem Vitamin B_{12} wird in Prozent der Dosis angegeben. Außerdem wird ein Quotient zwischen ausgeschiedenem ^{57}Co (Vitamin-B_{12}-Intrinsic-factor-Komplex) und ^{58}Co (Vitamin B_{12} allein) errechnet.

Normalbereich

Sowohl die Ausscheidung von ^{57}Co wie von ^{58}Co liegt über 10% der gegebenen Dosis, der Quotient liegt um 1.

Ausscheidungswerte zwischen 7% und 10% sind als Grenzbereich inkonklusiv und erfordern eine Wiederholung der Untersuchung.

Perniziöse Anämie (Intrinsic-factor-Mangel)

Die Ausscheidung von ^{58}Co ist vermindert, die von ^{57}Co ist normal. Der Quotient liegt über 1,5.

Malabsorptionssyndrom

Die Ausscheidung von ^{57}Co und ^{58}Co ist in gleicher Weise vermindert (unter 7%), der Quotient liegt um 1.

Folsäure-Resorptionstest

Folsäure wird im gesamten Dünndarm resorbiert, so daß sich die Substanz für einen Globaltest der Dünndarmresorption eignet. Die Angaben der normalen Serumkonzentrationen schwanken etwas von Laboratorium zu Laboratorium, divergieren aber nicht wesentlich (6).

Normalbereich im Serum

4 – 34 nmol/l (2-15 μg/l)

Durchführung

Der Patient erhält über 4 Tage vor der Untersuchung täglich 1 mg Folsäure i.v. oder i.m. Dies dient der Absättigung eines möglichen Folsäuremangels im Gewebe, welcher den Resorptionstest falsch-positiv beeinflussen würde (kein meßbarer Anstieg der Serumfolsäure-Konzentration nach oraler Zufuhr). Am Tag der Untersuchung gibt man dem nüchternen Patienten 40 μg/kg Folsäure oral und bestimmt die Serumfolsäure-Konzentration zu folgenden Zeiten: 0, 60, 120 Minuten.

Beim Normalen steigt die Serumkonzentration über 170 nmol/l (75μg/l) an. (Nach anderen Autoren über 40 μg/l.)

Normalbereich (MW ± SD)

VW: 17 ± 1,8 nmol/l
60′: 173 ± 8,5 nmol/l
120′: 175 ± 6,6 nmol/l

H_2-Exhalationstest

Prinzip

Dickdarmbakterien haben die Fähigkeit, Kohlenhydrate über Metaboliten zu CO_2 und H_2 abzubauen. H_2 wird über die Lungen abgeatmet und kann gaschromatographisch in der Ausatmungsluft gemessen werden. Wenn Kohlenhydrate vermehrt in den Dickdarm gelangen oder wenn der Dünndarm von Bakterien besiedelt ist, welche Kohlenhydrate abbauen, kommt es zu einer Steigerung der H_2-Abgabe durch die Ausatmungsluft. Da die Methode der Gaschromatographie aufwendig ist, wurde in den letzten Jahren eine elektrochemische Methode und ein entsprechendes Meßgerät entwickelt, das die Anwendung des Tests im klinischen Bereich erlaubt (8).

Der Test findet in folgenden Fragestellungen Anwendung:

1. Kohlenhydrat-Malabsorption
2. Dünndarmbesiedelung mit Bakterien
3. Bestimmung der Magen-Dünndarm-Passagezeit.

Durchführung

Je nach Fragestellung verabreicht man dem Patienten eine gemessene Menge eines Kohlenhydrats oral und bestimmt in den folgenden 3 – 4 Stunden in regelmäßigen Abständen die H_2-Abgabe durch die Lunge.

Zum Nachweis einer *Laktose-Intoleranz* verabreicht man 50g Laktose und führt die Messungen in den ersten beiden Stunden durch. Will man eine *bakterielle Dünndarmbesiedelung* nachweisen, verwendet man 50g Glukose und hat vorwiegend in der ersten Stunde einen H_2-Anstieg zu erwarten. Zur Messung der intestinalen *Transitzeit* ist ein im Dünndarm nicht resorbierbares Kohlenhydrat (z.B. Laktulose) zu geben und die Messung solange durchzuführen, bis ein Anstieg von H_2 in der Atemluft festgestellt wird. Dies gibt die Passagezeit an (etwa 4 Stunden).

Fehlerquellen

Niedrige Werte entstehen durch osmotische Effekte (zu rasche Passage im Kolon), durch Antibiotika oder bei Vorliegen einer Darmflora, welche kein H_2 zu bilden vermag (individuelle Variante?). Hohe Werte werden durch kurz zurückliegende ballastreiche Mahlzeiten oder bei Obstipation verursacht. In diesen Fällen ist bereits der Vorwert erhöht.

Normalbereich

Die Referenzwerte sind jeweils vom Untersucher anzugeben (Gerät-abhängig). Die Angabe erfolgt überlicherweise in ppm H_2.

Bewertung

Die Untersuchung ist für den Patienten nicht belastend und bei den angeführten Fragestellungen gut brauchbar. Sie hat den Nachteil, daß man auf das spezielle Meßgerät angewiesen ist.

Stuhluntersuchungen

Das Gewinnen und die Aufarbeitung von Stuhlproben sind wenig angenehme und daher unbeliebte Tätigkeiten. Aus diesem Grund sind verschiedenste Techniken für die Handhabung dieser Proben entwickelt worden, ohne daß sich eine einheitliche etabliert hätte. Besonders wichtig ist das exakte Sammeln von Stuhl über mehrere Tage, wenn quantitative Bestimmungen erfolgen sollen. Von den verschiedensten Methoden seien nur beispielhaft angeführt: Plastikbeutel, welche man versiegeln kann, tarierte Plastiktöpfe, verschließbare Metallkannen, welche direkt an einen Homogenisator anschließbar sind, „deep freeze toilet" (12).

Makroskopische Stuhluntersuchung

Die tägliche Stuhlmenge hängt von der Art der Ernährung ab. Bei vorwiegend vegetabilischer Kost steigt die Stuhlmenge an, bei Ernährung mit leicht resorbierbaren Substanzen nimmt sie ab. Normaler Stuhl ist geformt, allenfalls breiig, braun gefärbt, eventuell gelbbraun, und erhält seinen typischen Geruch durch Skatol und ähnliche unter dem Einfluß der bakteriellen Flora im Kolon entstehende Endprodukte der Eiweißverdauung. Die normale Stuhlfrequenz weist große individuelle Variabilitäten auf (von täglich 2-3mal bis zu wöchentlich 2-3mal).

Form und Konsistenz

Normal: Zylindrisch geformt bis dickbreiig.
Pankreasstuhl: schmierig, salbenartig, glänzend, voluminös.
Dünndarmstuhl: dünnflüssig, wäßrig.
Beimengungen:
Unverdaute Speisereste: möglicher Hinweis auf Fisteln (Lienterie).
Parasiten: Bandwurmglieder, Oxyuren und Ascariden.
Sekrete: Schleim, Blut, Eiter (entzündliche und neoplastische Prozesse).

Farbe

Hell- bis dunkelbraun : normal.
Schwarz-teerartig-klebrig (Meläna): obere gastrointestinale Blutung.
Schwarzbraun: meist ernährungsbedingt (Rotwein, Schwarzbeeren, Eisenmedikation, Wismutmedikation).
Grau – lehmfarben: Fehlen von Gallenfarbstoffen im Darm (Verschlußikterus).
Rot (meist als Beimengung): untere gastrointestinale Blutung (Rektum-Sigma) oder ernährungsbedingt (rote Rüben).
Weiß: nach Röntgenuntersuchungen mit Bariumsulfat.

Geruch

Fäulnisstuhl: faulig-jauchig-übelriechend: (Pankreas).
Gärungsstuhl: stechend-beißend-sauer: (Dünndarm).

Mikroskopische Stuhluntersuchung

Die mikroskopische Stuhluntersuchung hat heute fast ausschließlich Bedeutung in der Parasitologie und Mikrobiologie. Die chemischen Methoden erlauben keine Differenzierung von Maldigestion (Pankreasinsuffizienz) und Malabsorption (Dünndarmerkrankung). Da sie aber eine gewisse orientierende Information ermöglichen und einfach durchzuführen sind, sollen sie kurz erwähnt werden. Die Ergebnisse sind stark von der Ernährung abhängig, und die Interpretation der Ergebnisse ist nur bei massiv pathologischem Befund verläßlich – ein Nachteil jeder nichtquantitativen Methode.

Man stellt zunächst in Eprouvetten Stuhlaufschwemmungen in isotoner Kochsalzlösung her, und zwar mit einigen erbsgroßen, aus verschiedenen Stellen entnommenen Proben.

Kohlenhydrate

Der Nachweis unverdauter Kohlenhydrate beruht auf dem Nachweis von Stärkekörnern. Unter Zusatz von einigen Tropfen Lugol-Lösung färbt sich Stärke blau. Mikroskopisch sind blaue bis blauviolette, ovale Körner zu erkennen, welche manchmal eine konzentrische Schichtung aufweisen. Auch beim Normalen finden sich einzelne Stärkekörner im Stuhl, bei schwerer Kohlenhydratmaldigestion sind diese stark vermehrt.

Eiweiß

Als Repräsentant für die Eiweißverdauung dient der Nachweis von Muskelfasern im Nativpräparat. Beim Normalen finden sich einige wenige Muskelfasern, die als Zeichen der Digestion abgerundete Enden aufweisen und keine Querstreifung mehr erkennen lassen. Bei Maldigestion sind Muskelfasern in ihrer Zahl vermehrt, scharfrandigkantig begrenzt und zeigen eine deutliche Querstreifung.

Fett

Nach Zusatz von einigen Tropfen Sudan-III-Lösung färben sich Neutralfette leuchtend rot an. Bei Maldigestion von Neutralfett erkennt man mikroskopisch sehr deutlich die leuchtend rot gefärbten, kreisrunden Neutralfettkügelchen, beim Normalen ist die Färbung negativ.

pH

Man befeuchtet ein Indikatorpapier mit destilliertem Wasser und bringt es mit der Stuhloberfläche in Kontakt (mehrere Stellen untersuchen). An der Rückseite des Papiers wird der Farbumschlag beobachtet und der pH-Wert an der Vergleichsskala abgelesen.

Normal:	pH 6,5 – 7,5
Gärung:	pH $<$ 6,0 („Dünndarmstuhl")
Fäulnis:	pH $>$ 8,0 („Pankreasstuhl")

Blutnachweis

Für den chemischen Nachweis von okkultem Blut im Stuhl wurden verschiedene Methoden entwickelt. Sie beruhen alle auf dem Prinzip der Oxydation von farblosen Chromogenen durch Peroxydaseaktivität aus Hämoglobin. Als Substrate können Benzidin, o-Toluidin oder Guajak-Harz verwendet werden. Benzidin ist wegen seiner hohen Kanzerogenität nicht mehr erhältlich, o-Toluidin wird wegen seiner zu hohen Empfindlichkeit (zu viele falsch-positive Ergebnisse) nicht verwendet.

Heute stehen im allgemeinen kommerziell hergestellte Kärtchen in Verwendung (z.B. Haemoccult®; Haemofec®), auf welche auf der einen Seite eines Fensters die Stuhlprobe, auf der anderen das Reagens aufgebracht wird. Die Testkärtchen enthalten mit Guajak-Harz imprägniertes Filterpapier, das Reagens besteht aus einer stabilisierten Wasserstoffperoxydlösung, welche durch die peroxydaseartige Wirkung von Hämoglobin aktiviert wird und die Oxydation von Guajak-Harz zu seinen blaugefärbten Oxydationsprodukten herbeiführt.

Bei Vorliegen von Blut in der Stuhlprobe tritt eine Blaufärbung auf. Die Kärtchen haben den Vorteil, daß sie verschickt werden können. Die Sensitivität der Kärtchen ist derart vorgegeben, daß eine diätetische Vorbereitung (sog. hämoglobinfreie Kost) nicht erforderlich ist. Eine Eisenmedikation stört das Testergebnis nicht.

Der Nachweis von okkultem Blut im Stuhl hat als Screening-Test für intestinale Tumore Bedeutung. Allerdings ist ein negatives Ergebnis in bis zu 40% von Kolonkarzinom-Patienten beschrieben. Trotzdem ist der Test wegen seiner einfachen, unbelastenden Durchführung zu empfehlen.

Empfindlichkeit

o-Toluidin:	2 – 5 ml Blut/Tag
Benzidin:	5 – 10 ml Blut/Tag
Guajak:	> 10 ml Blut/Tag
NB:	0,5 – 1,0 ml Blut/Tag ist normal

Fehlerquelle

Hohe Vitamin-C-Einnahmen (über 0,5g/die) hemmen wegen der stark reduzierenden Wirkung von Ascorbinsäure die Reaktion und führen zu falsch-negativem Ergebnis.

Fadenprobe

Der Patient verschluckt einen 1 – 2 m langen Woll- oder Baumwollfaden (kein Kunststoff, da das Material saugfähig sein soll), welcher an seiner Spitze entweder eine Olive oder einen Knopf trägt. Durch Rechtsseitenlage soll die Pyloruspassage erleichtert werden. Nach einigen Stunden (der Patient wird später aufgefordert, etwas umherzugehen, damit der Faden evtl. in die oberen Jejunalteile gelangt) wird der Faden entfernt. Eine makroskopisch sichtbare gelbe Verfärbung gibt an, von welcher Distanz an der Faden im Duodenum war (gallige Imbibition). Man legt sodann den Faden in eine Petrischale und führt darin eine Guajak- oder o-Toluidin-Probe durch. Eine Blaufärbung des Fadens weist die Lokalisation der Blutung nach und kann in cm von der Zahnreihe (vorher am Faden markieren!) gemessen werden. Der Test scheint primitiv und im Zeitalter der Endoskopie sinnlos. Manchmal ist er aber doch in der Frage hilfreich, ob ein endoskopisch nicht lokalisierbarer gastrointestinaler Blutverlust aus oberen Dünndarmteilen stammt.

Enzyme

Chymotrypsin und Trypsin

Enzymbestimmungen im Stuhl dienen dem Nachweis einer Pankreasinsuffizienz: die pankreatischen Enzyme Trypsin und Chymotrypsin unterliegen als Proteine in gleicher Weise wie die Nahrungsproteine der Digestion und Resorption. Ein minimaler Prozentsatz (etwa 5‰ der ins Duodenum sezernierten Enzymmenge) wird unverändert mit dem Stuhl ausgeschieden. Bei exokriner Pankreasinsuffizienz ist die fäkale Enzymausscheidung vermindert (1, 16). Da die Stuhlausscheidung von Chymotrypsin und Trypsin die gleiche Aussagekraft besitzt, ist es gleichgültig, welches der beiden Enzyme bestimmt wird. Aus methodischen Gründen wird in der Routinediagnostik ausschließlich Chymotrypsin bestimmt.

Chymotrypsinbestimmung im Stuhl

Die Technik der pH-stat-Titration (1, 16) hat sich trotz der guten Ergebnisse – wohl wegen der generellen Aversion des technischen Personals gegen Stuhluntersuchungen – nicht durchsetzen können. Als Substrat wurde für die Trypsinbestimmung TAME (Toluylsulfonyl-L-Arginin-Methylester), für die Chymotrypsinbestimmung TEE (L-Tyrosylaethylester) verwendet. Das Problem der Anwendung chromogener Substrate für die Stuhlenzymdiagnostik war die Extraktion der Enzyme, welche im Stuhl an diverse Partikel gebunden sind bzw. die Unmöglichkeit der direkten Anwendung wegen der physikalischen Eigenschaften des Stuhls (Eigenfarbe, feste Teile, Inhomogenität etc.).

Ein Fortschritt in methodischer Hinsicht gelang in den letzten Jahren durch die Entwicklung eines Stuhlgefäßes, welches gut verschließbar, geruchlos und somit versendbar ist. Die Extraktion von Chymotrypsin aus den Stuhlpartikeln erfolgt in diesem Primärgefäß durch Zugabe eines Solvens, ohne daß die Stuhlprobe selbst im Laboratorium nochmals manipuliert werden muß. Damit entfällt die unangenehme Geruchsbelästigung für das Laborpersonal. Die Messung erfolgt sodann photometrisch unter Verwendung von Succ-Ala-Ala-Pro-Phe-p-Nitranilid als Substrat (Freisetzung von Paranitranilid). Die Probengefäße und Reagenzien sind kommerziell erhältlich (Boehringer).

Normalbereich

pH-Stat-Titration (1)
Trypsin: > 20 mg/kg (MW: 124 mg/kg)
Chymotrypsin: > 120 mg/kg (MW: 290 mg/kg)

Photometrisch (p-Nitranilid, Boehringer):
Chymotrypsin: > 6 kE/kg

Bewertung

Die Chymotrypsinbestimmung im Stuhl ist als Screening-Test für die Erfassung der schweren Pankreasinsuffizienz wegen ihrer einfachen Durchführbarkeit ausgezeichnet geeignet. Sie weist eine Verminderung der exkretorischen Pankreasleistung sicher nach, wenn die Verminderung unter einem Wert von 25% liegt. Bei Funktionseinschränkungen, welche noch über diesem Bereich liegen, ist die Methode ebenso unverläßlich wie alle anderen indirekten Pankreasfunktionstests (s.S. 105). Sie kann somit nicht zum Nachweis einer chronischen Pankreatitis dienen, solange keine ausgeprägte exokrine Insuffizienz eingetreten ist.

Quantitative Stuhluntersuchungen

Stuhlgewicht

Normalbereich

< 300 g / d (115 ± 41 g/ 24h)

Da sowohl Stuhlfrequenz wie Stuhlgewicht große tägliche Schwankungen aufweisen, ist es vorteilhaft, das Stuhlgewicht nicht einmalig, sondern über mehrere Tage hindurch zu ermitteln.

Das *Gesamtstuhlgewicht* setzt sich zusammen aus (6, 14):

Wasser	75%
feste Bestandteile	25%
Diese bestehen aus:	
Bakterien	30 - 40%
Fett	10 - 20%
anorganische Salze	10 - 20%
unverdaute Faserstoffe	30%
Protein	1-2%

Diese Werte gelten für Personen mit gemischter Ernährung. Bei Völkern mit überwiegend vegetabilischer Kost (Afrikaner) kann das tägliche normale Stuhlgewicht wegen des hohen Wasser- und Fasergehalts bis zu 1000 g betragen.

Stuhlstickstoff

Die Bestimmung des Stuhlstickstoffs hat in der Praxis wegen der methodischen Schwierigkeiten keine Bedeutung erlangt. Das Hauptproblem liegt in der exakten Homogenisierung der Probe. Es ist erforderlich, Stuhl über mindestens 72 Stunden zu sammeln, sodann exakt zu homogenisieren und eine repräsentative Probe zu veraschen. Die Stickstoffbestimmung erfolgt mit der Kjehldahl-Apparatur. Abgesehen von wissenschaftlichen Fragestellungen hat die Methode keine Anwendung gefunden.

Normalbereich

<2 g / 24 h

Stuhlfett

Auch dafür ist eine mehrtägige Stuhlsammlung und eine genaue Homogenisierung erforderlich, die Bestimmungsmethode ist jedoch weniger aufwendig und daher zum Nachweis einer Steatorrhö bei Malabsorptionssyndromen geeignet. Eine Differenzierung von intestinaler oder pankreatischer Ursache gelingt nicht.

Die am häufigsten verwendete Technik ist die nach van de Kamer (34). Sie beruht auf der Verseifung der Neutralfette mittels Kalilauge, der Extraktion der dabei entstehenden freien Fettsäuren und der Titration dieser Fettsäuren mittels 0,01 mol/l NaOH.

Normalbereich

<5 g / 24 h

Patienten mit schwerer Pankreasinsuffizienz scheiden oft mehr als 50g / 24 h aus.

Die Fettausscheidung ist in gewissem Maße von der oralen Zufuhr abhängig. Der oben angeführte Normalwert gilt bis zu einer täglichen oralen Zufuhr von 100 g Fett. Bei wissenschaftlichen Fragestellungen (Stoffwechseluntersuchungen) ist eine standardisierte Zufuhr erforderlich, für die Routinediagnostik muß die orale Zufuhr nicht unbedingt standardisiert werden. (Der Patient darf natürlich nicht unter Nahrungskarenz oder einer absolut fettfreien Kost stehen).

Rektoanale Manometrie*

Die Messung der Funktion des analen Verschlußmechanismus hat bei Patienten mit Stuhlinkontinenz, bei Verdacht auf M. Hirschsprung und bei Mißbildungen oder Fehlanlagen des Anus große diagnostische Bedeutung.

Untersuchungsmethode

In das Rektosigmoid wird eine flüssigkeitsdurchströmte Meßsonde, in die Ampulla recti ein Ballon zur Distension, d.h. zur Nachbildung des Defäkationsreizes, eingeführt. Die Meßsonde wird in Schritten von 5-10 mm pro Minute zurückgezogen und der Ballon bei jeder Station mit einem bestimmten Volumen dilatiert.

Ergebnis

Im Rektum kommt es aufgrund der Ballondistension zu Kontraktionen, im Sphincter ani internus, der einen über dem Rektumdruck liegenden Ruhetonus aufweist, jedoch

* von G. Stacher, Psychophysiologisches Laboratorium der Universität Wien.

zur vollständigen Erschlaffung mit anschließendem Wiedererreichen des Ausgangsdrucks. Erschlafft der Sphincter ani internus auch auf hohe Distensionsvolumina nicht, so ist dies ein sicheres Zeichen für das Vorliegen eines M. Hirschsprung.

Der Sphincter ani externus kontrahiert sich aufgrund der Ballondistension kurz, wobei es sich um eine erlernte Reaktion handelt. Bei Patienten mit Inkontinenz findet sich häufig ein niedriger oder fehlender Ruhedruck des Sphincter ani internus oder ein Nichterkennen des Distensionsreizes und damit ein Ausbleiben der kontraktilen Reaktion des Sphincter ani externus. Dieses Manometrie-Ergebnis findet sich besonders bei Störungen der Sensibilität nach Radiotherapie, nach pervaginalen Hysterektomien oder bei langdauerndem Rektumprolaps.

Pankreas

Die exokrine Pankreassekretion steht unter nervaler und hormoneller Steuerung. Die hormonelle Stimulation erfolgt im wesentlichen durch die beiden Hormone Sekretin und Cholezystokinin-Pankreozymin (CCK-PZ). Aber auch andere Peptidhormone (Gastrin, VIP, Glukagon, Somatostatin etc.) können das exokrine Pankreas beeinflussen. Unter Sekretin kommt es zu einer überwiegenden Stimulation der Epithelien des Gangapparats, welche vor allem Volumen und Bikarbonat produzieren (sog. hydrokinetische Funktion), CCK-PZ stimuliert die Acinuszellen zur Sekretion von Enzymen (sog. ekbolische Funktion). Die beiden Hormone werden unter dem Einfluß von saurem pH im Duodenum (Sekretin) bzw. von Proteinen und Peptonen im Dünndarm (CCK-PZ) freigesetzt und potenzieren einander in der Wirkung. Normaler Pankreassaft besteht aus Bikarbonat, Enzymen und Elektrolyten (18).

Enzyme

Bei akut entzündlichen Vorgängen im Pankreas kommt es durch vermehrten Übertritt von Pankreasenzymen ins Blut zu einem Anstieg der Serumenzymkonzentrationen (sogenannte Enzymentgleisung). Dies gilt grundsätzlich für alle Pankreasenzyme (23). Praktische Bedeutung haben erlangt: Amylase, Lipase, Trypsin.

Alpha – Amylase

(E.C.3.2.1.1.)

Charakterisierung s. S. 790

Serumamylase

Die Bestimmung der Amylaseaktivität im Serum ist die weitest verbreitete und gängigste Methode für die Diagnostik der Pankreatitis. Die normale Serumkonzentration ist beim einzelnen Individuum ziemlich konstant und weist so gut wie keine zirkadiane Rhythmik auf. Bei akuter Pankreatitis steigt sie etwa 3 – 12 Stunden nach Krankheitsbeginn an und kehrt in etwa 3 – 6 Tagen wieder zur Norm zurück. Die Höhe der Serumkonzentration ist kein Indikator für den Schweregrad der Pankreatitis und gibt auch keinen Hinweis auf den Verlauf der Erkrankung oder deren Prognose (31). Ein wesentliches Problem des Tests liegt darin, daß viele andere Erkrankungen zu einer Erhöhung der Serumamylase führen können, welche sich z.T. klinisch mit ähnlichen Symptomen präsentieren:

Perforiertes oder penetrierendes Ulcus pepticum, intestinale Obstruktionen, Peritonitis, rupturierte extrauterine Gravidität, Opiate, Leberzirrhose, Cholezystitis, Cholelithiasis, Niereninsuffizienz, akute Parotitis, disseziierendes Aortenaneurysma, Bauchtrauma, Mesenterialgefäßverschlüsse, zerebrales Trauma, Verbrennungen, Dünndarmileus, diabetische Azidose, alkoholischer Rausch bzw. Alkoholintoxikation, Neoplasien, Makroamylasämie.

Meist liegen zwar die Amylasekonzentrationen bei diesen Erkrankungen niedriger als bei akuter Pankreatitis – sie übersteigen im allgemeinen nicht den doppelten Normalwert –, diese Kenntnis ist aber in der individuellen Situation nicht sehr hilfreich. Bei chronischer Niereninsuffizienz werden Serumamylase-Konzentrationen bis zum 4fachen der Norm gefunden. Ein anderes Problem der Serumamylase-Bestimmung ergibt sich daraus, daß in einem kleinen Prozentsatz von Patienten mit akuter Pankreatitis (man schätzt etwa 5%) die Serumamylase nicht erhöht ist. Dies hat seine Ursache entweder darin, daß zum falschen Zeitpunkt untersucht wird (zu früh oder zu spät), oder in einer besonders raschen und intensiven renalen Ausscheidung. Aus diesem Grund ist es erforderlich, bei klinischem Verdacht auf akute Pankreatitis nicht die Serumamylase allein, sondern auch die Harnamylase zu bestimmen.

Harnamylase

Amylase wird normalerweise durch die Niere ausgeschieden. Dabei weisen die bei stündlichen Messungen gefundenen Konzentrationen starke Schwankungen auf, so daß strenggenommen die Messung im 24-Stunden-Harn erfolgen sollte. Dies ist für die Akutdiagnostik nicht praktikabel. In der Praxis wird daher bei entsprechender klinischer Symptomatik der Nachweis einer erhöhten Harnamylase durchaus verwertbar sein.

Amylase-Clearance

Eine diagnostische Hilfe eröffnet sich durch Clearancebestimmungen. Bei akuter Pankreatitis steigt die Amylase-Clearance beträchtlich an. Dies ist ein weiterer Grund dafür, daß bei akuter Pankreatitis manchmal die Serumkonzentration niedrig ist. Bildet man einen Quotienten zwischen dem Wert der Amylase-Clearance und der Kreatinin-Clearance, so liegt dieser beim Normalen und bei Hyperamylasämien anderer (nicht pankreatitischer) Genese zwischen 1 und 4%, bei akuter Pankreatitis ist er deutlich erhöht.

Normalbereich

[Substrat: lösliches Oligosaccharid-PNP (p-Nitrophenol)]
Serum: < 120 U/l
Harn: < 560 U/l
Clearance: 1-4% der Kreatinin-Clearance

[Substrat: PNP-Maltoheptaosidpentaosid]
Serum: < 300 U/l
Harn: < 1500 U/l

Harnamylase-Schnelltest (Streifentest)

Für die rasche Diagnostik in der Praxis oder in Krankenhäusern ohne 24-Stunden-Laboratorium ist ein gut brauchbarer Teststreifen am Markt erhältlich. Auf dem Streifen ist als Substrat ein Komplex aus Carboxymethyl-Stärke mit einem Farbstoff vorgelegt. Unter der Einwirkung von Amylase kommt es zur Spaltung des Stärkekomplexes, der freigesetzte Farbstoff diffundiert nach Art einer Papierchromatographie in die Ablesezone des Streifens und wird dort mit der Farbskala des Testkits verglichen. Die Empfindlichkeit des Teststreifens ist auf einen Grenzwert von < 500 U/l (d.i. eine normale Harnamylase-Konzentration) eingestellt.

Amylase in Ergüssen

Bei akuter Pankreatitis tritt nicht selten Aszites oder ein (meist linksseitiger) Pleuraerguß auf. In diesen Ergüssen finden sich hohe Amylasekonzentrationen. Die Werte können bis auf das Hundertfache der Serumkonzentrationen steigen. Findet man in solchen Ergüssen Amylasekonzentrationen, welche niedriger als die Serumkonzentrationen sind, kann eine Pankreatitis ausgeschlossen werden. (Das gleiche gilt für den Nachweis von Lipase oder Trypsin.)

Makroamylasämie

Es handelt sich um ein Phänomen ohne Krankheitswert. Bei Personen mit Makroamylasämie finden sich großmolekulare Amylasen, welche nicht durch die Niere ausgeschieden werden können. Die Großmoleküle entstehen durch Polymerisierung mehrerer (meist 4) Amylasemoleküle. Die Theorie, es handle sich um die Bindung von Amylase an Immunglobuline, ist wahrscheinlich nicht mehr haltbar, da die Erklärung der erhöhten Serumaktivität damit schwerfällt. In typischer Weise findet sich bei Personen mit Makroamylasämie eine auf das etwa 4fache erhöhte Serumamylase-Aktivität bei normalen Harnamylasewerten. Der direkte Beweis kann chromatographisch oder elektrophoretisch geführt werden: es finden sich zwei Banden mit Amylaseaktivität, von denen die eine ein höheres Molekulargewicht aufweist.

Die Kenntnis und der Beweis einer Makroamylasämie ist für das Individuum von größter Bedeutung. Manche dieser Personen leiden gelegentlich unter abdominellen Schmerzen und werden fälschlich wegen der Erhöhung der Serumamylase mit der Diagnose einer chronischen Pankreatitis versehen.

Atypische Befundkonstellationen

(Fehlendes klinisches Korrelat)

Serumamylase normal, Harnamylase erhöht

Mögliche Erklärungen:

Abklingende Pankreatitis
Harnamylase-Bestimmung in konzentriertem Harn.
Methodischer Fehler (Pipettieren mit dem Mund führt zu Einbringen von Speichelamylase).
Artefiziell (Simulanten setzen der Harnprobe Speichel zu!).

Serumamylase erhöht, Harnamylase normal

Mögliche Erklärungen:

Chronische Pankreatitis im Intervall
Niereninsuffizienz
Makroamylasämie
Methodischer Fehler (Pipettieren mit dem Mund s.o.), artefiziell (selten, da Einbringen von Speichel in Serum schwieriger als in Harn).

Hinweis

Im Spätstadium der chronischen Pankreatitis („ausgebranntes Pankreas") sind die Serumenzymwerte normal oder erniedrigt. In gleicher Weise sind sie auch bei schwerer Pankreasnekrose im Spätstadium normal oder niedrig, sie sind daher nicht als Prognoseparameter geeignet (s.u.).

Isoenzyme der Amylase

Man kann elektrophoretisch zwei Hauptgruppen von Isoamylasen auftrennen:

S–Isoamylase: „Speichelamylase"
P–Isoamylase: „Pankreasamylase".

Die S-Isoamylasen wandern rasch anodenwärts und beinhalten neben den salivären Isoenzymen auch die Amylasen verschiedener anderer Organe (Leber, Ovar etc.), während die langsam wandernde P-Isoamylase ausschließlich Pankreasamylase enthält (die Bande verschwindet nach totaler Pankreatektomie).

Die Bestimmung der Isoamylasen hat wenig Bedeutung in der Praxis gewonnen, da die Methode, wenn auch nicht übertrieben aufwendig, doch mehr Zeit erfordert und die

Bestimmung der Gesamtamylaseaktivität bei entsprechender klinischer Symptomatik für die Akutdiagnostik ausreicht. Einen gewissen Platz hat die Bestimmung der Isoamylasen bei der Mumpsinfektion, um das Auftreten einer Pankreatitis nachzuweisen. Während bei Mumps ohne Pankreatitis fast ausschließlich S-Isoamylase nachweisbar ist, steigt die P-Fraktion bei Mumps-Pankreatitis deutlich an.

Lipase

(E.C.3.1.1.3.)

Charakterisierung s. S. 790

Serumlipase

Auf der Suche nach einem Enzym, welches für die Diagnostik der akuten Pankreatitis spezifisch ist, wurde die Bestimmung der Serumlipase eingeführt. Eine Erhöhung der Serumlipase scheint entsprechend der längeren biologischen Halbwertszeit länger nachweisbar zu sein. Die Bestimmung hat vermutlich aus methodischen Gründen bisher die Amylasebestimmung nicht verdrängen können. Gegen die zuletzt entwickelten turbidimetrischen Techniken gibt es jedoch kaum Einwände. Allerdings sind sie bei stark lipämischem Serum nicht anwendbar. Die ELISA-Technik hat wiederum den Nachteil der höheren Kosten und der längeren Dauer.

Die Bestimmung der Serumlipase hat sicher die Spezifität hinsichtlich der Diagnose der akuten Pankreatitis erhöht, es sind aber in ähnlicher Weise wie für die Serumamylase eine Reihe von Erkrankungen beschrieben, welche eine erhöhte Serumlipase-Aktivität hervorrufen:

Ulkusperforation und -penetration, Ileus, Peritonitis, Cholezystitis, Cholelithiasis, Mesenterialgefäßverschlüsse, Verbrennungen, Nierenversagen, Opiate, Crush-Syndrom.

Diese Berichte sind allerdings nicht ganz rezent und es wäre denkbar, daß mit Entwicklung spezifischerer Labormethoden die Anzahl dieser falsch-positiven Ergebnisse abnimmt.

Harnlipase

Entgegen vereinzelten Berichten findet sich im Harn keine Lipase. Der Nachweis von Lipaseaktivität im Harn ist ein methodischer Artefakt.

Lipase-Schnelltest im Serum

Es handelt sich um einen Latextest, welcher als Ergänzung zum Harnamylase-Schnelltest für die Praxis und für Krankenhäuser ohne 24-Stunden-Laboratorium gut brauchbar ist. Gegenüber dem Harnamylase-Test hat er den Nachteil, daß man warten muß, bis nach der Blutabnahme der Gerinnungsvorgang, einschließlich der Retraktion des Gerinnsels, beendet ist und daß man im allgemeinen für die

Serumgewinnung eine Zentrifuge und für die Durchführung des Latextests auf der Platte eine Pipette benötigt. Damit ist der Test wohl im Handlaboratorium, aber kaum im Rahmen von Hausbesuchen praktikabel. Die Empfindlichkeit des Standards ist auf einen Serumnormalwert < (200 U/l, turbidimetrisch) eingestellt.

Normalbereich

Serum

< 22 U/l	(Substrat Triolein, ACA)
< 200 U/l	(turbidimetrisch)
< 56 µg/l	(ELISA)

Harn

Im Harn findet sich keine Lipaseaktivität.

Trypsin

(E.C.3.4.21.4)

Das Enzym ist eine Endopeptidase und spaltet Peptidbindungen, an denen Arginin oder Lysin beteiligt sind.

Trypsin wird als inaktives Trypsinogen in den Acinuszellen gebildet und im Duodenum unter dem Einfluß von Enterokinase in Anwesenheit von Ca-Ionen zu aktivem Trypsin. Dieses übernimmt sodann die Eigenaktivierung von weiterem Trypsinogen sowie die Aktivierung der meisten Zymogene aus dem Pankreas (Trypsin, Chymotrypsin, Elastase, Carboxypeptidase, Phospholipase). Trypsin aktiviert aber auch das Kinin-Kallikrein-System. Im Serum ist keine enzymatische Aktivität nachweisbar, da sie durch Trypsininhibitoren gehemmt wird.

Serumtrypsin (RIA)

Mit der Entwicklung einer radioimmunologischen Nachweismethode von Trypsin bietet sich für die Pankreasdiagnostik ein organspezifischer Parameter an.

Bei *akuter Pankreatitis* und bei *chronischer Pankreatitis* in den Phasen entzündlicher Aktivität kommt es zum deutlichen Anstieg der Serumtrypsinkonzentration. Die Methode würde sich daher ausgezeichnet als spezifischer Test zum Nachweis der Pankreatitis eignen. Ihrer breiten Anwendung steht entgegen, daß sie gegenüber der Amylase- oder Lipasebestimmung wesentlich teurer ist, als Radioimmunoassay eine längere Inkubationszeit benötigt und schließlich auf einen nuklearmedizinischen Arbeitsplatz angewiesen ist.

Bei *exokriner Pankreasinsuffizienz* sind die Serumtrypsinwerte vermindert, bei der großen Schwankungsbreite der Normalwerte ist jedoch die Interpretation im Einzelfall schwierig und wenig verläßlich.

Die Serumtrypsinkonzentration nimmt mit zunehmendem Alter zu (22), überschreitet aber nicht die Normalgrenzen:

die Mittelwerte liegen mit 30 a bei 160, mit 40 a bei 200, mit 50 a bei 220 und über 70 a bei 240 µg/l.

Ergebnis

Normalwert: 80 – 345 µg/l
Akute Pankreatitis: > 500 µg/l
Pankreasinsuffizienz: < 70 µg/l
Chronische Pankreatitis: erhöht, normal oder erniedrigt (abhängig vom Ausmaß der Insuffizienz und von der aktuellen entzündlichen Aktivität).

Indirekte Pankreasfunktionstests

Mit allen hier angeführten Methoden wird nicht die entzündliche Aktivität, sondern die Verminderung der exokrinen Pankreasfunktion erfaßt. Allen diesen Tests ist gemeinsam, daß sie bei schwerer Pankreasinsuffizienz (weniger als 20 – 25% Restfunktion) ein eindeutig pathologisches Ergebnis erbringen (9, 15, 18, 21, 24, 27, 28, 32). Oberhalb dieses Grenzwerts sind alle indirekten Tests wenig verläßlich. Die Schwierigkeit des sicheren Nachweises einer mäßiggradigen Insuffizienz liegt in der großen Funktionsreserve des Pankreas. Als „Screening-Tests" haben somit alle Methoden etwa den gleichen Aussagewert. Die Chymotrypsinbestimmung im Stuhl ist als am wenigsten aufwendige und den Patienten nicht belastende Methode für die Praxis am brauchbarsten.

Chymotrypsin im Stuhl

Details siehe S. 96

PABA-Test

(Bentiromid-Test)

Prinzip

N-BT-PABA (*N*-*B*enzoyl-L-*T*yrosyl-*p*-*A*mino-*B*enzoic-*A*cid; Bentiromid), ein Peptid, welches nicht resorbierbar ist, wird spezifisch von Chymotrypsin in N-Benzoyl-L-Tyrosin und PABA gespalten. Die freigesetzte PABA wird resorbiert, durch die Niere ausgeschieden und im Harn gemessen. Die im Harn gefundene Menge PABA erlaubt einen Rückschluß auf die vom Pankreas ins Duodenum sezernierte Chymotrypsinmenge. Bei Pankreasinsuffizienz ist der Wert durch die verminderte Chymotrypsinausschüttung ins Duodenum vermindert (15, 18, 24, 27, 32).

Durchführung

Der Patient erhält eine gemessene Menge N-BT-PABA per os gemeinsam mit einem standardisierten Frühstück zum Zwecke der Stimulation der Pankreassekretion und sammelt in den folgenden Stunden den Harn. Als Dosis wird meist 1g gegeben, manche Autoren verwenden 500 mg. Die Harnsammelperiode dauert üblicherweise 6 Stunden. Die Messung im Harn erfolgt photometrisch. Aus der Konzentration und dem Volumen errechnet sich die Ausscheidung an PABA in 6 Stunden. Ein Testset ist kommerziell erhältlich (Hoffmann-La Roche).

Ergebnis

(Ausscheidung im 6h-Harn)

Normal:	> 60%
Pankreasinsuffizienz:	< 40%

Hinweis

Chronische Pankreatitis: je nach Funktionszustand des Pankreas normale oder pathologische PABA-Ausscheidung.

Fehlerquellen

Dünndarmresorptionsstörung, Nierenfunktionsstörung, Interferenzen der PABA-Bestimmung (Antibiotika, Sulfonamide, Sulfonylharnstoffe), inkomplette Harnsammlung (Plausibilitätskontrolle!).

Fluoreszein-Test

(Pankreolauryltest®)

Prinzip

Fluoreszein-Dilaurat, ein im Dünndarm nicht resorbierbarer Ester, wird von pankreatischen Esterasen in seine Komponenten Na-Fluoreszein und Laurylsäure gespalten. Das freigesetzte Na-Fluoreszein kann resorbiert werden, wird im Harn ausgeschieden und dort photometrisch gemessen.

Durchführung

Da individuelle Unterschiede in der Resorptionskapazität des Dünndarms bestehen, muß der Test in zwei Teilen durchgeführt werden. Der Patient erhält an einem Tag 0,25 mmol Fluoreszein-Dilaurat, an einem weiteren Tag 0,5 mmol Na-Fluoreszein per os. Gleichzeitig wird wie beim PABA-Test ein standardisiertes Frühstück gegeben. Die in den folgenden 10 Stunden ausgeschiedene Menge an Fluoreszein wird gemessen. Die ausgeschiedene Fluoreszeinmenge, welche nach oraler Gabe von unverestertem Na-Fluoreszein im Harn gefunden wird, repräsentiert die individuelle Resorptionskapazität des Dünndarms für Fluoreszein ohne Einfluß der Pankreasenzyme. Als Ergebnis wird ein Quotient aus den Harn-Fluoreszeinwerten der beiden Tests gebildet.

Ergebnis (Quotient)

Normal:	> 30
Pankreasinsuffizienz:	< 20

Ausscheidung im 8-Stundenharn

Normal:	> 20% der Dosis
Pankreasinsuffizienz:	< 10% der Dosis
Totale Pankreatektomie:	< 1% der Dosis

Bewertung

Der Test entspricht in seinem Aufbau grundsätzlich dem PABA-Test und teilt mit diesem die Fehlerquellen, die Interpretation und die Wertigkeit. Die technische Durchführung ist einfach, ein Testset ist im Handel erhältlich. (Temmler-Werke Marburg; in Österreich, Braumapharm).

In Anbetracht dessen, daß es sich bei dem Test um eine orientierende Methode handelt, welche nur bei schwerer Pankreasinsuffizienz ein eindeutiges Ergebnis aufweist, kann in der Praxis auch mit der Durchführung der Fluoreszeinester-Gabe allein das Auslangen gefunden werden. Beim Normalen lag in eigenen Untersuchungen dabei die 8-Stundenausscheidung im Mittel bei 23%, total Pankreatektomierte scheiden unter 1% der gegebenen Dosis aus (15, 18, 24, 27, 32).

Doppelt Co-markierter Schilling-Test

Prinzip

Cobalamin (Vitamin B_{12}) wird im Magen nicht nur durch Intrinsic factor (IF), sondern durch ein weiteres gastrisches Protein, das sog. R-Protein (rapid protein) gebunden. Unter dem Einfluß pankreatischer Proteasen wird im Duodenum R-Protein degradiert, der R-Protein-Cobalamin-Komplex zerstört und somit Cobalamin wieder freigesetzt. Dies ermöglicht eine weitere Bindung von Cobalamin an IF, was zu einer zusätzlichen Resorption von IF-Cobalamin-Komplex führt. Bei Fehlen oder Verminderung pankreatischer Enzyme (Pankreasinsuffizienz) wird R-Protein im Duodenum nicht degradiert, der R-Protein-Cobalamin-Komplex bleibt intakt, es entsteht weniger IF-Cobalamin-Komplex, es wird weniger Cobalamin resorbiert und auch weniger renal ausgeschieden (7).

Durchführung

Der Patient erhält folgende Substanzen oral:

1. IF-^{57}Co-Cobalamin
2. R-Protein-^{58}Co-Cobalamin
3. IF
4. Cobinamid

Die orale Gabe von IF im Überschuß dient dazu, das im Duodenum nach Degradation von R-Protein freiwerdende ^{58}Co-Cobalamin aufzunehmen. Cobinamid (ein Cobalamin-ähnlicher Körper) soll endogenes gastrisches R-Protein abbinden, um das Gleichgewicht des IF-^{57}Co-Cobalamin-Komplexes nicht zu stören. Gemessen wird, wie beim üblichen Schilling-Test, die Ausscheidung von ^{57}Co und ^{58}Co im Harn, wobei ein Quotient zwischen den beiden Meßwerten gebildet wird. Bei Patienten mit Pankreasinsuffizienz unterbleibt die Spaltung des R-Protein-^{58}-Co-Cobalamin-Komplexes, es entsteht kein IF-^{58}Co-Cobalamin-Komplex, die Resorption und damit die renale Ausscheidung von ^{58}Co ist gering, der Quotient $^{58}Co/^{57}Co$ wird kleiner.

Ergebnis (nach Brugge et al)

$^{58}Co/^{57}Co$-Quotient	
Normal:	0,52 – 1,0 (MW 0,76)
Pankreasinsuffizienz:	0,02 – 0,15 (MW 0,07)
chron. Pankreatitis:	0,26 – 0,89 (MW 0,61)

Bewertung

Der Test hat bislang keine breite Anwendung gefunden, wenngleich seine theoretische Grundlage einleuchtet. Wie aus den Ergebnissen der Erstbeschreiber hervorgeht, scheint er gut brauchbar für die Diagnose der schweren Pankreasinsuffizienz zu sein. Patienten mit chronischer Pankreatitis weisen große Streuungen auf.

Pankreatisches Polypeptid (PP)

Prinzip

PP ist ein gastrointestinales Peptidhormon von noch unklarer physiologischer Bedeutung. Man hat beobachtet, daß beim Normalen die PP-Konzentration im Serum nach einer Testmahlzeit oder nach i.v. Applikation von CCK ansteigt. Bei Patienten mit Pankreasinsuffizienz ist die Serum-PP-Konzentration vermindert und der Anstieg nach CCK-Gabe bleibt aus (9, 21).

Durchführung

Man injiziert dem Patienten 1U/kg CCK i.v. und mißt die Serum-PP-Konzentration in den folgenden 30 Minuten. (Eine Variante des Tests ist die orale Gabe einer Testmahlzeit).

Ergebnis

Beim Normalen liegt die Serum-PP-Konzentration um 100 ng/l und steigt nach CCK auf Werte zwischen 300 und 3000 ng/l an (die Referenzwerte sind vom jeweiligen Laboratorium anzugeben). Patienten mit schwerer Pankreasinsuffizienz haben im Mittel signifikant niedrigere Nüchtern-PP-Spiegel (wegen der großen Streuung ein wenig verwertbarer Befund) und weisen nach CCK einen nur geringen oder keinen PP-Anstieg auf.

Bewertung

Der Test erfaßt gut die schwere Pankreasinsuffizienz, für die Diagnose der chronischen Pankreatitis ist er wegen der beträchtlichen Überlappung der Ergebnisse mit denen bei Gesunden ebensowenig geeignet wie alle anderen indirekten Pankreasfunktionstests. Die Bestimmung von PP (RIA) erfolgt derzeit nur in Speziallaboratorien.

DMO

Prinzip

Trimethadion, ein Antiepileptikum (Trimethyloxazolidinedione) wird zu Dimethyloxazolidinedione (DMO) metabolisiert und durch das Pankreas ins Duodenum ausgeschieden. Bei Patienten mit Pankreasinsuffizienz ist die DMO-Ausscheidung ins Duodenum vermindert.

Bewertung

Von japanischen Autoren auch für die Szintigraphie empfohlen, hat sich die Methode bisher nicht verbreiten können (25).

Obsolete Pankreasfunktionstests

Evokationstest mit Sekretin-CCK

Prinzip

Nach intravenöser Gabe von Sekretin und/oder CCK-PZ steigt die Amylase-(Lipase- oder Trypsin-) Aktivität im Serum an. Bei Patienten mit chronischer Pankreatitis soll der Anstieg ausbleiben, bei Verschluß des Ausführungsgangs (Karzinom) besonders deutlich sein (18).

Bewertung

Die Ergebnisse weisen eine große Streuung auf und sind in keiner Weise einheitlich. Als Screening-Test zu teuer, als diagnostische Methode für Pankreaskarzinome durch ERCP, Sonographie und Computertomographie überholt.

Probetrunk nach Lundh

Prinzip

Nach Gabe eines Probetrunks wird durch eine Sonde Duodenalsaft gewonnen und die Enzymkonzentration gemessen.

Bewertung

Die Methode wurde früher wegen ihrer geringen Kosten anstelle des Sekretin-CCK-Tests durchgeführt. Sie erlaubt keine quantitative Aussage und ist schlecht reproduzierbar. Die Belastung des Patienten (Einführen einer Sonde) und der Aufwand sind im Verhältnis zum Informationswert zu hoch.

^{75}Se-Selenmethionin

Prinzip

^{75}Se-markiertes Selenmethionin wird als Aminosäure in pankreatische Enzyme eingebaut und kann im Duodenalsaft gemessen werden. Bei Pankreasinsuffizienz ist die Radioaktivität im Duodenalsaft geringer als beim Normalen.

Bewertung

Selenmethionin wird nicht nur in Pankreasenzyme eingebaut, sondern auch in der Leber als Organ mit hohem Proteinstoffwechsel umgesetzt. Es wird in hohem Maße auch durch die Galle ausgeschieden. Die Untersuchungsergebnisse sind nicht pankreasspezifisch, belasten den

Patienten in zweifacher Hinsicht (Setzen einer Duodenalsonde, lange Halbwertszeit von ^{75}Se: 120d!), die Methode ist teuer und benötigt ein Isotopenlaboratorium. ^{75}Se-Selenmethionin sollte weder für die Pankreasszintigraphie noch für die Funktionsdiagnostik weiter verwendet werden (27, 28).

Sekretin-CCK-Test (Quantitative Sekretionsanalyse)

Der Sekretin-CCK-Test ist der zur Zeit exakteste Test zur Erfassung der exkretorischen Pankreassekretion und gilt unter den Funktionstests als der „Goldstandard" (13, 15, 18).

Prinzip

Über eine doppelläufige Sonde wird Duodenalsaft nach parenteraler Stimulation des Pankreas mit Sekretin und Cholezystokinin-Pankreozymin (CCK) gewonnen. Die Inhaltsstoffe des Pankreassekrets werden quantitativ gemessen.

Durchführung

Dem Patienten wird eine doppelläufige Sonde so weit eingeführt, daß ihre Spitze an die Flexura duodenojejunalis zu liegen kommt. Durch den distalen Lauf der Sonde wird unter Dauersog Duodenalsaft für die Bestimmung der Analyse gewonnen, der proximale Lauf kommt ins Antrum ventriculi zu liegen. Durch diesen wird Magensaft aspiriert, um eine Kontamination des Duodenalsekrets und damit eine Neutralisierung von Bikarbonat und Inaktivierung von Enzymen zu verhindern. Die Sonde nach Bartelheimer ist mit einem Ballon versehen, die Sonde nach Lagerlöf verzichtet auf Ballons. Die korrekte Position der Sonde ist röntgenologisch zu kontrollieren. Um Saftverluste zu vermeiden, ist die Infusion eines nicht resorbierbaren Markers (z.B. Polyäthylenglykol, Vitamin B_{12}) über eine feine, an der Außenwand der Sonde angebrachte Kanüle zu empfehlen. Wird die Untersuchung von einer erfahrenen Assistenz überwacht, liegen die Saftverluste unter 5% (9). Die Aspirationspumpe soll so beschaffen sein, daß sie Unterbrechungen des Sogs durchführt, um das Ansaugen der Sonde an die Darmwand zu verhindern.

Wenn die Sonde korrekt liegt, erfolgt die intravenöse Stimulation mit Sekretin und CCK. Eine international standardisierte Methodik existiert weder hinsichtlich der Dosis von Sekretin und CCK noch für die Abfolge der Stimulation oder die Zeitdauer der Untersuchung. Daher sind Normalwerte vom jeweiligen Laboratorium anzugeben. Es hat sich uns bewährt, die intravenöse Stimulation mit je 1 CU/kg/h Sekretin und 1 CU/kg/h CCK-PZ in Kombination als einstündige Dauerinfusion ohne Bolusapplikation durchzuführen. Da sich die beiden Hormone in ihrer Wirkung potenzieren, erreicht man damit eine fast maximale Stimulation und gut reproduzierbare Werte. Das Duodenalsekret wird in drei 20-Minuten-Portionen gesammelt. In jeder Probe werden Volumen und Bikarbonat sowie ein oder mehrere Enzyme gemessen. Ausschlaggebend im Ergebnis sind nicht so sehr die Konzentrationen als der aus Konzentration und Volumen errechnete „output". Die Bestimmung von Bikarbonat und eines Enzyms ist als Minimum anzusehen, für eine gute Beurteilung ist jedoch zumindest die Messung von 2 Enzymgruppen (Amylase und Chymotrypsin) erforderlich. Ein exakt durchgeführter Test gibt Werte für Volumen, Bikarbonat, Amylase, Trypsin, Chymotrypsin und Lipase an.

Andere Autoren führen die Stimulation mit den beiden Hormonen getrennt durch und bestimmen nach der Sekretingabe Volumen und Bikarbonat, nach der CCK-Gabe die Pankreasenzyme. Anstelle von CCK wird häufig auch Caerulein oder CCK-Oktapeptid verwendet, welche die gleiche Wirkung haben.

Normalbereich

(Stimulation mit 1 CU Sekretin + 1 CU CCK/kg/h i.v.)

Volumen:	200 – 400 ml/h
Bikarbonat:	> 20 mmol/h
	(Konzentration: > 90 mmol/l)
Amylase:	> 60000 U/h (Merck)
Chymotrypsin:	> 5000 U/h (Boehringer p-Nitranilid)
Trypsin:	> 150000 U/h (Boehringer p-Nitranilid)
Lipase:	> 50000 U/h (titrimetrisch nach Tietz)

Patienten mit chronischer Pankreatitis und Pankreasinsuffizienz weisen eine mehr oder weniger ausgeprägte Verminderung einzelner oder sämtlicher Parameter auf. In der Akutphase der Pankreatitis sind ebenfalls alle Parameter vermindert (sog. „shot down pancreas"), der Test ist allerdings in dieser Situation streng kontraindiziert!

Bewertung

Wegen der großen Variabilität und der beachtlichen Funktionsreserve des Pankreas gelingt auch mit dem Sekretin-CCK-Test ein sicherer Nachweis der Funktionseinschränkung erst bei Werten unter 50% des mittleren Normalwerts, oberhalb dieses Bereichs soll die Befundung mit großer Vorsicht und Zurückhaltung erfolgen.

Es wurde versucht, aus verschiedenen Sekretionsmustern Rückschlüsse auf die Art der Pankreasfunktionsstörung zu ziehen (10). Dies ist aber offensichtlich nicht möglich. Die Bikarbonatsekretion scheint der sicherste und methodisch am wenigsten variable Parameter zu sein. Mit Sicherheit nimmt die Volumenmenge erst ab, wenn die Funktionsstörung sehr ausgeprägt ist. Ob eines der Enzyme früher als andere die Funktionseinschränkung anzuzeigen vermag, ist umstritten. Das Sekretionsmuster der sogenannten „Enzymdissoziation" (d.h. Verminderung nur eines Enzyms bei normalem Bikarbonat und Volumen) scheint ein individuelles Sekretionsmuster und nicht Hinweis auf eine inzipiente Sekretionsstörung zu sein.

Diagnostisches Vorgehen bei Verdacht auf akute Pankreatitis (3)

I. Voll-Laboratorium vorhanden:

Serumlipase
Serumamylase
Harnamylase

II. Voll-Laboratorium nicht vorhanden:

Serumlipase-Schnelltest (Latex)
Harnamylase-Teststreifen

Einer oder mehrere positive Befunde bestätigen die klinische Verdachtsdiagnose. Es erfolgt nun und im weiteren Verlauf die Bestimmung des Schweregrads und damit der Prognose. Dies ist nicht der Höhe der Enzymkonzentrationen zu entnehmen! Hierzu dienen folgende Parameter: Leukozyten, Hk, Kreatinin, Ca, ASAT (GOT), LDH, Na, K, BZ, Blutgase. Diese Werte sollen in 24-h-Abständen wiederholt werden. Nach Ranson (31) ist die Prognose um so ungünstiger, je mehr von den folgenden Punkten zutreffen:

1. Patient	> 55 a
2. Leukozyten	> 16 G/l
3. Blutzucker	> 2 g/l
4. LDH	> 700 U/l
5. ASAT (GOT)	> 160 U/l
6. Kalzium	< 2 mmol/l
7. Kreatinin	> 20 mg/l
8. pO_2	< 60 mm Hg
9. HK-Abfall	> 10% in 48h

10. Flüssigkeitsverlust in den extravasalen Raum > 6000 ml in 48 h.

Diagnostisches Vorgehen bei Verdacht auf chronische Pankreatitis (3)

I. Nachweis des entzündlichen Schubs:

Vorgehen wie bei akuter Pankreatitis.

II. Nachweis des Funktionsausfalls:

1. Chymotrypsin im Stuhl;
   wenn positiv – Diagnose bestätigt,
   wenn inkonklusiv (grenzwertig) – Wiederholung oder:
2. anderer Screening-Test (Pancreolauryl, Bentiromid);
   wenn weiter inkonklusiv –
3. Sekretin-CCK-Test.

Hinweis

Der Nachweis von Kalzifikationen im Pankreas durch Ultraschall oder Röntgen sichert sehr einfach die Diagnose der chronischen Pankreatitis.

Gastrointestinale Hormone

Unter gastrointestinalen Hormonen versteht man eine Gruppe von Peptidhormonen, welche, ursprünglich im Gastrointestinaltrakt nachgewiesen, von endokrinen Zellen des Gastrointestinaltrakts gebildet werden und dort ihre hauptsächliche Wirkung entfalten. Später wurden diese Hormone auch in anderen Geweben, vor allem in Strukturen des zentralen und peripheren Nervensystems gefunden. Es scheint ihnen neben einer hormonellen auch eine nervale Funktion zuzukommen, und man spricht heute auch vom peptidergen Überträgersystem. Bislang haben für die klinische Praxis nur sehr wenige dieser Peptide eine Bedeutung erlangt. Die Serumkonzentrationen der meisten Peptide können heute zwar radioimmunologisch bestimmt werden, dies hat aber im allgemeinen nur dann Bedeutung, wenn der klinische Verdacht auf einen autonomen, endokrin aktiven Tumor durch den Nachweis erhöhter Serumspiegel bewiesen werden soll. Es sind bisher für fast alle Peptidhormone Kasuistiken von derartigen Tumoren beschrieben, die klinische Symptomatik ist, abhängig von der Art des gebildeten Peptidhormons, wohl unterschiedlich, bei vielen jedoch wenig charakteristisch.

Für alle diese Peptide ist eine sehr kurze biologische Halbwertszeit (zwischen 2 und 10 Minuten) typisch. Sie werden vorwiegend in Niere und Lunge, weniger in der Leber metabolisiert (4).

Entsprechend ihren Aminosäuresequenzen kann man die gastrointestinalen Hormone in

Hormone der Gastringruppe (Gastrin, CCK-PZ) – sie besitzen in typischer Weise das C-terminale Tetrapeptid TRP-MET-ASP-PHE – und

Hormone der Sekretingruppe (Sekretin, VIP, Glukagon, GIP)

einteilen. Darüber hinaus gibt es eine Anzahl von Peptidhormonen, welche nicht diesen beiden Gruppen zugeordnet werden können (PP, Motilin, Somatostatin u.a.). (Über die beiden Peptide Insulin und Glukagon s. S. 731, 732).

Gastrin

Zusammensetzung

17 Aminosäuren: Heptadekapeptid oder „little gastrin" oder G-17, Mol. Gew. 2100 Dalton.

34 Aminosäuren: „big gastrin", Mol.Gew. 3900 Dalton.

Dies sind die beiden physiologisch wesentlichen Gastrine. Darüber hinaus gibt es noch kleinere Moleküle („mini gastrin"; G-13). Die biologische Aktivität liegt im C-terminalen Tetrapeptid TRP-MET-ASP-PHE.

Hinweis

Das für die Magensaftanalyse verwendete synthetische Pentagastrin besteht aus ALA und dem C-terminalen Tetrapeptid und hat daher die volle biologische Wirkung.

Biologische Halbwertszeit

5 – 7 Minuten

Bildung

In den G-Zellen vorwiegend im Antrum des Magens, aber auch in Dünndarm und Pankreas.

Hauptfunktion

Stimulation der Magensekretion

Regulationskreis

Anstieg von pH im Antrum stimuliert die Freisetzung des Hormons, Salzsäure im Antrum hemmt sie (die Hemmung beginnt bei pH 3 und ist bei pH 1 vollständig). Weitere Stimuli sind Proteine und Peptide, Distension des Antrums sowie der Vagus.

Normalbereich

25 – 100 ng/l (RIA, daher unterschiedlich nach verwendetem Antikörper).

Diagnostische Bedeutung

Perniziöse Anämie (totale Anazidität)

Konzentration stark erhöht wegen der Störung des Regulationskreises (die Hemmung fällt wegen der Anazidität aus).

Werte meist zwischen 800 – 2000 ng/l.

Gastrinom (Zollinger-Ellison-Syndrom)

Konzentrationserhöhung wegen der autonomen, ektopen Gastrinproduktion.

Es werden Konzentrationen bis weit über 10000 ng/l gefunden, jedoch sind auch Erhöhungen auf nur 200 – 300 ng/l möglich.

Ulcus pepticum

Für die Ulkusdiagnostik hat die Bestimmung der Serumgastrin-Konzentrationen keinen Wert. Es finden sich zwar im Mittel bei Patienten mit Ulcus ventriculi höhere Serumgastrin-Spiegel als bei Ulcus duodeni. Es ist jedoch aus der Kenntnis der Serumgastrin-Konzentration für die Ulkusdiagnostik oder -therapie keine Konsequenz zu ziehen.

Gastrin im Serum ist *gering* erhöht bei:

Pylorusstenose (wegen des hohen gastralen pH)

Vagotomie (wegen der Hypochlorhydrie)
Hyperparathyreoidismus

Serumgastrin ist *normal* bei:

operierten Patienten mit Antrumrest
Urämie
Leberzirrhose
Gravidität

Zollinger-Ellison-Syndrom (Gastrinom)

- *Klinisch*

Multiple Ulcera peptica
Ulcera in atypischer Lokalisation
Diarrhö
Gewichtsverlust

- *Laboratorium*

Magensäure

Basalsekretion (BAO) > 15 mmol/h
Nachtsekretion (12 h) > 100 mmol
BAO > 60% MAO

Gastrin

Serumkonzentration deutlich bis stark erhöht:
(300 – > 10000 ng/l)
Stimulationstest mit Sekretin oder Kalzium: Anstieg der Serumgastrin-Konzentration um mindestens 200 ng/l meist innerhalb der ersten 10 Minuten (s.u.).

Fakultative Befunde

Hypokaliämie
Steatorrhö
exsudative Enteropathie

Gastrinstimulationstest

Prinzip

Bei Patienten mit Gastrinom steigt der Gastrinspiegel nach Gabe von Sekretin oder Kalzium deutlich an (zumindest um 200 ng/l, meist aber höher), während er beim Normalen unverändert bleibt.

Durchführung

Man injiziert dem Patienten 1 – 3 CU/kg Sekretin i.v. (cave Übelkeit und Hypotonie während der Injektion) und bestimmt die Serumgastrinspiegel zu folgenden Zeiten:

–10, –5, 0, 5, 10, 15, 20, 25, 30 Minuten.

Eine andere, seit der Verfügbarkeit von Sekretin weniger gebräuchliche Methode ist die Infusion von Calcium gluconicum (4 mg/kg/h) über 4 Stunden. Die Gastrinbestimmungen erfolgen halbstündlich. Gleichzeitig muß die Serumkalzium-Konzentration ermittelt werden. Es wird ein Anstieg des Serum-Ca um 1 mmol/l gefordert. Das

Verhalten des Serumgastrin-Spiegels ist das gleiche wie bei Sekretinstimulation.

Cholezystokinin-Pankreozymin (CCK-PZ)

Zusammensetzung

CCK-PZ gehört zur Gastringruppe, enthält somit das C-terminale Tetrapeptid TRP-MET-ASP-PHE, und besteht aus 33 Aminosäuren.

Biologische Halbwertszeit

5-10 Minuten

Bildung

Das Peptid wird vorwiegend von endokrinen Zellen in den oberen Anteilen des Dünndarms gebildet, findet sich aber auch in Strukturen des zentralen und peripheren Nervensystems.

Hauptwirkung

Stimulation der Acinuszellen des exokrinen Pankreas (Enzymsekretion) sowie Kontraktion der Gallenblase.

Regulation

Proteine, Peptide, Aminosäuren und Fettsäuren im Dünndarm stimulieren die Ausschüttung des Hormons.

Klinische Bedeutung

CCK-PZ wird für die Pankreasfunktionsdiagnostik als exogenes Stimulans verwendet, ist aber ansonsten zur Zeit ohne Bedeutung. Die radioimmunologische Bestimmung ist schwierig, da kaum spezifische Antikörper verfügbar sind.

Sekretin

Zusammensetzung

27 Aminosäuren

Biologische Halbwertszeit

5-10 Minuten

Bildung

In den S-Zellen, vorwiegend im Duodenum und anschließendem Jejunum, gegen das Ileum zu stark abnehmend.

Hauptwirkung

Stimulation der Epithelzellen des Ductus pancreaticus und damit Bildung von Volumen und Bikarbonat (hydrokinetische Pankreasfunktion). Im Magen Hemmung der Säure- und Stimulierung der Pepsinsekretion.

Regulation

Saurer Magensaft im Duodenum stimuliert die Ausschüttung von Sekretin.

Klinische Bedeutung

Wie CCK-PZ wird Sekretin vor allem für die Pankreasfunktionsdiagnostik verwendet. Darüber hinaus soll es bei Ulkusblutungen therapeutisch wirksam sein. Die Bestimmung der Sekretinkonzentration im Serum ist klinisch ohne Bedeutung.

Vasoaktives intestinales Polypeptid (VIP)

Zusammensetzung

VIP gehört der Sekretingruppe an und besteht aus 28 Aminosäuren.

Biologische Halbwertszeit

5-7 Minuten

Bildung

VIP wird im gesamten Magendarmtrakt und im Pankreas gebildet, findet sich aber auch im ZNS.

Hauptwirkung

VIP führt zu intestinaler Vasodilatation und hat ansonsten ähnliche Wirkungen wie Sekretin.

Regulation

Intraduodenale Instillation von hypertonen Lösungen, von Aminosäuren oder Salzsäure führt zur Ausschüttung von VIP. Die physiologische Bedeutung ist nicht endgültig geklärt.

Klinische Bedeutung

Die Überproduktion von VIP durch einen autonomen Tumor ist die Ursache für das sogenannte Werner-Morrison-Syndrom, manchmal auch als WDHA-Syndrom (*W*atery *D*iarrhea-*H*ypokalemia-*A*chlorhydria) bezeichnet. Das diesem Syndrom zugrunde liegende Adenom wird daher auch VIPom genannt. Bei Verdacht auf dieses Syndrom beweist der radioimmunologische Nachweis der erhöhten Serum-VIP-Konzentration die Diagnose. Die Bestimmung ist wegen der Seltenheit der Anforderung auf Speziallaboratorien beschränkt.

Pankreatisches Polypeptid (PP)

Zusammensetzung

36 Aminosäuren

Biologische Halbwertszeit

2-5 Minuten

Bildung

fast ausschließlich im Pankreas.

Wirkung und Regulation

PP hat z.T. hemmende, z.T. stimulierende Wirkungen auf verschiedene gastrointestinale Sekretionen. Über die physiologische Bedeutung herrscht noch Unklarheit. Postprandial kommt es zu einem Anstieg der PP-Konzentration im Serum.

Klinische Bedeutung

Beim Normalen kommt es nach einer Testmahlzeit oder nach i.v. Injektion von CCK zum Anstieg der Serum-PP-Konzentration. Bei Patienten mit Pankreasinsuffizienz unterbleibt dies bzw. fällt der Anstieg gering aus. Man kann dies als Pankreasfunktionstest anwenden (s. S. 108). Auch bei Patienten mit autonomer Neuropathie bleibt der PP-Anstieg nach Stimulation aus. Inwieweit dies diagnostische Bedeutung hat bzw. ob sich daraus Schlüsse zur Pathogenese ziehen lassen, ist derzeit unentschieden.

Somatostatin

Zusammensetzung

14 Aminosäuren (ein aus 28 AS bestehendes Somatostatin hat die gleiche Wirkung bei längerer Halbwertszeit).

Biologische Halbwertszeit

2-3 Minuten

Bildung

Ursprünglich aus dem Hypothalamus extrahiert, wurde es später in einer Unzahl von Geweben, u.a. im ganzen Gastrointestinaltrakt, Pankreas (in den D-Zellen der Inseln) und ZNS nachgewiesen.

Wirkung

Somatostatin hat eine hemmende Wirkung auf fast alle inkretorischen und exkretorischen Funktionen des Organismus, seine Wirkungsweise ist wahrscheinlich z.T. eine humorale, z.T. eine parakrine. Die Klärung der physiologischen Regulationsmechanismen ist nicht abgeschlossen.

Klinische Bedeutung

Die radioimmunologische Bestimmung von Somatostatin ist nur bei Verdacht auf einen autonomen Tumor bedeutsam (Somatostatinom). Bisher sind einige Kasuistiken publiziert. Das Krankheitsbild ist nicht sehr charakteristisch (Hypoglykämie, Diabetes, Diarrhö, Hautsymptome).

Wegen seiner vielfach hemmenden Wirkung wurde Somatostatin therapeutisch in verschiedenen Indikationen versucht (Ulkusblutung, Ösophagusvarizenblutung, akute Pankreatitis, Pankreasfisteln, Karzinoid, sekretorische Diarrhö, Akromegalie, Cushing).

Motilin

Zusammensetzung

22 Aminosäuren

Biologische Halbwertszeit

5-10 Minuten

Bildung

Motilin findet sich im Duodenum und Jejunum sowie im ZNS, nicht hingegen in Ösophagus, Magen, Ileum, Kolon und Pankreas.

Hauptwirkung

Das Peptid stimuliert die Motorik des oberen Gastrointestinaltrakts, wobei ihm der Impuls für die Aktivierung des sogenannten *interdigestive migrating myoelectric complex* (IMMC) zukommt. In der unmittelbar postprandialen Phase scheint Motilin von geringerer Bedeutung zu sein.

Regulation

Nach einer Testmahlzeit, unter Fettperfusion oder Alkalisierung des Duodenums, steigt die Motilinkonzentration im Serum an.

Klinische Bedeutung

Zur Zeit nur von wissenschaftlichem Interesse. Die Klärung der physiologischen Bedeutung ist nicht abgeschlossen.

Gastric Inhibitory Peptide (GIP)

Zusammensetzung

43 Aminosäuren; zur Sekretingruppe zählend.

Biologische Halbwertszeit

10-20 Minuten

Bildung

In den K-Zellen von Duodenum und Jejunum, gering im Antrum und Ileum, fehlend in Ösophagus, Kolon und Pankreas.

Hauptwirkung

Hemmung der Magensäuresekretion und Stimulierung der Insulinsekretion. GIP wird als das wesentliche Inkretin angesehen, d.i. jenes Hormon, welches die postprandiale Insulinausschüttung verstärkt. Das Akronym GIP wurde deshalb auch mit *G*lukose-abhängiges *I*nsulinotropes *P*eptid interpretiert.

Regulation

Glukose, Fett oder Aminosäuren im Duodenum führen zur Ausschüttung von GIP.

Klinische Bedeutung

Derzeit nur von wissenschaftlichem Interesse.

Literatur

1. Ammann R: Fortschritte in der Pankreasfunktionsdiagnostik. Berlin, Heidelberg, New York: Springer 1967. **2.** Anson ML, Mirsky AE: J Gen Physiol (1932) 16: 50-63. **3.** Bauer K, Bayer PM, Pointner H: Lab Med (1985) 9: 223-225. **4.** Bloom SR: Gut Hormones. Edinburgh, London, New York: Churchill Livingstone 1978. **5.** Bonfils S, Lewin M, Vatier J, Dubrasquet M, Bader JP: Correlation between acid and peptic secretion in man. In: The physiology of gastric secretion (Eds: L.S. Semb and J. Myren) Oslo: Universitetsforlaget 1968 (p. 164-169). **6.** Brown St S, Mitchell F L, Young DS: Chemical diagnosis of disease. Amsterdam, New York, Oxford: Elsevier/ North Holland Biomedical Press 1979. **7.** Brugge WR, Goff JS, Allen NC, Podell ER, Allen RH: Gastroenterology (1980) 78: 937-949. **8.** Caspary WF: Handbuch der Inneren Medizin. Dünndarm. Berlin, Heidelberg, New York: Springer 1983. **9.** Cichy W, Lankisch PG, Arnold R, Creutzfeldt W: Digestion (1984) 30: 218-223. **10.** De Reuck AVS, Cameron M P: Ciba Foundation Symposium on The Exocrine Pancreas. London: J and A Churchill Ltd 1962. **11.**Elder J B, Smith IS: Lancet (1975) I: 1000-1003. **12.** Ghoos Y, Vantrappen G: Lancet (1977) I: 884-885. **13.** Go VLW, DiMagno EP: Clinics in Gastroenterology (1984) 13: 701-715. **14.** Guyton AC: Textbook of medical Physiology, 5th ed. Philadelphia: W.B. Saunders 1976. **15.** Gyr KE, Singer MV, Sarles H,: Pancreatitis. Concepts and Classification. Amsterdam, New York, Oxford: Excerpta Medica 1984. **16.** Haverback BJ, Dyce BJ, Gutentag PhJ, Montgomery DW: Gastroenterology (1963) 44: 588-591. **17.** Hollander F: Gastroenterology (1948) 11: 419-425. **18.** Howat HT, Sarles H: The Exocrine Pancreas. London, Philadelphia, Toronto: W.B. Saunders 1979. **19.** Killingsworth LM: Clin Chem (1982) 28: 1093-1102. **20.**Klotz AP, Duvall MR: J Lab Clin Med (1957) 50: 753-757. **21.** Koch MB, Go VLW, DiMagno E: Mayo Clin Proc (1985) 60: 259-265. **22.** Köhn H, Mostbeck A: Clin Chem (1981) 27: 502. **23.** Koop H: Clinics in Gastroenterology (1984) 13: 739-761. **24.** Lankisch PG, Lembcke B: Clinics in Gastroenterology (1984) 13: 717-737. **25.** Noda A, Hayakawa T, Aoki I, Horiguchi Y, Toda Y: Digest Dis (1975) 20: 1019-1026. **26.** Piper DW: Gastroenterology (1960) 38: 616-621. **27.** Pointner H: Med Lab (1981) 34: 40-45. **28.** Pointner H, Kletter K: Digestion (1980) 20: 225. **29.** Pointner H, Flegel U, Bayer PM, Schmidt P: Wien Klin Wschr (1974) 86: 691-693. **30.** Pointner H, Flegel U, Schmidt P, Zazgornik J, Kopsa H: Wien Klin Wschr (1974) 86:693-696. **31.** Ranson JHC: Clinics in Gastroenterology (1984) 13: 843-863. **32.** Scharpé S, Illano L: Clin Chem (1987) 33: 5-12. **33.** Tietz NW: Fundamentals of Clinical Chemistry. Philadelphia, London, Toronto: W.B. Saunders 1976. **34.** Van de Kamer JH, ten Bokkel-Huinink H, Weyers HA: J Biol Chem (1949) 177: 347. **35.** Widmann FK: Technical manual of the American Association of Blood Banks. Arlington: American Association of Blood Banks 1985. **36.** Wissenschaftliche Tabellen Geigy, 8. Aufl. Basel: Ciba Geigy 1977.

Lungenfunktion

F. Muhar

Einführung

Die Atmung nimmt bekanntlich unter den lebenswichtigen Funktionen eine Sonderstellung ein. Sie kann nämlich über die autonome Regulation hinaus auch unmittelbar willkürlich gestaltet werden. Die Atmung ist ein rhythmischer Vorgang. Biologische Rhythmen vollziehen sich im Wechsel von Arbeits- und Erholungsphasen, woraus ein hoher Grad von Ökonomie zustande kommt. Die Impulse für den Atemrhythmus werden durch Feuerung von Neuronen im Inspirationsteil des Atemzentrums vorgegeben. Chemische Reize, vor allem CO_2 und H-Ionen, vertiefen die so entstehende inspiratorische Aktivität. Durch Feuerung von Neuronen aus der Brückenregion kommt ab einem gewissen Schwellenwert ein „off-switch"-Mechanismus ins Spiel und beendet, auch ohne Einflüsse von Großhirn oder Peripherie, die inspiratorische Aktivität (8).

Die Modifikation der Atmung in bezug auf Tiefe und Frequenz erfolgt nach den Erfordernissen von Intention, Emotion, Stoffwechsel und muskulärer Tätigkeit. Von den entsprechenden Regelfaktoren sind die humoral zufließenden, wie CO_2, pH und O_2, gut meßbar und stehen bei der klinischen Untersuchung und Einteilung von Atemfunktionsstörungen im Vordergrund der Betrachtung. Die Messung von Regelfaktoren, die von Großhirn und limbischem System, dem Umschlagplatz der Emotionen, sowie von Reflexen einströmen, wird, im Gegensatz dazu, derzeit erst in Forschungslaboratorien betrieben; der Eingang entsprechender Untersuchungen in die Klinik ist noch nicht vollzogen. Die Atemreflexe werden den zentralen Stellen über den Nervus vagus zugeleitet. Als wesentliche Vertreter seien die Dehnungsreflexe nach Hering-Breuer angeführt. Sie nehmen von im Alveolarbereich liegenden Dehnungsrezeptoren ihren Ausgang. Bei Atmung oberhalb der Atemmittellage beeinflußt der Inflationsreflex mit zunehmender Dehnung der Lunge den Schwellenwert der zentralen inspiratorischen Aktivität, löst den „off-switch"-Mechanismus noch vor den Zentralstellen aus und bewirkt so die Limitierung der Einatmung. Bei Atmung unterhalb der Atemmittellage wirkt der Deflationsreflex limitierend für die Ausatmung. Der Ausfall dieser Reflexe ist unter anderem eines der Probleme, die nach Lungentransplantation zum Tragen kommen. Atemreflexe leiten auch die augenblickliche Anpassung der Atmung bei aufmerksamer Zuwendung, intentionaler Einstellung und bei Beginn muskulärer Tätigkeit ein, werden also effektiv noch lange, bevor Änderungen von Stoffwechsel und Blutgasen auf humoralem Wege regulierend wirksam werden können. Auch für die ökonomische Luftergänzung beim Sprechen und Singen kann ein reflexartiger Vorgang angenommen werden (17).

Die Atmung stellt auch eine Art Reservemotor für den Kreislauf, vor allem im Bereich des Niederdrucksystems, dar, ist an den Funktionen der Bauchorgane beteiligt, greift tief in die Steuerung anderer autonomer Funktionsabläufe ein, wird ihrerseits durch Rückkoppelung von den beteiligten Funktionssystemen beeinflußt und gibt Zeugnis dafür, daß im lebenden Organismus alles mit allem in Beziehung steht.

Vollzugsorgan der äußeren Atmung ist die Lunge. Von normaler Funktion sprechen wir, wenn das venöse Blut in Ruhe und bei angemessener körperlicher Belastung mit einem Minimum an Atemarbeit optimal arterialisiert wird. Daneben hat die Lunge noch eine Reihe nichtrespiratorischer Funktionen, insbesondere Abwehr von inhalierten Schadstoffen und Mikroorganismen, Klärfunktion, Bildung zahlreicher Mediatorsubstanzen sowie Bewältigung von Aufgaben im Bereich von Immunologie und Fettstoffwechsel.

Teilbereiche der Lungenfunktion

Ventilation
Diffusion
Perfusion

Die Gliederung des Atemvorganges in der Lunge in Teilfunktionen ist in erster Linie didaktisch gerechtfertigt. Bei den Lungenkrankheiten sind, abgesehen von lokalisierten pathologischen Befunden, wie Stenose der oberen Luftwege oder lokalisiertes Aneurysma, im Regelfall alle Teilfunktionen beeinträchtigt, wenngleich in unterschiedlichem Ausmaß.

Die *Ventilation* umfaßt Luftleitung und -verteilung mit möglichst geringem Energieaufwand. Pathologische Erhöhung des Strömungswiderstandes in den Luftwegen und Einbuße der elastischen Eigenschaften der Lunge sind die wesentlichen Ursachen für Ventilationsstörungen. Demnach finden wir zuerst pathologische Befunde im Bereich von Lungenvolumina, Strömungsmaßen sowie Compliance und erst danach Störungen im Bereich des Gasaustausches.

Die *Diffusion* umfaßt alle Vorgänge, durch die der Übertritt des Sauerstoffes von den Alveolen ins Blut und die Abgabe von Kohlensäure in umgekehrter Richtung möglich wird. Es handelt sich dabei um einen physikalisch-chemischen Vorgang. Die Diffusion ist nach physikalischer Definition vor allem von der Größe der Austauschfläche, dann von der Länge der Diffusionsstrecke, d.h. von der Dicke der Membran, und schließlich von den Diffusionskonstanten der am Austausch beteiligten Medien abhängig. Die Triebkraft für den physikalischen Anteil stellt das Druckgefälle der einzelnen Gase zwischen Alveole und Blut bzw. umgekehrt dar. Für den Ablauf des chemischen Anteils der Diffusion ist die Affinität des Hämoglobins zum jeweiligen Gas entscheidend. Für Kohlensäure gibt es in der Lunge keine Diffusionsprobleme. Grund dafür sind die vorteilhafte Diffusionskonstante für CO_2, die relativ geringe CO_2-Druckdifferenz zwischen gemischt venösem und arteriellem Blut sowie der Umstand, daß sich mit der Arterialisierung das Bindevermögen des Hb für CO_2 so ändert, daß CO_2 allein durch den Arterialisierungsvorgang freigesetzt wird. Oxy-Hb kann nämlich weniger CO_2 binden als reduziertes Hb. Zur Diffusion von O_2 ist ein zehnfach größeres Druckgefälle als bei CO_2 und auch mehr Zeit erforderlich, bis das Gas über alveolo-kapillare Membran, Plasma und Erythrozytenmembran das Hämoglobin erreicht. Diffusionsstörung liegt bei Krankheitsbildern vor, die mit Verdickung der alveolo-kapillaren Membran und/oder mit Verringerung des Kapillarbettes einhergehen. Im Schrifttum wird das eingeschränkte Diffusionsvermögen für Sauerstoff gelegentlich mit dem Terminus „alveolo-kapillarer Block" bezeichnet. Der Verdickung des Alveolarepithels, d.h. einer Verlängerung der Diffusionsstrecke, kommt gewiß Bedeutung zu, aber die größere Rolle spielt in der Klinik der Schwund des Kapillarnetzes, d.h. die Verkleinerung der Austauschfläche. Der Terminus „alveolo-kapillarer Block" ist entbehrlich.

Die *Perfusion* sorgt für den Bluttransport im Kapillarnetz der Lunge. Nach Untersuchungen des „First bolus pass" im Rahmen der Perfusionsszintigraphie ist die Durchströmung der Lunge nicht kontinuierlich, sondern diskontinuierlich. Man kann beobachten, daß kleine Blutsäulen oft mehrmals ungleichmäßig hin- und herpendeln, um dann ruckartig das Kapillarbett zu verlassen. Demnach ist die Kontaktzeit der Erythrozyten an der Gasaustauschfläche mit 0,3 – 0,9 Sekunden unterschiedlich lang. Sowohl die Ventilation als auch die Perfusion sind normalerweise inhomogen, besonders ausgeprägt ist dies erst recht im Krankheitsfall. Durch eine Reihe von Regulationsmechanismen werden alveolare Ventilation ($\dot{V}_A$) und Perfusion ($\dot{Q}$) sinnvoll aufeinander abgestimmt. Das durchschnittliche normale Ventilations-Perfusionsverhältnis in der Lunge verhält sich wie 4 : 5, d.h.

$$\frac{\dot{V}_A}{\dot{Q}} = \frac{4{,}0 \text{ l/min}}{5{,}0 \text{ l/min}} = 0{,}8$$

Normalerweise gilt dieser Quotient nur für die in Hilushöhe liegende Region. Für die Lungenspitze sind Quotienten von 3,0 und für die Basis von 0,5 berechnet worden. Ursachen für diese Inhomogenität sind die Auswirkungen des hydrostatischen Druckes auf das Niederdrucksystem, regional unterschiedliche Pleuradruckschwankungen zwischen kranialem und basisnahem Bereich, unterschiedliche Alveolengröße in den einzelnen Lungenabschnitten mit größeren Durchmessern in der Spitze als im basisnahen Bereich und ungleichmäßige Luftwegsquerschnitte innerhalb der einzelnen peripheren respiratorischen Einheiten. Lokale Minderbelüftung im Alveolarbereich drosselt aufgrund des Euler-Liljestrand-Reflexes regional die zugehörige Perfusion. Bis zum Erreichen dieses Gleichgewichtes werden schlecht belüftete Alveolarbereiche noch durchblutet. Derartige ventilatorisch bedingte Verteilungsstörungen kommen praktisch einem Rechts-links-Shunt gleich. Es handelt sich dabei um einen in seiner Intensität wechselnden funktionellen Rechts-links-Shunt und nicht um einen anatomisch vorgegebenen vaskulären Kurzschluß. Die Inhomogenität des Ventilations-Perfusionsverhältnisses in der Lunge und die entsprechende Rückwirkung auf den Gasaustausch spielen bei nahezu allen generalisierten Lungenerkrankungen die wesentliche Rolle. Das Wirksamwerden einer Funktionsstörung hängt vom Ausbreitungsgrad der Krankheit ab. Diffuse Bronchitis, generalisiertes Emphysem und diffuse interstitielle Lungenfibrose wirken sich funktionell sehr stark aus, lokalisierte Infiltrate, einzelne Emphysemblasen, Zysten oder Rundherde, ausgenommen Aneurysmen, finden in der Gesamtfunktion oft einen nur unbedeutenden Niederschlag.

Untersuchungsmethoden

Bei jeder Untersuchung sollte man bestrebt sein, für die anamnestischen Angaben, insbesondere in bezug auf Atemnot, ein meßbares Korrelat zu finden. Diese Forderung ist bei langdauernden, chronischen Krankheiten leichter zu erfüllen als bei in ihrer Intensität wechselnden oder passageren Störungen, wie bei einzelnen Formen von Asthma bronchiale im anfallsfreien Intervall. Eine weitreichende Beurteilung des Schweregrades von Lungenfunktionsstörungen wird in Einzelfällen im Rahmen von Begutachtungen oft erst nach Verlaufsbeobachtung möglich sein.

Spirographie

Die Spirographie ist die Basis aller Lungenfunktionsuntersuchungen.

Meßprinzip

Zur Erstellung des Spirogramms stehen geschlossene und offene Atmungssysteme zur Verfügung. Zu den geschlossenen Systemen gehören Glocken- und Balgspirometer. Bei den Glockenspirometern erfolgen Ein-und Ausatmung über Mundstück und Atemschlauch in denselben Behälter. Eine Pumpe besorgt die Luftumwälzung. Die ausgeatmete Kohlensäure wird von einem im Behälter befindlichen Absorber aufgenommen. Die meisten Geräte sind mit einer Volumenstabilisierung ausgestattet. Dabei wird der aus der Atmungsglocke entnommene Sauerstoff von einer zweiten Spirometerglocke aus ergänzt. Die Bewegungen beider Glocken werden über Seilzug an Schreiber weitergegeben und auf einem Kymographion vertikal zur Zeitachse aufgezeichnet. Die Bewegungen der Atemglocke ergeben das Spirogramm, aus dem langsamen Absinken der Sauerstoffglocke ergibt sich der O_2-Verbrauch in der Zeiteinheit.

In den letzten Jahren finden sogenannte offene Systeme zunehmend Verbreitung. Dabei werden die Volumengrößen über einen Pneumotachographen gewonnen. Die Pneumotachographie geht auf die 1925 von Fleisch veröffentlichten Untersuchungen zurück und beruht auf dem Poiseuilleschen Gesetz. Danach ist bei laminarer Strömung in einem engen, starren Rohr der Durchfluß dem Energieverbrauch pro Längeneinheit proportional. Die Energieabnahme zwischen zwei Punkten des Rohres entspricht dem Druckunterschied an den beiden Punkten. Die fortlaufende Registrierung dieses Druckunterschiedes liefert eine Differentialkurve, deren Ordinatenwerte die Geschwindigkeit des Luftstromes, also das Volumen pro Zeiteinheit (l/s), darstellen. Die lineare Proportionalität ist aber nur dann gesichert, wenn zwischen den beiden Abnahmestellen keine Wirbelbildungen auftreten. Im Pneumotachographen nach Fleisch wird diese Wirbelbildung dadurch verhindert, daß der Luftstrom auf eine große Zahl von engen, parallel geschalteten Röhren verteilt wird. Andere Pneumotachographen, z.B. das System Lilly, modifiziert nach E. Jaeger, wenden als Widerstand zur Erzielung einer Druckdifferenz feinmaschige Siebe an, deren Widerstand so klein gehalten ist, daß sie den Ein- und Ausatmungsstrom nicht beeinflussen können. Die mit einer Differenzdruckkapsel gemessene Druckdifferenz vor und hinter dem Sieb ist der jeweils herrschenden Strömungsgeschwindigkeit direkt proportional und erlaubt eine Eichung des Gerätes in ml/s. Wieder andere Geräte arbeiten nach dem Staudruckprinzip. Dabei erfolgt nach tiefer Einatmung eine forcierte Ausatmung durch ein 12 cm langes, trichterförmiges Plastikmundstück, dessen aborales Ende durch eine Membran mit einem Strömungswiderstand von 0,31 cm H_2O/l/s verschlossen ist. Druckanstiegsgeschwindigkeit und mittlerer Staudruck werden gemessen, und die Berechnung des ausgeatmeten Volumens erfolgt elektronisch.

Nach einheitlicher Forderung müssen die spirometrisch erhobenen Größen graphisch aufgezeichnet werden. Bei der überwiegenden Zahl der derzeit auf dem Markt befindlichen Geräte werden die Meßsignale elektronisch umgewandelt und in Zahlen mit den jeweiligen Normwerten ausgedruckt.

Das spirographisch ermittelte Residualvolumen wird im geschlossenen System gemessen. In die Spirometerglokke wird ein stoffwechselneutrales Gas, meist Helium, eingeleitet. Spirometervolumen und Heliumkonzentration werden gemessen. Der Proband wird über das Mundstück am Atemschlauch angeschlossen, atmet aber noch 2 – 3 Minuten Außenluft über ein Ventil. Am Ende einer normalen Ausatmung wird das Ventil zur Spirometerglocke geöffnet, Lungen- und Spirometerluft mischen sich, die Heliumkonzentration im gesamten, nun größeren System nimmt gegenüber dem Ausgangswert ab. Aus bekanntem Spirometervolumen, Heliumkonzentration vor Anschluß des Probanden und nach Mischungszeit von mehr als 5 Minuten läßt sich das nun größere Systemvolumen berechnen. Die Differenz von neuem Systemvolumen und bekanntem Ausgangsvolumen entspricht der funktionellen Residualkapazität, wovon nach Abzug der exspiratorischen Reserve das Residualvolumen verbleibt.

Alle Gasvolumina, und damit auch die Lungenvolumina, ändern sich in Abhängigkeit von Temperatur, atmosphärischem Druck und Wasserdampfsättigung. Aus diesem Grunde werden zur Erzielung vergleichbarer Ergebnisse Norm- und Meßwerte gemäß körpergerechten (BTPS)-Bedingungen (*B*ody *T*emperature *P*ressure *S*aturated) angegeben, das heißt, umgerechnet auf Körpertemperatur von 37°C, aktuellen atmosphärischen Druck und mit voller Wasserdampfsättigung. Die Differenzen zwischen bei Zimmertemperatur gemessenen und körpergerecht angegebenen Volumina können bis zu 10% betragen. Eventuell gemessene O_2-Aufnahme und CO_2-Abgabe werden auf Standard (STPD)-Bedingungen (*S*tandard *T*emperature *P*ressure *D*ry) umgerechnet und in l/min angeführt. Diese Standardbedingungen beinhalten Temperatur von 0°C, Druck von 101,32 kPa (760 mm Hg) und Fehlen von Wasserdampf. Mit Einführung der SI-Werte werden O_2-Aufnahme und CO_2-Abgabe in mmol/s angegeben. Das Molvolumen eines idealen Gases wird unter STPD-Bedingungen mit 22,4 l eingesetzt. Damit entspricht 1 l O_2 44,6 mmol und 1 l O_2/min 0,774 mmol/s. Bei allen offenen Systemen muß man sich durch tägliche Eichung mit Hilfe graduierter Pumpen von der Dignität der Meßeinrichtung überzeugen.

Spirographische Größen

In Abbildung 1 sind die spirographischen Größen schematisch dargestellt.

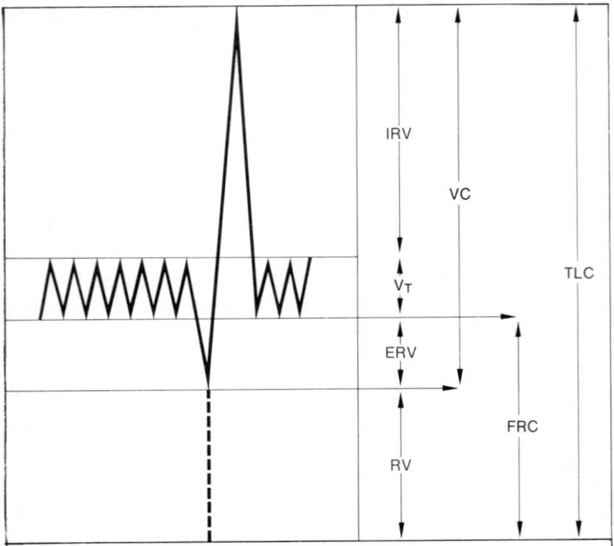

Volumen

V_T = tidal volume = Atemvolumen = das bei einer Ein- oder Ausatmung bewegte Luftvolumen.
IRV = inspiratorisches Reservevolumen = Luftvolumen, das nach normaler Einatmung in die Lungen noch maximal eingesogen werden kann.
ERV = exspiratorisches Reservevolumen = Luftvolumen, das nach normaler, ruhiger Ausatmung noch maximal aus den Lungen ausgeatmet werden kann.
RV = Residualvolumen = Luftvolumen, das nach maximaler Ausatmung noch in den Lungen verbleibt.

Kapazität

Die Summe mehrerer Volumina wird als Kapazität bezeichnet.
VC = Vitalkapazität = IRV + V_T + ERV = Luftvolumen, das nach maximaler Ausatmung durch maximale Einatmung in die Lunge eingeatmet werden kann, oder umgekehrt, und zwar unabhängig von der Zeit.
IVC = Luftvolumen, das nach maximaler Ausatmung in die Lunge eingeatmet werden kann.
FVC = forcierte exspiratorische Vitalkapazität = Luftvolumen, das nach maximaler Einatmung mit maximaler Anfangsgeschwindigkeit und Bemühen bis zum Ende ausgeblasen werden kann.
IC = inspiratorische Kapazität = Luftvolumen, das nach normaler Expiration maximal in die Lungen eingeatmet werden kann.
FRC = funktionelle Residualkapazität = ERV + RV
TLC = Totalkapazität der Lunge = VC + RV

Dynamische Atemgrößen

FEV_1 = 1-Sekundenvolumen = Atemstoßwert = Tiffeneau-Test = nutzbarer Anteil der Vitalkapazität = Luftvolumen, das aus maximaler Inspirationsstellung mit maximaler Anfangsgeschwindigkeit in 1 Sekunde ausgeblasen werden kann.
MVV = maximal ventilatory volume = MBC = maximal breathing capacity = AGW = Atemgrenzwert = das in der Minute maximal atembare Luftvolumen.

Abb. 1: Schematische Darstellung der spirographischen Größen.

Volumen und Kapazität werden in l, FEV_1 zusätzlich in % VC und RV in % TLC angegeben. FEV_1 in % VC bewegt sich bei Jugendlichen normalerweise um 80% VC und soll auch im vorgerückten Lebensalter nicht kleiner als 65% VC sein. Im angelsächsischen Raum werden auch Werte für FEV_2, FEV_3 und FEV_5 bestimmt. Diese zusätzliche Analyse der forcierten Exspiration hat sich hierzulande nicht breit durchgesetzt. Bei der Ermittlung von MVV (maximal ventilatory volume) mißt man das durch möglichst tiefe und rasch aufeinanderfolgende Atemzüge innerhalb von 10 Sekunden produzierte Volumen und multipliziert mit 6. Diese Größe wird der *direkte Atemgrenzwert* (AGW) genannt. Als *indirekter AGW* wird das Produkt von FEV_1 x 30 bezeichnet. Der Anteil von RV an TLC liegt bei Jugendlichen zwischen 20 und 25%, im mittleren Lebensalter bei 30% und soll im vorgerückten Lebensalter 35% nicht überschreiten.

Normwerte – Bezugswerte – Grenzwerte

Die gemessenen und errechneten Größen werden mit Normwerten verglichen, deren Höhe von den einzelnen Autoren recht unterschiedlich angegeben wird. Weltweit sind derzeit Normwerte von mehr als 50 verschiedenen Autoren in Verwendung. Eine Reihe europäischer Länder, unter anderen die Bundesrepublik, folgen den Empfehlungen des Normenausschusses für Funktionsfragen bei der Hohen Behörde der Europäischen Gemeinschaft für Kohle und Stahl (EGKS) (18). Die Werte für VC und FEV_1 wurden bekanntlich an gesunden, schwer arbeitenden Männern gewonnen. Die Werte für Frauen wurden jeweils um 10% kleiner angesetzt. Da die Mittelwerte der EGKS-Tabellen für VC und FEV_1 relativ hoch und für RV relativ niedrig liegen, werden für Zwecke von Begutachtung und

Referenzgleichungen zur Berechnung von VC, FEV_1 und RV bei Erwachsenen [nach De Kroon und Mitarbeitern (7) – EGKS]

$$\text{VC l} = \frac{L^3}{K} \cdot \left[1{,}03 - \left(\frac{A-25}{100}\right)^2 \cdot 0{,}75\right]$$

L = Körpergröße in m
A = Alter in Jahren

K =	Männer	f. d. Mittelwert	1,0
		f. d. Grenzwert	1,2
	Frauen	f. d. Mittelwert	1,1
		f. d. Grenzwert	1,33

$$\text{FEV}_1 \text{ l} = \frac{L^3}{K} \cdot \left[0{,}82 - \left(\frac{A-22}{100}\right)^2\right]$$

K =	Männer	f. d. Mittelwert	1,0
		f. d. Grenzwert	1,2
	Frauen	f. d. Mittelwert	1,1
		f. d. Grenzwert	1,37

$$\text{RV l} = K \cdot L^3 \, (0{,}202 + 0{,}00288 \cdot A)$$

K =	Männer	f. d. Mittelwert	1,0
		f. d. Grenzwert	1,3
	Frauen	f. d. Mittelwert	0,9
		f. d. Grenzwert	1,17

Tab. 1

Vorsorgeuntersuchungen Mindest- bzw. Höchstwerte benutzt. Es handelt sich um die 2-Sigma-Abweichungen vom Mittelwert (22). Für den praktischen Betrieb wurden die von De Kroon und Mitarbeitern (7) erstellten Formeln empfohlen (Tab. 1).

Für VC wurde die inspiratorisch erhobene VC verwendet. Als vorläufige Bezugswerte für FVC wurde der EGKS-Wert für IVC −10% vorgeschlagen (22).

Die Arbeitsgruppe für Standardisierung von Lungenfunktionstests der EGKS hat 1983 Bezugswerte vorgeschlagen, zu deren Berechnung Normwerte von 30 verschiedenen Autoren herangezogen worden sind. Alle beteiligten Zentren sollten sich darin finden und ihre Zustimmung zu dieser Empfehlung geben. Die entsprechenden Summengleichungen sind in Tabelle 2 angeführt.

In der Schweiz sind Sollwerte nach Miller (16), aber auch nach Bühlmann und Scherzer (4) sowie nach Amrein (1) in Verwendung.

Summarische Gleichungen zur Berechnung spirographischer Größen bei Erwachsenen [nach Quanjer und Mitarbeitern (18) – EGKS-neu]

Meßgröße	Einheit	Regressionsgleichung	RSD_a
Männer			
IVC	l	6,103 H − 0,028 A − 4,654	0,56
FVC	l	5,757 H − 0,026 A − 4,345	0,61
TLC	l	7,992 H − 7,081	0,70
RV	l	1,310 H + 0,022 A − 1,232	0,41
FRC	l	2,348 H + 0,009 A − 1,093	0,60
RV/TLC	%	0,387 A + 13,76	5,46
FRC/TLC	%	0,210 A + 43,82	6,74
FEV_1	l/s^{-1}	4,301 H − 0,029 A − 2,492	0,51
FEV_1/VC	%	− 0,179 A + 87,21	7,17
Frauen			
IVC	l	4,664 H − 0,024 A − 3,284	0,42
FVC	l	4,426 H − 0,026 A − 2,887	0,43
TLC	l	6,602 H − 5,791	0,60
RV	l	1,812 H + 0,016 A − 2,003	0,35
FRC	l	2,245 H + 0,001 A − 1,003	0,50
RV/TLC	%	0,335 A + 18,96	5,83
FRC/TLC	%	0,159 A + 45,14	5,93
FEV_1	l/s^{-1}	3,953 H − 0,25 A − 2,604	0,38
FEV_1/VC	%	− 0,192 A + 89,10	6,51

H = Körperlänge in m
A = Alter in Jahren
RSD_a = residuelle Standardabweichung (Restvarianz)

Zur Erstellung der Gleichung wurden Meßgrößen herangezogen, die von mehr als 30 Autoren mit teils verschiedenen Meßgeräten an unterschiedlichen Probandengruppen erhoben worden waren. Bei diesen Werten ergibt z. B. die Summe von VC-Soll und RV-Soll nicht den TLC-Sollwert. Diese Referenzwerte wurden vom Normenausschuß der EGKS empfohlen, kommen aber derzeit nur an einzelnen Untersuchungsstellen zum Einsatz. Es handelt sich um Mittel- und nicht um untere Grenzwerte (22).

Tab. 2

In Tabelle 3 sind die Referenzgleichungen zur Ermittlung von Mittelwerten und unteren Grenzwerten spirographischer Größen, gemäß Empfehlungen der Standardisierungskommission der Arbeitsgemeinschaft klinische Atemphysiologie in der Österreichischen Gesellschaft für Lungenerkrankungen und Tuberkulose angeführt (9).

eferenzgleichungen zur Berechnung von Mittelwerten und unteren Grenzwerten pirographischer Größen für Kinder, Jugendliche und Erwachsene eiderlei Geschlechts

inder und Jugendliche von 7–18 Jahren

naben, Mittelwerte		untere Grenzwerte	
1 VC	$= \exp(2{,}786 - 3{,}08/G + 0{,}02101\,AG)$	VC	$= 0{,}82$ VC
2 FEV_1	$= \exp(2{,}613 - 2{,}99/G + 0{,}02080\,AG)$	FEV_1	$= 0{,}81\ FEV_1$
FEV_1%VC	= 88,5	FEV_1%VC	= 77,6
MVV	$= 30\ FEV_1$	MVV	= 0,81 MVV
3 TLC	= (1,388 – 0,077 G) VC	TLC	= 0,80 TLC
RV	= TLC – VC	RV	= 0,65 RV

ädchen, Mittelwerte		untere Grenzwerte	
4 VC	$= \exp(3{,}012 - 3{,}96/G)\ A^{0.2752}$	VC	= 0,80 VC
5 FEV_1	$= \exp(3{,}004 - 4{,}05/G)\ A^{0.2666}$	FEV_1	$= 0{,}80\ FEV_1$
FEV_1%VC	= 91,5	FEV_1%VC	= 82,0
MVV	$= 30\ FEV_1$	MVV	= 0,80 MVV
6 TLC	= (1,388 – 0,077 G) VC	TLC	= 0,80 TLC
RV	= TLC – VC	RV	= 0,65 RV

wachsene ab 19 Jahren

änner, 19–76 Jahre, Mittelwerte		untere Grenzwerte		
7 VC	= – 12,104 + 8,073 G – 0,0406 AG + 1,6371 lnA	VC	= VC	– 1,16
8 FEV_1	= – 7,205 + 5,997 G – 0,0316 AG + 0,8745 lnA	FEV_1	$= FEV_1$	– 1,01
9 FEV_1%VC	= 104,42 – 20,87 lnG – 0,315 A + 0,00161 A	FEV_1%VC	$= FEV_1$%VC	– 11,0
MVV	$= 30\ FEV_1$	MVV	= MVV	– 30,6
0 TLC	= (1,134 + 0,0053 A) VC	TLC	= TLC	– 1,60
1 RV	= TLC – VC	RV	= RV	– 0,80

auen, 19–71 Jahre, Mittelwerte		untere Grenzwerte		
2 VC	= – 11,347 + 6,550 G – 0,0472 AG + 2,0666 lnA	VC	= VC	– 0,89
3 FEV_1	= – 7,527 + 5,251 G – 0,0382 AG + 1,2777 lnA	FEV_1	$= FEV_1$	– 0,82
4 FEV_1%VC	= 104,23 – 10,9 lnG – 0,478 A + 0,00264 A	FEV_1%VC	$= FEV_1$%VC	– 11,3
MVV	$= 30\ FEV_1$	MVV	= MVV	– 24,6
5 TLC	= (1,2413 + 0,0036 A) VC	TLC	= TLC	– 1,20
6 RV	= TLC – VC	RV	= RV	– 0,60

e unteren Grenzwerte bei Männern und Frauen berechnen sich als Mittelwert – 2 Standardweichungen

= Größe in Meter
p = e-Funktion

A = Alter in Jahren
ln = natürlicher Logarithmus

3

Durchführung der Messungen

Die Standardisierungskommission der Arbeitsgemeinschaft für klinische Atemphysiologie hat auch Empfehlungen für die Durchführung der Lungenfunktionsprüfungen ausgearbeitet. Die Untersuchung am Spirographen soll in körperlicher Ruhe und im Sitzen durchgeführt werden. Im Untersuchungsraum soll Ruhe herrschen. Der Proband soll vor der Untersuchung über deren Hergang unterrichtet werden. Er muß auch die Überzeugung bekommen, daß die Apparatur, aus der er atmet, in hygienisch einwandfreiem Zustand ist. Das Mundstück muß mit den Lippen gut umfaßt werden, gut sitzen und die Mundöffnung gut abschließen. Darauf ist besonders bei Trägern von Zahnprothesen sowie bei Patienten mit zahnlosem Mund zu achten. Die Nase ist mit einer Klemme zu verschließen. Man wartet, bis sich der Proband an die Situation gewöhnt hat und läßt ihn ruhig am Spirometer oder Pneumotachographen atmen. Ängstliche Menschen fürchten, zu wenig Luft zu bekommen. Man muß sie darüber aufklären, daß das Mundstück und das Rohr, durch das sie atmen, einen größeren Durchmesser hat als die Luftröhre, so daß sie sicherlich genug Luft bekommen und genügend Sauerstoff erhalten. Nach der Gewöhnung an die Untersuchungssituation gibt man Anweisung zur Durchführung der einzelnen Atembewegungen. Man sagt in einfachen, klaren Worten, was zu machen sei und gibt erst nach ein paar ruhigen Atemzügen den Auftrag. Beispiel für die zeitlich unabhängige VC: „Aus dem ruhigen Ausatmen heraus weiter ausatmen, bis nichts mehr herausgeht und dann ganz tief einatmen, soweit es geht, und dann wieder normal weiteratmen.“ Es ist wichtig, zuerst die Information und dann erst den Auftrag zu geben. Bei ungenügender Ausführung des Auftrages muß der Fehler besprochen werden. Es gibt vor allem ältere Menschen, die beim Ansinnen, eine willkürliche Atembewegung durchführen zu müssen, etwas verwirrt werden und mitunter nicht mehr wissen, was Ein- und Ausatmen ist. Auch bei diesem Personenkreis ist mit Geduld, klarer und ruhiger Stimmführung des Untersuchers ein zielführendes Ergebnis möglich. Die Messung der VC soll zweimal wiederholt werden. Eine qualitativ gute Messung und eine gute Kooperation liegen vor, wenn der Unterschied zwischen den einzelnen Messungen nicht größer als 10% ist. Eine größere Differenz spricht in erster Linie für schlechte Kooperation, eine ansteigende Verbesserung der Werte für einen Trainingseffekt. In jedem Fall ist der repräsentative Wert die größte gemessene VC. Mangelnde Reproduzierbarkeit muß als einschränkendes Kriterium für die Relevanz der VC im Befund vermerkt werden.

Bei Erstellung von FEV_1 ist darauf zu achten, daß der Proband maximal einatmet und nach kurzem Atemanhalten die ganze Luft, die er in der Lunge hat, so kräftig und so rasch wie möglich ausbläst. Die Dignität der Untersuchung ist aus dem Kurvenverlauf ersichtlich. Normalerweise, aber auch bei hochgradig obstruktiver Ventilationsstörung, verläuft der Anfangsteil der FEV_1-Kurve nahezu senkrecht zur Zeitachse. Bei Geräten, die nur forcierte Exspiration erlauben, muß man ebenfalls den Vorgang genau erklären. Nach Möglichkeit läßt man den Probanden zuerst mit dem Mundstück allein üben und setzt dieses erst nach mehrmaliger Übung an den Atemschlauch des Gerätes auf. Das

Kommando lautet: „Tief einatmen, Atem kurz anhalten und dann so kräftig, so rasch und so lang wie möglich ausatmen."

Auswertung spirographischer Befunde

Schon mit der sogenannten kleinen Spirographie, beinhaltend
inspiratorische oder zeitunabhängige, d. h. langsam produzierte exspiratorische VC,
forcierte exspiratorische VC,
FEV_1 absolut und % Soll,
FEV_1 % VC
kann man die klinisch relevanten Ventilationsstörungen – obstruktiv, restriktiv – differenzieren.

- *Obstruktive Ventilationsstörung*

Darunter versteht man Behinderung – Obstruktion – des Atemflusses zwischen Glottis und Alveolen. Ursachen sind: Ödem im Larynx, Tumor der Trachea, allergisch-chemisch-irritativ oder entzündlich verursachte Verengung der Bronchien und schließlich emphysematös umgebaute Alveolarräume, die bei forcierter Ausatmung mit dem Phänomen der Kollapsibilität der Luftwege in der Lungenperipherie reagieren. Die zeitunabhängige VC kann bei leichten Formen obstruktiver Ventilationsstörung durchaus im Normbereich oder knapp darunter liegen. FVC ist allerdings auch hier schon kleiner und die Differenz von VC und FVC nimmt mit dem Schweregrad der Erkrankung zu. Das wesentliche Diagnosekriterium ist die reduzierte Sekundenkapazität, und zwar sowohl absolut, FEV_1 % Soll, wie relativ, FEV_1 % VC. Mit zunehmendem Schweregrad der obstruktiven Ventilationsstörung kommt es zur Verschiebung der Atemmittellage nach oben, woraus eine Verminderung von VC und eine Zunahme von RV zustande kommt. Mit dem Ausmaß des Emphysems steigt die Größe der TLC. Bei obstruktiver Ventilationsstörung mit pathologisch kleiner VC kann FEV_1 % VC nur wenig reduziert oder im Normbereich sein. Ausgeprägter pathologisch ist allerdings dann FEV_1 % Soll. Die relative Sekundenkapazität, FEV_1 % VC, hat in bezug auf Vorliegen einer obstruktiven Ventilationsstörung die höhere Spezifität, die absolute Sekundenkapazität, FEV_1 % Soll, hingegen hat die höhere Sensitivität. Ein Patient mit normalem FEV_1 % VC, aber pathologischem FEV_1 % Soll, bedarf unbedingt einer weiteren funktionsdiagnostischen Abklärung. Ist nämlich bei normalem FEV_1 % VC FEV_1 % Soll in gleichem Ausmaß reduziert wie die VC, dann handelt es sich mit großer Wahrscheinlichkeit nicht um eine obstruktive, sondern um eine restriktive Ventilationsstörung. Ohne weiterführende Untersuchung ist es bei dieser Befundkombination jedenfalls nicht erlaubt, von einer obstruktiven oder zusätzlichen restriktiven, also von einer kombinierten Ventilationsstörung zu sprechen.

• *Restriktive Ventilationsstörung*

Darunter versteht man alle Krankheitsprozesse mit mangelnder Entfaltbarkeit bzw. verringerter Luftfüllung der Lungen, vorerst ohne Bezug auf qualitative Veränderungen des Lungengewebes.

Ursachen restriktiver Ventilationsstörung	
Kyphoskoliose	Alveolitis
Thorakoplastik	Fibrozystische Lungenprozesse
Adipositas	Sarkoidose 3
Pleuraschwarten	Kollagenosen
Hydrothorax	Pneumokoniotische Schwielen
Pneumothorax	Große Höhlen
Partiell resezierte Lunge	Lungenembolie
Ausgedehnte Infiltrate	Vermehrte Blutfüllung der Lunge
Große Tumorbildungen	Primäre Lungengefäßerkrankungen

Kennzeichen

VC wesentlich kleiner als Sollwert, kein Unterschied zwischen IVC und FVC, FEV_1 wesentlich kleiner als Sollwert, FEV_1 % VC normal bis hochnormal, TLC kleiner als normal, RV erst in fortgeschrittenen Fällen gegenüber der Norm erhöht, aber nie im Ausmaß wie bei obstruktiver Ventilationsstörung, insbesondere mit Emphysem.

Bei unkomplizierten Formen wird die restriktive Ventilationsstörung oft bis zu einer Verkleinerung von VC auf 60% des mittleren Sollwertes toleriert. Krankheitsbilder, die mit Elastizitätseinbuße der Lungen einhergehen, treten bei körperlicher Belastung relativ früh in Erscheinung. In Lungen mit restriktiver Ventilationsstörung kann es sekundär zu zusätzlicher Atemflußobstruktion kommen, und zwar sowohl durch infektbedingte Entstehung von Hyperreagibilität der Bronchialschleimhaut wie durch sekundäre fibrozystische oder emphysematöse Umwandlung großer Lungenpartien. Der Schweregrad einer primär restriktiven Ventilationsstörung wird schon durch die geringste zusätzliche Obstruktion potenziert. Die Bezeichnung „kombinierte obstruktiv-restriktive Ventilationsstörung" soll nach Möglichkeit vermieden werden. Ich bevorzuge, die Restriktion mit dem Namen des klinischen Krankheitsbildes zu bezeichnen, und auszudrücken, ob zusätzlich eine obstruktive Ventilationsstörung vorliegt. Beispiel: „Thorakoplastik mit obstruktiver Ventilationsstörung", „silikotische Schwielenlunge mit obstruktiver Ventilationsstörung" usw.

Bei restriktiven Ventilationsstörungen gibt es im allgemeinen keine großen Intensitätsschwankungen. Bei obstruktiver Ventilationsstörung, vor allem bei den verschiedenen Formen von Asthma bronchiale, treten oft schon im Laufe des Tages sehr erhebliche Intensitätsschwankungen auf.

Man soll danach trachten, Einblick in den Längsschnitt der Erkrankung mit Erfassung der jeweils besten und schlechtesten Phasen zu gewinnen.

Broncholysetest

Bei Vorliegen einer Atemflußobstruktion kommt der Broncholysetest zum Einsatz. Dazu läßt man nach Erhebung der Ausgangswerte aus einem Dosieraerosol 2 Hübe eines Betamimetikums inhalieren und wiederholt nach etwa 3 Minuten die Untersuchung. Aus der Verbesserung von FEV_1, in geringerem Ausmaß auch von VC gegenüber dem Ausgangswert, kann man auf den spastisch reversiblen Anteil der Atemflußobstruktion schließen. Eine entsprechende, insbesondere broncholytische Vormedikation ist bei der Beurteilung der Differenz der erhaltenen Werte zu berücksichtigen.

Inhalative Provokation zur Messung der unspezifischen bronchialen Reaktivität

Die folgenden Ausführungen entstammen der von M. Zach (26) verfaßten und unter Mitwirkung der Standardisierungskommission der Österreichischen Arbeitsgemeinschaft für klinische Atemphysiologie zustande gekommenen Empfehlung.

Die Indikation zu einem Provokationstest zur Überprüfung der unspezifischen bronchialen Hyperreagibilität ergibt sich bei Patienten, die über intermittierendes Auftreten von Luftnot, Husten oder Engegefühl klagen, aber bei der Untersuchung normale Ventilationswerte aufweisen.

Sicherheiten

Kontinuierliche Anwesenheit eines in Bronchusprovokation und Reanimation erfahrenen Arztes
Bronchodilatator-Medikationsbereitschaft
Reanimationsbereitschaft
Kontinuierliche oder intermittierende Raumentlüftung

Kontraindikationen

Signifikante Basisobstruktion, d.h. FEV_1 unter 80% des vorher registrierten individuellen Optimums bzw. FEV_1 unter 70% VC, im Bewußtsein eines erhöhten Risikos auch FEV_1 um 60% VC.

Mangelnde Reproduzierbarkeit der Basislungenfunktion (d.h. FEV_1 variiert um mehr als 5%).

Signifikante Reaktion auf Verdünnungslösung (d.h. nach Inhalation der Verdünnungslösung fällt FEV_1 um mehr als 20%).

Voraussetzungen

Ausreichender zeitlicher Abstand zu Belastungen mit reaktivitätssteigernden Faktoren:
Infekt – 6 Wochen

Lebendvirusimpfung – 6 Wochen
Spezifische Antigenbelastung – 2 Wochen
Rauchen – 2 Stunden

Ausreichender zeitlicher Abstand zu antiasthmatischer Medikation:
Sympathomimetisches Aerosol – 12 Stunden
Anticholinergisches Aerosol – 12 Stunden
DNCG – 8 Stunden
Orales Sympathomimetikum – 24 Stunden
Theophyllin und -derivate – 48 Stunden
Histaminantagonisten – 48 Stunden
Steroide (systemisch oder topisch) – keine Therapiepause

Messung zur selben Tageszeit bei vergleichenden Meßwiederholungen zur Vermeidung der Einflußnahme von zirkadianen Reaktivitätsschwankungen.

Bronchokonstriktoren

- *Histamin*

Saures Histaminphosphat in Konzentrationen von 0,03, 0,06, 0,125, 0,25, 0,5, 1,0, 2,0, 4,0 und 8,0 mg/ml.

Verdünnungslösung

Natriumdihydrogenphosphat 1,808 g, Dinatriumhydrogenphosphat 7,576 g, Natriumchlorid 4,4 g, H_2O ad 1000 ml (pH = 7,4).

Stammlösung

32 mg Histamin/ml: 960 mg des sauren Histaminphosphates (Pulver) plus 30 ml der Verdünnungslösung, filtern, steril abfüllen.

Verdünnungsstufen

8 mg/ml = 12,5 ml Stammlösung plus 37,5 ml Verdünnungslösung
4 mg/ml = 6,25 ml Stammlösung plus 43,75 ml Verdünnungslösung
2 mg/ml = 3,125 ml Stammlösung plus 46,875 ml Verdünnungslösung
1 mg/ml = 1,5 ml Stammlösung plus 48,5 ml Verdünnungslösung
0,5 mg/ml = 0,75 ml Stammlösung plus 49,25 ml Verdünnungslösung
0,25 mg/ml = 3,125 ml der Lösung 4 mg/ml plus 46,875 ml Verdünnungslösung
0,125 mg/ml = 1,6 ml der Lösung 4 mg/ml plus 48,44 ml Verdünnungslösung
0,06 mg/ml = 1,5 ml der Lösung 2 mg/ml plus 48,5 ml Verdünnungslösung
0,03 mg/ml = 0,75 ml der Lösung 2 mg/ml plus 49,25 ml Verdünnungslösung

Haltbarkeit

3 Monate bei + 4°C.

● *Metacholin*

Acetyl-beta-methyl-choline-chlorid in Konzentrationen von 0,03, 0,06, 0,125, 0,25, 0,5, 1,0, 2,0, 4,0 und 8,0 mg/ml.

Verdünnungslösung

Sterile physiologische Kochsalzlösung.

Stammlösung

100 mg Metacholin/ml: 500 mg Metacholin (Pulver – muß im Kühlschrank aufbewahrt werden) plus 4,5 ml der Verdünnungslösung (ergibt 5 ml), filtern, steril abfüllen.

Verdünnungsstufen

8 mg/ml = 4 ml Stammlösung plus 46,0 ml Verdünnungslösung
4 mg/ml = 2 ml Stammlösung plus 48,0 ml Verdünnungslösung
2 mg/ml = 1 ml Stammlösung plus 49,0 ml Verdünnungslösung
1 mg/ml = 0,5 ml Stammlösung plus 49,5 ml Verdünnungslösung
0,5 mg/ml = 0,25 ml Stammlösung plus 49,75 ml Verdünnungslösung
0,25 mg/ml = 12,5 ml der Lösung 1 mg/ml plus 37,5 ml Verdünnungslösung
0,125 mg/ml = 6,25 ml der Lösung 1 mg/ml plus 43,75 ml Verdünnungslösung
0,06 mg/ml = 3,125 ml der Lösung 1 mg/ml plus 46,875 ml Verdünnungslösung
0,03 mg/ml = 1,56 ml der Lösung 1 mg/ml plus 48,44 ml Verdünnungslösung

Haltbarkeit

3 Monate bei + 4°C.

Verneblergerät

Düsenverneblergerät in stabiler Bauweise mit definierter Teilchengröße und konstanter Vernebelungsleistung (praktische Empfehlung: Pari-Inhalierboy). Das Gerät soll eine Vernebelungsleistung von 0,29 bis 0,46 ml/min haben. Säuberung und Sterilisation des (der) Verneblerkopfes (-köpfe) nach jeder Provokation.

Bei Verneblerköpfen mit manuell vom Patienten einschaltbarer Vernebelung (z.B. Pari-Inhalierboy) ist, zur Verhinderung einer unregelmäßigen Betätigung durch den Patienten, das System in Position „Dauerbetrieb" zu fixieren (z.B. bei Pari-Inhalierboy der schwarze Hebel am Verneblerkopf gedrückt fixiert).

Regelmäßige (einmal pro Woche) Überprüfung der Verneblerleistung: Der Verneblerkopf wird mit 5 ml physiologischer Kochsalzlösung gefüllt, mit Präzisionswaage gewogen, genau 2 Minuten vernebelt, nochmals gewogen. Die Differenz dividiert durch 2 ergibt Vernebelungsleistung in ml/min.

Inhalationsmodus

Nasenklemme, senkrecht gehaltener Verneblerkopf, Mundstück waagerecht und den Zungengrund niederdrückend. Der Patient inhaliert in ruhiger Atmung für genau 2 Minuten.

Vorbereitung

Information des Patienten über Verlauf der Untersuchung und mögliche Wirkung des Bronchokonstriktors (pulmonal/systemisch).

Raumtemperatur der Verneblerlösung (mindestens 30 Minuten vor Provokation aus dem Kühlschrank herausnehmen).

Bereitstellung der Verdünnungsstufen: Hier empfiehlt sich die Füllung einer Serie von Verneblerköpfen entsprechend den verschiedenen Verdünnungsstufen. Nachteile dieser Methode: teuer, aufwendige Säuberung am Ende der Provokation, Möglichkeit der unterschiedlichen Verneblerleistung; Vorteil: kein Auswaschen und neuerliches Füllen während der Provokation. Alternative: Verwendung von nur einem Verneblerkopf, der aber nach jeder Inhalation von einer Hilfsperson gespült und mit der nächsten Verdünnungsstufe gefüllt werden muß.

Lungenfunktionsdiagnostik

Als Minimalstandard Verwendung der 1-Sekundenkapazität (FEV_1), unbedingt graphische Darstellung der Volumen-Zeit-Kurve der forcierten Exspiration, dabei ist auf technisch einwandfreie Kurve in der ersten Sekunde zu achten.

Auf eine komplette Exspiration der gesamten Vitalkapazität kann zur Schonung des Patienten verzichtet werden.

Bei Verwendung anderer Lungenfunktionsparameter sind Literaturangaben zur Interpretation des Meßergebnisses zu machen (insbesondere Grenze zwischen hyperreaktivem und normoreaktivem Bereich für den jeweiligen Lungenfunktionsparameter in Kombination mit dem jeweils verwendeten Verneblersystem).

Die Registrierung des FEV_1 erfolgt mit einem einzigen forcierten Exspirationsmanöver 30 Sekunden, 90 Sekunden und 2,5 – 3 Minuten nach Ende jeder Inhalation (eventuell danach in 2-Minuten-Abständen).

Durchführung der Provokation

Messung der Basisfunktion (mindestens 3 Messungen) zur Sicherung einer reproduzierbaren Ausgangslage.

2minütige Inhalation der Verdünnungslösung, Messung der Lungenfunktion 30 und 90 Sekunden sowie 2,5 – 3 Minuten nach Ende dieser Inhalation. Wenn FEV_1 um 20%

oder mehr abfällt, muß die weitere Provokation unterbleiben, wenn nicht, wird die Provokation fortgesetzt. Das *niedrigste FEV_1* nach dieser Inhalation der Verdünnungslösung gilt als *Basiswert* für die weitere Provokation.

Die weitere Provokation besteht zeitlich aus einer Serie von 5-Minuten-Blöcken: Beginnend mit der niedrigsten Konzentration (0,03 mg/ml) wird schrittweise in den Konzentrationen hochgegangen. In jedem 5-Minuten-Block wird zuerst bei 2minütiger ruhiger Atmung die jeweilige Verdünnungsstufe des Bronchokonstriktors inhaliert und dann nach 30 Sekunden, 90 Sekunden und 2,5 – 3 Minuten die Lungenfunktion gemessen. Zeigt sich in der letzten Messung gegenüber dem 90-Sekunden-Wert eine weitere Zunahme der Obstruktion, wird nicht zur nächsthöheren Konzentration übergegangen, sondern in 2-Minuten-Abständen weitergemessen, bis entweder FEV_1 wieder ansteigt oder um 20% gegenüber dem Basiswert abgefallen ist.

Beendigung der Provokation, wenn:
FEV_1 um mehr als 20% gegenüber dem Basiswert abgefallen ist, oder
die höchste Konzentrationsstufe (8 mg/ml) erreicht ist.

Nach Ende der Provokation unverzüglich Inhalation eines sympathomimetischen Bronchodilatators und Dokumentation des Bronchodilatatoreffektes 10-15 Minuten nach dieser Medikation mit nochmaliger Lungenfunktionsmessung.

Mögliche methodische Vereinfachung:
Grundsätzlich wird aus Sicherheitsgründen ein Beginn der Provokation mit der niedrigsten Konzentrationsstufe empfohlen. Sehr erfahrene Untersucher können allerdings bei Probanden mit erwartbar niedriger Reaktivität die niedrigsten Konzentrationsstufen überspringen, müssen sich aber des erhöhten Risikos dieses Vorgehens bewußt sein.

Auswertung des Ergebnisses

Die quantitative Auswertung der Provokation erfolgt in Form der PC_{20}, d.h. jener Provokationskonzentration, welche einen 20%-Abfall des FEV_1 bewirkt.

Am einfachsten wird die PC_{20} mit Hilfe des in Abbildung 2 dargestellten Auswertungsbogens graphisch ermittelt. Die einzelnen Meßpunkte werden in das Schema eingetragen und durch Gerade verbunden. Wo die entstehende Linie die 20%-Grenze schneidet, wird eine Senkrechte nach unten gezogen und auf der X-Achse die Konzentration abgelesen. Schnittpunkte mit der X-Achse zwischen den Konzentrationsstufen werden numerisch geschätzt.

Standardisierte inhalative Provokation
zur Messung der unspezifischen bronchialen Reaktivität
Auswertungsbogen

Labor: M.M.	Patient: N.N. 50a Größe: 170 cm Gewicht: 75
Untersuchung am Tag, Monat, Jahr um 9.00	FEV$_1$ – Normalwert 3,50 FEV$_1$ – Ausgangswert 3,10 FEV$_1$ – Basiswert (= nach Verdünnungslösung) 3,00
Bronchokonstriktor: Metacholin	FEV$_1$ – Tiefstwert (= nach höchster Konzentration) 2,04
Letzte (höchste) Konzentration: 0,5 mg/ml	FEV$_1$ – nach Bronchodilatator 2,85

PC$_{20}$:

0,35 mg/ml

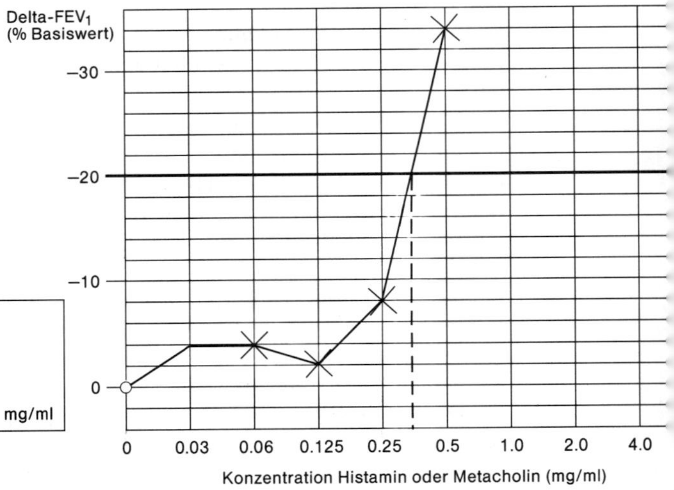

Bewertung:

ausgeprägte Hyperreaktivität

PC$_{20}$ = 0,35 mg/ml Metacholin

Abb. 2

Je nach Höhe der PC$_{20}$ ist das Ergebnis der Provokation auch einfach zu bewerten als:
hyperreaktiv
grenzwertig
nicht hyperreaktiv (normoreaktiv)

Der Grenzbereich zwischen hyper- und normoreaktiv verschiebt sich mit der Vernebelungsleistung des verwendeten Gerätes (er liegt nach jüngsten Ergebnissen für den Pari-Inhalierboy zwischen 2 und 4 mg/ml). Der Auswertungsbogen soll den Verlauf der Provokation detailliert dokumentieren und die Auswertung erleichtern. Am standardisierten Befundblatt genügt die Angabe des verwendeten Bronchokonstriktors, des verwendeten Verneblergerätes, des FEV_1-Basiswertes, der PC_{20} und der Bewertung.

Die hier dargestellte inhalative Provokationsmethode baut auf Empfehlungen der Europäischen Gesellschaft für klinische Atemphysiologie auf und wurde auch von der Arbeitsgemeinschaft für klinische Atemphysiologie der Österreichischen Gesellschaft für Lungenerkrankungen und Tuberkulose als Standard beschlossen. Sie ist besonders für die Untersuchung der Reagibilität der Bronchialschleimhaut im Kindesalter geeignet und bei genauer Einhaltung praktisch risikolos, aber zeitaufwendig.

In einer Reihe von Speziallaboratorien wird auch der 1-Konzentrationstest mit einer 0,2%igen Metacholinlösung durchgeführt. Bei Patienten mit einer bekannten obstruktiven Atemwegserkrankung und Dyspnoeanfällen in der Anamnese wird eine 0,05%ige Metacholinlösung verwendet. Die Dauer der Inhalation aus einem dem Verneblergerät angeschlossenen Vorratsbeutel wird auf 1 Minute begrenzt. Es wird ein handelsüblicher Vernebler verwendet. Als Ergebnis wird nicht die Provokationsdosis, sondern der Anstieg des Atemwiderstandes in % des Ausgangswertes angegeben (25).

Zur Messung werden R_{aw} bzw. R_{os} herangezogen. Eine eindeutige Hyperreagibilität liegt vor, wenn der Anstieg von R 0,3 kPa (3,0 cm H_2O) beträgt bzw. übersteigt. Bei dieser inhalativen Provokation handelt es sich um eine semiquantitative Methode. Bei der Untersuchung mit Lösungen von steigender Konzentration kann man nicht nur die ausgeprägte Hyperreagibilität, sondern auch Übergänge vom Normalzustand in die leichtgradige Hyperreagibilität der Bronchialschleimhaut erfassen.

Für die Beantwortung der Fragen nach Kausalität eines inhalativen Antigens ist vor allem bei Zuordnung eines Leidens zu einer entschädigungspflichtigen Berufskrankheit auch die spezifische inhalative Provokation notwendig. Dabei wird das angeschuldigte Allergen in Konzentrationen, die am Arbeitsplatz vorkommen, zur Inhalation angeboten. Die detaillierte Vorgangsweise ist die gleiche wie bei unspezifischer inhalativer Provokation.

Fluß-Volumen-Messung

Meßprinzip

Zur Erfassung der für den Luftwechsel wesentlichen physikalischen Eigenschaften der Lunge ist die Messung von

Lungenvolumen (V), treibendem Druck (p_A) und Fluß ($\dot{V}$) erforderlich. Weitere Größen, wie Resistance etc., können daraus ermittelt werden. Fry (10) machte unter Bezugnahme auf Untersuchungen von Dayman (6) die Beobachtung, daß unter den Bedingungen einer kraftvollen Ausatmung die Druckmessung unterbleiben kann und die Aufzeichnung von Fluß gegen Volumen allein den gleichen Einblick in die aerodynamischen Eigenschaften der Lunge ermöglicht. Bei Entleerung der Lunge von einem kleinen Füllungsvolumen aus wird mit ansteigendem Druck auch ansteigender Fluß erreicht. Ab einem gewissen Schwellenwert des Druckes, etwa 1,96 kPa (20 cm H_2O), bleibt nun der Fluß konstant und eine weitere Erhöhung des Druckes bewirkt keine weitere Erhöhung des Flusses. Bei Entleerung von einem höheren Füllungsvolumen aus ist der entsprechende Schwellenwert für Druck und Fluß wohl höher, aber auch hier bringt eine weitere Steigerung des Druckes keine weitere Erhöhung des Flusses. Diese Eigenschaft der Lungen, in Abhängigkeit vom Füllungsvolumen nach Erreichen eines relativ niedrigen kritischen Druckes mit Flußlimitierung zu reagieren, gilt für mehr als zwei Drittel der VC, nur nicht mehr im Bereich der maximalen inspiratorischen Entfaltung. Mit kraftvoller Ausatmung ist jedenfalls ein Druck verbunden, der die flußlimitierenden Werte in allen Füllungsbereichen übersteigt.

Zur Erstellung des Fluß-Volumen-Diagramms wird tief eingeatmet und nach kurzer Pause so kräftig, so schnell und so lang wie möglich ausgeatmet. Dabei kommen, wie Abbildung 3 zeigt, drei wesentliche Druckqualitäten ins Spiel: Zu Beginn der forcierten Ausatmung ist der treibende Druck der Alveolardruck (p_A), in unserem Beispiel 6,86 kPa (70 cm H_2O). Dieser setzt sich aus dem durch Muskelkraft erzeugten und auf den Pleuraspalt weitergeleiteten Pleuradruck (p_{pl}) von etwa 3,92 kPa (40 cm H_2O) und dem während extremer Inspiration aufgebauten, elastischen Retraktionsdruck der Lunge (p_{el}) von etwa 2,94 kPa (30 cm H_2O) zusammen. Man kann sagen, der Alveolardruck wirkt innerhalb des Röhrensystems, der Pleuradruck von außen her auf das Röhrensystem, beide zielen aber in Richtung Exspiration. Der im Röhrensystem wirkende treibende Druck fällt zwischen Alveolarraum und Mund in Abhängigkeit von dem in den peripheren Luftwegen wirksamen Widerstand kontinuierlich bis auf 0 ab. Aus diesem Grunde gibt es im Verlaufe der Luftwege eine Stelle, an der der „innen" wirkende treibende Druck und der von „außen" auf das Röhrensystem wirkende Pleuradruck gleich groß sind, nämlich etwa 3,92 kPa (40 cm H_2O), das ist der Equal Pressure Point. Von hier an dominiert der von außen wirkende Pleuradruck, es entsteht eine Stenose und die Gesetze der Flußlimitierung werden unabhängig von der Höhe des jeweiligen treibenden Druckes wirksam.

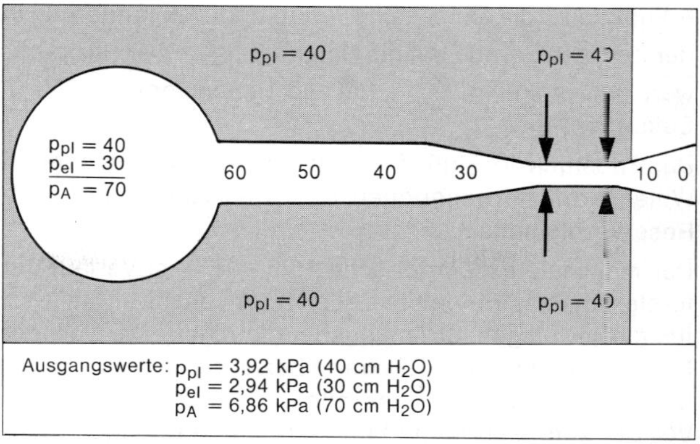

Abb. 3: Modellhafte Darstellung der Beziehung zwischen Pleuradruck (p_{pl}), elastischem Retraktionsdruck (p_{el}) der Lunge und Alveolardruck (p_A) bei forcierter Ausatmung aus maximaler Inspirationsstellung.

Diese Vorstellungen wurden an Lungenmodellen entwikkelt und gelten zur Zeit als Konzept für die Interpretation des Fluß-Volumen-Diagramms (13).

In Abbildung 4 ist ein normales Fluß-Volumen-Diagramm dem dazugehörigen Spirogramm gegenübergestellt. An der Abszisse ist der Flußverlauf ($\dot{V}$), an der Ordinate der Volumenverlauf (V) aufgezeichnet. Nach Ausstoßen von weniger als 10 – 15% VC wird der Peak Expiratory Flow (PEF) erreicht. Seine Höhe ist abhängig von willentlich eingesetztem Kraftaufwand, mehr noch von der Größe des Füllungsvolumens zu Beginn des Manövers und vom Kaliber der peripheren Luftwege. Der Flußverlauf zwischen 75% und 25% FVC ist durch Kraftanstrengung wenig beeinflußbar. Hier entspricht der Verlauf des Fluß-Volumen-Diagramms beim Lungengesunden nahezu einer Geraden. Die Entleerung der gesunden Lunge läuft gemäß einer e-Funktion ab. Das Fluß-Volumen-Diagramm entspricht somit der Aufzeichnung von zwei e-Funktionen. e-Funktion 1 ist die exponentiell verlaufende Fülländerung,

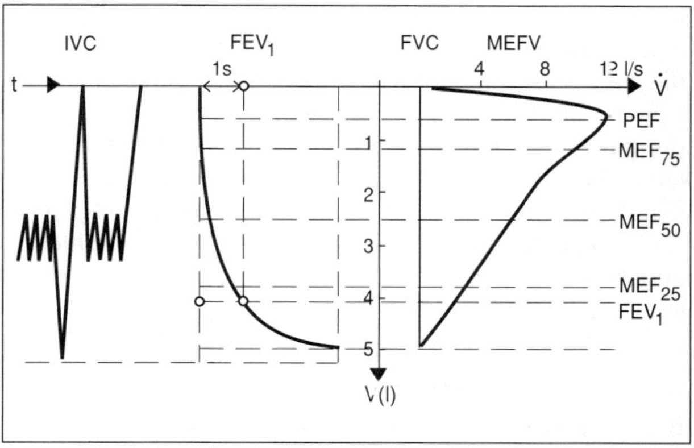

Abb. 4: Gegenüberstellung von Spirogramm und maximalem exspiratorischem Fluß-Volumen-Diagramm (MEFV).

e-Funktion 2 die gleichzeitig verlaufende Flußänderung in der Zeit. Die Gerade hat die Neigung $\frac{\Delta \dot{V}}{\Delta V}$. Der Reziprokwert der Steigung $\frac{\Delta V}{\Delta \dot{V}}$ hat die Dimension der Zeit in Sekunden.

Das Endstück der Fluß-Volumen-Kurve entspricht dem mit Willenskraft hergegebenen Rest des exspiratorischen Reservevolumens.

Der maximale exspiratorische Fluß (MEF) im Verlauf der forcierten Exspiration erweist sich als sensitiver Meßwert für die jeweiligen Strömungsbedingungen. Die von der EGKS empfohlenen MEF-Werte beziehen sich auf 75, 50, bzw. 25% Volumen der gesamten VC, also zum Anteil der VC, der zum Meßzeitpunkt in den Lungen noch vorhanden ist. In letzter Zeit setzt sich die umgekehrte Betrachtungsweise durch. Dabei wird der forcierte exspiratorische Fluß (FEF) bei 25, 50 und 75% der schon ausgeatmeten FVC bestimmt. Größenmäßig sind $MEF_{75\%\,VC}$ und $FEF_{25\%\,FVC}$ gleich, dasselbe gilt für $MEF_{25\%\,VC}$ und $FEF_{75\%\,FVC}$.

PEF und $MEF_{75\%\,VC}$ sind in erster Linie repräsentativ für den Atemstrom in den zentralen Luftwegabschnitten. $MEF_{50\%\,VC}$ und $MEF_{25\%\,VC}$ sind in erster Linie repräsentativ für den Atemstrom in der Peripherie und besonders sensitiv für den „leisen" Beginn vieler Fälle von chronisch obstruktiven Atemwegsleiden und von Small airways disease.

Sehr verbreitet ist auch die Messung des maximalen mittelexspiratorischen Flusses ($MMEF_{75\text{-}25\%\,FVC}$) bzw. des forcierten mittelexspiratorischen Flusses ($FEF_{25\text{-}75\%\,FVC}$). Der Aussagewert ist ähnlich wie der von $MEF_{50\%\,VC}$ bzw. $FEF_{50\%\,FVC}$ und hat auch hohe Sensitivität in bezug auf die Diagnose minimaler Atemflußbehinderung. Der Wert kann auch aus der spirographisch ermittelten FVC-Kurve gewonnen werden.

In Tabelle 4 sind die von der EGKS in letzter Zeit empfohlenen Flußwerte angegeben. Auch hier handelt es sich um die mathematische Verarbeitung von Ergebnissen, die von zahlreichen Autoren mit teilweise unterschiedlicher Methodik gewonnen worden sind. Die Arbeitsgemeinschaft für klinische Atemphysiologie der Österreichischen Gesellschaft für Lungenerkrankungen und Tuberkulose hat die Referenzwerte von Cherniack und Raber (5) empfohlen. In angelsächsischen Publikationen werden häufig die Werte von Knudson (12) verwendet.

In Abbildung 5 sind typische Diagramme dargestellt.

A: Normaler Kurvenverlauf.

B: Normaler Kurvenverlauf bei Jugendlichen. Hier kommt es im mittleren exspiratorischen Bereich aufgrund besonders guter elastischer Retraktionskraft von Lunge und Tho-

Summarische Gleichungen zur Berechnung von maximalen exspiratorischen Flußwerten bei Erwachsenen [nach Quanjer und Mitarbeitern (18) – EGKS-neu]			
Meßgröße	Einheit	Regressionsgleichung	RSDa
Männer			
PEF	$l \cdot s^{-1}$	6,146 H – 0,043 A + 0,154	1,21
$MEF_{75\%\ VC}$	$l \cdot s^{-1}$	5,459 H – 0,029 A – 0,470	1,71
$MEF_{50\%\ VC}$	$l \cdot s^{-1}$	3,794 H – 0,031 A – 0,352	1,32
$MEF_{25\%\ VC}$	$l \cdot s^{-1}$	2,605 H – 0,026 A – 1,336	0,78
$FEF_{25-75\%\ FVC}$	$l \cdot s^{-1}$	1,944 H – 0,043 A + 2,699	1,04
Frauen			
PEF	$l \cdot s^{-1}$	5,501 H – 0,030 A – 1,106	0,90
$MEF_{75\%\ VC}$	$l \cdot s^{-1}$	3,218 H – 0,025 A + 1,596	1,35
$MEF_{50\%\ VC}$	$l \cdot s^{-1}$	2,450 H – 0,025 A + 1,156	1,10
$MEF_{25\%\ VC}$	$l \cdot s^{-1}$	1,050 H – 0,025 A + 1,107	0,69
$FEF_{25-75\%\ FVC}$	$l \cdot s^{-1}$	1,252 H – 0,034 A + 2,924	0,85

H = Körperlänge in m
A = Alter in Jahren
RSD_a = residuelle Standardabweichung (Restvarianz)

Tab. 4

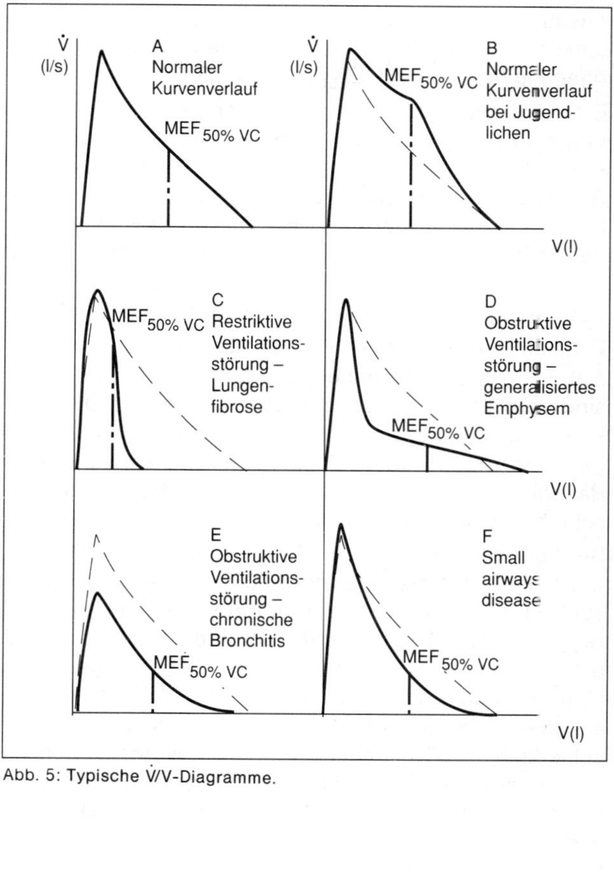

Abb. 5: Typische V̇/V-Diagramme.

rax zu einer Beschleunigung der Entleerung, wodurch eine Ausbauchung der Kurve zustande kommt.

C: Restriktive Ventilationsstörung – Lungenfibrose. Das maximale Füllungsvolumen ist klein. Durch Lungenstarre kommen bei forcierter Ausatmung alle Ausatmungskräfte voll zur Wirkung. Die Bronchien sind sehr wandstabil, ihr Lumen ist weit, so daß eine gegenüber der Norm verkleinerte VC und hoher maximaler Fluß zustande kommen. In vielen Fällen liegt PEF bei oder sogar nach $MEF_{75\%\ VC}$.

D: Obstruktive Ventilationsstörung – generalisiertes Emphysem. FVC ist gegenüber der Norm verringert. PEF liegt noch im Normbereich oder ist verringert; es besteht ausgeprägte Knickbildung bei etwa $MEF_{75\%\ VC}$. $MEF_{50\%\ VC}$ und $MEF_{25\%\ VC}$ sind gegenüber der Norm hochgradig verkleinert. Mit emphysematöser Umwandlung der Lungen ist Verlust der Retraktionskraft und damit erhebliche Verminderung der Ausatmungskräfte verbunden. Die Wandstabilität der kleinen Bronchien ist herabgesetzt. Durch diese Komponenten rückt bei forcierter Ausatmung der Equal Pressure Point weit in die Peripherie. Der bei forcierter Ausatmung frühzeitig einsetzende Kollaps der Luftwege entspricht der Knickbildung im Flußverlauf und den niedrigen Flußwerten bei $MEF_{50\%\ VC}$ und $MEF_{25\%\ VC}$.

E: Obstruktive Ventilationsstörung – chronische Bronchitis. FVC und PEF können im Normbereich oder verkleinert sein; $MEF_{50\%\ VC}$ und $MEF_{25\%\ VC}$ sind in Abhängigkeit vom Schweregrad mehr oder weniger deutlich gegenüber der Norm vermindert. Der Fluß verläuft zwischen $MEF_{75\%\ VC}$ und $MEF_{25\%\ VC}$ nicht mehr als Gerade, sondern „hängt durch". Dieser Verlauf kommt durch ungleiche Entleerung aus den einzelnen Kompartimenten der Lunge zustande.

F: Small airways disease. FVC ist oft noch besser als normal, FEV_1 im guten Normbereich, $MEF_{50\%\ VC}$ und $MEF_{25\%\ VC}$ sind deutlich gegenüber der Norm verkleinert. Die Flußkurve hängt in diesem Bereich durch. Diese Veränderungen sind oft das erste charakteristische Zeichen eines Raucherschadens und schon erkennbar, bevor eine typische bronchiale Symptomatik in Erscheinung tritt.

Bei den meisten heute im Handel befindlichen Geräten werden aus dem Manöver der FVC neben den Flußwerten auch FEV_1 absolut in Litern und in % FVC ermittelt und registriert. Gleichzeitig werden auch die Normwerte und die prozentuale Abweichung von der Norm ausgedruckt. Man kann auch sogenannte partielle Fluß-Volumen-Kurven erstellen, wobei mehrere Manöver hintereinander mit unterschiedlichen Füllvolumina durchgeführt werden. Auch die Postierung des Fluß-Volumen-Diagramms in den ihm zustehenden Teil der TLC ist möglich und gibt tieferen Einblick in die Fluß-Volumen-Beziehung.

Ganzkörperplethysmographie

Mit Hilfe des Ganzkörperplethysmographen werden in erster Linie Atemwegswiderstände (R_{aw}) und intrathorakales Gasvolumen (IGV) bestimmt.

Atemwegswiderstand – Resistance (R_{aw})

Meßprinzip

Die Resistance ist das Maß des Strömungswiderstandes in den Luftwegen. Es gilt das Ohmsche Gesetz:

$$\text{Widerstand} = \frac{\text{Spannung}}{\text{Stromstärke}} \qquad R = \frac{U}{I}$$

Die Resistance ist die Druckdifferenz in kPa (cm H_2O), die an beiden Enden einer Röhre herrschen muß, damit ein Fluß ($\dot{V}$) von 1 l/s aufrechterhalten wird:

$$R = \frac{\Delta p}{\dot{V}} = \frac{\Delta \text{ kPa (cm } H_2O)}{\text{l/s}}$$

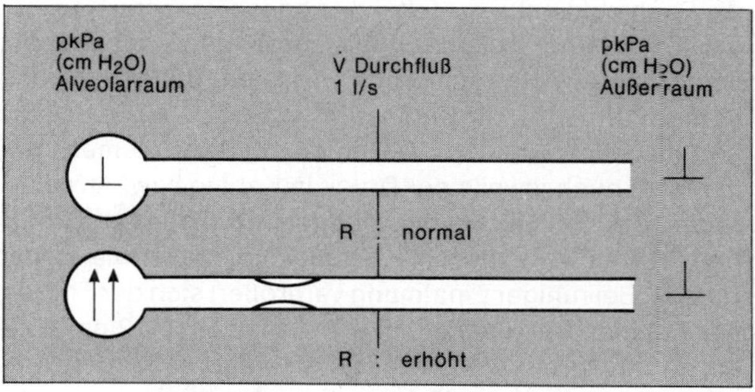

Abb. 6: Schema zum Meßprinzip der bronchialen Resistance.

Abbildung 6 zeigt das Meßprinzip schematisch. An Meßgrößen brauchen wir den Druck im Alveolarraum, den Druck vor dem Mund und den Luftdurchfluß in der Zeiteinheit, d.h. den Atemstrom in l/s. Unter normalen Bedingungen, die im oberen Teil der Skizze dargestellt sind, genügt zwischen Alveolarraum und Außenluft eine Druckdifferenz von 0,1 – 0,2 kPa (1,0 – 2,0 cm H_2O), um einen Atemstrom von 1 l/s zu bewerkstelligen. Die untere Skizze veranschaulicht die Verhältnisse bei einem Strömungshindernis, wie bei obstruktiver Ventilationsstörung durch Bronchokonstriktion. Zur Erzeugung des gleichen Atemstromes von 1 l/s wird nun zwischen Alveolarraum und Außenluft eine wesentlich größere Druckdifferenz notwendig sein. Der äußere Luftdruck und der Atemstrom vor dem Mund können leicht gemessen werden.

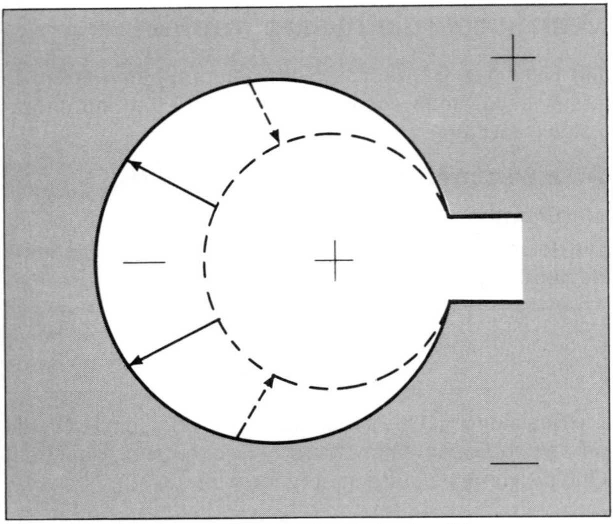

Abb. 7: Schema zum Meßprinzip der Alveolardruckermittlung.

Zur Erfassung des Alveolardruckes benötigen wir die Plethysmographen- oder Bodykammer. In Abbildung 7 stellt die Rechteckkontur die luftdicht abgeschlossene Kammer dar. Der offene Kreis darin mit Ausstülpung nach rechts entspricht Alveolarraum und Bronchien. Bei der Atmung strömt Luft aus dem Kabinenraum in den Alveolarraum und umgekehrt. Mit der Verschiebung des Volumens ändert sich auch jeweils der Druck in Kabine bzw. Alveolarraum. Bei Stillhalten der Atmung und offener Glottis herrscht im Alveolarraum der gleiche Druck wie in der Kabine. Bei ruhiger Einatmung vergrößert sich der Thorax, der Kabinendruck steigt um 0,1 – 0,2 kPa (1 - 2 cm H_2O) an, der Alveolardruck sinkt um den entsprechenden Wert und Luft strömt vom Kabinenraum in die Alveolen. Die durchgezogene Kreislinie veranschaulicht die Inspirationsstellung. Bei der Ausatmung verkleinert sich der Thorax, der Alveolardruck wird positiv und der Kabinendruck negativ. Luft strömt aus den Alveolen in die Kabine. Mit den derzeit am Markt befindlichen Geräten wird entweder die Druckdifferenz oder die Volumenverschiebung gemessen. Die angewendeten Strömungsgesetze gelten erst bei gleicher Beschaffenheit von Ein- und Ausatmungsluft in bezug auf Temperatur und Feuchtigkeit. Diese Einflußgrößen werden bei den modernen Geräten elektronisch kompensiert, auch die ungleiche Zusammensetzung von Ein- und Ausatmungsluft gemäß respiratorischem Quotienten wird berücksichtigt. Fluß und Druck werden auf einem Koordinatenschreiber aufgezeichnet bzw. on line einer eventuell vorhandenen Datenverarbeitung zugeführt.

Normalbereich

R_{aw} = 0,1 – 0,3 kPa/l/s (1,0 – 3,0 cm H_2O/l/s)

Bei Kindern besteht ein höherer Bronchialmuskeltonus als bei Erwachsenen, das gesamte Volumen ist kleiner und die Resistancewerte können bis 0,5 kPa/l/s (5,0 cm H_2O/l/s) noch normal sein. Bei diesen Werten ist es aber sinnvoll, einen Broncholysetest durchzuführen. Als normal sollte man nur jene Resistancewerte auffassen, die auch nach dem Broncholysetest noch in der angegebenen Größenordnung verbleiben.

Beim Erwachsenen entsprechen Werte bis 0,6 kPa/l/s (6,0 cm H_2O/l/s) einer mäßiggradigen, Werte von 0,7 – 1,0 kPa/l/s (7,0 – 10,0 cm H_2O/l/s) einer mittelgradigen und Werte darüber einer hochgradigen obstruktiven Ventilationsstörung. Bei Patienten mit Asthma bronchiale sind die Tagesschwankungen oft sehr groß.

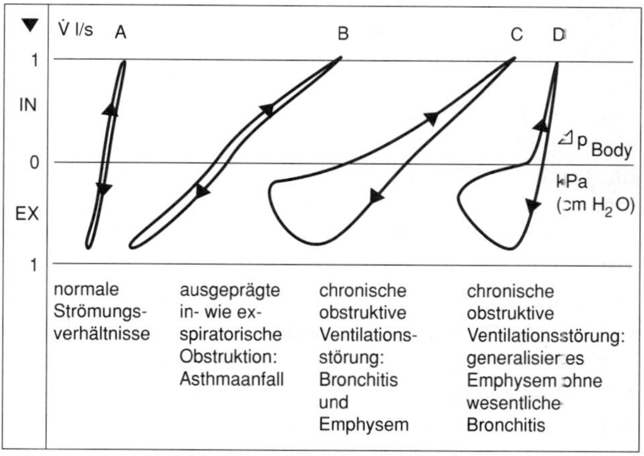

Abb. 8: Typische Resistanceschleifen.

In Abbildung 8 sind typische Kurvenbilder dargestellt. In der Ordinate ist der Fluß, an der Abszisse die Kammerdruckschwankung registriert. Diese entspricht der Alveolardruckschwankung, $p_{A,0}$ entspricht dem Alveolardruck bei Fluß 0.

A ist Beispiel für normale Strömungsverhältnisse in den Luftwegen. Der Atemzug beginnt bei Fluß 0 und steigt, entsprechend dem linken Schenkel, in Pfeilrichtung nach oben. Auf der Höhe einer normalen Inspiration wird im allgemeinen ein Fluß von 1 l/s erreicht. Danach sinkt der Fluß und der rechte Schenkel der oberen Schleifenhälfte erreicht am Ende der Inspiration wieder Fluß 0. Die Exspiration erreicht, gemäß rechtem unterem Schleifenanteil, etwas weniger als 1 l/s, gemäß dem Verlauf des linken unteren Schleifenanteiles fällt der Fluß langsam bis 0 ab, der Atemzug ist beendet. Die Neigung der Schleife zur

Abszisse ist ganz gering, d.h. in- und exspiratorisch wird zwischen Alveolen und Außenluft nur eine geringe Druckdifferenz benötigt.

B ist das Beispiel einer sehr ausgedehnten Bronchokonstriktion, entsprechend einem Asthmaanfall bei einem Jugendlichen. Sowohl der inspiratorische wie der exspiratorische Teil der Fluß-Druck-Schleife sind stark zur Abszisse, also zur Druckachse, geneigt. Daraus entnimmt man, daß im Asthmaanfall zur Erzeugung eines Atemstromes von 1,0 l/s große Druckdifferenzen zwischen Alveolarraum und Außenluft bestehen, also ein großer Widerstand zu überwinden ist, und zwar nicht, wie früher gelehrt wurde, nur exspiratorisch, sondern auch inspiratorisch. In diesem Fall kann man von homogener Obstruktion sprechen.

C ist charakteristisch für eine chronische obstruktive Lungenerkrankung, Bronchitis und Emphysem. Die Schleife ist inspiratorisch zur Druckachse geneigt. Zwischen Beginn und Ende der Einatmung kommt es zu einem Druckaufbau, das heißt, aufgrund von Inhomogenität des Atemwegswiderstandes kann ein Druckausgleich nicht schnell genug erfolgen. Im Ausatmungsteil zeigt die Schleife das Bild einer Keule. Im letzten Teil der Ausatmung ist, trotz langdauernden hohen Druckaufwandes, nur ein geringer Fluß möglich. Die Schleife gibt Einblick in die Inhomogenität der Belüftung. Man kann von inhomogener Obstruktion sprechen.

D ist charakteristisch für generalisiertes Emphysem ohne wesentliche Bronchitis. Der inspiratorische Teil der Schleife ist nur wenig gegen die Druckachse geneigt, der exspiratorische Teil zeigt, daß schon bei Ruheatmung eine ausgeprägte pathologische Fluß-Druck-Beziehung vorliegt.

Bei der Auswertung wird für klinische Zwecke überwiegend die Resistance totalis ($R_{aw,tot}$) bestimmt. Dabei werden zur Ermittlung des Alveolardruckes die maximalen Druckauslenkungen bei Spontanatmung verwendet (25). Bei der Ermittlung des Alveolardruckes nach Matthys (14) wird die mittlere Druckauslenkung im in- und exspiratorischen Teil der Schleife bei Fluß 1 l/s herangezogen.

Intrathorakales Gasvolumen (IGV)

IGV = das gesamte durch Atembewegungen komprimierbare Gasvolumen, das nach normaler Ausatmung im Thorax nachweisbar ist.

Meßprinzip

Der Patient sitzt bei ruhiger Atmung in der Bodykammer. Nach entsprechender Erklärung wird das Atemrohr am Ende einer normalen Ausatmung für einige Sekunden verschlossen. Der Patient wird aufgefordert, trotzdem Atembewegungen in Form von Hechelatmung durchzuführen. Dabei ändern sich das im Thorax befindliche Gasvolumen und der Druck, ohne eine am Mund meßbare Strömung zu erzeugen. Auf der Grundlage des Boyle-Mariotteschen Gesetzes kann man bei bekanntem Kammervolumen aus den während des Manövers synchron am Mund und in der Kammer gemessenen Druckwerten IGV ermitteln.

Normalbereich

Männer: $IGV(l) = -7{,}5110 + 0{,}0167 \cdot A + 6{,}9810 \cdot H - 1{,}7332 \cdot BI$ Frauen: $IGV(l) = -1{,}4004 + 0{,}0035 \cdot A + 3{,}4558 \cdot H - 1{,}4044 \cdot BI$ Standardabweichung: ± 411 ml
A = Alter in Jahren   BI = Broca-Index H = Größe in m
IGV ~ 50% TLC (25)

Physiologischerweise sind IGV und FRC gleich groß. Bei Vorliegen einer obstruktiven Ventilationsstörung ist IGV im allgemeinen größer als FRC. Die Differenz der beiden Werte kann als Ausdruck der an der Atmung nicht teilhabenden Lufträume angesehen werden. Die Differenz der beiden Werte ist auch erheblich bei Vorliegen großer, von der Atmung abgekapselter Lungenzysten.

Pathologisch hohe IGV-Werte können sowohl bei reversiblem Blähungszustand der Lungen (Volumen pulmonum auctum) als auch bei irreversibler Erweiterung der Alveolarräume (Emphysem) gemessen werden. Zur Unterscheidung wird ein nach $R_{aw,tot}$ korrigiertes IGV angeboten (25).

$$IGV_{korrig.}\% = IGV_{akt.}\% - [(R_{aw,tot} - 2{,}2) \cdot 2{,}7]$$

Korrigierte IGV-Werte von 120 – 140% Soll-IGV sprechen mit Wahrscheinlichkeit, Werte von > 140% Soll-IGV mit Sicherheit für irreversible Lungenblähung (Emphysem).

Atemwegsleitfähigkeit – Conductance (G_{aw})

Meßprinzip

$$G_{aw} = \frac{1}{R_{aw}} = l/s/kPa\ (cm\ H_2O) = l \cdot s^{-1} \cdot kPa\ (cm\ H_2O)^{-1}$$

R_{aw} wird außer von Strömungshindernissen in den Luftwegen von der Stärke des Atemflusses und von der Größe des Lungenvolumens, bei dem die Messung erfolgt, beeinflußt. R_{aw} wird mit steigendem Fluß größer und zwar disproportional. Die Messung von R_{aw} erfolgt in erster Linie bei ruhiger Atmung und hier spielt der Einfluß des Volumens, bei dem gemessen wird, eine wesentliche Rolle. R_{aw} wird mit Zunahme des Volumens kleiner und mit Verringerung des Volumens größer. Die Änderung erfolgt disproportional. Trägt man in ein Koordinatensystem R_{aw} an der Ordinate und V, bei dem gemessen wird, meist das IGV, an der Abszisse auf, so erhält man eine Kurve, die weitgehend einer Hyperbel entspricht ($y = \frac{1}{x}$). Bei Eintragung von G_{aw}, also dem reziproken Wert von R_{aw} an der Ordinate, ergibt sich eine Gerade ($y = x$), d. h. Anstieg von G_{aw} und Vergrößerung von IGV erscheinen als lineare Beziehung. Eine Reihe von Autoren bevorzugt daher bei der Darlegung von Strömungsbedingungen in den Luftwegen G_{aw} als Maß, zumal angenommen werden kann, daß sich der Atemwegswiderstand in den kleinsten Luftwegen nicht aus in Serie ($R_1 + R_2 + R_3 \ldots$), sondern aus parallel geschalteten Teilwiderständen zusammensetzt, deren Summe sich aus dem Reziprokwert der Teilwiderstände ($\frac{1}{R_1} + \frac{1}{R_2} + \frac{1}{R_3} \ldots$) ergibt.

Normalbereich

$$G_{aw}\,(l \cdot s^{-1} \cdot kPa^{-1}) = 2{,}5 \cdot IGV\,(l)$$

$$G_{aw}\,(l \cdot s^{-1} \cdot kPa^{-1}) = 0{,}24 \cdot IGV\,(l)$$

Spezifische Resistance (sR_{aw}) – spezifische Conductance (sG_{aw})

Meßprinzip

sR_{aw} bzw. sG_{aw} entsprechen R_{aw} bzw. G_{aw} bezogen auf die Volumeneinheit.

$$sR_{aw}\,(kPa \cdot s) = R_{aw}\,(kPa/l/s) \cdot IGV\,(l)$$

$$sR_{aw}\,(cm\ H_2O \cdot s) = R_{aw}\,(cm\ H_2O/l/s) \cdot IGV\,(l)$$

$$sG_{aw}\,(kPa \cdot s)^{-1} = \frac{G_{aw}\,(l \cdot s^{-1} \cdot kPa^{-1})}{IGV\,(l)}$$

$$sG_{aw}\,(cm\ H_2O \cdot s)^{-1} = \frac{G_{aw}\,(l \cdot s^{-1} \cdot kPa^{-1})}{IGV\,(l)}$$

Damit wird der Anteil von R_{aw} und G_{aw} kompensiert, der vom Volumen, bei dem gemessen wird (IGV), abhängig ist. Auf diese Art werden die volumenbedingten Unterschiede von R_{aw} und G_{aw} zwischen Kindern und Erwachsenen, Personen nach Teilresektion der Lunge und Kranken mit unterschiedlichem IGV minimiert.

Normalbereich

Spezifische Resistance
Männer: $sR_{aw} = 0{,}6 \ \pm 0{,}16$ kPa · s = 4,5 ± 1,2 cm H_2O · s
Frauen: $sR_{aw} = 0{,}47 \pm 0{,}18$ kPa · s = 3,5 ± 1,4 cm H_2O · s
Spezifische Conductance
Männer und Frauen: $sG_{aw} = (2{,}5 \text{ kPa} \cdot s)^{-1} = (0{,}24 \text{ cm } H_2O \cdot s)^{-1}$ (18)

Oszilloresistometrie (ORM)

Meßprinzip

Die mit Ganzkörperplethysmographie gewonnenen Meßgrößen sind Alveolardruckänderung und Atemfluß. Die daraus ermittelte Resistance (R_{aw}) entspricht in erster Linie dem Atemwegswiderstand. Mit Hilfe von ORM hingegen erfolgt die Ermittlung der Widerstände des gesamten Atemtraktes, also Atemwegswiderstand und dazu noch Compliance von Lunge und Thorax. Die mit ORM ermittelte Resistance (R_{os}) muß somit höher als die mit Bodyplethysmographie gemessene sein. Bei dem am häufigsten verwendeten Gerät (Siemens) atmet der Proband über ein Mundstück durch einen Schlauch von 80 cm Länge mit einem Volumen von 85 ml (Abb.9). In diesen Schlauch wird knapp vor dem Mund ein von einer Membranpumpe erzeugter oszillierender Luftstrom eingeleitet. Die Frequenz beträgt 10 Hertz, die oszillierende Volumenänderung 0,7 ml. Der oszillierende Luftstrom wird vom Probanden kaum bemerkt. Die Schwingungen pflanzen sich allseits fort. Einerseits durcheilen sie den Schlauch als gleichbleibenden Referenzwiderstand von 10 mbar/l/s (Z_o), andererseits dringen sie in die Atemwege ein und pflanzen sich über Parenchym und Pleura bis zur Thoraxwand fort (Z_x). Die Aufteilung in die beiden Abschnitte Referenzschlauch und Atemtrakt erfolgt im Verhältnis des jeweiligen Widerstandes, oder besser gesagt, im Verhältnis der jeweiligen Leitfähigkeit zwischen Referenzschlauch und Atemtrakt. Aus dem an der Aufteilungsstelle der beiden Systeme (U) gemessenen Druckunterschied kann der Widerstand im Atemtrakt ermittelt werden.

Meßwerte

$$R_{os} = \frac{255 - \text{Körpergröße in cm}}{20}$$

$$= 0{,}44 \text{ kPa } (4{,}4 \text{ mbar bzw. } 4{,}4 \text{ cm } H_2O)/l/s \qquad (22)$$

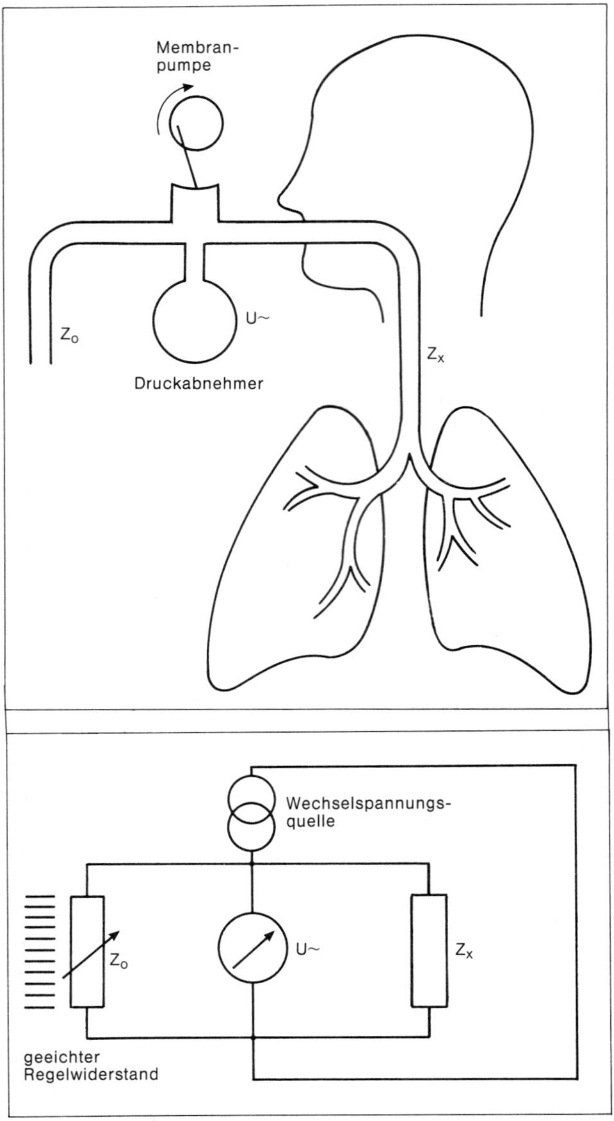

Abb. 9: Meßprinzip der Oszilloresistometrie. Wenn Z_0 zugeschaltet wird und so stark verkleinert wird bis die Spannung U~ auf den halben ursprünglichen Wert zusammengebrochen ist, so ist $Z_x = Z_0$.

Mit ORM kann man rasche Widerstandsänderungen, etwa beim Broncholyse- oder Provokationstest, erfassen. Die Methode eignet sich besonders gut für Bedside-Untersuchungen. Mittelgradige Strömungswiderstände, etwa bis 0,78 kPa/l/s (8,0 mbar/l/s, 8,0 cm H_2O/l/s) sind ebenfalls gut zu erfassen, wobei die Werte in guter Übereinstimmung mit den ganzkörperplethysmographisch ermittelten sind. Hochgradige Atemwegsobstruktionen, ausgedrückt durch Resistancewerte von mehr als 1,0 kPa/l/s

(10 mbar) können graduell nicht mehr genau differenziert werden. Mit Hilfe von Zusatzeinrichtungen besteht die Möglichkeit, die erwähnten Teilwiderstände bis zu einem gewissen Grad zu differenzieren.

FRC-Messung

ORM kann auch zur Messung der Dichte von Gasen verwendet werden, wenn der oszillierende Luftstrom durch eine Lochblende geführt und der von der Oszillation erzeugte Druck gemessen wird. Dieser Druck ist in linearer Beziehung zur Dichte des oszillierenden Gasgemisches und ist z.B. für Luft siebenmal größer als für Helium. Aufgrund dieser physikalischen Gegebenheiten kann man, bei Zuschaltung eines Spirometers, die komplette Spirographie durchführen. Für die Messung von FRC bzw. RV mit ORM können höhere Heliumkonzentrationen verwendet werden als bei der Heliumausmischmethode, bei der auf dem Prinzip der Wärmeleitfähigkeit arbeitende Gasanalysatoren zum Einsatz kommen, so daß die Untersuchungszeit nicht länger als 3 Minuten dauert. Als Referenzwerte können die bei der Heliumausmischmethode gewonnenen FRC-Werte verwendet werden.

Peakflowmetrie

Meßprinzip

Bei der Peakflowmetrie wird der nach maximaler Einatmung mögliche maximale exspiratorische Atemfluß (PEF) ermittelt. Die Luft wird in ein Rohr geblasen. Im Inneren dieses Rohres trifft der Fluß auf ein im Zentrum befestigtes, drehbares Septum. Durch den Aufprall des Atemflusses schwingt dieses Septum gleich einer Wetterfahne um die eigene Achse. Der Ausschlag wird auf ein Zeigersystem übertragen und kann sofort an der Skala abgelesen werden. Jede Zunahme der Bronchokonstriktion geht auch mit einer gewissen Änderung des Füllungsvolumens einher. Da der flußlimitierende Schwellenwert des Druckes bei forcierter Ausatmung auf alle Fälle überschritten wird, ist die Änderung des Füllungsvolumens maßgebend für die Änderung des Peak flow. Das möglichst tiefe Einatmen ist also für den erreichbaren Wert wichtiger als das kraftvolle Ausstoßen der Luft.

Normalbereich

Männer mehr als 500 l/min
Frauen mehr als 400 l/min

Mit Hilfe der Peakflowmetrie kann der Patient den Intensitätswechsel seines Leidens und damit den behandelbaren Anteil der Atemflußobstruktion selbst erfassen. Ein mehrmals am Tag durchgeführter Test, insbesondere zu beschwerdearmen und beschwerdereichen Zeitpunkten, macht die Krankheit transparent, dient zur Objektivierung des Therapieeffektes und macht auf einen allfälligen Gefahrenbereich aufmerksam. Manche Patienten unterschätzen einen Asthmaanfall. Bei Absinken der Peakflowmeterwerte auf 100 l/min ist ärztliche Notfallversorgung dringend geboten.

Blutgasanalyse

Auf diesem Gebiet hat sich in den letzten zwei Jahrzehnten eine enorme Entwicklung vollzogen. Mit den handelsüblichen Geräten gelingt mit kleinsten Blutmengen von 40-60 Mikroliter eine gleichzeitige Messung von Sauerstoff-, Kohlensäuredruck und pH, sowie die elektronische Berechnung mehrerer Gas- und Stoffwechselgrößen.

In Tabelle 5 sind die mit Hilfe der Blutgasanalyse erhebbaren Meßgrößen zusammengestellt. Bei Blutgasen und pH werden nur die für Erwachsene gültigen Werte des arteriellen Blutes angeführt.

Zusammenstellung von Meßgrößen der Blutgasanalyse

Meßwert (art. Blut)	Symbol	Normalbereich
O_2-Druck	p_{a,O_2}	12,0 – 9,33 kPa (90 – 70 mm Hg) in Abhängigkeit vom Lebensalter
O_2-Sättigung	S_{a,O_2}	≧ 0,95 ≧ 95 %
O_2-Gehalt (Content)	c_{a,O_2}	8,43 – 9,43 mmol/l 19,0 – 21,0 ml/dl
Sauerstoffkapazität	C_{Hb,O_2sat}	9,43 – 10,32 mmol/l 21,0 – 23,0 ml/dl
Kohlensäuredruck	p_{a,CO_2}	5,06 – 5,6 kPa (38 – 42 mm Hg)
Kohlensäuregehalt	c_{a,CO_2}	22,0 – 24,0 mmol/l (mval/l) 49,0 – 54,0 ml/dl
Wasserstoffionen-konzentration	pH_a	7,38 – 7,42
aktuelles Bikarbonat	c_{a,HCO_3^-}	21,0 – 23,0 mmol/l (mval/l) 47,0 – 52,0 ml/dl
Standardbikarbonat	Stand.-Bikarb.	24,0 – 26,0 mmol/l (mval/l)
Base excess (Basenüberschuß)	BE	– 2 bis + 2 mmol/l (mval/l)

Tab. 5

Sauerstoff

Arterieller O_2-Druck (p_{a,O_2})

Der Druck eines Gases im Blut entspricht dem Partialdruck dieses Gases in der Gasphase, die das Blut umgibt und mit diesem im Gleichgewicht ist. In der Gasphase entspricht der Partialdruck eines Gases seinem prozentualen Anteil an der Gesamtmenge. Das ist in der Flüssigkeit, also auch im Blut, nicht der Fall. Hier ist trotz gleichen Partialdrucks aufgrund unterschiedlicher Löslichkeitsbedingungen der Anteil der im Blut enthaltenen Gasmengen nicht mehr gleich.

Meßprinzip

Die O_2-Druckmessung beruht auf einem elektrochemischen Vorgang. Die in einer Flüssigkeit gelösten O_2-Moleküle werden an einer Platinelektrode (Kathode), die gegenüber der Referenzelektrode (Anode) auf einem konstanten Potential (Polarisationsspannung von 0,7 Volt) gehalten wird, elektrochemisch reduziert. Die von der Kathode gelieferten und von der Anode aufgenommenen Elektronen bedeuten einen elektrischen Strom in der Flüssigkeit. Der äußere Teil des Stromkreises ist über den Eingang des Meßverstärkers geschlossen. Die Platinelektrode (Kathode) ist mit einer Teflonmembran überzogen. Zwischen Kathode und Membran liegt ein sehr dünner Elektrolytfilm. Durch die vom O_2-Partialdruck im Meßgut abhängige O_2-Diffusion durch die Membran werden die bei der Kathodenreaktion verbrauchten O_2-Moleküle im Elektrolytfilm ständig ersetzt. Es fließt ein konstanter (sehr kleiner) Strom durch die Elektrode. Dieser ist ein Maß für den O_2-Partialdruck im Meßgut.

Normalbereich

Von den vorliegenden Normwerten hat die Sollwertformel von Ulmer und Mitarbeitern (25) (s. unten) die weiteste Verbreitung gefunden.

Männer:

$$p_{a,O_2}\ (\text{kPa}) = 0{,}1333 \cdot \left(109{,}4 - 0{,}26 \cdot A - 0{,}098 \cdot \frac{G \cdot 100}{L - 100}\right)$$

$$p_{a,O_2}\ (\text{mm Hg}) = 109{,}4 - 0{,}26 \cdot A - 0{,}098 \cdot \frac{G \cdot 100}{L - 100}$$

Frauen:

$$p_{a,O_2}\ (\text{kPa}) = 0{,}1333 \cdot \left(108{,}86 - 0{,}26 \cdot A - 0{,}073 \cdot \frac{G \cdot 100}{L - 100}\right)$$

$$p_{a,O_2}\ (\text{mm Hg}) = 108{,}86 - 0{,}26 \cdot A - 0{,}073 \cdot \frac{G \cdot 100}{L - 100}$$

A = Alter in Jahren G = Gewicht in kg
L = Körpergröße in cm (25)

Mit dieser Formel erhält man Mittelwerte. Durch Subtraktion der Standardabweichung von 1,88 kPa (14,14 mm Hg) erhält man den sogenannten Mindestsollwert. Für Frauen liegen die Werte in allen Altersstufen um 0,27 – 0,40 kPa (2 - 3 mm Hg) höher als für Männer. Der Einfluß des relativen Körpergewichtes, der bei Übergewichtigkeit bis zu 0,53 kPa (4 mm Hg) ausmacht, ist unter Belastung nicht mehr nachweisbar.

Im klinischen Routinebetrieb gelten folgende Richtwerte:
Kindes- und Jugendalter: 12,0 – 10,67 kPa (90-80 mm Hg)

mittleres Lebensalter: mehr als 10,0 kPa (75 mm Hg)
vorgerücktes Lebensalter: mehr als 9,33 kPa (70 mm Hg).

Werte unter 8,67 kPa (65 mm Hg) sind in jedem Fall pathologisch und kennzeichnen eine Hypoxämie. In Einzelfällen kann man bei gesunden, körperlich trainierten Personen mittleren Lebensalters p_{a,O_2}-Werte zwischen 10,0 und 9,33 kPa (75 und 70 mm Hg) messen. Es handelt sich dabei wahrscheinlich um eine besonders ausgeprägte physiologische Verteilungsinhomogenität von Belüftung und Durchblutung der Lunge. Erfahrungsgemäß steigen diese niedrigen Ruhewerte bei körperlicher Belastung im allgemeinen deutlich an. p_{a,O_2}-Werte wechseln beim Gesunden zwischen 11,33 und 10,0 kPa (85 und 75 mm Hg) auch in Abhängigkeit der Atmungsreaktion auf geistige Anspannung, Sinneswahrnehmung und jeweilige vegetative Situation. In den letzten Jahren ist die O_2-Druckmessung im strömenden Blut mit Hilfe intravasal applizierbarer Elektroden möglich geworden. Dabei entdeckte man drei Schwankungsfolgen des arteriellen O_2-Druckes von unterschiedlicher Periodendauer, und zwar sogenannte Kurz-, Mittel- und Langzeitrhythmen. Die größten Schwankungen im Ausmaß von 1,33 kPa (10 mm Hg) ereignen sich in den Mittelzeitrhythmen mit einer Periodendauer von 25 bis 50 Atemzügen. Dieses rhythmische Auf und Ab des O_2-Druckes im arteriellen Blut vollzieht sich im Normbereich und hat in den alveolaren Gasdrücken seine Entsprechung.

Einstufung der p_{a,O_2}-Werte

Zur graduellen Erfassung niedriger p_{a,O_2}-Werte kann man den Abstand vom Mindestsollwert bis zum p_{a,O_2} von 6,66 kPa (50 mm Hg) in drei Stufen unterteilen: die erste Stufe als leichte, die zweite als mittelgradige und die dritte als schwere Hypoxämie quantifizieren. Beispiel: Mindestsollwert 10,66 kPa (80 mm Hg), Differenz bis zu 6,66 kPa (50 mm Hg) ist 4,00 kPa (30 mm Hg). Werte von 10,53 kPa (79 mm Hg) bis 9,33 kPa (70 mm Hg) entsprechen dann einer leichten, Werte von 9,20 kPa (69 mm Hg) bis 8,00 kPa (60 mm Hg) einer mittelgradigen und Werte unter 7,87 kPa (59 mm Hg) einer schweren Hypoxämie. Bei einem Mindestsollwert von 9,46 kPa (71 mm Hg) beträgt die Differenz bis 6,66 kPa (50 mm Hg) 2,80 kPa (21 mm Hg), jede Stufe umfaßt in diesem Fall 0,93 kPa (7 mm Hg).

Sauerstoffgehalt – O_2-Content des arteriellen Blutes (c_{a,O_2})

c_{a,O_2} entspricht dem O_2-Gehalt des arteriellen Blutes bei aktueller O_2-Sättigung (S_{a,O_2}). Bestimmende Größen sind Hb-Gehalt des Blutes, Grad der O_2-Sättigung des Hb und Anteil des im Blut physikalisch gelösten O_2. Das Molekulargewicht für Hb wird mit 64460 g angegeben. Das Mol-Volumen für O_2 beträgt, wie für jedes ideale Gas, 22,4 l.

1 Mol Hb enthält 4 Mol Fe und bindet demnach 4 Mol O_2 = 4 · 22400 = 89600 ml O_2. Unter Standardbedingungen müßte demnach 1 g Hb 1,39 ml O_2 binden. Tatsächlich wurde aber der Wert von 1,34 (Hüfnersche Zahl) gefunden. Man nimmt an, daß ein Teil des Hb (Dyshämoglobin) seine O_2-Bindungsfähigkeit verliert. Auch Standardbedingungen für ideale Gase sind in vivo nicht erfüllt.

Die Menge des physikalisch gelösten O_2-Anteils wird vom Löslichkeitskoeffizienten des O_2 in Blut und vom O_2-Partialdruck bestimmt. In zwei verschiedenen Flüssigkeiten, die gleichen Gasgemischen unter gleichem Druck ausgesetzt sind, wird man für die einzelnen Gaskomponenten den gleichen Partialdruck messen, die Menge des physikalisch gelösten Anteils wird allerdings nicht gleich sein. Z.B. wird man bei einem O_2-Partialdruck von 13,33 kPa (100 mm Hg) aufgrund des unterschiedlichen Löslichkeitskoeffizienten in 1 l H_2O 0,21 mmol (5 ml) O_2 und in 1 l Blut bei Zimmertemperatur 0,13 mmol (3 ml) O_2 physikalisch gelöst vorfinden. O_2 muß für die Weitergabe in die Gewebe immer die physikalisch gelöste Phase durchlaufen. Die Nachfüllung kommt vom Vorratsbehälter Hb. Es steht jeweils nur der 70. Teil des gesamten O_2-Gehalts im Blut physikalisch gelöst zur Verfügung.

$$c_{a,O_2}\ (\text{mmol } O_2/\text{l}) = \text{Hb (mmol/l)} \cdot S_{a,O_2} + 0{,}01 \cdot p_{a,O_2}\ (\text{kPa})$$

$$c_{a,O_2}\ (\text{ml } O_2/\text{dl}) = \frac{\text{Hb (g)} \cdot 1{,}34 \cdot S_{a,O_2}\ (\%)}{100} + 0{,}003 \cdot p_{a,O_2}\ (\text{mm Hg})$$

Normalbereich für arterielles Blut

8,43 – 9,43 mmol O_2/l

19,0 – 21,0 ml O_2/dl

0,01 bzw. 0,003 = Löslichkeitskoeffizient (in der Volumeneinheit physikalisch gelöste O_2-Menge pro Einheit O_2-Partialdruck). Der O_2-Gehalt ist das Maß für das Sauerstofftransportvermögen des Blutes. Er wird auch zur Bestimmung der arteriovenösen O_2-Differenz und zur Berechnung des Herzminutenvolumens herangezogen.

Sauerstoffkapazität ($c_{Hb,O_2\,sat}$)

Unter Sauerstoffkapazität versteht man die O_2-Menge, die vom aktuellen Hb-Gehalt der Volumeneinheit Blut (l, dl) bei voller Sättigung des Hb aufgenommen werden kann. 1 g Hb kann maximal 0,06 mmol (1,34 ml O_2) binden, vorausgesetzt, daß das gesamte Hb bindungsfähig und nicht durch andere Stoffe, wie CO, besetzt ist. Im Unterschied zum O_2-Gehalt des Blutes wird der physikalisch gelöste O_2-Anteil in die Kapazität nicht einbezogen. Der Grund dafür liegt in der Tatsache, daß der physikalisch gelöste O_2-Anteil mit dem Druck linear zunimmt und damit eine Abgrenzung des Meßwertes nach oben zu nicht möglich ist. Die O_2-Kapazität des Blutes ist somit nur auf das O_2-bindungsfähige Hb bezogen und wird deshalb auch mit dem Symbol c_{Hb,O_2sat} bezeichnet.

$$c_{Hb,\,O_2sat}\ (\text{mmol } O_2/\text{l}) = \text{Hb (g/l)} \cdot 0{,}06$$

$$c_{Hb,\,O_2sat}\ (\text{ml } O_2/\text{dl}) = \text{Hb (g/dl)} \cdot 1{,}34$$

Normalbereich

9,43 – 10,32 mmol O_2/l Blut
21,0 – 23,0 ml O_2/dl Blut

Im Fall einer teilweisen Besetzung des Hb durch andere Stoffe ist die tonometrische Bestimmung der O_2-Bindungsfähigkeit durchzuführen. Im Routinebetrieb kann man sich mit jener O_2-Sättigung von Hb zufriedengeben, die bei Zimmertemperatur durch Schütteln des Blutes mit Luft (O_2-Partialdruck von 20 kPa bzw. 150 mm Hg) erreicht wird.

Zur exakten Bestimmung ist Tonometrie mit einem hyperoxischen Gasgemisch (O_2-Anteil von 30%) erforderlich, weil bei Körpertemperatur volle Sättigung des Hb erst bei einem O_2-Druck von $>$ 28 kPa ($>$ 200 mm Hg) erzielt wird. Höhere O_2-Partialdrücke sollten zur Tonometrie nicht verwendet werden, weil ansonsten mit einer Reaktivierung des Hb, das O_2 nicht binden konnte, gerechnet werden muß.

Arterielle Sauerstoffsättigung (S_{a,O_2})

Die O_2-Sättigung entspricht der O_2-Menge in mmol, die aktuell an Hb gebunden ist, in Prozent der O_2-Menge in mmol, die bei Bestimmung der O_2-Kapazität dieses Blutes mit gleicher Hb-Menge möglich ist. Damit ist der Sättigungswert unabhängig vom jeweiligen Hb-Gehalt. Der Wert wird dimensionslos bzw. in Sättigungs-Prozent aufgeführt. Bestimmende Größen sind O_2-Partialdruck im Blut, O_2-Bindekurve des Hb, Temperatur, pH und CO_2-Druck des Blutes. Der Wert wird von den modernen Blutgasanalysegeräten nach Eingabe des Hb-Gehaltes aufgrund der an den Elektroden gemessenen Werte unter Zuhilfenahme einer O_2-Standardbindekurve für Hb elektronisch berechnet und ausgedruckt. Auch bei der Bestimmung der O_2-Sättigung wird der physikalisch gelöste O_2-Anteil eliminiert.

$$S_{a,\,O_2} = \frac{c_{a,\,Hb,\,O_2}}{c_{a,\,Hb,\,O_2sat}}$$

$$S_{a,\,O_2\,\text{Sättg.}\,\%} = \frac{c_{a,\,Hb,\,O_2}}{c_{a,\,Hb,\,O_2sat}}$$

Normalbereich
0,97 – 0,95
97 – 95 Sättg.%

Werte von 0,94 – 0,90 (94 – 90%) entsprechen einer mäßiggradigen, von 0,89 – 0,85 (89 – 85%) einer mittelgradigen und unter 0,84 (84%) einer ausgeprägten Hypoxämie.

Die Wahl, ob man zur Charakterisierung der Sauerstoffverhältnisse im Blut die Messung von Spannung, Sättigung oder Gehalt heranzog, war früher von den apparativen Möglichkeiten abhängig. Die älteste Tradition hat die Bestimmung des Sauerstoffgehaltes mit Hilfe des van-Slyke-Apparates. Danach standen Geräte zur Messung der Sättigung mit Hilfe der Reflexion oder Transmission von monochromatischem Rotlicht zur Verfügung. Die Messung des Sauerstoffdruckes an mit Teflon überzogenen Platinelektroden ist das jüngste Kind der Reihe. Der Fortschritt auf diesem Gebiet und die Entwicklung der Elektronik haben die rasche Messung der Gaspartialdrücke und die Berechnung der weiteren Größen aus den vorhandenen Meßergebnissen möglich gemacht. Die O_2-Druckmessung erfolgt dabei aus dem Plasma, die Erythrozyten liefern nur den beim Meßvorgang verbrauchten Sauerstoff. Der O_2-Druck des Blutes am Ende der Lungenkapillaren ist von der Kontaktzeit, normal 0,3 – 0,5 Sekunden, und vom O_2-Druck in den Alveolen, also ausschließlich von der Lungenfunktion, abhängig. Die Sättigung hingegen wird von mehreren Gegebenheiten, am meisten von Temperatur und pH des Blutes, beeinflußt. Dieser Umstand stört vor allem bei Untersuchungen, die, wie der Arbeitsversuch, mit pH-Verschiebungen einhergehen. Im subnormalen Bereich der O_2-Meßwerte kann es vorkommen, daß der arterielle O_2-Druck unter Belastung höher, aber die O_2-Sättigung aufgrund einer Rechtsverschiebung der O_2-Bindekurve durch die Arbeitsazidose niedriger als in Körperruhe ausfällt. Bei kontinuierlichem Absinken des pH im Rahmen einer Stoffwechselstörung kommen bei gleichem O_2-Druck immer geringere Sättigungswerte zustande und bei sehr ausgeprägter Azidose kann es vorkommen, daß eine wünschenswerte O_2-Sättigung des Blutes auch unter Atmung eines mit O_2 angereicherten Gasgemisches nicht mehr möglich wird. Bei Fehlen von Stoffwechselstörungen ist der Aussagewert von O_2-Druck und O_2-Sättigung für die Feststellung einer pulmonalen Insuffizienz praktisch gleich. Geringgradige Störungen bzw. geringe Änderungen im oberen Sättigungsbereich sind mit der Druckmessung wesentlich besser zu erfassen als mit der Bestimmung der Sättigung, entspricht doch die Sättigungsdifferenz von 97 – 90% oft einer Druckdifferenz von 4 kPa (30 mm Hg) und mehr. Der O_2-Gehalt wird für die

Beurteilung der Lungenfunktion heute kaum mehr herangezogen, ist aber für die Messung des O_2-Transportvermögens des Blutes unumgänglich notwendig. Ein Patient mit Anämie zum Beispiel wird wegen des niedrigen Hb-Gehaltes einen niedrigen O_2-Gehalt aufweisen, aber bei guter Lungenfunktion normalen O_2-Druck und normale O_2-Sättigung haben. Selbstverständlich wird ein Patient mit schwerer Lungenfunktionsstörung und entsprechend niedrigen Werten für O_2-Druck und O_2-Sättigung auch nur über verringerten O_2-Gehalt verfügen, aber das Ausmaß der Störung ist durch den O_2-Druck am besten dargestellt.

Kohlensäure

Kohlensäuregehalt – CO_2-Content des arteriellen Blutes (c_{a,CO_2})

Das beim Stoffwechsel entstehende CO_2 wird im Blut zu 5% physikalisch gelöst, zu 10% an Hb gebunden und aufgrund enzymatischer Umwandlung durch die Carboanhydrase zu 85% als Bikarbonat transportiert (3). Der CO_2-Gehalt entspricht der Summe der angeführten Komponenten im arterialisierten Vollblut.

Meßprinzip

c_{a,CO_2} wurde in klassischer Weise mit Hilfe des Gasanalyseapparates nach v. Slyke bestimmt. Dabei wurde Blut unter Luftabschluß gewonnen und in den Apparat eingebracht. Das gesamte CO_2 wurde durch Beigabe von Milchsäure extrahiert und als Gasvolumen bestimmt.

c_{a,CO_2} wird im klinischen Routinebetrieb nicht direkt gemessen, sondern aus den Meßwerten für p_{a,CO_2} und pH unter Verwendung einer modifizierten Henderson-Hasselbalchschen Gleichung elektronisch errechnet. Dabei kommen üblicherweise der physikalisch gelöste und der im Bikarbonat steckende CO_2-Anteil zum Tragen, aber nicht das CO_2 der Carbaminoverbindungen. Diese Portion macht im Serum 1%, in den Erythrozyten 11% des jeweiligen CO_2-Gehaltes aus. Bei vielen im klinischen Gebrauch befindlichen Blutgasanalysegeräten wird dieser amputierte Wert für c_{a,CO_2} als $CO_{2,tot}$ angezeigt.

Normalbereich

22,0 bis 24,0 mmol/l (mval/l)
49,0 bis 54,0 ml/dl

c_{a,CO_2} oder $CO_{2,tot}$ sind ein bei der Blutgasanalyse leicht erhältliches elektronisches Nebenprodukt, spielen aber bei der Beurteilung von Lungenfunktionsstörungen eine nur untergeordnete Rolle. Auch bei Stoffwechselstörungen orientiert man sich besser am Bikarbonatgehalt des Blutes.

Arterieller CO_2-Druck (p_{a,CO_2})

Unter CO_2-Druck versteht man den CO_2-Druck des trokkenen Gases in kPa (mm Hg), mit welchem die physikalisch gelöste H_2CO_3 im Gleichgewicht steht. Er ist daher das Maß für die physikalisch gelöste H_2CO_3. Der CO_2-Druck ist in Vollblut und wahrem Plasma identisch. Wahres Plasma ist das mit den Erythrozyten in physikalisch-chemischem Gleichgewicht stehende Plasma. p_{a,CO_2} ist der richtungsweisende Wert für die Lungenfunktion des arteriellen Blutes, weil er über weite Bereiche als Maß für die alveolare Belüftung angesehen und für den Wert der mittleren alveolaren CO_2-Spannung eingesetzt werden kann.

Meßprinzip

Die direkte p_{a,CO_2}-Messung ist eine Modifikation der elektrometrischen pH-Messung. Eine pH-Glaselektrode und eine damit zusammengebaute Silber-Silberchlorid-Referenzelektrode sind von einer gemeinsamen Elektrolytlösung umgeben. Sie sind von der Blutprobe durch eine CO_2- aber nicht ionendurchlässige Teflonmembran getrennt. CO_2 diffundiert durch diese Membran in beiden Richtungen bis die CO_2-Teildrücke in der Blutprobe und in der sehr dünnen Elektrolytschicht zwischen Membran und Glaselektrode gleich groß sind. Durch chemische Umsetzung wird nun der pH-Wert des Elektrolyten verändert. Diese pH-Änderung wird gemessen, verstärkt elektronisch umgewandelt und als p_{a,CO_2}-Wert angezeigt.

Normalbereich

5,06 – 5,60 kPa (38 - 42 mm Hg)

Bei der intravasalen Blutgasmessung wurden in Analogie zum O_2-Druck auch periodische Schwankungen des CO_2-Druckes, allerdings nur im Ausmaß vom 4 mm Hg festgestellt.

p_{a,CO_2}-Werte unter 4,8 kPa (36 mm Hg) entsprechen einer alveolaren Hyperventilation. p_{a,CO_2}-Werte über 6,0 kPa (45 mm Hg) entsprechen einer alveolaren Hypoventilation.

Alveolo-arterielle O_2-Druckdifferenz ($p_{(A-a),O_2}$)

Die $p_{(A-a),O_2}$ ist Ausdruck der Effektivität des Gaswechsels, dargestellt durch eine einzige Meßgröße. Diese Aufgabe würde allerdings erst voll erfüllt werden durch die alveolo-endkapillare O_2-Druckdifferenz, denn erst dieser Wert ist frei von den schon normalerweise vorhandenen postkapillaren venösen Beimischungen aus Venae cordis minimae durch die Foramina Thebesii, pulmonalen arteriell-venösen, bronchial-venösen und pulmonal-venösen Shunts, sowie durch unterschiedliche Ventilations-Perfusionsquotienten einzelner Lungenabschnitte. Für den klinischen Routinebetrieb ist der Aussagewert einer gemeinsamen Betrachtung von p_{a,O_2} und p_{a,CO_2} praktisch gleich dem Aussagewert einer zusätzlich errechneten $p_{(A-a),O_2}$.

Berechnung

$$p_{(A-a),O_2} = p_{A,O_2} - p_{a,O_2} \text{ in kPa (mm Hg)}$$

Zur Berechnung des alveolaren O_2-Druckes (p_{A,O_2}) wird die Alveolarluftformel verwendet:

$$p_A = p_{A,O_2}\,(\text{kPa}) = [p_{amb}\,(\text{kPa}) - 6{,}266] \cdot 0{,}2093 - \frac{p_{a,CO_2}\,(\text{kPa})}{RQ} + \frac{p_{a,CO_2}\,(\text{kPa}) \cdot 0{,}2093 \cdot (1 - RQ)}{RQ}$$

$$p_A = p_{A,O_2}\,(\text{mm Hg}) = [p_{amb}\,(\text{mm Hg}) - 47] \cdot 0{,}2093 - \frac{p_{a,CO_2}\,(\text{mm Hg})}{RQ} + \frac{p_{a,CO_2}\,(\text{mm Hg}) \cdot 0{,}2093 \cdot (1 - RQ)}{RQ}$$

p_{amb} = Umgebungsdruck
RQ = respiratorischer Quotient

Für den klinischen Routinebetrieb ist eine Vereinfachung der Berechnung erlaubt:

$$p_{A,O_2}\,(\text{kPa}) = [p_{amb}\,(\text{kPa}) - 6{,}266] \cdot 0{,}2093 - \frac{p_{a,CO_2}\,(\text{kPa})}{RQ}$$

$$p_{A,O_2}\,(\text{mm Hg}) = [p_{amb}\,(\text{mm Hg}) - 47] \cdot 0{,}2093 - \frac{p_{a,CO_2}\,(\text{mm Hg})}{RQ}$$

RQ = respiratorischer Quotient in Körperruhe bei etwa 0,8, bei leichter körperlicher Belastung 0,9

Normalbereich

2,0 – 3,33 kPa (15 – 25 mm Hg)

Haber und Burghuber (11) haben für die Berechnung des Normwertes folgendes Vorgehen vorgeschlagen: Der obere Grenzwert für die $p_{(A-a),O_2}$ ergibt sich aus dem p_{A,O_2}, der auf der Basis eines arteriellen CO_2-Druckes von 5,33 kPa (40 mm Hg) berechnet wird, minus dem unteren Grenzwert des Normalbereiches für den altersentsprechenden p_{a,O_2} nach der Formel von Ulmer und Mitarbeitern (25).

Der arterielle CO_2-Druck kann dem mittleren alveolaren CO_2-Druck der am Gasaustausch teilnehmenden Alveolarbereiche gleichgesetzt werden. Die Alveolarluftformel hat allerdings nur dann volle Gültigkeit, wenn der respiratorische RQ gleich dem metabolischen RQ ist, ein Gleichgewicht, das sich bei Patienten mit schweren Lungenfunktionsstörungen fast nur in Körperruhe und auch da oft nicht in wünschenswertem Ausmaß erreichen läßt.

Man kommt mit mathematischen Operationen im physiologischen Bereich der Wahrheit sehr nahe. Im Falle ausgeprägter inhomogener Lungenfunktionsstörung sollte man danach trachten, möglichst exakte Meßergebnisse zu erreichen und Rechenoperationen auf das notwendige Ausmaß zu beschränken, weil mehr Zahlen die klinische Relevanz des Ergebnisses nicht unbedingt verbessern.

Endexspiratorisch-arterielle O_2-Druckdifferenz

Die alveolaren Gasspannungen können auch durch Untersuchung des endexspiratorischen Gasgemisches mit Hilfe von Massenspektrometern oder schnellanzeigenden Elektroden gemessen werden.

Normalbereich

$\frac{A + 10}{2}$ mm Hg (A = Lebensalter in Jahren)

Bis zum 39. Lebensjahr weniger als 3,33 kPa (25 mm Hg)
Bis zum 49. Lebensjahr weniger als 4,0 kPa (30 mm Hg)
Ab dem 50. Lebensjahr weniger als 4,67 kPa (35 mm Hg)

Arteriell-endexspiratorische CO_2-Druckdifferenz

Normalbereich

weniger als 0,53 kPa (4 mm Hg), keine ins Gewicht fallende Altersabhängigkeit.

Die durch Atemgasanalyse gewonnenen endexspiratorisch-arteriellen O_2- und CO_2-Druckgradienten liegen durchwegs höher als die Werte, die mit Hilfe der Alveolarluftformel berechnet werden (22).

pH-Messung

Das „pH" ist als der negative Logarithmus der Wasserstoffionenkonzentration definiert, pH = -log (H^+).

Meßprinzip

Als Methode der Wahl gilt das elektrometrische Meßverfahren mit Verwendung von Glaselektroden. Im Gehäuse derselben befindet sich eine Bezugslösung (Pufferlösung) mit bekanntem pH. Der Abschluß erfolgt durch eine Glasmembran, die nur H^+-Ionen passieren läßt. Hält man den pH-Wert der Bezugslösung konstant, so entwickelt sich an der Glasmembran eine Potentialdifferenz, die von der H^+-Ionenkonzentration der Meßlösung abhängt. Nach der Nernst-Gleichung besteht eine lineare Beziehung zwischen der Potentialdifferenz an der Glasmembran und dem pH-Unterschied zwischen Meß- und Bezugslösung.

Normalbereich für arterielles Blut

7,38 – 7,42

Da der Logarithmus negativ ist, wird die Zunahme der Wasserstoffionenkonzentration – Azidose – durch ein Absinken des pH-Wertes und die Abnahme der Wasserstoffionenkonzentration – Alkalose – durch einen Anstieg des pH-Wertes gekennzeichnet sein. Die H^+-Ionenkonzentration in Körperflüssigkeiten und Zellen ist für die biochemischen Umsetzungen von entscheidender Bedeutung, weshalb der Organismus mit Hilfe von Puffersystemen versucht, den pH-Wert des arteriellen Blutes unter allen Lebensbedingungen möglichst konstant zu halten. Es müssen immerhin innerhalb von 24 Stunden mehr als 20000 mmol H^+-Ionen über die Lunge eliminiert werden. Der mengenmäßig größte Puffer im extrazellulären Bereich sind Plasmaeiweißkörper und Hämoglobin. Deren Reaktionsgeschwindigkeit ist aber verhältnismäßig träge und die Reaktion selbst geht mit Strukturveränderungen der Puffer einher. Zum Abfangen rascher pH-Änderungen steht deshalb das System gebundene Kohlensäure – freie Kohlensäure, d.h. Bikarbonat – CO_2, im Vordergrund.

Aktuelles Bikarbonat (c_{a,HCO_3^-})

c_{a,HCO_3^-} entspricht der Menge Bikarbonat in mmol (mval)/l in einem ohne Luftzutritt gewonnenen arteriellen Blut. Man kann auch sagen, es ist der aktuelle Gehalt an Bikarbonat im Blut, der durch Reaktionen zwischen H_2CO_3 und Nichtbikarbonatpuffern bestimmt wird.

Meßprinzip

In der Klinik sind heute CO_2-Druck und pH an Elektroden leicht meßbar. Mit Zuhilfenahme der Henderson-Hasselbalch-Gleichung wird c_{a,HCO_3^-} sowohl für Vollblut als auch für Plasma elektronisch berechnet und ausgedruckt.

Normalbereich

$C_{a,HCO_3^-} = 21{,}0 - 23{,}0$ mmol (mval)/l
$= 47{,}0 - 52{,}0$ ml/dl

Jede pH-Änderung findet in einer Änderung des Verhältnisses von Bikarbonat : CO_2 ihren Ausdruck. Ein Maß für die freie Kohlensäure ist der arterielle CO_2-Druck, ausgedrückt in kPa (mm Hg), Aufschluß über die gebundene Kohlensäure gibt der Wert für Bikarbonat, ausgedrückt in mmol (mval)/l Blut. Das gesetzmäßige Verhalten von pH, p_{CO_2} und Bikarbonat findet unter anderem in der Henderson-Hasselbalch-Gleichung seinen Niederschlag. Solange die Messung des CO_2-Druckes an Elektroden Schwierigkeiten bereitete, konnte p_{CO_2} mit nach dieser Gleichung erstellten Nomogrammen aus den damals leichter bestimmbaren Größen Bikarbonat und pH des Blutes errechnet werden. In Abbildung 10 sind die Zusammenhänge von pH, p_{CO_2} und Bikarbonat bei den Grundformen von Azidose und Alkalose schematisch dargestellt. Bei normalem pH von 7,40 verhält sich Bikarbonat in mmol/l Blut zu CO_2 in mmol/l Blut wie 20 : 1. Dieses Verhältnis ist im Schema als „Gleichgewicht" dargestellt. Im klinischen Betrieb wird nur Bikarbonat als Stoffmenge in mmol ausgewiesen, zur Charakterisierung der freien Kohlensäure verwendet man den Teildruck des Gases im Blut (p_{CO_2}). Bei Alkalose überwiegt das Bikarbonat, und zwar absolut bei der metabolischen Alkalose, relativ bei der durch alveolare Hyperventilation verursachten respiratorischen Alkalose. Bei Azidose überwiegt CO_2, und zwar absolut bei der durch alveolare Hypoventilation verursachten respiratorischen Azidose und relativ bei der metabolischen Azidose.

Dem Schema kann man auch entnehmen, daß die Wiederherstellung der verlorengegangenen Gleichgewichtslage jeweils von beiden Seiten her erfolgen könnte. Die therapeutische Korrektur muß aber immer auf der Seite der Störungsursache einsetzen. Kompensationsversuche auf der primär nicht gestörten Seite sind im allgemeinen nur teilweise und auch nur vorübergehend erfolgreich. Der Wert für aktuelles Bikarbonat allein genügt jedenfalls nicht zur Präzisierung einer Atmungs- oder Stoffwechselsituation. Hohe Bikarbonatwerte im Blut können sowohl Ausdruck einer metabolischen Alkalose als auch Folge der metabolischen Kompensation einer respiratorischen Azidose sein. Niedrige Bikarbonatwerte kommen bei metabolischer Azidose ober beim Versuch der metabolischen Kompensation einer respiratorischen Alkalose vor. Die Differenzierung ist in jedem Fall erst durch die zugehörigen Werte für pH und p_{CO_2} möglich.

Im klinischen Alltag war früher die Bestimmung des Bikarbonats – Alkalireserve – wegen der verschiedenen Atmungsbedingungen, unter denen der Wert gewonnen

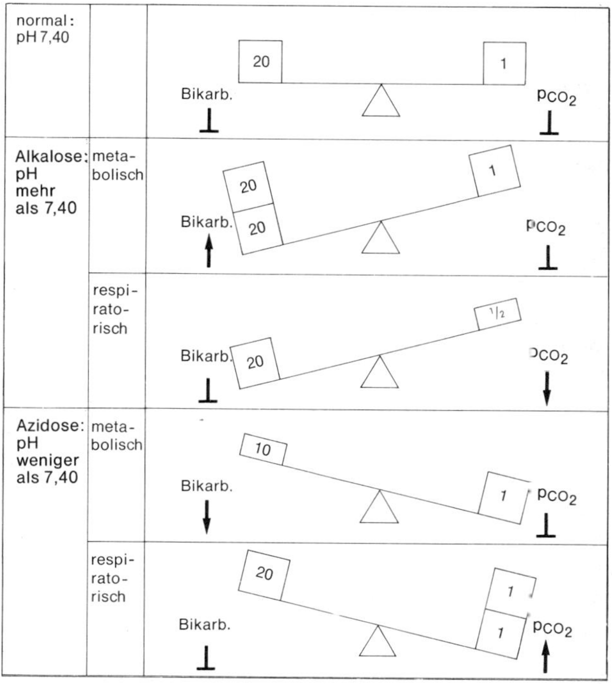

Abb. 10: Zusammenhänge von pH, p_{CO_2} und Bikarbonat bei den Grundformen der Azidose und Alkalose.

wurde, mit Unsicherheit belastet. Einzelne Untersucher hielten das Blut unter Luftabschluß, andere ließen es an der Luft stehen und erst vor der Analyse durch die Untersuchungsperson „ruhig“ beatmen und wieder andere ließen die Atmungssituation überhaupt unberücksichtigt. Einen wesentlichen Fortschritt und eine Aufwertung der klinischen Bikarbonatbestimmung haben die Arbeiten von Singer und Hastings (21) sowie von Astrup und Mitarbeitern (2) gebracht.

Standardbikarbonat (Stand.-Bikarb.)

Als Standardbikarbonat bezeichnet man den Bikarbonatgehalt des Blutes in mmol (mval)/l bei idealisierter Atmung, also bei voller Sauerstoffsättigung, einem Kohlensäuredruck von 5,33 kPa (40 mm Hg), Körpertemperatur und dazugehöriger Wasserdampfspannung von 6,27 kPa (47 mm Hg). Mit diesem Wert, der einer normalen Ventilation zugeordnet ist, kann man die ausschließlich metabolisch bedingten Bikarbonatverschiebungen im Blut erfassen.

Prinzip

Man bedient sich der Tatsache, daß im oxygenierten Blut pH eine lineare Funktion des log des Kohlensäuredruckes ist, also pH = f (log p_{CO_2}).

Im praktischen Betrieb bewähren sich Nomogramme nach Siggaard-Andersen (20) sowie Thews und Harnoncourt (24). Moderne Geräte ermitteln den Wert elektronisch.

Normalbereich

24,0 - 26,0 mmol (mval)/l Blut

Base excess (BE)

Der Begriff „Base excess“ wurde von Siggaard-Andersen geprägt (20). Es handelt sich um einen in vitro durch Titration gewonnenen Wert. Base excess ist demnach die Menge von Säure oder Base in mmol/l, die einem unter idealen Atmungsbedingungen gehaltenen Blut zugesetzt werden muß, um den pH-Wert von 7,40 zu erreichen. Bei positivem BE-Wert muß Säure, bei negativem BE-Wert Bikarbonat zugesetzt werden. Die Aussage des BE-Wertes ist, praktisch genommen, die gleiche wie die von Standardbikarbonat. Die Bestimmung des Wertes erfolgt mit Hilfe von Nomogrammen.

Normalbereich

BE −2 bis +2 mmol (mval)/l Blut

Minus-BE-Werte entsprechen einer metabolischen Azidose, Plus-BE-Werte einer metabolischen Alkalose. Die Änderung des BE gibt bei der Ergometrie guten Einblick in die belastungsbedingte Ansäuerung des Blutes. Ein Delta-BE von mehr als −5 mmol/l zeigt an, daß sich der

Proband bei der Belastung ausreichend angestrengt hat und in den anaeroben Bereich seiner Leistung gekommen ist.

Ausführung der Blutgasanalyse

Geh- und belastungsfähige Probanden sollen weder nüchtern noch nach einer kräftigen Mahlzeit zur Untersuchung kommen und körperliche Ruhe im Sitzen oder Liegen von etwa 15 Minuten halten. Danach wird eine auf einen Tupfer aufgetragene hyperämisierende Salbe, streng lokal auf das Ohrläppchen begrenzt, zart einmassiert. Nach weiteren 5 Minuten wird mittels Lanzette oder Einmalnadel in das Ohrläppchen von unten her so eingestochen, daß Tropfen ohne Druck spontan zustande kommen. Das Ende einer mit Heparin vorbehandelten Glaskapillare wird in das Zentrum des Tropfens postiert, wonach Blut luftblasenfrei in die Kapillare bis zur Füllung einfließen soll. Das Blut kann auch aus einer Arm- oder Oberschenkelarterie entnommen werden. Dazu bedient man sich einer Subkutannadel, an deren Ansatz, mit Hilfe kurzer Plastikmanschetten als Verbindungsglieder, mehrere Glaskapillaren hintereinander aufgefädelt werden können. Wo immer möglich, soll das Blut sofort in die Meßkammer des Analysators eingebracht werden. Bei Blutabnahme am Krankenbett und Verarbeitung im Laboratorium innerhalb von 10 - 15 Minuten sind die Fehler gegenüber sofortiger Messung im tolerablen Bereich. Erst bei längerer Transportzeit ist es notwendig, in die Kapillaren einen kleinen Eisenstift zum späteren Rühren mit einem an der Außenwand bewegten Magneten einzuführen und die Enden der Röhrchen mit Kitt zu verschließen. Es sei nicht verschwiegen, daß beim Absägen der verkitteten Kapillarenden feiner Glasstaub entsteht, der die kleine Meßkammer leicht verunreinigen kann, weshalb man diesem Vorgehen nach Möglichkeit ausweicht.

Die aus Ohrläppchen- oder Arterienblut gewonnenen Werte zeigen im klinischen Routinebetrieb weitgehende Übereinstimmung. O_2-Druckwerte, die bei liegenden Patienten gemessen werden, sind im allgemeinen um 0,27 - 0,40 kPa (2 - 3 mm Hg) niedriger als bei der Untersuchung derselben Patienten im Sitzen oder Stehen. Die CO_2-Druckwerte sind im Liegen etwas höher als im Sitzen oder Stehen. Bei ausgeprägter Linksherzinsuffizienz bzw. Schock stimmen die O_2-Drücke zwischen arteriellem und Ohrläppchenblut nicht mehr überein. Bei diesen Patienten sowie bei Personen mit atrophischen Ohrläppchen, aus denen ohne Quetschen Blut nicht zu gewinnen ist, wird man die Mikropunktion einer Arterie vornehmen müssen. Beim Großteil der Patienten genügt nach der Punktion Daumendruck für 1 - 2 Minuten, nur in Einzelfällen ist ein Druckverband erforderlich. An die Ruheuntersuchung wird, soweit der

Patient dazu in der Lage ist, der Belastungstest mit Hilfe von Fahrrad- oder Laufbandergometer angeschlossen. Wo immer es möglich ist, soll die Belastung in zwei Stufen erfolgen. Belastungsart und -höhe werden sich nach der jeweiligen Fragestellung bzw. Leistungsfähigkeit des Probanden richten. Für Fragen der Begutachtung wählen wir bei Männern, entsprechend ihrer Leistungsfähigkeit, zwischen 50, 100 und 150 Watt. Das entspricht der 3-4fachen, 4-5fachen bzw. 6fachen Höhe des Ruheenergieumsatzes und wird als kurzdauernde leichte, mittelschwere und schwere körperliche Belastung bezeichnet. Bei Frauen gelten, unter Bezugnahme auf das Verhältnis ihres Muskelgewichtes zu dem der Männer, als analoge Belastungsstufen 40, 80 und 120 Watt. Für Fragen der Begutachtung gewerblich verursachter Lungenerkrankungen wurde von uns den fixen Belastungsstufen der Vorzug gegeben, weil letztlich auch im Alltag und am Arbeitsplatz eine vorgegebene Belastung, unabhängig vom eigenen Körpergewicht, geleistet werden muß. Man kann selbstverständlich, je nach Fragestellung, auch andere Belastungsformen wählen. Die Blutgaswerte, vor allem der O_2-Druck, sind ab der 4. Minute der jeweiligen Belastungsstufe adäquat. Aus kontinuierlichen Messungen, vor allem bei Patienten mit obstruktiver Ventilationsstörung, weiß man, daß in der 1. Belastungsminute der O_2-Druck kurzfristig um 1,33 kPa (10 mm Hg) und mehr abfällt, sich aber im Verlauf der 3. Minute wieder zu stabilisieren beginnt. Bei rektangulärer Belastung wird diesem Umstand voll Rechnung getragen.

Bei triangulärer Belastung mit Erhöhung der einzelnen Belastungsstufen nach jeweils 2 Minuten tritt das Absinken des O_2-Druckes nur zu Beginn, aber nicht mehr in den höheren Belastungsstufen zutage.

Auswertung der Blutgasbefunde

Mit Hilfe von p_{a,O_2} und p_{a,CO_2} unterscheidet man derzeit vier grundsätzliche Störungen des Gasaustausches:
Alveolare Hypoventilation,
Verteilungsstörung – ventilatorisch, zirkulatorisch
Diffusionsstörung,
Vaskulärer Kurzschluß.

Eine weitere, nicht als Gasaustauschstörung zu bezeichnende Veränderung der Blutgasdrücke ist die alveolare Hyperventilation.
Tabelle 6 zeigt die häufigsten Befundkombinationen von p_{a,O_2} und p_{a,CO_2}.

- *1a – Normalfall*

Normale p_{a,O_2}-Werte sind bei freier Atmung von Außenluft nie mit pathologisch erhöhten p_{a,CO_2}-Werten gekoppelt. Die p_{a,O_2}-Werte bewegen sich unter Belastung in der Bandbreite der Norm. Bei der Großzahl gesunder Probanden

…äufigste Befundkombination von p_{a,O_2} und p_{a,CO_2} in Ruhe und bei zwei Belastungsstufen

	Ruhe	1. Belastungsstufe	2. Belastungsstufe	Befund
…,O_2	Normbereich	meist höher als in Ruhe	meist höher als 1. Belastungsstufe	1a Normalfall
	oberer Normbereich	niedriger als in Ruhe	Normbereich	1b Alveolare Hyperventilation
…,CO_2	Normbereich	Normbereich	stärker herabgesetzt als 1. Belastungsstufe	1a Normalfall
	wesentlich herabgesetzt	weniger herabgesetzt als in Ruhe	weniger herabgesetzt als 1. Belastungsstufe	1b Alveolare Hyperventilation
…,O_2	vermindert	höher als in Ruhe	höher als in Ruhe meist Normbereich	2a Verteilungsstörung 2b Pickwick, Undine
…,CO_2	meist herabgesetzt selten Normbereich	etwas herabgesetzt bis normal	meist normal	2a Verteilungsstörung
	deutlich erhöht	weniger erhöht als in Ruhe	etwas erhöht bis normal	2b Pickwick, Undine
…,O_2	unterer Normbereich bis vermindert	stärker vermindert als in Ruhe	stärker vermindert als 1. Belastungsstufe	3a Alveolare Hypoventilation 3b Diffusionsstörung 3c Rechts-links-Shunt
…CO_2	oberer Normbereich bis erhöht	stärker erhöht als in Ruhe	stärker erhöht als 1. Belastungsstufe	3a Alveolare Hypoventilation
	unterer Normbereich bis herabgesetzt	stärker herabgesetzt als in Ruhe	stärker herabgesetzt als 1. Belastungsstufe	3b Diffusionsstörung 3c Rechts-links-Shunt

6

sind die Belastungswerte höher als die Ruhewerte, aber bei Vorliegen besonders hoher Ruhewerte kann auch ein Absinken in den unteren Normbereich möglich sein. Die p_{a,CO_2}-Werte sind unter Belastung im Regelfall entsprechend einer physiologischen Arbeitshyperventilation gegenüber der Norm geringgradig herabgesetzt; bei Spiroergometrie mit Verwendung von Mundstücken oder Masken ist eine geringgradige Erhöhung von p_{a,CO_2} als Folge einer gewissen Rückatmung möglich.

- *1b – Alveolare Hyperventilation*

Die p_{a,O_2}-Werte sind im Regelfall im oberen, gelegentlich, bei der Erfordernishyperventilation, allerdings auch im unteren Normbereich. Die p_{a,CO_2}-Werte sind in Ruhe wesentlich gegenüber der Norm herabgesetzt; weniger ausgeprägt ist dieser Befund unter körperlicher Belastung.

Ursachen

Hier ist zu unterscheiden, ob es sich um eine Hyperventilation aufgrund vegetativer Dysharmonie oder bereits um Erfordernishyperventilation bei Verteilungsstörung handelt.

- *2a – Verteilungsstörung*

Die p_{a,O_2}-Werte sind im Regelfall gegenüber der Norm vermindert; sie werden unter Belastung höher bis normal. Die p_{a,CO_2}-Werte können sowohl im Sinne einer Erfordernishyperventilation herabgesetzt, aber auch normal und sogar grenzwertig erhöht sein. Unter Belastung kann es auch zur Normalisierung der p_{a,CO_2}-Werte kommen.

Ursachen

Erfordernishyperventilation bei leichten Formen von Hypoxämie jeder Genese

Inhomogene Verteilung von Ventilation und Perfusion bei obstruktiven Ventilationsstörungen, Pneumonie, Thromboembolie und anderen Lungenkrankheiten

Stauung im kleinen Kreislauf

Schädelhirntrauma oder intrakranielle Blutung

Übersteuerung der Ventilation bei maschineller Beatmung

Die Verteilungsstörungen stellen den Großteil aller in der Klinik vorkommenden Gasaustauschstörungen. Diese Blutgaskonstellation, geringgradige Hypoxämie in Ruhe mit Besserung unter Belastung und geringgradiger alveolarer Hyperventilation, wurde von Rossier (19) als „Partialinsuffizienz" bezeichnet. Die Bezeichnung „Insuffizienz" war nur gerechtfertigt, weil p_{a,O_2} in Ruhe tiefer lag als normal, dem Befund wurde aber vom Autor im allgemeinen nur geringgradiger Krankheitswert zuerkannt. Die Befundkonstellation Hypoxämie und Hyperkapnie in Ruhe und/oder unter Belastung wurde von Rossier mit dem Terminus „Globalinsuffizienz" belegt (19). In der Folge hat der Begriff „Partialinsuffizienz" einen Wandel durchgemacht. Heute wird darunter von vielen Autoren jede pathologische Verminderung der O_2-Druckwerte bei nicht erhöhten CO_2-Druckwerten verstanden. Als „Globalinsuffizienz" wird, so wie früher, die pathologische Verminderung von O_2-Druckwerten, verbunden mit pathologischer Erhöhung von CO_2-Druckwerten bezeichnet. Dieser Wandel im Gebrauch von Termini mag manchmal sinnvoll sein, ist aber sicher durch die Originalarbeiten von Rossier nicht gedeckt. Beide Begriffe sind heute durchaus entbehrlich.

- *2b – Alveolare Hypoventilation infolge zentraler Atemregulationsstörung – Undine-, Pickwick-Syndrom*

Die p_{a,O_2}-Werte sind in Körperruhe oft sehr vermindert und die p_{a,CO_2}-Werte pathologisch erhöht. Unter Belastung bessern sich sowohl O_2- wie CO_2-Werte.

Ursachen

Eine herabgesetzte Empfindlichkeit der zentralen Atemregulation gibt es beim Undine- und Pickwick-Syndrom auch ohne wesentliche Störungen der mechanischen Eigenschaften der Lunge, aber auch bei einzelnen Patienten mit Polycythaemia vera. Bei Verdacht auf Pickwick-Syndrom ist die Untersuchung des Blutes im Schlafversuch indiziert. Die Pickwickier sind, vor allem im Gegensatz zu Narkoleptikern, die einzige Patientengruppe, die auch in der Laboratoriumsatmosphäre auf Kommando schlafen kann. Dabei sinken p_{a,O_2}-Werte im Schlaf in der Regel um mehr als 2 kPa (15 mm Hg) ab. Verdeutlicht wird dieser Effekt durch Verabreichung einer kleinen Barbituratmenge.

- *3a – Alveolare Hypoventilation pulmonaler, muskulärer oder nervöser Genese*

p_{a,O_2}-Werte sind in Ruhe im unteren Normbereich bis vermindert, p_{a,CO_2}-Werte im oberen Normbereich bis erhöht. Unter Belastung, soweit diese durchführbar ist, tritt im Regelfall weitere Verminderung von p_{a,O_2} und demgemäß Erhöhung von p_{a,CO_2} ein.

Ursachen

Schwere Behinderung des Atemflusses in den Luftwegen durch ausgeprägte Bronchokonstriktion, schwerer Asthmaanfall

Atemlähmung durch Erkrankung der entsprechenden Muskeln oder Nerven

Endstadien schwerer, chronischer Lungenerkrankungen

Zahlenmäßig überwiegt die pulmonal bedingte alveolare Hypoventilation als Folge schwerer obstruktiver Atemwegserkrankungen. Dabei muß auf die Erfahrung hingewiesen werden, daß zwischen dem spirographischen Befund und dem Ergebnis der Blutgasuntersuchung keine lineare Beziehung besteht. Bei jüngeren Patienten findet man z.B. bei sehr ausgeprägter Lungenkrankheit trotz erheblicher Belastungsdyspnoe nur in Einzelfällen die Zeichen einer alveolaren Hypoventilation, bei älteren Kranken hingegen ist sie schon bei wesentlich geringerer pathologischer Abweichung des spirographischen Befundes von der Norm vorhanden. Neben der Dauer des Leidens ist dafür offenbar die allgemeine Reflexarmut im vorgerückten Lebensalter und eine meßbar herabgesetzte Empfindlichkeit der zentralen Atemregulation, die durch langdauernde Hypoxämie zustande kommt, verantwortlich. Auch die CO_2-Toleranz ist nicht einheitlich. So finden wir z. B. bei älteren Patienten mit ausgeprägtem Cor pulmonale und pulmonaler Hypertension als Folge langdauernder Erkrankung oft p_{a,CO_2}-Werte von 9,33 kPa (70 mm Hg) und mehr, ohne daß die Zeichen einer Ruhedyspnoe besonders in Erscheinung treten. Belastungen allerdings können diese Kranken nur mehr in ganz begrenztem Ausmaß bewältigen.

Jede Erhöhung von p_{a,CO_2} ist bei Luftatmung immer mit pathologischer Verringerung von p_{a,O_2} verbunden. Das akute Zustandekommen einer derartigen alveolaren Hypoventilation ist stets mit dem Absinken des pH-Wertes unter 7,38 gekoppelt. Man kann dann von einer akuten oder dekompensierten respiratorischen Azidose sprechen. Beim langsamen Entstehen einer alveolaren Hypoventilation hat die Niere Zeit zum Retinieren von Bikarbonat, der pH-Wert des Blutes liegt als Folge dieser Alkalisierungsmöglichkeit bei oder nur knapp unter 7,40. Man bezeichnet diesen Zustand als chronische oder kompensierte respiratorische Azidose. Auch in diesem Zusammenhang muß darauf verwiesen werden, daß bei Patienten mit den Zeichen alveolarer Hypoventilation eine ausgesprochene Kontraindikation in bezug auf Verabreichung von Medikamenten mit atemdepressorischer Nebenwirkung, wie Morphium, Barbiturate, Diazepam-Präparate, aber auch Psychopharmaka in höheren Dosen, gegeben ist.

Ein Patient mit einem derartigen Befund in Ruhe oder unter leichter körperlicher Belastung ist einerseits als Invalide zu bezeichnen, andererseits ist bei ihm jede Operation in Vollnarkose mit einem sehr hohen Risiko verbunden.

- *3b – Diffusionsstörung*

Die p_{a,O_2}-Werte sind in Ruhe im unteren Normbereich bis vermindert, unter Belastung kommt es, in Abhängigkeit von der Belastungsstufe, zu kontinuierlichem, ausgeprägtem, weiterem Absinken. Die p_{a,CO_2}-Werte sind in Ruhe im unteren Normbereich bis geringgradig herabgesetzt. Unter Belastung kommt es zu ausgeprägter Hyperventilation mit stark herabgesetzten p_{a,CO_2}-Werten.

Ursachen

Ausgeprägte restriktive Ventilationsstörungen, wie Alveolitis
Interstitielle Lungenfibrose
Asbestose
Ausgeprägte silikotische Schwielen und schwerste Formen der Sarkoidose
Ausgeprägte Teilresektion der Lunge und Pneumonektomie
Stumpfes Thoraxtrauma
Fettembolie
Multiple Lungenembolie
Lungenstauung und -ödem
Generalisiertes Emphysem

Eine Diffusionsstörung kommt sowohl durch Krankheitsbilder, die mit ausgeprägter restriktiver Ventilationsstörung, als auch mit generalisiertem Emphysem und entsprechend mit Destruktion und Schwund des Kapillarbettes verbunden sind, zustande. In den Bereich Diffusionsstörung zählt man auch die ausgedehnte Lungenresektion. Bei Körperruhe liegen die O_2-Druckwerte des Blutes, aufgrund von Hyperventilation und resektionsbedingter Verkleinerung der physiologischen venösen Beimischung, gelegentlich im recht guten Normbereich. Bei körperlicher Belastung hingegen funktioniert wohl der physikalisch-chemische Mechanismus der Diffusion, aber das Blut passiert das verkleinerte Kapillarnetz zu rasch und die zu kurze Kontaktzeit der Blutkörperchen in den Lungenkapillaren verhindert die ordnungsgemäße Sauerstoffbeladung.

- *3c – Rechts-links-Shunt*

Die p_{a,O_2}-Werte sind in Ruhe im unteren Normbereich bis vermindert und werden mit der Höhe der Belastung immer niedriger. Die p_{a,CO_2}-Werte sind in Ruhe im unteren Normbereich bis herabgesetzt; unter Belastung kommt es zu stärkerer Ausprägung der alveolaren Hyperventilation.

Ursachen

Embolische Prozesse
Vitien mit Blutüberfüllung des kleinen Kreislaufes
Intrapulmonal gelegene Aneurysmen
Fehleinmündende Lungenvenen
Zyanotische Vitien
Pneumonische Prozesse
Frische Atelektasen

Bei Lungenembolien überschneiden sich Diffusions- und Perfusionsstörung. Bei akuten Pneumonien und frischen Atelektasen dominiert das Bild des vaskulären Kurzschlusses. Im Verlauf der Krankheit kommt es allerdings zur Adaption der Durchblutung an die Belüftung, der funktionelle Kreislauf wird lokal gedrosselt und die Erscheinungen des vaskulären Kurzschlusses bilden sich zurück.

Die Differenzierung von Diffusionsstörung und vaskulärem Kurzschluß gelingt sehr gut durch Untersuchung der Blutgase bei Atmung eines hypoxischen (15% O_2), normoxischen und hyperoxischen (40 - 60% O_2) Gasgemisches. Dabei geht man von der Annahme aus, daß die Größe eines vaskulären Kurzschlusses, im Gegensatz zur Diffusionsstörung und Verteilungsstörung, durch Atmung verschiedener O_2-Konzentrationen nicht wesentlich beeinflußt wird. Ein hypoxisches Gasgemisch vergrößert den alveolo-kapillaren O_2-Druckgradienten und verstärkt die Diffusionsstörung. Im klinischen Routinebetrieb wird man mit der Untersuchung der Blutgase bei einem Atemgemisch von Luft und 60% O_2 der Großzahl der Fragestellungen gerecht. Nach 15 bis 20 Minuten dauernder Atmung eines derartigen Gasgemisches kann p_{a,O_2} dem O_2-Partialdruck des Atemgases gleichgesetzt werden. Im Falle einer Diffusionsstörung wird man p_{a,O_2}-Werte um 53,0 kPa (400 mm Hg) messen. Im Falle eines vaskulären Kurzschlusses wird p_{a,O_2} nur etwas höher liegen als bei Luftatmung. p_{a,CO_2} wird je nach Güte der verwendeten Atemmasken in jedem Fall etwas höher ausfallen als bei Luftatmung. Die Atmung eines O_2-Luftgemisches mit 60% O_2-Anteil hat gegenüber der Untersuchung mit reinem Sauerstoff den Vorteil, daß jede Diffusionsstörung schon bei O_2-Anreicherung ab 30% kompensiert wird und man den Fehlerquellen, die sich bei Messung extrem hoher O_2-Drücke im Blut einstellen, ausweicht. Die Untersuchung mit hyperoxischem Gemisch kann auch bei leichter körperlicher Belastung, allerdings von etwa 15 Minuten Dauer, ausgeführt werden. In diesem Fall tritt das Ausmaß des vaskulären Kurzschlusses oft noch stärker zutage als bei Ruheuntersuchung.

Bei ausgedehnten, chronischen Lungenerkrankungen mit respiratorischer Insuffizienz wird eine der vier Gasaustauschstörungen selten isoliert gefunden. Mit Hilfe der erwähnten Untersuchungsmethoden und gleichzeitiger Messung von respiratorischem Quotienten, O_2-Verbrauch und Stickstoffbilanz ist man auch in der Lage, die Abgrenzung zwischen Verteilungsstörung, Diffusionsstörung und vaskulärem Kurzschluß vorzunehmen und die einzelnen Teile sogar zu quantifizieren. Die Untersuchungsergebnisse werden umso genauer sein, je mehr Atmung und Stoffwechsel übereinstimmen (23).

Druck-Volumen-Messung

Compliancemessung

Die Compliance (C) ist ein Maß für die elastischen Eigenschaften des Thorax-Lungen-Systems. Der Begriff geht auf Mead und Whittenberger (15) zurück. Die Übersetzung von Compliance lautet „Einwilligung“, „Bereitschaft“, „Willfährigkeit“. Im Rahmen der ventilatorischen Volumen-Druck-Beziehung versteht man unter C die Dehnbarkeit der Lunge, d.i. die Volumenänderung in Litern pro Einheit der dazu notwendigen Druckänderung (kPa, cm H_2O).

Das Wechselspiel der bei der Atmung wirksamen Kräfte kann am besten bei der Füllung eines Lungenpräparates durch einen Trachealtubus anschaulich gemacht werden. Der Dehnung der Lunge wirken dabei vier Kräfte entgegen:

Elastischer Lungendruck (p_{el}) = Kraft zur Überwindung der Eigenelastizität des Lungengewebes mit der Tendenz zur Retraktion auf das Kollapsvolumen (elastic recoil). Die bestimmenden Einflußgrößen sind elastische und kollagene Gewebselemente des Interstitiums, Geometrie der Alveolarsepten, Größe und Füllungsgrad der Lunge sowie die in Alveolen und Bronchiolen wirksame Oberflächenspannung. Diese kann mehr als die Hälfte der Kräfte beinhalten, die der Lungenelastizität zugeordnet werden.

Alveolardruck (p_A) = Druck zur Überwindung des Strömungswiderstandes in den Luftwegen.

Druck zur Überwindung von innerem Reibungs- und Deformitätswiderstand des Lungengewebes (p_{RG}).

Druck zur Überwindung des an sich sehr kleinen Trägheitswiderstandes, den die Gewebe- und Luftmassen der Bewegungsänderung entgegenstellen (p_M).

Bei der Bestimmung von Volumen-Druck-Beziehungen am Patienten kommen zusätzlich elastische und Reibungskräfte des Thorax ins Spiel. Der Anteil derselben ist beim Gesunden etwa gleich groß wie der Kraftaufwand zur Lungendehnung allein. Der gesamte für die Lungendehnung notwendige transpulmonale Druck (p_{tp}) kann bei Spontanatmung nirgends direkt gemessen werden, es sei denn, der Patient wird intubiert und relaxiert. Im Pleuraspalt hat sich der Druck bereits um den im Thorax verlorengegangenen Anteil vermindert. Die Kräfte, die die Lungen dehnen, müssen gleich groß sein wie jene, die dieser Dehnung entgegenwirken. Der Druck im Pleuraspalt (p_{pl}) = Summe der vier oben angeführten Drücke.

$$p_{pl} = -p_{el} + p_A + p_{RG} + p_M$$

p_M wird im allgemeinen wegen seiner Kleinheit vernachlässigt. $p_A + p_{RG}$ werden als visköse Widerstände ($p_{ti,vis}$) zusammengefaßt, so daß sich die oben angeführte Gleichung vereinfacht:

$$p_{pl} = -p_{el} + p_{ti,vis}$$

Beim Phasenwechsel zwischen In- und Exspiration stehen Luftströmung und Gewebsbewegung für einen Augenblick still. In diesem Moment werden alle dynamischen Widerstände (p_A, p_{RG}, p_M) gleich Null und es bleibt einzig der elastische Widerstand (p_{el}) übrig. Damit vereinfacht sich für diesen Augenblick die Gleichung auf

$$p_{pl} = -p_{el} \ (\dot{V} = 0)$$

Der unter den Bedingungen $\dot{V} = 0$ gemessene Pleuradruck wird auch statischer Pleuradruck genannt. Mit umgekehrtem Vorzeichen ist er gleich dem elastischen Lungendruck für das betreffende Lungenvolumen. Der Ösophagus ist den gleichen Kräften ausgesetzt wie der Pleuraspalt, so daß die Messung des Pleuradruckes mit Hilfe einer Ösophagussonde möglich ist.

Meßprinzip

Das Volumen, von einem Spirometer oder Pneumotachographen gewonnen, wird auf der Ordinate eines Koordinatenschreibers aufgezeichnet. Der intrathorakale Druck wird von einer im unteren Ösophagusdrittel postierten Sonde abgeleitet, einem Druckwandler zugeführt und auf der Abszisse des Schreibers registriert. Die Ösophagussonde soll aus nicht zu weichem Plastikmaterial hergestellt sein und einen Innendurchmesser von 1,0 – 1,5 mm aufweisen. Zur möglichst guten Aufnahme des Drucksignals sollen in die Wand des zu verschluckenden Endteiles der Sonde in Abständen von jeweils 1 cm 5 – 7 Löcher von 1 mm Durchmesser gestanzt werden. Um das Eindringen von Sekret aus dem Ösophagus und damit eine Störung von Druckaufnahme und -übermittlung zu verhindern, wird um das Sondenende ein Latexballon, Wanddicke 0,06 – 0,1 mm, gebunden. Als Ballonmaße haben sich eine Länge von 10 cm und ein Umfang von 3,5 cm bewährt. Die mit einem derartigen Latexballon armierten Sonden haben bei einer Luftfüllung des Ballons von 1 – 10 ml praktisch keine Eigencharakteristik. Man schiebt die Ballonsonde nach Lokalanästhesie durch den mittleren Nasengang in den Pharynx. Das folgende Schlucken der Sonde wird erleichtert, wenn der Proband durch ein Trinkröhrchen in großen Zügen Wasser einsaugt. 38 cm vom Ballonende entfernt wird eine Marke gesetzt. Bei Personen mit durchschnittlicher Körpergröße kommt das Sondenende bei Beachtung dieser Anleitung in den unteren Ösophagusbereich zu liegen. Nach Füllung des Ballons mit 1 – 3 ml Luft gelingt die Erfassung der intrathorakalen Druckschwankungen recht gut. Die Nase wird mit einer Klemme verschlossen, das freie Sondenende über ein aus gleichem Plastikmaterial hergestelltes Zwischenstück an den elektronischen Druckwandler angeschlossen. Von der Pneumothoraxtherapie her gibt es die Erfahrung, daß der im Pleuraraum gemessene Druck nicht nur von der Körperhaltung abhängt, sondern auch in bezug auf Amplitude und Druckniveau an verschiedenen Einstichstellen unterschiedlich ausfällt. Mit der beschriebenen Technik der Ösophagusdruckmessung erhält man Schwankungen, die für den mittleren Bereich des Pleuradruckes repräsentativ sind.

C muß definitionsgemäß statisch gemessen werden. Die Versuchsperson atmet von einem bekannten Ausgangsvolumen ein bestimmtes, genau zu messendes Luftvolumen ein, schließt Nase und Mund, öffnet die Glottis, läßt die Atemmuskulatur erschlaffen und wartet 1 - 2 Sekunden auf vollkommenen Ausgleich von Volumen- und Druckbewegungen in der Lunge. Danach wird die mit der Volumenzunahme einhergehende Druckänderung registriert. Das Signal des Ösophagusdruckes (p_{oes}) wird der einen und ein vom Mundstück abgenommenes Drucksignal (p_{mou}) der anderen Membranseite eines Druckwandlers zugeführt. Damit wird de facto nicht p_{oes}, sondern $p_{mou} - p_{oes}$, der transpulmonale Druck (p_{tp}), registriert. Für Strömungs-Null gilt:

$$p_{oes} = p_{pl}$$

$$p_{tp} = p_{mou} - p_{oes}$$

Die Bestimmung dieser statischen Compliance (C_{stat}) erfordert vom Probanden ein hohes Ausmaß von Training und ist bei Patienten mit Lungenfunktionsstörungen nur ausnahmsweise möglich. Im klinischen Routinebetrieb wird die Volumen-Druck-Messung meistens bei ganz langsamer, ruhiger Atmung vorgenommen und der gewonnene Wert als dynamische Compliance (C_{dyn}) bezeichnet.

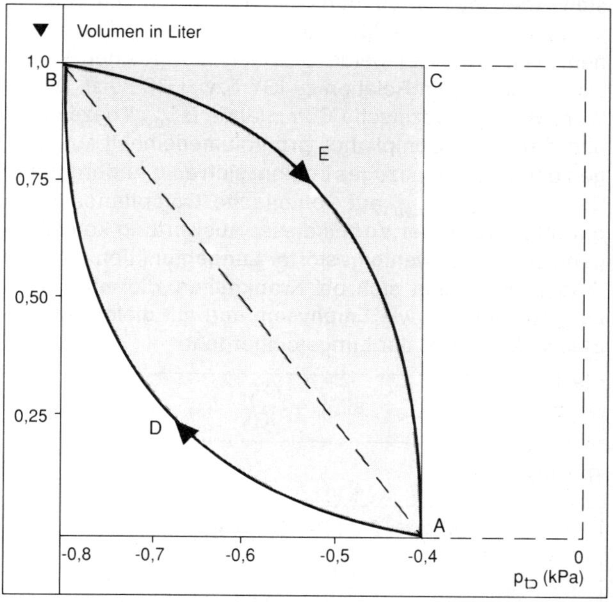

Abb. 11: Schema eines Volumen-Druck-Diagramms unter Normbedingungen.

In Abbildung 11 ist die Skizze eines bei physiologischen Gegebenheiten registrierten Volumen-Druck-Diagramms dargestellt. Der Atemzug beginnt bei A. Die Pfeile deuten an, in welcher Verlaufsrichtung die Schleife ADBEA zustandegekommen ist. Bei der Einatmung bewegt sich p_{tp} in den negativen Bereich, in diesem Fall von –0,4 auf –0,8 kPa, weshalb der Anstieg der Atemschleife nach links und oben erfolgt. Im klinischen Betrieb sind die Geräte im allgemeinen so geschaltet, daß die inspiratorische Druckauslenkung nach rechts erfolgt. Unter idealen Bedingungen liegen die Wendepunkte für Volumen und Druck an der gleichen Stelle und der Anstieg der Verbindungslinie A-B entspricht C_{dyn}.

$$C_{dyn} = \frac{\Delta V}{\Delta p_{tp}}$$

Normalbereich

Normalerweise benötigt man bei ruhiger Atmung in Atemmittellage zur Förderung von 1,0 l Luft eine Druckdifferenz von 0,4 – 0,5 kPa (4 – 5 cm H_2O).

$$C_{dyn} = 2{,}5 - 2{,}0\,\text{l/kPa}\ (0{,}25 - 0{,}2\,\text{l/cm}\ H_2O)$$

Die Dehnbarkeit einer Lunge hängt stark vom Füllungsvolumen ab. Demnach kann man die Aussagekraft von C erhöhen, wenn man die Größe des Ausgangsvolumens, meist IGV bzw. FRC, in die Beurteilung einbezieht. Ansonsten erhält man für Lungen von Kindern schon normalerweise kleinere Werte für C als für Lungen von Erwachsenen. Man erhält für beide Gruppen die gleichen Werte, wenn man C_{dyn} in Relation zu IGV bzw. FRC setzt. Dieser Wert wird als spezifische Compliance (sC_{dyn}) bezeichnet und drückt die Compliance pro Volumeneinheit aus. Wegen des Volumenbezuges beginnt sich eine Änderung der Bezeichnung sC_{dyn} auf volumische Compliance (C_{vol}) durchzusetzen. Der Vorteil dieser Auswertung kommt eigentlich nur bei wenig gestörter Lungenfunktion voll zum Tragen. Er verliert sich bei Krankheiten, die mit großen Lungenvolumina, wie Emphysem und mit gleichzeitigem Elastizitätsverlust der Lunge einhergeht.

$$sC_{dyn} = \frac{C_{dyn}}{IGV}$$

Beispiel

$$sC_{dyn} = 2{,}0\ \text{kPa},\ IGV = 3{,}0\ \text{l}$$

$$sC_{dyn} = \frac{\dfrac{2{,}0\ \text{l}}{1\ \text{kPa}}}{\dfrac{3{,}0\ \text{l}}{1}} = \frac{2{,}0\ \text{l} \cdot 1}{3{,}0\ \text{l} \cdot 1\ \text{kPa}}$$

$$= \frac{2}{3} \cdot \frac{1}{\text{kPa}} = 0{,}66\ \text{kPa}^{-1}$$

Normalbereich

$$sC_{dyn} = 0{,}6 - 0{,}5\,\text{kPa}^{-1}\ (0{,}06 - 0{,}05\,\text{cm}\ H_2O^{-1})$$

Bewertung der Befunde

In Abbildung 12 ist unter A das Volumen-Druck-Diagramm eines Patienten mit Lungenfibrose dargestellt. Die Krankheit bewirkt eine restriktive Ventilationsstörung mit Beeinträchtigung der elastischen Eigenschaften der Lunge und erheblicher Verkleinerung von Vital- und Totalkapazität. Es handelt sich um eine schlanke, schmale, zur Druckachse gekippte Schleife; die Festlegung der Umkehrpunkte

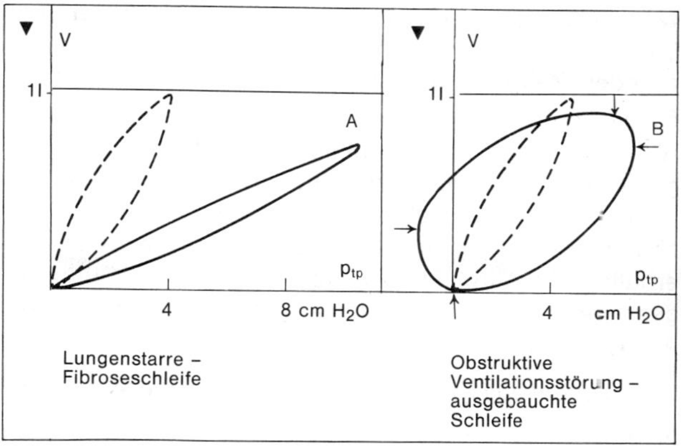

Abb. 12: Typische Volumen-Druck-Diagramme.

für Druck und Volumen bereitet keine Schwierigkeiten. Zur Förderung von 1,0 l Luft wird eine gegenüber der Norm viereinhalbfache transpulmonale Druckdifferenz erforderlich, C_{dyn} beträgt 0,55 l/kPa (0,055 l/cm H_2O).

B zeigt die Schleife eines Patienten mit ausgeprägter obstruktiver Ventilationsstörung. Es handelt sich um eine nach beiden Seiten hin ausgebuchtete, semmelartige Schleife. Die Umkehrpunkte von Volumen (↑↓) und Druck (⇄) entfernen sich voneinander mit dem Schweregrad der Erkrankung. Grund dafür ist, daß endexspiratorisch vor dem Mund nur mehr geringe Volumenverschiebungen gemessen werden, aber die Druckauslenkungen im Ösophagus länger brauchen, bis der Ausgleich der Luftbewegung zwischen den einzelnen, verschieden stark gestörten Lungenarealen vollzogen ist. C_{dyn} verliert bei derartiger Inhomogenität des Lungengewebes ihre Aussagekraft für Elastizität. Bei Vorliegen einer restriktiven Ventilationsstörung wird C_{dyn} mit Zunahme der Atemfrequenz nur wenig beeinflußt. Bei Vorliegen einer obstruktiven Ventilationsstörung wird C_{dyn} mit zunehmender Atemfrequenz immer kleiner und ist dann bestenfalls Ausdruck der Schwere der Obstruktion, aber nicht mehr charakteristisch für Elastizitätseinbuße.

Bayliss und Robertson (13) verwenden zur Charakterisierung der elastischen Eigenschaften der Lunge den reziproken Wert von C, also den Druck-Volumen-Quotienten, und bezeichnen diese Größe als Elastance (El).

Normalbereich

0,4 – 0,5 kPa (4 – 5 cm H_2O)/l

Der Aussagewert vom Compliance und Elastance ist praktisch gleich.

Atemarbeit

Das Volumen-Druck-Diagramm gibt auch Einblick in die Atemarbeit. Im physikalischen Sinn ist Arbeit Kraft mal

Weg, in bezug auf die Atmung Druck mal Volumen. Die Summe der Produkte von Druck- und Volumenzunahme zu jedem Zeitpunkt des Atemzuges ergibt die Atemarbeit $A = \int p dV$.

Wir erhalten für das in Abbildung 11 dargestellte Diagramm die Summenprodukte aus Druck- und Volumenzunahme durch Planimetrieren der grauen Fläche. Bei Eichung des Volumens in Liter und des Druckes in kPa erhalten wird durch Planimetrieren der Fläche ADBCA die gesamte inspiratorische Atemarbeit für den registrierten Atemzug in Joule (J).

Der Quotient aus $\frac{\text{Atemarbeit in J}}{\text{Atemvolumen in l}}$ ergibt dann die Atemarbeit in J/l.

Normalbereich

0,1 – 0,3 mJ/l

Durch Analyse der Schleifen ist theoretisch die Zergliederung der Atemarbeit in einzelne Komponenten möglich. Fläche ABCA wäre demnach Arbeit gegen elastischen Widerstand bei der Einatmung, Fläche ADBEA Arbeit gegen viskösen Widerstand = Arbeit gegen Strömungswiderstand in den Luftwegen, Gewebsdeformitätswiderstand und Trägheitswiderstand der zu bewegenden Massen, also Arbeit gegen nichtelastischen Widerstand. Fläche ADBA wäre Arbeit gegen inspiratorischen viskösen Widerstand, Fläche ABEA Arbeit gegen exspiratorischen viskösen Widerstand.

Man wird den physikalischen Gesetzmäßigkeiten am ehesten gerecht, wenn man den Schleifeninhalt ADBEA, also die Arbeit gegen den viskösen Widerstand, auswertet. Diese als dynamische Atemarbeit bezeichnete Größe eignet sich besonders zu Vergleichsuntersuchungen bei ein und derselben Person, bei der die Änderung des Atemwegswiderstandes durch Manipulation, wie Vorsetzen einer Maske oder einer Stenose bzw. der Einfluß von Medikamenten, geprüft werden soll.

Darüber hinaus ist es noch sinnvoll, die gesamte inspiratorische Arbeit (ADBCA) für den Atemzug zu bestimmen. Normalerweise werden dabei etwa 2/3 der Arbeit gegen elastischen und 1/3 der Arbeit gegen viskösen Widerstand zugeordnet.

Die übrigen Unterteilungen lassen sich zwar konstruktiv durchführen, das Ergebnis ist aber nicht problemfrei. Von der exspiratorischen elastischen Arbeit wird angenommen, daß sie mit Erschlaffung der Inspirationsmuskeln durch Retraktionskraft der Lunge bewerkstelligt, also nicht de facto, geleistet wird. Die physikalische und biologische Auffassung darüber ist aber nicht gleich. Auch die Atemmittellage findet bei der oben gezeigten Bestimmung der elastischen Atemarbeit keine Berücksichtigung, obwohl Atmung in erhöhter Mittellage als wesentlich belastender empfunden wird als in normaler Mittellage. Die Verbindungslinie A-B ist wohl im Normalfall eine Gerade, aber sicher nicht mehr bei den ausgebauchten Volumen-Druck-Diagrammen im Falle hochgradiger obstruktiver Ventilationsstörung. Die Compliance ist dann in den einzelnen Lungenabschnitten unterschiedlich und die Aufteilung in inspiratorische und exspiratorische visköse Atemarbeit entspricht nicht mehr den Tatsachen. Bei ausgebauchten Schleifen, die infolge positiver intrathorakaler end exspiratorischer Drücke teilweise die Ordinate nach rechts überschreiten, muß dieses Stück, das ja zweifellos einer geleisteten Arbeit entspricht, mitplanimetriert werden. Es erhebt sich die Frage, ob bei Atmung mit positiven intrathorakalen Drücken nicht sogar eine zusätzliche Arbeit gegen elastische Widerstände in umgekehrter Richtung, also durch Zusammenpressen des Lungenparenchyms, anfällt. Mit den angeführten Untersuchungsmethoden erhalten wir, trotz einer gewissen Unsicherheit bei der Übertragung einfacher physikalischer Gesetze auf die komplexen atemmechanischen Bewegungsvorgänge, wertvolle Informationen über die Atemarbeit unter physiologischen und pathologischen Bedingungen.

Nachwort

Für Bezeichnung, Abkürzung und Einheit der einzelnen Meßgrößen wurde die Empfehlung der Arbeitsgruppe „Standardisierung von Lungenfunktionstests" der EGKS zugrundegelegt. Nur für Druck wurde nicht das von dieser Gruppe empfohlene „*P*" (großes schräges P), sondern das gemäß SI gültige „p" (kleines gerades p) verwendet.

Eine große Zahl von Untersuchern kann den Empfehlungen nicht nachkommen, weil mit den vorhandenen Druckern das Tiefsetzen nicht möglich ist. So sieht man gelegentlich auch die Version CO sub 2 für CO_2. Andere Untersucher halten an ihren Gewohnheiten fest und schreiben, wie bisher, paO_2 („a" und „O_2" ohne Tiefsetzen). Bei den Arbeitsunterlagen der EGKS handelt es sich ja um Empfehlungen und (noch) nicht um verbindliche Direktiven.

Für den Abschnitt Lungenfunktion wurden jene Untersuchungsmethoden ausgewählt, die zum Grundstock eines jeden Lungenfunktionslaboratoriums gehören. Für diejenigen, die sich in Methodik und Interpretation erst einarbeiten müssen, wurde vor allem das patientenbezogene Vorgehen detailliert beschrieben und auf Fragen eingegangen, die erfahrungsgemäß oft gestellt werden.

Literatur

1. Amrein R, Keller R, Joos H, Herzog H: Deut Med Wochenschr (1969) 94:1785. **2.** Astrup P, Jörgensen K, Siggaard-Andersen O, Engel K: Lancet (1960)I:1035. **3.** Bartels H, Bartels R: Physiologie – Lehrbuch und Atlas. München: Urban und Schwarzenberg 1983. **4.** Bühlmann A, Scherzer M: Schweiz Med Wochenschr (1973) 103:660. **5.** Cherniack RM, Raber MB: Amer Rev Resp Dis (1972) 106:38. **6.** Dayman H: J Clin Invest (1953) 30:1175. **7.** De Kroon JPM, Josting PE, Visser BF: Arch Malad Profess (1964) 25:17. **8.** Euler C von: Fed Proc (1977) 36,10. **9.** Forche G: Wien Med Wochenschr (Suppl) (1986) 99,136. **10.** Fry DL: Phys Med Biol (1958) 3:174. **11.** Haber P, Burghuber O: Österr Ärzte Ztg (1988) 43. **12.** Knudson RJ, Slatin RC, Lebowitz MD, Burrows B: Amer Rev Resp Dis (1976) 115:587. **13.** Macklem PT, Mead J: J Appl Physiol (1968) 25:159. **14.** Matthys H: Pneumonologie – Pneumonology 146, 3:216. **15.** Mead J, Whittenberger JL: J Appl Physiol (1953) 5:779. **16.** Miller WF, Johnson RL, Wu N: J Appl Physiol (1959) 14:157. **17.** Muhar F: Monatsschrift für Ohrenheilkunde und Laryngo-Rhinologie (1970) 104:77. **18.** Quanjer PH: Bull Europ Physiopath Resp Suppl (1983) 5,19. **19.** Rossier PH, Méan H: Schweiz Med Wochenschr (1943) 327. **20.** Siggaard-Andersen O, Engel K: Scand J Clin Lab Invest (1960) 12:177. **21.** Singer RB, Hastings AB: Medicine (Baltimore) (1948) 27:223. **22.** Smidt U, Nerger K: Atemwegs- und Lungenkrankheiten (1976) 2:174. **23.** Scherrer M: Störungen des Gasaustausches in der Lunge. Bern: Huber 1961. **24.** Thews G, Harnoncourt K: Wien Klin Wochenschr (1972) 122:663. **25.** Ulmer WT, Reichel G, Nolte D, Islam MS: Die Lungenfunktion, 4. Aufl Stuttgart: Thieme 1986. **26.** Zach M: Praxis und Klinik der Pneumologie (1986) 40:353.

Funktionsdiagnostik der Niere

P. Schmidt †

Einführung

Renale Erkrankungen unterschiedlicher Ätiologie führen fast immer auch zu einer mehr oder minder ausgeprägten Beeinträchtigung der Nierenfunktion. In der nephrologischen Diagnostik gilt es demnach, einerseits den Nachweis einer bestehenden Nierenerkrankung zu erbringen, und andererseits das Ausmaß der dadurch bedingten Nierenfunktionsstörung zu erfassen. In beiden Fragestellungen sind relativ einfache labormedizinische Untersuchungen von Serum und Harn äußerst wertvolle diagnostische Maßnahmen. Laboruntersuchungen, die nicht nur die Beurteilung der globalen Nierenfunktion, sondern auch die Erfassung partieller renaler Funktionsleistungen ermöglichen, gestatten zudem eine differentialdiagnostische Unterscheidung zwischen primär glomerulären und primär tubulo-interstitiellen Nierenerkrankungen zu treffen.

Die im folgenden abgehandelten Harn- und Serum-Untersuchungen stellen somit einen wichtigen Bestandteil der Nierendiagnostik dar, die je nach der klinischen Problematik noch durch eingreifendere oder apparativ aufwendigere diagnostische Maßnahmen wie Nierenbiopsie, Röntgenuntersuchungen (Nieren-Leeraufnahme, intravenöse Urographie, selektive Renovasographie), Ultraschalluntersuchung und Sequenz-Funktionsszintigraphie ergänzt werden können.

Bezüglich dieser Methoden, die näheren Einblick in die Morphologie der zugrundeliegenden renalen Erkrankung sowie eventuelle Rückschlüsse auf seitengetrennte Funktionsunterschiede gewähren, sei auf spezielle Lehrbücher verwiesen.

Harndiagnostik

Harngewinnung

Für die chemische und mikroskopische Routineharndiagnostik ist der erste am Morgen gelassene Urin am besten geeignet. Zur Durchführung spezieller renaler Funktionsuntersuchungen wird zumeist ein während eines bestimmten Zeitraumes gewonnener Sammelharn benötigt. In der bakteriologischen Diagnostik ist ein mittels Mittelstrahltechnik erhaltener Urin am zweckmäßigsten, wobei auch alternativ unter bestimmten Voraussetzungen durch Blasenpunktion gewonnener Urin verwendet wird. Die Blasenkatheterisierung im Zusammenhang mit funktionellen und bakteriologischen Untersuchungen ist heute weitgehend verlassen worden.

Spontaner Morgenharn

Morgens gewonnene Harnproben sind in der Regel konzentriert und reagieren zumeist sauer, was eine bessere Haltbarkeit etwaiger vorhandener geformter Elemente erwarten läßt.

Sammelharn

Um zu exakten Ergebnissen zu gelangen, ist es wichtig, daß der Patient über die Technik des Harnsammelns richtig instruiert wird (s. S. 222), und daß handliche sowie saubere Harnsammelgefäße verwendet werden.

Wenn Urin für quantitative Untersuchungen über längere Zeitintervalle gesammelt werden soll, ist eine Harnkonservierung angezeigt. Dabei soll in erster Linie eine bakterielle Zersetzung des Harns verhindert werden, was durch den Zusatz einiger Thymol-Kristalle pro 1 Liter Urin gewährleistet wird. Bei chemischen Untersuchungen, die die Harnsäuerung betreffen, ist es angezeigt, den Austritt von flüchtigen Harnbestandteilen (CO_2 und NH_3) mit Hilfe einer Überschichtung des Harns mittels Paraffinum liquidum hintanzuhalten.

Mittelstrahlharn

Technik

Nach sorgfältiger Reinigung der Harnröhrenmündung mittels einer Seifenlösung wird die mittlere Portion eines im Strahl gelassenen Urins in einem sterilen Gefäß aufgefangen und der Urin für die bakteriologische Untersuchung gesammelt. Die Uringewinnung soll vorzugsweise morgens und nach einem längeren Miktionsintervall erfolgen.

Beurteilung

Bei Männern liefert die Mittelstrahltechnik unter Einhaltung der erforderlichen Untersuchungskautelen eine aussagekräftige Information, bei Frauen ist bei positiven Befunden eine bakterielle Kontamination durch vaginale Verunreinigung nie völlig auszuschließen.

Blasenpunktionsharn

Führt die Mittelstrahltechnik zu unklaren bakteriologischen Ergebnissen oder ist die Möglichkeit der Harngewinnung undurchführbar (z.B. bei adipösen, bettlägerigen, gelähmten oder inkontinenten Patienten), so wird vielfach die Harngewinnung mittels Blasenpunktion empfohlen.

Technik

Unter aseptischen Kautelen wird bei maximaler Blasenfüllung Harn mittels suprapubischer Blasenpunktion aus der Blase aspiriert.

Beurteilung

Wenngleich die klinische Praktikabilität nicht unumstritten ist, hat die Methode eine gute Aussagekraft, da jeder Erregernachweis auch in nichtsignifikanter Keimzah einer Harnwegsinfektion entspricht.

Kontraindikationen

Eine Kontraindikation für eine Blasenpunktion stellen narbige und entzündliche Veränderungen im suprapubischen Bereich, hämorrhagische Diathese und der fehlende physikalische Nachweis einer gefüllten Blase dar.

Blasenkatheter-Harn

Wegen des Risikos der Keimeinschleppung ist die Gewinnung von Blasenkatheter-Harn zum Zwecke der Funktionsdiagnostik und bakteriologischen Harnuntersuchung möglichst zu vermeiden.

Osmolalität und spezifisches Gewicht

Durch die Bestimmung der Harnosmolalität bzw. des spezifischen Gewichtes kann ein Einblick in die aktuelle Harnkonzentrierung gewonnen werden.

Harnosmolalität

Prinzip

Die Harnosmolalität wird mittels Gefrierpunkterniedrigung mit Hilfe eines Osmometers bestimmt und in mosmol/kg angegeben.

Beurteilung

Die Bestimmung der Harnosmolalität stellt das genaueste Meßverfahren zur Erfassung der Gesamtzahl der im Harn gelösten Teilchen dar. Die Vorteile der Methode liegen in seiner Genauigkeit und der geringen erforderlicher Harnprobenmengen.

Spezifisches Gewicht

Technik

Für die Messung des spezifischen Gewichtes wird ein bei 15°C kalibriertes Urometer mit einer Skaleneinteilung, die von 1000 bis 1040 reicht, verwendet. Bei der Durchführung der Messung ist zu beachten, daß das Urometer frei schwimmen muß und die Wand des Harnglases nicht berührt wird. Des weiteren soll zum Zeitpunkt der Messung die Harnprobe auf Zimmertemperatur von 15°C abgekühlt sein.

Beurteilung

In der Praxis genügt die Messung des spezifischen Gewichtes, da dieses für klinische Belange ausreichende Informationen über das Harnkonzentrationsvermögen vermittelt.

Dennoch kann die Messung des spezifischen Gewichtes nur annähernd einen Ersatz für die Bestimmung der Harnosmolalität darstellen, da das spezifische Gewicht, im Gegensatz zur Harnosmolalität, nicht nur von der Anzahl der gelösten Teilchen, sondern auch von der Art und Größe der gelösten Teilchen abhängt: So erhöht sich das spezifische Gewicht bei Vorliegen einer Proteinurie, wobei für eine Eiweißausscheidung von 3,3 ‰ (nach Esbach) [3,3 g/l] ein Teilstrich zu veranschlagen ist. Bei Bestehen einer Glukosurie wird das Meßergebnis derart beeinflußt, daß für die Ermittlung des für die Harnkonzentrierung relevanten Wertes pro 10 g/l (55 mmol/l) Glukose im Urin 3 Teilstriche abgezogen werden müssen.

In ähnlicher Weise können Plasmaexpander, Kontrastmittel sowie Beimengungen von Blut und Eiter das spezifische Gewicht des Harns stark erhöhen und damit die Interpretation der Befunde erheblich stören. So kann nach intravenöser Applikation von Röntgenkontrastmitteln ein spezifisches Gewicht von 1040 und mehr gemessen werden.

Des weiteren ist die Kalibrierungstemperatur (von 15°C) zu berücksichtigen, indem bei zu warmen Proben pro 3°C je ein Teilstrich dazugezählt und bei zu kalten Proben pro 3°C je ein Teilstrich vom Meßergebnis abgezogen wird (1).

Normalbereich

Konzentrierter Morgenharn weist bei Gesunden in der Regel eine Harnosmolalität von ca. 900 mosmol/kg bzw. ein spezifisches Gewicht von etwa 1023 auf.

Für Normalpersonen gelten je nach der Flüssigkeitszufuhr die in Tabelle 1 angeführten Normalbereiche.

Normalbereiche für Osmolalität und spezifisches Gewicht des Harns

	Osmolalität mosmol/kg	Spez. Gewicht
Tagesschwankungen unter üblichen Bedingungen	350–950	1012–1024
Minimalwerte bei Wasserdilution	40–60	1003
Maximalwerte bei Durstversuch	1320	1040

Tab. 1

Refraktometrie

Als alternative Möglichkeit zur Erfassung der im Harn vorliegenden Solutakonzentration kann in der Praxis anstelle eines gewöhnlichen Urometers auch ein Refraktometer verwendet werden.

Prinzip und Durchführung

Die Refraktometrie bedient sich der Messung der Lichtbrechung, welche sich ihrerseits proportional zur Anzahl der in der Probe gelösten Teilchen verhält. In der

Praxis kann hierzu vorzugsweise das temperaturkorrigierte Refraktometer nach Goldberg verwendet werden.

Beurteilung

Der Vorteil dieser Methode liegt vor allem darin, daß ganz geringe Harnmengen (1 Tropfen Urin) ausreichend sind.

Chemische Analysen

Harn-pH

Prinzip

Der Urin-pH-Wert kann einfach und relativ exakt mittels geeigneter Teststreifen ermittelt werden. Der im frisch gelassenen Urin eingetauchte und danach abgestreifte Teststreifen zeigt je nach dem Urin-pH-Wert eine Verfärbung an, die mit einer beigegebenen Farbskala verglichen wird.

Beurteilung

Der frisch gelassene Morgenharn reagiert meist schwach sauer und weist üblicherweise pH-Werte zwischen 5,0 und 7,0 auf.

Eine alkalische Reaktion des Urins kann bei laktovegetabiler Kost und bei lange abgestandenen Urinproben beobachtet werden. Die alkalische Reaktion bei Stehenlassen des Urins wird durch Überwucherung mit ureasebildenden Bakterien und Freisetzung von Ammoniak bewirkt. Bakterielle Harnstoffzersetzung ist auch die Ursache für alkalische Urin-pH-Werte, wie sie bei Patienten mit schwerer Harnwegsinfektion zur Beobachtung gelangen. In seltenen Fällen schließlich ist ein alkalischer Urin-pH-Wert Ausdruck einer renalen tubulären Azidose (s. S. 225 ff.).

Hinweis

In erster Linie ist die pH-Bestimmung des Urins ein vortrefflicher Indikator, ob ein zu lange abgestandenes Untersuchungsmaterial vorliegt. Dabei ist die Kenntnis wichtig, daß sich bei pH-Werten über 7,0 im weiteren Untersuchungsgang Artefakte wie Auflösung von Harnzylindern, Leukozyten oder Erythrozyten sowie falsch-positive Eiweißreaktionen im Teststreifenverfahren ergeben können.

Eiweiß

Da die Proteinurie ein wichtiges Leitsymptom für das Bestehen einer Nierenkrankheit darstellt, kommt in der Labordiagnostik dem Eiweißnachweis im Harn eine besondere Bedeutung zu. Normalerweise werden täglich bis zu 100 bis 150 mg Eiweiß im Harn ausgeschieden. Von einer klinisch bedeutsamen Proteinurie wird gesprochen, wenn die Eiweißausscheidung mehr als 0,3 g Eiweiß pro 24 Stunden ausmacht (5).

Qualitativer und semiquantitativer Eiweißnachweis

Streifentest

Prinzip

Das Prinzip der Streifentests zum Zwecke des Eiweißnachweises im Urin (z.B. Albustix , Multistix , Labstix) beruht auf dem Indikatorfehler durch Proteine: Bei Anwesenheit von Protein im Harn verfärben sich die mit dem Indikator (z. B. Tetrabromphenolblau) imprägnierten Papierstreifen gelb bis intensiv grün bzw. blau.

Aufgrund der unterschiedlichen Farbintensität in Abhängigkeit vom Ausmaß der Proteinkonzentration erlaubt dieser einfache Test auch eine semiquantitative Beurteilung der Proteinurie.

Beurteilung

Was die Empfindlichkeit des Streifen-Tests betrifft, so lassen sich damit noch Eiweißkonzentrationen im Harn von nur 0,25 bis 0,3 g/l nachweisen. Je nach der erhaltenen Farbreaktion des Testergebnisses wird dieses mit „0", „+", „++" und „+++" bewertet (Tab. 2).

Bewertung des Streifentests zum Zwecke des Eiweißnachweises im Urin

Testergebnis	entsprechend einer Harn-Eiweißkonzentration
0	$<$ 0,25–0,3 g/l
+	$>$ 0,3 –1,0 g/l
++	$>$ 1,0 –3,0 g/l
+++	$>$ 3,0 g/l

Tab. 2

Der Eiweißnachweis in Spuren in einer konzentrierten Harnprobe oder ein + positiver Befund bei einem sehr hochgestellten Harn (spez. Gewicht $\gtrsim$ 1025) hat keinen Krankheitswert.

Als Nachteil dieser rasch und einfach anwendbaren Methode erweist sich die Tatsache, daß die Empfindlichkeit für Albumine und Globuline sehr unterschiedlich ist. Da die Teststreifen relativ Albumin-spezifisch reagieren und Ig-L-Ketten nicht angezeigt werden, sind falsch-negative Befunde bei Bence-Jones-Paraproteinurie zu erwarten.

Falsch-positive Proteinurie-Befunde mittels Teststreifen erhält man bei stark alkalischen Urinproben (pH $>$ 8).

Sulfosalizylsäure-Methode

Prinzip

Bei der Sulfosalizylsäure handelt es sich um ein anionisches Protein-Fällungsmittel, das sämtliche Proteine gleich intensiv präzipitiert. Zu ca. 5 ml einer klaren Urinprobe werden einige Tropfen einer 20prozentigen Sulfosalizylsäure-Lösung zugesetzt und die dabei entstehende Trübung bzw. der Niederschlag im schräg auffallenden Licht und gegen einen dunklen Hintergrund registriert.

Beurteilung

Die Empfindlichkeit der Sulfosalizylsäure-Methode ist groß, da Eiweißkonzentrationen im Urin ab 50 bis 100 mg/l nachgewiesen werden können.

Je nach dem Eiweißgehalt kann das Testergebnis mit „negativ", „+", „++" und „+++" bewertet werden (Tab. 3).

Bewertung der Sulfosalizylsäure-Methode		
Testergebnis		entsprechend einer Harn-Eiweißkonzentration
negativ	keine Trübung	$\lesssim$ 0,05 g/l
+	Trübung in Spuren	0,1–0,5 g/l
++	Trübung	> 0,5–3,0 g/l
+++	Präzipitation	> 3,0 g/l

Tab. 3

Stark konzentrierte Urinproben können auch normalerweise einen schwach-positiven Befund bzw. eine sogenannte Opaleszenz ergeben.

Hinweis

Die Sulfosalizylsäure-Methode eignet sich auch für den Nachweis von Bence-Jones-Proteinen.

Die Beurteilbarkeit der Methode ist bei Vorhandensein unspezifischer Trübungen gestört. Deshalb empfiehlt es sich, trübe Harnproben vor der Untersuchung zu filtrieren. Frisch gelassener Harn ist gewöhnlich klar, Harntrübungen können vor allem beim Abkühlen durch Ausfallen von amorphen Phosphaten, durch Präzipitation amorpher Natriumurate (sogenanntes Ziegelmehl) und durch Eiterbeimengungen zustande kommen. Die durch Phosphate bedingte milchige Trübung mit weißem Bodensatz kann durch tropfenweises Zusetzen einer 1-molaren Essigsäure wieder zum Verschwinden gebracht werden. Die durch amorphes Natriumurat herbeigeführte rosafarbene Trübung mit einem ziegelroten Sediment klärt sich wiederum durch Erwärmung der Probe im Wasserbad bei 37°C. Eine eitrige Trübung des Urins kann durch den morphologischen Nachweis einer massiven Leukozyturie erkannt werden.

Falsch-positive Befunde bei der Sulfosalizylsäure werden nach der Medikation von oralen Antidiabetika (Tolbutamid), von Penizillin in hohen Dosen, von Paraaminosalizylsäure und nach der Applikation von Röntgenkontrastmitteln zur Cholezystographie und Plasmaexpandern (Polyvinylpyrrolidin) beobachtet. Die Trübungsreaktion wird auch bei Anwesenheit von Gallenfarbstoffen gestört, falsch-positive Befunde können auch bei Vorliegen einer Hämaturie und Pyurie zustande kommen.

Bence-Jones-Proteinurie

Hinweise auf das Vorhandensein von Bence-Jones-Proteinen im Harn können erhalten werden, wenn für den

Eiweißnachweis im Harn sowohl die Teststreifenmethode als auch die Sulfosalizylsäureprobe angewandt werden. Wegen der unterschiedlichen relativen Spezifität beider Methoden gegenüber Globulinen ist das Teststreifenergebnis häufig negativ, die Sulfosalizylsäureprobe aber positiv.

Die früher propagierten einfachen laborchemischen Tests zum Nachweis einer Bence-Jones-Proteinurie sind durchwegs unzuverlässig. Bei klinischem Verdacht auf das Vorliegen einer Bence-Jones-Proteinurie sollte daher heute stets versucht werden, vermeintliche abnorme Immunglobulinketten mit Hilfe immunchemischer Methoden (Immunelektrophorese oder Immunfixation) zu identifizieren.

Quantitativer Eiweißnachweis im Urin

Bei Vorliegen einer Proteinurie muß auch stets das quantitative Ausmaß der täglichen Eiweißausscheidung bestimmt werden. Dieses erhält man, wenn die Urinproteinkonzentration (U_{Prot}) mit der Tagesharnmenge (U_V) multipliziert wird. Als pathologisch gelten Werte, die mehr als 0,3 g in 24 Stunden betragen.

Biuret-Reaktion

Prinzip

Nach Fällung der Proteine mittels 20prozentiger Trichloressigsäure werden diese in das Biuret-Reagens aufgenommen und die dabei entstehenden Farbkomplexe bei 546 nm photometrisch bestimmt.

Beurteilung

Die Methode zählt hinsichtlich der Genauigkeit zu den in der Klinik brauchbarsten Möglichkeiten zur Eiweißquantifizierung im Harn. Neben Proteinen werden auch Peptide und Polypeptide, nicht aber Reststickstoffsubstanzen erfaßt. Des weiteren ist die Methode für Albumine und Globuline gleichstark empfindlich. Als Nachteil kann angeführt werden, daß die Probenvorbereitung relativ umständlich ist und ein relativ stark ätzendes Reagens benötigt wird.

Coomassie-Blue-Methode

Prinzip

Bei Anwesenheit von Proteinen im Urin tritt durch Bindung an die Eiweißmoleküle eine Farbänderung ein. Die Farbkomplexe werden bei 578 nm photometrisch gemessen.

Beurteilung

Die Methode ist einfach; bezüglich der Empfindlichkeit besteht eine gute Übereinstimmung zwischen Albumin und Globulinen. Von Nachteil ist jedoch der relativ enge Linearitätsbereich dieser Methode (2).

Methode nach Esbach

Prinzip

In das Albuminometer nach Esbach wird saurer Urin bis zur Marke U und Esbach-Reagens (10prozentige Pikrinsäure-Lösung) bis zur Marke R eingefüllt. Nach Durchmischen wird das Albuminometer bei Zimmertemperatur unter Lichtabschluß stehengelassen und nach 24 Stunden das Resultat aufgrund des gebildeten Niederschlags an der Skala in Gramm Eiweiß pro Liter abgelesen.

Beurteilung

Wegen seiner Einfachheit ist das Esbach-Verfahren trotz der ungenauen Resultate in der praktischen Routine-Harndiagnostik noch immer weitverbreitet. Außer Eiweiß werden unspezifisch auch andere Substanzen, wie Urate, Kreatinin und Chinin gefällt.

Klinische Bedeutung der Proteinurie

Werden gelegentlich im Morgenharn mittels Teststreifen Proteinkonzentrationen in Spuren nachgewiesen so ist dieser Befund ohne klinische Signifikanz, da die Empfindlichkeit der Teststreifenmethode die physiologische Proteinurie in einem konzentrierten Harn erfaßt (150 mg/24 Stunden). Wiederholte positive Teststreifenbefunde zeigen eine Proteinurie an, die so lange als Leitsymptom für eine renale Erkrankung zu gelten hat, so lange nicht eine solche aufgrund weiterer Untersuchungen ausgeschlossen bzw. eine andere (funktionelle) Ursache für die Proteinurie gefunden wird.

Isolierte Proteinurie

Von einer isolierten Proteinurie (Tab. 4) wird gesprochen, wenn bei fehlenden klinischen Symptomen und fehlender renaler Anamnese sowie bei sonst unauffälligen Befunden der üblichen Nierendiagnostik eine pathologische Eiweißausscheidung im Harn (in der Regel weniger als 1,0 g/die) gefunden wird (21).

Isolierte Proteinurie		
	Eiweißnachweis im Urin	Klinische Bedeutung
I. Konstante Proteinurie	sowohl in liegender als auch aufrechter Körperposition. Bei wiederholten Kontrollen reproduzierbar.	sehr häufig bioptisch Glomerulonephritis nachweisbar.
II. Orthostatische Proteinurie	nur in aufrechter Körperposition. Bei wiederholten Kontrollen:	
1. Intermittierende (benigne) orthostat. Proteinurie	inkonstant	wahrscheinlich ohne klinische Bedeutung.
2. Fixierte orthostat. Proteinurie	konstant nachweisbar	subtile histologische Veränderungen einer bestehenden Glomerulonephritis möglich.

Tab. 4

In einem derartigen Fall ist es zweckmäßig, die Proteinurie anhand von Harnproben, die sowohl in liegender als auch in aufrechter Körperposition gewonnen wurden, zu untersuchen.

Konstante Proteinurie

Bei dieser Form der isolierten Proteinurie ist der qualitative Eiweißnachweis im Urin sowohl in liegender als auch in aufrechter Körperposition zu erbringen.

Beurteilung

Die Bedeutung der isolierten konstanten Proteinurie liegt darin, daß sich in einem nicht unbeträchtlichen Prozentsatz dieser Fälle lichtoptisch histologische Veränderungen nachweisen lassen, die eine Zuordnung der Proteinurie zu einer definitiven Form einer Nierenerkrankung erlauben.

Orthostatische Proteinurie

Dabei ist der Morgenharn, der aus liegender Position gewonnen wird, Eiweiß-negativ und der nach dem Aufstehen tagsüber oder abends erhaltene Harn Eiweiß-positiv. Bei wiederholten Kontrollen kann dieser Befund von Tag zu Tag nur inkonstant – sog. intermittierende (benigne) orthostatische Proteinurie – oder konstant – sog. fixierte orthostatische Proteinurie – nachgewiesen werden (21).

Beurteilung

Die intermittierende (benigne) orthostatische Proteinurie ist wahrscheinlich ohne klinische Bedeutung.

Bei der fixierten orthostatischen Proteinurie ist hingegen in etwa der Hälfte der Fälle mit subtilen morphologischen Veränderungen am Glomerulusapparat zu rechnen.

Renale Proteinurie

Bei Nierenerkrankungen unterschiedlicher Genese ist die Proteinurie ein nahezu konstantes – wenn auch uncharakteristisches – Krankheitszeichen.

Proteinurieformen, die eine Eiweißausscheidung von mehr als 1,5 g in 24 Stunden aufweisen, werden in typischer Weise bei primär glomerulärer Nierenerkrankung beobachtet.

Eine Proteinurie, deren quantitatives Ausmaß unter 1,0 g/die liegt, ist in der Regel einer primär tubulointerstitiellen oder vaskulären Nierenerkrankung zuzuschreiben. Eine definitive Zuordnung allein aufgrund der quantitativen Proteinurie ist aber wegen der starken individuellen Unterschiede keineswegs zulässig. Eine Eiweißausscheidung von mehr als 3 g (maximal 20 bis 30 g) ist charakteristisch für das sogenannte nephrotische Syndrom, das klinisch durch eine Ödemneigung auffällt. Das nephrotische Syndrom tritt bei verschiedenen Formen der Glomerulonephritis auf, kann aber auch in typischer Weise bei Systemerkrankungen mit Nierenbeteiligung (Lupus erythematodes, rheumatoider Arthritis, Goodpasture-Syndrom, Schönlein-Henoch-Erkrankung, Amyloidose), des weiteren bei Diabetes mellitus (diabetische Nephropathie), Malignomen, Nierenvenenthrombose, chronischer renaler Abstoßungsreaktion, Intoxikationen, Infektionen, Serumkrankheit und Vakzination zur Beobachtung gelangen.

Extrarenal bedingte (funktionelle) Proteinurie

Eine zumeist nicht stark ausgeprägte Proteinurie kann aber auch durch extrarenale Faktoren wie Fieber, Hitze, Kälteexposition, körperlichen Streß und Rechtsherzbelastung – vermutlich durch eine Änderung in der renalen Hämodynamik – bedingt sein.

Differenzierung der Proteinurie

Die Einführung spezieller labortechnischer Methoden hat einen Einblick in die quantitative Zusammensetzung einer Proteinurie ermöglicht. Durch die Differenzierung einer Proteinurie können Hinweise auf die zugrundeliegenden Pathomechanismen und somit wertvolle Zusatzinformationen in der Differentialdiagnose renaler Erkrankungen erhalten werden.

Prinzip

Normalerweise können kleine und mittelgroße Serumproteine mit einem Molekulargewicht bis 65000 Dalton die glomeruläre Basalmembran passieren. Die Clearance verschiedener glomerulär filtrierter Serumproteine verhält sich dabei zu dem Molekulargewicht und dem Radius verkehrt proportional. Die filtrierten Proteine werden tubulär größtenteils wiederum resorbiert bzw. abgebaut. Dementsprechend kann das Auftreten großmolekularer Eiweißkörper im Harn als Ausdruck einer glomerulären Läsion gewertet werden, während der Nachweis kleinmolekularer Eiweißkörper eine tubuläre Schädigung bedeutet.

Qualitative Analyse der Eiweißkörper im Urin

Eine rasche und verläßliche Differenzierung glomerulärer, tubulärer und gemischter Proteinurieformen erlaubt die molekulargewichtsbezogene, disc-elektrophoretische Auftrennung der Urineiweißkörper mit Hilfe der Polyacrylamid-(PAA)-Elektrophorese.

Bei der SDS-PAA-Elektrophorese werden nach Harnkonzentrierung mittels Dialysierschläuchen die Eiweißmoleküle mit einem Molekulargewicht von mehr als 10000 bis 15000 Dalton zurückbehalten, die einzelnen Proteine mit Hilfe des Natriumlaurylsulfates (SDS) in negativ geladene Micellen überführt und nach Durchwanderung des elektrischen Feldes im PAA-Gel entsprechend der Molekülgröße in scharfen Banden dargestellt. Eine ungefähre Quantifizierung wird dann nach Färbung mit Amidoschwarz mittels der Mikrozonendensitometrie ermöglicht.

Als Alternative zur SDS-Polyacrylamid-Elektrophorese kann auch die Technik der Immunfixation herangezogen werden. Ähnlich wie bei der Immunelektrophorese erfolgt eine elektrophoretische Auftrennung der Proteine im Agarosegel als Trägermedium. Im Gegensatz zur Immunelektrophorese ergeben sich bei der Immunfixation durch einen scharf begrenzten, strichförmigen Probenauftrag mit Hilfe einer Schlitzmaske scharfbegrenzte Bandmuster der einzelnen Proteine. Durch eine kürzere Diffusionsstrecke kommt es rascher zur Entwicklung eines Immunpräzipitates, wobei beträchtlich verkürzte Inkubationszeiten resultieren. Da die physiologische Ausscheidung von Proteinen mit Ausnahme jener des Albumins unter der Nachweisgrenze der Methode (bis zu 10 mg/Liter) liegt, findet sich im normalen Harn lediglich eine Albuminbande; zusätzliche Banden stellen daher immer einen pathologischen Befund dar.

Quantitative Analyse der Eiweißkörper im Urin

Mit Hilfe der einfachen radialen Immundiffusion nach Mancini mittels handelsüblicher Agarose-Platten (z.B. Partigen®-Platten) ist es des weiteren möglich, die genaue Konzentration einzelner Proteine in Serum und Harn zu bestimmen und bei Kenntnis des Harnflusses die Protein-Clearance nierengängiger Eiweißkörper zu berechnen.

Beurteilung

Je nach dem Molekülbereich der im Endharn vorzugsweise ausgeschiedenen Proteine lassen sich verschiedene pathologische Proteinurieformen abgrenzen (3, 10) (Tab. 5).

Pathologische Proteinurieformen

Glomeruläre Proteinurie

Die glomeruläre Proteinurie ist durch die vorwiegende Ausscheidung mittelgroßer und großer Serumproteine (Molekulargewicht: 60000 bis 1 Mill. Dalton) gekennzeichnet. Diese Proteinurieform, die für primär glomeruläre Nierenerkrankungen charakteristisch ist, kommt durch eine erhöhte glomeruläre Permeabilität einerseits und ein Überschreiten der tubulären Rückresorptionskapazität für Eiweiß andererseits zustande. Die Bestimmung der Protein-Clearance für verschiedene Eiweißkörper hat gezeigt, daß sich die glomeruläre Proteinurie noch weiter differenzieren läßt:

Selektive Proteinurie

Selektiv ist eine glomeruläre Proteinurie dann, wenn Plasmaproteine mit einem Molekulargewicht zwischen 65000 und 100000 Dalton [z.B. Albumin (Molekulargewicht

Form der Proteinurie	Molekulargewicht der renal ausgeschiedenen Proteine in Dalton	Vorkommen
1. Glomeruläre Proteinurie		
A. Selektive P.	60 000– 100 000	„Minimal-change"-Nephritis
B. Nichtselektive P.	60 000–1 000 000	Glomerulonephritis, Glomerulopathien (Diabetes, Amyloidose)
2. Tubuläre Proteinurie	< 70 000	entzündlich, degenerativ, ischämisch, vaskulär bedingte Tubulusschäden bei interstitieller Nephritis, akutem Nierenversagen u. a.
3. Prärenale Überlaufproteinurie	< 70 000, z. B. 22 000 44 000	Ig-L-Ketten bei Myelom (monomere und dimere Formen)
	15 000	Lysozymurie bei Monozytenleukämie
4. Gemischte Proteinurie	variabel	Glomeruläre und tubuläre Schädigung
5. Renal-parenchymatöse und postrenale Proteinurie	variabel	Tamm-Horsfall-Protein, Basalmembran-, Bürstensaum-Antigen, Serumproteine aus Blutung, Entzündung des Harntraktes

Tab. 5

65000 Dalton) und Transferrin (Molekulargewicht 89000 Dalton)] ausgeschieden werden.

Nichtselektive Proteinurie

Als nichtselektiv wird diejenige glomeruläre Proteinurieform bezeichnet, bei der auch höhermolekulare Plasmaproteine, wie IgG (Molekulargewicht 145000), Alpha$_2$-Makroglobuline (Molekulargewicht 840000 Dalton) und IgM (Molekulargewicht 1 Mill.) im Harn nachweisbar sind.

Wenn die Harn-Clearance mehrerer Plasmaproteine unterschiedlichen Molekulargewichts mittels Mancini-Technik bestimmt wird, kann das Verhältnis der erhaltenen Clearancewerte zur Albumin- oder Transferrin-Clearance ermittelt werden. Die erhaltenen Werte der relativen Protein-Clearance werden in einem doppeltlogarithmischen Koordinatensystem auf der Ordinate gegen die Molekulargewichte der einzelnen Proteine auf der Abszisse eingetragen. Der Anstieg der auf diese Weise erhobenen Regressionsgeraden gilt als Index für die glomeruläre Permeabilität, wobei eine starke Neigung dieser Linie einer selektiven Proteinurie und ein flacher Anstieg der Regressionsgeraden einer nichtselektiven Proteinurie entspricht (Abb. 1).

Ein einfacheres Vorgehen stellt die Ermittlung des sogenannten Selektivitätsindex dar. Für dessen Bestimmung werden die Clearancewerte beispielsweise von IgG zu den Clearancewerten von Transferrin in Relation gebracht:

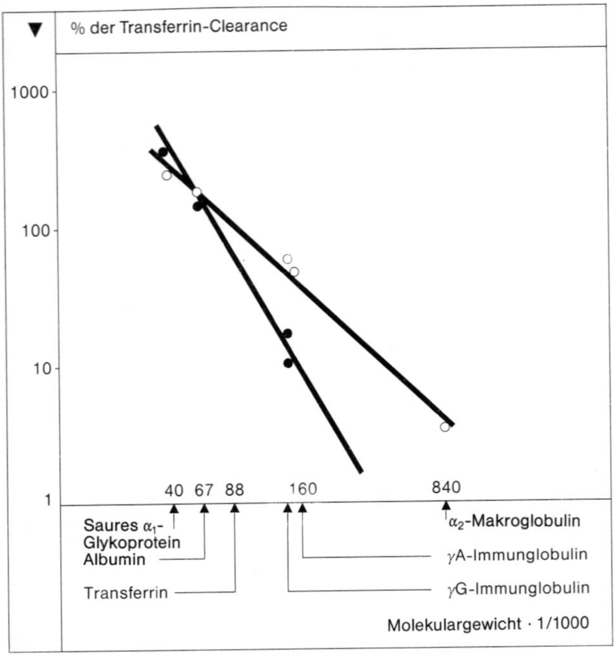

Abb. 1: Selektive (●) und wenig selektive (o) Proteinurie. Auf der Abszisse sind die Molekulargewichte der Eiweißfraktionen und auf der Ordinate die relative Clearance, bezogen auf die Transferrin-Clearance (100%), im doppelt-logarithmischen Maßstab dargestellt.
[Aus: Joachim GR et al: J Clin Invest (1964) 43: 2332 (13)].

$$SI = \frac{C_{IgG}}{C_{TF}} = \frac{U_{IgG} \cdot V}{P_{IgG}} \cdot \frac{P_{TF}}{U_{TF} \cdot V} = \frac{U_{IgG} \cdot P_{TF}}{U_{TF} \cdot P_{IgG}}$$

SI = Selektivitätsindex
C_{IgG} = IgG-Clearance
C_{TF} = Transferrin-Clearance
U_{IgG} = IgG-Konzentration im Urin
U_{TF} = Transferrinkonzentration im Urin
P_{IgG} = IgG-Plasmakonzentration
P_{TF} = Transferrin-Plasmakonzentration
V = Harnvolumen

Ein Selektivitätsindex von weniger als 0,2 spricht für eine selektive Proteinurie.

Der Vorteil der Methode besteht darin, daß sich das Harnvolumen aus dem mathematischen Bruch herauskürzt und Harnsammelfehler dementsprechend sich nicht auf das Resultat auswirken können.

Die Bedeutung dieser Untersuchung liegt in der Tatsache, daß eine hohe Selektivität meist an die histologisch als sogenannte Minimal-Läsion-Nephritis qualifizierbare Form des nephrotischen Syndroms gebunden ist und ein gutes Ansprechen auf eine Steroidtherapie erwarten läßt.

Tubuläre Proteinurie

Durch Störungen der proximalen Tubulusfunktion infolge von tubulo-interstitiellen Erkrankungen werden glomerulär filtrierte niedermolekulare Spuren-Plasmaproteine mit einem Molekulargewicht von 10000 bis 40000 Dalton [wie β_2-Mikroglobulin (Molekulargewicht 11800 Dalton), Lysozym (Molekulargewicht 15000 Dalton), α_2-Mikroglobulin (retinalbindendes Protein, Molekulargewicht 21000 Dalton) und monomere sowie dimere Leichtketten der Immunglobuline (Molekulargewicht 22000 bzw. 44000 Dalton)] in vermindertem Ausmaß tubulär rückresorbiert bzw. abgebaut und somit vermehrt im Endharn ausgeschieden.

Überlauf- (prärenale) Proteinurie

Bei dieser Proteinurieform ist die vermehrte Ausscheidung niedermolekularer Serumproteine durch eine Überproduktion derselben bedingt. Eine Überlauf-Proteinurie liegt beispielsweise bei einem multiplen Myelom (übermäßige Produktion von monomeren und dimeren Formen der Immunglobulinketten) oder auch bei der Monozytenleukämie (exzessive Freisetzung von Lysozym) vor.

Gemischte Proteinurie

Bei der gemischten Proteinurie werden Eiweißkörper aller Molekulargewichtsbereiche ausgeschieden, was auf eine kombinierte glomeruläre und tubuläre Schädigung schließen läßt. Derartige Proteinuriemuster sind für die fortgeschrittene Niereninsuffizienz charakteristisch.

Renal-parenchymatöse und postrenale Proteinurie

Auch bei dieser Proteinurieform ist das Molekulargewicht der ausgeschiedenen Proteine sehr variabel. Es handelt sich dabei um verschiedene Eiweißkörper, wie Tamm-Horsfall-Protein, Basalmembran-, Bürstensaum-Antigen sowie um Serumproteine, die von Blutungen und Entzündungen der ableitenden Harnwege herrühren können.

Blut im Harn

Der chemische Nachweis von Blut im Harn wird durch den Nachweis von Hämoglobin geführt, wobei zunächst nicht zwischen freiem Hämoglobin und dem in den Erythrozyten enthaltenen Hämoglobin unterschieden werden kann.

Prinzip

Die Methoden zum Nachweis von Hämoglobin beruhen auf dessen Pseudo-Peroxydasewirkung und damit auf der Fähigkeit des Hämoglobins, Sauerstoff bei Anwesenheit eines Peroxyds auf ein Substrat zu übertragen. Als Substrat der chemischen Reaktion eignet sich beispielsweise Ortho-Toluidin, das nach Oxydation in eine (blaue) Farbverbindung übergeht.

Bei den heute allgemein üblichen kommerziell erhältlichen Teststreifen (z. B. Occultest®, Hemastix®, Labstix®) werden für die peroxydatische Umsetzung durchwegs organische Hydroperoxyde verwendet. Diese bieten den Vorteil, daß sie von Katalasen (aus Leukozyten) nicht gespalten werden und somit dem Test eine große Spezifität verleihen.

Die Empfindlichkeit der Teststreifen muß so gewählt sein, daß eine physiologische Erythrozyturie oder Hämoglobinurie nicht erfaßt wird. Normalerweise werden durchschnittlich 2000 Erythrozyten pro Minute, maximal 250000 Erythrozyten pro Stunde oder 6 Mill. Erythrozyten entsprechend einem Mikroliter Blut in 24 Stunden ausgeschieden. In der Annahme eines Tagesharnvolumens von 1 Liter errechnet sich dabei ein maximaler Hämoglobingehalt von 0,18 mg Hämoglobin/l. Die Nachweisgrenze der Streifentests liegt zwischen 0,1 und 0,2 mg Hämoglobin/l (7).

Beurteilung

Bei positivem Streifentestergebnis muß zwecks Abgrenzung einer Hämaturie von einer Hämoglobinurie bzw. Myoglobinurie zunächst eine mikroskopische Untersuchung des Harnsedimentes angeschlossen werden.

Hämaturie

Eine pathologische Erythrozytenausscheidung im Sinne einer Hämaturie besteht, wenn bei der mikroskopischen Untersuchung des Harnsedimentes in mindestens 5 ausgezählten Gesichtsfeldern zwei und mehr Erythrozyten/Gesichtsfeld (400fache Vergrößerung) gefunden werden.

Ursachen der Hämaturie
1. Nierenparenchym- und Nierengefäßerkrankungen Glomerulitis (Glomerulonephritiden, Nierenbeteiligung bei Systemerkrankungen) Zystennieren interstitielle Nephritis hämolytisches Syndrom Tumor (Hypernephrom) Nierenarterienembolie Trauma
2. Erkrankungen der ableitenden Harnwege Steine Entzündungen unspezifische tuberkulöse Tumor Trauma Striktur Varizen
3. hämorrhagische Diathese Antikoagulantien-Therapie
4. Menses Menorrhagie Metrorrhagie Harnblasenkatheter urologische Diagnostik

Tab. 6

Die möglichen Ursachen einer Hämaturie sind in Tabelle 6 zusammengefaßt.

Hämoglobinurie

Sofern die Hämoglobinurie nicht durch Lyse der Erythrozyten im Rahmen einer Hämaturie zustande gekommen ist, kommt ursächlich eine intravasale Hämolyse (bei Vergiftungen, Transfusionszwischenfall, Verbrennungen, Kälteagglutininen, Infektionen, Hämoglobinopathien) in Betracht.

Hinweis

Falsch-positive Reaktionen entstehen durch Verunreinigung der Sammelgefäße mit Hypochlorit, Bleichmitteln und Perborat. Auch Jodide und Bromide ergeben falsch-positive Resultate.

Askorbinsäure und Gentisinsäure hemmen die Reaktion. Ein positiver Streifentestbefund kann schließlich auch durch die Anwesenheit von Myoglobin im Harn bedingt sein.

Myoglobinurie

Ähnlich wie bei der Hämoglobinurie findet sich auch bei der Myoglobinurie ein braun-rotes Harnkolorit und ein Hämoglobin-positiver Streifentest.

In der Praxis kann mit Hilfe eines einfachen Tests zwischen Hämoglobinurie und Myoglobinurie unterschieden werden. Da Myoglobin ein kleineres Molekül als Hämoglobin darstellt und eine niedrigere Nierenschwelle aufweist, hilft die Betrachtung des Patientenserums differentialdiagnostisch weiter: Besteht eine Myoglobinurie, erscheint bei braun-rotem Harn das Serum unauffällig. Außerdem ist die CPK-Aktivität im Serum stark erhöht. Liegt hingegen eine Hämoglobinurie infolge Hämolyse vor, so ist auch das Serum hämolytisch verfärbt. Das durch die Hämolyse anfallende Hämoglobin wird nämlich an Hämopexin und Haptoglobine im Plasma gebunden und erst bei Überschreiten einer Konzentration, die dem Plasma bereits ein deutlich hämolytisches Aussehen verleiht, über den Harn ausgeschieden.

Zur genauen Quantifizierung einer Myoglobinurie stehen säulenchromatographische und immunologische Verfahren zur Verfügung.

Beurteilung

Zu den häufigsten Ursachen einer Myoglobinurie zählen traumatische und chirurgisch bedingte Muskelnekrosen (Crush-Syndrom). Des weiteren wird eine Myoglobinurie auch bei entzündlichen Muskelerkrankungen (Polymyositis, Dermatomyositis), bei Viruserkrankungen mit Muskelbeteiligung, toxisch bedingten Muskelläsionen (Alkoholismus) und schließlich auch bei Herzinfarkt beobachtet.

Mikroskopische Harnuntersuchung

Die mikroskopische Harnuntersuchung ist von besonderer diagnostischer Aussagekraft und kann durch einfache Papierstreifentests zum Nachweis zellulärer Elemente nicht ersetzt werden.

Die mikroskopische Beurteilung erfolgt am besten an Hand eines Harnsedimentes, in dem gegebenenfalls geformte Elemente wie Leukozyten, Erythrozyten und Epithelien sowie Harnzylinder und -kristalle, des weiteren Bakterien, Hefe und Trichomonaden und schließlich andere Beimengungen wie Schleimfäden und Fett-Tröpfchen gefunden werden.

Für die mikroskopische Urinuntersuchung sollte prinzipiell frisch gelassener Urin verwendet werden. Da sich zelluläre Harnbeimengungen in einem hypotonen Harn schneller aufzulösen pflegen, ist es zweckmäßig, vorzugsweise frischen konzentrierten Morgenharn zu untersuchen.

Wenn eine rasche Aufarbeitung der gewonnenen Harnprobe nicht möglich ist, kann durch Zusatz einiger Tropfen einer 10prozentigen Formalinlösung zum Urin eine Auflösung geformter organischer Elemente hintangehalten werden.

Technik des Harnsedimentes

Etwa 12 ml der Harnprobe werden 5 Minuten zentrifugiert. Danach werden ca. 11,5 ml der Probe vorsichtig dekantiert und der Schleudersatz durch Schütteln oder mehrmaliges Aufziehen und Ausblasen mittels einer Pipette wiederum aufgeschwemmt. Von der Aufschwemmung wird ein Tropfen auf einen Objektträger gebracht und nach Abdecken mit einem Deckglas die mikroskopische Untersuchung angeschlossen. Das Mikroskop soll mit einem 10er- und 40er-Objektiv, einer starken Lichtquelle und einer guten Abblendvorrichtung ausgestattet sein. Mit Hilfe des 10er-Objektivs soll zunächst das Präparat hinsichtlich der gleichmäßigen Verteilung geformter Elemente beurteilt und nach dem Vorhandensein von Harnzylindern durchmustert werden. Für die nähere Sedimentbeurteilung wird dann das 40er-Objektiv (Vergrößerung 400:1) herangezogen.

Sedimentauswertung

Für die quantitative Sedimentauswertung sollten mindestens 5 Gesichtsfelder ausgezählt und die minimale und maximale Zellzahl pro Gesichtsfeld festgehalten werden.

Sedimentfärbung

Zur besseren Differenzierung der geformten organischen Elemente kann das Harnsediment vor der weiteren Untersuchung gefärbt werden. Unter den verschiedenen Färbemethoden hat sich die von Sternheimer und Malbin (28) angegebene Technik besonders bewährt. Die Kristallviolett und Safranin enthaltende Gebrauchslösung garantiert eine sofortige Anfärbung und eine gute Färbung und Differenzierung der Zellen und Zylinder. Methodisch wird dabei so vorgegangen, daß das Sediment vor Aufbringen auf den Objektträger im Verhältnis 1:1 mit der Sternheim-Malbin-Farblösung durchmischt wird.

Erythrozyten

Erythrozyten lassen sich als runde, gleichgroße und kernfreie geformte Elemente erkennen. Im konzentrierten Harn nehmen Erythrozyten eine sogenannte Stechapfelform an, im alkalischen oder hypotonen Harn imponieren sie in aufgequollenem Zustand als sogenannte „Blutschatten".

Beurteilung

Normalerweise können bei einer Vergrößerung von 400:1 null bis zwei Erythrozyten/Gesichtsfeld gefunden werden. Wird bei makroskopisch unauffälligem Harn eine im Vergleich zur Norm vermehrte Anzahl von Erythrozyten festgestellt, muß von einer *Mikrohämaturie* gesprochen werden. Erythrozyten können dabei von den Nieren, den ableitenden Harnwegen oder aber auch vom Genitalbereich (Menstruation!) herrühren. Beweisend für eine renal parenchymatös bedingte Hämaturie ist das gleichzeitige Vorhandensein von Erythrozytenzylindern im Harnsediment.

Die Untersuchung des Harnsediments im Phasenkontrast- oder Interferenzkontrastmikroskop kann in diesem Zusammenhang zwecks Beurteilung der Erythrozytenmorphologie wertvoll sein: Renal ausgeschiedene Erythrozyten unterscheiden sich nämlich durch deutliche Formveränderungen von Erythrozyten, welche erst in den harnableitenden Wegen dem Urin beigemengt werden. Für glomeruläre Erythrozyten sind sogenannte Ringformen mit kugeligen bzw. zapfenförmigen Membranaus- und -einstülpungen sowie entrundete bzw. zerdrückte, destruierte Formen (30 a) charakteristisch.

Das Vorhandensein von mehr als 30% (30 a) bzw. 80% (9 a) soll dabei eine renal-parenchymatös bedingte Hämaturie anzeigen. Überwiegend nichtglomeruläre Erythrozyten sind für eine urologisch bedingte Hämaturie verdächtig.

Hinweis

Von Erythrozyten abzugrenzen sind Hefezellen, die jedoch durch ihre ungleich große, ovale Form und Anordnung in Ketten zu unterscheiden sind.

Leukozyten

Leukozyten imponieren mikroskopisch als gleich große runde Zellen, deren Granulierung in der Regel den Zellkern überdeckt. Der Durchmesser der Leukozyten beträgt durchschnittlich 10 bis 12 Mikron und ist somit größer als der der Erythrozyten (durchschnittlich 7 Mikron).

Beurteilung

Normalerweise werden 0 bis 5, maximal aber bis 10 Leukozyten pro Gesichtsfeld gezählt. Befunde mit 5 bis 10 Leukozyten/Gesichtsfeld sind kontrollbedürftig, mehr als 10 Leukozyten/Gesichtsfeld sind als pathologischer Befund zu betrachten. Eine massive Leukozytenausscheidung wird als Pyurie bezeichnet; diese wird bereits makroskopisch an der trüben Beschaffenheit des Harns und an dessen eitrigem Bodensatz nach längerem Stehenlassen erkannt.

Die Leukozyturie zählt zu den charakteristischen Befunden des Harnwegsinfektes. Das entzündliche Geschehen kann dabei sowohl im unteren als auch im oberen Harntrakt bzw. im Nierenparenchym lokalisiert sein (Tab. 7). Leukozyteneinschlüsse im hyalinen Zylinder (Leukozytenzylinder, s. S. 208) beweisen die renal-parenchymatöse Herkunft der Leukozyten.

Ursachen der Leukozyturie
Unterer Harnwegsinfekt Urethritis Prostatitis Zystitis Blasendivertikel Tumoren der Blase obstruktive Veränderungen der Harnwege
Oberer Harnwegsinfekt Pyonephrose bakterielle interstitielle Nephritis nichtbakterielle interstitielle Nephritis Nierentuberkulose
Verschiedene Nierenerkrankungen Glomerulonephritiden Nephrotisches Syndrom Glomerulitis bei Systemerkrankungen Nephrosklerose

Tab. 7

Meist besteht bei diesem Befund eine Pyelonephritis, in seltenen Fällen liegt eine Vaskulitis mit Nierenbeteiligung vor, wobei dann auch Erythrozytenzylinder gefunden werden können.

Die Leukozyturie bei primär glomerulären Nierenerkrankungen ist meist gering ausgeprägt.

Eine mehr oder weniger starke Leukozyturie muß bei fehlendem Keimnachweis in Tauchnährbodenkulturen den Verdacht auf eine Urogenitaltuberkulose lenken.

Epithelien

Plattenepithelzellen sind aufgrund ihrer Größe und unregelmäßigen Begrenzung unschwer zu erkennen und stammen gewöhnlich aus den oberflächlichen Schichten des Plattenepithels.

Beurteilung

Bei Frauen sind vermehrt nachweisbare Plattenepithelzellen häufig Zeichen einer vaginalen Verunreinigung und besitzen daher keinen nephrologischen oder urologischen Krankheitswert. Neben den Plattenepithelien können im Harnsediment dann auch filiforme Laktobazillen, Candida und Trichomonaden gefunden werden. Weitere Hinweise für eine vaginale Verunreinigung des Urins sind neben der klinischen Angabe eines Fluor vaginalis eine nichtsignifikante Bakteriurie und das Fehlen einer klinisch relevanten Leukozyturie. Tauchnährbodenkulturen ergeben in charakteristischer Weise meist eine Mischflora. Die einzige wichtige Bedeutung der Plattenepithelzellen im Harnsediment liegt also darin, daß sie bei mäßiger oder starker Vermehrung als Indiz für eine vaginale (oder präputiale) Verunreinigung herangezogen werden können.

Urothelzellen

Geschwänzte Epithelzellen und doppelkernige Rundepithelien sind fast immer Urothelzellen zuzuordnen.

Beurteilung

Der Nachweis dieser Zellen im Harnsediment ist ohne praktische Bedeutung.

Hinweis

Bei Elementen aus den tieferen Plattenepithelzellschichten kann es sich um kleine Zellen handeln, die sogenannten Rundzellen des Urothels vom oberen Harntrakt ähneln und morphologisch eventuell nicht von diesen auseinanderzuhalten sind (30).

Harnzylinder

Harnzylinder stellen Eiweißausgüsse der Nierentubuli dar und können zelluläre Einschlüsse beinhalten.

Hyaline Zylinder

Hyaline Zylinder sind homogene, transparente, farb- und strukturlose Gebilde, deren äußere Konturen durch ihre intraluminale Entstehung im Tubulussystem geprägt werden. Die Matrix dieser Zylinder besteht aus einem Mucoprotein, dem sogenannten Tamm-Horsfall-Protein.

Beurteilung

Einzelne hyaline Zylinder sind bei sonst unauffälligem Harnsediment ohne renalen Krankheitswert.

Hyaline Zylinder können als Sedimentbestandteil vor allem auch nach Dursten, Anwendung von Diuretika, nach körperlichem Streß, langem Stehen sowie bei Fieber beschrieben werden.

Hinweis

Hyaline Zylinder werden meist erst im stark reduzierten Licht des Mikroskops erkannt.

Wachszylinder (Niereninsuffizienzzylinder)

Als Wachszylinder werden besonders breite, transparente aber mit scharfen Konturen versehene Zylinder bezeichnet. Diese sind für die fortgeschrittene Nierenparenchymerkrankung typisch. Wachszylinder sowie auffällig plumpe, hyaline, granulierte und Erythrozytenzylinder sind auch unter dem Begriff der Niereninsuffizienzzylinder bekannt.

Granulierte Zylinder

Granulierte Zylinder zeigen eine gekörnte Oberfläche, wobei je nach der Beschaffenheit der Körnung zwischen fein- und grobgranulierten Harnzylindern unterschieden werden kann.

Beurteilung

Granulierte Zylinder geben einen Hinweis auf das Vorliegen einer Nierenparenchymerkrankung und haben stets Krankheitswert.

Zellzylinder

Zellzylinder sind hyaline Zylinder mit Zelleinschlüssen, wobei je nach den vorherrschenden Zellelementen Erythrozytenzylinder, Leukozytenzylinder, Epithelzylinder und schließlich gemischte Zellzylinder unterschieden werden.

Beurteilung

Zellzylinder sind für die Diagnostik von besonderer Bedeutung, da sie die renale Herkunft der in ihnen eingeschlossenen Zellelemente beweisen: so sind Erythrozytenzylinder für die Glomerulonephritis und Leukozytenzylinder für die bakterielle interstitielle Nephritis (bakterielle Pyelonephritis) typisch. Bei akuter Tubulusnekrose wiederum werden abgeschilferte tubuläre Zellverbände als Epithelzylinder ausgeschieden.

Pigmentzylinder

Bei vermehrter Ausscheidung von Chromoproteinen kommt es zur Bildung sogenannter Pigmentzylinder, unter denen vor allem die sogenannten Hämoglobinzylinder bei akuter Hämolyse und die sogenannten Myoglobinzylinder bei Myolyse von praktischer Bedeutung sind.

Harnkristalle

Im Sediment von abgekühlten und konzentrierten Urinproben können verschiedenartige Harnkristalle beschrieben werden. Im sauren Harn herrschen Harnsäurekristalle oder amorphe Natriumurate vor, in alkalischen Urinproben hingegen überwiegen phosphathaltige Kristalle und Tripelphosphatkristalle. Kalziumoxalatkristalle sind im Urin sowohl in sauren als auch in neutralen oder alkalischen pH-Bereichen anzutreffen.

Beurteilung

Im allgemeinen sind Harnkristalle von geringer diagnostischer Relevanz.

Krankheitsspezifisch sind Harnkristalle letztlich nur bei der seltenen Zystinurie, die an der Ausscheidung hexogonaler Urinkristalle erkannt werden kann.

Das Auftreten von Tyrosin- und Leuzin-Kristallen im Urin soll bei schwerer Leberinsuffizienz ein prognostisch infaustes Zeichen darstellen.

Bakterien

Mitunter können im Falle einer signifikanten Bakteriurie (Keimzahl größer als 10^5/ml) Bakterien im Harnsediment bei 4facher Vergrößerung und starker Lichtabblendung identifiziert werden. Auffallend lange filiforme Stäbchen entsprechen Döderlein-Laktobazillen, die für eine vaginale Verunreinigung des Urins charakteristisch sind.

Candida (Hefe)

Hefezellen sind als ovoide Gebilde mit doppelt konturierter Membran erkennbar. Infolge Sprossung sind sie häufig paarweise oder auch in einer Anordnung zu dritt hintereinander anzutreffen.

Beurteilung

Der Nachweis von Candida im Harnsediment spricht zumeist für eine vaginale oder präputiale Verunreinigung.

Bei immunsupprimierten Patienten muß zwecks Ausschluß einer Organ- oder System-Candidiasis eine Pilzkultur des Urins angelegt werden.

Trichomonaden

Trichomonaden sind im Harnsediment aufgrund ihrer typischen birnenförmigen Gestalt und ihrer lebhaften Eigenbewegung um die eigene Achse sowie ungezielt quer durch das Gesichtsfeld erkennbar.

Beurteilung

Trichomonaden kommen häufig als Fluor-Erreger in Betracht. Ursächlich können Trichomonaden aber auch mit Urethritiden und Zystitiden in Zusammenhang stehen.

Hinweis

Die Beweglichkeit der Trichomonaden mit Hilfe der vier kaum sichtbaren Geißeln wird häufig nur im frisch gelassenen, noch warmen Urin optisch wahrgenommen. Bei fehlender Eigenbeweglichkeit ist dann die Unterscheidbarkeit von Leukozyten mitunter äußerst schwierig. In der Praxis ist es daher zweckmäßig, daß ein Tropfen des frischen Untersuchungsmaterials auf einem vorgewärmten Objektträger auf das Vorhandensein von Trichomonaden untersucht wird.

Quantitative Bestimmung geformter Elemente im Harn

Zellzahl im unzentrifugierten Harn

Zellzählung mittels Zählkammer

Prinzip

Zur quantitativen Bestimmung geformter Elemente im Harn können verschiedene Zählkammern (Fuchs-Rosenthal-, Neubauer- oder Bürker-Zählkammer) mit unzentrifugiertem Harn beschickt und die in dem bekannten Zählvolumen befindlichen Zellen ausgezählt werden. Für die Untersuchung eignet sich am besten morgens frisch gelassener Urin.

Beurteilung

Erythrozyten:

95% aller Gesunden weisen eine Zellzahl von weniger als 8 Erythrozyten pro µl auf (2 a).

Leukozyten:

Es finden sich normalerweise weniger als 10 Leukozyten pro Mikroliter. Ein Befund von 10 bis 19 Leukozyten pro Mikroliter ist kontrollbedürftig.

Werden mehr als 19 Leukozyten pro Mikroliter festgestellt, muß dies als sicher pathologischer Befund gewertet werden.

Teststreifenmethode

In den letzten Jahren wurden Teststreifen in den Handel gebracht, mit deren Hilfe sehr einfach eine Information über die quantitative Zellausscheidung im Urin erhalten werden kann.

- *Erythrozyturie*

Für den Nachweis der Mikrohämaturie kann beispielsweise der Sangur-Test® verwendet werden, bei dem am Streifen die intakten Erythrozyten mit Hilfe einer Farbreaktion einzeln erfaßt werden.

- *Leukozyturie*

Die Empfindlichkeit des Teststreifens (Cytur-Test®) ist so gewählt, daß je nach erhaltener Farbreaktion eine Zuordnung zu einem negativen Befund, zu einem Befund mit $\gtrsim$ 10 Leukozyten pro Mikroliter oder einem Befund mit $\gtrsim$ 25 Leukozyten pro Mikroliter erfolgen kann.

Beurteilung

Teststreifenmethoden kommt sicherlich ein gewisser Wert in der Vorfelddiagnostik zu. Wegen der relativ hohen Anzahl falsch-negativer und falsch-positiver Testergebnisse im

Vergleich zum Harnsedimentbefund und wegen des begrenzten Informationsgehaltes können Teststreifen zum Nachweis zellulärer Harnbestandteile jedoch nicht das Harnsediment ersetzen (26).

Zellzählung aus dem zentrifugierten Harn

Addis-Count, 4-Stunden-Harn

Prinzip

Unter Standardbedingungen wird nach einer genau definierten Harnsammelperiode (z.B. von 4 Stunden = „4-Stunden-Harn") aus einer gemessenen Harnprobe nach Zentrifugieren der Gehalt an zellulären Sedimentbestandteilen bestimmt.

Die Auszählung der Zellen erfolgt mit Hilfe einer Zählkammer. Die pro Zeiteinheit ausgeschiedene Menge von Sedimentbestandteilen wird schließlich aus der Zellzahl der Probe und dem Harnzeitvolumen errechnet.

Beurteilung

Bezüglich der Leukozytenausscheidung im Urin wird eine Zellzahl, die 200 000/Stunde nicht übersteigt, als sicherer Normwert angesehen.

Befunde mit Zellzahlen zwischen 200 000 und 400 000/ Stunde sind kontrollbedürftig; eine Zellzahl von mehr als 400 000 Zellen/Stunde gilt als sicher pathologisch

Bakteriologische Harnuntersuchung

Mit Hilfe der bakteriologischen Harnuntersuchung wird festgestellt, ob und in welchem Ausmaß Keime dem Urin beigemengt sind. Wird eine Keimzahl mit entsprechendem Krankheitswert (sogenannte signifikante Keimzahl) erhoben, schließt die bakteriologische Untersuchung auch die quantitative Identifizierung des Erregers sowie eine für die therapeutische Konsequenz relevante Resistenzprüfung ein.

Harngewinnung

Für die bakteriologische Untersuchung wird allgemein Mittelstrahlurin (s. S. 188) empfohlen. Bei Frauen ist bei unklaren Befundergebnissen eventuell eine Harngewinnung durch Blasenpunktion (s. S. 188) anzustreben. Die Katheterisierung zum Zwecke der Durchführung einer bakteriellen Untersuchung wird heute wegen des Risikos der Keimeinschleppung überwiegend abgelehnt.

Quantitative Keimkultur

Prinzip

Mit Hilfe vorgefertigter Nährbodenträger, die im Handel zur Verfügung stehen (Uricult®, Urifekt®, Uritube®), können quantitative Keimkulturen gewonnen werden.

Objektträgerkulturen werden so angelegt, daß die Tauchnährböden 3 mal kurz in die Urinprobe eingetaucht, sorgfältig abgetropft und in die Schutzhülle zurückgesteckt werden. Nach Inkubation von 16 bis 24 Stunden in einem Brutkasten wird die Keimzahl durch Vergleich der erhaltenen Kolonien mit entsprechend beigepackten Tafelbildern bestimmt. Aus dem entsprechenden Bildmaterial wird schematisch die mikroskopische Erscheinungsform der 4 wesentlichen Dichtegrade (Keimzahl 10^3, 10^4, 10^5 und 10^6 Keime/ml Urin) ersichtlich.

Beurteilung

Eine Keimdichte von 10^5 oder mehr Bakterien pro Milliliter Harn wird als *signifikante Bakteriurie* bezeichnet.

Die signifikante Bakteriurie hat Krankheitswert und entspricht einer Harnwegsinfektion.

Befunde mit 10^3 oder weniger Keimen pro Milliliter sind ohne klinische Bedeutung; Keimzahlen, die zwischen 10^4 und 10^5 Keimen pro Milliliter liegen, können durch Kontamination bedingt oder doch auf einen Harnwegsinfekt zurückzuführen sein. Bei derartigen Befunden sind kurzfristige Kontrollen angezeigt.

Bei Männern liefert die Mittelstrahltechnik eine aussagekräftige Information. Bei Frauen kann eine bakterielle Kontamination durch vaginale Verunreinigung nie völlig ausgeschlossen werden, so daß letztlich nur dem Befund des sterilen Harns diagnostische Beweiskraft zukommt.

Hinweis

Nichtsignifikante Keimzahlen trotz Vorliegens einer Harnwegsinfektion sind möglich, wenn ein Verdünnungseffekt durch eine gleichzeitig bestehende Polyurie gegeben oder eine Chemotherapie bereits vor der Untersuchung eingeleitet worden ist.

Bei signifikantem Keimwachstum soll Material zur qualitativen Keimbestimmung und Resistenzprüfung in ein bakteriologisches Institut weitergeleitet werden. Bei Verdacht auf eine Urogenitaltuberkulose soll mit Hilfe eines über 24 Stunden gesammelten Harns eine Loewenstein-Kultur zum Zwecke des Nachweises von Tuberkelbazillen angelegt werden.

Serumdiagnostik

Eine fortgeschrittenere globale Nierenfunktionseinschränkung wird in der Routinediagnostik an der Retention harnpflichtiger Substanzen bzw. an einem Serumkonzentrationsanstieg stickstoffhaltiger Schlackenstoffe erkannt. Als typische Parameter können hierfür die Serumspiegel von Kreatinin, Harnstoff bzw. Harnstoffstickstoff und Harnsäure bestimmt werden. Die eigentlichen Urämietoxine sind noch nicht näher definiert und daher auch nicht meßbar.

Serumkreatinin

Prinzip

Die Serumkreatinin-Bestimmung beruht auf der seit langem bekannten Jaffé-Reaktion, die einen orangeroten Farbstoff aus Kreatinin und Pikrinsäure im alkalischen Milieu ergibt. Leider werden mit dieser Reaktion auch andere Substanzen, sogenannte Chromogene (z.B. Azeton, Azetessigsäure, Glukose, Harnsäure, Beta-Hydroxybuttersäure, Pyruvat, Aminohippursäure, Askorbinsäure, Fruktose, Methyl-DOPA, Phenolsulphthalein, Sulfobromphthalein, Cephalosporine und gewisse Substanzen, die bei Hämolyse frei werden), miterfaßt. Derartige chromogene Substanzen stören vor allem im niedrigen Kreatininbereich und können dann bis zu 40% des gemessenen „Gesamt-Kreatinins" ausmachen. Deshalb sind Modifikationen entwickelt worden, die die Spezifität der Methode verbessern und die Störeinflüsse beseitigen sollten: So wurde versucht, durch Adsorption des Kreatinins an Fuller-Erde (Lloyd-Reagens, Aluminiumsilikat) oder an Ionenaustauscher zu besseren Resultaten zu gelangen. Niedrigere Werte als bei einfacher manueller Bestimmung werden auch mit Hilfe mechanisierter Methoden (Autoanalyzer) erhalten. Diese Verfahren bedienen sich der Dialyse, so daß auf eine vorherige Enteiweißung verzichtet werden kann. Des weiteren garantiert die automatische Bestimmung eine exakte Einhaltung der Meßzeit, was für die Genauigkeit des Resultates wesentlich erscheint Dennoch wirken auch bei der mechanisierten Kreatinin-Bestimmung unspezifische Chromogene störend.

Als Alternativverfahren zur Jaffé-Methode ist die enzymatische Kreatinin-Bestimmung entwickelt worden. Dabei wird Kreatinin mit Hilfe der Kreatinin-amidohydrolase zu Kreatin gespalten und dieses nach einem bereits länger bekannten enzymatischen Verfahren quantitativ bestimmt.

Normalwerte und Umrechnungsfaktoren für das Serumkreatinin sind aus den Tabellen 8 und 9 ersichtlich.

Normalwerte für das Serumkreatinin

Methoden:	mg/l männl.	mg/l weibl.	µmol/l männl.	µmol/l weibl.
Jaffé-Reaktion manuelle Methode mit Enteiweißung (22)	7,0–11,5	5,0–10,0	62,8–101,7	45–91
mechanisierte Methode (Auto-Analyzer) (8)	8,0–12,0	6,0–10,0	68,1–107	53,9–91,1
Enzymatische Methode (29)	5,5–11,0	4,7–9,0	49–97	42–80

Tab. 8

Beurteilung

Die Serumkreatinin-Konzentration stellt beim Nierengesunden eine individuelle konstante Größe dar, die im we-

Umrechnungsfaktoren für Serumkreatinin-Konzentrationsangaben in mg/l und µmol/l		
mg/l	→ Serumwert · 8,8496	µmol/l
µmol/l	→ Serumwert · 0,113	mg/l

Tab. 9

sentlichen von der jeweiligen Muskelmasse bestimmt wird. Geschlechtsunterschiede in den Normwerten sind daher in erster Linie auf Unterschiede in Körperbau und Körpergewicht zurückzuführen. Schwankungen des Serumspiegels während des Tages und von Tag zu Tag sind vernachlässigbar gering. Im Gegensatz zur Harnstoffkonzentration wird die Kreatininkonzentration im Serum durch Nahrungszufuhr praktisch nicht beeinflußt. Eine diesbezügliche Ausnahme stellt aber der nach Genuß größerer Mengen von gekochtem Fleisch zu beobachtende Kreatininanstieg dar (12).

Da eine inverse Beziehung zwischen Serumkreatinin und Glomerulumfiltrat besteht (Abb. 2), erlaubt die Bestimmung des Serumkreatinins Rückschlüsse auf die jeweilige globale Nierenfunktion (16). Unter den Serumparametern, die eine eingeschränkte Nierenfunktion anzeigen, kommt dem Serumkreatinin die größte Empfindlichkeit zu. Da aber die Kurve, die aus der negativen Korrelation zwischen Glomerulumfiltrat und Serum-

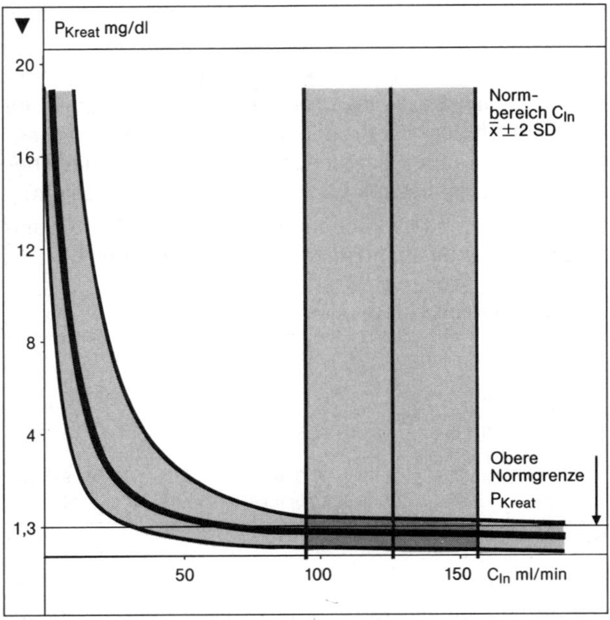

Abb. 2: Plasmakreatinin-Konzentration in Abhängigkeit von der Inulin-Clearance (16). [Modifiziert nach Mertz DP et al (16)].

kreatinin erhalten wird, nicht linear, sondern hyperbol verläuft, ist es möglich, daß auch bei Einschränkung der glomerulären Filtrationsleistung bis auf 50 bis 60 ml/min noch normale Serumkreatinin-Werte erhoben werden können. Es muß daher festgehalten werden, daß ein normales Serumkreatinin keineswegs eine normale globale Nierenfunktion bedeuten muß und das Glomerulumfiltrat angesichts normaler Serumkreatinin-Konzentrationen sogar auf 50% der Norm zurückgegangen sein kann.

Besonders zu berücksichtigen ist dies bei hohem Alter des Patienten, wobei nach stärkerer renaler Funktionseinbuße der Serumkreatinin-Spiegel wegen des geringen Kreatininumsatzes durchaus konstant normale Werte zeigen kann. Niedrigere Serumkreatinin-Werte als aufgrund der globalen Nierenfunktion erwartet werden kann, finden sich auch bei geringer Muskelmasse infolge Katabolismus, bei Schwangerschaft und bei Diabetes mellitus.

Eine für die Praxis gute und ausreichende Information über die aktuelle Nierenfunktion wird durch erhöhte Serumkreatinin-Konzentrationen erhalten. Insbesondere spiegelt in Verlaufskontrollen die Dynamik der Serumkreatinin-Werte entsprechende Änderungen der globalen Nierenfunktion wider. Es kann davon ausgegangen werden, daß überschlagsmäßig ein Serumkreatinin von 20mg/l (177 µmol/l) einem Glomerulumfiltrat von etwa 50% der Norm, ein Serumkreatinin von 40mg/l (354 µmol/l) etwa einem Glomerulumfiltrat von 25% und ein Serumkreatinin von 80mg/l (708 µmol/l) einem solchen von etwa 12% entspricht (14).

Bei stärker eingeschränkter Nierenfunktion verursachen demnach geringfügige prozentuelle Änderungen in der Gesamtfunktion deutliche Konzentrationsanstiege des Serumkreatinins. Selbstverständlich sind derartige Rückschlüsse nur gestattet, wenn Steady-state-Bedingungen gegeben sind. So gibt beispielsweise ein Serumkreatinin von 20mg/l (177 µmol/l) am Beginn eines akuten Nierenversagens mit Oligurie keinen Hinweis auf die aktuelle Nierenfunktion. Diese kann erst beurteilt werden, wenn die Dynamik des Serumkreatinins in den Folgetagen [Serumkreatinin-Anstieg 5,0 bis 20mg/l (44,2 bis 177 µmol/l) in 24 Stunden] bekannt ist.

Serumharnstoff, Harnstoffstickstoff im Blut (BUN)

Prinzip

Die Bestimmung erfolgt mit Hilfe der sehr spezifischen Ureasemethode, wobei Harnstoff mittels der Urease in CO_2 und NH_3 gespalten wird, und das freigesetzte Ammoniak gemessen wird. Die mechanisierte Harnstoffbestimmung ist im Analysenprogramm der meisten automatischen

Geräte (z.B. Auto-Analyzer, Firma Technicon) enthalten. Normalwerte für Harnstoffstickstoff (BUN) und Serumharnstoff sowie die Umrechnungsfaktoren für die Konzentrationsangaben in mg/l und mmol/l sind in den Tabellen 10 und 11 wiedergegeben.

Normalwerte für Harnstoffstickstoff im Blut (BUN) und Serumharnstoff (20)		
	mg/l	mmol/l
Harnstoff-N (BUN)	78–214	2,78–7,64
Serumharnstoff	167–459	2,78–7,64

Tab. 10

Umrechnungsfaktoren für BUN und Harnstoff sowie für Konzentrationsangaben in mg/l und mmol/l		
BUN	→ Serumwert · 2,14	Harnstoff
Harnstoff	→ Serumwert · 0,467	BUN
Harnstoff mg/l	→ Serumwert · 0,0166667	mmol/l
mmol/l	→ Serumwert · 60,0	mg/l
BUN mg/l	→ Serumwert · 0,03564	mmol/l
mmol/l	→ Serumwert · 28,06	mg/l

Tab. 11

Beurteilung

Da der BUN die größte Fraktion im sogenannten Reststickstoff darstellt, erübrigt sich bei der labortechnischen Möglichkeit zur Harnstoffstickstoff-Bestimmung die zusätzliche Erfassung des Reststickstoffes (Normalwert bis 400mg/l). Die BUN-Konzentration wird im wesentlichen von der Eiweißzufuhr, der globalen Nierenfunktion und vom Harnzeitvolumen bestimmt.

Bei ausgewogener Diurese ist ein BUN-Anstieg erst bei einer Nierenfunktionseinschränkung entsprechend einem Glomerulumfiltrat von 30 bis 40ml/min zu erwarten. Bei stärker eingeschränkter Nierenfunktion korrelieren BUN und Serumkreatinin üblicherweise in einem Verhältnis wie 10:1, wobei aber diese Relation durch eine vermehrte exogene Eiweißzufuhr, durch eine Steigerung des endogenen Eiweißabbaues, sowie durch eine erhöhte tubuläre Harnstoffresorption bei herabgesetztem Harnfluß zugunsten des BUN gestört wird. Extrarenale Faktoren, die den Harnstoffstickstoff weit über den aufgrund der Nierenfunktionseinschränkung zu erwartenden Bereich ansteigen lassen, sind in Tabelle 12 angeführt.

Extrarenale Faktoren, die zu einem Anstieg des Harnstoffstickstoff im Blut führen
1. Übermäßige Eiweißzufuhr mit der Nahrung 2. Vermehrter endogener Eiweißabbau (Katabolismus) infolge von: Infektionen Medikamenten (Kortikosteroide, Tetrazykline) gastrointestinalen Blutungen chirurgischen Eingriffen Wundnekrosen, Gewebsnekrosen (Pankreatitis) renaler Minderdurchblutung bei Dehydratation, Volumenmangel, Schock

Tab. 12

Serumharnsäure

Von den stickstoffhaltigen Substanzen, die bei eingeschränkter Nierenfunktion im Blut retiniert werden, ist auch die Harnsäure routinemäßig leicht bestimmbar. Bemerkenswert erscheint, daß bei renal bedingter Kumulation die Harnsäure im Gegensatz zu Harnstoff, dessen maximale Blutspiegel das 20- bis 30fache der Norm erreichen können, nur wenig ansteigt: So sind die Serumharnsäure-Spiegel selbst unter den Bedingungen der weit fortgeschrittenen Niereninsuffizienz selten mehr als um das 2- bis 3fache der Norm erhöht. Die Normwerte sind in der Tabelle 13 dargestellt.

Normalwerte für die Harnsäurekonzentration im Serum
(Mechanisierte Methode, Auto-Analyzer) (20)

	mg/l	mmol/l
Männer	25–80	0,15–0,48
Frauen	15–60	0,09–0,36

Tab. 13

Beurteilung

Die Harnsäurebestimmung im Serum ist sicherlich weniger gut als Suchtest für den Nachweis einer Nierenfunktionseinschränkung geeignet. Der Wert der Bestimmung liegt aber darin, daß relativ stark erhöhte Werte bei renaler Insuffizienz frühzeitig entdeckt und somit auch einer medikamentösen Therapie zugeführt werden können. Es ist anzunehmen, daß eine ausgeprägte Hyperurikämie per se die Nierenfunktion weiter zu schädigen vermag. Pathologische Zustände, bei denen die Serumharnsäure-Konzentration erhöht oder erniedrigt ist, sind aus Tabelle 14 ersichtlich.

Harnsäurespiegel im Serum

Erhöht

Metabolische und hormonelle Störungen
- Gicht
- Hypertriglyzeridämie, Arteriosklerose und arterielle Hypertension
- Lesch-Nyhan-Syndrom
- Glykogenspeicherkrankheit
- Hypoparathyreoidismus
- primärer Hyperparathyreoidismus

Gestörte renale Harnsäureausscheidung
- akute und chronische Niereninsuffizienz
- Präeklampsie und Eklampsie
- Diuretikatherapie

Vermehrter Abbau von Nukleoproteinen
- maligne (hämatologische) Erkrankungen – insbesondere bei Chemotherapie und Bestrahlung
  - Leukämie
  - Lymphom
  - multiples Myelom
  - Karzinome (Tumorzerfall)
- Polyzythämie
- perniziöse Anämie
- hämolytische Anämie

Eiweißreiche Reduktionskost

Andere:
- Psoriasis
- Bleivergiftung
- chron. Berylliumintoxikation
- Sarkoidose
- Alkoholismus

Erniedrigt

- Medikamente:
  - Uricosurica (Probenecid, Benzbromaron, Sulfinpyrazon)
  - Allopurinol
  - Cumarin
  - Salizylate (in hohen Dosen)
  - Kortikosteroide
  - ACTH
  - Kontrastmittel
- Fanconi-Syndrom
- isolierter tubulärer Defekt
- Akromegalie
- Morbus Wilson
- Neoplasmen, Morbus Hodgkin
- Xanthinurie

Tab. 14

Bestimmung der glomerulären Filtration

Vom klinischen Standpunkt sind *Clearance-Messungen* zur Erfassung der glomerulären Filtrationsrate (GFR) die aussagekräftigsten Untersuchungen in der Beurteilung der globalen Nierenfunktion.

Definition der Clearance

Die Clearance (C) gibt an, in wieviel ml Plasma diejenige Menge einer Substanz enthalten ist, die in der Zeiteinheit durch den Harn ausgeschieden wird (U · V). Die Clearance ist also dem Plasmavolumen gleichzusetzen, das in der Zeiteinheit von einer bestimmten Substanz vollständig geklärt wird.

Handelt es sich um eine Testsubstanz, die in den Glomeruli aus dem Plasma filtriert wird und in den Tubuli weder rückresorbiert noch sezerniert wird, kann die ausgeschiedene Menge [Harnkonzentration der Substanz (U) · Harnmenge (V)] der filtrierten Menge [Glomerulumfiltrat (GFR) mal Plasmakonzentration der Substanz (P)] gleichgesetzt werden:

$$GFR \cdot P = U \cdot V$$
oder
$$GFR = \frac{U \cdot V}{P} \text{ ml/min}$$

U = Harnkonzentration der Substanz in mg/l
V = Harnvolumen in ml/min
P = Plasmakonzentration der Substanz in mg/l

Eine nahezu ideale Testsubstanz, mit der die glomeruläre Filtration sehr exakt ermittelt werden kann, stellt das Polysaccharid Inulin mit einem Molekulargewicht von 5000 Dalton dar.

Da die Clearancewerte durch Körpergewicht und Körpergröße beeinflußt werden, ist es zweckmäßig, die erhaltenen Clearancewerte zur besseren Vergleichbarkeit auf eine Standardkörperoberfläche von 1,73 m^2 zu beziehen.

Die Körperoberfläche kann bei Kenntnis des Körpergewichts und der Körpergröße aus entsprechenden Nomogrammen (z.B. aus den wissenschaftlichen Tabellen Geigy, Herausgeber Ciba-Geigy AG, Basel) abgelesen werden.

Die in bezug auf die Standardkörperoberfläche korrigierte Clearance ergibt sich dann aus der Formel:

$$C_{korr} = \frac{C \cdot 1{,}73}{KpOF} \text{ ml/min}$$

C_{korr} = auf Standardkörperoberfläche korrigierte Clearance
C = gemessene Clearance
KpOF = Körperoberfläche in m^2

Inulin-Clearance (C_{In})

Prinzip und Durchführung

Nach einer anfänglichen größeren intravenösen Bolusdosis wird Inulin über längere Zeit zwecks Konstanterhaltung des Plasmaspiegels kontinuierlich infundiert und Harn während genau definierter Zeitabstände gesammelt. Aufgrund der Plasmainulin-Konzentration (P_{In}) und der während mehrerer Perioden gemessenen Inulinausscheidung im Harn ($U_{In} \cdot V$) kann die glomeruläre Filtration (GFR) nach der Formel:

$$C_{In} = \frac{U_{In} \cdot V}{P_{In}} \text{ ml/min}$$

berechnet werden.

Normalbereich

Als Normwerte werden für die Inulin-Clearance bei Männern Werte von 124 ± 25,8 ml/min und bei Frauen Werte von 119 ± 12,8 ml/min angegeben (11).

Da beim Erwachsenen mit zunehmendem Lebensalter die glomeruläre Filtrationsleistung und damit auch die Inulin-Clearance abnimmt, kann bei Patienten in höherem Lebensalter der Normwert durch Anwendung einer von Watkin und Shock (32) angegebenen Formel:

$$C_{In} = 157 - 1{,}16 \cdot \text{Alter (in Jahren)}$$

ermittelt werden.

Beurteilung

Die Bestimmung der Inulin-Clearance stellt eine sehr genaue Referenzmethode zur Erfassung der glomerulären Filtrationsrate dar. Dennoch hat die Inulin-Clearance praktisch keine klinische Bedeutung mehr, sie ist vielmehr nur noch von wissenschaftlichem Interesse. Das Verfahren ist nämlich mit erheblichen Nachteilen behaftet: so müssen beispielsweise die Testsubstanz zwecks Konstanterhaltung des Plasmaspiegels laufend infundiert werden und eine Katheterisierung des Patienten für das genaue Harnsammeln während relativ kurzer Untersuchungsperioden vorgenommen werden. Wegen der damit verbundenen Belästigung des Patienten und wegen des methodisch und technisch relativ großen Aufwandes sind daher in der Routinediagnostik alternative Verfahren, wie die exogene Inulin-Clearance ohne Katheterismus, die endogene Kreatinin-Clearance oder die Bestimmung der Isotopen-Clearance (^{51}Cr EDTA-Clearance) vorzuziehen.

(Siehe auch S. 1049).

Inulin-Clearance ohne Harnsammeln

Ist in der Klinik – beispielsweise bei Verwendung potentiell nephrotoxischer Pharmaka – eine genaue Information über den aktuellen Stand und über Änderungen der Glomerulumfiltration erforderlich, so kann auf eine Methode verwiesen werden, die auf das Harnsammeln mittels Harnkatheter verzichtet (27).

Prinzip und Durchführung

Das Verfahren beruht auf der theoretischen Überlegung, daß unter Steady-state-Bedingungen die Infusionsrate einer Testsubstanz ($I_C \cdot I_V$) deren Exkretionsrate ($U_{In} \cdot V$) gleichzusetzen ist:

$$U \cdot V = I_C \cdot I_V$$
$$U_{In} \cdot V = I_{In} \cdot I_V$$
$$C_{In} \cdot P_{In} = I_{In} \cdot I_V$$
oder
$$C_{In} = \frac{I_{In} \cdot I_V}{P_{In}} \text{ ml/min}$$

U = Harnkonzentration einer Substanz in mg/l
V = Harnvolumen in ml/min
I_C = Konzentration der Testsubstanz in der Infusionslösung
I_V = Volumen der Infusionslösung
U_{In} = Harnkonzentration Inulin in mg/l
I_{In} = Inulinkonzentration der Infusionslösung in mg/l
C_{In} = Inulin-Clearance in ml/min
P_{In} = Plasmainulin-Konzentration in mg/l

Steady-state-Bedingungen liegen vor, wenn bei konstanter Zufuhr der Testsubstanz der Serumspiegel und die Ausfuhr konstant bleiben. Damit reicht die Kenntnis von der Serumkonzentration der Testsubstanz (P_{In}) und von der in der Zeiteinheit infundierten Menge der Substanz ($I_{In} \cdot I_V$) aus, um relativ exakt zu dem Clearancewert zu gelangen.

Beurteilung

Die erhaltenen Clearancewerte stimmen mit jenen, die durch konventionelle Methoden mit Harnsammeln gewonnen wurden, gut überein. Steady-state-Verhältnisse können erfahrungsgemäß bereits 40 Minuten nach Infusionsbeginn angenommen werden.

Endogene (24-Stunden-) Kreatinin-Clearance

Die Bestimmung der endogenen Kreatinin-Clearance ist für die Routinediagnostik unumstritten das Standardverfahren für die annähernde Erfassung des Glomerulumfiltrates.

Prinzip

Zur Errechnung der endogenen Kreatinin-Clearance gemäß der Formel:

$$C_{Kreat} = \frac{U_{Kreat} \cdot V}{P_{Kreat}} \text{ ml/min}$$

C_{Kreat} = Kreatinin-Clearance
U_{Kreat} = Harnkonzentration des Kreatinins in mg/l
V = Harnfluß ml/min (Tagesharnmenge in ml:1440)
P_{Kreat} = Plasmakreatinin-Konzentration in mg/l

genügt lediglich eine exakt gesammelte 24-Stunden-Harnmenge zur Bestimmung des Harnvolumens und der

Harnkreatinin-Konzentration sowie eine einmalige Blutabnahme (am besten morgens) zur Bestimmung der Plasmakreatinin-Konzentration.

Normalbereich

Als Normalbereich werden für die endogene Kreatinin-Clearance die in Tabelle 15 angeführten Werte angegeben.

Endogene Kreatinin-Clearance, Normalbereiche (23)	
C_{Kreat} bei Männern	98–156 ml/min
C_{Kreat} bei Frauen	95–160 ml/min

Tab. 15

Beurteilung

Nach Korrektur der erhaltenen Clearancewerte auf die Standardkörperoberfläche bestehen offensichtlich keine geschlechtsspezifischen Unterschiede. Die endogene Kreatinin-Clearance ist einfach zu bestimmen und zeigt eine für die Klinik ausreichend gute Übereinstimmung mit der Inulin-Clearance. Die Methode kann daher für die Routinediagnostik als ein durchaus geeignetes Verfahren für die Bestimmung des Glomerulumfiltrates verwendet werden.

Die Indikation für die Durchführung einer endogenen 24-Stunden-Kreatinin-Clearance ist vor allem im sogenannten Serumkreatinin-„blinden"-Bereich einer Nierenfunktionsstörung gegeben. Bekanntlich können bei mäßiggradiger Filtrationseinschränkung bis auf 50 bis 60 ml/min noch normale Serumkreatinin-Werte erhoben werden (s. Abb. 3).

Bei abnehmender glomerulärer Filtrationsleistung werden allerdings infolge tubulärer Kreatininsekretion zunehmend falsch-hohe Kreatinin-Clearancewerte erhoben. Bei weit fortgeschrittener Niereninsuffizienz können die mittels endogener Kreatinin-Clearance erhobenen Werte um 50 bis 100% höher als die mittels konventioneller Inulin-Clearancetechnik erhobenen Befunde zu liegen kommen (14).

Hinweis

Als Nachteile dieser Methode müssen die bereits auf Seite 28 besprochenen Probleme der Plasmakreatinin-Bestimmung aufgezeigt werden. Fehlerquellen ergeben sich vor allem aus Mängeln beim Harnsammeln, wobei die 24-Stunden-Harnmenge durch Harnverluste und durch methodische Sammelfehler am Beginn und Ende der Periode nicht exakt ermittelt wird.

Die Harnsammelperiode beginnt mit dem Entleeren der Harnblase. Von diesem Zeitpunkt an werden die folgenden Harnportionen in ein Sammelgefäß entleert, wobei am

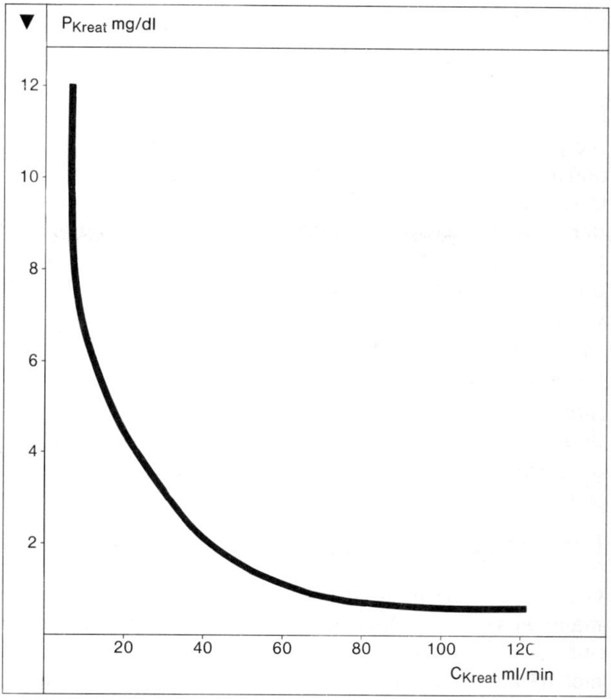

Abb. 3: Verhalten des Plasmakreatinins in Abhängigkeit von der endogenen Kreatinin-Clearance.

Ende der 24-Stundenperiode der Harn ein letztes Mal in das Sammelgefäß gelassen werden muß. Der Patient sollte auch angehalten werden, daß der Harn unmittelbar vor dem Stuhlgang in dem betreffenden Sammelgefäß aufgefangen wird. Bei wiederholten Clearancemessungen kann auch durch Vergleich der individuell konstant ausgeschiedenen Kreatininmenge im Tagesharn (1,0 bis 1,5g/24 Stunden oder 8,84 bis 13,3 mmol/24 Stunden) auf die Vollständigkeit des Harnsammelns geschlossen werden.

Kreatinin-Clearance und Plasmakreatinin-Konzentration

Probleme mit dem Harnsammeln haben dazu geführt, daß immer wieder nach Formeln gesucht worden ist, die unter Umgehung des mit Fehlern behafteten Harnsammelns allein aufgrund der Kenntnis der Plasmakreatinin-Konzentration eine annähernde Schätzung der Kreatinin-Clearance bzw. des Glomerulumfiltrates ermöglichen.

Eine sehr brauchbare Formel ist von Cockcroft und Gault entwickelt worden, mit deren Hilfe unter Berücksichtigung von Alter, Körpergewicht und Serumkreatinin die endogene Kreatinin-Clearance relativ exakt ermittelt werden kann (6):

$$C_{Kreat} = \frac{(140 - \text{Alter}) \cdot \text{Gewicht (kg)}}{72 \cdot S_{Kreat}\ \text{mg/dl}}$$

Beurteilung

Die gute Korrelation zwischen konventionell gemessener und mit Hilfe der Formel geschätzter endogener Kreatinin-Clearance zeigt, daß diese einfache Methode zumindest in der Praxis und bei wenig kooperativen Patienten die Durchführung der herkömmlichen 24-Stunden-Kreatinin-Clearance zu ersetzen vermag (18). Voraussetzungen für ein verwertbares Ergebnis sind eine normale Relation zwischen Muskelmasse und Körpergewicht und eine annähernd stabile Nierenfunktion.

Hinweis

Wenig zuverlässig ist die Methode bei Zuständen mit gestörtem Kreatininumsatz, bei Obesitas, Aszites und Schwangerschaft.

Nierendurchblutung

Clearanceuntersuchungen zur Erfassung des renalen Plasmaflusses bzw. der Nierendurchblutung (PAH-Clearance) haben in den letzten Jahren an Bedeutung verloren. Es hat sich nämlich in der Diagnostik chronischer Nierenerkrankungen gezeigt, daß angesichts des großen Aufwandes die Aussagekraft der Untersuchung relativ gering ist. Außerdem haben sich die für den Patienten weniger belästigenden Isotopenverfahren zur Messung immer mehr durchgesetzt.

Prinzip

Paraaminohippursäure (PAH) wird durch Filtration und Sekretion bei einer einzigen Nierenpassage vollständig aus dem Plasma eliminiert. Die Clearance dieser Substanz kann demnach dem renalen Plasmafluß (RPF) gleichgesetzt werden:

$$C_{PAH} = RPF = \frac{U_{PAH} \cdot V}{P_{PAH}}$$

RPF = Renaler Plasmafluß
C_{PAH} = PAH-Clearance
U_{PAH} = Harn-PAH-Konzentration in mg/l
P_{PAH} = Plasma-PAH-Konzentration in mg/l

Mit Hilfe des Hämatokritwertes ist es möglich, rechnerisch vom erhaltenen renalen Plasmafluß zum Nierenblutdurchfluß zu gelangen.

Hinweis

Die aufgezeigte Beziehung zwischen der C_{PAH} und dem renalen Plasmafluß gilt nur bei niedrigen Plasma-PAH-Konzentrationen (P_{PAH}: 2–5 mg/l).

Normalbereich

Für Männer beträgt die durchschnittliche C_{PAH}-Clearance 654 ± 162 ml/min, für Frauen 594 ± 102 ml/min (11). Aus der Relation Inulin-Clearance zu PAH-Clearance (Filtratfraktion) ist versucht worden, diagnostische Rückschlüsse abzuleiten.

Filtratfraktion (FF)

Die Filtratfraktion gibt den prozentualen Anteil der glomerulären Filtrationsrate an der renalen Plasmadurchflußrate an. Sie kann somit nach Bestimmung der Inulin- und PAH-Clearance formelmäßig erfaßt werden:

$$FF = \frac{\text{Glomerulumfiltrat}}{\text{renaler Plasmadurchfluß}} \cdot 100$$

oder

$$FF = \frac{C_{In}}{C_{PAH}} \cdot 100$$

Der durchschnittliche Normwert beträgt 19,2 ± 3,5%.

Beurteilung

Eine Einschränkung der Filtratfraktion soll für eine primär glomeruläre Nierenerkrankung sprechen, eine Zunahme der Filtratfraktion soll eine primär vaskuläre oder interstitielle Schädigung anzeigen. Für den Einzelfall sind die Ergebnisse aber wenig verläßlich. Eine grobe Zuordnung einer festgestellten Nierenschädigung zu primär glomerulären oder primär interstitiellen Erkrankungen kann zudem durch andere, wesentlich einfacher zu erhebende Serum- und Harnparameter erfolgen.

Untersuchungen zur Erfassung vorwiegend tubulärer Funktionsstörungen

Distale Tubulusfunktionsstörungen

Harnkonzentrationsversuch (Durstversuch)

Zur frühzeitigen Erfassung einer distalen Tubulusfunktionsstörung (z.B. im Rahmen einer Pyelonephritis) hat sich der Harnkonzentrationsversuch als sehr empfindliche Methode bewährt.

Prinzip und Durchführung

Mit Hilfe des Harnkonzentrationsversuches wird die Fähigkeit der Nieren geprüft, Wasser durch Harnkonzentrierung zu konservieren. Unter Durstbedingungen wird ein hochgestellter Harn ausgeschieden, dessen Osmolalität (maximal 1400 mosmol/kg) diejenige des Serums (290 bis 300 mosmol/kg) wesentlich übertrifft.

Methodisch wird dabei derart vorgegangen, daß der Patient am ersten Untersuchungstag um 12.00 Uhr ein Mittagessen mit Flüssigkeit erhält und danach auf Flüssigkeitskarenz gesetzt wird. Nach einer trockenen Abendmahlzeit wird die Harnblase spät abends noch einmal entleert. Um 6.00 Uhr früh des 2. Untersuchungstages – also 18 Stunden nach Beginn des Flüssigkeitsentzuges – wird der Morgenharn auf seine Osmolalität geprüft. Gegebenenfalls wird der Durstversuch bis 12.00 Uhr mittags des 2. Untersuchungstages verlängert.

Beurteilung

Nach 18 Stunden Flüssigkeitskarenz liegt die Harnosmolalität morgens zwischen 800 bis 1300 mosmol/kg, im Mittel bei 1050 mosmol/kg. Die Mehrzahl aller Nierengesunden weisen nach 24 Stunden Flüssigkeitsentzug eine Harnosmolalität von mindestens 900 mosmol/kg auf (15). Wird das spezifische Gewicht gemessen, sollte ein Wert von 1026 und mehr erreicht werden.

Das mit fortschreitendem Lebensalter physiologischerweise abnehmende Harnkonzentrationsvermögen führt dazu, daß Probanden zwischen dem 60. und 70. Lebensjahr beim Dursten über Nacht nur noch eine mittlere Harnosmolalität von 650 mosmol/kg erreichen.

Verminderte Werte der Harnosmolalität zeigen eine Einschränkung des Harnkonzentrierungsvermögens an und werden frühzeitig in typischer Weise bei primär tubulointerstitiellen Erkrankungen (interstitielle Nephritis, z.B. bakterielle Pyelonephritis, Zystennieren) gefunden.

Der Wert der Untersuchung liegt auch darin, daß bei primär tubulo-interstitiellen Erkrankungen der Harnkonzentrationsversuch bereits vor dem Absinken der glomerulären Filtration bzw. vor dem Anstieg von BUN und Serumkreatinin pathologisch ausfallen kann. In der Erholphase des akuten Nierenversagens zeigt der Harnkonzentrationsversuch mitunter noch Monate nach Normalisierung der globalen Nierenfunktion eine partielle tubuläre Störung im Sinne einer defekten Wasserkonservierung an.

Störfaktoren und Fehlerquellen

Ein sehr hohes oder sehr niedriges Soluta-Load kann das Harnkonzentrationsvermögen beeinträchtigen. Als Voraussetzung für eine gute Beurteilbarkeit des Testergebnisses muß auch gelten, daß der Proband nicht an Kochsalz verarmt ist und eine Normalkost mit genügend Eiweiß an den Untersuchungstagen erhält. Auch darf der Untersuchung keine länger anhaltende Wasserdiurese vorausgegangen sein, da durch einen Wash-out-Effekt die für die Harnkonzentrierung erforderliche Markhypertonizität gestört wird. Außerdem kann bei unkooperativen Patienten das Untersuchungsergebnis durch unerlaubte Flüssigkeitszufuhr verfälscht werden. Ob die Flüssigkeitskarenz tatsächlich eingehalten worden ist, kann anhand von Gewichtskontrollen nachgeprüft werden. Wegen der Gefahr der Dehydratation soll bei polyurischen Patienten nach Erreichen eines Gewichtsverlustes von 5% des Anfangsgewichtes die Untersuchung abgebrochen werden.

Hinweis

Wenn eine morgendliche Urin-Stichprobe eine Harnosmolalität von mehr als 800 mosmol/kg bzw. ein spezifisches Gewicht von mehr als 1026 aufweist, kann ein gröberer Defekt der tubulären Wasserrückresorption weitgehend ausgeschlossen werden. In derartigen Fällen erübrigt sich die Durchführung eines Konzentrationsversuches.

Nicht indiziert ist der Konzentrationsversuch bei Niereninsuffizienz, da durch die Flüssigkeitsrestriktion über längere Zeit die Nierenfunktionseinschränkung noch erheblich verstärkt werden kann. Zudem ist bei vermindertem Glomerulumfiltrat a priori auch mit einer Einschränkung des Harnkonzentrationsvermögens zu rechnen, da durch das erhöhte Load an Natrium und Harnstoff im Nephron die Bedingungen einer osmotischen Diurese bestehen.

Harnkonzentrationsversuch mit Vasopressin

Als Alternativverfahren kann zur Beurteilung des Harnkonzentrationsvermögens das Dursten über Nacht mit einer abendlichen Gabe von 5E Vasopressintannat in öliger Lösung kombiniert werden. Der Test kann auch ohne Flüssigkeitsentzug durchgeführt werden.

Beurteilung

Die Normalwerte für die Harnosmolalität nach Vasopressin liegen mit 750 bis 1150 mosmol/kg niedriger als die entsprechenden Werte, die mittels Durstversuch erhalten werden (31).

Eine Modifikation kann auch derart erfolgen, daß nach einer nächtlichen Harnsammelperiode und während Flüssigkeitskarenz nach der ersten Miktion am Morgen ein Arginin-Vasopressinanalog (DDAVP) in die Nase eingeblasen wird. Bei gesunden Personen erreicht die Harnosmolalität in der darauffolgenden Harnfraktion unter diesen Bedingungen einen Wert von 900 mosm/kg. Ist zuvor bei gesunden Probanden die Harnosmolalität niedriger, so wird nach Applikation von DDAVP ein um so stärkerer Osmolalitätsanstieg festgestellt.

Hinweis

Vorsicht mit Vasopressin oder dem Analog ist bei Patienten mit Koronarsklerose geboten, da durch die Testsubstanzen pektanginöse Beschwerden ausgelöst werden können. Wird der Harnkonzentrationsversuch mit Vasopressin ohne Flüssigkeitsentzug durchgeführt, kann sich eine übermäßige Flüssigkeitszufuhr während des Tests wegen der Gefahren einer Hyperhydratation als gefährlich erweisen.

Harn-Plasma-Quotient für die Osmolalität (U/P-osm-Quotient)

Die Bestimmung des U/P-osm-Quotienten gibt einen orientierenden Hinweis auf das Harnkonzentrationsvermögen. Der Quotient wird im Verein mit anderen Parametern vor allem in der Differentialdiagnose der akuten Oligurie verwendet. Ein U/P-osm-Quotient von $\gtrsim 2$ spricht für das Vorliegen einer prärenalen Oligurie, während ein U/P-osm-Quotient von $\lesssim 1$ das Vorliegen eines akuten Nierenversagens wahrscheinlich macht.

Maximale tubuläre Wasserresorption ($T^c_m H_2O$)

Am besten kann die tubuläre Konzentrationsfähigkeit geprüft werden, wenn die Resorption des Soluta-freien Wassers unter den Bedingungen der maximalen Antidiurese untersucht wird. Die tubuläre Wasserresorption (T^cH_2O) kann durch Subtraktion des Harnvolumens von der osmolaren Clearance errechnet werden:

$$T^cH_2O = C_{osm} - V$$

T^cH_2O = Tubuläre Wasserrückresorption in ml/min
C_{osm} = Osmolare Clearance in ml/min
V = Harnvolumen in ml/min

Die osmolare Clearance wiederum gibt jenes filtrierte Volumen an, in dem die ausgeschiedenen Soluta isoton gelöst sind:

$$C_{osm} = \frac{U_{osm} \cdot V}{P_{osm}}$$

C_{osm} = Osmolare Clearance in ml/min
U_{osm} = Osmolalität des Harnes in mosm/kg
P_{osm} = Osmolalität des Plasmas in mosm/kg
V = Harnvolumen in ml/min

Beurteilung

Unter Normalbedingungen beträgt die $T^c_m H_2O$ 5 ml/min pro 1,73 m^2 (4). Niedrigere Werte sprechen für einen Konzentrationsdefekt.

Verdünnungstest

Mit Hilfe des Verdünnungstests wird die Fähigkeit der Nieren geprüft, nach einem Wasserstoß einen niedriggestellten Harn zu produzieren und die Flüssigkeitsbilanz durch ein entsprechend großes Harnvolumen innerhalb kurzer Zeit wiederum auszugleichen.

Beurteilung

Nach einer peroralen Belastung mit 1000 bis 1500ml Wasser wird bei Gesunden mehr als die Hälfte der zugeführten Flüssigkeit innerhalb 3 Stunden ausgeschieden. Die Harnosmolalität sinkt dabei auf 80 mosmol/kg (24) und weniger ab (entsprechend einem spez. Gewicht von ungefähr 1003). Das Verdünnungsvermögen der Niere ist beispielsweise bei Niereninsuffizienz, Lebererkrankungen, Herzversagen sowie bei übermäßiger ADH-Sekretion im Rahmen bestimmter Tumore gestört. Bei diesen Zuständen kann das Konzentrationsvermögen durchaus erhalten sein. Schließlich ist der Verdünnungstest bei verschiedenen Nierenerkrankungen pathologisch, wobei aber dann auch in der Regel das Konzentrationsvermögen beeinträchtigt ist.

Hinweis

Für die renale Diagnostik ist der Test überflüssig und obsolet, da bei ungenügender Ausscheidung die Gefahr der Wasserintoxikation gegeben ist.

Harnazidifizierung

Die Niere besitzt die Fähigkeit, H-Ionen, die im Stoffwechsel anfallen, auszuscheiden. Harn-pH und renale Ausscheidung von Ammoniumionen und titrierbarer Azidität sowie in bestimmten Situationen auch die Ausscheidung von Bikarbonationen geben einen Einblick in das Harnsäuerungsvermögen. Die titrierbare Azidität (TA) entspricht dabei Harnpuffersubstanzen, deren größte Fraktion Phosphatpuffersubstanzen ausmachen. Die Gesamt-H-Ionenexkretion kann mit Hilfe der Formel:

$$(H^+) = (NH_4^+) + (TA) - (HCO_3^-)$$

berechnet werden.

Ein erster Hinweis auf das Vorliegen einer Störung im Harnsäuerungsvermögen kann in der Routinediagnostik durch das mittels Teststreifen bestimmte Harn-pH und die nach der Astrup-Technik ermittelte Plasmabikarbonat-Konzentration erhalten werden.

Beurteilung

Ein pH des frisch gelassenen Morgenharns von weniger als 5,3 schließt einen Defekt der H-Ionensekretion nahezu aus. Das Vorliegen niedriger Plasmabikarbonat-Konzentrationen und eines alkalischen Harn-pH weist auf eine Störung der Harnazidifizierung hin.

Säurebelastung nach Wrong und Davis

Eine exaktere Abklärung einer bestehenden Störung der Harnazidifizierung erlaubt die Ammoniumchloridbelastung nach Wrong und Davis (35).

Prinzip und Durchführung

Dabei werden während des Frühstücks 0,1 g/kg Körpergewicht (entsprechend etwa 7g oder 84mmol) Ammoniumchlorid mit einem Geschmackskorrigens oral verabreicht und Harn in 2-Stunden-Portionen (0 bis 2, 2 bis 4, 4 bis 6 Stunden nach der Gabe von Ammoniumchlorid) gesammelt. Anhand der Einzelportionen wird die Dynamik des Harn-pH bestimmt und die Ausscheidung von Ammoniumionen, titrierbarer Azidität und Bikarbonat gemessen. Vor und 4 Stunden nach Testbeginn wird die Plasmabikarbonat-Konzentration ermittelt.

Beurteilung

Normalerweise wird nach der Säurebelastung ein saurer Harn mit einem Harn-pH von weniger als 5,3 ausgeschieden. Die Azidifizierung führt vorübergehend zu einem Absinken der Plasmabikarbonat-Konzentration (um 4 bis 6mmol/l).

Die Bikarbonatbestimmung dient auch zur Kontrolle, ob tatsächlich die gesamte vorgesehene Menge an Ammoniumchlorid (cave: Verluste durch Erbrechen) zugeführt wurde. Die Ausscheidung von Ammoniumionen und titrierbarer Azidität nimmt unter Normalbedingungen um das 2- bis 3fache des Ausgangswertes zu. Bleibt der Harn trotz Säurebelastung alkalisch bzw. wird lediglich ein Harn-pH von mehr als 5,5 erreicht, so liegt ein Defekt in der H-Ionensekretion im Sinne einer *distalen renalen Azidose* vor. Diese kann als primäre hereditäre Störung oder sekundär im Gefolge von vorwiegend tubulo-interstitiellen Nierenschädigungen entstehen (Tab. 16).

Renale tubuläre Azidose (RTA)
I. **Distale RTA:**
1. primär (hereditär)
2. sekundär:
bakterielle interstitielle Nephritis
nichtbakterielle interstitielle Nephritis
Markschwammniere
Zystinose
bei erhöhtem Serum-(Gamma-)Globulinspiegel
SLE
Sjögren-Syndrom
Morbus Hodgkin
Sarkoidose
chron. aktive Hepatitis, Leberzirrhose
Kryoglobulinämie
II. **Proximale RTA**
Fanconi-Syndrom
Medikamente (Sulfonamide, Tetrazykline, Amphotericin B)
Abstoßungsreaktion nach Nierentransplantation
multiples Myelom mit Bence-Jones-Paraproteinurie
Morbus Wilson

Tab. 16

Davon abzugrenzen ist die sogenannte *proximale (Bikarbonat-verlierende) renale Azidose*, bei der die Fähigkeit, unter Säurebelastung einen sauren Harn auszuscheiden, erhalten bleibt. Der Defekt der proximalen tubulären Azidose besteht in einer Herabsetzung des Schwellenwertes für die tubuläre Bikarbonat-Rückresorption, der unter pathologischen Bedingungen in einem Plasmabikarbonat-Bereich von 16 bis 20mmol/l (normalerweise beträgt der Schwellenwertbereich 20 bis 26mmol/l) gelegen ist. Klinisch wichtig ist die Kenntnis, daß diese Form der renalen Azidose einen besonders großen Bikarbonatbedarf bei Korrektur der Stoffwechselstörung aufweist.

Die proximale Form der renalen tubulären Azidose findet man isoliert oder in Kombination mit anderen proximalen tubulären Dysfunktionen, wie dies für das Debré- de Toni-Fanconi-Syndrom zutrifft. Bekanntlich können bei dem klinischen Syndrom häufig Defekte wie eine Glukosurie, Aminoazidurie, Phosphaturie, tubuläre Proteinurie und eine Hyperurikosurie mit Hypourikämie festgestellt werden.

Proximale Tubulusfunktionsstörungen

Zur Beurteilung der proximalen Tubulusfunktion wurde früher vorzugsweise die Bestimmung der maximalen Rückresorptionskapazität für Glukose und die maximale tubuläre Sekretionskapazität für PAH herangezogen. Wegen des großen technischen Aufwandes und der begrenzten diagnostischen Aussagekraft dieser Untersuchungen – die Werte der tubulären Transportmaxima korrelieren nur grob mit dem Ausmaß der noch erhaltenen Tubuluszellmasse – wird die Bestimmung der Transportmaxima in der Klinik kaum noch angewendet. Diese Untersuchungen bleiben daher heute klinischen Forschungszwecken vorbehalten. Es soll im weiteren auf diese renalen Funktionsproben nur der Vollständigkeit halber kurz eingegangen werden.

Maximale Rückresorptionskapazität für Glukose ($Tm_{Glukose}$)

Prinzip und Durchführung

Unter der Infusion von steigenden Glukosemengen wird sowohl die Plasmakonzentration als auch die renale Glukoseausscheidung und die glomerulär filtrierte Glukose gemessen. Übersteigt die filtrierte Glukosemenge die tubuläre Rückresorptionskapazität für Glukose, so tritt diese im Harn auf. Die rückresorbierte Glukosemenge kann aus der Differenz zwischen filtrierter und im Endharn ausgeschiedener Glukosemenge errechnet werden:

$$Tm_{Glukose} = GFR \cdot P_{Glukose} - U_{Glukose} \cdot V \text{ (mg/min)}$$

Beurteilung

Der technische Aufwand der Methode rechtfertigt nicht die Anwendung der Untersuchung als Routinemethode. Ein grober Hinweis auf eine tubuläre Störung der Glukoserückresorption kann – unter der Bedingung eines normalen Glomerulumfiltrates – viel einfacher durch den Nachweis einer Glukosurie bei einem Blutzuckerspiegel von weniger als 1,3g/l (7,2 mmol/l) erhalten werden. Eine Glukosurie aufgrund eines proximalen tubulären Defektes findet sich isoliert bei bestimmten Nierenerkrankungen, vorwiegend bei tubulo-interstitiellen Veränderungen, aber auch bei Glomerulonephritiden (epimembranöse Glomerulonephritis) und in Kombination mit anderen proximalen Defekten (Fanconi-Syndrom).

Transportmaximum für die Sekretion von PAH (Tm_{PAH})

Prinzip und Durchführung

Mit Hilfe einer PAH-Infusion, bei der höhere Blutspiegel als bei Messungen des renalen Plasmaflusses erreicht werden, wird die maximale Sekretionskapazität für PAH bestimmt. Das Transportmaximum für PAH wird aus der Differenz zwischen der im Harn ausgeschiedenen PAH-Menge und der glomerulär filtrierten PAH-Menge errechnet. Es muß berücksichtigt werden, daß angesichts der Eiweißbindung die PAH-Konzentration im Filtrat nur 83% derjenigen des Plasmas ausmacht:

$$Tm_{PAH} = U_{PAH} \cdot V - GFR \cdot 0{,}83 \cdot P_{PAH} \text{ (mg/min)}$$

Hinweis

Das Tm_{PAH} sinkt mit dem Alter und parallel mit der Abnahme des renalen Plasmaflusses.

Aminosäureausscheidung im Harn

Aminosäuren werden normalerweise glomerulär filtriert und im proximalen Tubulus zu 95 bis 99,9% wiederum rückresorbiert. Zur Unterscheidung, welche Form der Aminoazidurie vorliegt, können die Clearancewerte der einzelnen Aminosäuren (normalerweise liegen diese zwischen 0,1 und 5% der Glomerulumfiltrate) oder einfacher nur deren Harnkonzentration oder Harnausscheidungsrate bestimmt werden. Als Referenzmethode wird die Bestimmung mittels Ionenaustauscher-Säulenchromatographie angegeben. Für Screening-Zwecke eignen sich die 2dimensionale Papierchromatographie, die Dünnschichtchromatographie oder die Hochspannungselektrophorese. Die erhaltenen Aminosäure-Spots können dann mittels spezieller Färbemethoden sichtbar gemacht und quantifiziert werden.

Beurteilung

Eine Aminoazidurie infolge eines tubulären Defektes kann sämtliche Aminosäuren, nur eine spezielle Aminosäure oder eine wohl definierte Gruppe von Aminosäuren betreffen.

Abzugrenzen von der primär tubulären Form ist die Aminoazidurie, die durch hohe Plasmaspiegel bzw. durch ein Überschreiten der Rückresorptionskapazität für Aminosäuren (sog. „over-flow"-Aminoazidurie) zustande kommt.

Renale Phosphatausscheidung und Phosphatexkretionsindex

Normalerweise werden 78 bis 97% des filtrierten Phosphates tubulär rückresorbiert. Ein Defekt in der tubulären Phosphatrückresorption wird am besten durch die Bestimmung des sogenannten Phosphatexkretionsindex erfaßt:

$$PEI = \frac{C_P}{C_{Kreat}} - \frac{P_P - 1}{20}$$

PEI = Phosphatexkretionsindex
C_P = Phosphat-Clearance in ml/min
C_{Kreat} = Kreatinin-Clearance in ml/min
P_P = Phosphatspiegel im Plasma in mg/dl

Der Phosphatexkretionsindex berücksichtigt die Tatsache, daß die tubuläre Phosphatrückresorption nicht nur von der glomerulären Filtrationsrate, sondern auch vom jeweiligen Plasmaphosphatspiegel abhängt. Methodisch hat das Verfahren den Vorteil, daß Harnsammelfehler das rechnerische Ergebnis nicht verfälschen können.

Beurteilung

Der Normalbereich wird für den PEI mit −0,08 bis +0,08 angegeben.

Sofern nicht ein Hyperparathyreoidismus (s. S. 655) vorliegt, bedeutet das Zusammentreffen von Hyperphosphaturie, Hypophosphatämie und erhöhtem PEI das Vorliegen eines tubulären Defektes. Dieser kann isoliert die Phosphatausscheidung betreffen oder kombiniert mit anderen Störungen der tubulären Resorption in Erscheinung treten (Fanconi-Syndrom).

Tubuläre Proteinurie

Bestimmte niedermolekulare Serum-Eiweißkörper, wie β_2-Mikroglobulin (Molekulargewicht 11 800 Dalton) und Lysozym (Molekulargewicht 15 000 Dalton), werden nach glomerulärer Filtration in proximalen Tubulusabschnitten wieder resorbiert und mehr oder weniger vollständig in der Niere metabolisiert. Bei Tubulusläsionen unterschiedlicher Genese erscheinen diese Eiweißkörper infolge Freisetzung aus den geschädigten Tubuluszellen einerseits und durch verminderten intrarenalen Abbau andererseits im Endharn. Wenn ein Überschreiten der tubulären Resorption durch eine Überproduktion dieser Eiweißkörper ausgeschlossen werden kann, spricht ein vermehrter Nachweis von β_2-Mikroglobulin oder von Lysozym für eine Schädigung des proximalen Tubulussystems.

β_2-Mikroglobulin

Prinzip und Durchführung

Der Nachweis von β_2-Mikroglobulin wird mit Hilfe einer radioimmunologischen Untersuchung (z.B. Phadebas®-β_2-Mikro-Test) durchgeführt. Da für die Interpretation der Befunde auch die Kenntnis des Serumspiegels und der globalen Nierenfunktion erforderlich ist, sollte außer der Harnkonzentration immer auch die Serumkonzentration von β_2-Mikroglobulin bestimmt und der Serumkreatinin-Plasmaspiegel bekannt sein.

Normalbereich

Die Normalwerte der Harn- und Serumkonzentration sowie der Tagesausscheidung von β_2-Mikroglobulin sind aus der Tabelle 17 ersichtlich.

Normalwerte für β_2-Mikroglobulin in Serum und Harn

	Mittelwert*	Normalbereich*
Harnkonzentration	82,5 µg/l	4 – 370 µg/l
Tagesausscheidung	105,0 µg/24 h	30 – 370 µg/24 h
Serumkonzentration	1,6 mg/l	1,1 – 2,4 mg/l

*) Pharmacia Diagnostics AB, Uppsala/Schweden

Tab. 17

Beurteilung

Die Bestimmung der β_2-Mikroglobulinausscheidung im Harn ist vor allem bei relativ guter globaler Nierenfunktion für die Abgrenzung von primär tubulo-interstitiellen und primär glomerulären Nierenerkrankungen ein wertvoller Parameter. Da die täglich anfallende Menge an β_2-Mikroglobulin in der Regel eine konstante Größe darstellt, spricht eine Zunahme der renalen β_2-Mikroglobulinausscheidung für eine tubuläre Schädigung. Ein Rückgang einer pathologisch vermehrten β_2-Mikroglobulinausscheidung bei Verlaufskontrollen ist dann als Besserung der Tubulusfunktion zu werten, wenn eine Abnahme der glomerulären Filtration ausgeschlossen worden ist. Eine zunehmende Filtrationseinschränkung führt nämlich zu einem Rückgang der filtrierten Menge an β_2-Mikroglobulin und damit auch zu einem verminderten tubulären Load des Proteins. Dementsprechend sind bei vermindertem Glomerulumfiltrat die Serumkonzentrationen von β_2-Mikroglobulin erhöht. Bei eingeschränkter globaler Nierenfunktion kann der Serum-β_2-Mikroglobulinspiegel sogar als Funktionsparameter für die glomeruläre Filtrationsleistung herangezogen werden, da eine enge Korrelation zwischen β_2-Mikroglobulin einerseits und dem Glomerulumfiltrat andererseits besteht: So ist bei Abnahme des Glomerulumfiltrates auf 50% der Ausgangsrate ein Anstieg des Serum-β_2-Mikroglobulins auf das Doppelte zu erwarten (34).

Hinweis

Bei der Bestimmung des β_2-Mikroglobulins im Harn muß berücksichtigt werden, daß es bei niedrigem Harn-pH zu Strukturänderungen des β_2-Mikroglobulinmoleküls kommt und dann β_2-Mikroglobulin nicht mehr sicher meßbar ist. Dies trifft für Harn-pH-Werte unter 5,5 zu. Bei der Interpretation der Serumbefunde muß des weiteren bedacht werden, daß während einer Gravidität leicht erhöhte und bei Autoimmunerkrankungen, multiplem Myelom und einigen anderen malignen Erkrankungen sogar stark erhöhte β_2-Mikroglobulin-Serumspiegel gefunden werden, ohne daß eine eingeschränkte Nierenfunktion besteht (9).

Lysozym

Prinzip und Durchführung

Die Lysozymbestimmung im Harn und im Serum erfolgt mittels einer nach Prockop und Davidson (19) modifizierten turbidimetrischen Methode. Als Substrat dient eine Suspension von Micrococcus lysodeicticus, deren Trübungsänderung unter Einwirkung von lysozymhaltigem Serum und Harn photometrisch bei einer Wellenlänge von 546nm gemessen wird (Testomar®-Lysozym, Behring).

Normalbereich

Der Normalbereich ($\bar{x} \pm 2$ SD) für Serumlysozym wird bei der turbidimetrischen Methode mit 3,0 bis 9,0 mg/l, bezogen auf Hühner-Eiklar-Lysozym, angegeben. Im Harn ist Lysozym normalerweise nicht oder nur in Spuren (bis 0,3mg/l, bezogen auf Hühner-Eiklar-Lysozym) nachweisbar. Bei identischen Konzentrationen besitzt Humanlysozym gegenüber Hühner-Eiklar-Lysozym bei dieser Methode die 4fache Aktivität. Die Lysozymaktivität für Humanlysozym kann mit Hilfe der Formel:

mg/l Hühner-Eiklar-Lysozym : 4 = mg/l Humanlysozym

errechnet werden.

Beurteilung

Ähnlich wie die β_2-Mikroglobulinausscheidung ist die Lysozymurie ein verläßlicher Indikator für eine Schädigung des proximalen Tubulus unterschiedlicher Genese. In der Synopsis mit anderen Funktionsparametern hat sich die Lysozymbestimmung im Harn vor allem auch in der Abstoßungsdiagnostik bei nierentransplantierten Patienten bewährt. Dabei kommt vor allem dem Befund des Wiederauftretens einer Lysozymurie besondere Bedeutung zu (25). Unmittelbar postoperativ ist in der Regel mit einer starken Lysozymurie zu rechnen, da infolge einer länger dauernden renalen Ischämie fast immer eine Tubulusschädigung vorliegt, und angesichts a priori stark erhöhter Lysozym-Serumkonzentrationen nach Einsetzen der Transplantatfunktion eine sogenannte Überlaufproteinurie zustande kommt. In Analogie zum β_2-Mikroglobulin besteht auch für Lysozym eine enge Korrelation zwischen dem Serumwert und dem Glomerulumfiltrat.

Hinweis

Eine Überlaufproteinurie für Lysozym ist auch bei der Monozytenleukämie zu beobachten. Dieser Umstand hat dazu geführt, daß die Lysozymurie auch ein wichtiger differentialdiagnostischer Parameter in der Routinediagnostik hämatologischer Erkrankungen geworden ist.

Enzymausscheidung im Harn

Eine weitere Möglichkeit, eine tubuläre Alteration nachzuweisen, stellt die Messung von Enzymen dar, die bei tubulärer Schädigung von den Tubuluszellen in das tubuläre Lumen freigesetzt und mit dem Endharn ausgeschieden werden. Von den Enzymbestimmungen im Harn hat sich vor allem der Nachweis der Alanin-Aminopeptidase (AAP), der Gamma-Glutamyltranspeptidase (GammaGT) und der alkalischen Phosphatase (AP) bewährt (33). Diese Enzyme sind vorwiegend an der Oberfläche sowie in den tiefen Anteilen der Membran des Bürstensaumes proximaler Tubuluszellen lokalisiert. Da es sich bei tubulären Bürstensaumenzymen um tubuläre Gewebsproteine handelt, wird eine vermehrte renale Ausscheidung von Enzymen der sogenannten „Histurie" zugeordnet.
Neben diesen Bürstensaumenzymen können als lysosomale Enzyme die β-Glucoronidase und die β-N-Acetylglucosaminidase (NAG) bestimmt werden.

Beurteilung

Da das Molekulargewicht dieser Enzyme über der Trenngrenze der Glomerulumkapillarporen liegt, zeigt eine vermehrte Enzymausscheidung bei normaler Durchlässigkeit der Glomerulusmembran eine tubuläre Schädigung an. Eine vermehrte Ausscheidung von Harnenzymen ist z. B. bei ischämischen, entzündlichen oder bei toxischen Schädigungen des proximalen Tubulusapparates nach Aminoglykosiden [Amikacin, Gentamicin, Sisomicin, Tobramycin, Netilmicin (17)] sowie bei Nierentransplantatabstoßung beschrieben worden.
Bei der Interpretation von Meßergebnissen müssen Einflußgrößen wie Geschlechtsunterschiede, Tageszeitabhängigkeit der Ausscheidung der Nierenenzyme und Störfak-

toren wie pH-Wert der Urinprobe, Dauer und Temperatur der Probenaufbewahrung berücksichtigt werden.

Überblick über renale Funktionsuntersuchungen und -parameter

Was die renale Funktionsdiagnostik betrifft, sei zusammenfassend in Tabelle 18 ein Überblick über die heute zur Verfügung stehenden labormedizinischen Möglichkeiten zur Erfassung der globalen Nierenfunktion und der partiellen renalen Funktionsleistungen gegeben. Wie die Tabelle 18 zeigt, können heute in der Routinediagnostik eine Anzahl von aussagekräftigen Funktionsuntersuchungen und -parameter verwendet werden, so daß für den klinischen Gebrauch auf spezielle Tests, die mit einem großen technischen Aufwand verbunden sind, nur in Ausnahmefällen zurückgegriffen werden muß.

Renale Funktionsuntersuchungen und -parameter

Nierenfunktion	Klinischer Test bzw. Funktionsparameter	Spezieller Test
Glomeruläre Filtration (GFR)	Plasmakreatinin BUN, Reststickstoff Lysozym, β_2-Mikroglobulin, endogene Kreatinin-Clearance, Inulin-Clearance ohne Harnsammeln	Konventionelle Inulin-Clearance
Renaler Plasmafluß	–	PAH-Clearance
Proximale Tubulusfunktion		
Tubuläre Rückresorption für Glukose	Renale Glukoseausscheidung (incl. Blutzucker)	$Tm_{Glukose}$
Phosphat	Phosphatexkretionsindex (PEI)	
Bikarbonat	Astrup im Blut	Bikarbonat-Schwellenwertbestimmung
Harnsäure	Plasmaharnsäure und Harnsäure-Clearance	
Aminosäuren	–	Aminosäureausscheidungsraten
Tubuläre Sekretion	(PSP-Farbtest)	Tm_{PAH}
Tubuläre Rückresorption und Metabolisierung, tubuläre Läsion allgemein	– β_2-Mikroglobulin Lysozym	– Enzymausscheidung (für AAP, Gamma-GT, AP, β-Glucuronidase und NAG)
Distale Tubulusfunktion		
Harnkonzentrierung und Harndilution	Harnosmolalität und spez. Gewicht Durstversuch Konzentrationsversuch mit Vasopressin oder Vasopressin-Analoga Verdünnungsversuch U/P Osm-Quotient	$T^c_m H_2O$ C_{H_2O}
Harnsäuerung	Harn-pH, Plasmabikarbonat	Harnazidifizierung (Säurebelastungsversuch)

Tab. 18

Literatur

1. Altmeyer B, Dobbelstein H: Harnfibel. Ed.: von Heyden GmbH München. München: Schwarzeck-Verlag 2. Aufl. **2.** Bauer K: Quantitative Bestimmung von Eiweiß im Harn. Kritische Beurteilung der verfügbaren Methoden. Symp Österr Ges klin Chem. 35. Österr Ärztekongreß – Van Swieten-Tagung, Okt. 1981. **2a.** Birch DF, Fairley KF, Whitworth IA, Forbes IK, Fairley JK, Cheshire GR, Ryan GB: Clin Nephrol (1983) 20: 78. **3.** Boesken WH: Med Klin (1976) 71: 441. **4.** Boyarsky S, Smith HW: J Urol (1957) 78: 511. **5.** Brod J: Kompendium der Nephrologie. Stuttgart: G. Fischer 1976. **6.** Cockcroft DW, Gault MH: Nephron (1976) 16: 31. **7.** Colombo JP, Richterich R: Die einfache Urinuntersuchung. Bern Stuttgart Wien: Huber 1977. **8.** Ditzel J, Bang HO, Thorsen N: Scand J Clin Lab Invest (1967) 20: 360. **9.** Evrin PE, Wibell L: Clin Chim Acta (1973) 43: 183. **9a.** Fairley KF, Birch DF: Kidney Int. (1982) 21: 105. **10.** Hardwicke J, Blainey JD, Brewer DB, Soothill JF: The Nephrotic Syndrome. Basel New York: Karger 1967, Vol 3 (p 69). **11.** Harrison's Principles of Internal Medicine, in: Isselbacher KI, Adams RD, Braunwald E, Petersdorf RG, Wilson JD (eds): New York: McGraw-Hill 1980, 9. Aufl. **12.** Jacobsen FK, Christensen CK, Mogensen CE, Andreasen F, Heilskov NSC: Proc Europ Dialysis Transplant Ass (1979) 16: 506. **13.** Joachim GR, Cameron JS, Schwartz M, Becker EL: J Clin Invest (1964) 43: 2332. **14.** Kassirer JP: New Engl J Med (1971) 285: 385. **15.** Kassirer JP: New Engl J Med (1971) 285: 499. **16.** Mertz DP, Sarre H, Cremer Z: Klin Wochenschr (1962) 40: 692. **17.** Mondorf AW, Scherberich JE, Stefanescu T, Mitrou PS, Schoeppe W, in: Weise M (ed): Experimental and Clinical Aspects of Proteinuria. Basel: Karger 1981 (p 88). **18.** Parker RA, Bennett WM, Porter GA: Dialysis & Transplant (1980) 9: 251. **19.** Prockop DJ, Davidson WD: New Engl J Med (1964) 270: 269. **20.** Richterich R, Colombo JP: Klinische Chemie. Basel: Karger 1978, 4. Aufl. **21.** Robinson RR, in Weise M (ed): Experimental and Clinical Aspects of Proteinuria. Basel: Karger 1981 (p 53). **22.** Schirmeister J, Willman H, Kiefer H: Klin Wochenschr (1963) 41: 878. **23.** Schirmeister J, Willman H, Kiefer H, Hallauer W: Deut med Wochenschr (1964) 89: 1640. **24.** Schoen EJ: J Appl Physiol (1957) 10: 267. **25.** Schmidt P, Kopsa H, Balcke P, Zazgornik J, Pils P, Hysek H: Wien klin Wochenschr (1977) 89: 238. **26.** Schmidt P, Koller PU: Deut med Wochenschr (1981) 106: 458. **27.** Schnurr E, Lahme W, Küppers H: Clin Nephrol (1980) 13: 26. **28.** Sternheimer R, Malbin B: Amer J Med (1951) 11: 312. **29.** Szasz G, Börner U, Stähler F, Bablek WG: Clin Chem (1977) 23: 1172. **30.** Thiel G: Schweiz Rundsch Med (1977) 66: 689. **30a.** Thiel G, Bielmann D, Wegmann W, Brunner FP: Schweiz med Wschr (1986) 116: 790. **31.** Wardener HE de: The Kidney. London: Churchill 1967. **32.** Watkin DM, Shock NW: J Clin Invest (1955) 34: 969. **33.** Weise M, Prüfer D, Jaques G, Keller M, Mondorf AW, in Weise M (ed): Experimental and Clinical Aspects of Proteinuria. Basel: Karger 1981 (p 88). **34.** Wibell L, Evrin PE, Berggård I: Nephron (1973) 10: 320. **35.** Wrong O, Davis HEF: Quart J Med (1959) 28: 259.

Hämatologie mit einem Beitrag über zytogenetische Untersuchungen

P. Bettelheim und C. Marosi

Einführung

In den letzten Jahren wurden auf dem Gebiet der Hämatologie wesentliche Erkenntnisse über pathophysiologische Mechanismen gewonnen. Dies hatte naturgemäß auch Auswirkungen auf hämatologische Laboranalysen, die sich mehr und mehr zu komplizierten Methoden entwickelt haben und größtenteils nicht mehr in der Arztpraxis durchgeführt werden können. Es ist daher angezeigt, hier nur die Methoden für die einfachen Routineuntersuchungen detailliert darzustellen, für die komplizierten Laboratoriumsuntersuchungen die Prinzipien der Methoden zu erwähnen und dem Arzt Richtlinien für die Indikation zur Erhebung solcher Befunde und für ihre Deutung zu geben.

Peripheres Blutbild (17, 18)

Die häufigsten im hämatologischen Laboratorium durchgeführten Untersuchungen sind Partikelzählungen (Erythrozyten, Leukozyten, Thrombozyten) im Blut, Hämoglobinmessung, Hämatokritbestimmung und Erstellung des Differentialblutbildes. Durch die Perfektionierung automatischer Zellzählgeräte sind die früher verbreiteten Methoden der Zählkammermessung weit in den Hintergrund getreten. Es gibt heute eine Vielzahl von Geräten und Automaten, die sich aber unterschiedlicher Methoden bedienen und auch einen unterschiedlichen Automatisationsgrad aufweisen. Da der wünschenswerte Automatisationsgrad in einem medizinischen Laboratorium sehr stark von der Zahl der anfallenden Untersuchungen und dem Patientengut abhängt, ist die Wahl von geeigneten Automaten und Meßgeräten von großer Bedeutung. Es ist aber sicherlich auch notwendig, die von den einzelnen Geräten angewandten Methoden, deren Grenzen und Fehlermöglichkeiten genau zu kennen.

Mechanisierte Partikelzählung

Zur Partikelzählung stehen zwei Methoden zur Verfügung: Das Prinzip nichtoptischer Zählgeräte beruht auf der sogenannten Impedanzänderung, wobei in einer Elektrolytlösung zwischen Anode und Kathode ein Strom fließt, der bei Durchtreten eines Partikels durch das Feld verändert wird. Bei entsprechender Verdünnung des Blutes wird dadurch eine Zell-für-Zell-Zählung der Erythrozyten und durch Hämolyse auch eine Zählung der Leukozyten ermöglicht. Überdies kann durch Verstellung des Stellenwertes die Größenverteilung der Erythrozyten ermittelt werden. Durch Erhöhung des Stellenwertes beispielsweise sind lediglich größere Erythrozyten imstande, einen elektrischen Impuls auszulösen.

Optische Verfahren beruhen darauf, daß Partikel durch einen scharf gebündelten Lichtstrahl (z.B. Laserstrahl) durchtreten und in einem optisch leeren Medium ein Streulicht verursachen, das gemessen werden kann.

Störfaktoren der automatischen Partikelzählung

Erythrozytenzählung: Verschmutzte Lösungen, Kälteagglutinine, „Paraproteine", Riesenthrombozyten.

Leukozytenzählung: Verschmutzte Lösungen, kernhaltige rote Vorstufen.

Thrombozytenzählung: Verschmutzte Lösungen, bakterielle Kontamination, EDTA-vermittelte Aggregation (= Pseudothrombozytopenie), angeronnene Blutproben. Bei niedrigen Thrombozytenwerten (Werte unter 50000 mm^3) muß eine Kontrolle durch Kammerzählung erfolgen.

Das antikoagulierte Blut (EDTA-Blut) für die automatisierte Zellzählung wird üblicherweise aus einer Vene gewonnen. Allerdings sollen hierzu die Venen nicht gestaut sein, um falsche Befunde, die eine Polyglobulie vortäuschen könnten, zu vermeiden. Prinzipiell kann die Blutabnahme für die Kammerzählung auch aus der Fingerbeere vorgenommen werden. Dabei ist aber zu berücksichtigen, daß jedes Drücken oder Quetschen des Fingers zu falschen Werten führen kann.

Kammerzählungen

Die Verwendung von Zählkammern ist problematisch, da die Anzahl der gezählten Zellen relativ gering ist, so daß auch bei fehlerfreier Zählung die Präzision gering ist.

Erythrozytenzählung in der Zählkammer

Durchführung

Man verwendet die Erythrozytenpipette, die durch eine rote Glasperle gekennzeichnet ist. Man aspiriert das Blut bis zur Marke 0,5 und dann als Verdünnungsflüssigkeit Hayem-Lösung (Hydrarg. bichlor. 0,25, Natr. sulfuric. 2,50, Natr. chlorat. 0,5, Aqua dest. ad 100,0) bis zur Marke 101; derart wird eine Verdünnung von 1:200 erreicht. Die notwendige Durchmischung erfolgt durch kräftiges, eine Minute langes Schütteln senkrecht zur Pipettenlängsachse. Zur Zählung soll nur der gut durchmischte Inhalt verwendet werden und nicht der erste, vorwiegend aus Zählflüssigkeit bestehende austretende Tropfen. Es wird nun eine der üblichen Zählkammern (Türk, Bürker, Zeiss-Thoma, Neubauer) beschickt, wobei auf die feste Haftung des Deckglases zu achten ist (Newton-Ringe). Die Zählung soll dann erfolgen, wenn sich die Erythrozyten zu Boden gesetzt haben, das ist nach etwa drei Minuten.

Auswertung

Es werden Quadrate von $1/20$ mm Seitenlänge, das ist $1/400$ mm^2 Bodenfläche, ausgezählt. Berücksichtigt man die Kammertiefe von 0,1 mm, so wird pro Quadrat $1/4000$ mm^3 gezählt. Durch die Blutverdünnung in der Pipette von 1:200 ergibt sich pro Quadrat $1/800\,000$ mm^3 des unverdünnten Blutes. Es wird somit bei Auszählung von 80 Quadraten mit 10 000 und bei Auszählung von 160 Quadraten mit 5 000 multipliziert, um die Erythrozytenzahl pro µl zu erhalten. Zur Vermeidung von Zählfehlern ist auf eine gleichmäßige Verteilung der Erythrozyten zu achten; ferner sollen voneinander entfernt liegende Quadrate zur Zählung ausgesucht werden. In den Randlinien liegende Erythrozyten werden nur an zwei Seiten der Quadrate mitgezählt. Bei Geübten soll die Streuung nicht mehr als 10% betragen.

Die entsprechende Formel lautet:

$$\frac{\text{Gesamtzahl der gezählten Zellen}}{\text{ausgez. Fläche in mm}^2 \cdot \text{Kammerhöhe in mm} \cdot \text{Blutverd.}}$$

Beispiel

Wurden bei Zählung von 80 kleinsten Quadraten zu je $1/400$ $mm^2 = 0{,}2$ mm^2 und einer Blutverdünnung von 1:200 480 Zellen gezählt, so lautet die Rechnung:

$$\frac{480}{\frac{1}{5} \cdot \frac{1}{10} \cdot \frac{1}{200}} = \frac{480 \cdot 10\,000}{1} = 4\,800\,000/\text{mm}^3 = 4{,}8 \cdot 10^{12}/\text{l}$$

Mittelwerte und Normalbereich (Angaben in T/l)

Erwachsene, Männer:	5,11	(4,4 – 5,9)
Erwachsene, Frauen:	4,51	(3,8 – 5,2)
Neugeborene (Nabelschnurblut):	5,6	(5,0 – 6,3)
Kinder bis zum 1. Lebensjahr:	4,5	(3,8 – 5,2)
Kinder bis zum 10. Lebensjahr:	4,7	(3,9 – 5,1)

Beurteilung

Vermehrung bei Pseudopolyglobulie (vermindertes Plasmavolumen), Polycythaemia vera und sekundärer Polyglobulie.

Verminderung bei Anämie (weitere Einteilung nach Hb-Gehalt, Zellgröße, Zellform in Tabelle 1 und 2).

Einteilung der Anämien, verändert nach Wintrobe (18)					
Morpholog. Typ	Mittl. Erythrozytenvolumen (μ³)	Mittl. Hämoglobinkonz. im Einzelery. (%)	Mittl. Hämoglobingehalt im Einzelery. MCH	Ursache	Klinisches Syndrom
makrozytäre Anämien	erhöht	normal	erhöht	Fehlen des Castle-Prinzips	idiopath. u. symptom. perniziöse Anämien, makrozytäre Anämien bei Magen-Darm-Krankheiten (z.B. Magenkarzinom, Gastrektomie), Pellagra, trop. Anämie, makrozytäre Anämien bei Leberkrankheiten
normozytäre Anämien	normal	normal	normal	plötzlicher Blutverlust oder plötzliche Blutzerstörung (sowohl durch extra- wie intrakorpuskuläre Ursache bedingt), fehlende Blutbildung	akute Blutungsanämie, aplastische Anämie, Neoplasma, chron. Krankheitszustände, hämolyt. Anämien, hereditäre Sphä[rozytose], Sichelzellenanämi[e] u.a. hered. Hämoglobinopathien
„einfache" mikrozytäre Anämie	erniedrigt	normal	erniedrigt	ungenügende Blutbildung	subakute und chronische Krankheitszustände
hypochrome mikrozytäre Anämien	erniedrigt	erniedrigt	erniedrigt	Eisenmangel infolge Blutverlusts, Eisenmangel infolge mangelhafter Resorption, genet. Erythrozytenanomalien, Pyridoxinmangel	chron. posthämorrh. Anä[mie], Hakenwurmanämie, Anäm[ie] bei Achylie (z.B. Magenresektion), seltene Fälle von Sprue, idiopath. Steatorrhö, Thalassaemia major, Kombination von Thalassämie und abnorm[en] Hämoglobinen

Tab. 1

Morphophysiologische Klassifikation erythrozytärer Erkrankungen			
	MCV vermindert	MCV normal	MCV erhöht
RDW normal			
hypoproliferativ		chronische Krankheit	aplastische Anäm[ie]
normal oder Blutverlust	normale Kinder	normal; akuter Blutverlust Hämoglobin AS, AC etc.	
Hämolyse, nichtanämisch	nichtanämische Thalassaemia minor		
RDW erhöht			
Mangelerkrankung	Eisenmangel oder -verwertung	„Mixed deficiency"	Folsäure- oder Vitamin-B12-Man[gel]
Hämolyse + Anämie	HbH, S-thal; anämische Thalassämie	HbSS Splenektomie	HbSS, immunhäm[o]lytische Anämie
myelodysplastisch		MDS	MDS
Artefakte	Fragmentozyten	Fragmentozyten	Agglutination, Lymphozyten

RDW = red cell distribution width

Tab. 2

Leukozytenzählung in der Zählkammer

Das Prinzip unterscheidet sich nicht von dem der Erythrozytenzählung. Wegen der geringeren Zellzahl ist die Verdünnung des Blutes geringer und die Zählung der angefärbten Leukozyten erfolgt nach Unsichtbarmachung der roten Blutkörperchen. Dies geschieht z.B. mit der Türk-Lösung:

Acid. acet. glaciale 1,0, 1%ige wässerige Gentianaviolettlösung 1,0, Aqua dest. ad 100,0.

Durchführung

In die (durch eine weiße Perle gekennzeichnete) Leukozytenpipette wird Blut bis zur Marke 1 (bei starken Leukozytosen bis 0,5) und hierauf Türk-Lösung oder auch eine ½%ige Essigsäurelösung bis zur Marke 11 aufgesogen, womit eine Verdünnung von 1:10 (bzw. 1:20) hergestellt wird. Ausgezählt wird in der gleichen Zählkammer wie bei der Erythrozytenzählung; allerdings soll die Zählfläche mindestens 4 mm^2 betragen. Es entspricht dies 64 Quadraten von je 0,25 mm Seitenlänge. Bei einer Kammertiefe von 0,1 mm befindet sich über einem Quadratmillimeter 0,1 mm^3 Flüssigkeit, was bei einer Verdünnung von 1:10 0,01 mm^3 Blut entspricht. Es muß somit bei Auszählung von vier Quadraten mit je 1 mm^2 Fläche die erhaltene Zellzahl mit dem Verdünnungsfaktor 25 (bzw. 50 bei Füllung der Leukopipette bis 0,5) multipliziert werden. Kernhaltige rote Zellen werden bei dieser Methode mitgezählt.

Die Errechnung der Leukozytenzahl pro µl erfolgt somit grundsätzlich nach folgender Formel:

$$\frac{\text{Gesamtzahl der gezählten Zellen}}{\text{ausgez. Fläche in mm}^2 \cdot \text{Kammerhöhe in mm} \cdot \text{Blutverd.}}$$

Beispiel

Wenn die in 4 mm^2 gefundene Zellzahl 160 beträgt, wird sie bei Verdünnung von 1:10 folgendermaßen in die Formel eingesetzt:

$$\frac{160}{\frac{4}{1} \cdot \frac{1}{10} \cdot \frac{1}{10}} = \frac{160 \cdot 100}{4} = 4\,000 \text{ Zellen/mm}^3 = 4 \text{ G/l}$$

Normalbereich

Die altersabhängigen Normalwerte sind in Tabelle 3 aufgelistet.

Beurteilung

Die Ursachen einer Vermehrung (Leukozytose) sowie einer Verminderung (Leukopenie) sind in Tabelle 4 aufgelistet.

Altersabhängigkeit der Leukozytenzahl und des Differentialblutbildes von Kontrollpersonen
[nach Altman (1)]

Alter	Leukozytenzahl gesamt	Neutrophile Gesamt	Neutrophile Stab	Neutrophile Segmentierte	Eosinophile	Basophile	Lymphozyten	Monozyten
1 J.	11,4 (6,0-17,5)	3,5 (1,5-8,5) **31**	0,35 **3,1**	3,2 **28**	0,30 (0,05-0,70) **2,6**	0,05 (0-0,20) **0,4**	7,0 (4,0-10,5) **61**	0,55 (0,05-1, **4,8**
6 J.	8,5 (5,0-14,5)	4,3 (1,5-8,0) **51**	0,25 (0-1,0) **3,0**	4,0 (1,5-7,0) **48**	0,23 (0-0,65) **2,7**	0,05 (0-0,20) **0,6**	3,5 (1,5-7,0) **42**	0,40 (0-0,8) **4,7**
21 J.	7,4 (4,5-11,0)	4,4 (1,8-7,7) **59**	0,22 (0-0,7) **3,0**	4,2 (1,8-7,0) **56**	0,20 (0-0,45) **2,7**	0,04 (0-0,20) **0,5**	2,5 (1,0-4,8) **34**	0,30 (0-0,8) **4,0**

Die Zahlen sind angegeben „Zellen · $10^3/\mu l$".
Die fettgedruckten Zahlen sind Prozentangaben.

Tab. 3

Hämoglobinbestimmung

Methode der Wahl der Hämoglobinbestimmung ist die photometrische Messung als Zyanhämoglobin. Dabei wird durch Ferrizyanid Hämoglobin in Methämoglobin verwandelt, welches sich mit Kaliumzyanid im stabilen Zyanmethämoglobin verbindet. Die vollautomatische oder teilmechanisierte Analyse nach einem kontinuierlichen oder auch diskontinuierlichen Durchflußprinzip ist unproblematisch. Zur Messung am Photometer werden 20 µl Blut mit 5 ml Reagens (Natriumbikarbonat 1,00, Kaliumzyanid 0,05, Kaliumferrizyanid 0,20, Aqua dest. ad 1000,0) versetzt und die Dichte des Gemisches mit der eines Standards am Photometer (Wellenlänge 546 nm) verglichen.

Mittelwerte und Normalbereich

Angaben in %

Erwachsene, Männer:	15,5 (13,3 – 17,7)
Erwachsene, Frauen:	13,7 (11,7 – 15,7)
Neugeborene (Nabelschnurblut):	19,0 (18,0 – 21,5)
Kinder bis zum 1. Lebensjahr:	12,2 (10,0 – 14,0)
Kinder bis zum 10. Lebensjahr:	12,9 (11,3 – 14,9)

Hämoglobin im Plasma

Normalbereich

10 mg/l

Bei Hämolyse kann es zu einer Erhöhung des Reinhämoglobinspiegels im Plasma kommen.

Eine erkennbare Rotfärbung des Plasmas findet sich bei Werten über 250 mg/l. Zu einer Hämoglobinurie kommt es bei Plasmawerten über 1000 mg/l (Nierenschwelle).

eränderungen der Absolutwerte der einzelnen Leukozytenanteile bei diversen Krankheitsbildern

ormalbereich ach Beutler)	Vermehrung	Verminderung
eutrophile ranulozyten W: 59% 8 – 7,7 G/l	Zahlreiche akute Infektionskrankheiten, insbesondere bakterielle Infektionen, akute Tuberkulose, fortgeschrittene maligne Tumoren mit Gewebszerfall, akuter Blutverlust, akuter Blutzerfall, Myokardinfarkt, Schlafmittelvergiftung, diabet. und urämische Azidose, Polyzythämie, Myelofibrose, akute und chron. Leukämien, Kortisonmedikation, Cushing, Verbrennung, Gichtanfall	Knochenmarkaplasien (Agranulozytose, Panmyelophthise, Strahlenschäden, diverse Gifte und Zytostatika), Infekt im Initialstadium, schwere toxische Infektwirkung, als typ. Reaktionsbild bei verschiedenen Infektionen (Typhus, Paratyphus, Bang, Maltafieber), Virusinfekte, manche tropischen Erkrankungen, Histoplasmose, Perniziosa, schwerer Eisenmangel, chron. Milztumoren (splenopath. Markhemmung), evtl. bei M. Addison, immunologisch nach Medikamenten, Lupus erythematodes, Felty-Syndrom
ymphozyten W: 34% 0 – 4,8 G/l	Lymphat. Leukämien, in der Heilphase akuter Infektionen (postinfektiöse Lymphozytose), chron. Infektionskrankheiten, chron. Rheumatismus, bestimmte Viruserkrankungen (z.B. Röteln, Mumps, Hepatitis epidemica, Viruspneumonie, Lymphocytosis infectiosa, M. Pfeiffer, Keuchhusten, Exanthema subitum), häufig im Kindesalter auftretende lymphat. Reaktionen, lymphat. Konstitution und diverse endokrine Erkrankungen	Lymphogranulomatose, evtl. Non-Hodgkin-Lymphome, ausgedehnte Lymphknotentuberkulose, schwere toxische Schädigung, ACTH- und Kortisonbehandlung, Verbrennungen, Traumen, Autoimmunerkrankungen
osinophile eukozyten W: 2,7% - 0,45 G/l	Diverse allergische Zustände (auf artfremdes Eiweiß, andere artfremde Stoffe, körpereigene Zerfallsprodukte, Arzneimittel), als Begleiterscheinung typ. allergischer Erkrankungen (z.B. Serumkrankheit, Asthma bronchiale, Heuschnupfen, eosinophiles Lungeninfiltrat, eosinophile Bronchitis, Colica mucosa u.a.), Panarteriitis nodosa, Endocarditis fibroblastica; Wurminfektionen, vor allem solche, bei denen die Würmer oder Larven selbst ins Blut eindringen; trop. Eosinophilie, Biß der schwarzen Spinne; maligne Tumoren, Lymphogranulomatose, Non-Hodgkin-Lymphome, Leukämie, nach Milzentfernung, Parasympatikomimetika, konstitutionell eosinophiles Knochengranulom, Scharlach, Dermatitis herpetiformis, Ekzem, Dermatitis exfoliativa, Pemphigus, Psoriasis, Prurigo	Im anaphylaktischen Schock, am Höhepunkt akuter habitueller Infektionen, Adrenalin und Glukokortikoide (Thorn-Test!), Perniziosa, Cushing, Akromegalie
onozyten V: 4,0% - 0,8 G/l	Im Verlauf von Infektionskrankheiten, Lymphogranulom, Monozytenleukämie, bestimmte Infektionskrankheiten, (z.B. Endocarditis lenta, Variola, Flecktyphus, chron. Malaria, Röteln, Mumps, Trypanosomiasis, Kala-Azar, Brucellose, Viruspneumonie), Lebererkrankungen	Am Höhepunkt akuter Infekte, Agranulozytose, Perniziosa
sophile ukozyten V: 0,5% - 0,2 G/l	Chron. myeloische Leukämie, Polyzythämie, Diabetes mellitus, Myxödem, Immunozytom	Hyperthyreose, Schwangerschaft, Perniziosa, Kortison

4

Vermehrung		
leichte Hämolyse (50-100 mg/l)	mittelschwere Hämolyse (100-250 mg/l)	schwere Hämolyse (> 250 mg/l)
Sichelzellen-Thalassämie-Krankheit, Hb-C-Krankheit, nach Herzoperation (Klappenersatz und extrakorporaler Kreislauf)	erworbene hämolytische Anämie, Sichelzellenanämie, Thalassaemia major, Sichelzellen-Hb-C-Krankheit	Transfusionszwischenfall, akute hämolytische Krise, paroxysmale nächtliche Hämoglobinurie, Kältehämoglobinurie

Als mögliche Fehlerquelle bei der Bestimmung ist eine ungenügende Sorgfalt bei der Blutabnahme (gestaute Vene) zu berücksichtigen.

Hämatokritbestimmung

Die Bestimmung des prozentualen Volumenanteils der geformten Blutelemente kann nach zwei Methoden erfolgen:

1. Zentrifugalhämatokrit – „packed cell volume" (= PCV),
2. errechneter Hämatokrit.

Der Zentrifugalhämatokrit wird klassischerweise nach hochtourigem Zentrifugieren (5 000 U/min, 10 Minuten) am besten in einer Hämatokritzentrifuge durchgeführt. Dabei werden für jede Bestimmung zwei heparinisierte dünnwandige Kapillaren (Durchmesser 1 mm, Länge 75 mm) zu ¾ mit Blut gefüllt, und das blutfreie Ende der Kapillare wird mit Kitt verschlossen. Nach dem Zentrifugieren wird dann der Hämatokritwert an einem am Hämatokritaufsatz befindlichen Ablesegerät oder mit mm-Maßstab bestimmt. Neuerdings werden auch Blutbildautomaten angeboten, die die Bestimmung des Zentrifugalhämatokrits automatisch durchführen. Bei den meisten derzeit im Handel befindlichen Geräten erfolgt die Hämatokritbestimmung aber mittels eines Rechenvorganges, bei dem die mittlere Impulshöhe mit der Anzahl der Partikel pro ml nach Korrektur für das miteingeschlossene Plasma multipliziert wird. Beide Methoden können wohl numerisch den gleichen Wert ergeben, doch ist dies unter pathologischen Umständen keineswegs immer der Fall.

Mittelwerte und Normalbereich

Angaben in %

Erwachsene, Männer:	46,0 (39,8 – 52,2)
Erwachsene, Frauen:	40,9 (34,9 – 46,9)
Neugeborene (Nabelschnurblut):	59 (51 – 65)
Kinder bis zum 1. Lebensjahr:	42 (37 – 49)
Kinder bis zum 10. Lebensjahr:	41 (36 – 46)

Der arterielle Hämatokritwert liegt etwas niedriger als der venöse. Am niedrigsten ist der Hämatokrit im Kapillarblut. Der Körperhämatokrit wird aus dem venösen Hämatokrit x 0,91 errechnet.

Vermehrung	
Polycythaemia vera	Lungenkrankheiten
Polyglobulie (sek.)	Sauerstoffmangel (Höhe)
nach Flüssigkeitsverlust	Cushing-Syndrom
(Pseudopolyglobulie)	Vergiftungen
Neugeborene	Hypernephrom
angeborene zyanot. Vitia	Nierenzysten
erworbene zyanot. Vitia	

Indices der Erythrozyten

Die Bestimmung der drei Erythrozytenindices Hämoglobingehalt des Einzelerythrozyten, die mittlere Hämoglobinkonzentration des Einzelerythrozyten sowie das Erythrozyteneinzelvolumen erfolgt indirekt durch entsprechende Rechenvorgänge. Dabei verhalten sich Hämoglobingehalt des Einzelerythrozyten und Erythrozyteneinzelvolumen linear, das Durchschnittsgewicht an Hämoglobin im Einzelerythrozyten und das mittlere Erythrozytenvolumen sind einander direkt proportional.

Hämoglobingehalt des Einzelerythrozyten

Der Hämoglobingehalt des Einzelerythrozyten (Hb_E oder MCH = mean corpuscular hemoglobin) wird ermittelt aus der Formel

$$Hb_E = \frac{\text{Hämoglobin (g\%)} \cdot 10}{\text{Erythrozytenzahl (in Mio/}\mu\text{l)}}$$

Beispiel

Wurden 16% Hb und 5 Mio/µl Erythrozyten ermittelt, so beträgt das Hb_E nach der Formel

$$\frac{16 \cdot 10}{5} = 32 \text{ pg}$$

Mittelwert und Normalbereich

30,2 (26,4 – 33,5) pg/Ery

Mittlere Hämoglobinkonzentration des Einzelerythrozyten

Die mittlere Hämoglobinkonzentration des Einzelerythrozyten (MCHC = mean corpuscular hemoglobin concentration) ergibt sich aus der folgenden Formel:

$$\frac{\text{Hämoglobin (g\%)}}{\text{Hämatokrit (\%)}} \cdot 100$$

Wenn der Hämoglobingehalt in 100 ml Blut 13,0 g% beträgt und der Hämatokrit 39, ist die mittlere Hämoglobinkonzentration im Einzelerythrozyten

$$\frac{13}{39} \cdot 100 = 33\,\%$$

Mittelwert und Normalbereich

33,8 (31,4 – 36,3) %

Vermehrung	*Verminderung*
kongenitale Sphärozytose u.U.	Eisenmangel Thalassaemia major Kombination von Thalassämie mit abnormen Hämoglobinen sideroachrestische Anämie Pyridoxinmangel

Erythrozyteneinzelvolumen

(EEV oder MCV = mean corpuscular volume). Aus dem Hämatokritwert und der Erythrozytenzahl läßt sich das Volumen des einzelnen Erythrozyten nach folgender Formel berechnen:

$$\text{EEV} = \frac{\text{Hämatokrit} \cdot 10}{\text{Erythrozytenzahl (Mio/mm}^3)}\ \mu m^3$$

Beispiel

Bei einem Hämatokrit von 43% und einer Erythrozytenzahl von 5 Mio beträgt das Erythrozyteneinzelvolumen

$$\frac{43 \cdot 10}{5} = 86\ \mu^3$$

Mittelwert und Normalbereich

90,3 (81 – 99) μm^3/Ery

Vermehrung	*Verminderung*
physiologisch: von Geburt bis zur 6. Woche pathologisch: megalozytäre Anämie Makrozytose Retikulozytose	Eisenmangel mikrozytäre Anämie

Elektronische Zählgeräte der neuesten Generation ermitteln aus dem Erythrozytenhistogramm, vergleichbar der Price-Jones-Kurve, einen sogenannten *RDW-Wert* („red cell distribution width"). Der Wert berechnet sich aus der Standardabweichung der Erythrozytenverteilungsbreite und dem MCV. Dieser Index gibt als Korrelationskoeffizient der Verteilungsbreite des Erythrozytendurchmessers ein zuverlässiges Maß für das Vorliegen einer Anisozytose. Anhand der MCV- und RDW-Werte läßt sich eine gut praktikable Anämieeinteilung vornehmen (siehe Tabelle 2).

Retikulozytenzählung

Die Bestimmung von Retikulozyten ist eine einfache Methode und gibt direkt Aufschluß über die effektive Rate der Erythrozytenproduktion. Die bei einem Patienten in Serie durchgeführte Untersuchung vermag darüber hinaus Änderungen in der Synthese der Erythrozyten deutlich zu machen. Der Test beruht auf dem Prinzip, daß residuale RNA in den unreifen roten Blutkörperchen mittels der Supravitalfärbung, beispielsweise mit Brillantkresylblaulösung, präzipitiert und angefärbt wird.

Färbung am Objektträger

Man streicht eine 1%ige Lösung von Brillantkresylblau in 0,9%iger NaCl-Lösung in dünner Schicht auf einem Objektträger aus und läßt sie lufttrocknen. Über die Farbschicht eines so vorbereiteten Objektträgers bringt man einen kleinen Blutstropfen, legt ein Deckglas darüber und wartet 5-10 Minuten. Eine andere Möglichkeit ist, daß über die oben erwähnte Farbschicht ein Blutausstrich angefertigt und für 5-10 Minuten in eine feuchte Kammer gebracht wird. Danach werden die Retikulozyten im luftgetrockneten Präparat mit Ölimmersion ausgezählt. Bei diesem Vorgehen kann auch noch eine May-Grünwald-Giemsa-Färbung angeschlossen werden.

Farbstofflösung-Blutgemisch

In einer Leukozytenpipette wird Blut bis 0,5 und eine 0,05%ige Brillantkresylblaulösung in physiologischer NaCl-Lösung aufgesogen. Die Pipette wird 30 Minuten liegengelassen, auf einen Objektträger ein Vaselinrahmen gestrichen, ein Tropfen des Gemisches daraufgebracht und mit einem Deckglas zugedeckt. Ausgezählt werden die auf 1000 oder ein Mehrfaches davon fallenden Retikulozyten.

Auswertung

Die Retikulozytenzahl wird in Prozent oder in Absolutwerten nach folgender Rechnung angegeben (RBC = red blood cells):

$$\frac{\%\ \text{Retikulozyten} \cdot \text{RBC}/\mu\text{l}}{100} = \text{Retikulozytenzahl pro } \mu\text{l}$$

Mittelwerte und Normalbereich

Erwachsene, absolut:	60 000/µl (18 000-158 000)
relativ:	
Erwachsene, Männer:	1,6 ± 0,5%
Erwachsene, Frauen:	1,4 ± 0,5%
Neugeborene:	3,2 ± 1,4%

Vermehrung	*Verminderung*
bei gesteigerter Blutbildung (z.B. bei hämolytischer Anämie, nach Blutungen, bei Ansprechen von Anämien auf spezifische Behandlung)	bei verringerter Blutbildung (pure red cell aplasia, aplastische Anämie) oder ineffektiver Erythropoese

Heinz-Innenkörper-Färbung

Heinz-Innenkörper sind Ausfällungen instabilen Hämoglobins (oxidative Denaturierung), die mittels der sogenannten Vitalfärbung meist randständig als einzelne oder mehrere dunkelblaue kleine Körperchen sichtbar sind.

Als Färbelösung wird zumeist Kristallviolettlösung (2 g Kristallviolett zu 100 ml 0,73%ige Natriumchloridlösung – 5 Minuten schütteln und filtern, danach mischen mit gleicher Menge 0,73%iger Natriumchloridlösung) eingesetzt.

Färbung mit Kristallviolett

1 Tropfen der Kristallviolettlösung wird auf einen Objektträger aufgetragen. Ein kleiner Tropfen Blut (etwa 0,01 ml) wird auf ein Deckglas aufgebracht und danach das Deckglas so auf den Objektträger gesetzt, daß beide Tropfen in Verbindung geraten. Nach etwa 5 Minuten kann die Auswertung erfolgen. Heinz-Innenkörper erscheinen als stark blaue Gebilde. Es wird der Anteil derjenigen Erythrozyten ermittelt, die mehr als 4 Heinz-Körper enthalten.

Normalbereich

0 – 30% Erythrozyten mit über 4 Heinz-Körpern.

Vermehrung

Eine Vermehrung kann gefunden werden bei Patienten mit Enzymdefekten der Erythrozyten (Glukose-6-Phosphat-Dehydrogenase-Mangel), nach Gifteinwirkung (mit und ohne hämolytische Anämie), bei Methämoglobin- und Sulfhämoglobinbildung, bei gewissen Formen instabiler Hämoglobine (z.B. Hämoglobin Zürich) und bei angeborener Milzaplasie bzw. nach Splenektomie.

Resistenzbestimmungen der Erythrozyten

Osmotische Fragilität

Die osmotische Fragilität ist ein einfacher Test zur Bestimmung des Verhältnisses Oberfläche zu Volumen der Erythrozyten. Seine größte Bedeutung hat der Test bei der Diagnostik der hereditären Sphärozytose, daneben wird er auch noch zum Screening-Verfahren der Thalassämie eingesetzt.

Prinzip

Das Prinzip des Testes beruht auf der Tatsache, daß Erythrozyten, wenn sie in hypotone Lösung gebracht werden, Kugelgestalt annehmen. Nachdem das kritische Volumen der Zelle erreicht ist, entsteht zunächst eine Membranlücke. Letztlich platzt sie unter der Freisetzung großer Moleküle wie des Hämoglobins. Die Menge des im Überstand freigesetzten Hämoglobins wird kolorimetrisch gemessen und mit einer Probe komplett lysierter Zellen verglichen.

Reagenzien

Gepufferte Kochsalzlösung, pH 7,4, osmotisch entsprechend einer 10%igen Natriumchloridlösung: Natriumchlorid 18,0 g, Na_2HPO_4 (M.W.142) 2,73 g und NaH_2PO_4 (M.W.120) 0,374 g, gelöst in 200 ml destilliertem Wasser (um möglichst präzise Resultate zu erhalten, empfiehlt es sich, Natriumchlorid vor der Einwaage in einem Ofen zu trocknen und danach in einem Trockenapparat auskühlen zu lassen).

Durchführung

Für die Bestimmung der osmotischen Fragilität wird heparinisiertes Blut verwendet, da Salze wie Oxalat, Natriumzitrat oder EDTA als Antikoagulantien die Osmolarität erhöhen. Gewöhnlich wird die osmotische Fragilität sowohl aus frisch gewonnenem Blut als auch nach Autoinkubation bei 37 °C nach 24 Stunden gemessen (die Autoinkubation muß steril erfolgen). Zunächst wird die Stammlösung mit Aqua dest. 1:10 verdünnt (Lösung mit 1 g/dl als Ausgangslösung für weitere Verdünnungen), sodann werden weitere Lösungen entsprechend 0,9, 0,75, 0,65, 0,60,

0,55, 0,50, 0,45, 0,40, 0,35, 0,30, 0,25, 0,20, 0,15, 0,10 g/dl NA-Zelle hergestellt. Die Lösungen sind bei 4 °C eingefroren verwendbar, sofern keine Kontamination auftritt. In 13 Röhrchen werden je 10 ml der gepufferten Salzlösungen mit Verdünnungen von 0,9 bis 0,1 g/dl NA-Zelle pipettiert. Ein zusätzliches Röhrchen, das 10 ml destilliertes Wasser enthält, fungiert als Kontrolle. Danach wird 0,1 ml frisch gewonnenes oder autoinkubiertes heparinisiertes Blut in die einzelnen Röhrchen hinzugefügt. Jedes Röhrchen wird daraufhin mit einem Parafilm verschlossen und mehrfach gekippt. Danach bleiben die Röhrchen bei Raumtemperatur über 60 Minuten stehen. Danach wird nochmals gemischt und 5 Minuten bei 1 500 g zentrifugiert. Die Ablesung erfolgt in einem Photometer bei der Extinktion von 546 nm. Als Leerwert dient dabei der Ansatz mit physiologischer Kochsalzlösung (0,9 g/dl).

Auswertung

Die Extinktion der Hämolyse in der Probe mit destilliertem Wasser wird als 100% eingesetzt und der Hämolysegrad für jeden Ansatz errechnet. Tabelle 5 gibt die Normalwerte der osmotischen Fragilität von frisch gewonnenem und über 24 Stunden inkubiertem Blut an.

Osmotische Fragilität – Normalwerte

	% Lyse	
NaCl %	frisch	nach Vorinkubation
0,20	97 – 100	95 – 100
0,30	90 – 99	85 – 100
0,35	50 – 95	75 – 100
0,40	5 – 45	65 – 100
0,45	0 – 6	55 – 95
0,50	0	40 – 85
0,55		15 – 70
0,60		0 – 40
0,65		0 – 10
0,70		0 – 5
0,75		0

Tab. 5

Die osmotische Fragilität ist erhöht (= Verminderung der Resistenz) bei der hereditären Sphärozytose. Besonders deutlich wird das bei dieser Erkrankung nach der Autoinkubation. Darüber hinaus kann die osmotische Fragilität auch bei autoimmunhämolytischen Erkrankungen erhöht sein.

Eine Verminderung der osmotischen Fragilität (= Erhöhung der Resistenz) ist charakteristisch für die Thalassämie, weiter bei der Eisenmangelanämie und bei anderen Erkrankungen, bei denen es zu einem Anstieg des Verhältnisses Oberfläche zu Volumen der Erythrozyten kommt (z.B. bei manchen Formen von Lebererkrankungen).

Autohämolysetest

Der Autohämolysetest ist vorwiegend in der Diagnostik der hereditären Sphärozytose wertvoll. Seitdem für die Differentialdiagnose der hereditären, nichtsphärozytären hämolytischen Anämien spezifische Enzymtests zur Verfügung stehen, hat dieser Test für die Differentialdiagnose dieser Erkrankungen aber an Wert verloren.

Prinzip

Das Prinzip dieses Tests beruht auf der Tatsache, daß Erythrozyten bei der Inkubation im eigenen Plasma nach einiger Zeit hämolysieren. Unter besonderen Voraussetzungen, wie der Unfähigkeit der Membran, einen Elektrolytgradienten aufrechtzuerhalten, ist die Autohämolyse gesteigert. Defibriniertes Blut wird mit und ohne Glukoselösung über 48 Stunden im Brutschrank inkubiert, danach zentrifugiert und im Überstand das Hämoglobin bestimmt.

Normalbereich

Autohämolyse nach 48 Stunden ohne Glukose: 3,5%, mit Glukosezusatz 0,6%.

Vermehrung

Eine deutliche Vermehrung der Autohämolyse in Abwesenheit von Glukose findet sich bei der hereditären Sphärozytose; der Defekt ist aber größtenteils durch Gabe von Glukose korrigierbar. Eine geringe Vermehrung der Autohämolyse, die ebenfalls durch Gabe von Glukose korrigiert werden kann, findet sich bei Patienten mit hereditärer, nichtsphärozytärer hämolytischer Anämie (Typ 1 hereditäre, nichtsphärozytäre hämolytische Anämien). Deutliche Autohämolysen (7 - 15%), bei denen keine Korrektur durch Hinzugabe von Glukose erfolgt, werden als Typ 2 hereditäre, nichtsphärozytäre hämolytische Anämien bezeichnet.

Säureresistenztest (Ham-Test)

Der Säureresistenztest wird bei Verdacht auf das Vorliegen einer paroxysmalen nächtlichen Hämoglobinurie (PNH) durchgeführt.

Prinzip

Erythrozyten von Patienten mit PNH weisen eine pathologische Empfindlichkeit gegenüber Komplement auf. Dabei kommt es bei „optimalem“ pH zu einer Aktivierung des hämolytischen Systems. Als Untersuchungsmaterial wird defibriniertes Blut verwendet.

Beurteilung

Ein positives Testergebnis findet sich bei PNH sowie bei kongenitaler dyserythropoetischer Anämie.

Acetylcholinesterasemangel von Erythrozyten (6)

Durchführung des Tests bei Verdacht auf paroxysmale nächtliche Hämoglobinurie.

Erythrozyten von Patienten mit PNH weisen eine verminderte Aktivität der Acetylcholinesterase in den Erythrozyten auf.

Mittels der indirekten Fluoreszenzmethodik wird die Anwesenheit von Acetylcholinesterase auf der Erythrozytenmembran mittels eines monoklonalen Antikörpers nachgewiesen. Die Messung wird in einem Durchflußzytometer ausgeführt. Als Untersuchungsmaterial ist EDTA- oder Heparinblut erforderlich.

Beurteilung

Normale Erythrozyten reagieren mit dem Antiacetylcholinesteraseantikörper. Erythrozyten von Patienten mit PNH geben kein Fluoreszenzsignal.

Abnorme Hämoglobine (15, 17)

Hämoglobinelektrophorese

Zur Identifizierung abnormer Hämoglobine dienen in erster Linie elektrophoretische Untersuchungen in alkalischem und saurem Puffer auf verschiedenen Trägermedien (Zelluloseazetat, Stärkegel, Papier, Stärkeblock, Agar, Polyacrylamidgel).

Methode der Wahl ist die Zelluloseazetat-Elektrophorese, wobei bei verdächtigen Befunden eine Nachuntersuchung mit der sensitiveren, aber aufwendigeren Stärkeblockelektrophorese durchgeführt werden soll. Die Agargel-Elektrophorese bei pH 6,2 erlaubt eine Differenzierung des Hb S von Hb D und des Hb C von Hb O und Hb E. Die Stärkeelektrophorese bei pH 6,8 – 7,0 differenziert Hb H und Hb-Barts von allen anderen Hämoglobinen. Die Globinketten-Elektrophorese kann zur weiteren Differenzierung von Hämoglobinen mit ähnlicher elektrophoretischer Mobilität (z.B. Hb O und Hb E) verwendet werden.

Die genaueste, einfachste und rascheste Methode zur quantitativen Bestimmung von Hb A_2 (zur Diagnose der Thalassämiesyndrome) ist die Auftrennung der Hämoglobine mit Hilfe der DEAE-Zellulosechromatographie. Entsprechende Mikrosäulen sind kommerziell erhältlich. Zur quantitativen Bestimmung von Hb A_{1C} (Diabeteskontrolle) stehen die verschiedensten elektrophoretischen chromatographischen und densitometrischen Methoden zur Verfügung.

Instabile Hämoglobine

Viele instabile Hämoglobine sind in der Elektrophorese unauffällig, ihr Nachweis ist aber mit einfachen Suchtests möglich.

Isopropanoltest

Während normales Hämolysat in 17%iger Isopropanollösung bei 37 °C bis 40 Minuten klar bleibt, bildet instabiles Hämoglobin bereits innerhalb von 5 Minuten eine feine Trübung, nach 10 Minuten ein flockiges Präzipitat. Eine Blutprobe kann bei Raumtemperatur bis 48 Stunden nach Blutabnahme als brauchbar gelten (danach falsch-positives Ergebnis durch Methämoglobinbildung). Ein erhöhter Hb-F-Gehalt (5%) führt ebenfalls zu falsch-positiven Ergebnissen. Unbeeinflußt vom Hb-F-Gehalt ist der *Hitzestabilitätstest*. Dabei wird eine gepufferte (TRIS-HCl-Puffer) Hämoglobinlösung bei 50 °C inkubiert und nach 60 Minuten auf Trübung oder Flockung geprüft.

Sichelzellennachweis

Reduktionstest

Hierzu wird ein Tropfen Blut auf einen Objektträger gegeben und mit einem Deckglas luftdicht bedeckt (mit Vaseline umranden). In diesem O_2-armen Milieu nimmt ein Teil der Erythrozyten Sichelform an (Maximum zwischen zwei und sechs Stunden).

Die Sichelzellenbildung kann noch beschleunigt werden, indem der Finger vor der Blutabnahme fünf Minuten mit einem Gummiband abgestaut wird, oder indem zu dem Blutstropfen ein Tropfen einer reduzierenden Lösung, am besten eine 28%ige Natriummetabisulfitlösung, zugefügt wird.

Ein positiver Ausfall findet sich bei Sichelzellenanämien, bei Sichelzellen-Hb-C-Krankheit, bei Sichelzellen-Trait (mit mehr als 7% Hb S) und bei Sichelzellen-Thalassämie-Krankheit. Bei Säuglingen mit Hb-S-Hämoglobinopathie kann der Test bis zum 2. Lebensmonat negativ bleiben.

Hämoglobinlöslichkeitstest

Der Test beruht auf der Unlöslichkeit von deoxy-Hb S in konzentriertem Phosphatpuffer. Ein Blutstropfen (EDTA oder Heparinblut) wird in einem Teströhrchen mit 2ml Löslichkeitsreagenz vermischt. Dieses Reagenz ist kommerziell erhältlich und enthält Saponin zur Hämolyse, Dithionit zur Deoxygenierung von oxy-Hb S und Phosphatpuffer. Deoxy-Hb S ist unlöslich, beurteilt wird die Trübung der Lösung.

Hb-S-Bestimmung

Eine exakte Bestimung von Hb S wird mittels Säulenchromatographie durchgeführt.

Hämoglobin-F-Färbung der Erythrozyten

Dünne Blutausstriche werden maximal 60 Minuten luftgetrocknet und dann 5 Minuten in 80%igem Alkohol fixiert, mit Leitungswasser abgespült und getrocknet (die Striche können zwei Tage im Eisschrank aufbewahrt werden). Danach werden die Präparate für sechs Minuten bei 37 °C im Zitronensäure-Phosphatpuffer mit pH 3,3 (Zitronensäure-Phosphatpuffer: 26,6 ml 0,2 m Na_2HPO_4 + 73,4 ml 0,1 m Zitronensäurelösung) inkubiert. Die Striche werden am besten vertikal in den Puffer gestellt, der schon 15 Minuten vorher in ein Wasserbad von 37 °C gebracht wurde, und darin nach einer und drei Minuten bewegt. Nach der Inkubation wird mit Wasser gespült, drei Minuten mit Ehrlichs saurem Hämatoxylin gefärbt, gespült, drei Minuten mit Erythrosin (Merck, 0,1%ige Lösung in Wasser) gefärbt, gespült und getrocknet. Hämoglobin-F-haltige Erythrozyten erscheinen rot, während die Hb A enthaltenen Zellen als Schatten zu sehen sind.

Prinzip

Das durch Trocknung und Alkohol präzipitierte Erwachsenenhämoglobin ist im Zitronensäure-Phosphatpuffer pH 3,3 im Gegensatz zum fetalen Hämoglobin gut löslich.

Beurteilung

Bei Vorhandensein von Hb F zeigen die Erythrozyten meist in unterschiedlicher Menge unterschiedliche Farbintensität, die in direkter Beziehung zum prozentualen Anteil an Hb F stehen. Lediglich bei persistenten Hb-F-Trägern erscheint Hb F in den Zellen gleichmäßig verteilt.

Bei normalen Erwachsenen enthalten die Erythrozyten nur ganz vereinzelt geringe Mengen Hb F (ungefähr 0,4% des gesamten Hämoglobins).

In den ersten Lebenstagen ist der Anteil der Zellen, die ausschließlich oder vorwiegend Hämoglobin F enthalten, hoch, er fällt laufend ab und ist nach 100 Tagen geringer als 10%.

Normalbereich

Frühgeburt:	93 + 3,6% Hb F
Neugeborene:	71 + 7,7% Hb F
Übertragung:	65% Hb F

Bei fetomaternaler Transfusion finden sich Hb-F-haltige Erythrozyten im Blut der Mutter.

Bei diversen Hämoglobinopathien enthalten die Zellen größere Mengen an Hb F (Thalassaemia major, Kombinationen von Thalassämien und Hämoglobinopathien, Sichelzellenanämie u.a.).

Alkalidenaturierungstest

Hb F sowie das sehr seltene Hb-Barts sind gegenüber einer Denaturierung mit alkalischen Lösungen resistenter als andere Hämoglobine. Das Hämolysat wird mit Natronlauge versetzt und anschließend das denaturierte Hämoglobin mit gesättigter Ammoniumsulfatlösung ausgefällt. Der in Lösung bleibende, alkaliresistente Anteil des Hämoglobins wird nach Umwandlung in Zyanhämiglobin bei 415 oder 540 nm gemessen und in Prozent der anfänglichen Hämoglobinkonzentration angegeben.

Beurteilung

Das alkaliresistente Hämoglobin ist mit dem Hämoglobin F identisch. Es werden erst Konzentrationen über 2% erfaßt: diese verleihen dem Filtrat eine bräunlich-rote Farbe. Die Methode ist verläßlich bei Werten bis 10 - 15%. Enthält die Probe mehr Hämoglobin F, sind zur genauen Quantifizierung säulenchromatographische Methoden nötig.

Vorkommen

Etwa 50% der Patienten mit heterozygoten ß-Thalassämien haben Hb-F-Werte zwischen 2-5%, bei homozygoten ß-Thalassämien ist das Hb F fast immer deutlich erhöht (15-100%). Mäßig erhöhte Werte (2-5%) können bei einer Anzahl hämatologischer Erkrankungen vorkommen, z.B. bei hereditärer Sphärozytose, akuter und chronischer Leukämie, unbehandelter perniziöser Anämie und bei Karzinomen mit Knochenmetastasen sowie bei Kindern mit aplastischer Anämie. Außerdem werden erhöhte Hb-F-Konzentrationen bei homozygoter Sichelzellenanämie und hereditärer Persistenz von Hb F gefunden.

Methämoglobin (Hämiglobin)

Im Methämoglobin liegt das Eisen in dreiwertiger Form vor. Der Nachweis im Blut erfolgt spektroskopisch bei einer Bande von 630 nm (die Methode ist für „normales" Hämoglobin spezifisch, eignet sich jedoch nicht zur Untersuchung von Methämoglobin der Hb-M-Typen).

Klinisch kommt es zum Auftreten einer Zyanose, wenn der Methämoglobingehalt im Blut 11% des Gesamthämoglobins überschreitet (Methämoglobinämie).

Normalbereich

0,01 – 0,05 g%

Erhöhung bei Intoxikationen mit Kaliumchlorat, Anilin, Nitroglyzerin, Hydrazin, Azetanilid, Sulfonamiden; familiärer Methämoglobinämie; bei Säuglingen nach Spinatmahlzeit und Verwendung von nitrithaltigem Wasser (Brunnenwasser).

Sulfhämoglobin

Irreversible Veränderungen des Hämoglobinmoleküls. Spektroskopisch findet sich eine Bande bei 618 nm, die im Gegensatz zum Methämoglobin bei Zusatz von KCN nicht verschwindet.

Vorkommen im Blut

Toxisch nach Phenazetinabusus, Sulfonamiden, bei chronischer Obstipation.

Nachweis von Erythrozytenenzymopathien (15, 17)

Enzymdefekte im Kohlenhydratstoffwechsel der Erythrozyten führen in der Regel zu einer vermehrten Hämolyse. Unter den zahlreichen nichtsphärozytären hämolytischen Anämien sind bisher folgende Enzymdefekte bekannt: Pyruvatkinasemangel, Triosephosphatisomerase-Mangel, Hexokinasemangel, ATPase-Mangel, 6-Phosphoglukonatdehydrogenase-Mangel, 2,3-Disphosphoglyzeromutase-Mangel, Glukose-6-Phosphatdehydrogenase-Mangel.

Während die ersten fünf Defekte mit obligater, spontaner Hämolyse einhergehen, wird bei den letzten drei Defekten die Hämolyse vorwiegend durch Medikamente oder pflanzliche Nahrungsbestandteile (Primaquine®, Atebrin®, Phenylhydrazin, Chloramphenicol, Pyramidon®, Fava-Bohnen, Johannisbeeren u.a.) ausgelöst. Als Ursache der Medikamentensensibilität wird der Mangel an reduziertem Glutathion angesehen.

Die häufigsten Enzymdefekte sind der Glukose-6-Phosphatdehydrogenase-(G-6-PDH)-Mangel und der Pyruvatkinase-(PK)-Mangel.

Untersuchungsmaterial

Antikoaguliertes Blut (Heparin EDTA). Hinweis: Die Ery-Enzyme bleiben in antikoaguliertem Vollblut bei 4 °C eine Woche stabil.

Untersuchungsmethode – Prinzip

Gewaschene Erythrozyten werden hämolysiert und mit einer auf das jeweilige Enzym abgestimmten Reaktionslösung inkubiert. Im Reaktionsablauf ist das zu bestimmende Enzym geschwindigkeitsbestimmend. Gemessen wird oxidiertes bzw. reduziertes Pyridinnukleotid (340nm). Als Orientierungsmethode für G-6-PDH- und PK-Mangel kann das Verschwinden der Fluoreszenz von reduziertem Pyridinnukleotid herangezogen werden.

Normalbereich

G-6-PDH:	5 - 15 U/g Hb
PK:	13 - 17 U/g Hb

Hinweise: Eine ausgeprägte Retikulozytose kann einen G-6-PDH-Mangel verschleiern, da Retikulozyten erhöhte G-6-PDH-Mengen enthalten. Bluttransfusionen können ebenfalls zu falsch-negativen Ergebnissen führen. Bei hypochromer Anämie ist zu beachten, daß die Enzymwerte auf den Hb-Wert bezogen werden.

Haptoglobin und Hämopexin

Haptoglobin ist ein Transportprotein, welches intravaskuläres, freies Hämoglobin zum retikuloendothelialen System transportiert. Man unterscheidet 3 Haptoglobin-Typen: Hp 1-1, Hp 2-1 und Hp 2-2. Hämopexin ist ein Transportprotein für Hämderivate, wenn die Haptoglobintransportkapazität nicht mehr vorhanden ist.

Untersuchungsmaterial

Serum

Untersuchungsmethoden

Radiale Immunodiffusion, Laser-Nephelometrie, Turbidimetrie

Normalbereich

Haptoglobin

Typenunabhängig		50 - 330 mg/dl
Typenabhängig	Hp 1-1	70 - 230 mg/dl
	Hp 2-1	90 - 360 mg/dl
	Hp 2-2	60 - 290 mg/dl

Indikation und Beurteilung

Stark erniedrigte Haptoglobinwerte sind ein Indikator der intravaskulären Hämolyse. Extravaskuläre Hämolysen weisen nur dann eine Haptoglobinverminderung auf, wenn das retikuloendotheliale System erschöpft ist.

Erniedrigte Haptoglobinwerte ohne Hämolyse finden sich außerdem bei akuten und chronischen Lebererkrankungen sowie schweren Malabsorptionssyndromen.

Erhöhte Haptoglobinwerte sind meist Ausdruck einer Akutphasenreaktion, kommen aber auch bei Verschlußikterus, Morbus Hodgkin, nephrotischem Syndrom, rheumatoider Arthritis, Eisenmangelanämie, Plasmozytom und Amyloidose vor.

Hämopexin verschwindet im Gegensatz zu Haptoglobin auch bei stärkster Hämolyse nie vollständig aus dem Serum und kann daher bei solchen Krankheitszuständen als Parameter des Ausmaßes der Hämolyse herangezogen werden.

Verminderte Hämopexinwerte ohne Hämolyse finden sich bei chronischen Lebererkrankungen, Porphyria cutanea tarda und Malabsorption.

Nachweis von Komplementfaktoren

Komplementfaktoren sind Plasmaproteine, welche in bestimmten Situationen stufenweise aktiviert werden. Die aktivierten Komplementfaktoren mediieren zahlreiche biologische Effekte, wie Zell-Lyse oder Chemotaxis.

Untersuchungsmaterial

Frisches Serum; für den direkten Coombs-Test: EDTA-Vollblut.

Untersuchungsmethoden

Gesamthämolytisches Komplement, Molekulartitration von C1, C4, C2, Bestimmung der C1-Inaktivator-Aktivität, Bestimmung der Proteinkonzentration der Komplementkomponenten (radiale Immunodiffusion, Laser-Nephelometrie, Turbidimetrie), Nachweis von zellfixierten Komplementkomponenten (direkter Coombs-Test, Immunofluoreszenztest).

Normalbereich

Aktivität	
Gesamtkomplement	19,5 – 60 U/ml
C1	1,15 – 4,0 · 10^{13} effektive Moleküle/ml
C2	1,75 – 9,0 · 10^{11} effektive Moleküle/ml
C4	0,7 – 3,6 · 10^{13} effektive Moleküle/ml
Proteinkonzentration	
C3	0,55 – 1,2 g/l
C4	0,2 – 0,5 g/l
C1-Inaktivator	0,17 – 0,44 g/l

Indikation und Beurteilung

Angeborene Mängel findet man beim hereditären angioneurotischen Ödem (C1-Inaktivator-Mangel) oder bei schweren chronischen eitrigen Entzündungen im Kindesalter. Einen Komplementfaktorenverbrauch beobachtet man bei Immunkomplexbildung im Rahmen der akuten, subakuten und chronischen Glomerulonephritis, des Lupus erythematodes, der Polyarthritis rheumatica sowie bei verschiedenen Formen der generalisierten Vaskulitis. Einen Komplementverbrauch aufgrund einer „Properdinaktivierung“ findet man bei Glomerulonephritis und Endotoxinschock. Weiter werden niedrige Komplementspiegel gefunden bei chronischer Hepatitis, Colitis ulcerosa, Morbus Hodgkin, chronisch-lymphatischer Leukämie und lymphoplasmozytischem Lymphom.

Blutviskosität

Die Bestimmung der Vollblutviskosität erfolgt mit Viskosimetern (Viskosimeter nach Hess, Messung bei 37 °C). Die Blutviskosität ist von zahlreichen Faktoren abhängig, so vom Erythrozytengehalt, vom Proteingehalt (vor allem vom Fibrinogen- und Globulingehalt), vom CO_2-Gehalt, von der Erythrozytenform usw.

Normalbereich
(relative Viskosität; Viskosität des Wassers = 1)

Vollblut:	3,6 - 5,4
Plasma:	1,9 - 2,3
Serum:	1,7 - 2,0

Vermehrung	*Verminderung*
Polycythaemia vera	Anämien
myeloische Leukämie	Afibrinogenämie
Kryoglobulinämie	
monoklonale Gammopathie	
Sichelzellenanämie	
Hypercholesterinämie	
Hyperglykämie	
Hyperproteinämie	

Differentialblutbild (17, 18)

Die Indikation zur Durchführung eines Differentialblutbildes ergibt sich bei Vorliegen von entzündlichen Geschehen, Infektionen, Systemerkrankungen, Leukozytose, Leukopenie, Anämie, Polyglobulie, Thrombozytopenie, Thrombozytose. In manchen Ländern wird das Differentialblutbild auch bei der Gesundenuntersuchung durchgeführt.

Methoden

Konventionelle Methode: Anfertigung luftgetrockneter Ausstriche auf gereinigten Objektträgern. Panoptische Färbung nach Pappenheim mit May-Grünwald- und Giemsa-Lösung. Diese wird so durchgeführt, daß die Präparate auf der Färbebank 3 Minuten mit konzentrierter May-Grünwald-Lösung bedeckt werden, wobei der Methylalkohol der Lösung das Präparat fixiert. Nun gibt man die gleiche Menge destilliertes Wasser hinzu und färbt damit 1 Minute. Da die Zellkerne mit dieser Färbung allein oftmals unvollkommen gefärbt werden, ist es zweckmäßig, mit einer Giemsa-Lösung nachzufärben. Diese wird vor Gebrauch mit destilliertem Wasser verdünnt (etwa 10-15 Tropfen auf 10 ml Wasser), wobei verschiedene Konzentrationen bei Stammlösungen Variationen im Verdünnungsmodus bedingen. Die Färbezeit liegt zwischen 20 und 45 Minuten. Zuletzt wird der gefärbte Ausstrich mit destilliertem Wasser abgespült und getrocknet. Es ist darauf zu achten, daß die Giemsa-Färbung nur mit neutraler oder schwach saurer Lösung durchgeführt wird (pH 6-7).

Diverse Schnellfärbemethoden erfreuen sich größerer Beliebtheit. So braucht nach der üblichen May-Grünwald-Färbung mit einer konzentrierten Giemsa-Lösung in der Vedünnung 1:10 nur 6 Minuten lang nachgefärbt zu werden. Die Gefahr eines Mißlingens ist dabei jedoch größer.

Bei der Leishman-Färbung wird das luftgetrocknete Präparat 30 Sekunden mit 20 Tropfen der Farblösung (gesättigte methylalkoholische Lösung des Leishman-Eosin-Methylenblaus) bedeckt, dann die gleiche Menge destilliertes Wasser zugegeben und nach 5 Minuten abgespült.

Die Schnellfärbung nach Boroviczeny ist eine Küvettenfärbung. Dabei wird der luftgetrocknete Blutausstrich in einer leicht alkalischen (pH 8,6) Toluidin-blau-Safranin-Lösung, die durch den Methanolgehalt von 80% gleichzeitig fixiert wird, 15 Sekunden geschwenkt. Nach einer Zwischenwässerung in Aqua dest. von 3 bis 4 Sekunden wird in einer leicht sauren (pH 6,2) wässerigen Eosinlösung 1 bis 2 Sekunden gegengefärbt, mit Aqua dest. gespült und getrocknet. In den USA findet die Färbung nach Wright (Eosin-Methylenblau-Lösung) sehr häufig Anwendung.

Beurteilung

Zur Angabe der prozentualen Verteilung der Leukozyten im Ausstrich werden 100 Zellen mikroskopisch ausgezählt, wobei nur die mittleren Partien des Ausstriches für die Zählung geeignet sind. Es sind jene Stellen zu bevorzugen, an denen die Erythrozyten regelmäßig aneinanderliegen und sich nicht überlappen. In Tabelle 4 (S. 247) sind die Referenzwerte und Veränderungen der Absolutwerte der einzelnen Leukozytensubpopulationen bei diversen Krankheitsbildern aufgelistet. Es sei darauf hingewiesen, daß die Absolutzahl der einzelnen Leukozytensubpopulationen (berechnet aus Gesamtleukozytenzahl und dem Prozentsatz im Differentialblutbild) eine größere Aussagekraft hat als die prozentualen Anteile selbst. Die Auswertung des Differentialblutbildes schließt auch eine Beurteilung der Erythrozyten und der Thrombozyten ein.

Maschinelle Differenzierung (10)

Es stehen prinzipiell zwei Systeme zur automatischen Differentialblutbildanalyse zur Verfügung. Das „Pattern-recognition" -System wertet panoptisch gefärbte Blutausstriche mit computergesteuertem Objekttisch und einer Fernsehkamera aus. Das zytochemische System ordnet die Zellen nach Zellgröße und biochemischen Meßgrößen. Die Reproduzierbarkeit des automatisch gewonnenen Differentialblutbildes ist nicht wesentlich besser als bei der konventionellen mikroskopischen Methode. Pathologische Befunde bzw. fragliche Zellen müssen mikroskopisch kontrolliert werden.

Differentialdiagnose leukämischer Ausschwemmung und reaktiver Veränderungen des Granulozytenanteils

Linksverschiebung

Darunter wird die Vermehrung jugendlicher Neutrophiler im peripheren Blut verstanden. Das Ausmaß der Linksverschiebung ist von differentialdiagnostischer Bedeutung. Bei reaktiven Veränderungen (Infekte, Eiterungen, Azidose) geht sie in der Regel nicht über eine Vermehrung der Stabkernigen und über das Auftreten von Metamyelozyten hinaus. In schweren Fällen können allerdings vereinzelt noch unreifere myeloische Zellen auftreten. Bei reaktiven Zuständen mit hohen Leukozytenzahlen und starker Linksverschiebung (u.U. bis zum Myeloblasten = leukämoide Reaktion) ist die Abgrenzung zu einer echten leukämischen Ausschwemmung oftmals schwer. Stark reaktive Zustände können gefunden werden bei malignen Tumoren, insbesondere mit Knochenmarkbefall, Sepsis, Miliartuberkulose, Typhotuberkulose, abdominaler Tuberkulose, schweren Vergiftungen (Kohlenmonoxyd), im Coma diabeticum und uraemicum, in der Krise bei hämolytischen Zuständen, bei der echten Polyzythämie, bei Myelosklerose mit Myelometaplasie, in der Retikulozytenkrise der Perniziosa, bei Panmyelopathie sowie bei pathologischen Prozessen des Zwischenhirns. Im Gegensatz zur Leukämie sind bei diesen Reaktionen die Erscheinungen reversibel, und es fehlt immer der für die unreifzellige Leukämie charakteristische Hiatus (Fehlen von Zwischenstufen zwischen Myeloblasten und reifen Granulozyten). Mit einer Linksverschiebung darf die Pelger-Huet-Kernanomalie nicht verwechselt werden. Es handelt sich dabei um eine erbliche Anomalie mit stabförmigen oder bisegmentierten Zellkernen und auffallend grobscholligem Kernchromatin.

Rechtsverschiebung

Darunter versteht man eine Vermehrung der älteren (stärker segmentierten) Granulozyten. Sie wird gefunden bei perniziöser Anämie und anderen megaloblastischen Anämien, bei chronischer Sideropenie sowie manchmal nach Strahlenexposition.

Granulationsanomalien

Toxische Granulation (auffallend grobe Granulation). Vorkommen bei schweren Infektionen, Intoxikationen, verschiedenen Tumoren, Remissionsphase nach Agranulozytose und Stoffwechselentgleisungen, Toxaemia gravidarum.

Alder-Anomalie. Es ist dies eine grobe azurophile Granulation in den neutrophilen, eosinophilen und basophilen Leukozyten sowie u.U. auch in den Monozyten und Lymphozyten. Die angeborene Veränderung ist häufig mit Gargoylismus kombiniert.

Chediak-Anomalie. Peroxydasepositive Riesengranula, oft abnorm geformt in Kombination mit Döhle-Körperchen und Veränderungen der Kernstruktur in allen Leukozyten. Das Chediak-Higashi-Syndrom ist eine autosomal-rezessive Erkrankung (Störung des Mikrotubulisystems?) mit Defekt der „Natural-Killer"-Zellen.

Hegglin-Anomalie. Dominant vererbbar, Einlagerungen von basophilen Bezirken im neutrophilen Plasmasaum zwischen den Segmenten oder in den Randpartien. Auch in den Eosinophilen, 1-2 μ groß. Kombiniert mit Veränderungen der Thrombozytenmorphologie.

Döhle-Körper. Runde bis ovale Körper, 1-2 μ groß, von blauer Farbe in den Neutrophilen. Vorkommen: bei Verbrennungen, Infektionen (Scharlach).

Auer-Stäbchen. Kondensierte Granula myeloisch differenzierter, neoplastischer Zellen: AML, refraktäre Anämie mit Blastenüberschuß, selten Blastenkrise der CML.

Pelger-Huet-Kernanomalie. Genetisch bedingte Kernanomalie der Granulozyten – keine Segmentierung.

Leukozytenanreicherung

Sie wird durchgeführt, um das Auffinden von in der Peripherie spärlich vorkommenden pathologischen Zellelementen zu erleichtern. Man zentrifugiert hierzu Zitratblut (im Verhältnis 1:10) oder EDTA-Blut 10 Minuten bei 1500 U/min und entnimmt am besten mit einer Kapillare einen Tropfen aus der über der Erythrozytenschicht befindlichen Leukozytenschicht. Es wird davon ein Ausstrich angefertigt und in üblicher Weise gefärbt. Diese Methode eignet sich nicht zur Differenzierung, da die Leukozyten eine unterschiedliche Sedimentationsgeschwindigkeit aufweisen und das Verhältnis der einzelnen Fraktionsanteile zueinander nicht ihrer wahren Verteilung im Blut entspricht.

Reaktive Veränderungen des Lymphozytenanteils

Lymphatische Reizformen finden sich bei verschiedenen Zuständen, bei denen die Lymphozyten als Träger der humoralen oder zellulären Immunität aktiviert werden. Charakteristisch für diese Zellen sind ein exzentrisch gelegener, oftmals bohnenförmiger Kern mit scholligem Kernchromatin sowie deutlich ausgeprägtem, basophilem Zytoplasma. In besonderem Maße finden sich solche Zellen bei bestimmten Virusinfektionen, z.B. bei der Mononukleose (=Pfeiffer-Drüsenfieber) und bei der CMV-Infektion.

Morphologische Veränderungen der Erythrozyten

Anisozytose – unterschiedliche Zellgröße; bei jeder stärkeren Anämie zu finden.

Poikilozytose – unterschiedliche Zellgestalt (birnen-, keulen- oder halbmondartige Formveränderungen); Ausdruck einer schweren Anämie oder Schädigung der Erythropoese.

Polychromasie – größere Anzahl von Erythrozyten mit basischen Farbstoffen; Zeichen einer vermehrten Regeneration der Erythropoese.

Anisochromie – unterschiedliche Anfärbung; bei allen Anämieformen zu finden.

Mikrozyten – Eisenmangelanämie, Thalassämie, sideroblastische Anämie.

Makro- bzw. Megalozyten – Lebererkrankung, perniziöse Anämie, Folsäuremangel, hämolytische Anämie, multiples Myelom, Präleukämien.

Anulozyten – Ringzellen; Eisenmangelanämie.

Targetzellen – Schießscheibenzellen; Thalassämie, Leberzirrhose.

Elliptozyten – hereditäre Elliptozytose.

Sphärozyten – Kugelzellen; hereditäre Sphärozytose, erworbene hämolytische Anämien.

Dakryozyten – Tränenzellen; Osteomyelofibrose.

Sichelzellen – Sichelzellenanämie.

Akanthozyten – „Burr-cells"; Niereninsuffizienz.

Schizozyten – Fragmentozyten; disseminierte intravasale Gerinnung.

Thrombozytenzählung

Mechanisierte Thrombozytenzählung

In Vollautomaten wird die Zählung der Thrombozyten aus Vollblut durchgeführt. Beim Einsatz optischer Methoden der Thrombozytenzählung ist die Abgrenzung der Thrombozytenimpulse von Verunreinigungen oft problematisch, so daß bei niedrigen Thrombozytenwerten eine Kontrolle in der Kammerzählung erfolgen muß. Ähnliches gilt bei der Verwendung der Impedanzänderungsmethode der Thrombozytenzählung.

Thrombozytenzählung in der Zählkammer nach Brecher (3)

Durchführung

Blut aus der Fingerbeere (erster Tropfen) bzw. EDTA-Blut (käuflich erhältliche Plastikröhrchen, deren Innenfläche durch Besprühen mit EDTA-Lösung mit einem fein angetrockneten EDTA-Film überzogen ist) wird in einer Mischpipette für weiße Blutkörperchen bis zur Marke 0,5 aufgesogen, dann wird Zählflüssigkeit (1%iges Ammonoxalat nach Brecher und Cronkite oder Procainhydrochlorid 2,43, NaCl 0,2, Aqua dest. ad 100) bis Marke 11 nachgesogen. Nach gutem Mischen wird eine der üblichen Zählkammern gefüllt. Diese läßt man etwa 20 bis 30 Minuten in einer feuchten Kammer stehen, damit die Thrombozyten sedimentieren, und zählt 5 Quadrate à $^1/_{25}$ mm^2 im Phasenkontrastmikroskop aus und multipliziert die erhaltene Zahl mit 1 000.

Mittelwert und Normalbereich
237 G/l (150 - 400 G/l).

Antikörper gegen Thrombozyten

Die Immunogenität von Plättchenmembranstrukturen ist seit langem bekannt. Als Antigene wirken dabei Glykoproteine (AB0-System, HLA-class I, GP IIb/IIIa, GP Ib, GP IX, GP V). Es wurde auch ein plättchenspezifisches Antigensystem gefunden, dessen Allele stets kodominant vererbt werden ($Pl^{A1/A2}$, $Bak^{a/b}$/$Lek^{a/b}$, $Pen^{a/b}$/$Yuk^{a/b}$, Ko: auf GP IIb/IIIa; Br: GP IIa, Pl^{El}: GP Ib). Einen wichtigen Beitrag zur Erforschung dieser Antikörper leisteten Studien über das Bernard-Soulier-Syndrom (Defekt GP Ib) und die Thrombasthenia Glanzmann (Defekt GP IIb/IIIa).

Methoden
Allgemein wird neben der ausschließlichen Verwendung leukozytenfreier Präparationen (HLA-Sensibilisierung) ein Cross-Match-Test gefordert (Spenderzelle – Empfängerserum).

Empfehlenswert sind als Screening-Tests der Solid-Phase-Assay von Rachel oder Immunofluoreszenztests [z.B. PAIFT von Schneider und Schnaidt (13)]. Als Testmaterial ist Patientenserum, bei NAITP auch Serum der Mutter, zur Zelltypisierung Zitratblut (wegen Thrombozytopenie oft erst in Remission möglich) erforderlich.

Der Vorteil dieser Methoden liegt in der einfachen, relativ schnellen Ausführbarkeit und, bei Verwendung entsprechend charakteristischer Kontrollzellen und -sera, in der Erfassung sowohl HLA- als auch plättchenspezifischer Antikörper.

Die Spezifität dieser Tests wird mit über 90% angegeben. In der Praxis wird ihre Anwendung ausreichende Ergebnisse bringen. Für die genauere Bestimmung der Antigene wurde ein Assay auf der Basis monoklonaler Antikörper gegen Plättchenglykoproteine entwickelt (MAIPA).

Beurteilung
Die Inzidenz einer Entstehung von Alloantikörpern bei Polytransfusionen liegt für HLA-class I bei 50%-70%, für plättchenspezifische Antikörper (hauptsächlich Pl^A, Bak/ Lek) und im AB0-System bei etwa 20%-25%. Neben diesen

Transfusionsinkompatibilitäten sind Antikörper gegen Thrombozyten ursächlich wirksam bei der neonatalen alloimmunthrombozytopenischen Purpura (NAITP: ca. 0,17% aller Geburten, ähnlich einer Rhesusinkompatibilität: Pl^A-neg. Mutter mit Pl^A-pos. Kind) und bei Immunthrombozytopenie (ITP: akut meist bei Kindern mit viraler Genese, chronisch meist bei Erwachsenen). Antikörper gegen Thrombozyten können auch durch eine Vielzahl von Stoffen induziert werden (medikamentös-allergische ITP) und sind mit bestimmten Erkrankungen häufiger assoziiert (HIV-Infektionen, Lupus erythematodes, Thyreoiditis Hashimoto, Morbus Basedow, verschiedene lymphoproliferative Erkrankungen).

Trotz der hohen Inzidenz einer Sensibilisierung gegen Plättchenantigene muß darauf hingewiesen werden, daß ein Transfusionserfolg in wesentlichem Maße von der Ausgangssituation des Patienten mitbestimmt wird (Fieber, Infektion, tastbare Milz, Knochenmarktransplantation, DIC).

Untersuchungen des Knochenmarks

Untersuchungen des Knochenmarks können mittels Knochenmarkpunktion oder Knochenmarkbiopsie durchgeführt werden.

Indikationen zur Knochenmarkpunktion

Die Indikation zur Knochenmarkpunktion ergibt sich bei folgenden Krankheiten: Präleukämie, akute Leukämien, multiples Myelom, Non-Hodgkin-Lymphome, chronisch-myeloische Leukämie (in erster Linie zur Chromosomenanalyse), bei unklaren megaloblastären Anämien (Differentialdiagnose zu myelodysplastischen Syndromen), Morbus Werlhof.

Indikationen zur Knochenmarkbiopsie

Die Indikation zur Knochenmarkbiopsie ist gegeben bei Panzytopenie, Verdacht auf aplastische Anämie, Verdacht auf fibrotische Zustände (z.B. im Rahmen von myeloproliferativen Syndromen), Non-Hodgkin-Lymphomen (Diagnostik und Staging), Verdacht auf infiltrative Prozesse im Rahmen von sekundär neoplastischen Geschehen (z.B. Prostata-Ca), Punctio sicca.

Methoden

Der Ort der Knochenmarkpunktion hängt vom Alter des Patienten und von der Geschicklichkeit sowie von der Erfahrung des Untersuchers ab. Meist werden Knochenmarkaspirationen von Kindern und Erwachsenen aus dem Beckenkamm (Spina iliaca posterior superior) bei gleichzeitiger Knochenmarkbiopsie mit einer Jamshidinadel durchgeführt. Bei Erwachsenen wird auch das Sternum und der vordere Beckenkamm verwendet. Bei Kindern im ersten Lebensjahr wird von vielen Untersuchern die Tibia bevorzugt. Die Knochenmarkaspiration soll unter kurzem, kräftigem Anziehen erfolgen, wobei nicht mehr als 1 ml erforderlich ist. Danach wird das aspirierte Knochenmark möglichst rasch auf einen Objektträger oder in ein kleines Schälchen gespritzt, das mitaspirierte Blut läßt man durch Schrägstellung des Objektträgers oder durch Kippen des Schälchens abrinnen. Die verbliebenen Knochenmarkanteile werden sodann wie bei der Durchführung des Differentialblutbildes auf Objektträger ausgestrichen. Die Prozedur sollte möglichst rasch durchgeführt werden, da das Knochenmark besonders rasch gerinnen kann. Sind neben der zytologischen Untersuchung auch andere Analysen (Chromosomen, immunologische Phänotypisierung mit monoklonalen Antikörpern, Stammzellenuntersuchungen etc.) vorgesehen, empfiehlt es sich, daß eine Assistenz sofort nach Absetzen der ersten Spritze eine zweite Aspiration durchführt, wobei Knochenmark mittels einer vorbereiteten Spritze (konservierungsfreies Antikoagulans) steril gewonnen wird.

Die mittels der Jamshidinadel gewonnene Knochenstanze wird zunächst für 7 Stunden in eine Schaffer-Lösung gelegt und kommt vor der weiteren Verarbeitung in eine 70%ige Alkohollösung.

Die absoluten Zahlen der kernhaltigen Zellen im Knochenmark, die mit der Leukozytenpipette ermittelt werden, liegen zwischen 45 000 und 150 000/mm^3. Wegen der unterschiedlichen Blutbeimengung ist diese Beurteilung aber sehr problematisch und wird daher meist nicht durchgeführt. Das durch Feststellung der relativen Zahlen der einzelnen Markelemente erhaltene Ergebnis wird als Myelogramm bezeichnet. Um einigermaßen verwertbare Ergebnisse zu bekommen, müssen 500 bis 1000 Zellen ausgezählt werden. Die publizierten Referenzbereiche haben eine große Streuung. Es wird deshalb von nicht wenigen Untersuchern auf eine prozentuale Auszählung verzichtet und dafür eine globale Übersicht über die einzelnen Zelllinien und deren Differenzierung angegeben. In Tabelle 6 sind die Mittelwerte und die Normalbereiche der einzelnen Markelemente, wie sie von drei Autoren (8, 16, 18) ermittelt wurden, aufgelistet.

Bei der zytologischen Bewertung eines Knochenmarkausstriches wird zunächst die Frage beantwortet, ob überhaupt Knochenmarkbröckchen gewonnen wurden, sodann wird der Zellgehalt bestimmt. Dann wird geprüft, ob das Erscheinungsbild „bunt“ oder uniform (Leukämie) ist. Anschließend beurteilt man das Verhältnis der einzelnen Zellsysteme zueinander sowie die Verteilung der Differenzierungsgrade innerhalb der jeweiligen Zellsysteme. Dabei wird auch auf die Erkennung von Zeichen der Reifungs-

Myelogramm nach Angaben von Glaser (8), **Vaughan**(16) **und Wintrobe** (18)			
Zelltyp	nach Glaser Alter 1–20	nach Vaughan Erwachsene	nach Wintrobe Erwachsene
Myeloblast	1,2 (0-3)	1,3 (0-3)	2 (0,3-5)
Promyelozyt	1,8 (0-4)	-	5 (1-8)
Myelozyt:	16,5 (8-25)	8,9 (3-15)	-
Neutrophil			12 (5-19)
Eosinophil			1,5 (0,5-3)
Basophil			0,3 (0-0,5)
Metamyelozyt	23 (14-34)	8,8 (4-15)	22 (13-22)
Stabkernige	-	23,9 (12-34)	
Segmentierte:			
Neutrophil	12,9 (4,5-29)	18,5 (0-32)	20 (7-30)
Eosinophil	-	1,9 (0-6)	2 (0,5-4)
Basophil	-	0,2 (0-1)	0,2 (0-0,7)
Lymphozyt	16 (5-36)	16,2 (8-26)	10 (3-17)
Monozyt	-	2,4 (0-6)	-
Plasmazelle	-	0,3 (0-1,5)	0,4 (0-2)
Retikulumzelle	-	0,3 (0-1)	0,2 (0,1-0,2)
Proerythroblast	0,5 (0-1,5)		4 (1-8)
Erythroblast:		9,5 (2-18)	18 (7-32)
Basophil	1,7 (0-5)		
Polychromatisch	18 (5-34)		
Orthochromatisch	2,7 (0-8)		
Megakaryozyt	-	1	-
Geplatzte Zellen	-	7,9 (2-16)	-
M/E Ratio	2,9:1 (1:1-5:1)	3,5:1-30:1	3:1-4:1

Tab. 6

störung (Dyserythro-, Dysgranulo-, Dysmegakaryopoese) geachtet. Zuletzt wird das Präparat nach „Fremdzellen“ (insbesondere bei entsprechender Anamnese) durchmustert, jedoch wird beispielsweise eine Karzinominfiltration des Knochenmarks leichter in der Knochenbiopsie erkennbar sein. Zur Pathologie der einzelnen Veränderungen sei auf die einschlägige Literatur verwiesen (17, 18).

Zytochemische und immunologische Leukämiediagnostik

Die zytologische Beurteilung von Blut und Knochenmarkausstrichen ist die Basis für eine rationelle Diagnostik neoplastischer Prozesse der Hämatopoese. In den letzten Jahren wurden verschiedene Methoden etabliert, um die einzelnen Leukämieformen besser voneinander abgrenzen zu können. Neben den zytochemischen Analysen hat vor allem die immunologische Phänotypisierung auf diesem Gebiet entscheidende Fortschritte gebracht. Zusätzlich können Chromosomen- und Stammzellenuntersuchungen weitere wertvolle Hinweise für die Art der Erkrankung und die Prognose liefern. Es ist darüber hinaus bereits jetzt abzusehen, daß die Onkogenanalysen in den nächsten Jahren eine wesentliche Zusatzuntersuchung darstellen werden.

Zytochemische Zelldifferenzierung (12)

Prinzip

Die zytochemische Zellcharakterisierung basiert auf der Tatsache, daß sich bestimmte intrazelluläre Enzyme mittels eines spezifischen Substrats nachweisen lassen, wobei die Reaktion durch Zufügung eines Farbstoffes sichtbar gemacht werden kann. Für die meisten Enzymnachweise sind entsprechende Kits im Handel erhältlich.

Tabelle 7 gibt die zytochemischen Eigenschaften normaler und neoplastischer Zellen der Hämatopoese an.

Alkalische Neutrophilenphosphatase (ANP)

Die ANP ist eine Phosphormonoesterase, deren Aktivität auf Neutrophile ab dem Stadium des Myelozyten beschränkt ist.

Beurteilung

Im Zytoplasma der Neutrophilen finden sich braunschwarze, diffuse granuläre Niederschläge. Es werden 100 segmentkernige und stabkernige Zellen gezählt und ihre Reaktion mit 0-5 Punkten bewertet. Die Gesamtzahl der in 100 Zellen erhaltenen Punkte ergibt den Phosphataseindex.

Normalbereich

ANP-Index 10 - 100

Die Bestimmung des ANP-Index wird in erster Linie zur Abgrenzung der chronisch-myeloischen Leukämie gegenüber anderen myeloproliferativen Erkrankungen und gegenüber leukämoiden und granulozytären Reaktionen eingesetzt.

Zytochemisches Reaktionsmuster normaler und leukämischer Leukozyten

	MPO	α-N-AE	N-AS-D-E	N-AS-D-E + Na F	N-AS-D-Cl-E	PAS	SP
Normale Leukozyten							
Neutrophile	+/++	−/+	+/++	+/++	+/++	+/+	+/++ (dif
Monozyten	−/+	+++/++++	+++/++++	−/+	−/+	−/+	+ (dif
Lymphozyten	−	−/+	−/+	−/+	−	−/+	−/++ (fok
Leukämien*							
AML M1/M2	−/++	−/+	−/+	−/+	−/+++	−	−/+ (di
AML M3	+++	+/+++	+/+++	+/+++	+++	−	+ (di
AML M4/M5	−/+	++/++++	+/++++	−/+	−/+	−/+	−/+ (di
AEL M6	−	++	−/+	−/+	−	+/++	+
AMgkL M7	−	++	−/+	−/+	−	−/+	+
ALL	−	−/+	−/+	−/+	−	−/+++	−/+ (fo

MPO = Myeloperoxidase
α-N-AE = α-Naphtolacetatesterase
N-AS-D-E = Naphtol-AS-D-Acetatesterase
Na F = Natriumfluorid
N-AS-D-Cl-E = Naphtol-AS-D-Chloracetatesterase
PAS = Perjodacid-Schiff-Reaktion
SP = saure Phosphatase (läßt sich mit Natriumtartrat hemmen, Ausnahme: Haarzelleukämie)

*) Die zytologische Klassifikation akuter myeloischer Leukämien erfolgt weltweit nach der FAB-Klas fikation (French-American-British Cooperative Group).

M1 = myeloische Leukämie mit spärlich granulozytärer Differenzierung
M2 = myeloische Leukämie mit Ausreifungstendenz
M3 = Promyelozytenleukämie
M4 = myeloische Leukämie mit teils granulozytärer teils monozytärer Differenzierung
M5 = monozytär differenzierte Leukämie
M6 = Erythroleukämie
M7 = Megakaryoblastenleukämie

Tab. 7

Vermehrung möglich bei	Verminderung möglich bei
Myelofibrose Polycythaemia vera essentielle Thrombozytämie Blastenkrise einer chronisch-myeloischen Leukämie Morbus Hodgkin (aktive Form) Polyglobulie leukämoide Reaktion Gravidität ab 3. Monat perniziöse Anämie (nach Vitamin-B12-Behandlung)	chron. myeloische Leukämie (stabile Phase) paroxysmale nächtliche Hämoglobinurie (PNH) sideroblastäre Anämie frühkindliche A-Phosphatasie

Hinweis

Die Ausstriche sollen innerhalb von 3 Tagen ausgewertet werden, da danach ein Aktivitätsverlust der ANP erfolgt.

Eisenfärbung

Mittels der Berliner-Blau-Reaktion kann das in den Zellelementen vorhandene ionisierte oder leicht ionisierbare Eisen färberisch dargestellt werden. Für den Hämatologen hat die Darstellung der Siderozyten und Sideroblasten einige Bedeutung. Erstere sind Erythrozyten, letztere Erythroblasten mit nicht an Hämoglobin gebundenen Eiseneinlagerungen.

Durchführung

Färbung der Ausstriche in üblicher Weise nach Pappenheim. Anschließend läßt man folgende Lösung, die immer frisch zubereitet werden muß, 4 Minuten einwirken und spült mit Aqua dest. ab: 1 g Ferrozyankalium, 1 ml reinste 37%ige Salzsäure, 100 ml Aqua dest. (eisenfrei).

Beurteilung

Die Siderozyten werden in Promille angegeben, wozu mindestens 1000 Zellen ausgezählt werden müssen. Die Angabe der Sideroblasten erfolgt in Prozent.

Normalbereich

Siderozyten: Im peripheren Blut 0-3‰ (im Knochenmarkblut höher).

Sideroblasten: Ihre Anzahl im Mark ist weitgehend vom Eisenspiegel abhängig und beträgt bei normalem Eisenspiegel 20-40%.

Vermehrung

Bei hämolytischer Anämie, Perniziosa, sideroachrestischer Anämie (von entscheidender Bedeutung ist hier sowohl die zahlenmäßige Vermehrung wie auch das Auftreten großer Granula, die oft kranzförmig um den Kern geordnet sind) und bei anderen Eisenverwertungsstörungen, nach Splenektomie, nach Bleiintoxikation, bei menschlichen Feten und bei Neugeborenen in den ersten Lebenstagen.

Verminderung

Bei Eisenmangelzuständen.

Immunologische Phänotypisierung

Die immunologische Zellcharakterisierung basiert auf Existenz gewebsspezifischer Strukturen. Mit Hilfe geeigneter Antikörper kann praktisch jede Komponente nachgewiesen und damit zur Diagnostik eingesetzt werden. Mit der Etablierung der Hybridomtechnologie zur Herstellung monoklonaler Antikörper durch Köhler und Milstein im Jahre 1975 hat die immunologische Zellcharakterisierung entscheidend an Bedeutung gewonnen. Das Endprodukt der neuen Technologie, ein einheitlicher Hybridzellklon, kann permanent in Kultur gehalten werden und liefert beträchtliche Mengen eines monospezifischen Antikörpers einheitlicher Affinität. Für die Typisierung hämatopoetischer Zellen eignen sich vorwiegend Antikörper, die gegen linienspezifische Strukturen gerichtet sind, wobei diese innerhalb der jeweiligen Zellsysteme nur in bestimmten Reifungsstadien anzutreffen sind. Als Nachweismethoden der Reaktivität monoklonaler Antikörper mit den jeweiligen Zellen eignen sich besonders die Immunfluoreszenztechnik sowie die immunhistochemische Analyse. Die Immunfluoreszenztechnik ist die Routinemethode für Suspensionszellen, während die immunenzymatischen Techniken vorwiegend an Schnitt- oder Ausstrichpräparationen zur Anwendung gelangen. Für die Beurteilung bzw. Auszählung der fluoreszenzgefärbten Präparate ist ein Fluoreszenzmikroskop oder ein Durchflußzytometer erforderlich, für die Beurteilung der immunenzymatischen Färbung genügt ein einfaches Lichtmikroskop. Bei der Auszählung besteht grundsätzlich die Möglichkeit, entweder den Prozentsatz an reagierenden Zellen innerhalb einer gesamten Zellpopulation anzugeben oder den Prozentsatz auf eine „bestimmte" Zellpopulation zu beziehen, wobei diese Zellpopulation aufgrund verschiedener Kriterien, wie Morphologie oder Größe, selektioniert wird.

Nachdem nun weltweit verschiedene Institute monoklonale Antikörper etabliert haben, wurde eine internationale Standardisierung erforderlich. In verschiedenen Workshops wurden bislang 78 Gruppen von Antikörpern anerkannt, wobei in den Gruppen jeweils Antikörper zusammengefaßt wurden, die mit derselben Struktur reagieren. In Tabelle 8 sind eine Reihe von Gruppen (CD = Cluster of Differentiation) zusammengefaßt, die für die Charakterisierung normaler sowie leukämischer Zellen weite Verbreitung gefunden haben.

Immunologische Phänotypisierung		
Cluster-Bez.	Reaktivität mit normalen Zellen	Mögliche Reaktivität mit neoplastischen Zellen
	I Myeloische assoziierte Gruppen	
CD 11b	Gran., Monoz., „O"-Lymphoz.	AML, CML, Lymphome u.U.
CD 13	Gran., Monoz.	AML, CML
CD 14	Monoz.	AMoL, CMML
CD 15	Gran., Monoblasten	AML, CML
CD 33	Gran., Monoz.	AML, CML
	II B-Zell assoziierte Gruppen	
CD 10	B-Vorläuferzellen, Teil der Thymozyten	ALL, NHL
CD 19	Pan B-Lymphoz.	ALL, NHL
CD 20	Pan B-Lymphoz.	ALL, NHL
CD 21	B-Subset	NHL
CD 22	periphere B-Lymphoz.	NHL
CD 24	Pan B-Lymphoz., Gran.	ALL, NHL, CML
anti-Kappa	B-Lymphoz.	B-ALL, NHL
anti-Lambda	B-Lymphoz.	B-ALL, NHL
anti-TdT (= terminale Transferase)	lymph. Vorläuferzellen	ALL, selten AML
anti-HLA-DR	B-Lymphoz., aktivierte T-Lymphoz. myel. Vorstufen, Monoz.	ALL, AML, NHL
	III T-Zell assoziierte Gruppen	
CD 1	kortikale Thymozyten	ALL, NHL
CD 2	E- + T-Lymphoz.	ALL, NHL
CD 3	periphere T-Lymphoz.	ALL (zytopl.), NHL
CD 4	T-Helfer/Inducer	ALL, NHL
CD 5	Pan T-Lymphoz.	ALL, NHL, (B-CLL)
CD 7	Pan T-Lymphoz.	ALL, NHL, AML u.U.
CD 8	T-Suppressor/Cytotox.	ALL, NHL
CD 25	aktivierte T- und B-Lymphoz. (IL-2-Rezeptor)	selten NHL

Tab. 8

Indikationen zur immunologischen Zellcharakterisierung
Diagnostik und Klassifikation akuter Leukämien, Sekundärleukämien, Blastenkrise chronisch-myeloischer Leukämien, Lymphomtypisierung (7).

Neben der Leukämie- und Lymphomtypisierung ist die immunologische Zelltypisierung sehr gut geeignet zur Erkennung reaktiver Veränderungen lymphatischer Zellen. Beispielsweise können virale Infekte (z.B. Mononukleose) klar von leukämischen Prozessen differenziert werden. Die Leukozytentypisierung dient auch als Verlaufskontrolle bei Autoimmunerkrankungen.

Hämatopoetische Stammzellen (4)

Prinzip

Es gibt verschiedene Kulturtechniken, die jedoch alle auf demselben Prinzip beruhen:

Eine Suspension aus Knochenmark oder Blut wird von reifen Zellen durch eine Ficollseparation befreit und anschließend in halbfestem Medium (Agar, Methylzellulose) mit den für das Wachstum notwendigen Faktoren (PHA-leukozytenkonditioniertes Medium [PHA-LCM], koloniestimulierende Faktoren [CSF], Erythropoetin [EPO]) inkubiert (10-14 Tage lang bei 5% CO_2, 37 °C und 100% Luftfeuchtigkeit). Die sich bildenden Kolonien werden im Umkehrmikroskop identifiziert und gezählt. Je nach Qualität der Zellkolonie unterscheiden wir Kolonien aus granulozytär-monozytären Zellen (colony forming unit – granulocyte/monocyte, CFU-GM), erythropoetische Kolonien (burst forming unit – erythroid cells, BFU-E), megakaryozytäre Kolonien (CFU-Meg) und schließlich gemischte Kolonien, die der sehr frühen pluripotenten Stammzelle entspringen (CFU-mix). Aufgrund unterschiedlicher Kulturbedingungen und/oder der Verwendung natürlicher (= nicht rekombinanter) Wachstumsfaktoren ist bisher eine Standardisierung dieses „colony assay“ über die Grenzen der einzelnen Laboratorien hin nicht gelungen, so daß jedes Labor anhand eines Normalkollektivs den eigenen Normalbereich definieren mußte. Der Einsatz rekombinanter Substanzen wird jedoch dazu führen, daß in Zukunft auch Stammzellbefunde, die von verschiedenen Laboratorien erhoben wurden, besser miteinander vergleichbar werden.

Beurteilung

Reife Blutzellen haben eine begrenzte Lebensdauer und sind nicht imstande, sich selbst zu erneuern. Der Ersatz solcher Zellen hängt von weniger differenzierten Zellen ab, die imstande sind zu proliferieren und die wir als hämatopoetische Stammzellen oder Vorläuferzellen bezeichnen. Während man die reifen Zellen der Hämatopoese morphologisch, histochemisch und immunologisch eindeutig definieren kann, entziehen sich die hämatopoetischen Stammzellen bis heute der direkten Erkennbarkeit. Ein Nachweis kann daher nur indirekt durch die In-vitro-Kultivierung erfolgen. Die In-vitro-Kultivierung hämatopoetischer Vorläuferzellen ermöglicht nicht nur das Studium von Physiologie und Pathophysiologie der frühen Hämatopoese, sondern bietet auch eine wesentliche diagnostische Hilfestellung bei einer Reihe hämatologischer Erkrankungen, indem wir wichtige Informationen über Quantität und Qualität der einzelnen Stammzellkompartimente erhalten. Hämatologische Krankheiten, die an den reiferen und reifen Zellen angreifen (z.B. autoimmunhämolytische Anämie oder immunpathologisch bedingte Neutropenie bis zur Agranulozytose), beeinträchtigen das In-vitro-Wachstum hämatopoetischer Vorläuferzellen nicht. Ebenso ist auch das Stammzellwachstum bei Blutbildungsstörungen durch Vitamin-B12-, Folsäure- und Eisenmangel normal, da das Nährmedium mit diesen Substanzen gesättigt ist.

Andere Erkrankungen, wie z.B. die *aplastische Anämie*, greifen in der frühen Phase der Hämatopoese an. Demzufolge ist das In-vitro-Wachstum pluripotenter (CFU-mix) und determinierter Stammzellen (CFU-GM, BFU-E, CFU-Meg) bei dieser Erkrankung hochgradig *vermindert* bis fehlend. Auch die *akute myeloische Leukämie* und präleukämische Erkrankungen greifen im unreifen Stadium der Hämatopoese an. Es kommt auch hier zu einer unterschiedlich ausgeprägten Verminderung des Wachstums normaler Kolonien, jedoch beobachtet man das *Auftreten abnormer Kolonien (Cluster)*, welche aus leukämischen Stammzellen hervorgehen.

Hilfreich ist die In-vitro-Kultivierung hämatopoetischer Stammzellen noch bei der *Abgrenzung myeloproliferativer Syndrome von reaktiven Leukozytosen*, Erythrozytosen und Thrombozytosen. Während bei reaktiver Zellvermehrung das Stammzellwachstum im wesentlichen unbeeinflußt bleibt, zeichnen sich die *myeloproliferativen Erkrankungen* durch eine Expansion der einzelnen Stammzellkompartimente aus, wobei es bei der CML zu einer Vermehrung von CFU-GM, bei der Polyzythämie zu einer *Vermehrung* von BFU-E und bei der essentiellen Thrombozytämie zu einer Vermehrung von CFU-Meg kommt. Fakultativ können bei diesen Erkrankungen auch die pluripotenten Stammzellen und auch die Stammzellen jener Zellinien erhöht sein, die an den entsprechenden Krankheitsbildern nicht direkt beteiligt sind. Charakteristisch und somit diagnostisch hilfreich ist noch ein „autonomes" BFU-E-Wachstum ohne Zusatz vom exogenen EPO bei der Polycythaemia vera und ein „autonomes" CFU-Meg-Wachstum ohne Zugabe von Meg-CSF bei der essentiellen Thrombozytämie. Die Osteomyelofibrose zeichnet sich durch eine massive Vermehrung sämtlicher Stammzellklassen im peripheren Blut aus, da es zu einer Expansion und Verdrängung der Vorläuferzellen vom Knochenmark in die Peripherie kommt.

Hämatopoetische Zytokine (4, 5, 14)

Zytokine sind Proteine, die das Zellwachstum und die Zellfunktionen regulieren. Zu den wichtigsten hämatopoetischen Zytokinen gehören die Interleukine (IL), Interferone (IFN), koloniestimulierende Faktoren (CSF) und Erythropoetin (EPO).

Untersuchungsmaterial
Serum

Untersuchungsmethoden
RIA, ELISA, evtl. Bioassay

Interleukin 1

Wichtiger Mediator der „Akuten-Phase-Reaktion". Erhöhte Produktion bei Infektionen und entzündlichen Prozessen.

Interleukin 2

IL-2 ist ein T-Zell-Produkt, zugleich aber auch ein potenter T-Zell-Aktivator. Erhöhte IL-2-Produktion beobachtet man bei Infektionen.

Interleukin-2-Rezeptor

IL-2-Rezeptoren werden unter bestimmten Bedingungen vermehrt von der Zelloberfläche aktivierter T-Zellen in das Serum freigesetzt.

Normalbereich
300 U/ml

Erhöhte Werte zirkulierender IL-2-Rezeptoren findet man bei Haarzelleukämie, Lymphomen, T-Zell-Leukämie des Erwachsenen und bei chronisch-lymphatischer Leukämie.

Gamma-Interferon

IFN-gamma ist ein Lymphokin mit antiviraler und stammzellinhibierender Wirkung. Erhöhte IFN-gamma-Spiegel finden sich bei Infektionen und chronischen Entzündungen.

Neopterin

Neopterin, ein Makrophagenprodukt, ist ein indirekter Indikator der IFN-Produktion. Der normale Neopterinspiegel im Serum beträgt 0,2-2,5 U/ml. Erhöhte Werte kann man bei Infektionen, Autoimmunerkrankungen, Graft versus host disease sowie aplastischer Anämie finden.

Erythropoetin

EPO ist ein spezifischer Wachstumsfaktor für erythrozytäre Vorstufen. Normalserumspiegel: 20 mU/ml

Serum-EPO erhöht bei	*Serum-EPO vermindert bei*
Anämie	schwere Nierenerkrankungen
CO-Vergiftung	Polycythaemia vera
kardiopulmonale Erkrankungen	erhöhter Stoffwechselumsatz
Hypernephrom	
Zystenniere	
Hypophysektomie	
Hunger	

Hinweis

Für einige Zytokine gilt, daß sie im Serum gesunder Spender nicht oder kaum nachweisbar sind.

Zytogenetische Untersuchungen bei hämatoonkologischen Erkrankungen

Chromosomenaberrationen in den Tumorzellen von Patienten mit hämatoonkologischen Erkrankungen sind klonal und erworben. Sie stellen ein unabhängiges diagnostisches und prognostisches Merkmal des jeweiligen Tumors dar. Neben ihrer wissenschaftlichen Bedeutung gewinnt die Chromosomenanalyse auch zunehmend praktisch-klinische Bedeutung für den einzelnen Patienten im Sinne einer Einordnung in Risikogruppen, Feststellung einer Remission bzw. eines Rückfalls sowie durch Beweis des Chimärismus nach Transplantation.

Methode

Da zytogenetische Untersuchungen zeit- und personalaufwendig sind und ihre Interpretation Erfahrung erfordert, ist ihre Durchführung auf spezialisierte Labors beschränkt. Für die Chromosomenanalyse kann jedes Material, das vitale Tumorzellen in ausreichendem Maße enthält, verwendet werden, vorzugsweise Blut, Knochenmark, Lymphknotenbiopsien, Liquor, Pleuraexsudat, Milz und andere Gewebe. Für das Gelingen der Untersuchung ist es auf jeden Fall günstig, vor der Gewinnung des Materials Kontakt mit dem ausführenden Labor aufzunehmen, damit Transportmedium und -zeitpunkt des Untersuchungsmaterials geregelt werden können. Die Proben werden je nach Grundkrankheit entweder sofort verarbeitet oder für 24 und 48 Stunden, bei bestimmten Lymphomen auch über längere Zeiträume, kultiviert und dann nach Standardmethoden geerntet und gefärbt (2, 11).

Auswertung

Die Chromosomen können durch ihr charakteristisches Bandingmuster, das durch die unterschiedliche Basenzusammensetzung der DNA hervorgerufen wird, zweifelsfrei erkannt und geordnet werden, Abweichungen vom Normalen aufgrund des veränderten Musters beschrieben werden, wobei die Kriterien des internationalen Systems für humane zytogenetische Nomenklatur (ISCN) weltweit anerkannt sind (9). Der kurze, über dem Zentromer gelegene Arm eines Chromosoms wird mit p bezeichnet, der lange Arm mit q. Die Numerierung der Bands beginnt für beide Arme eines Chromosoms am Zentromer.

Ein abnormer Klon wird übereinkunftsgemäß durch mindestens zwei Zellen mit derselben strukturellen Aberration (oder demselben zusätzlichen Chromosom) oder durch mindestens drei Zellen mit demselben fehlenden Chromosom beschrieben. Um die Wahrscheinlichkeit zu erhöhen, auch maligne Klone, die nur einen geringen Prozentsatz der Zellen im untersuchten Material ausmachen, zu entdecken, sollten zumindest 20 Zellen karyotypiert werden. Als Beispiele struktureller Aberrationen sind Deletionen (del = Verlust von Chromosomenmaterial), Translokationen (t = Austausch von Chromosomenabschnitten zwischen nichthomologen Chromosomen) und Inversionen (inv = „verdrehtes" Einheilen eines Chromosomenstückes) zu nennen.

Im Befund wird eine Translokation wie folgt abgekürzt: t (niedrigere Chromosomennummer oder Geschlechtschromosom; Nummer des zweiten beteiligten Chromosoms) (Arm und Bruchpunkt des erstgenannten Chromosoms; idem für das zweite Chromosom). So ist z.B. t(9;22) (q34;q11) die Abkürzung für die Philadelphia-Translokation bei der chronisch-myeloischen Leukämie: Austausch von Material zwischen den langen Armen der Chromosomen 9 und 22, wobei das Chromosom 22 optisch verkürzt wird und so das „Philadelphia-Chromosom" entsteht.

Der zytogenetische Befund beschreibt die in der untersuchten Probe vorgefundenen Klone und ihre relative Häufigkeit. Wenn in der Probe auch normale Mitosen vorhanden waren, wird zu Beginn immer der konstitutionelle Karyotyp des Patienten beschrieben und dann die abweichenden Klone in der Form: Chromosomenzahl, Geschlechtschromosomen, Abweichungen in Abkürzung, wobei die Abweichungen nach aufsteigender Chromosomenzahl geordnet werden. Z.B. wäre 46 XY (15%) / 45 XO, t (8;21) (q22;q22), 9q – (85%) der Befund eines männlichen Patienten mit 15% normalen Zellen in der untersuchten Probe, in der zusätzlich ein maligner Klon vorhanden ist, der 85% der Zellen ausmacht und durch den Verlust des Y-Chromosoms, eine Translokation zwischen den Chromosomen 8 und 21 und eine Deletion von langen Armen des Chromosoms 9 gekennzeichnet ist.

Aberrationen, die in den Tumorzellen gefunden werden, lassen sich in drei Gruppen einteilen:

Spezifische Aberrationen haben ein bestimmtes klinisch-morphologisches Korrelat und erhebliche prognostische Bedeutung. So z.B. t (15;17) (q22;q22), die charakteristische Aberration der akuten Promyelozytenleukämie, die in 100% der M3 und sonst bei keiner anderen morphologischen Entität vorkommt und mit einer hohen Remissionsrate und langer Remissionsdauer einhergeht.

Aberrationen, die nicht an einen bestimmten Phänotyp gebunden sind, kommen bei verschiedenen histologischen Entitäten vor, haben aber eine deutliche prognostische Bedeutung. Sie kommen sowohl bei De-novo-Erkrankungen als auch bei Sekundärleukämien vor. Ihr nachträgliches Auftreten signalisiert meist den Eintritt des Tumors in eine therapierefraktäre Phase. Als Beispiele für solche „Non-random"-Aberrationen seien +8 (das mit einer günstigen Prognose) und -7 (das mit schlechter Prognose und gesteigerter Infektionsanfälligkeit einhergeht) genannt.

Die restliche heterogene Gruppe verschiedenster Aberrationen läßt sich bisher noch in kein Schema einordnen; sie wird mit Zunahme der Erkenntnisse in den beiden anderen Gruppen aufgehen.

In Tabelle 9 sind die bisher bekannten spezifischen und „Non-random"-Aberrationen bei hämatoonkologischen Erkrankungen aufgelistet.

Chromosomale Aberrationen bei Leukämien und Lymphomen

Leukämietyp		Chromosomale Aberration
ALL	L1, L2	t (9;22)(q34;q11)
	L2	t (4;11)(q21;q23)
	L3	t (2;8)(p12;q24)
		t (8;14)(q24;q32)
		t (8;22)(q24;q11)
	pre B cell	t (1;19)(q23;p13)
	T cell	t (11;14)(p13;q13)
		t (10;14)(q24;q11)
CLL	B cell	+ 12
		t (11;14)(q13;q32)
	T cell	inv (14)(q11;q32)
AML	M 1	t (9;22)(q34;q11)
		inv (3)(q21;q26)
	M 2	t (8;21)(q22;q22)
		t/del (12)(p12)
	M 3	t (15;17)(q22;q21)
	M 4	inv (16)(p13;q22)
		del (16)(q22)
		t (16;16)(p13;q22)
		t (6;9)(p23;q34)
	M 5	t (9;11)(p22;q23)
		t (8;16)(p11;p13)
CML		t (9;22)(q34;q11)
MDS/AML		+ 8
		- 5, del (5)(q13;q31)
		- 7, del (7)(q31;q36)
		12p -
MPS/PV		del (20)(q11)
Non-Hodgkin-Lymphome		
solid tumor		
B cell: Burkitt lymphoma		t (2;8)(p12;q24)
		t (8;14)(q24;q32)
		t (8;22)(q24;q11)
follicular lymphoma		t (14;18)(q32;q21)
diffuse small/		t (11;14)(q13;q32)
large cell lymphoma		+ 12
T cell lymphoma		t (11;14)(q11/q13;q11)

Tab. 9

Literatur

1. Altman PL, Dittmer DS (eds): Blood and Other Body Fluids. Washington: Federation of American Societies for Experimental Biology 1961. **2.** Berghe van den (ed): Chromosomes in Hematology (in press). **3.** Brecher C, Cronkite EP: J Appl Physiol (1950) 3: 365. **4.** Broxmeyer HE, Williams DE: CRC Critical Reviews in Oncology/Hematology (1988) 3: 173. **5.** Clarc SC, Kamen R: Science (1987) 236: 1229. **6.** Dockter ME, Morrison M: Blood (1986) 67: 540. **7.** Foon KA, Todd III RF: Blood (1986) 68: 1. **8.** Glaser K, Limazi LR, Poucher HG: Pediatrics (1950) 6: 789. **9.** Karger S (ed): An International System for Human Cytogenetic Nomenclature (1985) ISCN. Report of the Standing Committee on Human Cytogenetic Nomenclature. Basel: Karger 1985. **10.** Neumann E in: Huber H, Pastner D, Gabl F: Laboratoriumsdiagnose. Berlin – Heidelberg –

New York – Tokyo: Springer 1983. **11.** Sandberg AA: Chromosomes in Human Cancer and Leukemia. North Holland: Elsevier 1980. **12.** Schmalzl F in: Huber H, Pastner D, Gabl F: Laboratoriumsdiagnose. Berlin – Heidelberg – New York – Tokyo: Springer 1983. **13.** Schneider W, Schnaidt M: Blut (1981) 43: 389. **14.** Sieff CA: J Clin Invest (1987) 79: 1549. **15.** Thomas L: Labor und Diagnose. Marburg: Verlagsgesellschaft Marburg 1988. **16.** Vaughan SL, Brockmyre F: Blood (1947) 1: 54. **17.** Williams WJ, Beutler E, Erslev AJ, Lichtman MA: Hematology. New York: Mc Graw-Hill Book Company 1983. **18.** Wintrobe MM: Clinical Hematology. Philadelphia: Lea and Febinger 1981.

Blutgruppenserologie, Transplantationsserologie und Immungenetik

P. Speiser, V. Pausch
unter Mitarbeit von
A. Rosenmayr (HLA-System),
P. M. Winter (Leukozyten- und Thrombozytenserologie),
D. Schwartz (Monozytenserologie)
und G. F. Fischer (Molekularbiologie)

Einführung

An den Blutzellen und in der Blutflüssigkeit existieren zahlreiche Erbmerkmale, die sich aber auch in unterschiedlich starker Ausprägung in anderen Zellgeweben und Körperflüssigkeiten finden. Viele wirken immunogen und lösen Antikörperbildung aus, weshalb ihnen bei Bluttransfusion, Organtransplantation und bei der Entstehung des Morbus haemolyticus neonatorum (Mhn) eine entsprechende Bedeutung zukommt. Sie werden weiter zur Abklärung strittiger Abstammungsfragen (Vaterschaft) und bei Untersuchungen von Blutspuren herangezogen. Durch die große Vielfalt dieser hämogenetischen Marker kann sowohl ein Blutchimärismus erkannt, als auch eine Differenzierung zwischen ein- und zweieiigen Zwillingen getroffen werden, was bei der Prognosestellung verschiedener Erbkrankheiten klinisch relevant sein kann. Der Erfolg einer Knochenmarktransplantation kann frühzeitig durch den Nachweis von spendereigenem Mark im Empfänger erkannt werden. Wegen ihrer rasseabhängigen Verteilung haben die Blutmarker auch anthropologische Bedeutung. Die Kombination der zahlreichen genetischen Marker mit deren teilweise großem Polymorphismus ergibt den serologischen „Fingerabdruck“. Das „serologische Daktylogramm“ kann zur Identifizierung von Personen dienen. Berechnet man unter Verwendung der Merkmalverteilung, wie häufig zwei nicht miteinander verwandte Menschen idente Marker besitzen (Summe der Quadrate der Phänotypenfrequenzen), ist dieses Ereignis einmal unter mehreren Milliarden Menschenpaaren zu erwarten. Diese Überlegung erlaubt es, von einer serologischen Individualität zu sprechen.

Serologische Reaktionsbilder der Erythrozyten (Abb. 1)

Negative Reaktion

Ausbleiben der Agglutination: makroskopisch homogene rötliche Suspension, mikroskopisch gleichmäßige Verteilung der Zellen im Gesichtsfeld.

Agglutination

Die Zellen kleben ohne erkenntliche Regelmäßigkeit aneinander, bilden dreidimensionale Klumpen und imponieren makroskopisch als feine bis gröbere Agglutinate, deren Stärke in der Regel mit ±?, ±, +, ++, +++, ++++ angegeben wird, wobei ++++ ein einziges, großes Agglutinat bedeutet. Die Agglutinationsstärke wird auch in Zahlen, den sogenannten Scorewerten von 1-6 angegeben.

Agglutination Hämolyse negative Reaktion

Abb. 1: Reaktionen der Erythrozyten.

Partielle Agglutination

Makroskopisch und mikroskopisch sind neben agglutinierten auch unagglutinierte Zellen erkennbar. Beispiel: Nach Übertragung von Universalspenderblut der Gruppe 0 auf Nicht-0-Patienten finden sich zwei verschiedene Zellpopulationen im Empfängerblut. Bei der Auswertung in den Testsera Anti-A und/oder Anti-B werden die Empfängerblutkörperchen agglutiniert, nicht hingegen die Spenderblutkörperchen der Gruppe 0. Ähnliche Reaktionsbilder können auch im Testserum Anti-A bei den Blutgruppen A_2B oder A_3B vorkommen, sowie bei Neugeborenen der Gruppe A oder AB. Weiter kann man partielle Agglutinationen auch bei bestimmten Arten von Leukämien (s. S. 298), bei Chimären (s.S. 298) und nach Knochenmarktransplantationen sehen.

Pseudoagglutination (Geldrollenbildung, Rouleauformation)

Flächenhafte Aneinanderlagerungen der Erythrozyten imitieren das Bild einer Geldrolle, verursacht durch Ladungsveränderungen an der Zelloberfläche, meist bei hoher Blutsenkungsgeschwindigkeit (Verschiebung des Albumin-Globulin-Quotienten). Makroskopisch kann dieses Phänomen zarte Agglutinate vortäuschen, die nach Zugabe isotoner Kochsalzlösung unter leichtem Schwenken verschwinden.

Hämolyse

Sera mit hohem Komplementgehalt können anstelle der erwarteten Agglutination zur Lyse der Zellen führen. Bestimmte Blutgruppenantikörper lösen durch ihre spezifische Bindung an das Antigen eine Komplementaktivierung aus, wodurch schließlich die Zelle lysiert wird. Das Reaktionsgemisch wird durch das austretende Hämoglobin rötlich verfärbt und kann fälschlich als negative Reaktion imponieren. Lyse in vitro ist aber – ausgenommen osmotische Ursache, wie hypotones Suspensionsmedium – immer ein Hinweis auf eine stattgefundene Antigen-Antikörper-Reaktion.

Antikörper (Ak)

Quantifizierung von Antikörpern : Titer

Die Antikörpermenge in einem Serum wird mittels geometrischer Verdünnungsreihe 1:2, 1:4, 1:8 usw. geprüft. Als Diluens können dienen: isotone Kochsalzlösung, Humanserum oder Albuminlösung etc. Der Titer ist der Reziprokwert jener Serumverdünnung, z.B. Anti-A, bei der nach Zusatz des entsprechenden Antigens, z.B. Erythrozyten der Gruppe A, noch eine Agglutination eintritt.

Prozone (Zonenphänomen)

In seltenen Fällen kommt es vor, daß Ak im unverdünnten Serum oder in niedrigen Verdünnungen keine Agglutination, bei höheren Verdünnungen aber starke und deutliche Reaktion zeigen. Dieses Phänomen wird als Prozone bezeichnet. Ein Überschuß an Ak soll dabei sämtliche Antigene der Erythrozyten besetzen. Die zweite Antigenbindungsstelle des Ak findet dann kein freies unbesetztes Antigen an der Nachbarzelle mehr vor, somit unterbleibt die Agglutination. Dieses Phänomen tritt auch dann auf, wenn in einem Serum neben IgM auch IgG derselben Spezifität vorkommt. Hier werden durch IgG-Ak die Merkmaldeterminanten blockiert und damit die Agglutination durch IgM-Ak verhindert.

Absorption

Zusatz von Antigen senkt den Titer des korrespondierenden Antikörpers in einem Serum, da die Ak an das Antigen gebunden werden.

Beispiel: Nach Zusatz von Zellen der Gruppe B bleibt ein Anti-A-Titer von z.B. 1:64 unverändert, A-Zellen hingegen senken den Titer z.B. auf 1:2. Diese Titersenkung beweist indirekt, daß die zugesetzten Zellen das Antigen A besitzen.

Mittels dieser Technik können ferner aus einem Antikörpergemisch ein oder mehrere Antikörper durch Zusatz antigentragender Zellen absorbiert werden. Beispiel: Aus einem Anti-D-Serum, das von einem Menschen der Blutgruppe A stammt und daher Anti-B enthält, kann durch Zusatz von B, Rhesus-negativen (dd) Erythrozyten das Anti-B entfernt werden, der Titer des Anti-D bleibt dabei unverändert.

Elution

Hat eine spezifische Bindung zwischen einem Antikörper und zellgebundenen Antigenen in vivo oder in vitro stattgefunden, kann der Antikörper aus dem Antigen-Antikörper-Komplex auf verschiedene Art gelöst (= eluiert) werden. Am bekanntesten sind die thermischen Elutionen durch Hitze (56 °C) oder Kälte (frieren), Elution durch Änderung des pH-Wertes oder durch Behandlung mit organischen Lösungsmitteln (Äther, Chloroform). Die jeweils zu eluierenden Zellen werden nach mehrmaligem sorgfältigem Waschen in einer geringen Menge isotoner Kochsalzlösung (Albumin, inertes Humanserum) suspendiert, in die der Antikörper abgesprengt wird und dann das Eluat darstellt. Zum Unterschied von anderen Methoden bleiben die Zellen bei der Wärmeelution erhalten und sind für weitere serologische Untersuchungen verwertbar. Schwache Bindungen zwischen Antigen und Antikörper, z.B. A_2 mit Anti-A, lösen sich leichter, d.h. im Eluat ist mehr Antikörper enthalten als bei starken Bindungen, z.B. A_1 mit Anti-A. Elutionen werden einerseits verwendet, um Antigene an Blutzellen nachzuweisen, z.B. schwache A-Blutgruppenantigene wie A_3, A_x, A_m an Erythrozyten, andererseits zur Spezifizierung von gebundenen Antikörpern, wie erythrozytäre Autoantikörper bei autoimmunhämolytischen Anämien oder von Antikörpern, die Transfusionsreaktionen oder Mhn ausgelöst haben.

Erythrozytenantigene und erythrozytäre Antikörper

Definition Blutgruppe und Blutfaktor

Blutgruppen sind gekennzeichnet durch das Vorhandensein von Merkmalen an den Erythrozyten und dem korrespondierenden Isoagglutinin im Serum. Nach der Landsteiner-Regel besitzt man, mit Ausnahme von Neugeborenen und bei bestimmten Erkrankungen, präformiert jenes Isoagglutinin, das nicht gegen die eigene Gruppe gerichtet ist. Diese natürlichen Ak, Isoagglutinine Anti-A und/oder Anti-B, sind für die Bluttransfusionen von großer Bedeutung und erzwingen die Auswahl entsprechend verträglicher Spender.
Die Bezeichnung *Blutfaktor* gilt für Erbmerkmale an den Erythrozyten wie z.B. Rh, Kell, etc.; ein entsprechendes präformiertes Isoagglutinin im Serum fehlt meist. Ak gegen Blutfaktoren können jedoch durch Bluttransfusion und Schwangerschaft ausgelöst werden, gegen manche Antigene (z. B. P_1, Le^a, Le^b etc.) können „präformierte" Ak vorhanden sein.

Antigenität der Bluterbmerkmale (20)

Die Antikörperbildungschance (AKBCH) durch Gravidität und Transfusion läßt sich rechnerisch aufgrund der Verteilung der einzelnen Erbmerkmale in einer bestimmten Population ermitteln (s. Abb. 2). Wären alle Blutfaktoren gleich stark immunogen, müßte die tatsächlich beobachtete Antikörperfrequenz (BAK) in einem Antikörperkollektiv (n = 5087) diesen errechneten AKBCH-Werten entsprechen und müßte in Abbildung 2 unter den BAK die Antikörperhäufigkeit gegen das Merkmal S an erster Stelle stehen. Wie ersichtlich, ist dies jedoch nicht der Fall. Daraus läßt sich die unterschiedliche Immunogenität der einzelnen Erythrozytenmerkmale ableiten. Da man aus Erfahrung weiß, daß das Merkmal c des Rh-Systems und der Faktor Kell stark immunogene Antigene darstellen und Immunantikörperbildung auslösen, berücksichtigt man diese beiden Faktoren neben AB0 und dem Faktor D bei Massiv- und Polytransfusionen. Die relativ frequenten Ak gegen C und E sind meist Begleitantikörper zu Anti-D, ausgelöst durch Schwangerschaft und Transfusion.

Neben den in Abbildung 2 und Tabelle 22 (S. 337) angeführten erythrozytären Merkmalen gibt es eine große Anzahl weiterer, unter ihnen solche, die man als ubiquitär – und andere, die man als Privatantigene bezeichnet. Zu den ubiquitär, d.h. an den Erythrozyten praktisch aller Erwachsenen vorkommenden Antigenen gehören: I, Pr, Ge, En^a, U etc.; zu den meist nur in einer Familie vorkommenden Privatantigenen unter anderem das in Wien gefundene Merkmal Kamhuber. Unter den rassenspezifischen Merkmalen ist z.B. der Faktor $Diego^a$ mit einer Frequenz von 36% bei Indianern und praktisch 0% bei Weißen bekannt.

	1	2	3	4	5	6	7	8	9	10	11	1
AKBCH (a+b)	**S**	**Fy^a**	**C**	**Jk^b**	**Jk^a**	**E**	**c**	**Fy^b**	**D**	**s**	**K**	**e**
	40	35	35	32	30	29	27	27	24	17	12	4
BAK (n = 5087 = 100%)	70	18	5,4	2,6	2,4	0,6	0,3	0,2	0,1	0,02	0,02	0
	D	**C**	**E**	**c**	**K**	**Fy^a**	**e**	**S**	**Jk^a**	**Fy^b**	**Jk^b**	**s**

AKBCH a) durch Gravidität (Formel z.B. r^2 R)
b) durch Transfusion (Formel z.B. Rh_o neg x Rh_opos)

Abb. 2: Ermittlung der Antigenstärke erythrozytärer Merkmale. Vergleich errechneter Antikörperbil- chancen (AKBCH %) mit beobachteten Immunantikörperfrequenzen (BAK %).

Erythrozytäre Antikörper

Erythrozyten-Ak werden hinsichtlich ihrer Genese unterteilt in natürliche Ak (komplette, agglutinierende, Kochsalz-, IgM-Ak) und in Immun-Ak (inkomplette, konglutinierende, blockierende, Albumin-, IgG-Ak).

Natürliche Antikörper

Als „natürlich" werden Antikörper mit unbekannnter Genese bezeichnet, deren Bildung nicht auf Immunisierung mit Fremdblut sondern auf Umweltantigene zurückgeführt wird. Als IgM-Ak reagieren sie optimal bei Raum- und darunter liegenden Temperaturen, wie die Isoagglutinine Anti-A_1, -A_2, -B sowie Anti-H, -I, -i, -Le^a, -Le^b, -P_1 etc.

Außer den Isoagglutininen Anti-A und Anti-B verursachen natürliche Ak Transfusionsreaktionen nur selten.

Immunantikörper

Diese werden durch Gravidität und Transfusion, also durch Fremdblut, ausgelöst. Sie gehören am Beginn der Immunisierung kurzzeitig der IgM-, später vorwiegend der IgG-Klasse an. IgG passiert im Rahmen der Leihimmunität zum Unterschied von IgM die Plazenta und führt, sofern es sich um erythrozytäre Ak handelt, zum Mhn (s.S. 306). Anti-D der IgG-Klasse gehört vorwiegend den Subklassen IgG1 und IgG3 an, wobei letzteres für den Mhn pathogenetisch bedeutsam ist. IgG-Ak reagieren optimal in Albuminlösungen (oder anderen Supplementen), im indirekten Antihumanglobulintest (Coombs-Test) und im Fermenttest; Temperaturoptimum ist 37 °C. Die meisten erythrozytären Immun-Ak sind gegen die Rhesusfaktoren (D, C, c, E, e), weit seltener gegen den Faktor Kell und die Antigene weiterer Merkmalsysteme, wie Duffy, Kidd etc. gerichtet (Abb. 2). Bei einer Analyse von 6318 Ak-Trägern mit 7487 spezifischen Ak (Immun-Ak und natürliche Ak Wien 1948-1979) waren 4921 (66%) gegen die Rhesusfaktoren gerichtet, 132 (1,8%) waren Anti-K und 34 (0,45%) Anti-Duffy oder Anti-Kidd. Die restlichen (31,75%) waren vorwiegend „natürliche" Ak mit Spezifitäten gegen die Merkmale der Systeme MNSs, P, Le, Ii, H, die kaum klinische Relevanz besitzen. Die erwähnte Verteilung der Antikörperspezifität in dem Untersuchungsgut basiert auf Zahlenwerten vor Einführung der Anti-D-IgG-Prophylaxe (s.S. 309).

Serologische Nachweismethoden von erythrozytären Antigenen und Antikörpern

Zur Bestimmung von Erythrozytenantigenen verwendet man *Testsera*, die je nach Spezifität und Qualität bestimmte Nachweistechniken erfordern. Beim Ak-Suchtest werden zur Spezifizierung erythrozytärer Ak *Testzellen* mit bekanntem Antigenmuster benötigt.

Supplementtechnik

Die Erythrozytenoberfläche ist negativ geladen. In isotoner Kochsalzlösung haftet daran eine eher unverschiebliche positiv geladene Ionenschicht. Letztere wird von einer eher verschieblichen, vorwiegend negativ geladenen Ionenwolke umgeben; die gleichartige Ladung der einzelnen Erythrozyten bewirkt die Suspensionsstabilität, wobei die Distanz zwischen den Erythrozyten geringer als 30 nm ist. IgM-Ak sind Pentamere mit 10 möglichen Antigenbindungsstellen. Diese liegen an einem Ak-Molekül > 30 nm voneinander entfernt. Folglich können im Milieu isotoner Kochsalzlösung IgM-Ak aufgrund ihrer Größe den Abstand zwischen den Erythrozyten überbrücken und agglutinieren. Der Abstand der Antigenbindungsstellen des IgG-

Moleküls hingegen liegt deutlich unter 30 nm, etwa bei 14 nm; daher kommt es lediglich zur Bindung des Ak an das Antigen, ohne sichtbare Agglutination. Diese tritt erst ein, wenn ein Supplementzusatz wie Albumin, Dextran oder synthetische Kolloide die Ladung an der Zelloberfläche verändert und damit die Distanz der Zellen reduziert, als Folge der Verringerung des Zetapotentials, der Spannungsdifferenz zwischen Zelloberfläche und umgebender Ionenschicht. In der Praxis wird zum Nachweis inkompletter Ak als Suspensionsmedium an Stelle von isotoner Kochsalzlösung das patienteneigene Serum unter Zusatz von Albumin verwendet (Konglutinationstechnik). Der Konglutinationseffekt wird auch bei kommerziellen Testsera durch Albuminzusatz erreicht.

Enzymtechniken

Proteolytische Enzyme pflanzlicher Herkunft, wie Bromelin (Ananas), Papain (Carica Papaya), Ficin (Feige) oder tierischer Herkunft, wie Trypsin (tierisches Pankreas) reduzieren analog den bereits erwähnten Supplementen ebenfalls das Zetapotential durch Ladungsveränderung an der Zelloberfläche (Abspaltung der Carboxylgruppen der N-Acetyl-Neuraminsäure). Sie ermöglichen damit inkompletten Ak die Agglutination von Erythrozyten im Milieu isotoner Kochsalzlösung. Durch diese Proteasewirkung können allerdings auch die Strukturen von Blutfaktoren an der Zelloberfläche abgebaut werden, wie es für die Antigene M, N, S, Fy^a, Fy^b, Yt^a, Ch^a, Rg^a, Pr, Tn, gelegentlich auch s, Lu^a, Xg^a und Ge bekannt ist. Durch letztere Nebenwirkung haben Fermenttests als Antikörpersuchtests eine eingeschränkte Aussagesicherheit; sie eignen sich jedoch gut zum Nachweis inkompletter Rhesusantikörper.

LISS-Technik (LISS = low ionic strength solution)

LISS ist eine meist mit Glyzin, Albumin und Gelatine versetzte hypotone Kochsalzlösung mit niedriger Ionenstärke (0,01 – 0,03 M), die zur Quellung von Erythrozyten führt, wodurch Antigene an der Zelloberfläche leichter zugänglich werden sollen. Weiter soll durch Ladungsreduktion um die Zelle die elektrostatische Barriere zwischen Antigen und Ak vermindert werden, woraus eine beschleunigte Reaktion und eine höhere Assoziationsrate zwischen Antigen und Ak resultieren soll. Dies verkürzt die Inkubationszeit des Gemisches zwischen Probandenserum, Erythrozyten und LISS. Bei negativem Ergebnis ist der indirekte Coombs-Test anzuschließen.

Polybrentest

Bei Zusatz von Polykationen (Polybren, Protamin u.a.) zu einem Reaktionsgemisch von in LISS suspendierten Zellen und Probandenserum wird durch die positiv geladenen Makromoleküle die negative Ladung der Erythrozyten stark reduziert. Es kommt zunächst zu einer unspezifischen Aggregation der Erythrozyten, die als Agglutination imponiert. Diese wird anschließend durch Zusatz einer hypertonen Salzlösung wieder aufgelöst = Desagglutination. Hat jedoch neben der unspezifischen Aggregation eine spezifische immunologische Bindung zwischen einem Antigen und einem Ak stattgefunden, bleibt die Agglutination trotz Zusatz der hypertonen Lösung bestehen.

Coombs-Test = Antihumanglobulin-(AHG)-Test

(R.R.A. Coombs, A.E. Mourant und R.R. Race – Wiederentdecker dieser Technik 1945, Erstbeschreiber des Prinzips C. Moreschi 1907)

Die Coombs-Sera werden durch Immunisierung von Tieren, meist Kaninchen, mit humanen Globulinen hergestellt. Sie können polyspezifisch sein, d.h. gegen mehrere Komponenten humaner Globuline wie IgG, IgM, IgA, C3, C3d, C4 oder monospezifisch, d.h. gegen eine der angeführten Komponenten gerichtet sein. Es gibt auch monoklonale, von Maushybridomen stammende Coombs-Reagenzien, wie z.B. Anti-C3c und -C3d.

- *Testtechnik*

Die AHG-Sera agglutinieren menschliche Erythrozyten, wenn diese in vivo oder in vitro mit Globulin (= Antikörper) beladen wurden. Die Blutkörperchen werden vor Zugabe des Coombs-Serums mehrmals mit isotoner Kochsalzlösung gewaschen, wodurch freies, nichtgebundenes Globulin entfernt wird, das eine Neutralisation des Coombs-Serums bewirken und zu einem falsch-negativen Testergebnis führen könnte. Sind Ak an die Zellen gebunden, läuft die Reaktion zwischen dem Fab-Teil des Kaninchen-AHG-Moleküls und dem Fc-Teil des gebundenen Antikörpermoleküls ab.

- *Direkter Coombs-Test (d.C.)*

Der d.C. weist in vivo an Erythrozyten gebundene Ak (IgG, IgM, IgA) und/oder Komplementfaktoren nach. Beim d.C. wird eine 5%-10%ige gewaschene Erythrozytensuspension einer Verdünnungsreihe des Coombs-Serums zugesetzt (Röhrchen- oder Plattentechnik). Der d.C. ist positiv beim Mhn, da an Neugeborenenzellen mütterliche Immun-IgG-Ak fixiert sind, bei erworbenen hämolytischen Anämien (Wärme- und Kältetyp) mit Auto-Ak sowie selten bei einer Reihe weiterer, in Tabelle 1 angeführter Erkrankungen. Nach Blutübertragungen kann der d.C. am Patientenblut partielle Agglutination zeigen, ausgelöst durch inkomplette Ak des Empfängers gegen die Spenderzellen oder durch inkomplette Ak im Spenderplasma gegen die Empfängerblutkörperchen. In sehr seltenen Fällen ist der d.C. auch bei anscheinend Gesunden positiv.

Positive direkte Coombs-Reaktionen unter ca. 200 000 Patienten mit verschiedenen Krankheiten

Krankheit	stark positiv n	spurenhaft positiv n	Σ
Anämie	116	104	220
Leukämie	51	44	95
Panmyelophthise	6	14	20
Lymphogranulom	4	1	5
Lupus erythematodes	3	10	13
Makroglobulinämie	1	12	13
Multiples Myelom		12	12
Erkrankungen der Leber, Niere, Gallenblase, Herz, Polyarthritis, Tumoren, Purpura usw.	48	114	162
Summe	229	311	540

Tab. 1

- *Indirekter Coombs-Test (i.C.)*

Der i.C. weist inkomplette Ak im Serum nach. Er wird bei der Kreuzprobe zum Nachweis von inkompletten Ak im Empfängerserum gegen Spenderzellen verwendet, ferner als Antikörpersuchtest bei Rh-negativen Schwangeren (s.S. 310), sowie zur Spezifizierung von inkompletten Ak, und letztlich benötigen manche Blutfaktoren-Testsera die i.C.-Technik, da einige erythrozytäre Ak ausschließlich im i.C. reagieren, wie z.B. die Spezifitäten Anti-Duffy, -Kidd, -s, -k. Der i.C. ist für den Nachweis der meisten inkompletten Antikörper der Test mit der höchsten Empfindlichkeit.

Lektine (Phytagglutinine)

Anstelle von Testsera finden zum Nachweis bestimmter erythrozytärer Antigene Extrakte aus verschiedenen Pflanzensamen Verwendung (s.S. 297 und 299).

Das AB0-Blutgruppensystem

[entdeckt v. Karl Landsteiner 1900 in Wien, Nobelpreis 1930 (19)]

Blutgruppenbestimmung

Die Blutkörperchen einer Blutprobe werden mit *Testsera* Anti-A (= α = Serum der Blutgruppe B) und Anti-B (= β = Serum der Blutgruppe A) untersucht. Zusätzlich wird das Serum der Blutprobe zur Isoagglutininbestimmung mit *Testblutkörperchen* der Blutgruppen A und B vermischt. Die Blutkörperchenkonzentration in isotoner Kochsalzlösung beträgt 1%-3%, die Reaktionen laufen bei Raumtemperatur ab. Nach der Landsteiner Regel sind Isoagglutinine gegen jene Gruppenmerkmale gerichtet, die der Proband selbst nicht besitzt (Ausnahmen s.S. 296 und 297). Tabelle 2 zeigt die Reaktionen der vier klassischen Blutgruppen.

Das Merkmal A läßt sich, neben weiteren seltenen Varianten, in stark agglutinables A_1 und schwächeres A_2 unterteilen und erweitert damit die Gruppen A, B, 0 und AB in A_1, A_2, B, 0, A_1B, A_2B. Das Serum der Gruppe 0 = $\alpha\beta$ (s. Abb. 3) als Kontrollserum erfaßt erfahrungsgemäß schwache A-Merkmale, die von manchen Anti-A-Sera nicht agglutiniert werden. Auch monoklonale Anti-A-Antikörper (von Maushybridomen stammend) zeigen mit schwachen A-Gruppen meist stärkere Agglutinationen als humane Anti-A-Testsera.

Abbildung 3 zeigt das Schema einer Auswertungstechnik auf rastrierten planen Glasplatten für eine erweiterte Blutgruppenbestimmung. Diese unsere Technik hat sich in etwa 2 Millionen Gruppendiagnosen bewährt. Der Vorteil liegt in der Übersichtlichkeit und Vergleichsmöglichkeit der Reaktionen. Die Blutgruppendiagnosen sind in jeder Spalte von oben nach unten abzulesen.

Schema der einfachen Blutgruppenbestimmung

Blutgruppen		A	B	0	AB	
Probandenblutkörperchen werden gemischt mit den Testsera	Anti-A	+	–	–	+	Bestimmung der Blutkörperchenmerkmale (Isoagglutinogene)
	Anti-B	–	+	–	+	
Probandenserum wird gemischt mit den Testblutkörperchen der Blutgruppen	A	–	+	+	–	Bestimmung der Serumantikörper (Isoagglutinine)
	B	+	–	+	–	

+ = Agglutination
– = keine Agglutination

Tab. 2

Eine Erweiterung der in Abbildung 3 gezeigten Auswertungstechnik durch Verwendung von A_2-Testzellen (zusätzlich zu A_1 und B) ist geboten, um der Möglichkeit einer Verwechslung zwischen 0 und A_2 bzw. A_3 einerseits und B und A_2B bzw. A_3B andererseits zu begegnen (s. Tab. 3 und 4).

Verhalten der Blutgruppen 0, A_2 und A_3 bei der Gruppenbestimmung (Reaktionen der Zellen und der Sera) Verwechslungsgefahr zwischen 0 und A_2 bzw. A_3

Blutgruppe		0	schwache A-Variante	
			mit irregulärem Anti-A_1	ohne irreguläres Anti-A_1
Reaktion der Probandenzellen in den Testsera	α	–	– (±)	– (±)
	β	–	–	–
	$\alpha\beta$	–	+	+
	α_1	–	–	–
Reaktion des Probandenserums mit den Testzellen	A_1	+	+	–
	B	+	+	+
	A_2	+	–	–

Tab. 3

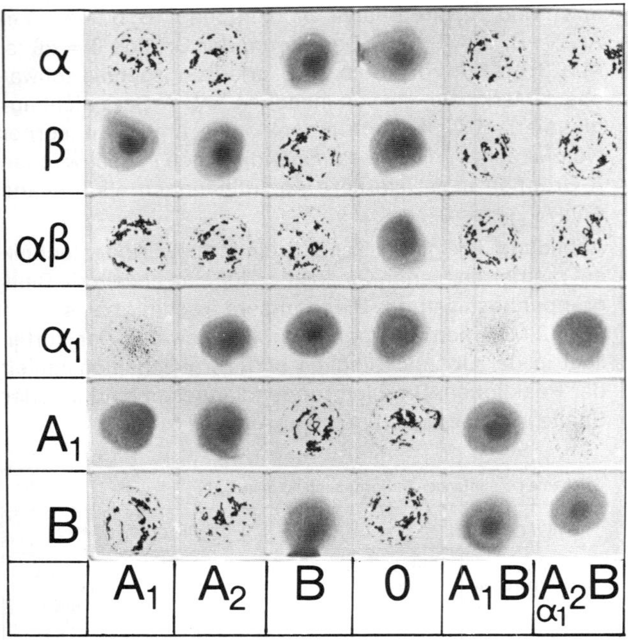

Abb. 3a

I.	α	+	+	–	–	+	+
	β	–	–	+	–	+	+
	αβ	+	+	+	–	+	+
	$α_1$	+	–	–	–	+	–
II.	A_1	–	–	+	+	–	+
	B	+	+	–	+	–	–
		A_1	A_2	B	0	A_1B	$A_2Bα_1$

Abb. 3b

Abb. 3 a, b: Reaktionen der sechs klassischen Blutgruppen und Untergruppen auf einer planen, rastrierten Glasplatte (3 a) und Schema (3 b).
I. Eintritt (+) oder Ausbleiben (–) der Agglutination von Blutkörperchenaufschwemmungen der sechs Gruppen in den Testsera: α = Anti-A = Serum der Blutgruppe B, β = Anti-B = Serum der Blutgruppe A, αβ = Serum der Blutgruppe 0 und $α_1$ = Anti-A_1. Damit werden die Erythrozytenmerkmale (Isoagglutinogene) A_1, A_2, B, 0, A_1B, A_2B geprüft.
II. Eintritt (+) oder Ausbleiben (–) der Agglutination von Textblutkörperchensuspensionen der Blutgruppe A_1 und B in den Sera der sechs Gruppen. Dieser Probandenserumtest dient zum Nachweis der mit den Erythrozytenmerkmalen korrespondierenden Isoagglutininen.
Die Gruppe A_2B ist in der Abbildung und im Schema mit einem irregulären Serumantikörper der Spezifität Anti-A_1 = irreguläres $α_1$ = angegeben.

Verwechslungsgefahr zwischen B und A_2B bzw. A_3B				
Blutgruppe		B	schwache A-Variante bei AB	
			mit irregulärem Anti-A_1	ohne irreguläres Anti-A_1
Reaktion der Probandenzellen in den Testsera	α	–	– (±)	– (±)
	β	+	+	+
	$\alpha\beta$	+	+	+
	α_1	–	–	–
Reaktion des Probandenserums mit den Testzellen	A_1	+	+	–
	B	–	–	–
	A_2	+	–	–

Tab. 4

Wird weder ein Kontrollserum der Gruppe 0 noch monoklonales Anti-A zur Erfassung des schwachen A verwendet und auch auf die Auswertung des Probandenserums mit A_2-Testzellen verzichtet, besteht die Gefahr, die Blutgruppe A_2 bzw. A_3 mit irregulärem Anti-A_1 = α_1 (in 8% bei A_2 vorhanden) fälschlich als Gruppe 0 zu werten. Da A_2-Testzellen vom irregulären Anti-A_1 nicht agglutiniert werden, ist die Differenzierung zwischen 0 und schwachem A, z.B. A_2 mit irregulärem Anti-A_1, im Serum möglich.

Da manche Anti-A-Testsera die schwachen A-Merkmale auch der Gruppen A_2B, A_3B etc. nicht erfassen, besteht auch bei der Gruppe AB die Gefahr, daß man zur falschen Diagnose B kommt. Dies um so mehr, als in ca. 35% aller A_2B im Serum ein irreguläres Anti-A_1 vorkommt. Da das Isoagglutinin Anti-A der Gruppe B sowohl A_1- als auch A_2-Testzellen agglutiniert, das Anti-A_1 hingegen ausschließlich A_1-Testzellen, ist durch zusätzliche Verwendung von A_2-Testzellen die Differenzierung zwischen B und A_2B bzw. A_3B erleichtert.

A-Untergruppen

Die A-Untergruppen werden mit humanen Testsera (mit A_2-Zellen absorbiertes Anti-A = Anti-A_1) und/oder mit Phytagglutininen (Extrakte aus Pflanzensamen = Lektine) bestimmt. Es agglutinieren z.B. Extrakte aus Samen von Dolichus biflorus (indische Prunkbohne) A_1 und A_1B, Extrakte der Samen von Ulex europäus (europäischer Stechginster) oder aus Laburnum watereri Prokop (Goldregenart) A_2, A_2B und 0-Zellen. Ulex- und Laburnumextrakte haben die Spezifität Anti-H (s. S. 301). Seltene Typen, die sowohl von Anti-A_1 als auch von Anti-A_2-Reagenzien agglutiniert werden, bezeichnet man als intermediäre Typen = A_i.

- *Bedeutung der A-Untergruppen*

Die A-Untergruppen haben für die Bluttransfusion, selbst bei Vorliegen eines meist nur in der Kälte reagierenden irregulären Anti-A_1, keine Bedeutung.

Fehlermöglichkeiten bei der Blutgruppenbestimmung

Tritt trotz einwandfreier Bestimmungstechnik eine Diskrepanz zwischen den Untersuchungsergebnissen der Erythrozyten einerseits und den Serumeigenschaften andererseits auf, kann die Ursache an den Zellen oder im Serum oder in beiden liegen.

Irreguläre Reaktionen der Erythrozyten

- *Nicht krankheitsbedingt*

Mangelnde Ausreifung der Blutgruppenantigene bei Neugeborenen oder Kleinkindern kann partielle oder nur schwache Agglutination der Zellen in den Testsera zur Folge haben. Die Ausreifung der A-(manchmal auch der B-) Antigene ist erst etwa ein Jahr nach der Geburt abgeschlossen.

Seltene AB0-Varianten (s.S. 300) können schwache, partielle oder fehlende Reaktionen der Erythrozyten in den Testsera zeigen.

Auch bei Chimären kann partielle Agglutination beobachtet werden. Permanente Chimären (zweieiige Zwillinge oder durch Dispermie entstanden), besitzen zwei Blutzellpopulationen mit unterschiedlichen Erbmerkmalen. Die Verteilung der beiden differenten Zellpopulationen kann sehr variabel sein und bis 1% zu 99% betragen. Im Serum von Chimären fehlen die Isoagglutinine Anti-A bzw. Anti-B gegen jene Blutgruppenantigene, die die beiden Zellpopulationen tragen (Immuntoleranz).

- *Krankheitsbedingt*

Leukämie

Bei Patienten mit Leukämie kommt es gelegentlich zum Verlust der A- und/oder B-Antigene an einem Teil der Erythrozyten, wodurch in den entsprechenden Testsera das Bild einer partiellen Agglutination entsteht. Die Veränderung der A- und B-Antigene kann bei bis zu 98% der Zellen auftreten und ist in der Remission reversibel. Im Serum der Patienten bleibt das ihrer Gruppe entsprechende Isoagglutinin meist erhalten oder ist vermindert. Als Pathomechanismus für den Antigenverlust wird eine Chromosomeninaktivierung diskutiert.

Akquiriertes B

Ein seltenes Vorkommnis, meist vergesellschaftet mit Infektionen oder Tumoren des Dickdarms, aber auch bei anscheinend Gesunden. Dabei werden A_1-Zellen, sehr selten aber auch Zellen der Gruppe A_2, von einigen Anti-B-Sera schwach oder partiell agglutiniert. Das Probandenserum enthält normales Isoagglutinin Anti-B, reagiert jedoch nicht mit den eigenen Zellen. Durch bakterielle

Enzyme (Deacetylase) wird bei einem Teil der Erythrozyten der endständige Zucker des A-Antigens, N-Acetylgalaktosamin, in D-Galaktosamin umgewandelt, das dem endständigen Zucker des B-Antigens, der D-Galaktose, sehr ähnlich ist. Manche humane Anti-B-Testsera reagieren mit dieser B-ähnlichen Determinante, monoklonale Anti-B-Antikörper jedoch nicht. Das Phänomen des akquirierten B ist meist transient.

Erworbene Polyagglutinabilität (Panagglutinabilität)

Erythrozyten werden als polyagglutinabel bezeichnet, wenn sie, unabhängig von ihrer Blutgruppenzugehörigkeit, von (fast) allen Sera Erwachsener agglutiniert werden. Die häufigste Form der Polyagglutinabilität ist die Aktivierung der T-Antigene (T = Transformation, Thomson-Friedenreich-Phänomen) an der Erythrozytenmembran, die durch Abspaltung von N-Acetylneuraminsäure nach Infektion mit Neuraminidase produzierenden Bakterien oder Viren in vivo erfolgt. Sie kann aber auch durch bakterielle Kontamination der Blutprobe in vitro zustande kommen. Anti-T ist in allen Erwachsenensera, nicht hingegen bei Neugeborenen, vorhanden. Mit monoklonalen Anti-A und Anti-B läßt sich die Gruppenzugehörigkeit T-transformierter Erythrozyten unschwer bestimmen, da diese Reagenzien kein Anti-T enthalten. Außer dem Antigen-T sind weitere „Kryptantigene" wie Th, Tx, Tn, VA bekannt. Auch gegen diese sind im Erwachsenenserum präformierte Ak enthalten. Eine Differenzierung der unterschiedlichen Arten von Polyagglutinabilität gelingt mit Lektinen und Polybren und hat manchmal diagnostische Bedeutung, da auch Krankheiten mit bestimmten Formen der Polyagglutination assoziiert sind, z.B. Tn-Aktivierung bei akuter Leukämie.

Zellgebundene Kälteautoantikörper

An Erythrozyten gebundene hochtitrige Kälteautoantikörper (s.S. 319) mit erhöhter Temperaturamplitude können oft schon bei Raumtemperatur bei alleiniger Aufschwemmung in isotoner Kochsalzlösung ohne Zusatz von Testsera Autospontanagglutination auslösen. Eine AB0-Gruppenbestimmung bei 37° führt bei Vorliegen solcher Ak fast immer zu einem eindeutigen Ergebnis.

Zellgebundene Wärmeautoantikörper

Blutkörperchen, die mit inkompletten Wärmeautoantikörpern (s.S. 316) beladen sind, interferieren bei der Blutgruppenbestimmung meist nicht, können jedoch bei der Bestimmung von Blutfaktoren, z.B. Rh, mittels der Konglutinationstechnik durch Autoagglutination zu falsch-positiven Ergebnissen führen. Die Blutfaktorendiagnose, z.B. Rh, kann in solchen Fällen mit agglutinierenden (IgM-) Testsera gelingen.

Irreguläre Reaktionen des Blutserums

- *Isoagglutininmangel*

- physiologisch bis einige Wochen post partum
- Gammaglobulinmangel
- Immunsuppression
- gelegentlich bei Leukämien
- nach gruppenunverträglichen Transfusionen durch Absorption der Empfänger-Isoagglutinine an die Spenderzellen (gefolgt von einem Anstieg der IgG-Isoagglutinine als Immunreaktion).

- *Irreguläre Antikörper*

- Kälteantikörper (s.S. 290).
- Wärmeantikörper (s.S. 291).

AB0-Varianten

Ursachen

- *Seltene AB0-Allele*

A-Varianten: z.B. A_i, A_3, A_m, A_x, A_{end}, A_{el}, A_g, A_{lae} etc.

B-Varianten: z.B. B_2, B_3, B_x, B_g, B_m, B_v, B_w etc.

Diese Varianten werden klassifiziert nach ihrer Reaktibilität in den entsprechenden Testsera, nach ihren Serumeigenschaften und nach ihrer Fähigkeit, ABH-Gruppensubstanzen in Körperflüssigkeiten zu sezernieren.

- *Beeinflussung der normalen AB0-Gene durch andere Gene*

Bombay-Typen: 0_h, $0^A{}_h$, $0^B{}_h$, $0^{AB}{}_h$ (s.S. 302).
Zellen von Bombay-Typen werden nicht durch Anti-A, -B und -H agglutiniert, im Serum ist Anti-A, Anti-B und Anti-H enthalten, sie sind ABH-Nichtsekretoren.

Parabombay-Typen: A_h, B_h und $0^h{}_m$, $A^h{}_m$, $B^h{}_m$.
Die Zellen werden von Anti-H-Testreagenzien nicht agglutiniert, reagieren aber schwach mit Anti-A und/oder Anti-B. Das Serum enthält Anti-H, sie sind entweder ABH-Sekretoren oder -Nichtsekretoren.

Verteilung der Blutgruppen in Mitteleuropa Phäno- und Genotypenfrequenzen (Wien) (Tab. 5)

Von Mitteleuropa aus nimmt die Frequenz der Blutgruppe B nach Osten, der Blutgruppe A nach Norden und der Blutgruppe 0 nach Westen hin zu.

Vererbung der Blutgruppen

Die Merkmale A_1, A_2 und B verhalten sich gegenüber 0 dominant, ebenso dominiert A_1 über A_2. Kombinant (kodominant), d.h. weder dominant noch rezessiv, verhalten sich A_1 zu B und A_2 zu B.

Blutgruppenverteilung (Wien, n = 10 000)				
Phänotypen		Genotypen		
	%		Formel	%
A_1	37,4	A_1A_1 A_1A_2 A_10	p_1^2 $2p_1p_2$ $2p_1r$	5,8 2,6 29,0
A_2	6,8	A_2A_2 A_20	p_2^2 $2p_2r$	0,3 6,5
B	13,4	BB B0	q^2 $2qr$	1,0 12,4
0	36,3	00	r^2	36,3
A_1B	4,7	A_1B	$2p_1q$	4,9
A_2B	1,3	A_2B	$2p_2q$	1,1

p_1 = Genfrequenz von A_1 = 24,05%
p_2 = Genfrequenz von A_2 = 5,44%
q = Genfrequenz von B = 10,27%
r = Genfrequenz von 0 = 60,26%

Die Genfrequenzen p_1, p_2, q, r werden mit folgenden Formeln (nach Wiener) berechnet, wobei die Verteilung der Phänotypen von A_1, A_2, B und 0 verwendet wird:

p_1 = Genfrequenz von $A_1 = \sqrt{0 + A_1 + A_2} - \sqrt{0 + A_2}$ = 24,05%
p_2 = Genfrequenz von $A_2 = \sqrt{0 + A_2} - \sqrt{0}$ = 5,44%
q = Genfrequenz von B $= \sqrt{0 + B} - \sqrt{0}$ = 10,27%
r = Genfrequenz von 0 $= \sqrt{0}$ = 60,26%

Tab. 5

Entstehung der Blutgruppenantigene ABH an den Erythrozyten

Aus der Präkursorsubstanz (PS) wird unter dem Einfluß des *H*-Gens in homozygoter (*HH*) oder heterozygoter (*Hh*) Form die H-Substanz gebildet. Durch die Wirksamkeit der

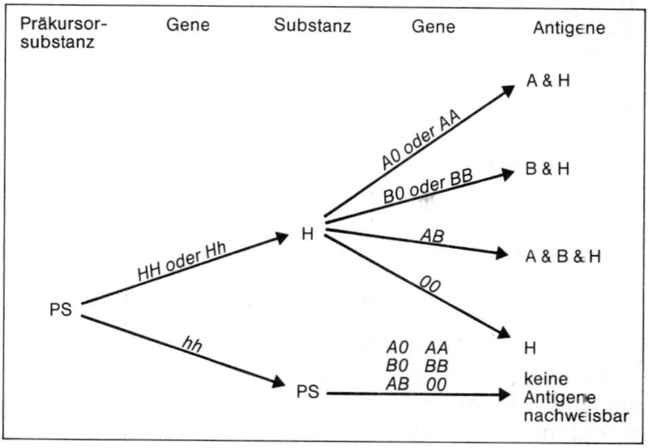

Abb. 4: Entstehung der Blutgruppenantigene an den Erythrozyten [aus Race (10), nach Morgan und Watkins und nach Ceppellini].

Gene *A* und/oder *B* werden die Antigene A und/oder B aufgebaut, ein Rest von H-Substanz wird nicht konvertiert. Die Gene *h* und *0* sind amorph. Bei Vorliegen des Gens *0* in homozygoter Form (*00*) findet keine Konversion der H-Substanz statt, daher ist bei „0-Menschen" nur die Blutgruppensubstanz H an den Zellen nachweisbar. Liegt das Gen *h* in homozygoter Form (*hh*) vor, wird keine H-Substanz, die das Substrat für die Wirksamkeit der *A*- und *B*-Gene darstellt, gebildet; A- und/oder B-Antigene können folglich nicht aufgebaut werden. Die Erythrozyten solcher homozygoter „*hh*-Menschen" besitzen daher weder A- noch B- noch H-Substanz, in ihrem Serum ist Anti-A, -B und -H enthalten. Nach dem Ort der Erstbeobachtung werden sie als Bombay-Typen bezeichnet.

Biosynthetischer Aufbau der ABH-Antigene

Durch die Gene *A, B* und *H* wird die Bildung bzw. die Funktion von Enzymen (Glycosyltransferasen) kontrolliert, die die Anlagerung bestimmter Zucker an die Präkursor-carbohydratkette (Typ 1 oder Typ 2) katalysieren. Die erythrozytären ABH-Antigene werden überwiegend auf der Präkursorkette Typ 2 aufgebaut (s. Abb. 5).

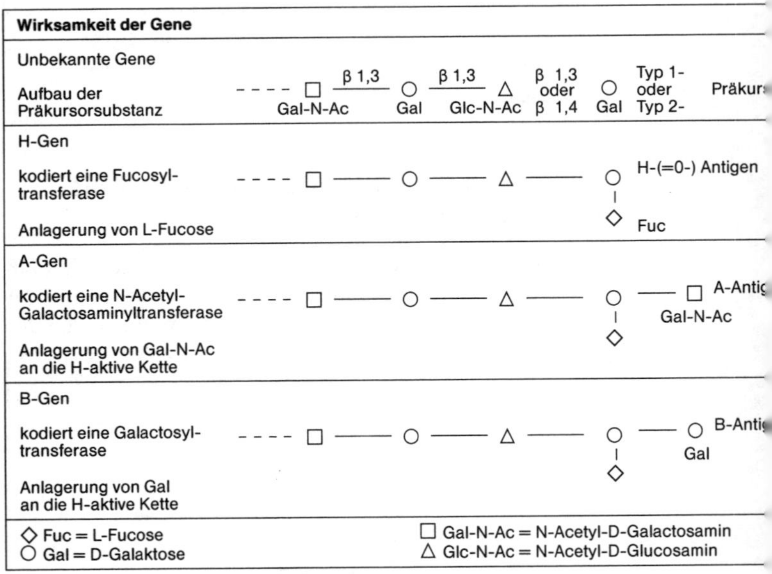

Abb. 5: Biosynthetischer Aufbau der ABH-Antigene (vereinfachte Darstellung).

Ausscheidung von Blutgruppensubstanzen

Die Fähigkeit, in den Körperflüssigkeiten, wie Speichel, Serum, Exsudate, Zysteninhalt, Gelenkflüssigkeit, Sperma, Vaginalflüssigkeit, ABH-Blutgruppensubstanz auszuscheiden, ist genetisch bedingt. Es gibt 81% ABH-Sekretoren (= Se) und 19% Nichtsekretoren (= sese), wobei sich Se gegenüber se dominant vererbt. Im Sekret eines Ausscheiders sind die seiner Blutgruppe entsprechende Gruppensubstanz sowie H-Substanz in wasserlöslicher Form enthalten. Die Bestimmung der Sekretoreneigenschaft erfolgt mittels eines Neutralisationstests. Sie wird bei forensischen Spurenuntersuchungen und in der Paternitätsserologie angewendet und kann auch bei der Klärung fraglicher Blutgruppendiagnosen (schwache A- oder B-Gruppen) von Nutzen sein. Auch Lewis^a- und/oder Lewis^b-Substanzen können von Lewis-Sekretoren in Körperflüssigkeiten sezerniert werden (s. Tab. 22/1, S. 337).

Ontogenese (embryonale Entwicklung) der Erythrozytenmerkmale

Fast alle erythrozytären Erbmerkmale sind bereits in einem sehr frühen Embryonalstadium nachweisbar und können daher als Antigen wirken. Beispielsweise waren die Antigene A, M, N, s, C, c, D, E, e und Fy^a an den Zellen eines erst 40-50 Tage alten Embryos (27 mm Steiß-Scheitellänge, 2,2 g) nachweisbar (14). Allerdings sind z.B. die Merkmale A_1 und P_1 in der Regel bei Neugeborenen noch schwach entwickelt.

Assoziationen der AB0-Gruppen mit Krankheiten

Mit Ausnahme einer signifikanten Häufung von Blutgruppe A bei Magenkarzinomen und von 0 bei Ulkuserkrankungen sind Assoziationen mit weiteren Krankheiten nicht gesichert.

Die Blutfaktorensysteme

Nomenklatur, Verteilung und weitere Charakteristika einiger Blutfaktorensysteme sind in Tabelle 22/1 (S. 337) angeführt. Das klinisch bedeutsamste ist das Rhesusfaktorensystem.

Das Rhesusfaktorensystem

Kaninchen (auch Meerschweinchen), denen Erythrozyten von Rhesusaffen injiziert werden, bilden gegen diese Ak. Das Kaninchenserum agglutiniert aber auch das Blut von ca 85% Menschen weißer Hautfarbe, die als Rhesus-positiv bezeichnet wurden, die restlichen 15% als Rhesus-negativ (Landsteiner, Wiener 1940). Später wurden auch in menschlichen Sera Immunantikörper gefunden, die zwar annähernd dieselben Blutproben agglutinierten, aber nicht völlig identisch mit den Tiersera waren. Letztere reagieren nicht mit dem die Rhesus-Positivität bestimmenden Antigen D, sondern mit dem LW-(Landsteiner-Wiener) Antigen, das mit dem durch Humansera agglutinierten Rhesusfaktor D nahe verwandt ist (Rh ist wahrscheinlich Präkursor für LW). Heute erfolgt die Bestimmung des Rhesusfaktors und seiner Unterfaktoren nur mehr mit menschlichen Immunsera und teilweise mit monoklonalen Antikörpern.

Bedeutung des Rhesusfaktors

Rh-negative Menschen bilden gegen Rh-positive durch Bluttransfusion, Fremdblutinjektion, Gravidität oder Geburt in ihren Kreislauf gelangte Erythrozyten Ak. Rh-Ak lösen bei Übertragung von Rh-positivem Spenderblut auf Rh-Immunkörperträger Hämolyse aus. Sie führen zum Morbus haemolyticus neonatorum (Mhn) = fetale Erythroblastose, wenn Rh-positive Zellen eines Feten von mütterlichen Rh-Ak zerstört werden.

Vererbung der Rhesusfaktoren

Es existieren zwei differente, genetische Konzeptionen und zwei Nomenklaturen: R. Fisher und R.R. Race: C-D-E-

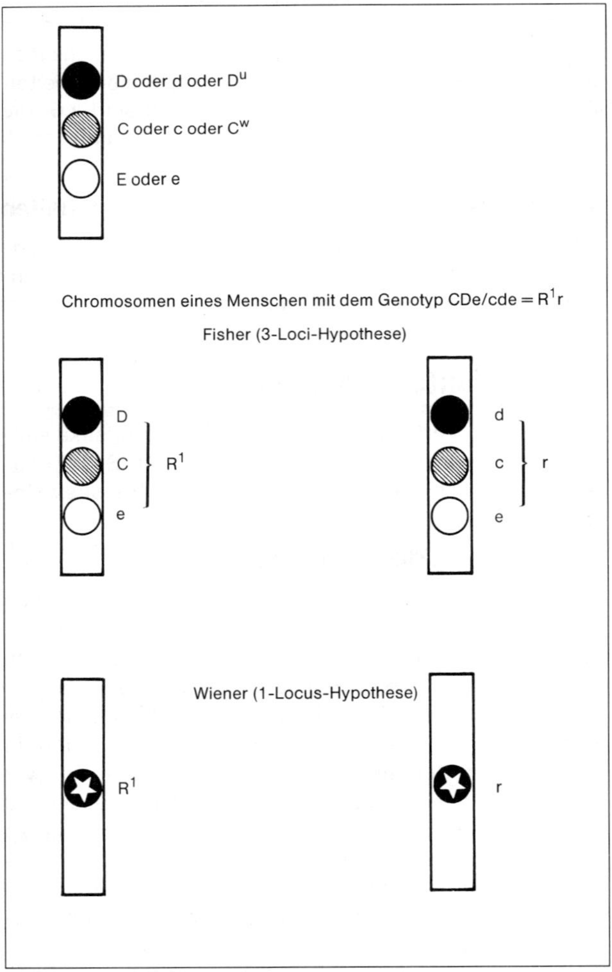

Abb. 6: Genorte und Allele im Rhesussystem.
Theorie und Nomenklatur nach Fisher-Race (C-D-E), nach Wiener (Rh).

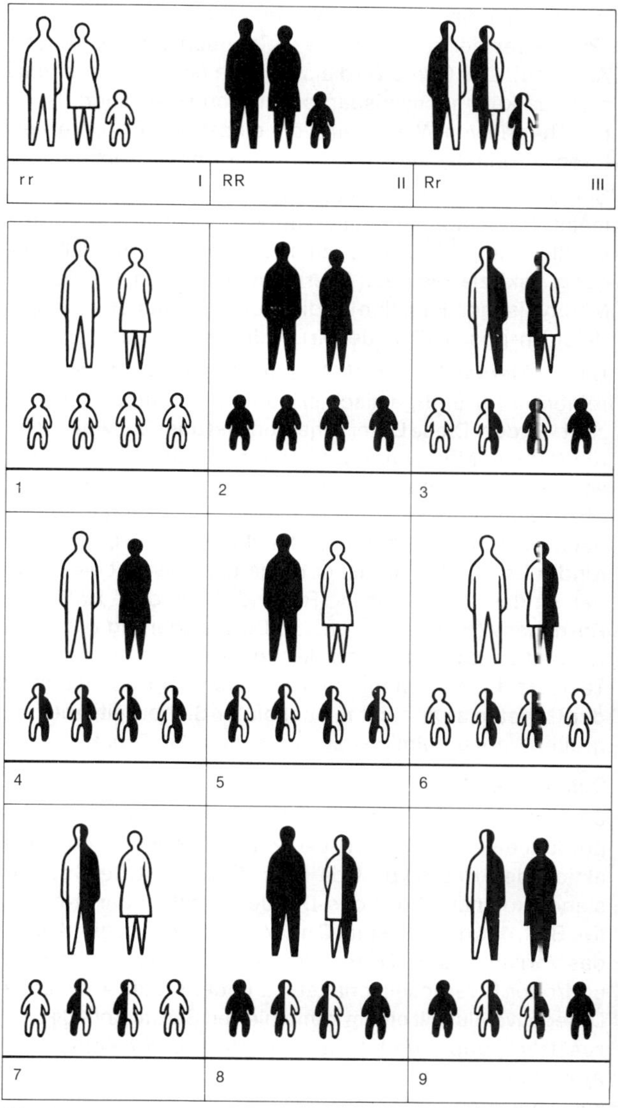

Abb. 7: Vererbungsschema von zwei allelen Erbmerkmalen am Beispiel des Rhesusfaktors: Rh-positiv (schwarz) und Rh-negativ (weiß). Bei den Familien 5 und 7 (Rh-negative Mutter und Rh-positiver Vater) können Fälle von Morbus haemolyticus neonatorum auftreten. Familie 5 kann nur Rh-positive Kinder haben, da der Vater reinerbig Rh-positiv ist, Familie 7 hingegen kann neben Rh-positiven Kindern auch Rh-negative Kinder haben, da der Vater gemischterbig Rh-positiv ist.

Nomenklatur, A.S. Wiener: Rh-Nomenklatur (Details s. Abb.6). Nach der Theorie von Fisher und Race sind am Chromosom 1 drei eng gekoppelte Loci mit den Allelen D-d-D^u bzw. C-c-C^w bzw. E-e für die Ausbildung der Rh-Faktoren zuständig. Die Allele der drei Loci werden gekoppelt (Haplotyp) vererbt. So kann das in Abbildung 6 gezeigte Individuum nur den Genkomplex CDe (R^1) oder cde

(r) an seine Nachkommen vererben, nicht aber z.B. cDe (R^o). Jeder der drei Genorte weist noch weitere seltene Allele auf. Das Gen d wird als amorph (stumm) angenommen, da kein nachweisbares Genprodukt existiert. Nach der Theorie von Wiener sind die einzelnen „Rh-Unterfaktoren" Produkte eines einzigen Genortes (s. Abb. 6).

Spricht man von Rh-positiv, so ist der Faktor D (Rh_0) gemeint. Unter der Annahme von zwei Allelen R = D (Rh-positiv) und r = d (Rh-negativ) ergeben sich die in Abbildung 7 skizzierten neun Elternkombinationen. Bei den für Mhn typischen Familien ist die Mutter Rh-negativ (rr), der Vater Rh-positiv (RR oder Rr). R dominiert über r.

Da das Merkmal r (d) nicht bestimmbar ist, kann zwischen reinerbig RR und gemischterbig Rr nicht direkt differenziert werden. Diese Unterscheidung ist aber bei Vätern von Kindern mit Mhn (vgl. Abb. 7 Väter der Familien 5 und 7) von Bedeutung, da die Rhesusantikörper im Serum einer Rh-immunisierten Frau Rh-positive, nicht hingegen Rh-negative Kinder schädigen. Ist der Vater RR, sind alle Kinder Rh-positiv (Rr), ist er hingegen Rr, so ist die Hälfte der Kinder als Rh-positiv (Rr) und die andere Hälfte als Rh-negativ (rr) zu erwarten. Zur Differenzierung zwischen RR und Rr bestimmt man die Rhesus-Phänotypen mit 5 Testsera. Entsprechend der Häufigkeit der Haplotypen ist der Genotyp zwar nicht mit absoluter Sicherheit, aber mit großer Wahrscheinlichkeit zu ermitteln (s. Tab. 6).

Das Antigen D^u

Das unterschiedlich stark ausgeprägte D^u kann das Genprodukt eines Allels am D-d-Locus sein oder durch Interaktion des Haplotyps Cde beim Genotyp CDe/Cde zustande kommen (Positions-D^u). Jedes scheinbar D-negative Blut, das das Merkmal C und/oder E besitzt, gibt Anlaß, das Vorliegen eines D^u zu vermuten, da D^u fast immer mit C und/oder E vergesellschaftet ist. In der Praxis wird jedes D-negative Blut mit einem kombinierten Serum Anti-C+D+E zusätzlich ausgewertet und bei positiver Reaktion eine Abklärung mit verschiedenen Anti-D-Sera mittels i.C. vorgenommen.

Charakteristische Reaktionen: D^u-Typen werden nicht von allen Anti-D-Testsera erkannt und meist viel schwächer als normal ausgeprägtes D agglutiniert. Ein spezifisches Anti-D^u-Serum existiert nicht.

Die Häufigkeit des Typs D^u beträgt bei Weißen ca. 1%.

Morbus haemolyticus neonatorum (fetale Erythroblastose)

Die kausale und formale Genese des Morbus haemolyticus neonatorum (Mhn) wird am Beispiel Rh-Mhn in Abbildung 8 erläutert. Abhängig von Spezifität, Titerhöhe und

Reaktionen mit Anti- C c D E e	Phänotypenfrequenz (%) in der Bevölkerung	hinsichtlich Faktor D reinerbig (DD)	 mischerbig (Dd)	 dd
+ + + − +	CcDee (35)	R^1R^0 = CDe/cDe (6)	R^1r = CDe/cde (94) R^0r' = cDe/Cde (<1)	
+ − + − +	CCDee (20)	R^1R^1 = CDe/CDe (95)	R^1r' = CDe/Cde (5)	
− + − − +	ccddee (16)			rr = cde/cde (100)
+ + + + +	CcDEe (13)	R^1R^2 = CDe/cDE (89) R^zR^0 = CDE/cDe (<1)	R^1r'' = CDe/cdE (7) R^2r' = cDE/Cde (2) R^zr = CDE/cde (1) r^yR^0 = CdE/cDe (0)	
− + + + +	ccDEe (10)	R^2R^0 = cDE/cDe (6)	R^2r = cDE/cde (93) R^0r'' = cDe/cdE (<1)	
− + + + −	ccDEE (3)	R^2R^2 = cDE/cDE (86)	R^2r'' = cDE/cdE (14)	
− + + − +	ccDee (2)	R^0R^0 = cDe/cDe (3)	R^0r = cDe/cde (97)	
+ + − − +	Ccddee (1)			r'r = Cde/cde (100)
+ − + + +	CCDEe (0,3)	R^1R^z = CDe/CDE (98)	R^zr' = CDE/Cde (2) R^1r^y = CDe/CdE (0)	
− + − + +	ccddEe (0,2)			r''r = cdE/cde (100)
+ + + + −	CcDEE (0,1)	R^2R^z = cDE/CDE (92)	R^zr'' = CDE/cdE (8) R^2r^y = cDE/CdE (0)	
+ + − + +	CcddEe			r'r'' = Cde/cdE (100) r^yr = CdE/cde (0)
+ + − + −	CcddEE			r^yr'' = CdE/cdE (100)
+ − − − +	CCddee			r'r' = Cde/Cde (100)
− + − + −	ccddEE			r''r'' = cdE/cdE (100)
+ − + + −	CCDEE	R^zR^z = CDE/CDE (100)	R^zr^y = CDE/CdE (0)	
+ − − + +	CCddEe			r^yr' = CdE/Cde (100)
+ − − + −	CCddEE			r^yr^y = CdE/CdE (100)

Die Rhesus-Haplotypen haben in der weißen Bevölkerung folgende approximative Frequenzen: R^1 (CDe) 42%, r(cde) 41%, R^2(cDE) 13%, R^0(cDe) 2%, r'(Cde) 1%, r''(cdE) 1%.
Jeder der folgenden Haplotypen hat eine Häufigkeit von unter 1%: R^z (CDE), r^y(CdE), R^{1w}(C^wDe), r'^w(C^wde), R^{zw}(C^wDE), r^{yw}(C^wdE).

Tab. 6: Verteilung der Phänotypen (Erscheinungsbilder) in der Bevölkerung mit den dazugehörenden möglichen Genotypen (Erbbildern) im Rhesusfaktorensystem. Die Angabe der Häufigkeitsverteilung der Genotypen ist nicht auf die Bevölkerung bezogen, sondern nur auf den jeweiligen Phänotypus. Es lassen sich die für jeden Phänotyp möglichen Genotypen und deren prozentuale Verteilung innerhalb des Phänotyps ablesen. Wenn der Vater eines Rh_0-bedingten Mhn-Kindes auf Rein- oder Gemischterbigkeit hinsichtlich Rh_0 (RR oder Rr) mit den fünf Testsera Anti-C (rh'), -c(hr'), -D(Rh_0), -E(rh'') und -e(hr'') untersucht wird, erhält man einen der verzeichneten Phänotypen. Entsprechend der Verteilung der dabei möglichen Genotypen läßt sich die Wahrscheinlichkeit des Vorliegens von RR = DD oder Rr = Dd ablesen.
Beispiele: Unter den CcDee ist der reinerbige Genotyp (DD) nur in 6%, der gemischterbige (Dd) hingegen in 94% vertreten. Unter den CCDee ist der DD in 95%, der Dd hingegen nur in 5% vorhanden.
Väter von Kindern mit Mhn sind im Vergleich mit der übrigen Bevölkerung signifikant häufiger reinerbig Rh-positiv als gemischterbig Rh-positiv.

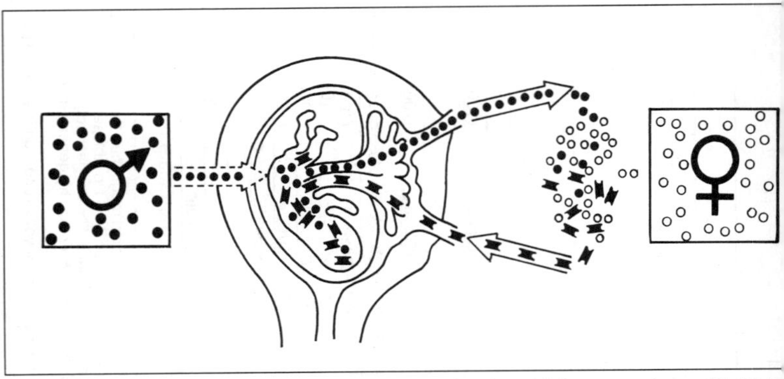

Abb. 8: Das Zustandekommen eines Rh-bedingten Morbus haemolyticus neonatorum: Die Mutt Rh-negativ (o). Das Kind hat seine Rh-Positivität vom Vater ererbt (●). Wenn die kindlichen Rh-pos Blutkörperchen in die mütterliche Strombahn gelangen, bildet die Mutter Rhesusantikörper (▬), die di zentar in den Fetalkreislauf übertreten und den Zerfall der fetalen Erythrozyten verursachen.

Dauer der Einwirkung der mütterlichen Ak kommt es zu verschieden schweren Krankheitsbildern wie Anämie, Ikterus, Icterus gravis (Kernikterus), Hydrops fetalis.

Mhn infolge Rh-Inkompatibilität

Vorkommen

Die familiäre Voraussetzung für einen Mhn ist in 14% aller Ehen in einer Bevölkerung mit ca. 83% Rh-positiven und 17% Rh-negativen Menschen (Formel: Rh-positiv mal Rh-negativ) gegeben. In 10% aller Geburten sind die Mutter Rh-negativ, das Kind Rh-positiv (Rh-negativ = r^2, Gen Rh-positiv = R; Formel r^2R). Die Differenz zwischen den 14% und den 10% ist auf die gemischterbigen Rh-positiven Väter zurückzuführen. Tatsächlich beobachtet wurden früher nur 3-4 Mhn unter 1000 Geburten, seine Häufigkeit ist durch die Einführung der Anti-D-IgG-Prophylaxe in Wien (ca. 1969) auf 1-2 Promille gesunken. Bei Erstgeburten ist ein Mhn selten, da die Mütter zumeist erst durch die Geburt immunisiert werden. Ausnahmen werden jedoch beobachtet.

AB0-Rh-Antagonimus

Eine Unverträglichkeit im AB0-System zwischen Mutter und Kind, die in 23% aller Mutter-Kind-Kombinationen in unserer Bevölkerung vorliegt, verhindert in der Regel eine Rhesusimmunisierung, da die Mutter ein gegen die Blutgruppe ihres Kindes gerichtetes Isoagglutinin besitzt (Beispiel: Mutter 0, im Serum Anti-A und Anti-B; Kind A). Dringen während der Schwangerschaft oder bei der Geburt kindliche Blutkörperchen in den Blutkreislauf der Mutter ein, so werden sie durch das mütterliche Isoagglutinin zerstört und rasch eliminiert. Dadurch wird meist auch eine Rhesusimmunisierung verhindert, da offenbar durch diesen Vorgang der Rh-Faktor seine antigene Wirkung verliert. Bei AB0-verträglichen Mutter-Kind-Kombinationen wirkt der natürliche AB0-Rh-Antagonismus nicht.

Anti-D-IgG-Prophylaxe (11)

Die allen Rh-negativen Müttern nach jeder Geburt eines Rh-positiven Kindes verabreichte Anti-D-IgG-Prophylaxe ahmt den natürlichen AB0-Rh-Antagonismus artefiziell nach. Innerhalb von 72 Stunden post partum wird den in Frage kommenden Frauen Anti-D-haltiges Gammaglobulin injiziert, wodurch eine rasche Clearance der kindlichen Zellen aus dem mütterlichen Blut erreicht und eine Rh-Ak-Bildung verhindert wird. Für ein Rh-positives Kind bei einer weiteren Schwangerschaft ist daher das Erkrankungsrisiko nicht größer als bei einer Erstgravidität. Erfahrungsgemäß liegt die Erfolgsquote der Anti-D-IgG-Prophylaxe bei 85%-90%. Die Ursachen für diese verhältnismäßig hohe Quote an „Prophylaxeversagern" sind in Tabelle 7 zusammengestellt.

Ursachen der „Versager" bei Post-partum-Prophylaxe
1. Unterlassung der Prophylaxe bei a) Hausgeburten b) Fehlbestimmung des Rh-Faktors bei Mutter und/oder Kind c) Abortus, Interruptio, Fehlgeburt d) Amniozentese e) Bauchtrauma während der Gravidität
2. Prophylaxe wird zu spät eingeleitet
3. Prophylaxedosis zu gering bei a) Massiveinschwemmung kindlichen Blutes (Trauma, manuelle und instrumentelle iatrogene Eingriffe) b) zu niedrigem Rhesusantikörpergehalt im Anti-D-IgG-Präparat
4. Beginn der Antikörperbildung während neuerlicher Schwangerschaft

Tab. 7

Um zu verhindern, daß schon während der Schwangerschaft Rh-Ak gebildet werden, was bei etwa 13% der Immunisierungen der Fall ist, könnte an eine Gabe von IgG-Anti-D schon gegen Ende der Schwangerschaft gedacht werden; das Kind wird dabei nicht geschädigt. Eine Empfehlung, allen Rh-negativen Schwangeren in der 26. bzw. 28. und eventuell ein zweites Mal in der 34. Schwangerschaftswoche Anti-D-IgG zu verabreichen, bringt praktisch keine weitere Minderung des Mhn, wohl aber eine enorme Steigerung der Kosten, allein für die Bereitstellung des Präparates. Die Gabe von Anti-D-IgG intra graviditatem ist aber berechtigt, wenn ein starker Übertritt von kindlichem Blut in die Rh-negative Mutter anzunehmen ist, wie z. B. bei stumpfen Bauchtraumen. Dies kann durch die *Säure-Elutionsmethode nach Kleihauer und Betke* festgestellt werden. Die Quantifizierung kindlicher Zellen im mütterlichen Kreislauf basiert auf der Differenzierung von Erwachsenenhämoglobin (HbA – Mutter) und säure- bzw. alkaliresistentem fetalen Hämoglobin (HbF – Kind).

Methodik: Fixierte Blutausstriche werden in saurem Puffer inkubiert, gewaschen und gefärbt. Die kindlichen Zellen erscheinen deutlich gefärbt zwischen den ungefärbten „ghosts" der mütterlichen Zellen. Die transplazentar in den Kreislauf der Mutter übergetretene Menge fetalen Blutes kann mit der von Kleihauer angegebenen Formel quantitativ geschätzt werden:

> mütterliche Zellen : fetale Zellen = 5000 ml : ? ml
> Beispiel: 12.000 : 1 = 5000 : ?
> ? = 0,4 ml

Bei dieser Berechnungsart wird nicht berücksichtigt, daß das mütterliche Blutvolumen nicht immer 5000 ml ist, ferner, daß sich nicht alle fetalen Zellen deutlich anfärben, und daß das Zellvolumen der fetalen Zellen größer als das der Erythrozyten Erwachsener ist und daß auch im Erwachsenenblut vereinzelt Zellen mit HbF vorkommen. In der Praxis werden jedoch diese Fakten toleriert. Eine exaktere Formel gibt Mollison an. Eine Dosis von 250 µg Anti-D-IgG ist ausreichend für die rasche Eliminierung von 10 ml Blut (= 5 ml Erythrozyten). Ist die Kleihauer-Betke-Färbung negativ, wurden entweder kindliche Zellen nicht in das mütterliche Blut eingeschwemmt, oder es erfolgte eine rasche Clearance durch mütterliches Isoagglutinin bei AB0-Unverträglichkeit.

Untersuchungen

Im ersten Drittel der Schwangerschaft sollte der Rhesusfaktor bestimmt, bei Rh-negativen Schwangeren im 2. und 3. Drittel der Schwangerschaft ein Antikörpersuchtest angestellt und nach der Geburt Blut von Mutter und Kind neuerlich untersucht werden. Bei Rh-bedingtem Mhn ist der d.C. an den kindlichen Zellen positiv, im Serum der Mutter sind Rh-Ak nachweisbar. Im kindlichen Serum können frei zirkulierende (mütterliche) Ak vorhanden sein, wenn sie nicht restlos an die Zellen gebunden wurden. Um den Zustand des Fetus einer Rh-Immunkörperträgerin abschätzen zu können, wird das mittels Amniozentese gewonnene Fruchtwasser spektrophotometrisch untersucht. Durch die Stärke der Absorption im Wellenlängenbereich von 450 nm wird auf die Bilirubin-Oxyhämoglobin-Konzentration geschlossen und daraus die Hämoglobinquantität des Kindes errechnet. Durch Eintragung der Absorptionswerte in ein von Liley entwickeltes Diagramm kann das fetale Risiko ermittelt werden (6). Bei starker fetaler Anämie kann Rh-negatives Spenderblut in das Abdomen oder die Nabelvene des Fetus transfundiert werden (Punktion durch mütterliche Bauchdecke, Uterus evtl. kindliche Bauchdecke).

Therapie

Bei Neugeborenen mit positivem d.C. kann, abhängig von der Bilirubinkonzentration und weiteren klinischen Daten, als Therapie der Wahl eine Blutaustauschtransfusion mit Rh-negativem gruppengleichen oder Gruppe-0-Spenderblut durchgeführt werden. Der Serumbilirubinspiegel wird auch durch die Fototherapie (Bestrahlung mit blauviolettem bzw. grünem Licht) gesenkt; manchmal erübrigt sich dadurch die Austauschtransfusion.

Mhn infolge AB0-Unverträglichkeit

Prinzip

Sind in der Mutter Isoagglutinine Anti-A und/oder Anti-B der IgG-Klasse vorhanden, passieren sie, analog den Rh-Immunkörpern, im Rahmen der Leihimmunität die Plazentabarriere (Gammaglobulintransfer). Es kommt zur Schädigung der fetalen Zellen, wenn diese den Gruppen A bzw. B bzw. AB angehören.

Vorkommen

Eine AB0-unverträgliche Mutter-Kind-Kombination liegt vor bei: 0-Mutter mit A- oder B-Kindern, A-Mutter mit B- oder AB-Kindern, B-Mutter mit A- oder AB-Kindern. Insgesamt sind 23% AB0-unverträgliche Kinder zu erwarten. Bei 1,1% Neugeborener können mütterliche Immunisoagglutinine Anti-A oder Anti-B an den Erythrozyten mittels modifiziertem d.C. nachgewiesen werden. Der d.C. des Kindes ist schwach (manchmal in Spuren) und partiell positiv, da nur an den Blutgruppen- (A,B-) ausgereiften kindlichen Zellen die mütterlichen Immunkörper fixiert sind. Da jedoch wegen AB0-Unverträglichkeit nur 0,28% – 0,36% aller Neugeborenen einen starken Bilirubinanstieg zeigen, darf gefolgert werden, daß nur ein Viertel bis ein Drittel jener Neugeborenen, an deren Zellen sich mütterliche Immunkörper nachweisen lassen, manifest erkranken, meist sind es A-Kinder von 0-Müttern.

Untersuchungen

Blutgruppen- und Rh-Faktorbestimmung bei Mutter und Kind. Bei den genannten AB0-unverträglichen Mutter-Kind-Kombinationen werden mit einem modifizierten d.C. die Erythrozyten der Neugeborenen ausgewertet. Die Modifikation besteht in einer Verlängerung der Reaktionszeit (30-60 Minuten, feuchte Kammer) bei ca. 10 °C (18).

Therapie

Indikator für die Wahl der Therapie ist, wie bei der Rh-Immunisierung, die Bilirubinkonzentration. Eine hohe Konzentration kann eine Austauschtransfusion nötig machen. In der Regel verwendet man gruppengleiches Spenderblut oder solches der Gruppe 0. Bei der Konstellation Mutter-0 Kind-A darf Spenderblut der Gruppe A_1 nicht verwendet werden, wohl aber solches der Gruppe A_2 (oder 0), um nicht den mütterlichen Immunantikörpern Substrat zur Hämolyse zu liefern (A_1-Zellen mit einer größeren Rezeptorzahl reagieren stärker mit Anti-A als A_2-Zellen).

Mhn infolge Unverträglichkeit in anderen Blutfaktorsystemen (17)

Prinzip

Ebenso wie der Rh-Faktor D können auch die Rh-Unterfaktoren und die Antigene der Systeme Kell-Cellano, Duffy (Fy), Kidd (Jk) und andere zu einem Mhn führen, wenn die Verteilung der Faktoren, wie bei Rh erläutert (s.S. 305), zutrifft: Mutter negativ, Vater und Kind positiv.

Transfusionsserologie

Als unverträglich gilt ein Blutspender (Sp), wenn der Empfänger (E) Ak gegen das Spenderblut besitzt. Diese Ak können präformiert z.B. als Isoagglutinine Anti-A und Anti-B vorhanden oder aber durch Schwangerschaft und Transfusion ausgelöst worden sein, wie z.B. Anti-Rh. Die Kreuzprobe soll diese Ak nachweisen. Patienten mit einer Schwangerschafts- und/oder Transfusionsanamnese gelten als potentielle Antikörperträger, daher ist die Aufnahme einer Anamnese vor einer Transfusion sehr wichtig. Ein negativer Ak-Suchtest mit Testblutproben, die sehr viele verschiedene Antigene enthalten, gibt ebenfalls eine große Sicherheit (bis zu 99%), daß Antikörper im Empfängerserum gegen das vorgesehene Spenderblut nicht vorhanden sind und Verträglichkeit vorliegt.

Vor allem bei Unverträglichkeit im AB0-System kommt es unter Komplementbeteiligung zum hämolytischen Transfusionszwischenfall mit Hämoglobinämie, Hämoglobinurie sowie in der Folge zur Verbrauchskoagulopathie, Azidose, Hyperkaliämie und Urämie. Der Patient kann schon nach Transfusion weniger ml AB0-unverträglichen Blutes eine Schocksymptomatik zeigen, mit Übelkeit, Blutdruckabfall, Schweißausbruch, Schüttelfrost und Nierenschmerzen. In der Narkose kann diese Symptomatik sehr larviert verlaufen. Der antikörperbedingte Erythrozytenabbau erfolgt vorwiegend intravasal bei Ak, die auch in vitro hämolytisch reagieren. Es sind das Anti-A, -B, -PP_1P^k, -Vel, einige -Le^a und -Le^b. Der beschleunigte extravaskuläre Erythrozytenabbau, ausgelöst durch nicht oder nur langsam lysierende Ak, wie Anti-D, -c, -K, -C, -E etc., erfolgt durch Leber und/oder Milz, abhängig von der Immunglobulinklasse (IgM, IgG) und der Fähigkeit, Komplement zu aktivieren.

Verzögerte Transfusionsreaktionen, die noch 4-10 Tage nach der Transfusion auftreten können, kommen dann zustande, wenn der Ak-Gehalt im Empfängerserum so niedrig ist, daß der Ak bei der Kreuzprobe nicht aufgedeckt wird. Diese verzögerten Transfusionsreaktionen stellen oft eine „Sekundärantwort" auf früher stattgefundene Immunisierungen dar. Häufig involvierte Ak-Spezifitäten sind Anti-Jk^a, -E, -Fy^a, -c etc.

Bei Massivtransfusionen und vorgesehenen häufigen Blutsubstitutionen sollte neben AB0 und D auch noch die Verträglichkeit mit den stark immunogenen Antigenen c(hr') und Kell (s.S. 289) berücksichtigt werden.

Kreuzprobe (KP)

Mit der KP-Technik sollen sowohl Ak der IgM- als auch der IgG-Klasse erfaßt werden, was mit dem in Tabelle 8 beschriebenen Testansatz möglich ist.

Im obligaten Teil der KP werden Empfängerserum und Spendererythrozyten, im fakultativen Teil Spenderserum und Empfängerblutkörperchen gemischt. Wegen der bei der Transfusion einer Blutkonserve gegebenen Mengen-

Kreuzprobe

1. ES + SE = **obligat**
2. ES + EE = **Autoagglutinationskontrolle**
3. SS + EE = **fakultativ**

Dreistufentest LISS-Technik	**Fermenttest**
Ansatz von 1. und 2. im Röhrchen	Ansatz von 1., 2. und 3. auf der Tüpfelplatte
2 Tropfen Serum	1 Tropfen Serum
+ 1 Tropfen Erythrozyten-suspension (3–5% in isotoner NaCl-Lösung)	+ 1 Tropfen Erythrozyten-suspension (3–5% in isotoner NaCl-Lösung)
+ 2 Tropfen LISS	+ 1 Tropfen Bromelin
Stufe I: 5 min bei Raumtemperatur inkubieren, zentrifugieren und ablesen, danach Stufe II: 10 min bei +37°C inkubieren, zentrifugieren und ablesen, danach Stufe III: indirekter Coombs-Test	15–20 min bei Raumtemperatur inkubieren, danach ablesen
Stufe I: Nachweis von vorwiegend IgM-Antikörpern (z.B. Anti-A, -B, -M, -N etc.) Stufe II: Nachweis von vorwiegend IgG-Antikörpern (z.B. Anti-D, -c, -K etc.) Stufe III: Nachweis von Coombs-reaktiven Antikörpern (z.B. Anti-Fy^a, -Jk^a etc.)	Nachweis von IgG- und IgM-Antikörpern Bromelin zerstört jedoch einige Antigene, z.B. M, N, S, s, Fy^a u.a.

ES = Empfängerserum
SE = Spendererythrozyten
SS = Spenderserum
EE = Empfängererythrozyten

Tab. 8

relation zwischen Empfängerblutkörperchen und Spenderplasma ist der fakultative Teil mehr oder minder bedeutungslos. Die Autoagglutinationskontrolle läßt irreguläre (Kälte-, Wärme-) Autoantikörper erkennen.

Tabelle 9 zeigt Interagglutination bei Mischung von Blutkörperchen und Sera der vier klassischen Blutgruppen. Das Schema soll demonstrieren, wann die KP bei AB0-Unverträglichkeit zwischen Empfänger und Spender positiv ist. Bei positiver KP ⊞ des obligaten Teiles (E-Serum und Sp-Blutkörperchen) darf das vorgesehene Spenderblut nicht transfundiert werden. Bei positiver KP ⊕ allein des fakultativen Teiles (Sp-Serum mit E-Blutkörperchen) darf nur dann das vorgesehene Spenderblut übertragen werden, wenn der Spender der Gruppe 0 oder der Empfänger der Gruppe AB angehören, und gruppengleiches Blut nicht verfügbar ist. Wurde z.B. Universalspenderblut (Gruppe 0) auf Nicht-0-Empfänger transfundiert, darf dem Empfänger erst dann wieder Blut seiner eigenen Gruppe übertragen werden, wenn die Isoagglutinine (Anti-A und Anti-B) des vorher applizierten 0-Blutes nicht mehr nachweisbar sind.

AB0-bedingte Kreuzprobenreaktionen

Empf. / Sp.	0	Anti-A	Anti-B	A	Anti-B	B	Anti-A	AB
0								
Anti-A				⊕				⊕
Anti-B						⊕		⊕
A		⊞					⊞	
Anti-B						⊕		⊕
B			⊞		⊞			
Anti-A				⊕				⊕
AB		⊞	⊞		⊞		⊞	

Tab. 9

Die in Tabelle 8 skizzierte KP nimmt ca. 30 Minuten Arbeitszeit in Anspruch und inkludiert ein mehrmaliges Waschen der Erythrozyten des Reaktionsgemisches. In Notfallsituationen, bei besonderer Dringlichkeit, kann auf die in Tabelle 10 angeführte KP-Technik zurückgegriffen werden. Sie gibt jedoch nicht eine adäquat hohe Sicherheit der Verträglichkeitsprognose. Sollte eine KP aus einer indicatio quo ad vitam zeitlich nicht möglich sein, ist

Vereinfachte Kreuzprobe (Notfälle)		
1. ES + SE = **obligat** 2. ES + EE = **Autoagglutinationskontrolle** 3. SS + EE = **fakultativ**		
Anstelle der kompletten Kreuzprobe genügt der obligate Teil (ac, bc) unter Einschluß einer Autoagglutinations- bzw. Negativkontrolle (ad, bd)		
	a	**b**
c	1 Tropfen ES + 1 Tropfen SE (3–5% in isotoner Kochsalzlösung)	1 Tropfen ES + 1 Tropfen SE (30–50% in spendereigenem Serum) + 1 Tropfen Alb
d	1 Tropfen ES + 1 Tropfen EE (3–5% in isotoner Kochsalzlösung)	1 Tropfen ES + 1 Tropfen EE (30–50% in empfängereigenem Serum) + 1 Tropfen Alb
optimale Reaktionstemperatur*	18°C bis 20°C	37°C bis 40°C
approx. Reaktionszeit	5 bis 10 Minuten	20 bis 30 Minuten
ES = Empfängerserum SE = Spendererythrozyten Alb = 20–30% Albuminlösung SS = Spenderserum EE = Empfängererythrozyten		
Die in Spalte a) angesetzten Reaktionen erfassen komplette (IgM-) Antikörper wie: Anti-A, -B, -A_1, -M, -N, -P etc. und Kälteautoantikörper mit erhöhter Temperaturamplitude. Die in Spalte b) verzeichneten Tests erfassen viele inkomplette (IgG-) Antikörper wie: Anti-Rh (C, c, D, E, e), -K etc. und inkomplette Wärmeautoantikörper. * Bei Fehlen eines Brutschrankes kann eine „Warmwasserflasche" – Gewebekulturflasche mit bis zu 40°C warmem Wasser gefüllt – verwendet werden.		

Tab. 10

diese zum schnellstmöglichen Zeitpunkt intra- bzw. post transfusionem nachzuholen.

Prophylaktische Vorkehrungen, Symptomatik, Diagnostik, therapeutische Maßnahmen und Rechtsfolgen im Zusammenhang mit Transfusionszwischenfällen finden sich in den Richtlinien zur Blutgruppenbestimmung und Bluttransfusion (12).

Bedside-Test

Der Bedside-Test ist eine letzte, unverzichtbare Kontrolle vor der Transfusion. Es werden Patientenblut und Spenderblut (Konserve) gleichzeitig mit den beiden Testsera Anti-A und Anti-B auf Identität (Kompatibilität) der Blutgruppe überprüft. Er darf auch in Notfallsituationen und selbst bei Vorliegen eines negativen Kreuzprobenbefundes nicht unterbleiben. Dieser Test erfaßt jede AB0-Unverträglichkeit zwischen Empfänger und Spender und schaltet damit erfahrungsgemäß einen überwiegenden Teil hämolytischer Transfusionszwischenfälle, die meist AB0-bedingt sind, aus.

Antikörpersuchtest

Um alle möglicherweise im Serum vorhandenen Ak zu finden, hat sich ein modifizierter Dreistufentest, unter Verwendung von mindestens 2 bis 3 Testblutproben mit bekanntem Antigenmuster, bewährt (Tab. 11). Die Testerythrozyten sollten zumindest diejenigen Antigene, gegen die am häufigsten Allo-Ak gebildet werden, in homozygoter Form aufweisen, da manche sehr niedertitrige Ak nur mit Zellen, die das korrespondierende Antigen reinerbig besitzen, eine positive Reaktion zeigen (s. verzögerte Transfusionsreaktionen, S. 312).

Antikörpersuchtest
2 Tropfen Probandenserum + 1 Tropfen Testerythrozyten (2–5% in isotoner NaCl-Lösung) + 2 Tropfen LISS Stufe I: im Röhrchen, bei Raumtemperatur 5–10 Minuten inkubieren, zentrifugieren, ablesen danach Stufe II: bei +37°C 10–15 Minuten inkubieren, zentrifugieren, ablesen danach Stufe III: indirekter Coombs-Test
Stufe I: Nachweis von vorwiegend IgM-Antikörpern wie Anti-M, -N, -P, -Le^{a}, -Le^{b} u.a. Stufe II: Nachweis von vielen IgG-Antikörpern wie Anti-D, -c, -K u.a. Stufe III: Nachweis von Coombs-reaktiven Antikörpern wie Anti-Fy^{a}, -Fy^{b}, -k, -Jk^{a} u.a.

Tab. 11

Erworbene immunhämolytische Anämie (IHA)

Die antikörperbedingte IHA kann idiopathisch oder symptomatisch (sekundär) auftreten, sie ist von der angeborenen hämolytischen Anämie abzugrenzen.

Autoimmunhämolytische Anämie (AIHA)

- *Wärmeautoantikörper bei AIHA*

Bei der AIHA vom Wärmeantikörpertyp (80% aller AIHA) sind die Erythrozyten meist durch IgG und/oder Komplementkomponenten beladen, der direkte Coombs-Test (d.C.) ist mit den entsprechenden Coombs-Sera positiv. IgG-Ak

Einteilung der IHA (nach Petz und Garraty) (9)
Autoimmunhämolytische Anämien (AIHA) Wärmeantikörpertyp idiopathisch sekundär (chronisch-lymphatische Leukämie, M. Hodgkin, Lymphome, Myelome, SLE etc.) Kälteantikörpertyp idiopathisch sekundär (Infektionen mit Mycoplasma pneumoniae, Virusinfekte, infektiöse Mononukleose) Paroxysmale Kältehämoglobinurie Atypische AIHA (direkter Coombs-Test negativ etc.) **Medikamentinduzierte IHA** **Neuraminidaseinduzierte IHA** **Alloantikörperinduzierte IHA** Morbus haemolyticus neonatorum (s.S. 306) hämolytische Transfusionsreaktion (s.S. 312)

allein kommen nach verschiedenen Angaben in 13% bis 64% (in eigenen Beobachtungen 63%) vor, Komplementbeladung allein in 2% bis 29% (in eigenen Beobachtungen 11%). IgA- bzw. IgM-Ak sind in etwa 1% nachweisbar. Gehören die Antikörper den Subklassen IgG1 (überwiegende Zahl der Fälle) oder IgG3 an – bei IgG1 ist auch die Zahl der gebundenen Ak-Moleküle relevant – ist ein besonders starker Erythrozytenabbau zu beobachten, nicht hingegen bei Ak der Subklassen IgG2 und IgG4 (8). Die Bestimmung der IgG-Subklassen ist allerdings mangels geeigneter Antikörper derzeit noch problematisch.

Im Serum finden sich fast immer auch ungebundene, frei zirkulierende, inkomplette Auto-Ak mit einem Reaktionsoptimum bei 37 °C. Selten treten zusätzlich – manchmal auch ausschließlich – Wärmeautohämolysine oder -Agglutinine auf. Reagieren letztere in vitro nur mit enzymbehandelten Erythrozyten, beeinträchtigen sie die Erythrozytenüberlebenszeit nur geringfügig; reagieren sie auch mit unbehandelten Zellen, dann lösen sie in vivo meist schwere intravasale Hämolyse aus. Der Immunphagozytosetest ist ein weiteres Kriterium der klinischen Relevanz solcher Antikörper (s. S. 362).

Spezifität der Wärmeautoantikörper

Die Spezifizierung der Wärme-Auto-Ak ist problematisch und nicht immer möglich. Manche zeigen Spezifitäten gegen eines oder mehrere Rhesusantigene, und zwar in abnehmender Häufigkeit gegen e> D> c> C> E, etwa zwei Drittel reagieren aber mit allen Zellen außer mit den sehr seltenen Rh_{null}-Zellen, die keinerlei Rh-Antigene an der Zelloberfläche exprimiert haben. Auto-Ak gegen die Antigene Wr^b, K, k, Kp^b, Jk^a, Fy^a, M, N, S, U und andere wurden beobachtet. Manche als „spezifisch" imponierende Ak lassen sich durch „antigen-negative" Zellen jedoch absorbieren. Eine Spezifizierung der Auto-Ak gelingt gelegentlich durch Titration oder Absorption mit Zellen unterschiedlichen Antigenmusters.

Nachweis von Alloantikörpern in autoantikörperhaltigen Sera

Durch vorangegangene Transfusionen oder Graviditäten ausgelöst, können zusätzlich zu den Auto-Ak auch noch Allo-Ak im Serum der Patienten enthalten sein. Durch Absorption der Auto-Ak mit zuvor eluierten und fermentbehandelten Patientenzellen aus dem Patientenserum lassen sich manchmal die verbleibenden Allo-Ak darstellen und spezifizieren (9). Auch durch Absorption des Patientenserums mit Zellen bekannter Antigenzusammensetzung gelingt manchmal die Differenzierung und Spezifizierung von Allo- und Auto-Ak. Da Allo-Ak für die Bluttransfusion von größerer klinischer Bedeutung sind als die Auto-Ak, ist die Differenzierung zwischen diesen beiden wichtig.

Transfusion bei Wärme-AIHA

Da die Auto-Ak-Spezifizierung häufig nicht gelingt, ist die Auswahl verträglichen Spenderblutes problematisch, und man sollte daher nach Möglichkeit auf Bluttransfusionen verzichten und versuchen, mit einer Kortikosteroidtherapie auszukommen. Selbst wenn eine Spezifizierung der Auto-Ak gelingt, kann es zu Schwierigkeiten bei der Ermittlung von „ antigen-negativen" Spendern kommen.

Beispiel

Der Patient besitzt Auto-Ak der Spezifität Anti-e und Anti-Jk^a, das Spenderblut darf daher die Antigene e(hr") und Jk(a) nicht aufweisen, es muß EE (2%) und Jk^bJk^b (23%) sein. Die Chance, einen solchen Spender zu finden, beträgt 4,6% (EE..0,2 x Jk^bJk^b..0,23), d.h. einmal unter 217 Spendern. Da auch noch die Blutgruppe und der Faktor D bei der Wahl des Spenders zu berücksichtigen sind, verringert sich die Chance der Auffindung eines serologisch geeigneten Blutspenders weiter.

Ist die Kreuzprobe wegen der vorhandenen Auto-Ak mit allen vorgesehenen Spendern positiv, die Transfusion jedoch lebensnotwendig, kann an die biologische Verträglichkeitsprobe nach Oehlecker gedacht werden. Dabei wird eine geringe Menge Spenderblut injiziert und auf subjektive und objektive Zeichen einer Unverträglichkeit geachtet. Auch der Vergleich der Serum- und Harnfarbe (Hämolysezeichen), vor und nach einer solchen „biologischen" Vorprobe, kann aussagekräftig sein.

- *Kälteautoantikörper*

Kälte-Ak reagieren bei niedrigen Temperaturen besser als bei höheren, ihre Temperaturamplitude kann zwischen 0 ° und 35 °C liegen.

„Normale" Kälte-Auto-Ak (0 °-10 °C) sind in allen menschlichen Sera enthalten. Sie haben meist die Spezifität Anti-I, -AI, -BI, -HI, selten auch -i und sind bis zu einem Titer von ca. 1:32 klinisch bedeutungslos. Kälteagglutinate zerfallen in vitro bei 37 °C.

Pathologische, meist hochtitrige Kälte-Auto-Ak mit erhöhter Temperaturamplitude, Agglutinine oder Hämolysine, können zur AIHA vom Kältetyp (15-20% aller AIHA) und/oder zu der seltenen Kälteagglutininkrankheit führen. Bei letzterer kommt es, besonders nach Kälteexponierung der Patienten, zu Gewebsnekrosen an den Akren, die durch Agglutinationsthromben ausgelöst werden. Ein beschleunigter Erythrozytenabbau wird beobachtet. Pathologische Kälteagglutinine, meist IgM-Ak, treten oft nach Virus-, Mykoplasmen- oder anderen Infektionen auf. Ihre Spezifität ist häufig Anti-I, seltener Anti-i (oft bei der infektiösen Mononukleose zu finden) oder Anti-Pr (Protease inaktivierbar), -Gd (=Glycolipid dependent) etc. Erreicht die Temperaturamplitude 30 °C, kann eine AIHA resultieren.

Nachweis und Spezifizierung der Kälteautoagglutinine

Zur Titerbestimmung und Spezifizierung muß das Patientenserum von einer körperwarm geronnenen Blutprobe stammen. Der Kälteagglutinintiter wird nach Inkubation bei Kühlschranktemperatur gegen Probanden- und Kontrollzellen ermittelt. Die Ak-Spezifizierung erfolgt bei 4 °C bzw. 22 °C mit Blutproben Erwachsener (fast alle I positiv) und mit Nabelschnurblutproben (ii bzw. I^F, F = feta). Eine Differenzierung zwischen Anti-I und Anti-Pr (Pr = ubiquitäres Antigen) gelingt durch Verwendung enzymbehandelter Zellen, da zum Unterschied von I das Antigen Pr durch Proteasen zerstört wird. Kälte-Ak-bedingte Autoagglutinate lösen sich meist durch Waschen in körperwarmer NaCl-Lösung auf. Die Durchführung des direkten Coombs-Tests wird dadurch ermöglicht; er ist häufig mit Anti-C3 (C3d)-Sera positiv.

- *Kälteautoantikörper bei paroxysmaler Kältehämoglobinurie (p.K.)*

Bei dieser sehr seltenen Erkrankung liegt ein komplementbindender Kälte-Ak vor, der nach Abkühlen und wieder Aufwärmen des Probandenblutes sowohl in vivo als auch in vitro Hämolyse auslöst. Er wird als „bithermisches Kältehämolysin" bezeichnet und nach seinen Erstbeschreibern auch Donath-Landsteiner(DL)-Ak genannt. DL-Ak sind sehr selten, sie werden auch bei 1-2% als Begleit-Ak neben Kälteagglutininen bei der Kälte-AIHA gefunden.

Donath-Landsteiner-Test

Körperwarmes Patientenblut wird 30 Minuten lang bei 4 °C abgekühlt und dann auf 37 °C erwärmt. Der Test gilt als positiv, wenn Hämolyse eintritt. Als Kontrolle dient nicht-kälteexponiertes Patientenblut: Hämolyse fehlt.

DL-Ak haben praktisch immer die Spezifität Anti-P; sie reagieren mit allen Zellen außer den sehr seltenen P_1^k, P_2^k und p-Typen. Obwohl es sich bei den DL-Ak um IgG-Ak handelt, ist der d.C. an den Patientenzellen zumeist mit Anti-C3 und -C4 deutlich positiv, reagiert hingegen nur schwach mit Anti-IgG Coombs-Sera, da der IgG-DL-Ak sich bei höheren Temperaturen rasch von den Zellen löst.

Ehrlich-Fingerversuch

Das klinische Pendant des DL-Testes ist der Paul-Ehrlich-Fingerversuch: Eine p.K. kann beim Kranken auch im Intervall durch Eintauchen und 5 bis 10 Minuten lange Inkubation eines mit einem Gummiring gestauten Fingers im Eiswasser ausgelöst werden. Nach Lösung der Stauung tritt im Harn Hämoglobin auf.

Transfusionen bei Kälteautoantikörpern

Bei hoher Temperaturamplitude und hochtitrigen Anti-I-Ak wird im Notfall die Transfusion von körperwarmem Blut, das nach Möglichkeit I-negativ sein sollte, empfohlen. Bei Vorliegen von Anti-P muß P-negatives Spenderblut verwendet werden.

• *AIHA mit negativem Coombs-Test*

Nicht selten werden Patienten mit dem klinischen Bild einer AIHA beobachtet, an deren Erythrozyten sich mit dem direkten Coombs-Test weder Ig-Ak noch Komplementkomponenten nachweisen lassen. Auch in Eluaten von den Patientenzellen, die auf die gewohnte Art hergestellt werden, sind keine Ak enthalten. Ein negativer d.C. schließt jedoch eine klinisch manifeste AIHA nicht aus. Mittels Radioimmunmethoden können manchmal in diesen Fällen IgG- oder IgM-Ak an den Zellen und durch Verwendung enzymbehandelter Testzellen solche im Serum gefunden werden.

Medikamentinduzierte IHA

Die medikamentös induzierten IHA machen nach verschiedenen Studien 12-18% aller IHA aus. Den von verschiedenen Medikamenten ausgelösten Krankheitsbildern liegen unterschiedliche immunologische Pathomechanismen zugrunde.

Medikamenten-Absorptionsmechanismus

Das Medikament ist an Erythrozytenmembranproteine fest gebunden. Sind Ak gegen das Medikament gebildet, lagern sie sich an die medikamentbesetzten Erythrozyten an und führen so zum Abbau. Die Antigen-Ak-Reaktion tritt jedoch nur dann ein, wenn durch Gabe hoher Dosen die Zellmembran entsprechende Mengen des Medikaments fixiert hat. Der Zellabbau verläuft meist subakut, und die Hämolyse ist nicht lebensbedrohlich. Der d.C. ist fast immer mit Anti-IgG, selten auch mit Anti-C3 positiv. Das Patientenserum reagiert in vitro mit artefiziell medikamentbeladenen Erythrozyten, nicht aber mit unbehandelten; erythrozytäre Auto-Ak fehlen. Dieser Mechanismus wird durch Penicillin, auch Cephalotin und andere Medikamente ausgelöst.

Immunkomplexmechanismus

Das Medikament selbst wird nicht an Erythrozyten gebunden. Es wird durch die Bindung an Makromoleküle immunogen und löst Ak-Bildung aus. Diese Ak reagieren mit dem neuerlich zugeführten Medikament und bilden einen Immunkomplex, der sich an die Erythrozyten („innocent bystanders") bindet. Der zellfixierte Immunkomplex leitet die Komplementaktivierung ein und führt zur intravasalen Hämolyse. Vermutlich ist dabei die Bindung an die Erythrozyten nur lose, so daß sich der Immunkomplex wieder lösen und neuerlich mit anderen Zellen reagieren kann, die wieder lysiert werden. Dies würde erklären, daß nur geringe Dosen eines Medikamentes bereits bedrohliche klinische Symptomatik, wie foudroyante Hämolyse oder anaphylaktischen Schock, auslösen. Der d.C. ist meist mit Antikomplement, manchmal auch mit Anti-IgG positiv. In vitro tritt bei gleichzeitiger Inkubation von Patientenserum, Medikament und Patientenerythrozyten Lyse auf; Auto-Ak sind ansonsten nicht nachweisbar. Dieser Mechanismus wird durch Phenacetin, Chinidin, Sulfonamide etc. ausgelöst.

Unbekannter Mechanismus

Bei diesen von der Wärme-AIHA nicht differenzierbaren Fällen wird das Medikament nicht an die Erythrozyten gebunden, aber es dürfte die Erythrozyten so verändern, daß Auto-Ak gebildet werden. Auch eine Inhibition der T-Suppressorzellen als Ursache der Auto-Ak-Bildung wird diskutiert. Der d.C. ist mit Anti-IgG positiv, selten mit Antikomplement. Das Spezifitätsspektrum der Auto-Ak gleicht dem bei der Wärme-AIHA beobachteten Auto-Ak. Dieser Mechanismus wird in 60-70% aller medikamentös induzierten IHA beobachtet und vor allem durch α-Methyldopa ausgelöst.

Nichtimmunologische Proteinabsorption

Eine weitere Gruppe von Medikamenten löst zwar keine klinisch manifeste Symptomatik aus, verändert aber die Erythrozytenmembran derart, daß eine nichtimmunologische Plasmaproteinanlagerung (Albumin, IgG, IgM, IgA, C3 etc.) erfolgt und der d.C. mit den entsprechenden Coombs-Sera positiv wird. Im Serum sind keine Ak nachweisbar.

Insgesamt wird durch Medikamente zwar relativ häufig ein positiver d.C. verursacht, eine IHA entwickelt aber nur ein kleiner Prozentsatz der in Frage kommenden Patienten.

Neuraminidaseinduzierte IHA

Infolge bakterieller oder viraler Neuraminidasewirkung in vivo werden erythrozytäre Kryptantigene (T, Tn etc.) durch Abspaltung der N-Acetylneuraminsäure freigelegt. Das in jedem Serum (mit Ausnahme von Neugeborenen) nachweisbare Anti-T (-Tn)-Agglutinin reagiert mit dem T- (Tn)-Antigen und kann zur Hämolyse führen. Der serologische Nachweis einer T-Transformation wird mit Lektinen durchgeführt (s.S. 294). Diese an sich seltene Form der IHA kommt am häufigsten bei Kindern vor.

Haptoglobin (Hp) bei IHA

Haptoglobin bindet sich mit freiem Serumhämoglobin (Hb) unter Bildung eines nicht nierengängigen Hb/Hp-Komplexes. Bei hämolytischen Prozessen wird vermehrt Hp gebunden und fehlt daher im Serum. Zur Quantitätsbestimmung des Serumhaptoglobins eignet sich die radiale Immundiffusion, turbidimetrische oder nephelometrische Messung.

Weitere genetische Polymorphismen

Intrazelluläre Iso-Enzympolymorphismen in Erythrozyten und/oder Leukozyten

In Lysaten von Erythrozyten oder Leukozyten (teilweise auch in anderen Geweben) lassen sich zahlreiche Enzyme mit genetisch determinierten Polymorphismen nachweisen. Die in Abstammungsfragen von uns routinemäßig verwendeten Enzymsysteme sind in Tabelle 22/2 (S. 338) unter Angabe von Zahl und Frequenz der Allele, der Phäno- und Genotypen sowie der Nachweismethoden angeführt. Weitere finden sich, ohne Anspruch auf Vollständigkeit, in Tabelle 12.

Nach elektrophoretischer Auftrennung lassen sich die einzelnen Genprodukte durch Überschichtung mit spezifischen Substraten, an denen die Enzyme ihre katalytische Wirkung entfalten können, darstellen. Die durch unterschiedliche Wanderungsgeschwindigkeit entstandenen Banden ergeben das für die einzelnen Phänotypen charakteristische Zymogramm. Die Genprodukte mancher Enzyme unterscheiden sich auch in ihrer verschieden starken Enzymaktivität. Die Technik der Isoelektrofokussierung (IEF) läßt in vielen Enzymsystemen noch weitere Genpro-

Intrazelluläre Enzympolymorphismen in Erythrozyten und/oder Leukozyten (Ergänzung zu Tab. 22/2, S. 338)		
System		Anzahl der Allele*)
PGM_3	Phosphoglukomutase$_3$	2
6-PGD	6-Phosphoglukonat-Dehydrogenase	2
GALT	Galaktose-1-Phosphat-Uridyl-Transferase	2
UMPK	Uridin-Monophosphat-Kinase	2
HK_3	Hexokinase$_3$	2
GOT_M	Glutamat-Oxalacetat-Transaminase	2
α-FUC	α-L-Fucosidase	2
PGP	Phosphoglycolat-Phosphatase	3
PEP A	Peptidase A	2
CDA	Cytidindesaminase	2
α-GLU	Saure α-Glucosidase	2
PGK	Phosphoglyceratkinase	2
GDH	Glucosedehydrogenase	3
ME_M	Malatdehydrogenase	2
*) außerdem sind seltene Allele mit Frequenzen unter 1% (= Varianten) bekannt		

Tab. 12

dukte erkennen und erhöht damit die Brauchbarkeit dieser Systeme bei forensischen Fragestellungen.

Plasmaproteinpolymorphismen

Analog den genetischen Polymorphismen der Blutzellen finden sich solche Erbstrukturen auch bei vielen Plasmaproteinen. Einige von ihnen sind in Tabelle 22/3 (S. 339) unter Angabe von Zahl und Frequenz der Allele sowie der Phäno-und Genotypen angeführt. Zu ihrem Nachweis sind unterschiedliche Techniken, häufig elektrophoretische Trennmethoden notwendig. Abhängig von Molekülgröße und elektrischer Ladung wandern die einzelnen Genprodukte bei der elektrophoretischen Auftrennung verschieden schnell und sind so durch charakteristische Bandenmuster voneinander differenzierbar. Die Isofokussierung ermöglicht das Erkennen weiterer Allelprodukte in vielen Systemen. Mit dieser Technik, deren Trennkriterium der isoelektrische Punkt des Proteins ist, können auch viele seltene, als Varianten (Frequenz ≦ 1%) bezeichnete Merkmale dargestellt werden. So sind im Gc-System über 90, im Pi-System über 60 solcher Varianten bekannt. Nach elektrophoretischer Auftrennung und Präzipitation der Proteine werden die Banden mit Proteinfarbstoffen gefärbt. Manche, wie z.B. Bf, lassen sich nur nach Immunfixation mit spezifischen Testsera und nachfolgender Färbung nachweisen. Um stumme Allele (s.S. 324) in Abstammungsfragen ausschließen bzw. nachweisen zu können, ist man in manchen Fällen auf eine Quantifizierung der in Frage stehenden genetisch determinierten Plasmaproteine angewiesen. Träger eines Null-Gens – sie besitzen nur ein nachweisbares und ein stummes Allel – haben manchmal bis auf die Hälfte der Norm reduzierte Quantitäten des betreffenden Proteins, was u.U. einen Rückschluß auf den Genotyp zuläßt. Es kann aber die Quantität eines Proteins auch krankheitsbedingt vermindert sein, wie z.B. das Haptoglobin (Hp). Dieses bindet freies Serumhämoglobin und wird daher bei einem hämolytischen Geschehen verbraucht, wodurch das Bild der A-Haptoglobinämie entstehen kann. Ein Fehlen von Hp ist beim Neugeborenen physiologisch. In beiden Fällen handelt es sich ursächlich nicht um das Vorliegen von stummen Allelen in Gestalt von Hp^{o}.Ebenso sind krankheitsbedingt Erhöhungen der Proteinquantitäten bei Akut-Phasen-Proteinen, wie z.B. Pi, möglich.

Zur Quantitätsbestimmung eignen sich die radiale Immundiffusion, turbidimetrische oder nephelometrische Messungen.

Außer den in Tabelle 22/3 angeführten Plasmaproteinen werden noch weitere fallweise in Abstammungsfragen verwendet. Sie sind ohne Anspruch auf Vollständigkeit in Tabelle 13 verzeichnet. Die Immunglobulingruppen werden in einem eigenen Kapitel abgehandelt (s.S. 325).

Plasmaproteinpolymorphismen
(Ergänzung zu Tab. 22/3, S. 339)

System		Anzahl der Allele*)
C 2	Komplementkomponenten	2
C 4	Komplementkomponenten	9
C 6	Komplementkomponenten	3
C 7	Komplementkomponenten	2
C 8	Komplementkomponenten	2
PLG	Plasminogen	2
TC II	Transcobalamin	4
CP	Cäruloplasmin	2
XIII A	Gerinnungsfaktor XIII	2
XIII B	Gerinnungsfaktor XIII	3
E_1	Cholinesterase_1 (Plasmaenzym)	2
AMY_2	Amylase_2 (Plasmaenzym)	2
APO E	Apolipoprotein E	3
AG	Lipoproteine	6
LP	Lipoproteine	2
ORM_1	Orosomucoid (saures-α_1-Glykoprotein)	3

*) außerdem sind seltene Allele mit Frequenzen unter 1% (= Varianten) bekannt

Tab. 13

Stumme Allele

Stumme Allele sind Gene, die keine phänotypische Ausprägung haben. Sie werden auffällig, wenn z.B. zwischen Mutter und Kind (Vater und Kind) eine scheinbare genetische Inkompatibilität in Form entgegengesetzter Homozygotie vorliegt.

Beispiel

	Phänotyp	theoretisch mögliche Genotypen
Mutter	TF C1	$TF^{C1}TF^{C1}$ oder $TF^{C1}TF^{O}$
Kind	TF C2	$TF^{C2}TF^{C2}$ oder $TF^{C2}TF^{O}$

Wenn es sich im vorliegenden Beispiel um das leibliche Kind dieser Mutter handelt, müssen beide das Allel TF^{O} besitzen. Die Bestimmung des Genotyps und damit der

Beweis für ein stummes Allel gelingt häufig, aber nicht immer, durch Familienuntersuchungen (Aszendenz, Deszendenz), gelegentlich durch Messung der Proteinquantität (s.S. 324). Stumme Allele wurden in praktisch allen Bluterbmerkmalsystemen in unterschiedlicher Frequenz gefunden. *GPT*^{O} mit einer Frequenz von 2,15% ist eines der häufigsten.

Die Immunglobulingruppen

Gammaglobulingruppen Gm

Die Gm-Gruppen (=Gm-Allotypen) sind erbliche, am konstanten Teil der schweren Ketten der Gammaglobulinmoleküle lokalisierte Marker (s. Abb. 9) (22).

Moleküle bestimmter Subklassen tragen bestimmte Marker, es werden beispielsweise die Marker am IgG1-Molekül mit G1m, die am IgG3-Molekül mit G3m bezeichnet (s. Abb. 10).

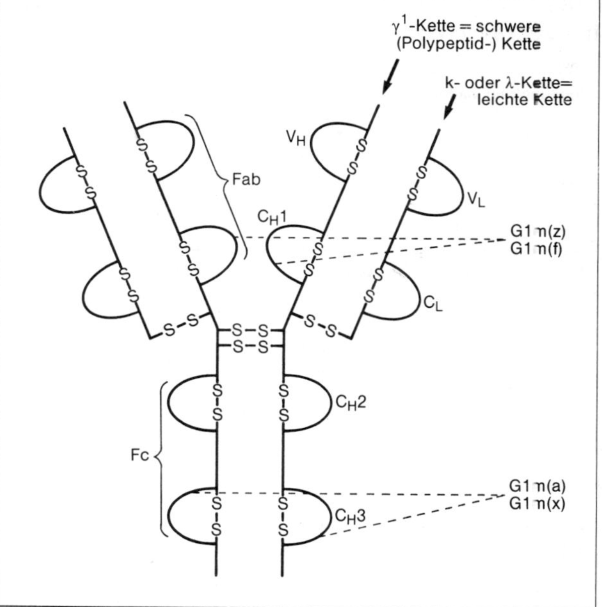

Fab	antigenbindendes Fragment
Fc	kristallisierbares Fragment
S-S	Disulfidbrücke
V_H	variable Region der schweren Kette (variable heavy)
V_L	variable Region der leichten Kette (variable light)
C_H1, C_H2, C_H3	konstante Region 1,2,3 der schweren Kette (constant heavy)
C_L	konstante Region der leichten Kette (constant light)

Abb. 9: Schematische Darstellung eines IgG1-Moleküls nach Tills Biotest Bull. (22).

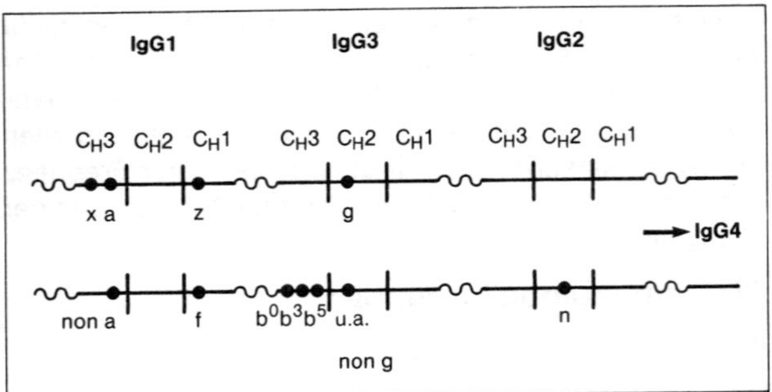

Häufige Gm-Haplotypen bei Weißen: Gm za;g = 0,1747
zax;g = 0,0895
f;b = 0,2574
f;b;n = 0,4628

Abb. 10: Genetische Lokalisation einiger Gm-Allotypen (Chromosom 14).

In Tabelle 14 sind die Gm-Allotypen ohne Anspruch auf Vollständigkeit mit zwei Nomenklaturen angeführt (13).

Hinsichtlich ihrer Verteilung gibt es beträchtliche rassische Differenzen. Tabelle 15 zeigt die Gm-Allotypenfrequenzen in Wien.

Immunglobulinallotypen			
Lokalisation	Nomenklaturen		
IgG1	G1m (a) (x) (f) (z)	G1m (1) (2) (3) (17)	
IgG2	G2m (n)	G2m (23)	
IgG3	G3m (b0) (b1) (b3) (b4) (b5) (c3) (c5) (g) (s) (t) (u) (v)	G3m (11) (5) (13) (14) (10) (6) (24) (21) (15) (16) (26) (27)	
IgA2	A2m (1) (2)	A2m (1) (2)	
K-Kette	Km (1) (2) (3)	Km (1) (2) (3)	früher InV (l) (a) (b)

Tab. 14

Gm-Allotypenfrequenzen (Wien, n = 1600)	
Gm (a+)	 0,4532
Gm (a+x+)	 0,0306
Gm (f+)	 0,9351
Bei Weißen kommt das Merkmal Gm (x) fast nur bei Gm (a)-Positiven vor.	

Tab. 15

Die Gm-Allotypen werden im Probandenserum durch einen Agglutinationshemmtest mit Hilfe eines Indikatorsystems, bestehend aus mit Gm-positiven Rh-Antikörpern beladenen menschlichen Erythrozyten und mit Anti-Gm-Testsera bestimmt. Neutralisiert das Probandenserum das Anti-Gm-Serum, kommt es zu keiner Agglutination der mit Antikörpern beladenen Indikatorzellen, als Zeichen, daß der Proband Gm-positiv ist. Tritt eine Agglutination ein, gilt der Proband als Gm-negativ.

- *Antikörperbildung im Gm-System* (15,16)

Der neugeborene Mensch besitzt nur mütterliches Gammaglobulin, er erhält es diaplazentar (Leihimmunität). Die Halbwertzeit dieses passiv zugeführten Gammaglobulins beträgt 30-40 Tage. Es kann Monate dauern, bis das Kind normale Quantitäten eigenen Gammaglobulins besitzt. Ist die Mutter Gm-positiv und das Kind Gm-negativ, so bildet das Kind, im Widerspruch zur nobelpreisgekrönten Hypothese des Immuntoleranzphänomens, Antikörper gegen die Gm-Gruppe seiner Mutter (Steinberg-Speiser-Phänomen). Aufgrund der Verteilung der Gm-Merkmale in unserer Bevölkerung ist in 20% aller Mutter-Kind-Kombinationen zu erwarten, daß die Mutter ein Gm-Merkmal besitzt, das dem Kind fehlt, das Kind also Antikörper gegen dieses mütterliche Merkmal bilden kann. Eines unter fünf bis sechs Kindern in der Altersgruppe von 1/2 Jahr bis zu sechs Jahren ist unserer Beobachtung nach tatsächlich Anti-Gm-Träger. Da bei Erwachsenen Anti-Gm selten vorkommt, ist anzunehmen, daß die Anti-Gm-Produktion späterhin eingestellt wird. Gehäuft findet man allerdings Anti-Gm, gerichtet gegen mütterliches Gm, bei Erwachsenen mit Polyarthritis.

Immunglobulingruppen Km, Am, Em und Mm

Weitere vom Gm-System unabhängig vererbliche Merkmale, die an den Kappa-Ketten der Ig-Moleküle lokalisiert sind, sind als Km-Allotypen (früher InV) bekannt (s. Tab. 14).

Allotypische Marker existieren ferner an den IgA2-, IgE- und wahrscheinlich auch an den IgM-Molekülen, sie werden mit A2m, Em und Mm bezeichnet.

Paternitätsserologie

Die Anforderungen, die an ein Bluterbmerkmalsystem gestellt werden, um in die Paternitätsserologie Eingang zu finden, sind: gesicherter Erbgang, Ausprägung bei der Geburt oder bald danach, Umweltstabilität, Nachweismethoden einfach und Ergebnisse reproduzierbar, geeignete Merkmalverteilung in der Bevölkerung.

Die in Tabelle 22, S. 337-339 verzeichneten Systeme und das HLA-System (s.S. 331), erfüllen diese Bedingungen;

einige weitere ebenfalls brauchbare, aber nur fallweise verwendete Systeme sind in den Tabellen 12 und 13 angeführt. Je mehr Systeme verwendet werden, um so größer ist die Chance, einen Nichtvater zu erkennen. Als Kriterium, welche Systeme vorrangig zu untersuchen sind – sofern dies nicht vom Gericht vorgegeben wird – könnte die allgemeine Vaterschaftsausschlußchance der einzelnen Systeme gelten.

Ermittlung der allgemeinen Vaterschaftsausschlußchance (AVACH) eines Systems

Beispiel

Bei einer Konstellation Mutter 0 – Kind B sind alle Männer auszuschließen, die das Merkmal B nicht besitzen, das sind : 0 = 36,61%, A_1 = 36,38%, A_2 = 6,48%. Die Vaterschaftsausschlußchance ist demnach in diesem angeführten Fall 80,53%. Errechnet man nun unter Berücksichtigung ihrer Häufigkeit in der Bevölkerung bei sämtlichen

Allgemeine Vaterschaftsausschlußchance (AVACH) von 26 Erbmerkmalsystemen einzeln und in Kombination, ausgedrückt in Prozenten

Merkmalsysteme		Nachweisbare Allele (Frequenz ≧ 1%)	AVACH (%) einzeln	kombiniert	
Erythrozytenmarker	AB0	4	20	78,21	99,99
	MNSs	4	32		
	P	1	4		
	Rh	6	29		
	Lu	2	4		
	K	2	4		
	Fy	2	18		
	Jk	2	19		
	Xg (♀)	1	5		
ABH-Sekretion	Se	1	4		
Zellenzyme	SEP	3	25	71,53	
	PGM_1	4	31		
	AK_1	2	3		
	ADA	2	5		
	EsD	3	9		
	GLO I	2	19		
	GPT	4	19		
Plasmaproteine	Hp	2	18	82,36	
	Gc	3	32		
	C3	3	15		
	BF	3	15		
	TF	4	18		
	Pl	6	29		
	Gm	3	20		
	Km (InV)	2	6		
Leukozytenmarker	HLA-A, -B, -C, -DR	> 60	~ 98		

Tab. 16

genetisch möglichen Mutter-Kind-Kombinationen, die die Erkennung eines Nichtvaters zulassen, diesen Wert, dann erhält man in Summe die Ausschlußchance (AVACH) eines Systems. Für das AB0-System sagt der Wert von 20% in Tabelle 16, daß mit diesem System allein von 100 Nichtvätern 20 als solche erkannt werden. Diese Brauchbarkeitswerte variieren in den verschiedenen Systemen, sie sind in Tabelle 16 und Abbildung 11, nach Größe geordnet, angeführt.

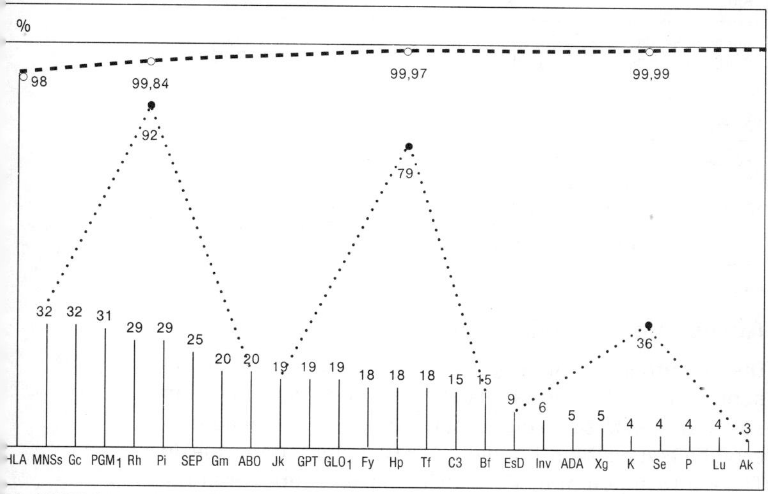

11: AVACH (Stand Wien 1988)

Die Brauchbarkeit eines Systems ist abhängig von der Zahl der sich dominant bzw. rezessiv vererbenden Allele und deren Häufigkeiten in einer Bevölkerung. Bei Kombination der AVACH-Werte aller Systeme erhält man die Gesamtausschlußchance, errechenbar nach der Formel 1- (1-a) (1-b) (1-c) ... (1-n), wobei a, b, c... n die AVACH-Werte der einzelnen Systeme darstellen. Unter Einbeziehung der in Tabelle 16 und Abbildung 11 aufgelisteten Merkmalsysteme liegt sie für die mitteleuropäische Bevölkerung derzeit bereits bei 99,99%, d.h. von 10 000 Nichtvätern werden 9999 auch als solche erkannt. Wie aus Tabelle 16 ersichtlich, hat das hochpolymorphe HLA-System mit über 60 nachweisbaren Allelen an den Loci HLA-A, -B, -C, -DR den weitaus höchsten AVACH-Wert von postulierten 98%.

Vaterschaftsausschlußchance (VACH) im konkreten Fall

Die Berechnung der VACH bei einer konkreten Mutter-Kind-Kombination ergibt einen Wert, der besagt, wieviele von 100 Nichtvätern als solche auch erkannt werden. In Tabelle 17 wird die Berechnung der VACH bei einem gegebenen Mutter-Kind-Paar, unter Einbeziehung von nur 6 Merkmalsystemen (üblich 26 Systeme), aufgezeigt.

Zahlenwerte über die Wahrscheinlichkeit von Vaterschaftsausschlüssen liegen in tabellarischer Form vor (5).

Vaterschaftsausschlußchance (VACH) im konkreten Fall							
Systeme	a	b	c	d	e	f	g
Mutter	0	P–	kk	ccDEe	Hp 1	Gc 2-1	SEP A
Kind	B	P+	Kk	CcDEe	Hp 2-1	Gc 2-1	SEP AB
Ausschluß-merkmale	A_1 A_2 0	P–	kk	cc	Hp 1	/	SEP A AC C
VACH	0,80	0,29	0,92	0,28	0,13	/	0,17
Formel	1-(1-a)(1-b)(1-c)(1-d) ...... (1-n) 1-(0,20)(0,71)(0,08)(0,72)(0,87)(0,83) = 0,994 In dieser konkreten Mutter-Kind-Kombination ist bei Untersuchung der angeführten 7 Systeme die VACH 99,4%; unter 1000 Nichtvätern werden 994 als solche erkannt.						

Tab. 17

Ausschlußkonstellationen

Die Sicherheit der Aussagekraft eines gefundenen Vaterschaftsausschlusses hängt davon ab, ob es sich um einen sogenannten Mischerbigkeitsausschluß oder einen Reinerbigkeitsausschluß handelt. Als Beispiel mögen die in Tabelle 18 angeführten Fälle auf Basis der sauren Erythrozytenphosphatase dienen.

Bei einem Mischerbigkeitsausschluß ist beim Kind ein Merkmal nachweisbar, das nicht von seiner leiblichen Mutter stammen kann, sondern von seinem Vater ererbt sein muß, das Kind ist im betreffenden System mischerbig. Hat der der Vaterschaft Bezichtigte das Merkmal nicht, kann er nicht der Vater sein. Bei einem Reinerbigkeitsausschluß ist das Kind reinerbig für ein Merkmal, das der fragliche

Ausschlußkonstellationen					
	Mischerbigkeitsausschluß		Reinerbigkeitsausschluß		kein Ausschluß
	Phänotyp[x)]	Genotyp	Phänotyp[x)]	mögliche Genotypen	
Mutter	A	p^Ap^A			
Kind	AB	p^Ap^B	A	p^Ap^A	oder p^Ap^0
fraglicher Vater	A	p^Ap^A	B	p^Bp^B	oder p^Bp^0[xx)]

x) A bzw. B stehen für SEP A bzw. SEP B
SEP = saure Erythrozytenphosphatase

xx) p^Bp^0 liegt vor, wenn die leibliche Mutter des fraglichen Vaters z. B. den Phänotyp A aufweist, genotypisch daher p^Ap^0 sein muß.

Tab. 18

Vater nicht besitzt. Zwischen Reinerbigkeit und Mischerbigkeit mit einem stummen Allel ist in den meisten Systemen nicht zu differenzieren. Daher ist am Beispielsfall in Tabelle 18 die Möglichkeit sowohl eines Ausschlusses als auch eines Nichtausschlusses gegeben. Durch Untersuchung der leiblichen Eltern, Geschwister und weiterer unbestrittener Kinder (und deren Mütter) des fraglichen Vaters kann u.U. die Erkennung des wahren Genotyps gelingen. Bei einem Reinerbigkeitsausschluß ist die Sicherheit der Aussage und damit die Beweisführung eingeschränkt.

Das HLA-System in der Paternitätsserologie

Da das HLA-System sehr viele Allele und einen entsprechend hohen AVACH-Wert aufweist, ist es für Vaterschaftsuntersuchungen besonders geeignet. Wegen der Möglichkeit von Kreuzreaktionen der HLA-Testsera (ein Antiserum reagiert mit mehreren verschiedenen Determinanten) und der Beimischung von nicht HLA-spezifischen Antikörpern (z.B. gegen AB0- oder Le-Antigene) als Begleitantikörper, ist es erforderlich, möglichst viele Testsera derselben Spezifität zur Bestimmung eines einzelnen Merkmals zu verwenden, um Fehlinterpretationen zu vermeiden.

Ausschlußkonstellationen im HLA-System:

1. Das Kind besitzt ein HLA-Merkmal (der Loci HLA-A, oder -B, oder -C, oder -DR), das weder von der Mutter, noch vom fraglichen Vater stammen kann.

Beispiel

Mutter	HLA-A1, A2
Kind	HLA-A1, A3
fraglicher Vater	HLA-A1, A29

„Ausschlußmerkmal“ ist HLA-A3.

Solche Ausschlüsse basieren auf der kodominanten Vererbung der Allele eines Locus.

2. Der fragliche Vater besitzt keines der Merkmale eines Locus, die das Kind aufweist.

Beispiel

Kind	HLA-A1, A29
fraglicher Vater	HLA-A2, A3

Diese Ausschlüsse basieren auf der Allelie der Merkmale eines Locus.

3. Das Kind hat zwei Allele an einem Haplotyp, die der fragliche Vater nicht an einem Haplotyp trägt.

Beispiel

	Phänotyp	Genotyp
Mutter	HLA-A1,A3; B7,B8	A1,B8/A3,B7
Kind	HLA-A1,A2; B8,B12	A1,B8/A2,B12
fraglicher Vater	HLA-A2,A29;B5,B12	A2,B12/A29,B5 oder A2,B5/A29,B12

In diesem Fall ist die Untersuchung der Familienangehörigen des fraglichen Vaters erforderlich, um den Genotyp bestimmen zu können. Es muß aber auch an die Möglichkeit einer Rekombination zwischen den Loci HLA-A und HLA-B gedacht werden, die bei Männern in etwa 0,7% beobachtet wird.

Für die Berechnung der Vaterschaftsausschlußchance im HLA-System existieren Formeln (7), die Vaterschaftswahrscheinlichkeit wird nach der von Essen-Möller (1) angegebenen Formel berechnet (Tab. 19) (3).

Die Anwendung der gemischten Lymphozytenkultur in Anstammungsfragen ist auf S. 350 erläutert.

Biostatistischer Vaterschaftshinweis

(= Vaterschaftswahrscheinlichkeit)

Das Ergebnis serologischer Gutachten ist entweder „Ausschluß" oder „Nichtausschluß". Im letzteren Fall bringt die biostatistische Berechnung, unter Berücksichtigung der Merkmalkombination von Mutter, Kind und fraglichem Vater, positive oder negative Hinweise für eine Vaterschaft. Ein positiver Hinweis ist dann gegeben, wenn ein in der Bevölkerung selten vorkommendes Merkmal, z.B. C^w, bei Kind und fraglichem Vater gefunden wurde. Ein negativer Hinweis liegt dann vor, wenn z.B. ein Kind den Phänotyp ccddee, der fragliche Vater den Phänotyp CcDEe besitzt.

Formel der Vaterschaftswahrscheinlichkeitsberechnung
[nach Essen-Möller (1)]

$$W = \frac{1}{1 + \frac{Y}{X}}$$

Y = Phänotypenfrequenz des PV =
Summe der Frequenzen der einzelnen Genotypen, die dem Phänotyp des PV entsprechen

$$X = \frac{\text{Frequenz der genotypisch möglichen MKPVK}}{\text{Frequenz der MKK}}$$

PV = Präsumtivvater = fraglicher Vater
MKK = Mutter-Kind-Kombination
MKPVK = Mutter-Kind-Präsumtivvater-Kombination

Tab. 19

Von allen Menschen mit dem Phänotyp CcDEe hat nur 1% den Genotyp CDE/cde (s. Tab.6, S. 307), den ein Mann aber haben müßte, um ein cde/cde Kind zu zeugen.

Graphische Darstellung der Vaterschaftsausschlußchance und der Vaterschaftswahrscheinlichkeit

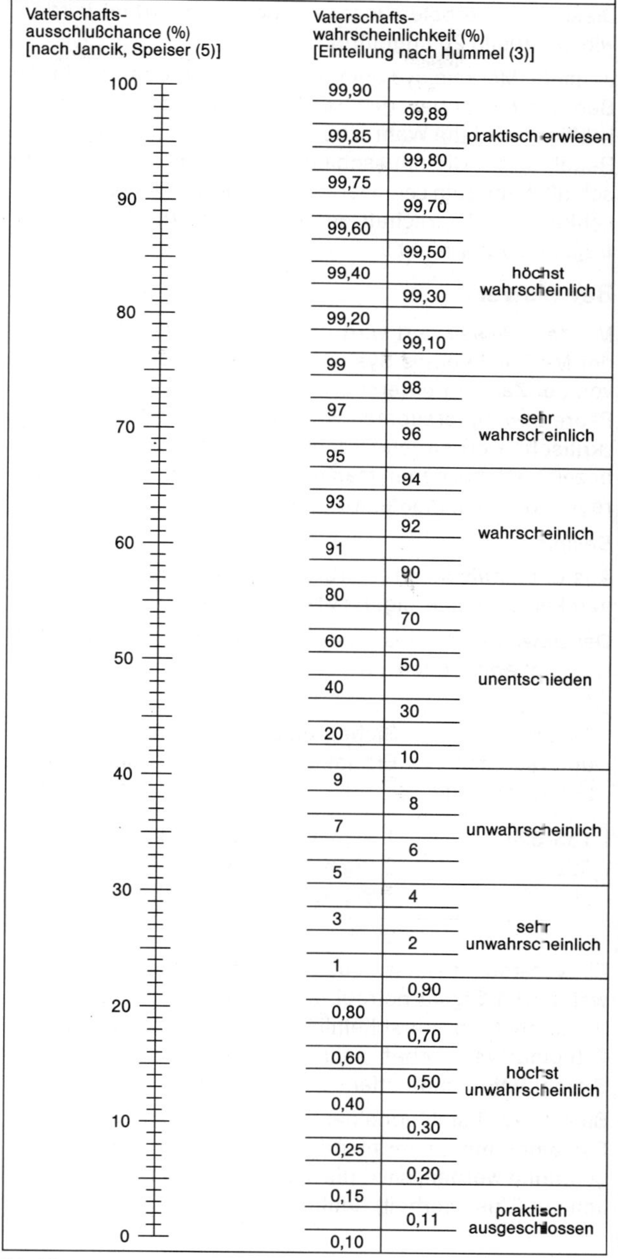

Tab. 20

Von mehreren Methoden der Wahrscheinlichkeitsberechnung wird das Verfahren nach Essen-Möller am häufigsten verwendet. Es werden dabei für die „Mutter-Kind-fraglicher-Vater-Merkmalkonstellation" in jedem System nach der in Tabelle 19 angegebenen Formel Werte errechnet, deren Summe den Wahrscheinlichkeitswert ergibt. Dieser kann verbalen Bezeichnungen zugeordnet werden, wie in Tabelle 20 angeführt.

Je mehr Merkmalsysteme untersucht werden und in die Berechnung einbezogen werden können, desto aussagekräftiger wird die Wahrscheinlichkeitsberechnung. In der Regel ist bei Nichtausschluß und hohem Wert der Ausschlußchance ein sehr starker Hinweis auf die Wahrscheinlichkeit der Vaterschaft gegeben, wenn der betreffende fragliche Vater nicht auszuschließen ist.

Beweiswert

Mit dem Beweiswert wird die Sicherheit des Erbganges der Merkmale eines Systems ausgesagt. Er ist abhängig von der Zahl der untersuchten Familien und Mutter-Kind-Paare bzw. untersuchter „kritischer" Konstellationen. Als „kritisch" werden jene Familien oder Mutter-Kind-Paare bezeichnet, bei denen man eine Abweichung von der Erbregel erkennen müßte, wenn eine solche vorläge.

Beispiel

Aus Ehen zwischen reinerbigen Partnern (MM · MM) können keine mischerbigen (MN) Kinder hervorgehen.

Der Beweiswert eines Ausschlusses wird von Hummel (3) wie folgt angegeben:

Zahl der untersuchten kritischen Fälle	Sicherheit des Erbganges	maximale Irrtumswahrscheinlichkeit
155-621	1 Sigma ... 96%	4%
622-3106	2 Sigma ... 99%	1%
ab 3107	3 Sigma ... 99,73%	0,27%

Ein Vaterschaftsausschluß in einem System, dessen Beweiswert 1 Sigma beträgt, erhält die verbale Bewertung: Vaterschaft unwahrscheinlich, bei einem Beweiswert von 2 Sigma: Vaterschaft sehr unwahrscheinlich und bei 3 Sigma: Vaterschaft offenbar unmöglich.

Sind in zwei sich voneinander unabhängig vererbenden Systemen mit einem niedrigen Beweiswert Ausschlüsse gefunden worden, sinkt die maximale Irrtumswahrscheinlichkeit (Unsicherheit) deutlich:

bei Kombination von	Sicherheit	Unsicherheit
zweimal 1 Sigma	0,9984	0,0016 (0,04 · 0,04)
einmal 1 Sigma und einmal 2 Sigma	0,9996	0,0004 (0,04 · 0,01)
zweimal 2 Sigma	0,9999	0,0001 (0,01 · 0,01)

Chromosomale Lokalisation einiger Bluterbmerkmale

Die Angaben über die chromosomale Zuordung der Genorte der in Tabelle 21 angeführten Systeme entsprechen dem Erkenntnisstand des 8. Internationalen „Workshop on Human Gene Mapping", Helsinki Conference 1985 (2).

Chromosomale Lokalisation einiger Bluterbmerkmale (Stand 1985, Helsinki-Konferenz)

System	Chromosom
AB0	9 q34
MNSs	4 q28-q31
P_1	22 provisorisch
Rh	1 p36.2-p34
Lu	19
Fy	1 p21-q23
Jk	2
Xg	X
Le	19
ABH Se	19
SEP	2 p25 oder 2 p23
PGM_1	1 p22.1
AK_1	9 q34
ADA	20 q13.2-qter
EsD	13 q14.1
GLO I	6 p21.31-p21.1
GPT	8 q13-qter oder 16 p
Hp	16 q22.1
Gc	4 q12-q13
C3	19 p13.3-p13.2
BF	6 p21.3
TF	3 q21-q26.1
PI	14 q32.1
Gm	14 q32.3
Km	2 p12
HLA	6 p21.3

p = kurzer Arm des Chromosoms
q = langer Arm des Chromosoms
Die Ziffern danach geben die Position im Bereich von p bzw. q an.

Tab. 21

Einsendematerial und Organisatorisches

Für die meisten serologischen Untersuchungen eignet sich geronnenes Blut, für manche Fragestellungen benötigt man aber ungerinnbar gemachte (EDTA, Heparin) Blutproben. Wenn zwischen Blutabnahme und Untersuchung ein oder mehrere Tage (Postsendungen) verstreichen, soll die Probe in sterile Behälter entnommen (z.B. Vakuumvenüle) sowie vor Hitze und Frost geschützt werden. Die Eprouvetten bzw. Venülen sind unter allen Umständen vor der Blutentnahme mit Vor- und Zuname des Probanden zu beschriften. Dem Probanden oder dessen Begleit- bzw. Pflegeperson (z.B. bei Kindern) sind vor der Venae punctio von dem Etikett Name und Vorname vorzulesen. Jede Blutprobe soll von einem Formblatt begleitet sein. Als Entnahme- und Einsendezeit (wenn per Post) wähle man bei umfangreicher Fragestellung nach Möglichkeit nicht das Wochenende.

Soll Serum allein untersucht werden, z.B. für Kälteagglutinine oder Serumgruppen wie Hp, Gc, Gm etc., so ist es zellfrei zentrifugiert einzuschicken. Für Untersuchungen auf Kälteagglutinine (Titer) muß die Blutprobe bei Körperwärme gerinnen und das Serum noch warm abzentrifugiert werden, bzw. die Blutprobe körperwarm überbracht werden. Zur serologischen Untersuchung auf Mhn sind mütterliches und kindliches Blut und bei Transfusionsreaktionen Empfänger- und Spenderblut (bei Blutkonserven die geschlossene Konserve und das Kreuzproben-[Pilot-] röhrchen) gleichzeitig zur Verfügung zu stellen.

Vor telefonischen Befunddurchsagen kann nicht genug gewarnt werden, sie sind im Anstaltsbereich möglichst zu unterlassen. Bei telefonischen Befundberichten an anstaltsfremde Stellen sind Datum, Uhrzeit, Name und Vorname der telefonierenden Personen im Untersuchungsprotokoll zu vermerken. Der Befundempfänger hat die Durchsage zu wiederholen. Um Nachuntersuchungen zu ermöglichen, sollen untersuchte Blutproben zwei bis drei Wochen im Kühlschrank aufbewahrt werden.

ıterbmerkmalsysteme – Erythrozytenmembranmarker

ıstem	Allele bzw. Haplotypen (Frequenzen bei Weißen)	Phänotypen	Genotypen	gebräuchlichste Nachweismethode (optimale Reaktionstemperatur) (s. Legende)	verfügbare Reagenzien
ɔ	p (0,29) { p_1 (0,24), p_2 (0,05) } q (0,11) r (0,60)	A_1 (0,374) A_2 (0,069) B (0,134) 0 (0,363) A_1B (0,047) A_2B (0,013)	A_1A_1 A_1A_2 A_10 A_2A_2 A_20 BB B0 00 A_1B A_2B	Aggl. (RT)	Anti-A Anti-B Anti-A+B Anti-A_1 Anti-H
esus	D (0,59) C (0,43) d (0,41) c (0,57) E (0,15) C^w (0,013) e (0,85)	s. Tabelle 6		Kongl. } (+37°C) Aggl. }	Anti-D Anti-E Anti-e Anti-C Anti-c Anti-C^w
ν-S-s	m (0,54) MS (0,26) n (0,46) Ms (0,29) S (0,32) NS (0,07) s (0,68) Ns (0,38) Mg (sehr selten, regional gehäuft)	MS MSs Ms NS NSs Ns MNS MNs MNSs	MSMS MSMs MsMs NSNS NSNs NsNs MSNS MsNs MSNs od. MsNS	Aggl. (RT) (M, N, S) ind. AHG-Test (S, s)	Anti-M Anti-N Anti-S Anti-s
	P_1 (0,53) P_1^k } äußerst selten, P_2 (0,47) P_2^k } regional p } gehäuft	P_1+ (= P+) P_1– (= P–)	P_1P_1 P_1P_2 P_2P_2	Aggl. (RT, +4°C)	Anti-P_1
ı-Cellano (k)	K (0,04) k (0,96)	K+k– K+k+ K–k+	KK Kk kk	Kongl. (37°C) (K) ind. AHG-Test (K, k)	Anti-K Anti-k
·y	Fy^a (0,45) Fy^b (0,55)	Fy(a+b–) Fy(a+b+) Fy(a–b+)	Fy^aFy^a Fy^aFy^b Fy^bFy^b	ind. AHG-Test	Anti-Fy^a Anti-Fy^b
d	Jk^a (0,52) Jk^b (0,48)	Jk(a+b–) Jk(a+b+) Jk(a–b+)	Jk^aJk^a Jk^aJk^b Jk^bJk^b	ind. AHG-Test	Anti-Jk^a Anti-Jk^b
ıeran	Lu^a (0,04) Lu^b (0,96)	Lu(a+b–) Lu(a+b+) Lu(a–b+)	Lu^aLu^a Lu^aLu^b Lu^bLu^b	ind. AHG-Test	Anti-Lu^a Anti-Lu^b
	Xg^a (0,67) Xg (0,33)	Xg(a+) Xg(a–)	♂: Xg^aY, XgY ♀: Xg^aXg^a, Xg^aXg, XgXg	ind. AHG-Test	Anti-Xg^a
is	Le-Substanz (Le^a, Le^b) wird aus dem Plasma an die Ery absorbiert (Le^a und Le^b sind keine Allele)	genetischer Zusammenhang zwischen Le-Gruppen, ABH- u. Le-Sekretion: Ery-Phänotyp / ABH-Sekretion / Le-Sekretion Le(a+b–) (0,22) / sese / LeLe od. Lele Le(a–b+) (0,72) / Se / LeLe od. Lele Le(a–b–) (0,06) / Se od. sese / lele		Aggl. (Le-Merkmale am Ery) Neutr. T. (Le- u. ABH–Sekretion in Körperflüssigkeiten)	Anti-Le^a Anti-Le^b
-Sekretion ıe	Se (0,57) se (0,43)	Se Nicht Se	SeSe, Sese sese		

. = Agglutination
ɡl. = Konglutination
AHG-Test = Indirekter Antihumanglobulintest
Neutr. T. = Neutralisationstest
RT = Raumtemperatur

ɔ/1

Bluterbmerkmalsysteme – Intrazelluläre Isoenzympolymorphismen

System	Allele bzw. Haplotypen (Frequenzen bei Weißen)	Phänotypen	Genotypen	gebräuc lichste Nachwe method
Saure Ery-throzyten-phospha-tase (SEP)	P^A (0,36) P^B (0,58) P^C (0,06)	SEP A B C AB AC BC	P^AP^A, P^BP^B, P^CP^C P^AP^B, P^AP^C, P^BP^C	SGE AGE
Phospho-gluko-mutase$_1$ (PGM$_1$)	PGM$_1^1$ (0,77) PGM$_1^2$ (0,23)	PGM$_1$ 1 PGM$_1$ 2-1 PGM$_1$ 2	PGM$_1^1$PGM$_1^1$ PGM$_1^2$PGM$_1^1$ PGM$_1^2$PGM$_1^2$	SGE AGE CAFE
	durch IEF weiter Aufspaltung von PGM$_1^1$ und PGM$_1^2$ möglich			
	PGM$_1^{a1}$ (0,64) } PGM$_1^1$ PGM$_1^{a3}$ (0,13) } PGM$_1^{a2}$ (0,18) } PGM$_1^2$ PGM$_1^{a4}$ (0,05) }	PGM$_1$ a1 } PGM$_1$ a3-a1 } PGM$_1$ 1 PGM$_1$ a3 } PGM$_1$ a2-a1 } PGM$_1$ a3-a2 } PGM$_1$ 2-1 PGM$_1$ a4-a1 } PGM$_1$ a4-a3 } PGM$_1$ a2 } PGM$_1$ a4-a2 } PGM$_1$ 2 PGM$_1$ a4 }	PGM$_1^{a1}$PGM$_1^{a1}$ PGM$_1^{a3}$PGM$_1^{a1}$ PGM$_1^{a3}$PGM$_1^{a3}$ PGM$_1^{a2}$PGM$_1^{a1}$ PGM$_1^{a3}$PGM$_1^{a2}$ PGM$_1^{a4}$PGM$_1^{a1}$ PGM$_1^{a4}$PGM$_1^{a3}$ PGM$_1^{a2}$PGM$_1^{a2}$ PGM$_1^{a4}$PGM$_1^{a2}$ PGM$_1^{a4}$PGM$_1^{a4}$	PAG IEF pH 5,0-
Esterase D (EsD)	EsD^1 (0,89) EsD^2 (0,11)	EsD 1 EsD 2-1 EsD 2	EsD^1EsD^1 EsD^2EsD^1 EsD^2EsD^2	SGE AGE CAFE
	durch IEF weitere Aufspaltung von EsD^2 möglich			
	EsD^1 (0,89) EsD^2 (0,09) EsD^5 (0,02)	EsD1 EsD 2-1 EsD 5-1 EsD 2 EsD 5-2 EsD 5	EsD^1EsD^1, EsD^2EsD^1, EsD^5EsD^1, EsD^2EsD^2, EsD^5EsD^2, EsD^5EsD^5	PAG IEF pH 5,0-
Glutamat-Pyruvat-Transamin-ase (GPT)	GPT^1 (0,51) GPT^2 (0,49)	GPT 1 GPT 2-1 GPT 2	GPT^1GPT^1 GPT^2GPT^1 GPT^2GPT^2	SGE
Glyoxalase$_1$ (GLO$_1$)	GLO$_1^1$ (0,43) GLO$_1^2$ (0,57)	GLO$_1$ 1 GLO$_1$ 2-1 GLO$_1$ 2	GLO$_1^1$GLO$_1^1$ GLO$_1^2$GLO$_1^1$ GLO$_1^2$GLO$_1^2$	SGE AGE CAFE
Adenylat-kinase (AK)	AK^1 (0,97) AK^2 (0,03)	AK 1 AK 2-1 AK 2	AK^1AK^1 AK^2AK^1 AK^2AK^2	AGE CAFE
Adenosin-desamin-ase (ADA)	ADA^1 (0,94) ADA^2 (0,06)	ADA 1 ADA 2-1 ADA 2	ADA^1ADA^1 ADA^2ADA^1 ADA^2ADA^2	AGE CAFE

SGE = Stärkegelelektrophorese
AGE = Agarosegelelektrophorese
CAFE = Celluloseacetatfolienelektrophorese
PAG = Polyacrylamidgel

Tab. 22/2

erbmerkmalsysteme – Plasmaproteinpolymorphismen

tem	Allele bzw. Haplotypen (Frequenzen bei Weißen)	Phänotypen	Genotypen	gebräuchlichste Nachweismethode
up cific nponent	Gc^1 (0,72) Gc^2 (0,28)	Gc 1 Gc 2-1 Gc 2	Gc^1Gc^1 Gc^2Gc^1 Gc^2Gc^2	AG Immun-Ephor
	durch IEF weitere Aufspaltung von Gc^1 möglich			
	Gc^{1S} (0,55) } Gc^1 Gc^{1F} (0,17) } Gc^2 (0,28) S = slow, F = fast	Gc 1S } Gc 1 Gc 1S-1F } Gc 1F } Gc 2-1S } Gc 2-1 Gc 2-1F } Gc 2	$Gc^{1S}Gc^{1S}$ $Gc^{1S}Gc^{1F}$ $Gc^{1F}Gc^{1F}$ Gc^2Gc^{1S} Gc^2Gc^{1F} Gc^2Gc^2	IEF pH 4-6,5 AG, PAG
to- in	Hp^1 (0,36) Hp^2 (0,64)	Hp 1 Hp 2-1 Hp 2	Hp^1Hp^1 Hp^2Hp^1 Hp^2Hp^2	SGE
	durch spezielle Methoden ist sowohl eine Aufspaltung von Hp^1 (Hp^{1F}, Hp^{1S}) als auch von Hp^2 (Hp^{2SS}, Hp^{2FS}, Hp^{2FF}) möglich			
ple- t- po- e 3 (C3)	$C3^F$ (0,22) $C3^S$ (0,78)	C3 S C3 FS C3 F	$C3^SC3^S$ $C3^FC3^S$ $C3^FC3^F$	AGE Immunfixation mit Anti-C3-Serum
erdin – or B	BF^F (0,18) BF^S (0,80) BF^{F1} (0,01) $BF^{SO,7}$ (0,01)	BF F FS S F1 F F1 S BF F1 SO,7 F SO,7 S SO,7 F1 SO,7	BF^FBF^F BF^FBF^S BF^SBF^S $BF^{F1}BF^F$ $BF^{F1}BF^S$ usw.	AGE Immunfixation mit Anti-BF-Serum
s- n	TF^{C1} (0,79) TF^{C2} (0,15) TF^{C3} (0,06) TF^B (< 0,01) TF^D (< 0,01)	TF C1 C2-1 C3-1 C1-B C1-D C2 C3-2 TF C3 C2-B C2-D C3-B C3-D B B-D D	$TF^{C1}TF^{C1}$ $TF^{C2}TF^{C1}$ $TF^{C3}TF^{C1}$ $TF^{C1}TF^B$ usw.	IEF pH 5-7 PAG
a-1- sin = ease- itor	PI^{M1} (0,68) PI^{M2} (0,17) PI^{M3} (0,11) PI^S (0,02) PI^Z (0,01) [PI^{var} (0,01)]	PI M1 M2-1 M3-1 M2 M3-2 M3 M1-S M2-S PI M3-S S M1-Z M2-Z M3-Z Z S-Z	$PI^{M1}PI^{M1}$ $PI^{M2}PI^{M1}$ $PI^{M3}PI^{M1}$ $PI^{M2}PI^{M2}$ $PI^{M3}PI^{M2}$ $PI^{M3}PI^{M3}$ usw.	IEF pH 4-5 PAG
ma- ulin- pen	Gm^a (0,19) Gm^{ax} (0,07) Gm^f (0,74) (Gm^f ist kein Allel von Gm^a und Gm^{ax})	Gm (a+x-f-) Gm (a+x+f-) Gm (a+x-f+) Gm (a+x+f+) Gm (a-x-f+)	Gm^aGm^a $Gm^{ax}Gm^{ax}$ od. $Gm^{ax}Gm^a$ Gm^aGm^f $Gm^{ax}Gm^f$ Gm^fGm^f	Agglutinationshemmtest Anti-Sera: Anti-Gm^a Anti-Gm^x Anti-Gm^f
=InV)	Km^1 (0,08) Km^2 (0,92)	Km(1+) Km(1−)	Km^1Km^1 Km^2Km^1 Km^2Km^2	Anti-Km^1

= Stärkegelelektrophorese
= Agarosegelelektrophorese
E = Celluloseacetatfolienelektrophorese

PAG = Polyacrylamidgel
AG = Agarosegel
var = Variante

en Isoenzym- und Plasmaproteinsystemen sind nur die in der weißen (speziell mitteleuropäischen) kerung häufigsten Allele und deren Frequenzen angegeben. Außer diesen wurden in allen emen sowohl Varianten (Frequenz < 0,01) als auch stumme Allele (keine phänotypische rägung) beobachtet.

2/3

Einführung

HLA-Antigene sind für Gewebeübertragungen aller Art, wie Organ- und Knochenmarktransplantationen, aber auch für die Bluttransfusion von Bedeutung. Sie wurden im Jahr 1958 von Jean Dausset (Nobelpreis für Medizin 1980) entdeckt. Diese Merkmale sind Strukturen, die am Transplantat als fremd (allogen) erkannt werden. Bei der Transplantatabstoßung oder der Transplantat-gegen-Wirt-Reaktion (Graft-versus-Host-Reaktion, GVHR) werden T-Lymphozyten mit HLA-spezifischer zytotoxischer Wirkung, aber auch B-Lymphozyten, die HLA-Alloantikörper bilden, produziert (23).

Nomenklatur

HLA steht für *H*uman *L*eukocyte antigen locus *A*, *H*istocompatibility *L*ocus *A*, *H*uman *L*ymphocyte *A*ntigens. Alternative Bezeichnung: MHC, *M*ajor *H*istocompatibility *C*omplex, Haupthistokompatibilitätskomplex.

HLA-Klasse-I-Antigene: HLA-A, -B, -C

HLA-Klasse-II-Antigene: HLA-DR, -DQ, -DP

HLA-Klasse-III-Antigene: BF, C2, C4

w:

Symbol für ein noch nicht suffizient definiertes Allel. „w" steht für „Workshop". Workshops sind internationale HLA-Konferenzen, die zum Zwecke der Definition neu entdeckter HLA-Antigene in mehrjährigen Abständen abgehalten werden.

B5(51), B5(w52):

In manchen Fällen wird eine Spezifität, z.B. B51, mit einer übergeordneten Bezeichnung versehen, z.B. B5(51). Die supertypische Spezifität B5 läßt sich so in B5(51) und B5(w52), in zwei subtypische Spezifitäten unterteilen.

Vererbung

Am kurzen Arm des Chromosoms 6 liegen, eng gekoppelt, die HLA-Antigene Klasse I, II, III (s. Abb. 12). Jeder dieser Genorte weist eine große Zahl von Allelen mit kombinantem Erbgang auf (24), (s. Tab. 23). Die eng gekoppelt am Chromosom liegenden Gene der Klassen I – III werden en bloc als HLA-Haplotyp vererbt. Der Erbgang der einzelnen Allele ist kombinant. Aus dem Erscheingunsbild, dem Phänotypus, ist das Erbbild, der Genotypus, meist nicht erkennbar. Das HLA-Erbbild ist jedoch durch Typisierung der leiblichen Verwandten, wie Eltern, Kinder, Geschwister feststellbar (s. Abb. 13).

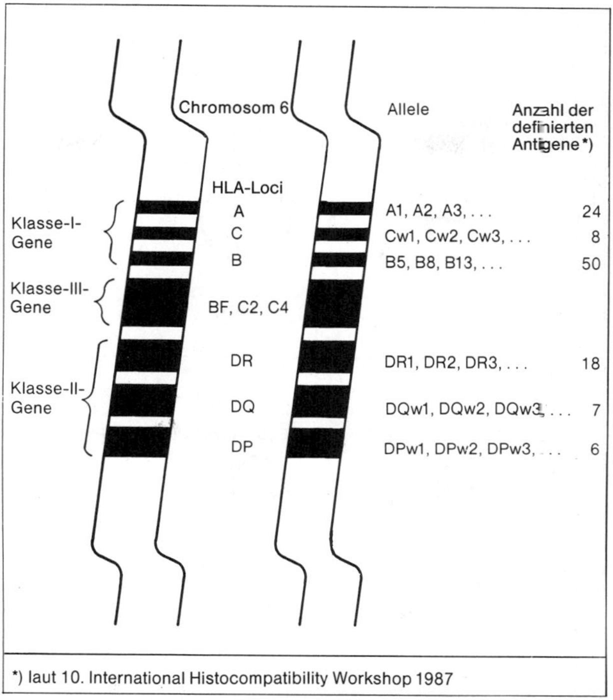

Abb. 12: HLA-Gene am Chromosom 6. Als Beispiel sind für jeden HLA-Genort jeweils nur 3 Allele angeführt. Die weiteren finden sich in Tabelle 23.

Struktur und Vorkommen

Die HLA-Klasse-I-Antigene sind Polypeptide aus etwa 350 Aminosäuren mit einem Molekulargewicht von ca 44 Kilodalton. (Die Molekulargewichtseinheit Dalton entspricht dem Molekulargewicht eines Wasserstoffatoms.) Sie werden an der Zelloberfläche in noncovalenter Bindung an ein zweites Polypeptid, das β_2-Microglobulin (β_2m) exprimiert. Dieses wird von einem nichtpolymorphen Gen am menschlichen Chromosom 15 gesteuert.

Die HLA-Klasse-II-Polypeptide bestehen aus zwei Polypeptidketten. Diese liegen in der Zellmembran noncovalent aneinander gebunden vor.

Während HLA-Klasse-I-Antigene mit Ausnahme von Azinusepithel exokriner Drüsen, -Korneaendothel, Throphoblast und Spermien an sämtlichen kernhaltigen Zellen vorkommen – selbst Erythrozyten tragen in unterschiedlicher Quantität HLA-Klasse-I-Antigene (26) –, sind HLA-Klasse-II-Antigene lediglich an B-Lymphozyten, Monozyten, Makrophagen und Endothelzellen sowie an manchen Epithelzellen (z.B. Zungen-, Rachen-, Trachea- und Urethraepithel) nachweisbar (25,26).

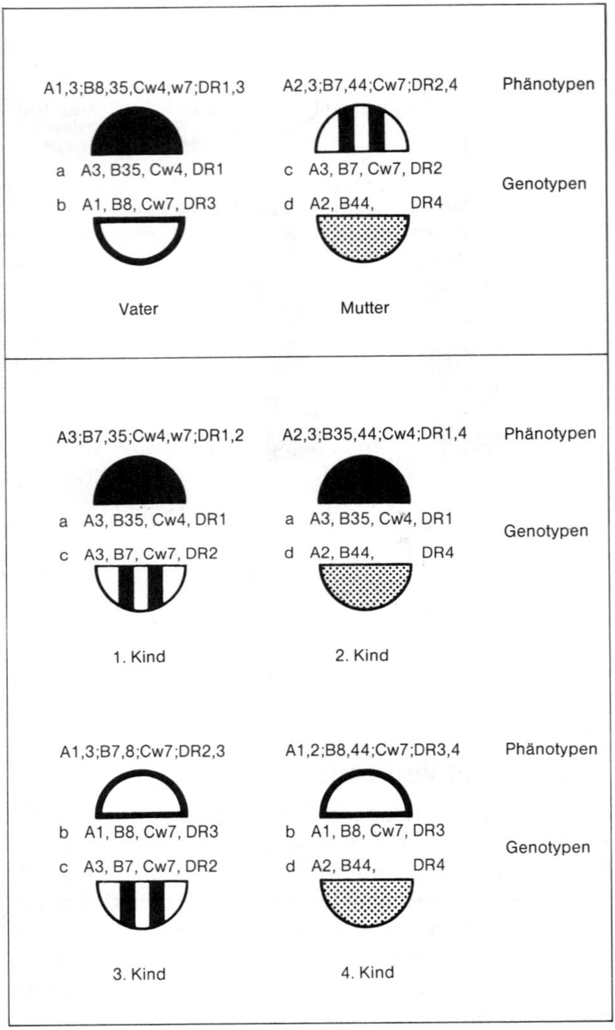

Abb. 13: Demonstration des Vererbungsprinzips von HLA-Genen in Haplotypen. Es ist ersichtlich, daß innerhalb einer Familie Eltern und Kinder HLA-haplodifferent (=halb HLA-ident, halb HLA-different) sind und daß Geschwister entweder vollständig HLA-ident, HLA-haplodifferent oder vollständig HLA-different sein können.

…elfrequenzen im HLA-System*

…A-A		
	0,166	
	0,264	
	0,153	
	0,093	
9(23)		0,013
9(24)		0,080
	0,058	
10(25)		0,026
10(26)		0,030
10(w34)		0,002
10(w66)		0,000
	0,070	
	0,049	
28(w68)		0,045
28(w69)		0,004
	0,139	
w19(29)		0,037
w19(30)		0,032
w19(31)		0,033
w19(32)		0,030
w19(w33)		0,007
	0,002	
	0,000	
	0,006	

HLA-B			
5		0,082	
	5(51)		0,062
	5(w52)		0,020
7		0,114	
8		0,097	
12		0,128	
	12(44)		0,124
	12(45)		0,004
13		0,029	
14		0,037	
	14(w64)		0,011
	14(w65)		0,026
15		0,068	
	15(w62)		0,061
	15(w63)		0,007
16		0,044	
	16(38)		0,024
	16(39)		0,020
17		0,046	
	17(w57)		0,029
	17(w58)		0,017
18		0,055	
21		0,029	
	21(w49)		0,018
	21(w50)		0,011
w22		0,028	
	w22(w54)		0,001
	w22(w55)		0,016
	w22(w56)		0,011
27		0,034	
35		0,105	
37		0,016	
40		0,059	
	40(w60)		0,038
	40(w61)		0,021
w41		0,009	
w42		0,002	
w46		0,001	
w47		0,003	
w48		0,000	
w53		0,005	
w59		0,000	
w67		0,000	
w70		0,004	
	w70(w71)		0,001
	w70(w72)		0,003
w73		0,001	
X		0,004	

HLA-C	
w1	0,017
w2	0,034
w3	0,210
w4	0,087
w5	0,060
w6	0,085
w7	0,233
w8	0,043
X	0,231

HLA-DR			
1		0,096	
2		0,159	
3		0,120	
4		0,126	
5		0,145	
	5(w11)		0,123
	5(w12)		0,022
6		0,1[illegible]1	
	6(w13)		0,054
	6(w14)		0,057
7		0,1[illegible]9	
w8		0,029	
w9		0,008	
w10		0,008	
X		0,079	

HLA-DQ	
w1	0,328
w2	0,185
w3	0,242
X	0,245

HLA-DP	
w1	0,035
w2	0,134
w3	0,046
w4	0,400
w5	0,045
w6	0,140
X	0,200

…t 9. International Histocompatibility Workshop 1984

…3

Praktische und klinische Bedeutung des HLA-Systems

Organtransplantation

Voraussetzung für die Transplantation von Niere, Herz, Leber, Pankreas, Hornhaut etc. ist eine für den Empfänger verträgliche AB0-Blutgruppe des Spenders.

Da im Serum des Empfängers vorliegende spenderspezifische, lymphozytotoxische Antikörper perakute Transplantatabstoßungen vor allem von Nierentransplantaten verursachen können, müssen solche Antikörper mittels lymphozytotoxischer Kreuzprobe (Crossmatch) vor jeder Nierentransplantation im Serum des Empfängers ausgeschlossen werden. Internationale Erfahrungen an mehr als zehntausend Nierentransplantationen zeigen, daß bei optimaler HLA-Verträglichkeit die Ein-Jahres-Funktionsdauer bei rund 90 von 100 Fällen erreicht wird, bei schlechter HLA-Verträglichkeit beträgt diese Rate nur etwa 70 unter 100 (27). Die europäische Transplantations-Organisation „Eurotransplant", der Holland, Belgien, Luxemburg, die Bundesrepublik Deutschland und Österreich (mit „Austrotransplant") angehören, speichert die HLA-Daten von über 8000 potentiellen Nierenempfängern. Durch Organaustausch kann eine gute HLA-Verträglichkeit zwischen den Nierenempfängern und -spendern erreicht werden. Die Anzahl der HLA-A, -B und -DR Merkmale, die der Spender, nicht hingegen der Empfänger besitzt, bestimmt den Gewebeverträglichkeitsgrad. Die Gewebeverträglichkeitsgrade sind in Tabelle 24 veranschaulicht. Nach einer Empfehlung von Eurotransplant sollte nur transplantiert werden, wenn einer der ersten fünf Verträglichkeits- bzw. Unverträglichkeitsgrade vorliegt (27).

Verträglichkeitsgrade bei der Nierentransplantation: Angabe von Unverträglichkeiten (Inkompatibilitäten) zwischen Organempfänger und -spender

Unverträglichkeiten (Inkompatibilitäten) in		Kennzeichnung der fünf besten, von Eurotransplant empfohlenen Verträglichkeiten
HLA-A und HLA-B	HLA-DR	
0	0	*
1	0	*
0	1	*
2	0	*
1	1	*
2	1	
0	2	
1	2	
2	2	
3	0	
3	1	
3	2	
4	0	
4	1	
4	2	

Tab. 24

Eine Übertragung von Nicht-AB0-gruppengleichen, aber AB0-verträglichen Organen (Verwendung der Gruppe 0 als Universalorganspender und der Gruppe AB als Universalempfänger) ist deshalb nicht empfehlenswert, da hämolytische Anämien als Graft-versus-Host-Reaktion im AB0-System insbesondere bei Ciclosporin-A-Therapie post transplantationem durch Bildung von Immun-Anti-A bzw. -Anti-B beobachtet werden (28). Ferner werden durch Verwendung des Universalspenders der Gruppe 0 für Nicht-0-Empfänger die potentiellen Organempfänger der Gruppe 0 benachteiligt – eine Tatsache, die auch in unserer Organempfängerwarteliste durch eine erhöhte Gruppe 0 Empfängerfrequenz mit rund 50% zu registrieren ist – da diese ausschließlich auf Spender der Gruppe 0 angewiesen sind.

Knochenmarktransplantation

Da bei der Knochenmarktransplantation nicht nur die Abstoßungsreaktion, sondern auch die Transplantat-gegen-Wirt-Reaktion (Graft-versus-Host-Reaktion, GVHR) den Empfänger bedrohen, sind die HLA-Verträglichkeitserfordernisse besonders hoch. Als Knochenmarkspender kommen daher fast ausschließlich HLA-A, -B, -C -DR-idente Geschwister in Frage. Sind solche nicht vorhanden, werden in letzter Zeit auch nichtverwandte, gut kompatible Spender verwendet.

Assoziation zwischen HLA und Krankheiten

Manche HLA-Antigene sind mit bestimmten Erkrankungen assoziiert; sie sind bei Patienten mit diesen Krankheiten viel häufiger als bei Gesunden und stellen daher einen Risikofaktor für diese Erkrankungen dar (32). Der errechenbare Wert des „relativen Risikos“ gibt an, um wieviel häufiger Menschen mit einem bestimmten HLA-Antigen an einer bestimmten Krankheit leiden als Menschen ohne das betreffende Antigen.

Aus Tabelle 25 sind einige der erwähnten HLA-Krankheitsassoziationen zu entnehmen. Alle Fälle der äußerst seltenen Krankheit Narkolepsie tragen das Merkmal HLA-DR2. Daher haben Menschen mit HLA-DR2 ein wesentlich größeres Risiko gegenüber der Narkolepsie als andere. Das relative Risiko für HLA-B27-positive Menschen, an Morbus Bechterew zu erkranken, ist ebenfalls sehr stark erhöht. Das relative Risiko wird in solchen Fällen als diagnostisches Hilfsmittel verwendet.

Assoziationen zwischen HLA und Krankheiten (Auswahl)		
Krankheit	HLA-Antigen	Relatives Risiko*
Narkolepsie	DR2	263,76
Ankylosierende Spondylitis, (M. Bechterew)	B27	51,76
Morbus Reiter	B27	36,88
Postinfektiöse Arthritis	B27	25,60
Goodpasture Syndrom	DR2	14,92
Adrenogenitales Syndrom	Bw47	11,73
Systemischer Lupus erythematodes	DR3	11,05
Subakute Thyreoiditis De Quervain	B35	7,72
Diabetes mellitus Typ I	DR3 DR4	5,12 6,75
Zöliakie	DR3 DR7	5,14 5,05
Psoriasis vulgaris	DR7	4,30
Rheumatoide Arthritis	DR4	4,02
Myasthenia gravis	DR3	2,74
Multiple Sklerose	DR2	2,08

*) Formel zur Berechnung des Relativen Risikos (RR)

$$RR = \frac{hp\ (1\text{-}hc)}{hc\ (1\text{-}hp)}$$

hp = Häufigkeit des Antigens bei Patienten
hc = Häufigkeit des Antigens bei gesunden Kontrollpersonen

Tab. 25

HLA-Nachweismethoden

Lymphozytenisolation

Lymphozyten können entweder aus dem peripheren Blut, aus Lymphknoten oder aus der Milz isoliert werden, s. „Einsendematerial", S. 350. Lymphozyten aus Lymphknoten oder der Milz sind bei Organspendern vorzuziehen, da deren Lymphozyten aus dem peripheren Blut oft schwer zu typisieren sind. Die Isolation der Zellen erfolgt durch Zentrifugation mit einem Gradienten (z.B. Ficoll-Lösung), dessen spezifisches Gewicht zwischen dem von Erythrozyten und Lymphozyten liegt. Für die Untersuchung werden die Lymphozyten in einer Pufferlösung (Hanks-Lösung oder RPMI 1640) suspendiert.

Mikrolymphozytotoxizitätstest

Zur HLA-Typisierung nach der NIH-Technik (NIH = National Institute of Health) werden zur Bestimmung der HLA-A, -B, -C, -DR, -DQ-Merkmale spezifische lymphozytotoxische Testsera verwendet. Es sollten zur Antigendefinition mehrere Antisera von jeder Spezifität zur Anwendung kommen. Die isolierten Probandenlymphozyten werden in sogenannten Terasakiplatten (Mikrotestplatten mit 60 Vertiefungen) mit den entsprechenden Testsera bei Zimmertemperatur inkubiert. Dann wird Kaninchenkomplement und schließlich Eosin als Farbstoff zugesetzt. Die

Reaktion wird durch Formaldehyd gestoppt und im Phasenkontrastmikroskop abgelesen. Als positiv gilt, wenn die Lymphozytensuspension den Farbstoff aufgenommen hat. Dieser kann nämlich nur dann in die Zelle eindringen, wenn nach einer Antigen-Antikörperreaktion das Komplement die Zellmembran geschädigt hat.

Die Bestimmungstechnik für HLA-DR und -DQ-Antigene an B-Lymphozyten läuft prinzipiell analog der für die HLA-A, -B, -C-Typisierung beschriebenen Vorgangsweise ab, bedient sich aber der Zweifarben-Immunfluoreszenztechnik, bei der die im peripheren Blut nur mit 20% vertretenen B-Lymphozyten (80% T-Lymphozyten) mit einem FITC (Fluoreszein-Isothiocyanat) -gekoppelten Antihumanglobulinserum markiert werden. Dieses färbt die an der Oberfläche der B-Zellen exprimierten Immunglobuline grün, T-Lymphozyten aber entziehen sich der Sicht. Nach der Markierung der B-Lymphozyten verläuft der weitere Vorgang wie für HLA-A, -B, -C beschrieben. Als Farbstoff wird jedoch Ethidiumbromid anstelle von Eosin verwendet; abgelesen wird im Fluoreszenzmikroskop.

Eine vollständige HLA-Typisierung dauert etwa acht Stunden, die lymphozytotoxische Kreuzprobe (Crossmatch) etwa sechs Stunden.

Gemischte Lymphozytenkultur, Mixed Lymphocyte Culture (MLC)

Mischt man die Lymphozyten von zwei nicht verwandten Menschen und kultiviert man diese Mischung 6 Tage bei 37 °C, so ergibt sich eine starke Proliferation der T-Lymphozyten, wenn sich deren HLA-Klasse-II-Antigene voneinander unterscheiden, nicht hingegen, wenn sie ident sind.

Um die Stärke der Proliferation des einen Probanden zu messen, macht man die Lymphozyten des anderen mit ionisierender Bestrahlung teilungsunfähig. Der gemischten Lymphozytenkultur wird am letzten Tag Tritium-(^3H)-markiertes Thymidin zugesetzt. Bei starker Zellteilung – positiver Reaktion – wird dieses Nukleotid vermehrt in die Zellen eingebaut. Die eingebaute Radioaktivität wird im Beta-Counter gemessen. Als positiv gilt eine Aktivität von über 3 000 cpm (counts per minute), s. Abbildung 14.

Negative MLC-Reaktionen zwischen nichtverwandten Personen sind sehr selten, denn selbst zwischen HLA- vollständig identen Probanden, die außerordentlich selten sind, kann es zu einer positiven MLC-Reaktion kommen. Zwischen komplett HLA-identen Geschwistern ist die Reaktion in der gemischten Lymphozytenkultur jedoch immer negativ (s. Abb. 15). Die MLC wird vor allem vor der Knochenmarktransplantation zur Überprüfung der HLA-Identität zwischen Empfänger und Spender, und vor der

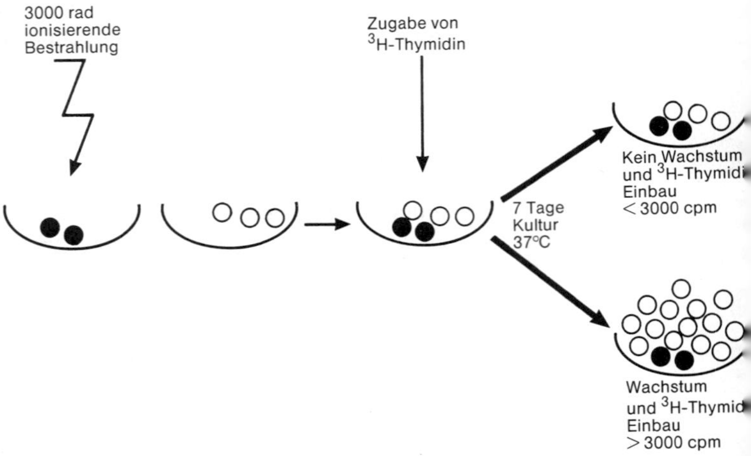

Abb. 14: Gemischte Lymphozytenkultur: Bei HLA-Unverträglichkeit findet Stimulation und Wachstum T-Lymphozyten statt: positive Reaktion. Bei vollständiger HLA-Identität erfolgt kein Zellwachstum: neg Reaktion.

Verwandten-Nierentransplantation als zusätzliche Information über die Gewebeverträglichkeit zwischen Empfänger und Lebendspender eingesetzt.

In der MLC stimulierte Lymphozyten reagieren bei nochmaliger Stimulation spezifisch mit überschießender Zellteilung. Diese Technik wird als PLT (primed lymphocyte typing) bezeichnet. Sie ist besonders spezifisch und erlaubt weitere Unterteilungen bekannter Klasse-II-Merkmale.

Die PLT-Technik kann auch in Vaterschaftsfragen eingesetzt werden. Diese in Wien erstmalig beschriebene Methode (29–31) basiert darauf, daß mütterliche Zellinien in der MLC mit kindlichen Zellen geprägt werden. Erfolgt eine Sekundärreaktion dieser vom Kind geprägten mütterlichen Zellen als Antwort auf die Stimulation mit Lymphozyten des Putativ-Vaters, so ist die Vaterschaft dieses Mannes nicht auszuschließen (s. Abb. 16). Bleibt die Sekundärreaktion aus, dann liegt entweder Nichtvaterschaft vor, oder Mutter-Kind-Identität. Letztere Möglichkeit ist durch negative Reaktion mütterlicher Zellen im ersten und zweiten Ansatz erkennbar.

Biochemische Bestimmung von HLA-Antigenen

Hierbei werden Lymphozyten mit ^{35}S-Methionin radioaktiv markiert und anschließend lysiert. Die HLA-Klasse-I- und -Klasse-II-Antigene werden aus dem Lysat durch Präzipitation mit monoklonalen Antikörpern gegen HLA-Klasse-I bzw. -Klasse-II isoliert und anschließend in einem

Stimulatoren / nder	Vater (a, b)	Mutter (c, d)	Kind 1 (a, c)	Kind 2 (a, d)	Kind 3 (b, c)	Kind 4 (b, d)	Kind 5 (b, d)
Vater (a, b)	−	+	+	+	+	+	+
Mutter (c, d)	+	−	+	+	+	+	+
Kind 1 (a, c)	+	+	−	+	+	+	+
Kind 2 (a, d)	+	+	+	−	+	+	+
Kind 3 (b, c)	+	+	+	+	−	+	+
Kind 4 (b, d)	+	+	+	+	+	−	−
Kind 5 (b, d)	+	+	+	+	+	−	−

3, B35, Cw4, DR1 c A3, B7, Cw7, DR2

1, B8, Cw7, DR3 d A2, B44, DR4

5: Gemischte Lymphozytenkultur: Negative Reaktion zwischen HLA-identen Geschwistern, positive on zwischen sämtlichen anderen Familienmitgliedern.

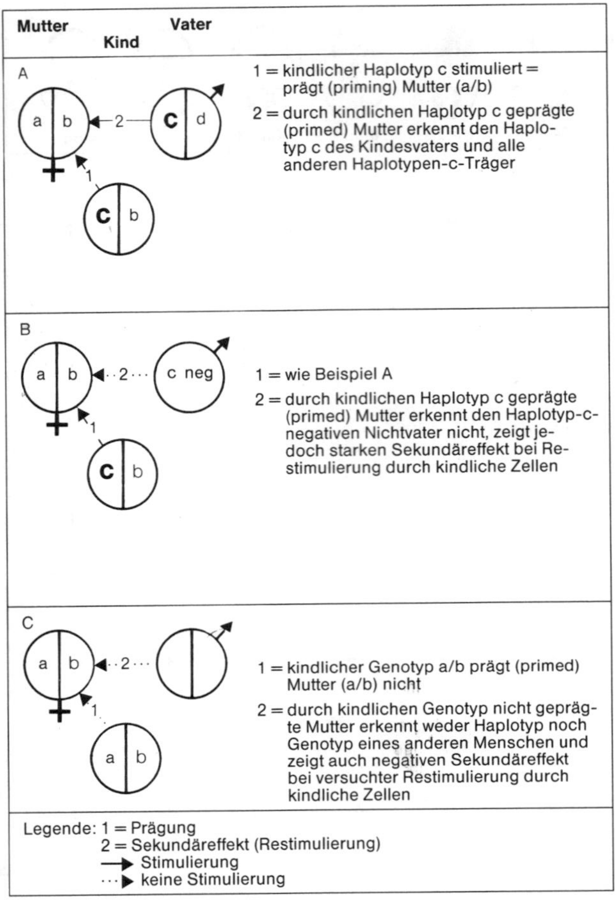

Abb. 16: Das Prinzip der Erkennung des Vaters durch vom Kind geprägte mütterliche Lymphozyten.

Polyacrylamidgel mittels Isoelektrofokussierung aufgetrennt. Infolge der unterschiedlichen isoelektrischen Punkte der einzelnen HLA-Antigene bilden diese an verschiedenen Stellen des Gradientengels Banden, die durch Autoradiographie sichtbar gemacht werden.

Diese Methode kann zu Erfolg führen, wenn die üblichen, serologischen und zellulären Testtechniken versagen.

Bestimmung der HLA-Antigene mit Hilfe des Polymorphismus von Restriktionsfragmenten der DNA

s. S. 370.

Einsendematerial und Organisatorisches

Peripheres Blut: Kinder minimal 5 ml, Erwachsene 20-50 ml. Organspender: Peripheres Blut, Lymphknoten, Milz. Bei Nierenspendern, aber auch bei Knochenmarkspendern beträgt die gewünschte Blutmenge 50 bis 100 ml.

Zeitraum zwischen Blutentnahme und Typisierung: Maximal 24 h. Zusatz: Heparin, 10 internationale Einheiten (IE) pro ml Vollblut.

Leukozyten- und Thrombozytenserologie

Antigene

Erbmerkmale des Blutes sind teilweise an allen korpuskulären Elementen nachweisbar (s.Tab. 26), zum Teil aber auf bestimmte Zellsorten wie Erythrozyten, Thrombozyten, Granulozyten und Monozyten beschränkt (s.Tab. 27 u.28).

Nachweisbare Antigene an verschiedenen Blutzellen

	AB0	Rh	HLA-ABC	HLA-DR	5a-5b
Erythrozyten	+	+	+/–	–	+
Lymphozyten	+	–	+	+	+
Thrombozyten	+	–	+	–	+
Granulozyten	–?	–	(+)	(–)	+
Monozyten	+	–	+	+	+

Tab. 26

Thrombozytenspezifische Antigene und deren Frequenzen bei Europiden [nach Aster et al. (33)]

System	Antigene	Genfrequenz	Phänotypenfrequenz (%)
$Zw = Pl^A$	$Zw^a = Pl^{A1}$	0,85	97,6
	$Zw^b = Pl^{A2}$	0,15	26,8
Ko	Ko^a	0,074	14,3
	Ko^b	0,923	99,4
Pl^E	Pl^{E1}	0,968	99,9
	Pl^{E2}	0,025	5,0
Bak	Bak^a	0,696	90,8

Tab. 27

Nachweistechniken (Antigene und Antikörper)

Nachweis von Antikörpern gegen Thrombozyten

Der Nachweis von Antikörpern gegen Thrombozytenalloantigene wird durch den Umstand erschwert, daß relativ große Mengen an Immunglobulinen physiologischerweise an Thrombozyten gebunden sind. Die wesentlichen, heute angewandten Tests sind der PSIFT = Plättchensuspensionsimmunfluoreszenztest, der PRAT = Plättchenradioimmuntest, eine ELISA-Technik in Form des MAIPA = Monoclonal Antibody-Specific Immobilization of Platelet Antigens und der Festphasenassay. Alle diese Tests basieren auf dem Coombs-Prinzip und sind von vergleichbarer Wertigkeit. Der Festphasenassay benötigt nur 45 Minuten Arbeitszeit und kann daher auch als Schnelltest bei der Suche nach kompatiblen Spendern eingesetzt werden.

Granulozytenspezifische Antigene und deren Frequenzen bei Europiden
[modifiziert nach Lalezari 1984 (35)]

System	Antigene	Genfrequenz	Phänotypenfrequenz (%)
a) Neutrophilenspezifische			
NA	NA1	0,377	46
	NA2	0,633	88
NB	NB1	0,827	97
	NB2*	0,173	32
NC	NC1**	0,72	
ND	ND1	0,88	98,5
NE	NE1	0,12	23
b) An allen Granulozyten nachweisbare Antigene			
G	nachweisbar durch kältereaktive (agglutinierende) Antikörper, Frequenzen unbekannt.		

* Vermutlich ident mit 9a
** Vermutlich ident mit NA2

Tab. 28

Prinzip des zellulären ELISA

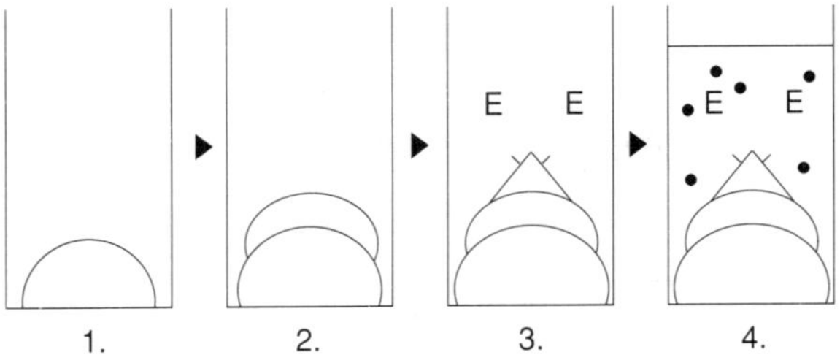

1. Bindung eines Antigens (z.B. Thrombozyt) an eine Kunststoffoberfläche
2. Reaktion des Antikörpers mit dem Antigen
3. Reaktion eines enzymmarkierten Antihumanglobulins mit dem humanen Antikörper
4. Farbstoffreaktion mit spezifischem (Enzym-) Substrat.

Abb. 17: Enzyme-Linked Immunosorbent Assay (ELISA). (E = Enzym)

Nachweis von Antikörpern gegen Lymphozyten (Non-HLA)

Bezüglich des mikrolymphozytotoxischen Tests s. S. 346.

Zwei weitere sehr empfindliche Nachweistechniken sind der LIFT = Lymphozytenimmunfluoreszenztest und der MAILA = Monoclonal Antibody-Specific Immobilization of Leukocyte Antigens. Mit diesen können auch nichtzytotoxische Antikörper gefunden werden.

Nachweis von Antikörpern gegen Granulozyten

Neben dem Leukagglutinationstest dient vor allem der GIFT = Granulozytenimmunfluoreszenztest als Nachweismethode. Analog zum PSIFT und LIFT bedient sich auch dieser Test einer Immunfluoreszenz-Coombs-Technik; der

Antikörpernachweis erfolgt an paraformaldehydfixierten Zellen.

Mit den oben angeführten Nachweismethoden können theoretisch mit Hilfe von Antisera bekannter Spezifität die für jeden Zelltyp spezifischen Antigene nachgewiesen werden. In der Praxis sind spezifische Antisera, außer für das Antigen Zw^a, jedoch kaum verfügbar.

Bedeutung von nichtthrombo- bzw. leukozytenspezifischen Antigenen für die Transfusion von Thrombo- bzw. Leukozytenkonzentraten

AB0-System

Die klinische Bedeutung der AB0-Antigene an Thrombozyten ist unbestritten. Aus Gründen der mangelnden Verfügbarkeit gruppenverträglicher Spender muß oft auf AB0-inkompatible Thrombozytentransfundate zurückgegriffen werden. Die Folge ist eine herabgesetzte Überlebenszeit der Thrombozyten und somit ein geringerer Erfolg der Transfusion und sehr selten auch eine fieberhafte Reaktion.

Da Granulozyten wahrscheinlich AB0-Antigene nicht exprimieren, ist der Erfolg von Leukozytentransfusionen hinsichtlich Granulozytenanstiegs AB0-unabhängig.

HLA-System

HLA-Klasse-I-Antigene (HLA-A, -B und -C) sind für die Transfusion von Thrombozyten und Leukozyten von größter Bedeutung. Für Träger lymphozytotoxischer HLA-Antikörper, meist Multiparae und Polytransfundierte, ist es manchmal problematisch, kompatible Leukozyten- und Thrombozytenspender zu finden. HLA-antikörperbedingte Unverträglichkeiten führen zu nur mäßigem Erfolg der Übertragung dieser Zellen, d. h. zu nur ungenügendem Anstieg der Zellzahl im peripheren Blut; manchmal kommt es auch zu febrilen Reaktionen. Nur eine große Anzahl HLA-typisierter Blutspender bringt hier die Möglichkeit, idente bzw. verträgliche Zellen zu finden.

5a-5b-System

Hier handelt es sich um Antigene, die an praktisch allen Blutzellen vorkommen. Antikörper gegen diese Merkmale sollen zu Lungenödembildung als Transfusionsreaktion führen können. Das 5a-5b-System wird in der Regel mittels Leukagglutinationstechnik nachgewiesen.

Die Verträglichkeit von Thrombozytenkonzentraten wird mittels Kreuzprobe zwischen Empfänger und Spender geprüft. Wie erwähnt, eignet sich dazu der Festphasenassay wegen des geringen Zeitaufwandes besonders für dringliche Fälle. Da dieser Test auch die Verwendung von gelagerten Thrombozyten gestattet, sollte die präventive Auskreuzung von Thrombozytenkonzentraten in naher Zukunft zur Routine werden. Andere Techniken wie PSIFT, Zytotoxizitätstest, PRAT, ELISA sind wohl auch sehr empfindlich, jedoch zeitaufwendiger (4–6 Stunden).

Antigensysteme, die nur an Thrombozyten vorkommen

Antigene

An Thrombozyten sind die Antigene des AB0- und des HLA-Systems (s. Tab.26) sowie die thrombozytenspezifischen Antigene nachweisbar (s. Tab. 27).

Isolierte Antikörper gegen thrombozytenspezifische Antigene allein kommen relativ selten vor, sie sind meist vergesellschaftet mit HLA-Antikörpern.

Klinische Bedeutung

Klinisch werden thrombozytenspezifische Antikörper für den mangelnden Transfusionserfolg, für die posttransfusionelle Purpura sowie für die neonatale Alloimmunthrombopenie verantwortlich gemacht.

Mittels der Kreuzprobe kann zwar der Nachweis von Thrombozytenantikörpern im Empfängerserum erbracht werden, ihre Spezifität, d. h. gegen welche Thrombozytenantigene sie gerichtet sind, ist aber nicht immer bestimmbar. Außer Anti-Zw^a sind nämlich spezifische Antisera zur Bestimmung der Thrombozytenalloantigene kaum verfügbar.

Die posttransfusionelle Purpura stellt eine seltene Komplikation dar. Dieses Syndrom ist dadurch gekennzeichnet, daß etwa eine Woche nach Transfusion einer erythrozytär verträglichen Konserve eine ausgeprägte Blutungsneigung als Folge einer Thrombopenie ausgelöst wird. Betroffen sind fast ausschließlich Frauen mittleren bis höheren Lebensalters mit Schwangerschafts- oder Transfusionsanamnese. Ungeklärt dabei ist, warum auch die Empfängerthrombozyten betroffen sind. Es wird vermutet, daß mit Antikörpern beladene Fragmente der Spenderthrombozyten an den Empfängerthrombozyten haften bleiben und so zum immunologischen Abbau der Plättchen führen. Therapeutisch kommt die Plasmapherese mit nachfolgender Transfusion kompatibler Thrombozyten in Frage. Auch die Therapie mit hochdosiertem Immunglobulin hat sich als erfolgreich erwiesen.

Die neonatale Alloimmunthrombopenie, NAITP, ist eine seltene, aber gefährliche Komplikation aufgrund fetomaternaler Inkompatibilität in thrombozytenspezifischen Systemen, meist im System Zw^a-Zw^b. Auch Autoantikörper gegen Thrombozyten bei Autoimmunthrombopenie der Mutter können eine NAITP verursachen. Dabei passieren IgG-Antikörper die Plazenta und führen zum Abbau der kindlichen Thrombozyten. Als führende klinische Symptomatik sind Hämorrhagien, Petechien und Ekchymosen als Ausdruck einer generalisierten Blutungsneigung charakteristisch. Petechien findet man über Kopf, Schultern, Rumpf und Inguinalregion verteilt, das Zentralnervensystem ist in etwa einem Drittel der Fälle betroffen. Die Thrombopenie nimmt in den ersten 48 Stunden post partum oft zu und dauert einige Tage bis Wochen.

Die Letalität dieses Syndroms liegt bei etwa 5%. Eine Reduktion der Letalität kann durch exakte serologische Abklärung und geeignete therapeutische Maßnahmen erreicht werden. Dazu gehören der Antikörpernachweis im mütterlichen Serum, die Typisierung der Mutter im Zw^a-Zw^b-System und eine Kreuzprobe gegen die väterlichen Thrombozyten (mangels entsprechender Thrombozytenquantität beim erkrankten Kind). Die Rate von bleibenden Schäden durch Blutungen im Bereich des ZNS des Kindes soll bei 5-10% liegen; die serologische Abklärung ist auch hinsichtlich weiterer Graviditäten von Bedeutung.

Therapeutisch kommt vor allem die Transfusion kompatibler mütterlicher, sofern es sich nicht um Autoantikörper handelt, oder fremder Plättchenkonzentrate in Frage. Kann der Antikörper nicht spezifiziert werden oder stehen keine entsprechenden Spender zur Verfügung, greift man zwangsläufig auf plasmaarme oder gewaschene Plättchenkonzentrate zurück. Von wechselndem Erfolg sind andere therapeutische Maßnahmen, wie z.B. Plasmaaustauschtransfusion, Kortikoidmedikation, Sectio caesarea.

Antigensysteme, die nur an Granulozyten vorkommen

Antigene

Die granulozytenspezifischen Antigensysteme sind in Tabelle 28 aufgeführt. Ihr Nachweis erfolgt mittels Immunfluoreszenz (Fluoreszeinisothiozyanat-markierte Antikörper in Coombs-Technik), Radioimmunoassay und Leukagglutinationstest. Alle diese Verfahren sind jedoch bei Granulozyten technisch schwierig. Spezifische Granulozytentestsera stammen von Mono- und Multiparae, von Polytransfundierten oder Patienten mit Autoimmungranulozytopenie.

Klinische Bedeutung

Bei Antikörperträgern gegen Antigene der Systeme NA und NC sind nach Transfusionen pulmonale bzw. febrile Transfusionsreaktionen bekannt. Kältereaktive Antikörper gegen Granulozyten im Empfänger, aber auch im Spender, können ein Lungenödem auslösen.
Bei der Autoimmungranulozytopenie sind Autoantikörper gegen alle neutrophilenspezifischen Antigene außer NB beobachtet worden.

Die neonatale Alloimmunneutropenie ist eine Erkrankung, die durch fetomaternale Inkompatibilität in den Systemen NA, NB und NC hervorgerufen werden kann; sie kann klinisch inapparent verlaufen oder beim Routinedifferentialblutbild auffallen. Es finden sich auch schwere Verlaufsformen, bei denen Hautinfekte, Omphalitis, Otitis, Fieber, respiratorische oder Harnweg-Infekte die führenden klinischen Symptome sind. Die Gesamtleukozytenzahl ist bei dieser Erkrankung normal, erniedrigt oder sogar leicht erhöht, daher sollte zur Diagnostik auch der Blutausstrich untersucht werden. Im Ausstrich fallen dann die Verminderung oder das komplette Fehlen der reifen Neutrophilen, kombiniert mit einer relativen Monozytose auf. Weitere Aufklärung erbringt die serologische Untersuchung des mütterlichen und des kindlichen Blutes auf antigranulozytäre Antikörper. Die Dauer der Erkrankung schwankt zwischen 2 Wochen und 6 Monaten.

Häufigste Ursache der chronischen Neutropenie des Kindesalters (5-7 Monate) dürften nach P. Lalezari (36) Autoantikörper gegen neutrophile Granulozyten sein. Das Krankheitsbild wird durch verschiedene Infektionen kompliziert, ist jedoch selbstlimitierend und heilt in der Regel innerhalb von 1 bis 4 Jahren. Diagnostisch ist der serologische Nachweis von Autoantikörpern wichtig.

Nichthämolytische Transfusionsreaktionen durch Thrombozyten- und Leukozytentransfusion sowie durch Serumunverträglichkeit

Einen kurzen Überblick über Reaktionen durch Antikörper gegen Thrombozyten und Leukozyten gibt Tabelle 29.

Bedeutung verschiedener Antikörper gegen Leukozyten- und Thrombozytenantigene für die Transfusion

				Zellspezifisch gegen	
	AB0	HLA-ABC	5a-5b	Thrombozyten	Granulozyten
Verkürzte Überlebenszeit tranfundierter Thrombozyten	+	+	?	+	–
transfundierter Leukozyten	+?	+	+	–	+
febrile Reaktion	–?	+	+	+	+
posttransfusionelle Purpura	–	–	–	+	–

Tab. 29

Leukozytäre Inkompatibilität

Bei leukozytärer Inkompatibilität können febrile Transfusionsreaktionen beobachtet werden, die im typischen Fall

30 bis 120 Minuten nach Beginn der Transfusion auftreten, meist gutartig verlaufen und selbstlimitierend sind. Nur selten werden lebensbedrohliche Formen (Blutdruckabfall) beobachtet. Weiterhin kann es, durch Granulozytenagglutinine ausgelöst, zum Pulmonalödem kommen (s. S. 355).

Thrombozytäre Inkompatibilität

HLA-Antikörper

Die Wirkung von HLA-Antikörpern manifestiert sich bei Thrombozytentransfusionen im fehlenden Transfusionserfolg, d.h., die Plättchenzahl steigt nach Transfusion nicht erwartungsgemäß an. Prävention und Behandlung s. S. 353.

Thrombozytenspezifische Antikörper

Neben dem fehlenden Transfusionserfolg sind thrombozytenspezifische Antikörper auch Ursache der sogenannten posttransfusionellen Purpura. Die Blutungsneigung ist Folge der Zerstörung der patienteneigenen Thrombozyten nach Transfusion inkompatiblen Blutes, der Pathomechanismus ist unbekannt. Die Symptome treten meist 1 Woche nach der Transfusion auf und persistieren 10 bis 60 Tage. Werden solchen Patienten weiter unverträgliche Plättchen transfundiert, kann es zu schweren, febrilen Reaktionen kommen. Selbst wenn die entsprechenden Plättchen kompatibel sind, ist nicht immer ein Transfusionserfolg zu beobachten (s. auch S. 354).

Plasmatische Inkompatibilität

Antikörper gegen IgA

Die Frequenz des IgA-Mangels bei der europäischen Bevölkerung liegt etwa zwischen 1:400 und 1:3000 (Österreich 1:385). Etwa 10% dieser Personen sind Träger von Antikörpern gegen IgA; eine vorherige Sensibilisierung durch Transfusion ist hierbei nicht Voraussetzung. Sind Blutspender Anti-IgA-Antikörperträger, kann deren Plasma ohne Risiko transfundiert werden. Bei Empfängern mit Anti-IgA tritt nach Transfusion von IgA-haltigem Plasma oder Vollblut das klinische Bild eines anaphylaktischen Schocks schon nach der Gabe von wenigen Millilitern Blut auf. Bei vitaler Indikation zur Erythrozytentransfusion kann ein mindestens 6mal gewaschenes Erythrozytenkonzentrat übertragen werden.

Antikörper gegen andere Plasmabestandteile

Antikörper gegen IgM, IgG, IgE und gegen Lipoproteinallotypen sind bekannt, lösen jedoch kaum Transfusionsreaktionen aus.

Reaktionen gegen Nahrungsmittelallergene sind nach Blutübertragung bekannt. Dieses seltene Ereignis ist dann zu erwarten, wenn der Empfänger eine Allergie gegen ein im Spenderblut enthaltenes Nahrungsmittelallergen besitzt.

Monozytenserologie

Einführung

Die Zellen des Monozyten-Makrophagen-Systems spielen in mehrfacher Hinsicht eine Schlüsselrolle im Immunsystem. Die Phagozytose von Antigenen, deren intrazelluläre Umwandlung („antigen processing") sowie die nachfolgende Expression an der Zelloberfläche von Makrophagen stehen am Anfang von zellulären und humoralen Immunreaktionen. Gleichzeitig ist der Abbau von antikörpergebundenem Material, sozusagen das Ende der humoralen Immunreaktion, eine besondere Leistung dieser Zellpopulation. Aber auch viele andere Funktionen, wie die „natürliche" Immunität gegenüber Mikroorganismen oder Tumoren, werden mit Monozyten/Makrophagen in Zusammenhang gebracht.

Im Vergleich zu anderen Zellpopulationen ist über monozytäre Alloantigene noch wenig bekannt, obwohl nach übereinstimmenden Ergebnissen verschiedener Autoren Antikörper gegen monozytäre Antigene im Serum von Multiparae und bei gegen Blutprodukte Immunisierten relativ häufig nachzuweisen sind. Diese Antikörper können im Verlauf von Abstoßungsreaktionen nach Nieren- und Knochenmarktransplantationen klinisch relevant sein.

Durch Methoden der Monozytenserologie ist es möglich, den extravasalen Abbau serologisch inkompatibler Erythrozyten (IgG-Antikörper bei Transfusionsreaktionen, Morbus haemolyticus neonatorum, autoimmunhämolytische Anämie) bzw. Thrombozyten (41) zu simulieren. Dies erlaubt in gewissen serologischen Problemfällen Rückschlüsse auf die klinische Relevanz von Antikörpern.

In letzter Zeit bestätigt sich die Vermutung, daß ein Fehlen von „blockierenden" (d.h. nicht zytotoxischen) HLA-Antikörpern die Ursache für einen Teil der Fälle von habituellem Abortus ist. Der Nachweis solcher Antikörper gelingt im Immunphagozytose-Inhibitionstest (IPI).

Monozytäre Alloantigene

Obwohl monozytenspezifische Oberflächenantigene bereits seit 1975 bekannt sind und seither von verschiedenen Autoren eine Reihe von Antigensystemen definiert wurden, fehlt bisher aufgrund uneinheitlicher Testverfahren und mangelnder internationaler Kooperation auf diesem Gebiet ein einheitliches Konzept. Einen Überblick über die bisher beschriebenen Monozytenalloantigene gibt Tabelle 30. Es überschneiden sich jedoch nicht nur die Definitionen, sondern höchstwahrscheinlich auch die beschriebenen Systeme. Von einem Teil der Antigene ist bekannt, daß sie auch auf Gefäßendothelzellen exprimiert werden. Aufgrund von Familienuntersuchungen kann als sicher gelten, daß mehrere genetische Loci für Monozytenalloantigene existieren, teilweise mit, teilweise ohne Koppelung an HLA-Gene. Alle bisher bekannten Monozytenalloantigene vererben sich autosomal-dominant.

Bisher beschriebene Monozytenantigensysteme [nach M. Rose (45)]

Autoren		Antigene	Frequenz, %	Vererbung
Satake u.a. (Tokyo)	1983	MTJ-1	45	HLA-gekoppelt
Wölpl u. Goldmann (Ulm)	1983	UL-M1 UL-M2 UL-M3	25 28 44	nicht HLA-gekoppelt
Neppert u.a. (Giessen)	1985	EM1.1 EM1.2 EM2.1 EM2.2	13 8 8 13	nicht HLA-gekoppelt zwei eng gekoppelte Loci
Thompson u.a. (Lexington)	1985	HMA-2 HMA-3a HMA-3b HMA-4	48 28 21 86	nicht HLA-gekoppelt
Brasile u.a. (Albany)	1985	VEC1- VEC6	?	HLA-gekoppelt
Rose (Berlin)	1986	HMA-A1 HMA-B2 HMA-A3 HMA-B4 HMA-A5 HMA-A6 HMA-B7	25 13 6 6 6 3 12	HLA-gekoppelt zwei eng gekoppelte Loci
Rose (Berlin)		HMA-R1 HMA-R2	16 40	nicht HLA-gekoppelt

VEC = vascular endothelial cell antigen
EM = endotheliales Monozytenantigen

Tab. 30

Monozytenspezifische Antikörper sind bis zu 40% bei Multiparae und bis zu 95% unter nierentransplantierten Patienten zu finden; bei der Nieren- und Knochenmarktransplantation soll ihnen klinische Relevanz zukommen.

Als Technik zur *Bestimmung der Monozytenantigene* dient im allgemeinen der Zytotoxizitätstest, allerdings in vielen verschiedenen Varianten. Ein technisch einfaches Verfahren wurde jüngst von Rose (44) beschrieben. Hierbei werden Monozyten durch Dichtegradientenzentrifugation im hypertonen Milieu aus dem Vollblut fraktioniert und anschließend der Standard-NIH-Zytotoxizitätstest (s. S. 346) durchgeführt.

Immunphagozytose und Immunphagozytoseinhibition

Die Phagozytose von antikörpergebundenen Antigenen und deren anschließende Degradation ist eine Leistung der Makrophagen. IgG-Antikörper gegen Blutfaktoren führen über diesen Mechanismus zur extravasalen Hämolyse. Dies gilt in gleicher Weise für Allo- wie für Autoantikörper. Molekulare Grundlage für diesen Mechanismus ist der Fcγ-Rezeptor für IgG. Nach neueren Erkenntnissen sind drei verschiedene derartige Oberflächenrezeptoren bekannt (FcγRlow, FcγRI, FcγRII), die sich durch das Molekulargewicht und durch ihre Gewebeverteilung unterscheiden. Auf kultivierten Monozyten kommen alle drei dieser Rezeptoren vor (48). Nicht alle IgG-Subklassen werden jedoch gleich stark gebunden, die stärkste Bindungsaffinität besteht für IgG3. Dadurch erklärt sich die unterschiedlich starke klinische Wirksamkeit erythrozytärer Antikörper.

Die Immunphagozytose läßt sich durch HLA-Antikörper spezifisch inhibieren (42). Dieser Effekt ist nicht nur in vitro im Immunphagozytose-Inhibitionstest (IPI) zu sehen, sondern konnte auch an Neugeborenen von HLA-immunisierten Müttern nachgewiesen werden (43). Plazentaeluate enthalten in hohen Konzentrationen solche Antikörper. Prinzipiell ist ein Einsatz jedoch in der Therapie einer Reihe von Autoimmunerkrankungen möglich, so zum Beispiel bei autoimmunhämolytischer Anämie, immunthrombopenischer Purpura und systemischem Lupus erythematodes. Gute Erfolge wurden bereits bei der Therapie der rheumatoiden Arthritis erzielt (40,46).

Monozyten-Phagozytose-Test als Kriterium für die klinische Wirkung erythrozytärer Antikörper

Erythrozytenantikörper können fallweise ein so großes Reaktionsspektrum besitzen, daß serologisch verträgliches Spenderblut nicht verfügbar ist. Handelt es sich um IgG-Antikörper, so sind gewisse Rückschlüsse auf die klinische Relevanz aus der IgG-Subklassenzugehörigkeit möglich, doch reichen im allgemeinen die Methoden der herkömmlichen Erythrozytenserologie nicht aus, um im Einzelfall die Verträglichkeit prognostizieren zu können. Neben der Bestimmung der Halbwertszeit transfundierter inkompatibler Spendererythrozyten im ^{51}Cr-Release-Assay bietet ein Monozyten-Monolayer-Assay (MMA) eine weitere diagnostische Möglichkeit. Hierbei werden inkompatible Spendererythrozyten, die zuvor mit dem Serum des Empfängers inkubiert wurden, mit peripheren Blutmonozyten zusammengebracht. Mikroskopisch werden der Phagozytoseindex (PI = Prozentsatz der Monozyten, die Erythrozyten rosettieren oder phagozytieren) sowie die

Phagozytoserate (PR = mittlere Anzahl der rosettierten oder phagozytierten Erythrozyten) bestimmt. Diese Methode erlaubt jedoch nur beim Vorliegen von ausschließlich IgG-Antikörpern gewisse Rückschlüsse. Rhesusantikörper, die einen klinisch schweren Morbus haemolyticus neonatorum bewirken, zeigen im allgemeinen hohe Phagozytose-Indizes (PI > 60%). Jedoch muß jeder IgG-Antikörper, der im Monozyten-Phagozytose-Test mit PI > 1% reagiert als klinisch bedeutsam angesehen werden. Die Übereinstimmung der Ergebnisse mit klinischen Daten und dem ^{51}Cr-Release-Assay wird in der Literatur nach den bisherigen Erfahrungen als gut bezeichnet.

Bedeutung des Immunphagozytose-Inhibitionstests (IPI) beim habituellen Abort

Wie bereits erwähnt, hemmen HLA-Antikörper von Graviden die Immunphagozytose der fetalen Monozyten in vivo. Auch eine Reihe von anderen immunologischen Reaktionen, wie z. B. die MLC-Reaktion, wird beeinflußt (40). Der Effekt kann im Immunphagozytose-Hemmtest (IPI) gegen väterliche Monozyten in vitro nachgewiesen werden. Bei einem Teil der Frauen mit habituellem Abort dürfte ein Fehlen der HLA-Antikörper gegen fetale Antigene pathogenetisch bedeutsam sein. Dafür sprechen in erster Linie die jüngsten Therapieerfolge durch Übertragung väterlicher Leukozyten (47,49). Von einigen Autoren wurde berichtet, daß solche Frauen häufig hohe Grade von HLA-Kompatibilität zu ihrem Partner aufweisen, was eine Erklärung für das Fehlen von Antikörpern bietet. Neben dem IPI wird auch eine Reihe anderer Techniken zum Nachweis von nichtzytotoxischen HLA-Antikörpern in der Frühschwangerschaft angewendet: zellulärer ELISA, EAI (= B-Lymphozyten-Erythrozyten-Rosetten-Inhibitionstest), MAILA (= Monoclonal Antibody specific Immobilisation of Lymphocyte Antigens).

Methodik des Immunphagozytose-Inhibitionstests (IPI)

Weiße Blutzellen werden durch Dichtegradientenzentrifugation (Percoll 1,076 g/ml) aus peripherem Blut gewonnen (Abb 18a). Danach läßt man im Begasungsbrutschrank (37 ° C, 5% CO_2) die Monozyten an der Oberfläche einer Mikrotiterplatte oder eines Objektträgers adhärieren (Abb. 18b). Anschließend werden nichtadhärente Zellen (Lymphozyten) durch Waschen in isotoner Kochsalzlösung entfernt (Abb. 18c). Die verbleibenden, adhärenten Monozyten werden nun mit dem Serum, dessen Antikörpergehalt zu prüfen ist, inkubiert (Abb. 18d). Danach werden mit Rhesusantikörpern beladene, Rh-positive Erythrozyten zugesetzt (Abb. 18e). Nach 45minütiger Inkubation im Begasungsbrutschrank werden nichtphagozytierte

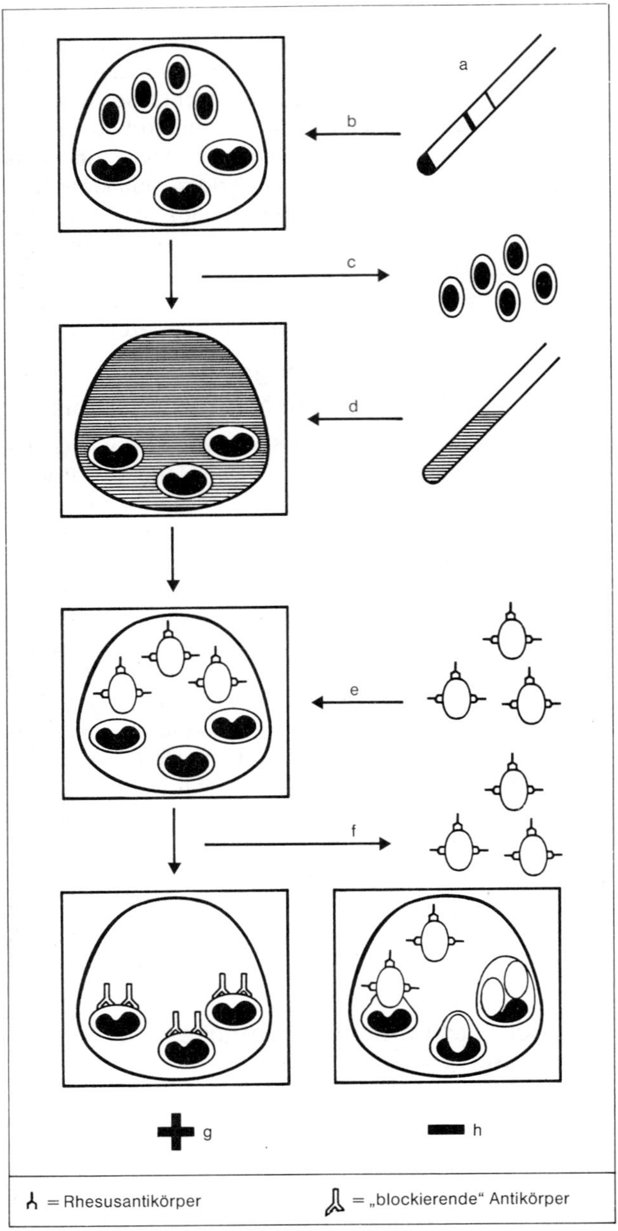

Abb. 18: Immunphagozytose-Inhibitionstest (IPI).

und nichtadhärente Erythrozyten durch Waschen entfernt (Abb. 18f). Nach anschließender Fixation in 1,25 % Glutaraldehyd wird die Phagozytose mikroskopisch beurteilt. Der Test wird als positiv bewertet, wenn die Phagozytose von antikörperbeladenen Erythrozyten entweder komplett blockiert oder aber stark reduziert ist. Diese Blockade wird auf die Wirkung von blockierenden HLA-Antikörpern zurückgeführt (Abb. 18g,h).

Molekularbiologische Methoden in der Blutgruppenserologie

Prinzip

Während in der klassischen Blutgruppenserologie Polymorphismen von Genprodukten bestimmt werden, können nun mit molekularbiologischen Methoden Polymorphismen direkt an der Desoxyribonukleinsäure (DNA) nachgewiesen werden. Dabei wird die DNA mit Restriktionsenzymen geschnitten und das bei polymorphen Genen unterschiedliche Schnittmuster dargestellt.

Erklärung von Begriffen

„probe" (= Probe = Gensonde)

Es handelt sich dabei um ein DNA-Fragment, dessen Nukleotidsequenz der eines bestimmten Gens oder eines Teils eines Gens entspricht. Um eine Gensonde zu erhalten, muß zuerst das Gen isoliert werden. Von den verschiedenen Möglichkeiten, dies zu erreichen, soll im folgenden diejenige kurz beschrieben werden, mit der das erste MHC-Gen (MHC = Major Histocompatibility Complex) isoliert wurde (Abb. 19). Zunächst wird aus Zellen, die das MHC-Protein exprimieren, Messenger-Ribonukleinsäure (mRNA) isoliert und diese in einem Agarosegel elek-

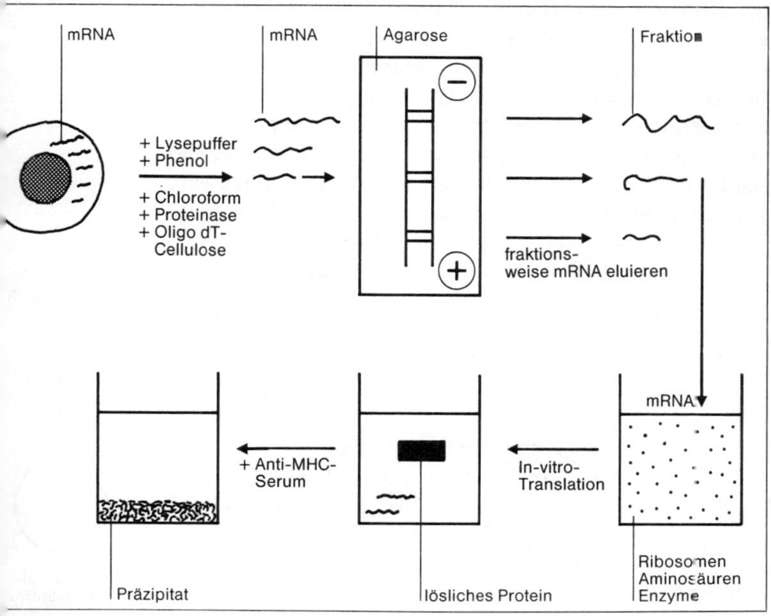

9: Gewinnung von Gensonden – In-vitro-Translation.

trophoretisch aufgetrennt. Anschließend werden verschiedene Fraktionen der mRNA aus dem Gel eluiert und eine In-vitro-Translation durchgeführt. Dazu mischt man in einem zellfreien System alle für eine Proteinsynthese notwendigen Reagenzien, wie Ribosomen, Transfer-Ribonukleinsäure (tRNA), Teile des endoplasmatischen Retikulums, Enzyme usw., sowie alle Aminosäuren, von denen eine radioaktiv markiert ist (z.B. ^{35}S-Methionin). Die Zugabe der mRNA initiiert die Proteinsynthese. Um die MHC-Proteinsynthese nachzuweisen, wird das Protein mit einem Anti-MHC-Serum präzipitiert. Mit diesem Verfahren grenzt man eine bestimmte Fraktion der mRNA ein, die die „message" für das MHC-Molekül enthält. Diese Fraktion enthält neben der mRNA für MHC-Protein jedoch noch weitere mRNA für andere, gleich große Proteine. Um diese verschiedenen mRNAs zu trennen, bedient man sich der rekombinanten DNA-Technik (Abb. 20). Im ersten Schritt wird die RNA in DNA umgeschrieben. Dies ist notwendig, um die Gene in bakterielle Gene einzubauen. Letztere bestehen aus doppelsträngiger DNA. Durch eine RNA-abhängige DNA-Polymerase (= reverse Transkriptase), einem aus RNA-Tumorviren stammenden Enzym, wird diese Reaktion katalysiert. Die so gewonnene Copy-DNA (cDNA) wird als „Insert" in Vektoren eingebaut. Vektoren sind ringförmige DNA-Moleküle mit der Fähigkeit, sich in Bakterien selbständig zu vermehren. Sie sind mit einem Resistenzgen für Antibiotika ausgestattet, welche die Bakterien normalerweise am Wachstum hindern. Vektor plus eingebauter cDNA wird als rekombinante DNA bezeichnet. Bakterien werden mit Vektoren inkubiert und in einem antibiotikahaltigen Medium werden jene Bakterien selektiert, die ein Resistenzgen und damit einen Vektor beinhalten. Anschließend streicht man die Bakterien auf einer Agarplatte, wo sie in kleinen Kolonien wachsen, und prüft, welche der Bakterien als Insert die MHC-Gene enthalten. Dazu wird zunächst ein Abdruck der Agarplatte auf eine Nitrozellu-

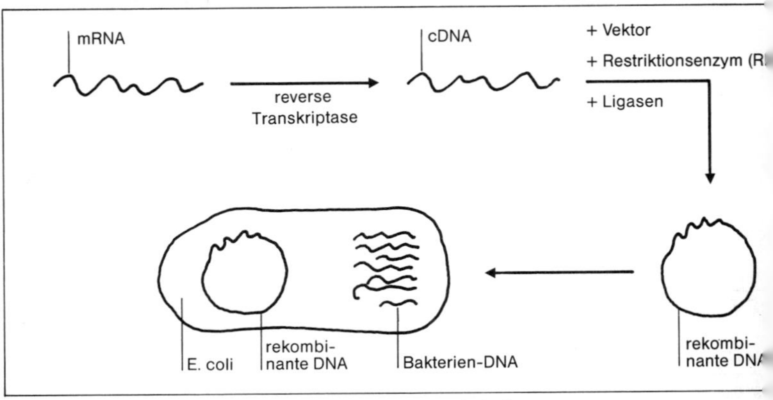

Abb.20: Gewinnung von Gensonden – rekombinante DNA-Technik.

losemembran gemacht und die einzelnen Kolonien werden bezeichnet und ausgeschnitten. Auf den erhaltenen Stücken lysiert man die Bakterien, wobei sich die enthaltene (Vektor-) DNA an die Membran bindet. Diese Membranen werden nun wieder mit mRNA, die MHC-mRNA enthält, hybridisiert. Dann wird die mRNA von den Filterstücken eluiert und im In-vitro-Translationssystem geprüft, ob sie „message" für MHC-Proteine enthält. Von den dabei positiven Filterstücken wird auf die Bakterienkolonie der Agarplatte rückgeschlossen, die MHC-Gene enthält. Nach Vermehrung der Kolonie wird die rekombinante Vektor-DNA gewonnen und aus dieser Vektor-DNA mit Restriktionsenzymen das MHC-Gen isoliert. Das beschriebene Verfahren ermöglicht die Gewinnung praktisch unbegrenzter Mengen von Gensonden.

Ist das Gen einmal bekannt und auch sequenziert, können Bruchstücke des Gens als Sonden verwendet werden. Die kürzesten Gensonden sind Oligonukleotide mit einer Länge von ca. 15 Basenpaaren.

Hybridisierung

Unter Hybridisierung versteht man die Reassoziation komplementärer DNA-Sequenzen zum Doppelstrang. Bei der Hybridisierungsreaktion binden sich einzelsträngige Gensonden daher nur an komplementäre DNA-Fragmente. Den Grad der Spezifität dieser Reaktion bestimmt man durch Wahl der Umgebungsbedingungen (Temperatur, Ionenstärke). Die Gensonde wird vor der Hybridisierung markiert, um die Hybridisierungssreaktion sichtbar zu machen.

Gen und Pseudogen

Unter Gen versteht man einen Abschnitt der DNA, die ein bestimmtes Protein codiert. Dabei wechseln Sequenzen, die in mRNA umgeschrieben werden (Exons) mit nichtcodierenden Sequenzen (Introns). Nichtcodierende Sequenzen findet man innerhalb eines Gens und zwischen verschiedenen Genen. Als Gensonden werden nicht nur Exonabschnitte verwendet, wie z.B. bei der HLA-Typisierung mittels RFLP, sondern auch Intronabschnitte, z.B. bei der Paternitätsdiagnostik mit individualspezifischen „probes". Pseudogene sind Abschnitte auf der DNA, die eine hohe Homologie zu anderen Genen aufweisen, die jedoch für kein funktionelles Proteinprodukt codieren.

Restriktionsendonukleasen

Es handelt sich dabei um aus Bakterien gewonnene Enzyme, die doppelsträngige DNA schneiden. Unter den verschiedenen Typen von Restriktionsendonukleasen spielen bei der diagnostischen Analyse des DNA die des Typs II die größte Rolle. Restriktionsendonukleasen Typ II schneiden die DNA nur an jenen Stellen, an denen eine spezifische, vier bis sechs Nukleotide lange Sequenz auftritt. Schnittstellen für Restriktionsenzyme sind über die gesamte DNA zufällig verteilt. Jedes einzelne Restriktionsenzym erkennt nur eine spezifische Sequenz.

Abbildung 21 zeigt auf einer DNA-Sequenz die Schnittstellen des Restriktionsenzyms EcoRI, das die DNA an allen Stellen, an denen die Nukleotidsequenz Desoxyguanosin- -Desoxyadenosin- -Desoxyadenosin- -Desoxythymidin- -Desoxythymidin- Desoxycytidinmonophosphat auftritt, schneidet.

5'-C-C-G-A-A-T-T-C-A-C-T-C-G-G-T-G-A-A-T-T-C-3'

3'-G-G-C-T-T-A-A-G-T-G-A-G-C-C-A-C-T-T-A-A-G-5'

Abb. 21: Schnittstellen des Restriktionsenzyms EcoRI auf einer DNA-Sequenz.

RFLP (Restriction Fragment Length Polymorphism)

Genomische DNA wird mittels Restriktionsendonukleasen geschnitten, die dabei entstandenen „Restriktionsfragmente" nach ihrer Größe im Agarosegel elektrophoretisch aufgetrennt und auf eine Membran transferiert. Nach Hybridisierung einer Gensonde mit den komplementären Fragmenten auf der Membran und der Darstellung dieser Reaktion erhält man ein Bandenmuster (s.u.). Da die Schnittmuster eines Restriktionsenzyms mit der DNA von Individuen, die polymorphe Varianten eines Gens tragen, unterschiedlich sind, liegen die dargestellten Gene auf verschieden großen DNA-Fragmenten, und das Bandenmuster entspricht einem DNA-Polymorphismus. Dieses Phänomen wird Restriktionsfragmentlängenpolymorphismus (RFLP) genannt.

Blots

Ein Southern Blot ist die Übertragung von DNA aus einem Gel auf eine Nylon- oder Nitrozellulosemembran. Wird RNA oder Protein transferiert, bezeichnet man das als Northern bzw. Western Blot.

Basenpaar

Die Größe der DNA-Fragmente wird in Basenpaaren angegeben. Ein Basenpaar entspricht einem DNA-Fragment, das ein Nukleotid lang ist.

Die Polymerase Chain Reaction (PCR)

Die PCR ist eine Technik, bei der ein Genabschnitt (Länge: üblicherweise mehrere hundert Basenpaare) amplifiziert wird. Ein Arbeitszyklus besteht aus drei Schritten, und die Zyklen werden 20–40mal wiederholt.

Im ersten Schritt („Denaturation") wird eine Lösung, die genomische DNA enthält, auf ca. 95 °C erhitzt. Dabei wird die DNA einzelsträngig. Im zweiten Schritt („Annealing") wird die Lösung auf 37 °–65 °C abgekühlt und Oligonukleotide (20–30 Basenpaare lang), die in dieser Lösung auch enthalten sind, lagern sich an die Einzelstränge an. Der zu untersuchende Genabschnitt wird von diesen Oligonukleotiden flankiert. Die Oligonukleotide lagern sich jeweils an der einen Flanke an den kodierenden und an der anderen Flanke an den nichtkodierenden Strang. Die 3'-OH-Enden schauen dabei zueinander. Das Anlagern der Oligonukleotide erfolgt noch bevor die genomischen Sequenzen wieder zum Doppelstrang hybridisieren.

Im dritten Schritt („Extension") wird die Lösung auf ca. 72 °C gebracht. Dies ist die optimale Temperatur für die Wirksamkeit einer hitzestabilen, DNA-abhängigen DNA-Polymerase, die „TAQ-Polymerase". Diese baut nun aus Einzelnukleotiden, die ebenfalls in der Lösung enthalten sind, einen Nukleotidstrang auf, der beim 3'-OH der Oligonukleotide beginnt und komplementär zur Sequenz des Genstranges ist, auf dem das Oligonukleotid sitzt. Damit ist ein Arbeitszyklus beendet. Da bei einer Wiederholung des Zyklus die neu synthetisierte DNA als Matrize für die flankierenden Oligonukleotide dient, kommt es dabei zu einer exponentiellen Amplifikation des zu untersuchenden Genabschnitts.

Arbeitsschritte für Southern Blot (Abb. 22) (54)

Isolieren genomischer DNA

Genomische DNA kann prinzipiell aus jeder kernhaltigen Zelle isoliert werden, gewöhnlich jedoch wird sie aus Leukozyten des peripheren Blutes oder aus Zellinien gewonnen. Dabei werden die Zellen lysiert und die DNA durch

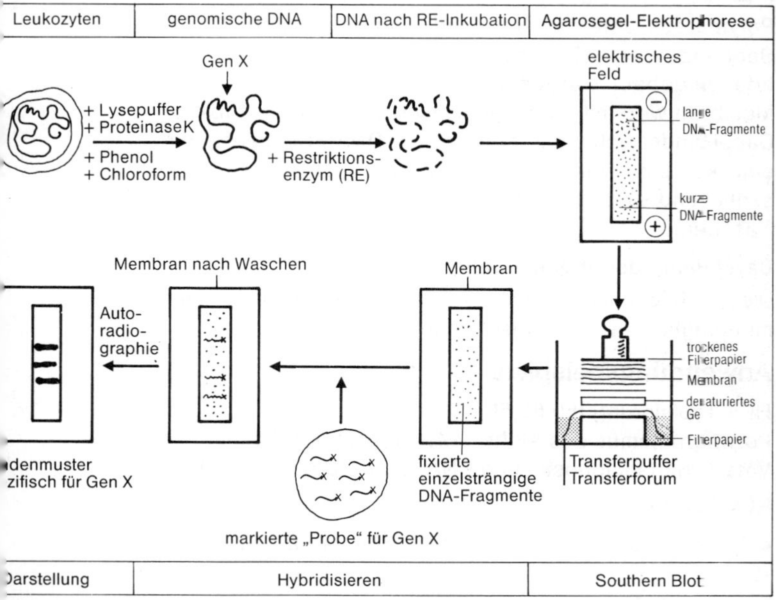

22: RFLP-Arbeitsschritte.

Behandlung des Lysats mit Proteinase K und Extraktion mit Phenol und Chloroform gereinigt, anschließend mit Äthanol präzipitiert und in einem Puffer resuspendiert. Darin ist die DNA praktisch unbegrenzt haltbar. Die Konzentration der DNA wird photometrisch bestimmt.

Behandlung mit Restriktionsenzymen

Restriktionsenzyme schneiden die DNA an den Stellen, wo eine für das jeweilige Restriktionsenzym spezifische Nukleotidsequenz auftritt. Dabei entsteht ein Gemisch von DNA-Fragmenten unterschiedlicher Länge.

Agarosegel-Elektrophorese

Die geschnittene DNA wird auf ein Agarosegel aufgetragen. Die Restriktionsfragmente wandern entsprechend ihrer Länge im elektrischen Feld unterschiedlich schnell und werden so nach ihrer Größe aufgetrennt.

Anschließend wird die DNA im Gel durch Behandlung mit Natronlauge denaturiert, d.h. einzelsträngig gemacht.

Southern Blot

Die DNA in dem Agarosegel wird durch Kapillartransfer auf eine Nitrozellulose- oder Nylonmembran aufgebracht und dort durch Backen (80 °C, 2h) oder UV-Vernetzung fixiert.

Hybridisieren

Die „probe“, ein DNA-Fragment, dessen Nukleotidsequenz einem Gen oder einem Teil eines Gens entspricht, wird markiert. Dabei wird ein mit ^{32}P oder mit einem Hapten markiertes Nukleotid in die Gensonde eingebaut, (= Nick-Translation) oder es wird mit einer DNA-Polymerase eine der Gensonde komplementäre DNA-Sequenz synthetisiert, in die solcherart markierte Nukleotide eingebaut werden (= multiprime labelling). Die Membran wird mit dieser spezifischen „probe“ inkubiert. Dabei bindet sich die „probe“ an jene DNA-Fragmente, die eine komplementäre Nukleotidsequenz aufweisen. Anschließend wird die nicht abgebundene „probe“ weggewaschen.

Darstellung der abgebundenen „probe“

Diese erfolgt mittels Autoradiographie oder mit einem immunologischen Nachweisverfahren.

Anwendungsbeispiele

HLA-Typisierung (50,55,56)
Polymorphismus des Alpha-1-Antitrypsin (Pi) (51).
Vaterschaftsdiagnostik und DNA-„Fingerprinting“ (53).

HLA-Typisierung

- *Typisierung von Klasse-I-Genen (HLA -A, -B, -C, -E, -F, -G)*

Beim derzeitigen Stand ist eine solche Typisierung mittels RFLP nicht möglich. In der HLA-Klasse-I-Genregion kommt neben den Genen für HLA-A, -B, und -C auch eine Reihe von Klasse-I-Pseudogenen vor, die aufgrund ihrer Ähnlichkeit mit HLA-Klasse-I-Genproben kreuzhybrid sieren. Das daraus resultierende komplexe Bandenmuster ist nur schwer interpretierbar. Vereinzelt wurden RFLPs mit HLA-B- und HLA-C-spezifischen Gensonden beschrieben, es ergeben sich jedoch nicht immer klare Korrelationen mit den serologischen Spezifitäten.

- *Typisierung von Klasse-II-Genen (HLA-DR, -DQ, -DP)*

Im Gegensatz zur Bestimmung von Klasse-I-Genen ist der RFLP von Klasse-II-Genen aussagekräftig, korreliert sehr gut mit serologischen Spezifitäten und ermöglicht darüber hinaus eine verfeinerte Analyse, weil serologisch definierte DR- und DQ-Typen in noch weitere Spezifitäten gesplittet werden können. So ist es derzeit möglich, durch Behandlung mit nur einem Restriktionsenzym und dem Einsatz von drei verschiedenen Gensonden bereits 19 verschiedene DR- und 12 DQ-Typen zu unterscheiden, denen 14 serologisch bestimmbare DR- und 3 DQ-Typen gegenüberstehen. Durch die größere Anzahl nachweisbarer Phänotypen werden zunehmend stärkere Krankheitsassoziationen entdeckt. Bisher nur schwer analysierbare DP-Spezifitäten können mit dieser Technik ebenfalls bestimmt werden.

Für die Praxis der Transplantation von Leichenorganen ist diese Technik wegen der mehrere Wochen in Anspruch nehmenden Arbeit derzeit nicht verwendbar.

HLA-Typisierung mittels PCR

Beim Einsatz der PCR-Technik (s. S. 366) zur Bestimmung des HLA-Polymorphismus wird derjenige Genabschnitt der HLA-Gene amplifiziert, der den größten Polymorphismus zeigt. Die flankierenden Oligonukleotide erkennen dabei einen Genabschnitt, der bei allen HLA-Typen eine konstante Nukleotidsequenz zeigt. Das Amplifikationsprodukt wird mit sequenzspezifischen Oligonukleotiden (SSO) hybridisiert. Die Spezifität dieser Reaktion kann so gewählt werden, daß das SSO nur bei vollständiger Komplementarität hybridisiert, d.h. alle Basen des SSO müssen komplementär zu der zu untersuchenden, amplifizierten Sequenz sein. Damit ist eine erweiterte Analyse des HLA-Polymorphismus möglich.

Als weitere diagnostische Hilfe bietet sich der Einsatz von Restriktionsenzymen an. Diese schneiden den amplifizierten Doppelstrang nur dann, wenn die ihnen eigene Restriktionsschnittstelle in der amplifizierten Sequenz enthalten ist. Die Überprüfung, ob ein Enzym geschnitten hat und damit, ob eine bestimmte Sequenz in dem Amplifikat vorliegt, erfolgt in einem mit Ethidiumbromid gefärbten Agarose- oder Polyacrylamidgel. Dabei wird die DNA mittels UV-Licht sichtbar gemacht und die Länge des Amplifikates anhand von Größenmarkern bestimmt.

Der Vorteil der PCR-Methode besteht in der verfeinerten Analyse des DNA-Polymorphismus und in seiner methodischen Einfachheit (52).

Polymorphismus des Alpha-1-Antitrypsin (Pi)

Klinisch wichtig ist der Polymorphismus des Proteaseinhibitors Pi. Die verschiedenen Genprodukte können mit der Isoelektrofokussierungstechnik aus dem Serum bestimmt werden. Bei Vorliegen des Allels Pi^Z in reinerbiger Form besitzt das Enzym nur 15% der normalen Aktivität, und es treten gehäuft Lungenemphyseme oder bereits im Kindesalter letale Leberfunktionsstörungen auf. Man kann mit Hilfe der RFLP-Technik das Defektallel Pi^Z nachweisen. Damit besteht eine alternative Technik zur Isoelektrofokussierung (s. S. 323 und Tab. 22/3).

Vaterschaftsdiagnostik und DNA-„Fingerprinting"

In Abstammungsfragen werden mit serologischen und biochemischen Techniken Phänotypen von Blut- und Serummerkmalen bestimmt, die zur Erkennung einer Nichtvaterschaft dienen. Als Alternative kann die Bestimmung von DNA-Polymorphismen herangezogen werden, wobei bestimmte Gene von Kind, Mutter und fraglichem Vater dargestellt werden. Weist das Kind Banden auf, die es nicht von der Mutter vererbt bekam und die auch der Putativvater nicht aufweist, leitet sich ein Vaterschaftsausschluß ab.

Für die praktische Anwendung kann man im Prinzip zwischen folgenden Gensonden wählen:

solche, die hochpolymorphe „single locus" Gene erkennen und sogenannte Minisatellitensonden.

Im ersten System müssen Proben und Restriktionsenzyme gewählt werden, die eine Unterscheidung des RFLP zwischen Mutter und Beklagtem erlauben. Anschließend wird geprüft, ob das Kind das entsprechende Gen vom Beklagten ererbt hat. Einen davon unterschiedlichen Ansatz bietet die Minisatellitenanalytik. Dabei werden Gensonden verwendet, die eine große Zahl ($>$ 20) von Minisatelliten erkennen, das sind Genabschnitte, die sich auf der DNA in Introns befinden. Das Bandenmuster, das man nach Hybridisierung mit solchen Sonden erhält, ist individualspezifisch (= DNA-Fingerprinting), wobei jeweils die Hälfte der Banden vom Vater und von der Mutter stammt. Mit dieser Form der Analyse werden gleichzeitig Allele verschiedener Genloci dargestellt und es kann so Ausschluß oder Hinweis auf die Vaterschaft bestimmt werden.

Vorteile gegenüber den klassischen Methoden:

Es wird nur eine Technik eingesetzt. Damit ist eine höhere methodische Sicherheit gegeben.

Das Problem der „stummen“ Gene entfällt, da man nicht mehr Genprodukte, sondern das Gen selbst analysiert.

Das Probenmaterial ist stabiler.

Nachteile:

Es besteht die Möglichkeit des Vorkommens von Keimbahnmutationen, die für das Individuum ohne sichtbare Folgen sein können. Durch die so entstandenen „neuen“ Gene kann fälschlich ein Vaterschaftsausschluß abgeleitet werden.

Da bei den Minisatelliten-„probes“ die Genorte der dargestellten Allele nicht bekannt sind, sind Berechnungen von Allelfrequenzen nicht möglich und es ist daher die Angabe einer Ausschlußwahrscheinlichkeit nach formalgenetischen Kriterien unmöglich.

Literatur (Blutgruppenserologie)

1. Essen-Möller E: Mitt Anthrop Ges Wien (1938) 68, 9. **2.** Human Gene Mapping 8, Helsinki Conference 1985: Cytogenet and Cell Genet. (1985) 40: 1-4. **3.** Hummel K: Die medizinische Vaterschaftsbegutachtung mit biostatistischem Beweis. Stuttgart: Fischer 1961. **4.** Issitt PD, Issitt CH: Applied Blood Group Serology, 2nd ed, Cooper Biomedical, Diagn Div Malvern, 1975. **5.** Jancik W, Speiser P: Zahlenwerte über die Wahrscheinlichkeit von Vaterschaftsausschlüssen. Wien: Springer 1952. **6.** Liley AW: Amer J Obstet Gynec (1961) 82: 1359. **7.** Mayr WR, Pausch V: Z Immun Forsch (1975) 150: 447-457. **8.** Mollison PL, Engelfriet CP, Contreras M: Blood Transfusion in Clinical Medicine, 8th ed, Oxford: Blackwell 1987. **9.** Petz LD, Garraty G: Acquired Immune Hemolytic Anemias. New York: Churchill Livingstone 1980. **10.** Race RR, Sanger R: Blood Groups in Man, 6th ed, Oxford: Blackwell 1975. **11.** Rhesus Prophylaxe: Wien Med Wochenschr (1983) 133: 23/24. **12.** Richtlinien zur Blutgruppenbestimmung und Bluttransfusion. Köln: Deutscher Ärzte-Verlag 1988. **13.** Ropartz C, Schanfield MS, Steinberg AG (eds): WHO Meeting Rouen, France 1974. Eur J Immunol (1976) 6: 599-601. **14.** Speiser P: Wien klin Wochenschr (1959) 71: 549. **15.** Speiser P: Wien klin Wochenschr (1963) 75: 902. **16.** Speiser P: Wien med Wochenschr (1963) 113: 966. **17.** Speiser P: Pädiat u Pädiol (1965) 1,4: 302. **18.** Speiser P: Ärztl Fortbild (1966) 16: 591. **19.** Speiser P, Smekal FG: Karl Landsteiner, Entdecker der Blutgruppen und Pionier der Immunologie. Biographie eines Nobelpreisträgers aus der Wiener Medizinischen Schule, 2. Aufl., Wien: Hollinek 1974. **20.** Speiser P, Pausch V: Lab. med. (1980) 4: 198-205. **21.** Spielmann W, Kühnl P: Blutgruppenkunde. Stuttgart: Thieme 1962. **22.** Tills D (ed): Gm and Km Polymorphism in Man. Biotest Bulletin 4.

Literatur (HLA-System)

23. Hajek-Rosenmayr A: Wien klin Wochenschr (1986) 98, 2: 44-49. **24.** Histocompatibility testing. Berlin-Heidelberg-New York-Tokyo: Springer 1984. **25.** Immunology. Edinburgh-London-Melbourne-New York: Churchill Livingstone 1985. **26.** Immunobiology of HLA. Berlin-Heidelberg-New York-Tokyo: Springer 1989. **27.** Organspende, Organtransplantation. Pecha: R. Schulz 1985. **28.** Pausch

V, Speiser P: Wien klin Wochenschr (1987) 99, 15: 517-525. **29.** Schwartz D: Transfusionsmedizin (1986) 18: 364-366. **30.** Speiser P: Wien klin Wochenschr (1986) 98, 10, 330. **31.** Speiser P: Transfusionsmedizin (1986) 18: 357-359. **32.** HLA and disease associations. Berlin-Heidelberg-New York-Tokyo: Springer 1984.

Literatur (Leukozyten- und Thrombozytenserologie)

33. Aster RH in Engelfriet CP, Loghem JJ von, Borne AEGK van dem (eds): Immunohaematology. Research monographs in immunology, vol 5. Amsterdam-New York: Elsevier Science Publ 1984. **34.** Kiefel V, Santoso S, Weisheit M, Müller-Eckhardt C: Monoclonal antibody-specific immobilization of platelet antigens (MAIPA): A new tool for the identification of platelet-reactive antibodies. Blood (1987) 70:1722. **35.** Lalezari P: Granulocyte antigen systems, in Engelfriet CP, Loghem JJ von, Borne AEGK van dem (eds): Immunohaematology. Research monographs in immunology, vol 5. Amsterdam-New York: Elsevier Science Publ 1984. **36.** Lalezari P: Alloimmune neonatal neutropenia, in Engelfriet CP, Loghem JJ von, Borne AEGK van dem (eds): Immunohaematology. Research monographs in immunology, vol 5. Amsterdam-New York: Elsevier Science Publ 1984. **37.** Müller-Eckhardt C, Kuenzlen E in Engelfriet CP, Loghem JJ von, Borne AEGK van dem (eds): Immunohaematology. Research monographs in immunology, vol 5. Amsterdam-New York: Elsevier Science Publ 1984. **38.** Müller-Eckhardt G, Kiefel V, Schmidt A, Tlusty A, Santoso S, Müller-Eckhardt C: Hum Immunol (1989) 25:125-134. **39.** Toy PTCY, Vyas GN in Engelfriet CP, Loghem JJ von, Borne AEGK van dem (eds): Immunohaematology. Research monographs in immunology, vol 5. Amsterdam-New York: Elsevier Science Publ 1984.

Literatur (Monozytenserologie)

40. Clot J, Moynier M, Cosso B, Brochier J: Immune Intervention. Academic Press (1986) Vol 2: 73-80. **41.** Court W, Christensen A, Sacks R, LoBuglio A: Am Hematol (1984) 17: 225-236. **42.** Neppert J, Pohl E, Müller-Eckhardt C: Vox Sang (1986) 51:122-126. **43.** Neppert J, Müller-Eckhardt G, Heine O: Vox Sang (1988) 54: 177-180. **44.** Rose M, Eichler C, Menzel GR: Ärztl Lab (1985) 31: 125-128. **45.** Rose M: Ärztl Lab (1987) 33: 165-167. **46.** Sany J, Combe B: Immune Intervention. Academic Press (1986) Vol 2: 145-157. **47.** Taylor C, Faulk WP: Lancet (1981) ii: 68-70. **48.** Tetteroo P, Schoot, E van der, Visser F, Bos M, Borne AEGK van dem: Leucocyte Typing III. Oxford University Press (1987) 702-706. **49.** Westphal E, Hühn A, Olofsson L, Müller-Ruchholtz W: Ärztl Lab (1987) 33: 307-310.

Literatur (Molekularbiologische Methoden)

50. Bidwell JL, Jarrold BE: Molec Immunol (1986) 23:1111. **51.** Cox DW, Woo SLC, Mansfield T: Nature (1985) 316:79. **52.** Innis MA, Gelfand DH, Sninsky JJ, White TJ: PCR Protocols. San Diego, London: Academic Press 1990. **53.** Jeffreys AJ, Wilson V, Thein SL: Nature (1985) 314:67. **54.** Maniatis T, Fritsch EF, Sambrook J:

Molecular cloning. New York: Cold Spring Harbor Laboratory 1982. **55.** Möller G (ed): Immunological Reviews. Copenhagen: Munksgaard 1985. **56.** Möller G (ed): Immunological Reviews. Copenhagen: Munksgaard 1985.

Blutgerinnung und Fibrinolyse

E. Deutsch
unter Mitarbeit von
H. Niessner, H.-C. Korninger
und A. Kyrle

Einführung

Blutgerinnung

Die Gerinnung des Blutes beruht auf der Umwandlung von Fibrinogen in Fibrin unter der Einwirkung des Gerinnungsfermentes Thrombin, das in einer inaktiven Vorstufe als Prothrombin im Plasma enthalten ist. Der größte Teil der für die Gerinnung des Blutes erforderlichen Zeit entfällt auf die komplizierte Aktivierung des Prothrombins. Sie erfolgt entweder im endogenen System unter ausschließlicher Beteiligung von im Plasma enthaltenen Faktoren und Thrombozyten oder im exogenen System unter Beteiligung der Gewebethrombokinase, die aus zerstörten Zellen in das Blut gelangt (Abb. 1).

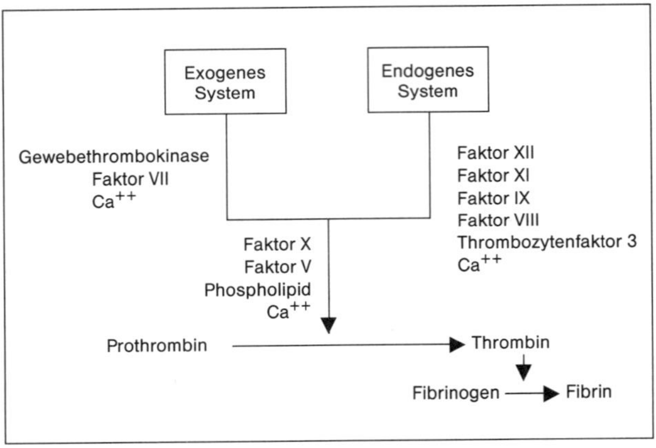

Abb. 1: Grundlagenschema der Blutgerinnung.

Die Gerinnung wird im endogenen System durch Adsorption von Faktor XII an benetzbare Oberflächen in Gang gesetzt. Faktor XII aktiviert in einem reziproken Aktivierungssystem Präkallikrein (Abb. 2). Dann werden Faktor XI und Kallikrein in Anwesenheit von HMW-Kininogen hinzuadsorbiert und Faktor XI zu Faktor XI a aktiviert, der in Gegenwart von Kalzium und Phospholipid Faktor IX aktiviert. Faktor IX a (als Ferment) und Faktor X (als Substrat) werden über Ca^{++} an das Phospholipidmizell des Thrombozytenfaktors 3 gebunden, der thrombinaktivierte Faktor VIII (als Akzelerator) hinzuadsorbiert. So entsteht der Faktor-X-Aktivator (die Tenase) und Faktor X wird zu Faktor X a aktiviert.

In einer ähnlichen Reaktion werden Faktor X a (als Ferment) und Prothrombin (als Substrat) mit jenem Teil, der das Fragment 1 bildet, an ein Phospholipidmizell (Thrombozytenfaktor 3 oder Gewebethromboplastin) gebunden. Der thrombinaktivierte Faktor V (als Akzelerator) wird dann an jenen Teil des Prothrombins gebunden, der das Frag-

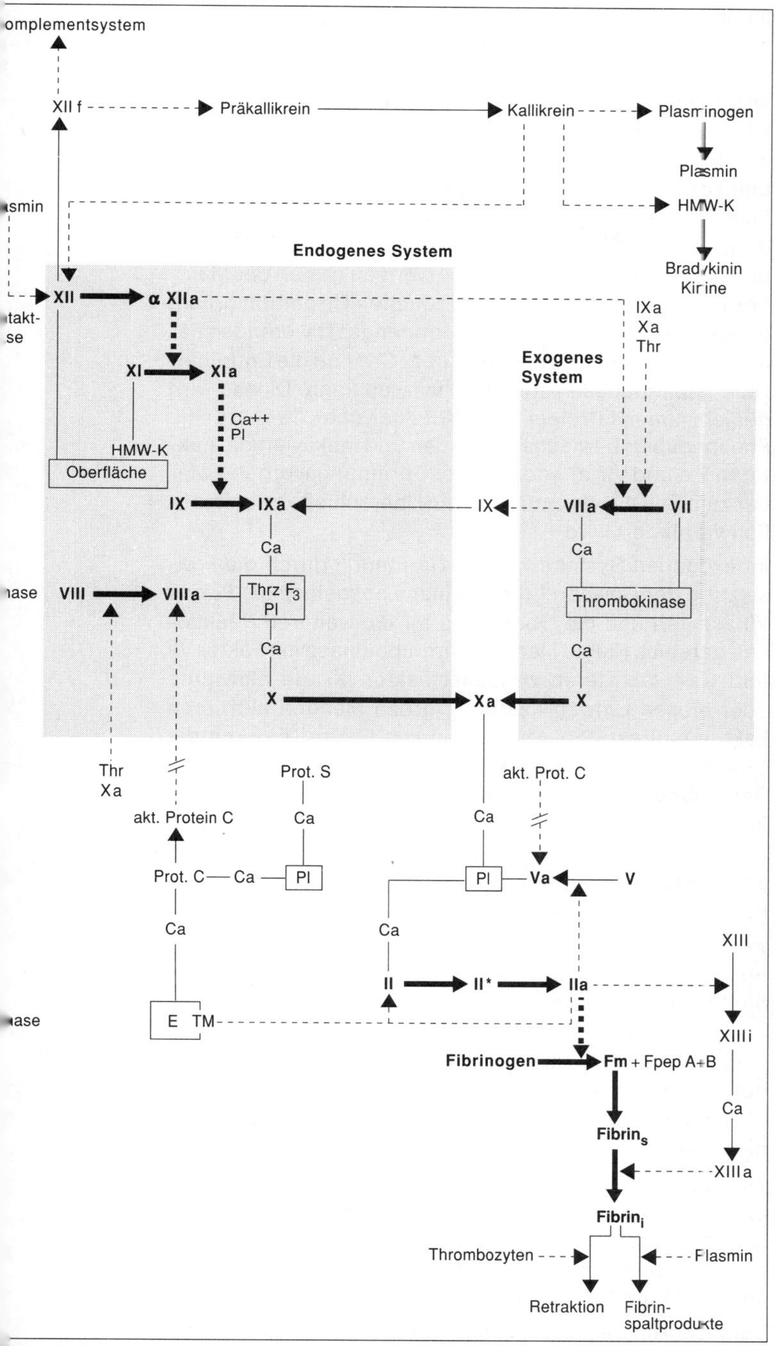

2: Gerinnungsschema, fett: Gerinnungskaskade, normal: Nebenreaktionen, HMW-K = hochmole-
s Kininogen, Thr = Thrombin, Thrz F_3 = Thrombozytenfaktor 3, TM = Thrombomodulin, Pl = Phospho-
Prot. C = Protein C, XIIIi = intermediärer Faktor XIII, Fm = Fibrinmonomere, Fpep = Fibrinpeptide,
$_s$ = lösliches Fibrin, $Fibrin_i$ = unlösliches Fibrin, II* = Präthrombin, IIa = Thrombin, E = Endothelzell-
ran, ⟶ = Übergang in, - - -▶ = Einwirkung auf, -//-▶ = Inaktivierung, —— = gebunden an,
auf einer Oberfläche. Aus Gross, R., Schölmerich, P., Gerok, W.: Lehrbuch der inneren Medizin.
art-New York: Schattauer 1987 (mod.).

ment 2 bildet. Faktor X a spaltet das Prothrombinmolekül an zwei Stellen, nämlich in Fragment 1,2 und Präthrombin 2 und dann letzteres in das aus zwei Ketten bestehende Thrombin (Abb. 2). Thrombin spaltet vom Fibrinogen die Fibrinpeptide A und B ab. Das entstandene Fibrinmonomer (Fm) polymerisiert zunächst zum löslichen Fibrin (F_s) und schließlich unter Einwirkung des thrombinaktivierten Faktor XIII a zum unlöslichen Fibrin (F_i). Die Thrombinbildung kommt durch einen negativen Feedback-Mechanismus zum Stillstand. Thrombin wird an das an der Membran der Endothelzelle befindliche Thrombomodulin gebunden, wodurch es seine gerinnungsaktivierenden Fähigkeiten verliert und nur mehr über Ca^{++} an die Endothelzelle gebundenes Protein C aktivieren kann. Dieses wird gemeinsam mit Protein S als Kofaktor über Ca^{++} an eine Phospholipidoberfläche gebunden und inaktiviert die Faktoren V a und VIII a, wodurch der Gerinnungsvorgang wieder zum Stillstand kommt und ein Überschießen der Reaktion verhindert wird.

Im exogenen System wird die Gerinnung durch die Freisetzung der Gewebethrombokinase ausgelöst, die Faktor VII aktiviert und die Oberfläche für die weiteren Reaktionen darstellt. Kleine Mengen Thrombokinase mit Faktor VII und Ca^{++} aktivieren zunächst Faktor IX und aktivieren über diesen Umweg Faktor X; große Mengen aktivieren Faktor X direkt. Der Aktivierung von Faktor IX durch die Gewebethrombokinase wird eine große physiologische Bedeutung beigemessen. Sein Ausfall soll bei Hämophilie für die schwere Blutungsneigung verantwortlich sein (80, 91). Der weitere Aktivierungsvorgang ist derselbe wie im endogenen System (Abb. 1 und 2).

Die Verbindung zwischen beiden Systemen ist also eine wesentlich engere, als bisher angenommen. Dies wird noch deutlicher, wenn man berücksichtigt, daß Faktor IX direkt vom Kallikrein, durch Faktor XI a oder Faktor VII a-Thrombokinase, der Faktor VII außer mit Thrombokinase auch von durch Kallikrein entstandenem Faktor XII a, ferner durch XI a und X a aktiviert werden kann, wobei die physiologische Bedeutung dieser Aktivierungswege noch nicht klar ist.

Wie aus Abbildung 1 hervorgeht, haben die beiden Aktivierungssysteme eine gemeinsame Endstrecke. Dementsprechend ist auch die Bedeutung der einzelnen Gerinnungsfaktoren unterschiedlich. Es sind die einzelnen Gerinnungsfaktoren in folgenden Systemen wirksam:

Die Faktoren VIII, IX, XI und XII ausschließlich im endogenen System; der Faktor VII im exogenen System; die Faktoren II, V und X sowie Kalzium in beiden Systemen. Aus Gründen der Nachweismethodik werden Prothrombin und

…erinnungsfaktoren: Eigenschaften und Nachweis

…ktor	Name	Vorkommen Plasma	Vorkommen Serum	wirksam endogen. System	wirksam exogen. System	Adsorption an $BaSO_4$ usw.	Nachweismethode[1]
	Fibrinogen	+	–	+	+	–	TZ
	Prothrombin	+	<10 %	+	+	+	PTZ
	Gewebethrombokinase	–	–	–	+		–
	Kalzium	+	+	+	+		–
	Proakzelerin	+	Spuren	+	+	–	PTZ
	Prokonvertin	+	+	–	+	+	PTZ
…I	antihämophiles Globulin A	+	Spuren	+	–	–	aPTT
	antihämophiler Faktor B (PTC)	+	+	+	–	+	aPTT
	Stuart-Prower-Faktor	+	+	+	+	+	PTZ
	PTA	+	+	+	–	–	aPTT
	Hageman-Faktor	+	+	+	–	–	aPTT
…I	fibrinstabilisierender Faktor	+	+	–	–	–	TEG
…K	Präkallikrein	+	+	+			aPTT

… = Thrombinzeit
…Z = Prothrombinzeit
…TT = aktivierte partielle Thromboplastinzeit
…G = Thrombelastogramm

\+ = adsorbiert, wirksam
– = nicht adsorbiert, nicht wirksam
1) = durch Gerinnungstests, für alternative Methoden s. S. 387 ff.

…1

die Faktoren V und X häufig dem exogenen System zugeordnet (Abb. 1).

Das endogene Gerinnungssystem wird am besten durch die aktivierte partielle Thromboplastinzeit (aPTT), das exogene System sowie die gemeinsame Endstrecke beider Systeme durch die Prothrombinzeit (PTZ), auch als Thromboplastinzeit bezeichnet, sowie durch den Normotest (NT) und Thrombotest (TT) erfaßt.

Auch die Fibrinbildung ist eine mehrstufige Reaktion. Thrombin spaltet zunächst Fibrinpeptid A von der α-Kette des Fibrinogens ab und es entsteht Fibrin I. Dann wird von der β-Kette Fibrinpeptid B unter Bildung von Fibrin II abgespaltet, ein Vorgang, der durch die gleichzeitig einsetzende Polymerisation stark beschleunigt wird. Dieses noch harnstofflösliche Fibrin (F_s) wird durch den thrombinaktivierten Faktor XIII a (fibrinstabilisierender Faktor) durch Ausbildung von 6 kovalenten Peptidbindungen zwischen nebeneinanderliegenden Fibrinmonomeren (2 zwischen den γ-Ketten, 4 zwischen α-Ketten) in das unlösliche Fibringerinnsel (F_i) umgewandelt. Bei Fehlen des Faktor XIII bleibt das Gerinnsel in Harnstofflösungen löslich (Abb. 2).

Der wichtigste Inhibitor der Gerinnung ist das Antithrombin III, das praktisch alle aktivierten Gerinnungsfaktoren in einer langsam progredient ablaufenden Reaktion inaktiviert. Seine Wirkung wird durch Heparin sehr stark beschleunigt, so daß die Hemmung fast unmittelbar stattfindet (Heparin-Kofaktor I).

Plasma und Serum unterscheiden sich voneinander sehr wesentlich durch den Gehalt an Gerinnungsfaktoren. Im Plasma sind alle Gerinnungsfaktoren enthalten. Im Serum fehlt das Fibrinogen völlig. Prothrombin ist auf weniger als 10% vermindert (Tab. 1). Die übrigen Gerinnungsfaktoren werden nach vorübergehender Aktivierung verschieden schnell inaktiviert. Auch Antithrombin III ist teilweise verbraucht.

Die Faktoren II, VII, IX und X können aus dem Plasma bzw. Serum durch Bariumsulfat, Aluminiumhydroxyd, Asbest und andere Adsorbentien entfernt werden. Die Faktoren I, V, VIII, XI, XII und XIII bleiben im Plasma zurück (Tab. 1).

Bei den Koagulopathien (Tab. 2) sind einzelne Gerinnungsfaktoren entweder vermindert oder werden fehlerhaft gebildet, so daß sie inaktiv oder vermindert aktiv sind. Mit Gerinnungstests wird die Aktivität der Gerinnungsfaktoren im Umweg über das gebildete Thrombin und die Gerinnung von Fibrinogen erfaßt. Auch mit den chromogenen Substraten werden Aktivitäten bestimmt. Die chromogenen Substrate bieten den Vorteil, daß neben Thrombin Faktor X a und Kallikrein spezifisch gemessen werden können und daß nicht immer auf die Reaktion mit Thrombin zurückgegriffen werden muß (Tab. 3). Diese Methoden sind für eine Automatisierung besser geeignet als die Gerinnungstests.

Die Menge der Gerinnungsfaktoren kann mit den sehr empfindlichen und spezifischen immunologischen Methoden quantitativ bestimmt werden. Diese Methoden sagen nichts über die Aktivität des bestimmten Gerinnungsfaktors aus, so daß unter pathologischen Bedingungen zwischen den Ergebnissen der funktionellen und immunologischen Methoden große Differenzen bestehen können, die von diagnostischer Bedeutung sind.

Über die Bezeichnung der Gerinnungsfaktoren, die durch ihre veränderte Aktivität bedingten hämorrhagischen Diathesen und die wesentlichsten für die Bestimmung bedeutsamen Eigenschaften unterrichten die Tabellen 1 und 2.

Die *Thrombozyten* haben eine doppelte Aufgabe, nämlich in den Gerinnungsvorgang einzugreifen und bei der Blutstillung das die blutende Stelle verschließende Material zu liefern. Mit dem Thrombozytenfaktor 3 beteiligen sie sich an dem endogenen Gerinnungssystem, Thrombozytenfaktor 4 neutralisiert Heparin. Die Hauptaufgabe der Thrombozyten ist jedoch, den Pfropf zu bilden, der Gefäßläsionen verschließt.

Die Plättchen haften an dem freiliegenden Kollagen bzw. an der Basalmembran der verletzten Gefäße. Unter diesen Stimuli kommt es zu Formwandel, gefolgt von Aggregation und Freisetzung zunächst von dichten Granula, die ATP, ADP, Serotonin und Ca enthalten. Das ADP bedingt die

ngeborene und erworbene Defektkoagulopathien

aktor	Gerinnungsstörung angeboren		erworben		
	echter Mangel	fehlerhaftes Protein	Bildung vermindert	Bildung abnorm	Verbrauch Verlust
	Afibrinogenämie	Dysfibrinogenämie	schwere Leberparenchymschäden, Asparaginasetherapie	Hepatom Leberzirrhose	intravasale Gerinnung, intravasale Fibrinolyse, Schlangenbiß
	Hypoprothrombinämie	Dysprothrombinämie	Neugeborene, Leberparenchymschäden	Vitamin-K-Mangel, indirekte Antikoagulanzien	intravasale Gerinnung
	keine Gerinnungsstörung				
,	keine Gerinnungsstörung				
	Parahämophilie		schwere Leberparenchymschäden, Asparaginasetherapie		intravasale Gerinnung, intravasale Fibrinolyse
I	Hypoprokonvertinämie	Dysprokonvertinämie	Neugeborene, Leberparenchymschäden	Vitamin-K-Mangel, indirekte Antikoagulanzien	intravasale Gerinnung, intravasale Fibrinolyse
II:C	Hämophilie A	Hämophilie A+			intravasale Gerinnung, intravasale Fibrinolyse, Blockade durch Hemmstoffe
IIR:Ag	von-Willebrand-Jürgens-Syndrom Typ I, III, IV	von-Willebrand-Jürgens-Syndrom Typ II, III			Blockade durch Hemmstoffe, Gammopathien
	Hämophilie B	Hämophilie B+ Hämophilie BM	Neugeborene, Leberparenchymschäden, Asparaginasetherapie	Vitamin-K-Mangel, indirekte Antikoagulanzien	intravasale Gerinnung, Blockade durch Hemmstoffe
	Stuart-Faktor-Mangel	pathologischer Faktor X	Neugeborene, Leberparenchymschäden, Asparaginasetherapie	Vitamin-K-Mangel, indirekte Antikoagulanzien	intravasale Gerinnung, intravasale Fibrinolyse
	PTA-Mangel		Leberzirrhose		Blockade durch Hemmstoffe
	Hageman-Faktor-Mangel		Leberzirrhose, septischer Schock, Abstoßungsreaktion, nephrotisches Syndrom		intravasale Gerinnung, Blockade durch Hemmstoffe
äkal-rein	Fletcher-Faktor-Mangel		Früh- und Neugeborene, Leberparenchymschäden, Dengue, septischer Schock, nephrotisches Syndrom, Karzinoid		intravasale Gerinnung
IW-nino-n	Fitzgerald-Trait		Früh- und Neugeborene		
	FSF-Mangel Typ I	FSF-Mangel Typ II	Leberzirrhose, Karzinom, postoperativ, akute Leukämie		intravasale Gerinnung, Thrombose, Fibrinolyse, Blockade durch Hemmstoffe
ote-C	Protein-C-Mangel Typ I	Protein-C-Mangel Typ II	Neugeborene, Leberparenchymschäden	Vitamin-K-Mangel, Antikogulanzien	

2

Gebräuchliche chromogene Substrate (aus 28, 65, 108a)		
Enzym	Substrat	Handelsname
Thrombin	Bz-Phe-Val-Arg-pNA H-D-Phe-Pip-Arg-pNA Tos-Gly-Pro-Arg-pNA Tos-Gly-Pro-Arg-ANBA-isopropylamid H-D-HHT-Ala-Arg-pNA	S 2160 S 2238 Chromozym TH BCP 100 (in Chromo- quick®) Spectrozym TH
X a	Bz-Ile-Glu-Gly-Arg-pNA Bz-Ile-Glu(y-piperidyl)-Gly-Arg-pNA N-αCbo-D-Arg-Gly-Arg-pNA.2 HCl Z-D-Leu-Gly-Arg-MNA N-Methoxycarbonyl-D-n-Leu-Gly-L- Arg-pNA MeO-CO-D-CHE-Gly-Arg-pNA	S 2222 S 2337 S 2765 BCP 200 Chromozym X Spectrozym X a
Protein C	Pyr-Glu-Pro-Arg-pNA p-Glu-Pro-Arg-pNA H-D-Lys-Z-Pro-Arg-pNA	S 2366 BCP 300 (in Beri- chrom Protein C) Chromozym PC a
Faktor XI	Pyr-Glu-Pro-Arg-pNA	S 2366
Faktor XII a	H-D-CHT-Gly-Arg-pNA	Spectrozym f XII a
Kallikrein	H-D-Pro-Phe-Arg-pNA Bz-Pro-Phe-Arg-pNA H-D-Pro-HHT-Arg-pNA	S 2302 Chromozym PK Spectrozym PK
Plasmin	H-D-Val-Phe-Lys-pNA H-D-Val-Val-Lys-pNA Tos-Gly-Pro-Lys-pNA H-D-Nva-CHA-Lys-pNA H-D-NCe-HHT-Lys-pNA	S 2390 S 2251 Chromozym PL in Berichrom Plasminogen Spectrozym PL
t-PA	H-D-Ile-Pro-Arg-pNA	S 2288
Urokinase	Bz-β-Ala-Gly-Arg-pNA <Glu-Gly-Arg-pNA Cbo-L-(γ)Glu(α-t-BuO)-Gly-Arg- pNA.2AcOH	Chromozym U S 2444 Spectrozym UK
SK-Plasmi- nogen	H-D-Val-Leu-Lys-5-Aminoiso- phthalic acid dimethyl ester ditrifluoro- acetate H-D-Val-Leu-Arg-pNA	 S 2251
C_1-Esterase	C_2H_5CO-L-Lys(e-Cbo)-Gly-Arg-pNA	C1-1
Trypsin	Boc-Glu-(OBzl)-Gly-Arg-pNA CBZ-Val-Gly-Arg-pNA	S 2677 Chromozym TRY

pNA = para-Nitroanilin
MNA = 2-Methoxy-4-nitroanilin
ANBA = 5-Amino-2-Nitro-Benzoesäure
Nva = Norvalyl-
CHA = Cyclohexylalanyl-
BCP, Berichrom = Substrate der Behringwerke AG Marburg
Chromozym = Substrate von Boehringer Mannheim
Spectrozym = Substrate von American Diagnostica Greenwich, CT
S = Substrate von Kabi Vitrum

Tab. 3

Haftung weiterer Plättchen an den bereits haftenden, so daß ein Thrombozytenhaufen entsteht. An der Oberfläche der Thrombozyten sind Gerinnungsfaktoren adsorbiert, so daß hier lokal Thrombin gebildet werden kann. Thrombin bringt einerseits weitere Plättchen zur Aggregation, andererseits ist es ein starker Induktor (wie auch Schlangengift und Trypsin), der nun auch die α-Granula mit Plättchenfaktor 4, β-Thromboglobulin, Wachstumsfaktor, Thrombospondin, Fibrinogen, Faktor V, Faktor VIII R:Ag (von-Willebrand-Faktor = vWF) und Fibronektin freisetzt. Es kommt zur viskösen Metamorphose und zur Fibrinbildung im umgebenden Plasma, wodurch sich der Plättchenpfropf verfestigt.

Über diese Fähigkeiten orientieren am ehesten jene Tests, in denen Ausbreitung, Haftfähigkeit, Aggregation und Retraktion gemessen werden. Adhäsion ist das Haften an Oberflächen, Aggregation oder Agglomeration ist die reversible Aneinanderlagerung der Thrombozyten untereinander, visköse Metamorphose ihre Verschmelzung, Agglutination die irreversible, durch Immunreaktionen bedingte Haftung aneinander. Ein Teil dieser Reaktionen, insbesondere die Auslösung der Retraktion, sind energieverbrauchende Vorgänge. Deshalb verfügen die Thrombozyten über sehr aktive Stoffwechselsysteme.

Fibrinolyse

Im Blut ist eine Vorstufe des Plasmins, das Plasminogen, enthalten. Dieses kann – ähnlich wie im Gerinnungssystem – durch endogene, im Blut entstehende oder durch exogene Aktivatoren aktiviert werden (Abb. 3). Es bestehen wahrscheinlich zwei endogene Aktivierungswege: Plasma-Prourokinase (scu-PA = single-chain urokinase-

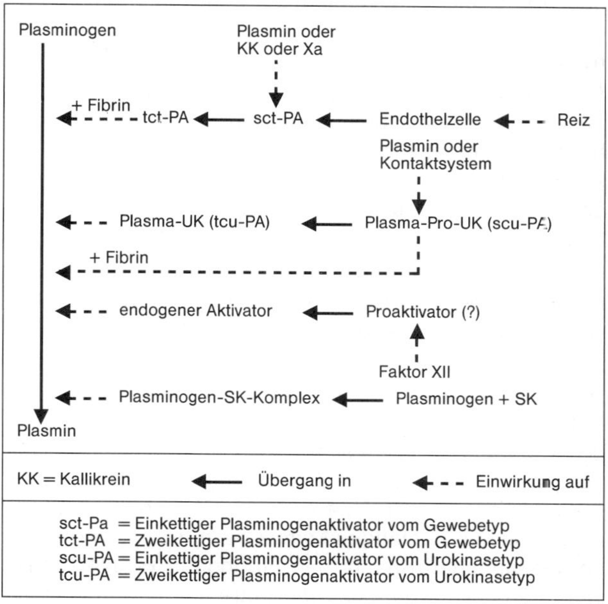

Abb. 3: Aktivierung des fibrinolytischen Systems.

type plasminogen activator) (46 b) wird durch Plasmin oder das Kontaktsystem in die zweikettige Urokinase (tcu-PA = two-chain urokinase-type plasminogen activator) umgewandelt, die Plasminogen aktiviert. Die Prourokinase kann aber an Fibrin adsorbiertes Plasminogen direkt aktivieren. Außerdem kann ein noch nicht gut charakterisierter Proaktivator durch Faktor XII in einen endogenen Plasminogenaktivator umgewandelt werden.

Auf Reize verschiedener Art geben die Endothelzellen den einkettigen Gewebeplasminogenaktivator (sct-PA) frei, der durch Plasmin, Kallikrein oder Faktor X a in seine zweikettige Form (tct-PA) umgewandelt wird und an Fibrin adsorbiertes Plasminogen aktiviert. Gewebeplasminogenaktivator findet sich auch in vielen Körper- und Tumorzellen.

Streptokinase ist selbst proteolytisch inaktiv und reagiert zunächst äquimolar mit Plasminogen zur Bildung eines Aktivators (SK-Plasminogen), der dann weitere Plasminogenmoleküle in Plasmin umwandelt. Rinderplasminogen hat diese Doppelfunktion nicht. Es kann daher von Streptokinase nur nach Zusatz von menschlichem Globulin (Plasminogen) aktiviert werden.

Das Blut enthält außerdem wirksame Hemmstoffe des Plasmins (Antiplasmin), der Plasminogenaktivatoren (Plasminogen activator inhibitor 1 und 2 = PAI-1 bzw. 2) und der Streptokinase (Antistreptokinase). Die die Fibrinolyse fördernden Faktoren finden sich in der Euglobulinfraktion, während die Hemmstoffe Pseudoglobuline sind und daher nach der Euglobulinfällung in der Lösung zurückbleiben. Hierauf beruht eine einfache und überaus wirksame Trennung beider Faktorengruppen.

Fibrinogen und Plasminogen können nur schwer mit chemischen Methoden voneinander getrennt werden. Es enthalten daher fast alle käuflichen menschlichen und tierischen Fibrinogenpräparate Plasminogen, die menschlichen auch Proaktivator. Auch die Thrombinpräparate enthalten meist kleine Mengen von Plasminogen.

Plasmin ist ein proteolytisches Ferment. Es spaltet nicht nur Fibrinogen und Fibrin, sondern auch zahlreiche Gerinnungsfaktoren, Kasein und verschiedene synthetische Substrate. Auch die Plasminogenaktivatoren sind proteolytische Fermente und spalten synthetische Substrate (Tab. 3).

Die spontane fibrinolytische Aktivität ist auf die Freisetzung von Aktivatoren und Entstehung von Plasmin in der Zirkulation zurückzuführen. Bei entsprechender Dauer eines solchen Zustandes kommt es zu einem Verbrauch von Plasminogen, Antiplasmin, Fibrinogen, verschiedenen Gerinnungsfaktoren und zum Auftreten gerinnungshemmender Fibrin(ogen)bruchstücke (s. auch Tab. 4, 20, 21).

Eine intravasale Aktivierung der Fibrinolyse erfolgt selten primär. Meist ist sie Reaktion auf eine vorangegangene intravasale Aktivierung der Gerinnung.

Blutabnahme für Gerinnungsuntersuchungen

Die richtige Blutabnahme ist Voraussetzung dafür, daß ein richtiges Untersuchungsergebnis erhalten wird. Es sei besonders betont, daß nur die Untersuchung des Plasmas über das Vorhandensein oder Fehlen von Gerinnungsfaktoren Aufschluß geben kann, da bei der Gerinnung ein Teil der Gerinnungsfaktoren verbraucht wird und daher im Serum fehlt (Tab. 1).

Die Stauung soll nicht zu stark sein und nur kurzfristig angelegt werden. Das Blut sollte aus einer möglichst großen Vene mit einer Nadel mit 1,2 mm Innendurchmesser und 5 cm Länge entnommen werden, damit schneller freier Fluß gewährleistet ist. Nach dem Einstechen werden die ersten 2–3 ml Blut verworfen. Als erstes wird das Blut für die thrombelastographische Untersuchung entnommen, das man entweder direkt in die Küvette oder in ein silikonisiertes Röhrchen fließen läßt, das sofort zum Apparat gebracht werden muß. 1 ml Blut genügt. Soll außerdem die Retraktion beobachtet werden, so muß ein zusätzliches Glasröhrchen mit 8 mm innerer Weite verwendet werden, dessen untere Hälfte nicht länger als zwei Stunden vor der Blutabnahme ausgeglüht worden ist. Dann läßt man 9 ml Blut in ein silikonisiertes Glas- oder Plastikröhrchen fließen, das 1 ml 3,8prozentiges Natriumzitrat (aus tertiärem Natrium citricum mit 5 1/2 Mol Kristallwasser) enthält und eine Marke bei 10 ml aufweist, oder man zieht das Blut in eine silikonisierte Glasspritze auf, die 1 ml der 3,8prozentigen Natriumzitratlösung enthält. Besser verwendet man ein mit Zitrat beschichtetes Vacutäner-Röhrchen. Das Blut ist sofort gut mit dem Zitrat zu mischen. Es darf auch nicht das kleinste Gerinnsel enthalten. Schaumbildung ist strikt zu vermeiden.

EDTA-Blut (mit EDTA beschichtetes Röhrchen) kann nur zur Thrombozytenzählung und Antithrombin-III-Bestimmung, eventuell auch für Thrombozytenfaktor 4 verwendet werden. Oxalatblut (1 ml 1,34prozentiges Natriumoxalat zu 9 ml Blut) wird verwendet, wenn mit $BaSO_4$ adsorbiert werden soll. Für Fibrinpeptid A wird mit einer Mischung von 1000 E Heparin/ml und 1000 E Trasylol/ml (Endkonzentration) abgenommen.

Für Thrombozytenfaktor 4 und β-Thromboglobulin werden 2,7 ml Blut mit 0,1 ml 10prozentigem EDTA, 0,1 ml Prostaglandin E_1 (1,0 mg/l) und 0,1 ml 30 mM Theophyllin unter Eiskühlung abgenommen (69).

Blutabnahme zur Untersuchung der Fibrinolyse

Die Blutabnahmen vor allem zur Feststellung spontaner lytischer Aktivität sollen aus der möglichst ungestauten Vene erfolgen, da Stauung zur Aktivierung der Fibrinolyse durch den aus Endothelzellen freigesetzten t-PA führt. Das Blut soll in gekühlten silikonisierten Röhrchen aufgefangen werden, die 3,8prozentiges Natriumzitrat (tertiäres Natriumzitrat + 5 1/2 H_2O) oder eine 3,2prozentige Lösung aus tertiärem Natriumzitrat + 2 H_2O enthalten, so daß eine Mischung 1:9 entsteht (wie bei den Gerinnungsuntersuchungen). Sofortige Aufarbeitung der Proben ist unbedingt erforderlich. Für den Clot-observation-Test (Vollblutlyse) wird Blut ohne Zusatz in ein gewöhnliches Glasröhrchen abgenommen. Soll die Auswirkung einer aktivierten Fibrinolyse auf die Probe in vitro verhindert werden, müssen 100 g/l Epsilon-Aminokapronsäure zugesetzt werden. Hierbei ist zu beachten, daß durch diesen Zusatz funktionelle Analysen des fibrinolytischen Systems gestört werden. Die Bestimmung der einzelnen Faktoren des fibrinolytischen Systems kann im Plasma, Serum oder in Plasmafraktionen erfolgen.

Blutgerinnung – die einzelnen Methoden und ihre Beurteilung

Zur Bestimmung der Gerinnungsfaktoren stehen drei Meßtechniken zur Verfügung:

Gerinnungstests

In diesen Tests wird die klinisch relevante Aktivität, nicht die Menge der Gerinnungsfaktoren bestimmt. Sie beruhen darauf, daß durch Zugabe eines Aktivators und von Kalzium die Aktivierung des Proenzyms ausgelöst (Aktivierungsreaktion) und die Menge des gebildeten Enzyms an einem geeigneten Substrat (meist Fibrinogen) getestet wird (Indikatorreaktion). Es wird postuliert, daß die Aktivität des Enzyms jener des Proenzyms und diese wieder der Menge des Proenzyms proportional ist.

In den *Einstufenmethoden* laufen beide Reaktionen gleichzeitig ab. Man bestimmt die Zeit, die von der Auslösung der Reaktion bis zur Gerinnung vergeht, weshalb die Methoden auch als chronometrische Methoden bezeichnet werden. Hier wird in erster Linie die Bildungsgeschwindigkeit des Enzyms gemessen.

In den *Zweistufenmethoden* laufen beide Reaktionsschritte voneinander getrennt ab. In der Aktivierungsreaktion erfolgt die Aktivierung der gesamten Menge des Proenzyms, wobei die Aktivierungszeit für die einzelnen Methoden entsprechend gewählt werden muß.

In der Indikatorreaktion wird die Gesamtmenge des gebildeten Enzyms bestimmt. In den meisten Fällen stimmen die Ergebnisse der Ein- und Zweistufenmethoden gut miteinander überein. Die mit Gerinnungsmethoden bestimmte Aktivität wird durch den Zusatz C gekennzeichnet (z.B. II:C).

Methoden mit synthetischen, meist chromogenen Peptidsubstraten

Diese Methoden sind nach Art der Zweistufenmethoden aufgebaut, wie dies im folgenden Schema gezeigt ist:

$$\text{Proenzym} \xrightarrow{\text{Aktivator}} \text{Enzym}$$

$$\text{P. Chromophor} \xrightarrow{\text{Enzym}} \text{P. COOH + Chromophor}$$

In der ersten Stufe wird das Enzym vollständig aktiviert. In der folgenden Indikatorreaktion setzt das Enzym den Farbstoff aus dem spezifisch aufgebauten Peptidsubstrat (P) frei (Abb. 4). Die Reaktion kann an einem Photometer mit Schreiber verfolgt werden (kinetischer Test) oder wird nach einer bestimmten Inkubationszeit mit 20% Essigsäure gestoppt und die entstandene Farbe bei 405 nm vom Photometer abgelesen. Vorteil dieser Methoden ist eine gewisse Spezifität der Substrate (es kann z.B. Faktor X a direkt und nicht nur im Umweg über gebildetes Thrombin bestimmt werden) (Tab. 3).

Vielfach wird aber die Spezifität der Substrate überschätzt. Die Spezifität der Methode kann erhöht werden, indem die Wirkung interferierender Enzyme durch spezifische Hemmstoffe ausgeschaltet wird. Eine genaue Analyse der Spaltbarkeit der gebräuchlichen synthetischen Substrate durch verschiedene Serinproteasen sowie eine kritische Wertung der Methoden findet sich bei Latallo (65) und Witt (108a). Es werden aber auch hier nur Aktivitäten nicht

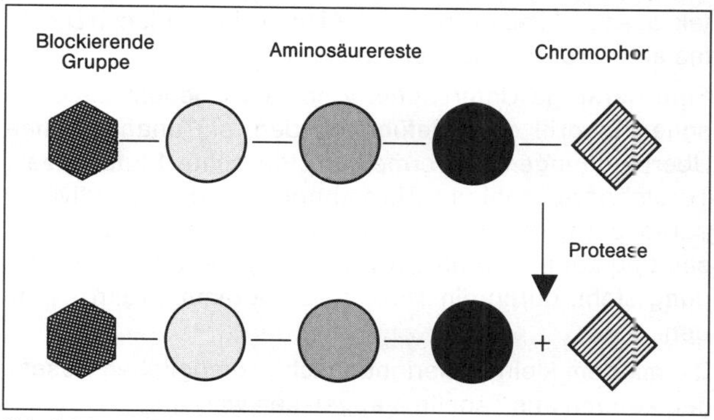

Abb. 4: Prinzip des Aufbaus von synthetischen Peptidsubstraten und ihrer Spaltung durch Serinproteasen (aus 108 a).

Mengen erfaßt. Ein Nachteil besteht darin, daß nicht die Gerinnungsaktivität, sondern die Esteraseaktivität des Enzyms bestimmt wird, wobei beide Aktivitäten meist, aber nicht immer, miteinander übereinstimmen. Bei der Bestimmung von Inhibitoren muß berücksichtigt werden, daß der Enzym-Inhibitor-Komplex häufig noch die kleinen synthetischen Substrate zu spalten vermag, während die physiologischen Substrate von dem Komplex nicht mehr angegriffen werden.

Immunologische Methoden

Immunologische Methoden zeichnen sich durch hohe Spezifität und Empfindlichkeit aus. Es werden die Mengen der Gerinnungsfaktoren, nicht ihre Aktivität bestimmt. Verwendung finden entweder natürliche, bei Menschen zufällig entstandene Antikörper oder solche, die durch Sensibilisierung von Tieren mit gereinigten Gerinnungsfaktoren hergestellt werden. Jetzt werden in zunehmendem Maße monoklonale Antikörper verwendet, wodurch die Spezifität der Methoden erhöht wird. Als Methoden dienen die radiale Immundiffusion nach Manzini (71), die zweidimensionale Gel-Elektrophorese nach Laurell, die Antikörperneutralisationsmethoden, der Hämagglutinationsinhibitionstest (s. S. 433), der Enzyme-Linked Immunosorbent Assay (ELISA) oder verschiedene Radioimmuntechniken wie RIA und IRMA.

Die mit diesen Methoden erhaltenen Ergebnisse werden durch den Zusatz Ag oder RAg gekennzeichnet (z.B. II:Ag). Man spricht auch von CRM^+, CRM^R, CRM^- (Cross-Reacting Material), je nachdem, ob das Antigen vorhanden, vermindert oder fehlend ist.

Der Gerinnungsstatus

Der kleine Gerinnungsstatus

Er umfaßt eine Auswahl von globalen Untersuchungsmethoden, die es ermöglicht, einen schweren Gerinnungsdefekt auszuschließen und bei Vorliegen eines solchen Defektes eine Gruppendiagnose zu stellen.

Eine derartige Untersuchung sollte vor jedem chirurgischen Eingriff durchgeführt werden, um unangenehme Überraschungen zu vermeiden. Sie sollte Blutungszeit, Thrombozytenzählung, Thromboplastinzeit und aktivierte partielle Thromboplastinzeit sowie Thrombinzeit umfassen und könnte, wenn ein Thrombelastograph zur Verfügung steht, durch ein Thrombelastogramm ergänzt werden.

Die mit dem kleinen Gerinnungsstatus möglichen Aussagen können aus Tabelle 4 abgelesen werden.

Differentialdiagnose hämorrhagischer Diathesen mit Hilfe des kleinen Gerinnungsstatus								
	Blutungszeit	Thrombozytenzahl	Thromboplastinzeit	Partielle Thromboplastinzeit	Thrombinzeit	TEG		
						r	k	ma
Thrombopenie	p	vermindert	n	n	n	n(p)	p	p
Thrombopathie	p	n	n	n	n	n	n	n
Thrombasthenie	p	n	n	n	n	n	p	p
Störung im endog. Syst.	n	n	n	p	n	p	n(p)	n
v.-Willebrand-Jürgens-Syndrom	p	n	n	n-p	n	n-p	n-p	n
Störung im exog. Syst.	n	n	p	n, p[1]	n	p	n	n
Störung d. II. Phase	n	n	n-∞	n-∞	p-∞	n-∞	p	p
Mangel an Faktor XIII	n	n	n	n	n	n	n	p
intravasale Gerinnung	p	p	p-∞	p-∞	p-∞	p	p	p
intravasale Fibrinolyse	n-p	n	n-∞	n-∞	n-∞	p	p	p[2]
vaskul. häm. Diath. o. leichte häm. Diath. anderer Genese	n(p)	n	n	n	n	n	n	n

p = pathologisches Ergebnis
n = normales Ergebnis
n(p) = in der Regel normal, nur bei schwerem Defekt pathologisch
n-∞ = normal bis ungerinnbar
[1] bei Mangel an Faktor V oder X pathologisch, da diese Gerinnungsfaktoren in beiden Systemen wirksam sind
[2] Gerinnsel löst sich wieder auf

Tab. 4

Der große Gerinnungsstatus

Bei pathologischen Ergebnissen im kleinen Gerinnungsstatus oder bei normalen Ergebnissen bei Patienten mit einer auf Vorliegen einer hämorrhagischen Diathese hinweisenden Anamnese schließt man den großen Gerinnungsstatus an. Unter dieser Bezeichnung versteht man ein System von Bestimmungen, mit dem es möglich ist, bei praktisch 95% der Patienten mit hämorrhagischen Diathesen eine endgültige Diagnose zu stellen. Nur bei etwa 5 % der Fälle wird es nötig sein, Spezialmethoden zur weiteren Differenzierung heranzuziehen. Das von uns verwendete System umfaßt:

Differentialdiagnose hämorrhagischer Diathesen mit Hilfe des großen Gerinnungsstatus

	Plasmatisch bedingte hämorrhagische Diathesen				Thrombozytär bedingte hämorrhagische Diathesen			Vaskulär bedingte häm. Diathesen	Ver-brauchs-koagulo-pathie	Hyper-fibrino-lyse
	exogenes System (F VII)	endogenes System (VIII, IX, XI, XII) PKK, HMWK	exogenes u. endogenes Syst. (II, V, X)	II. Phase (I, XIII)	Thrombo-zytopenie	Thromb-asthenie	Thrombo-zytopathie			
Gerinnungszeit	n	n-pp	p	n-∞	n	n	n	n	(n)p	p
Blutungszeit	n	n	n	n	p	p	p	n(p)	n, p	n
Thrombozytenzahl	n	n	n	n	p	n	n	n	p	n
Heparintoleranz	n-p	p	n-p	p-∞	p	n	n, p[3]	n	p	p
Prothrombinverbrauch	n	p	p	n	p	n	n, p[4]	n	n	n
Thrombelastogramm										
r	n	n-pp	p	p-∞	n (p)	n	n	n	p	p
k	n	n-p	n	p	p	p	n-p	n	p	p
ma	n	n	n	p	p	p	n	n	p	p
Thromboplastinzeit	p	n	p	n-∞	n	n	n	n	p	p
partielle Thromboplastinzeit	n	p	p	n-∞	n	n	n	n	p (n)	p
Gerinnungsfaktoren	ein oder mehrere Faktor(en) pathologisch				n	n	n	n	mehrere path.	[6]
Retraktion	n	n	n	n[1]	p	p	n	n	p	
Vollblutlyse	st	st	st	st, p[2]	st	st	st	st	st	gelöst
Thrombinzeit	n	n	n	n-∞	n	n	n	n	p	p

n = normal
p = pathologisch
n-p = normal bis pathologisch
n-pp = normal bis sehr stark pathologisch, je nach dem Ausmaß der Störung
p bzw. n-∞ = normal bzw. pathologisch bis ungerinnbar
n (p) = meist normal, nur bei schweren Defekten pathologisch
st = stabil

PKK = Präkallikrein
HMWK = Kininogen mit hohem Molekulargewicht

1) normal, falls eine Gerinnung erfolgt
2) stabil, falls eine Gerinnung erfolgt, bei Faktor-XIII-Mangel Lyse in Harnstofflösungen beschleunigt
3) bei Thrombopathie mit Thrombozytenfaktor-4-Mangel pathologisch
4) bei Thrombopathie mit Thrombozytenfaktor-3-Mangel pathologisch
5) Hellem-II-Test pathologisch

1. *Grunduntersuchungen:* Blutungszeit und Thrombozytenzählung,

2. *Globaltests:* Thrombinzeit, Thromboplastinzeit (PTZ), aktivierte partielle Thromboplastinzeit (aPTT); eventuell zur Ergänzung Heparintoleranz-Test (HTT), Prothrombinverbrauchstest, Thrombelastogramm (TEG),

3. *Methoden zur quantitativen Bestimmung* der Faktoren I, II, V, VII/X, VIII, IX, X, XI, XII und XIII, Präkallikrein und HMW-Kininogen (Tab. 5).

In einem von klinisch erfahrenen Ärzten geleiteten Gerinnungslaboratorium ist es wahrscheinlich rationeller, einen speziellen, von der jeweiligen Konstellation im kleinen Gerinnungsstatus abgeleiteten Analysengang zu wählen (Abb. 5–9).

Plasmatisch bedingte hämorrhagische Diathesen
(Tab. 2)

Bei einer plasmatisch bedingten hämorrhagischen Diathese (Koagulopathie) findet sich eine Verminderung der Aktivität eines oder mehrerer Gerinnungsfaktoren. Diese äußert sich in den Globaltests in folgender Weise (s. auch Tab. 4 und 5, Abb. 5): Wenn ein Faktor betroffen ist, der nur im exogenen System wirksam ist (Faktor VII), findet man eine Verlängerung der Thromboplastinzeit und eine Verminderung der Heparintoleranz.

Wenn ein Gerinnungsfaktor betroffen ist, der nur im endogenen System wirksam ist (Faktor VIII, IX, XI oder XII), werden eine Verlängerung der Gerinnungszeit und der partiellen Thromboplastinzeit, eine Verminderung von Heparintoleranz und Prothrombinverbrauch, eine Verlängerung von r und oft auch von k im Thrombelastogramm beobachtet (Abb. 6, Tab. 4 und 5). Es sei betont, daß erst eine Verminderung eines Gerinnungsfaktors unter 30% in den Globaltests nachweisbar ist. Besteht bei normalen Globaltests dennoch der Verdacht auf eine Koagulopathie, so ist trotz normalem Ergebnis eine quantitative Bestimmung der einzelnen Gerinnungsfaktoren zu verlangen.

Beim *von-Willebrand-Jürgens-Syndrom* treten zu den Symptomen des Fehlens eines Gerinnungsfaktors im endogenen System (Faktor VIII, sehr selten Faktor IX) eine verlängerte Blutungszeit und eine Verminderung der Plättchenretention im Hellem-II-Test hinzu (51). Es fehlt die durch Ristozetin ausgelöste Plättchenaggregation.

Wenn ein Faktor betroffen ist, der in beiden Systemen wirksam ist (Faktor II, V oder X), findet sich eine Verlängerung der Thromboplastinzeit und der aktivierten PTT (Abb. 5 und 6, Tab. 5).

Bei Fehlen von *Fibrinogen* besteht völlige Ungerinnbarkeit. Eine Verminderung von Fibrinogen wird in den mei-

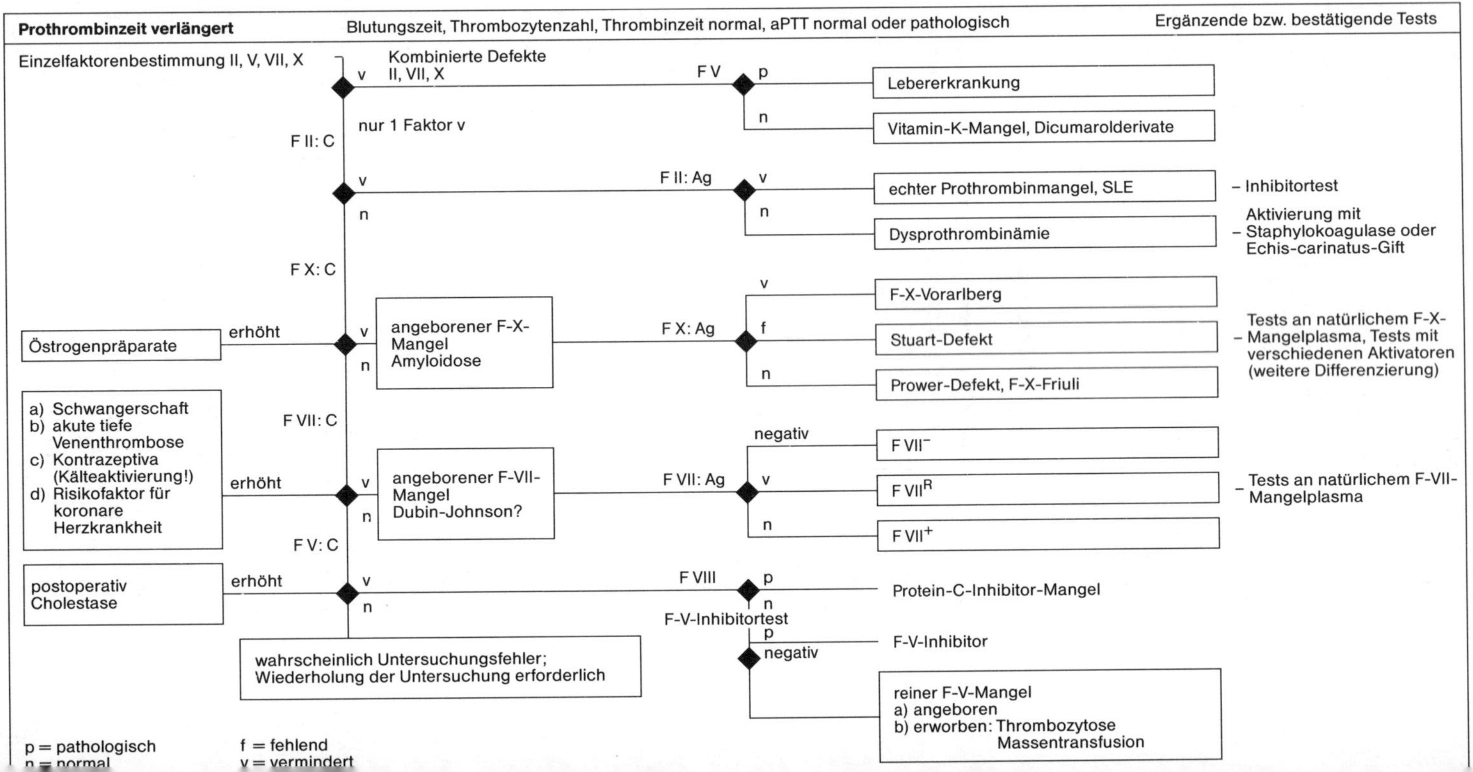

Prothrombinzeit verlängert
Blutungszeit, Thrombozytenzahl, Thrombinzeit normal, aPTT normal oder pathologisch
Ergänzende bzw. bestätigende Tests
Einzelfaktorenbestimmung II, V, VII, X
v
Kombinierte Defekte II, VII, X
F V
p
Lebererkrankung
n
Vitamin-K-Mangel, Dicumarolderivate
nur 1 Faktor v
F II: C
v
F II: Ag
v
echter Prothrombinmangel, SLE
– Inhibitortest
n
n
Dysprothrombinämie
– Aktivierung mit Staphylokoagulase oder Echis-carinatus-Gift
F X: C
Östrogenpräparate
erhöht
v
angeborener F-X-Mangel
Amyloidose
n
F X: Ag
v
F-X-Vorarlberg
f
Stuart-Defekt
n
Prower-Defekt, F-X-Friuli
– Tests an natürlichem F-X-Mangelplasma, Tests mit verschiedenen Aktivatoren (weitere Differenzierung)
F VII: C
a) Schwangerschaft
b) akute tiefe Venenthrombose
c) Kontrazeptiva (Kälteaktivierung!)
d) Risikofaktor für koronare Herzkrankheit
erhöht
v
angeborener F-VII-Mangel
Dubin-Johnson?
n
F VII: Ag
negativ
F VII⁻
v
F VIIᴿ
n
F VII⁺
– Tests an natürlichem F-VII-Mangelplasma
F V: C
postoperativ
Cholestase
erhöht
v
n
F VIII
p
Protein-C-Inhibitor-Mangel
n
F-V-Inhibitortest
p
F-V-Inhibitor
negativ
reiner F-V-Mangel
a) angeboren
b) erworben: Thrombozytose Massentransfusion
wahrscheinlich Untersuchungsfehler; Wiederholung der Untersuchung erforderlich
p = pathologisch
n = normal
f = fehlend
v = vermindert

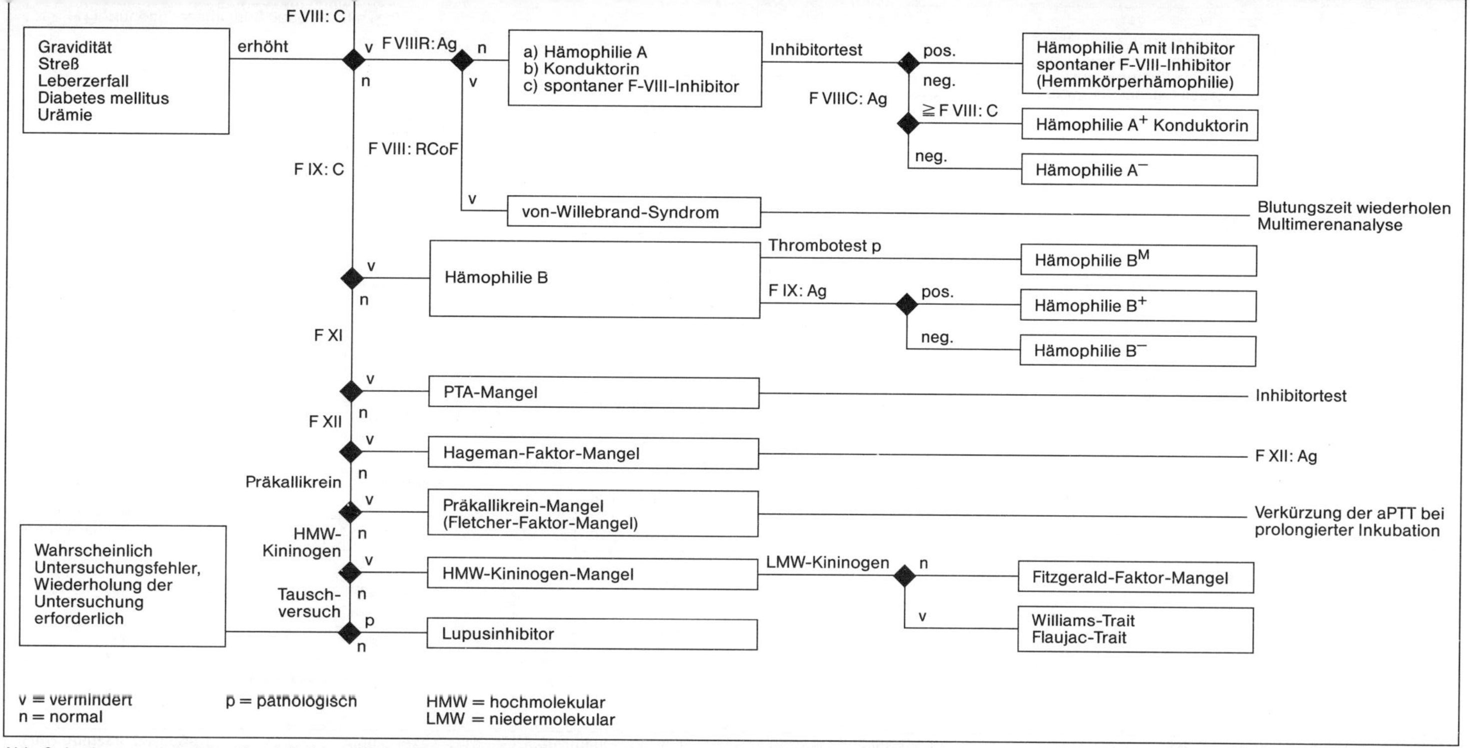

Abb. 6: Analysengang bei der Konstellation: aPTT verlängert (mod. nach 66).

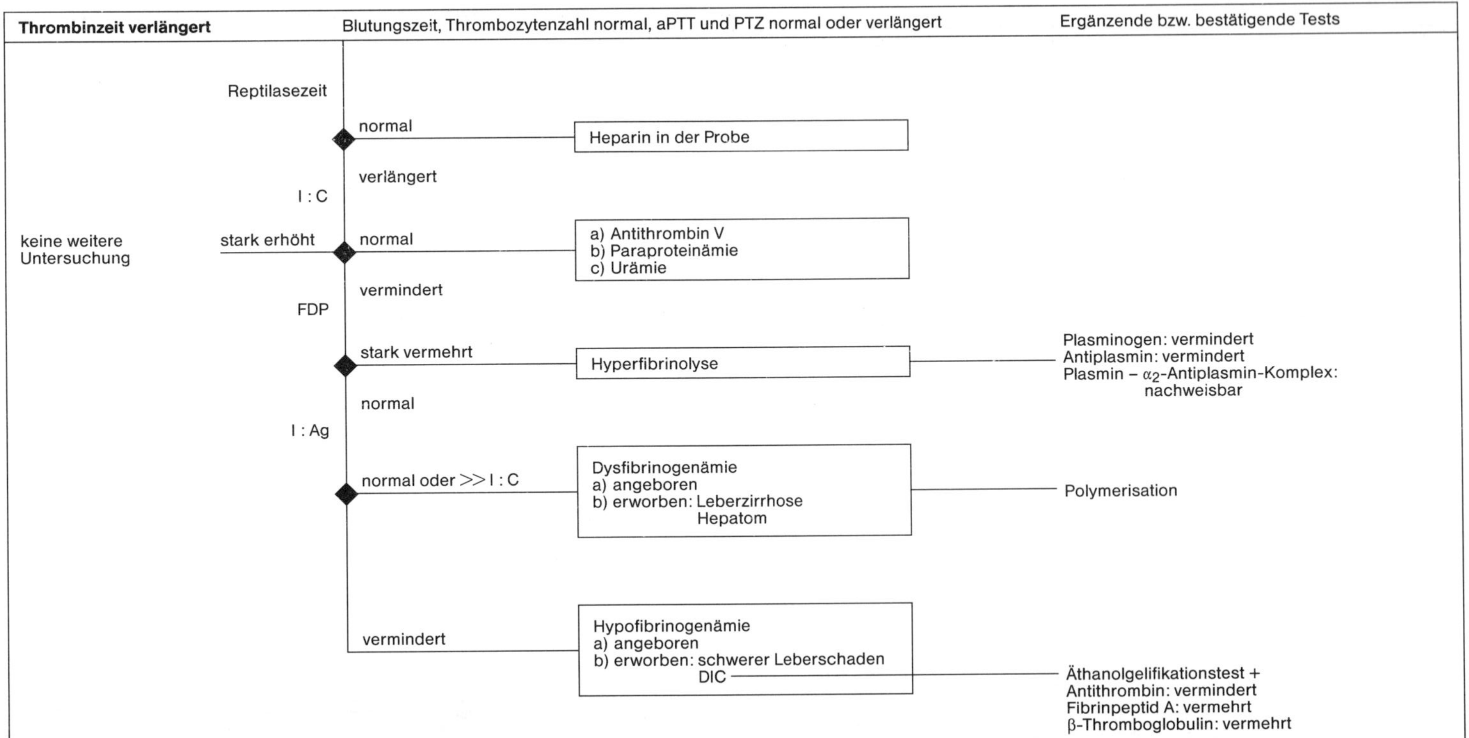

I : C = Fibrinogenbestimmung nach Clauss (23)
I : Ag = immunologische Fibrinogenbestimmung

sten Globaltests nicht nachweisbar sein, sondern nur bei Bestimmung der Thrombinzeit. Bei der Dysfibrinogenämie kann es zusätzlich zu einer Verlängerung der Prothrombinzeit, der aPTT, von r und k sowie zu einer Verschmälerung der Amplitude im TEG kommen (Abb. 7, Tab. 5).

Bei *Mangel an Faktor XIII* findet man lediglich eine Verschmälerung der Amplitude des TEG und eine Lyse des Gerinnsels im Harnstoff.

Thrombozytär bedingte hämorrhagische Diathesen (Abb. 8 und 9, Tab. 4 und 5)

Bei den thrombozytär bedingten hämorrhagischen Diathesen findet sich generell eine Verlängerung der Blutungszeit. Außerdem findet man bei der Thrombozytopenie eine Verminderung der Thrombozytenzahl, fehlende Retraktion, eine Verlängerung von k und eine Verschmälerung der Amplitude im TEG, eine Verminderung von Heparintoleranz und Prothrombinverbrauch.

Bei der Thrombasthenie und den Thrombozytopathien (Tab. 5 und 6) wird man mit den beim großen Gerinnungsstatus routinemäßig durchgeführten Methoden nicht über eine Vermutungsdiagnose hinauskommen. Man wird bei einem derartigen Verdacht eine Reihe von Spezialuntersuchungen veranlassen, deren Ergebnisse im folgenden der Vollständigkeit halber gleich erwähnt sein sollen (Tab. 6):

erentialdiagnose der definierten Thrombozytenfunktionsstörungen (aus 27)

	Krankheit				
	Bernard-Soulier-Syndrom	Thromb-asthenie	Storage Pool Deficiency		Aspirin-like Defekt
hode			δ-SPD	α-SPD	
ombozytenzahl	n oder ↓	n	n	n oder ↓	n
phologie	Riesenplättchen	einzeln liegend ↓	δ-Granula ↓	α-Granula ↓	n
ungszeit	⇞	⇞	⇞	⇞	⇞
hrombinverbrauch	↓	⤈	↓	↓	↓
aktion	n	↓ selten n	n	↓	n
ention	↓	↓	↓	↓	↓ oder n
endothel:					
dhäsion	fehlt	n	n	n	n
gregation	–	fehlt	fehlt	–	fehlt
nwandel	abnorm	n	abnorm	geringgradig vermindert	verzögert
regation mit ADP	n	I. u. II. Phase ⤓	II. Phase ⤓	n	II. Phase ⤓
llagen	n	fehlt	fehlt	normal	fehlt
stozetin	fehlt	n	n	–	n
setzungsreaktion					
t ADP	n	↓	↓	↓	↓
renalin	n	↓	↓	↓	↓
llagen	n	n	↓	↓	–
rombin	–	n	n	–	↓

= normal ↓ = vermindert δ-SPD = Storage Pool Disease
= verlängert ⤈ = deutlich vermindert α-SPD = Gray Platelet Syndrome
= deutlich verlängert ⇟ = sehr stark vermindert
= sehr stark verlängert ⤓ fehlt

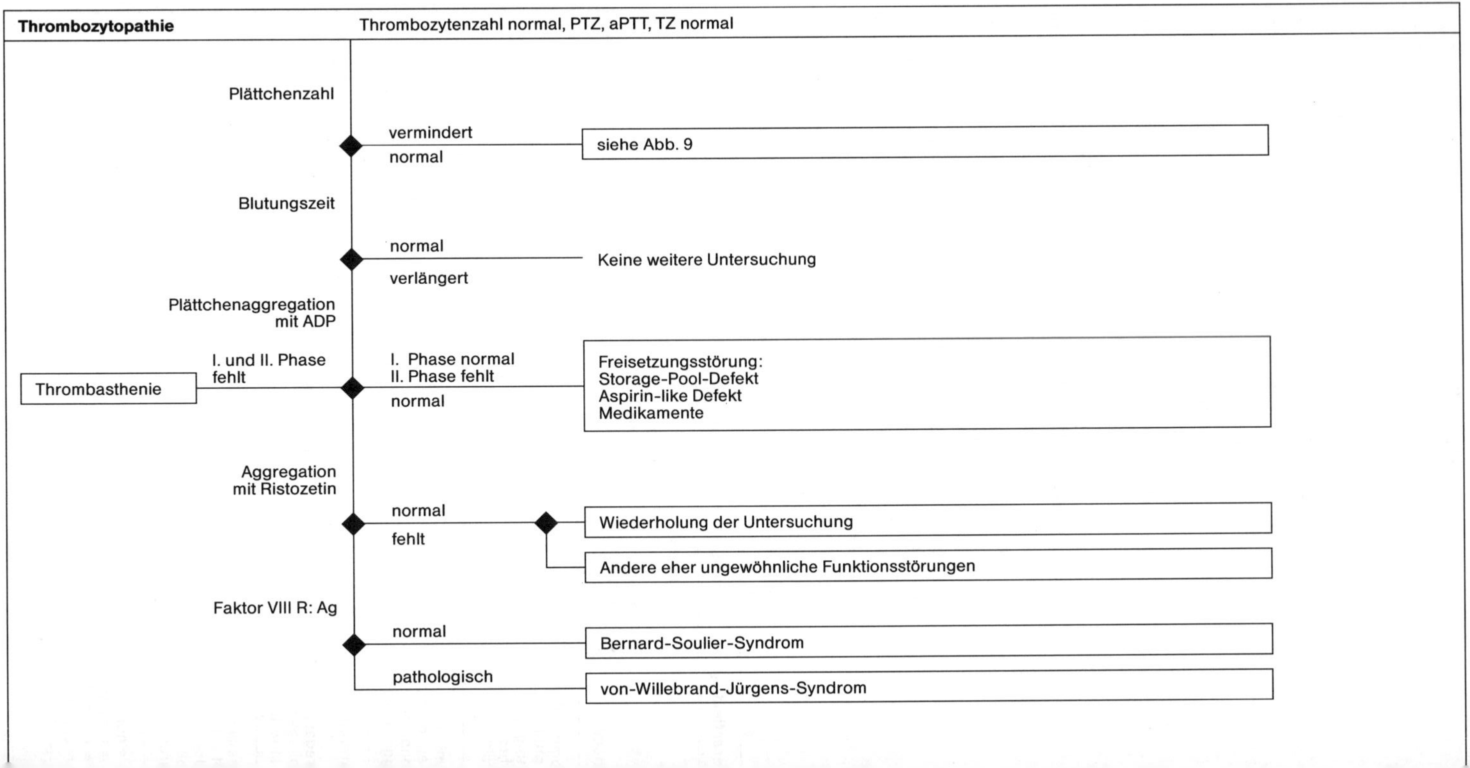
Thrombozytopathie
Thrombozytenzahl normal, PTZ, aPTT, TZ normal
Plättchenzahl
vermindert
normal
siehe Abb. 9
Blutungszeit
normal
verlängert
Keine weitere Untersuchung
Plättchenaggregation mit ADP
I. und II. Phase fehlt
Thrombasthenie
I. Phase normal
II. Phase fehlt
normal
Freisetzungsstörung:
Storage-Pool-Defekt
Aspirin-like Defekt
Medikamente
Aggregation mit Ristozetin
normal
fehlt
Wiederholung der Untersuchung
Andere eher ungewöhnliche Funktionsstörungen
Faktor VIII R: Ag
normal
pathologisch
Bernard-Soulier-Syndrom
von-Willebrand-Jürgens-Syndrom

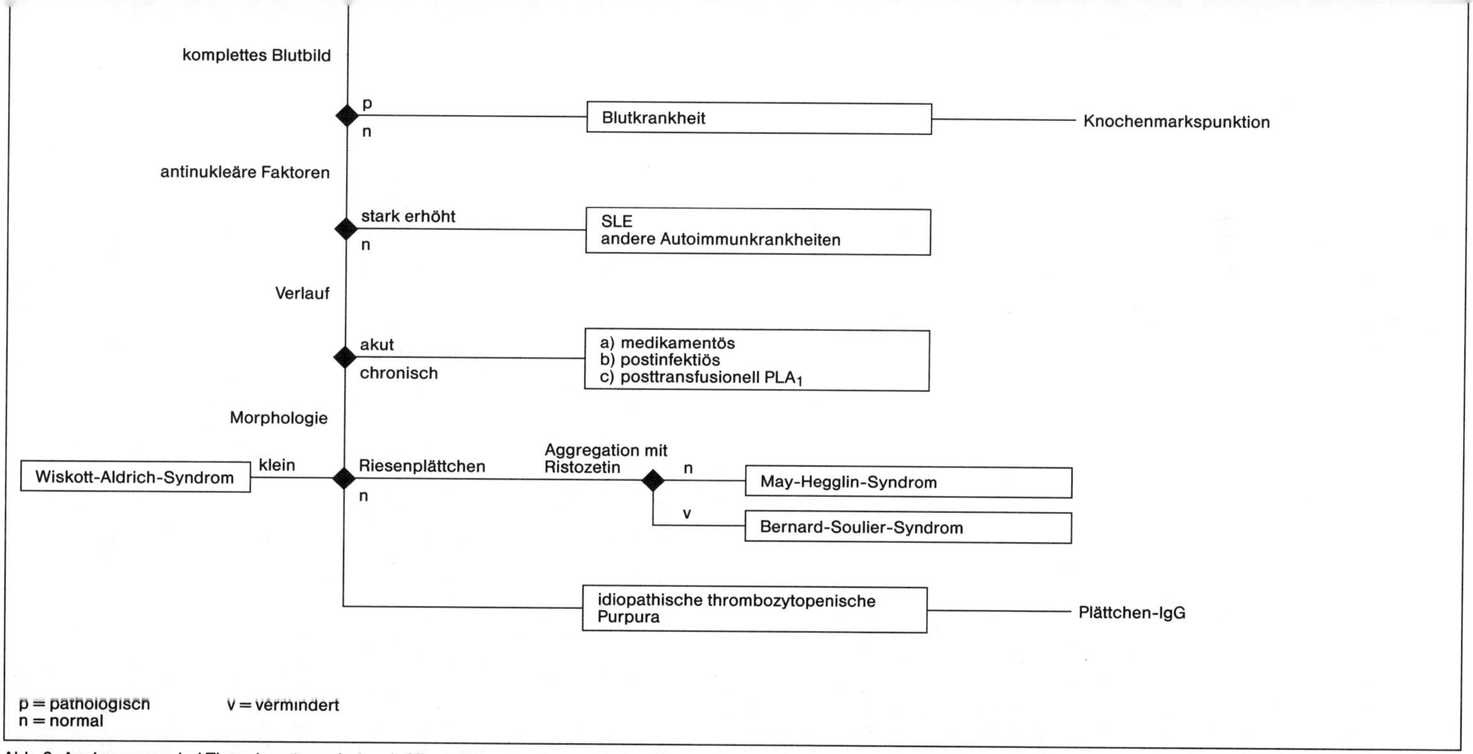

Abb. 9: Analysengang bei Thrombozytopenie (nach 27 mod.).

Bei der *Thrombasthenie* einzeln liegende Plättchen, in den meisten Fällen ein Fehlen der Retraktion, eine Verminderung des Prothrombinverbrauchs und eine Verschmälerung der Amplitude im TEG; in Spezialtests eine verminderte Plättchenretention in Glaskugelsäulen, eine gestörte primäre und sekundäre Plättchenaggregation durch ADP und Adrenalin, fehlende Aggregation mit Kollagen, aber normale Aggregation mit Ristozetin, eine gestörte Freisetzung von ADP und Serotonin sowie eine Verminderung des Plättchenfibrinogens bei normalem Formwandel und normaler Adhäsion am Subendothel (27).

Bei der *Riesenplättchenthrombozytopathie Bernard-Soulier* ein verminderter Prothrombinverbrauch und im Ausstrich besonders große Plättchen; in Spezialtests eine gestörte Plättchenaggregation durch Rinderfibrinogen und Ristozetin bei normaler Aggregation mit ADP und Kollagen und ein Fehlen des Formwandels der Plättchen unter Einwirkung von ADP (27).

Bei der *δ-Storage Pool Disease* eine Verminderung des Prothrombinverbrauchs; in Spezialtests eine Verminderung der Retention der Plättchen in der Glaskugelsäule, eine starke Verminderung der Plättchenaggregation durch Kollagen, ein Fehlen der zweiten Phase der Plättchenaggregation mit ADP, ein Fehlen der Freisetzung von ADP und Serotonin durch ADP, Kollagen oder Adrenalin sowie eine Verminderung des Storage Pools der Adeninnukleotide (27, 53).

Bei dem *Aspirin-ähnlichen Defekt* ein verminderter Prothrombinverbrauch, normale Retraktion, verminderte Retention, normale Adhäsion am Subendothel bei fehlender Aggregation, verzögerter Formwandel, Fehlen der zweiten Phase der Aggregation mit ADP, keine Aggregation mit Kollagen, verminderte Freisetzungsreaktion (27).

Es werden immer wieder neue Stoffwechsel- und Membranrezeptorendefekte an den Thrombozyten beschrieben, auf die hier nicht eingegangen werden kann. Eine Zusammenstellung der Methoden des Minimalprogramms zur Diagnostik der Thrombozytopathien findet sich in der Tabelle 7.

Vaskulär bedingte hämorrhagische Diathesen

Bei rein vaskulär bedingten hämorrhagischen Diathesen findet sich höchstens eine Verlängerung der Blutungszeit, alle anderen Tests haben ein normales Ergebnis.

Verbrauchskoagulopathie (Tab. 4, 5, 20, 21)

Bei intravasaler Aktivierung der Gerinnung (Verbrauchskoagulopathie) (s. auch S. 461 ff.) findet man einen positiven Äthanoltest, eine Thrombozytopenie, eine Vermehrung von Thrombozytenfaktor 4, β-Thromboglobin und Fibrinpeptid A, zirkulierende lösliche Fibrinmonomerkom-

Methoden des Minimalprogramms (aus 27)
Thrombozytenzählung Morphologie im Ausstrichpräparat Blutungszeit (Prothrombinverbrauch) (Retraktion) (TEG) Aggregation mit ADP (Aggregation mit Ristozetin) Faktor-VIII-Bestimmung (Kollageninduzierte Aggregation) (Retention) (Adhäsion am Subendothel)
Die in Klammer gesetzten Methoden sind nicht unbedingt erforderlich, erhöhen jedoch die Sicherheit der Ergebnisse wesentlich. Eine Differenzierung zwischen Storage Pool Deficiency und Aspirin-like Defekt ist mit diesen Methoden nicht möglich.

Tab. 7

plexe, Verminderung der Gerinnungsfaktoren beider Systeme, Verminderung von Antithrombin III, Thrombin-Antithrombin-Komplexe und eine Verminderung des Fibrinogens bis zur völligen Ungerinnbarkeit. Eine sekundäre Aktivierung des fibrinolytischen Systems mit Auftreten von Fibrin(ogen)spaltprodukten kann folgen.

Intravasale Aktivierung der Fibrinolyse (Tab. 4, 5, 20, 21)

Bei intravasaler Aktivierung der Fibrinolyse finden sich ein Verbrauch von Plasminogen und α_2-Antiplasmin, Plasmin-α_2-Antiplasmin-Komplexe, eine Verminderung von Fibrinogen eventuell bis zu seinem völligen Fehlen, Auftreten von Fibrin(ogen)spaltprodukten und eine Verminderung der Faktoren V und VIII. Bei den Globaltests sind die Thrombinzeit und Reptilasezeit stark, die PTZ und aPTT unterschiedlich stark verlängert. Die Thrombozytenzahl ist normal. Bei lokalisierter Aktivierung der Fibrinolyse finden sich nur Fibrinspaltprodukte und Plasmin-α_2-Antiplasmin-Komplexe in der Zirkulation.

Es ergibt sich bereits aus diesen Hinweisen, daß man sehr oft den Gerinnungsstatus durch Spezialuntersuchungen zu ergänzen hat. Folgende Forderungen sind aufzustellen:

Besteht Verdacht auf eine leichte Gerinnungsstörung im endogenen System muß trotz normaler Ergebnisse in der aktivierten PTT eine quantitative Bestimmung der einzelnen Gerinnungsfaktoren durchgeführt werden.

Bei Verdacht auf Mangel von Faktor XI oder XII: Vergleichstests in Glas- und silikonisierten Gefäßen sowie quantitative Bestimmung der Faktoren XI und XII.

Bei Verdacht auf Vorliegen eines Hemmstoffes: Tauschversuch (s. S. 445).

Zur Differentialdiagnose der Thrombozytopathien: s. Tabellen 6 und 7 sowie Abbildungen 8 und 9 und S. 448ff.).

Zur Differenzierung der Verbrauchsreaktionen: die Erfassung löslicher Fibrinmonomerkomplexe mit dem Äthanolgelifikationstest (s. S. 430) und der Säulenchromatographie (s. S. 431), von Fibrin(ogen)spaltprodukten (s. S. 432ff.) und von Faktoren des fibrinolytischen Systems (Plasminogen, Antiplasmin, s. S. 466ff.). Ein System zur Differenzierung mit einfachen Tests, deren Ergebnisse schnell verfügbar sind, ist aus den Tabellen 4 und 5 zu entnehmen. Es muß betont werden, daß das Ausmaß der Aktivierung der Gerinnung und des fibrinolytischen Systems von Fall zu Fall - aber auch beim gleichen Fall zu verschiedenen Zeiten - sehr unterschiedlich sein kann. Deshalb sind die entsprechenden Untersuchungen erforderlichenfalls kurzfristig zu wiederholen.

Es sind oft zahlreiche Methoden zur Bestimmung ein und derselben Meßgröße in Gebrauch, deren Referenzbereiche unterschiedlich sind. In anderen Fällen wird das Ergebnis bereits durch so geringfügige methodische Unterschiede beeinflußt, daß auch bei Verwendung derselben Methode in jedem Laboratorium andere Werte erhalten werden. Es sollten daher immer Methode und der in dem betreffenden Laboratorium übliche Referenzbereich angegeben werden. Die Deutung der Ergebnisse wird durch diese Unterschiede nicht beeinflußt. Durch regelmäßig durchgeführte Ringversuche kann die Vergleichbarkeit der Methoden verbessert werden.

Global- und Suchtests

Gerinnungszeit

Alle Methoden sind durch eine sehr geringe Empfindlichkeit ausgezeichnet, so daß sie nur schwere Gerinnungsveränderungen anzeigen. Deshalb werden sie nicht mehr angewendet. Verläßliche Werte können nur mit Venenblut unter Berücksichtigung der auf Seite 385 angegebenen Vorsichtsmaßnahmen bei der Blutabnahme erhalten werden. Kapillarblutmethoden ergeben infolge der unvermeidbaren Beimischung von Gewebesaft viel kürzere Werte und sind noch weniger empfindlich als Venenblutmethoden.

Methode nach Lee-White (Gerinnungszeit in Glas)

Durchführung

Ungefähr 1 ml Blut wird in ein Röhrchen (⌀ 8mm) gegeben, eine Stoppuhr in Bewegung gesetzt und das Röhrchen bei Zimmertemperatur alle 30 Sekunden immer genau nach derselben Richtung geneigt, bis das Blut nicht mehr fließt.

Referenzbereich

Bis 10 Minuten

Beurteilung der Gerinnungszeit

Verkürzung
ohne Aussagewert
Verlängerung
je nach ihrem Ausmaß bei mittelschwerer oder schwerer Gerinnungsstörung bei Verminderung eines im endogenen System wirksamen Gerinnungsfaktors, das sind die Faktoren V, VIII, IX, X, XI oder XII, PKK, HMWK bei Störung der II. Phase der Gerinnung: hochgradiger Fibrinogenmangel, Heparin bei Vorliegen eines zirkulierenden Antikoagulans (Immunkoagulopathie)
Ungerinnbarkeit
bei Afribrinogenämie bei sehr starker Hyperheparinämie
Leichte Gerinnungsstörungen sind mit dieser Methode nicht nachweisbar.

Blutungszeit

Methode nach Duke (modifiziert)

Durchführung

Sie wird am Ohrläppchen oder an der Fingerbeere ausgeführt. Mit einer sterilen Einmallanzette wird eine kleine, etwa 3 mm tiefe Wunde gesetzt. Durch gleichzeitiges Anlegen einer Staubinde am Oberarm mit 40 mm Hg Druck wird die Methode bei Verwendung der Fingerbeere verfeinert. Nach dem Stich saugt man alle 15 Sekunden mit einem Filterpapier das ausgetretene Blut von der Seite ab, ohne die Wunde zu berühren, bis die Blutung zum Stillstand gekommen ist.

Referenzbereich

Bis 240 Sekunden

Kritik

Die Methode ist unempfindlich, so daß leichte Störungen nicht erfaßt werden. Häufig falsch-negative Befunde.

Primäre Blutungszeit nach Borchgrevink (12)

Durchführung

Es wird eine etwa 10mm lange, 1mm tiefe Schnittwunde mit dem Skalpell an der Volarseite des Unterarmes gesetzt. Hierzu bewährt sich die Anwendung einer Metallplatte mit 11mm langem Schlitz und einem Messerchen, das in den Schlitz so hineinpaßt, daß bei genau anliegendem Plättchen die Schnittiefe 1 mm beträgt (45) oder Einmalgeräte, wie Thrombolanzette Boehringer. Vorher wird eine Staubinde am Oberarm mit 40 mm Hg angelegt. Das Blut wird von der Seite mit einem Filterpapier abgesaugt, bis die Wunde nicht mehr blutet. Das Messer muß sehr scharf sein. Es entsteht stets eine zarte, bleibende Narbe am Unterarm, worauf die Patienten aufmerksam gemacht werden müssen.

Referenzbereich

Bis 8 Minuten, Mittel 6'59" ± 2 Minuten (12) bzw. 4'5" ± 1'7" (45).

Hämorrhagometrie nach Sutor (102 a)

Der standardisierte Schnitt wird mit physiologischer Kochsalzlösung umspült. Es werden die Dauer der Blutung und die ausgetretene Blutmenge gemessen.

Beurteilung (gilt für alle Blutungszeitmethoden)

Eine pathologische *Verkürzung* gibt es nicht.

Eine *Verlängerung* findet man
bei Thrombozytopenie (inverse Korrelation zwischen Blutungszeit und Thrombozytenzahl zwischen 10 – 100 · 10^9/l) bei Thrombasthenie bei Thrombozytopathien (Storage Pool Disease, Bernard-Soulier-Syndrom, Aspirin-like Defekt) (27, 50) bei von-Willebrand-Jürgens-Erkrankung bei schweren vaskulären hämorrhagischen Diathesen, z.B. bei hereditärer hämorrhagischer Teleangiektasie im Bereich der Veränderungen bei Verbrauchskoagulopathie bei Dysproteinämien nach thrombozytenaggregationshemmenden Medikamenten (z.B. Azetylsalizylsäure, Phenylbutazon u.a.)

Thrombozytenzählung

Direkte Zählung in der Zählkammer

Nach Brecher und Cronkite (16), Feissly u.a.

Durchführung

Blut aus der Fingerbeere (erster Tropfen) oder EDTA-Blut aus der Vene wird mit einer Mischpipette für weiße Blutkörperchen bis zur Marke 0,5 aufgezogen, dann wird Zählflüssigkeit (1prozentiges Ammonoxalat nach Brecher und Cronkite oder Procainhydrochlorid 2,43 g, NaCl 0,2 g, Aqua dest. ad 100) bis Marke 11 nachgezogen. Nach gutem Mischen wird eine der üblichen Zählkammern gefüllt.

Man läßt etwa 20 bis 30 Minuten in einer feuchten Kammer stehen, damit die Thrombozyten sedimentieren, zählt 5 Quadrate à 1/25 mm^2 im Phasenkontrastmikroskop aus.

Achtung

Eine Verwechslung der Thrombozyten in der Zählkammer mit Schmutzpartikeln, Zelltrümmern, Bakterien und Glassplittern muß vermieden werden. Bei Vorliegen von Thrombozytenaggregaten darf nicht ausgezählt werden.

Referenzbereich

150–400, im Mittel 237 · 10^9/l

Mechanisierte Thrombozytenzählung

Hierzu ist EDTA-Blut erforderlich. Entweder werden 1 Teil 1prozentige EDTA-Lösung und 9 Teile Blut gemischt oder man verwendet käuflich erhältliche Plastikröhrchen, deren Innenfläche durch Besprühen mit EDTA-Lösung mit einem feinen, angetrockneten EDTA-Film überzogen ist. Hierdurch vermeidet man Verdünnungsfehler. Das Blut ist durch mehrmaliges Neigen gut zu mischen. Die Zählung erfolgt im automatisch entsprechend verdünnten Vollblut und beruht auf der mechanisierten Zählung der in der Suspension enthaltenen Partikel eines gewissen Größenbereiches. Der erhaltene Wert muß für eine eventuell bei der Blutabnahme erfolgte Verdünnung korrigiert werden.

Referenzbereich

150–350 · 10^9/l

Achtung

Die Methode ist sehr störanfällig, insbesondere durch Verunreinigung der verwendeten Lösungen mit Staubteilchen. Der Leerwert der Lösungen soll unter 200 Partikel liegen.

Die Übereinstimmung mit der Kammerzählung ist im Bereich zwischen 50 und 300 · 10^9/l Thrombozyten sehr gut. Es empfiehlt sich, Werte unter 80 ·10^9/l und über 500 · 10^9/l in der Kammer nachzuzählen.

Beurteilung

Werte unter 150 · 10^9/l sprechen für eine Thrombozytopenie; Werte über 750 · 10^9/l für eine Thrombozytose bzw. Thrombozythämie.

Heparintoleranz-Test

Prinzip

Es handelt sich im wesentlichen um eine Rekalzifikationszeit, die mit zitriertem Vollblut durchgeführt wird, wobei aber vor der Rekalzifikation eine kleine Menge Heparin zugesetzt wird (daher auch der englische Name: heparin sensitized clotting time). Durch den Heparinzusatz werden geringfügige Gerinnungsstörungen deutlich nachweisbar. Dies ist einer der brauchbarsten Globaltests; er erfordert allerdings in der Durchführung einige Erfahrung.

Referenzbereich

2'30"–4'30". (Die Werte werden durch geringfügige methodische Differenzen stark beeinflußt, so daß der im Laboratorium übliche Referenzbereich immer mit dem Befundwert mitgeteilt werden sollte.)

Beurteilung

Verkürzung
Erhöhte Heparintoleranz. Sie spricht für Hyperkoagulabilität, die bei entsprechender klinischer Situation (postoperative Periode, längere Bettlägerigkeit, rezidivierende thrombotische Erkrankung, pektanginöse Erscheinungen) als Zeichen einer Thrombosegefahr gedeutet werden kann
Verlängerung
Verminderte Heparintoleranz: bei Verminderung eines oder mehrerer Gerinnungsfaktoren bei Vermehrung eines Hemmstoffes (zirkulierendes Antikoagulans, Heparin, Heparinoid, Fibrin[ogen]-spaltprodukte) bei Verminderung der Thrombozyten bei Thrombozytopathien mit Mangel von Thrombozytenfaktor 4

Prothrombinverbrauch

Prinzip

Bei normalem Gerinnungsablauf finden sich im Serum 1 Stunde nach der Blutentnahme weniger als 10% des Plasmaprothrombins. Genau 3 ml Blut werden ohne Zusatz in einem Glasröhrchen aufgefangen und bei 37 °C inkubiert. Nach einer halben Stunde wird das Gerinnsel mit einem Glasstab von der Wand abgelöst und zentrifugiert. Nach einer weiteren halben Stunde bei 37 °C wird die Bestimmung durchgeführt, wobei entweder Faktor II bestimmt (s. S. 412) und das Ergebnis in Prozenten angegeben wird oder Thrombokinase, Fibrinogen und Kalzium zugesetzt werden und das Ergebnis in Sekunden angegeben wird.

Vorsicht

Beimengung von Gewebesaft ist unbedingt zu vermeiden, da sonst normale Werte bei hämorrhagischen Diathesen vorgetäuscht werden. Beimengung von Antikoagulans auch in kleinsten Mengen täuscht falsch-pathologische Werte vor. Auch die Blutmenge (genau 3 ml) und die Beschaffenheit des Reagenzglases können das Ergebnis verfälschen.

Referenzbereich

Weniger als 10% Prothrombin oder Gerinnungszeiten von mehr als 15 Sekunden.

Beurteilung

Werte zwischen 2 und 10% bzw. 15 und 20 Sekunden lassen keine sichere Beurteilung zu.

Werte über 10% Serumprothrombin oder Gerinnungszeiten unter 15 Sekunden sind eindeutig pathologisch und finden sich: a) bei einer Störung der Gerinnung im endogenen System (Fehlen der Faktoren V, VIII, IX, X, XI oder XII, Präkallikrein, HMW-Kininogen); b) bei Vorliegen eines Inhibitors (Heparin, Heparinoid, zirkulierendes Antikoagulans); c) bei Thrombozytopenie. Eine nur geringe Verminderung des Prothrombinverbrauches bei stark verminderter Thrombozytenzahl spricht für eine gute Funktion der Thrombozyten (z.B. bei chronischer ITP); d) bei Thrombozytopathie mit Mangel an Thrombozytenfaktor 3; e) bei Riesenplättchensyndrom (Bernard-Soulier); f) bei Storage Pool Disease (53); g) bei Thrombasthenie; h) bei Fehlen der Bindungsstellen für Faktor X a an der Thrombozytenoberfläche (77).

Thrombelastogramm

Prinzip

Nativvollblut, Zitratvollblut oder Zitratplasma werden in die Küvette aus V_2A-Stahl oder Plastik gefüllt, erforderlichenfalls rekalzifiziert, der Stahlzylinder in die Küvette gesenkt und mit Paraffinöl überschichtet. Die Küvette dreht sich um 4° 45' in der einen Richtung, verharrt 1 Sekunde in dieser Stellung und dreht sich wieder zurück usw. Der Zylinder hängt an einem dünnen Draht, an dem sich ein Spiegel befindet. Auf den Spiegel fällt ein Lichtstrahl, dessen Bewegungen auf einem lichtempfindlichen Papier aufgezeichnet werden. Sobald das Blut zu gerinnen beginnt, wird der Stempel in zunehmendem Maße mitbewegt. Hierdurch entsteht eine Kurve, die als Thrombelastogramm (TEG) bezeichnet wird (Abb. 10). Das Papier verschiebt sich in der Minute um genau 2 mm, so daß man den zeitlichen Ablauf ausmessen kann.

Folgende Kriterien werden bei der Beurteilung des TEG berücksichtigt:

Einfüllzeit ist die Zeit von der Blutabnahme bei Verwendung von Nativblut bzw. von der Rekalzifikation bis zum Einschalten des Lichtstrahles.

Reaktionszeit r ist die Zeit, die verstreicht, bis der Ausschlag 1 mm beträgt; das ist die meßbare gerade Linie plus Einfüllzeit. Sie steht in guter Korrelation zur Gerinnungszeit, ist aber empfindlicher.

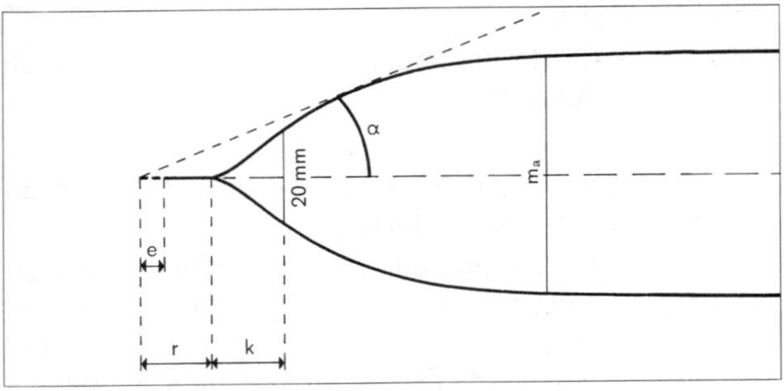

Abb. 10: Thrombelastogramm
e = Einfüllzeit, r = Reaktionszeit, k = Gerinnselbildungszeit,
m_a = maximale Amplitude.

Gerinnselbildungszeit k ist die Zeit vom Ende der Reaktionszeit, bis der Ausschlag 20 mm beträgt. Sie besitzt in den sonst gemessenen Größen in der Gerinnung kein Korrelat.

Maximale Amplitude m_a: Maximalausschlag in Millimetern, der in die lineare Thrombuselastizität ε umgerechnet werden kann (100a/100–a).

Fibrinolyse: Kommt es zu einer Auflösung des Gerinnsels, so verschmälert sich das TEG schnell oder allmählich, je nach der Intensität des fibrinolytischen Vorganges.

Fibrinolysezeit F ist die Zeit vom Ende von r bis die Ausschläge wieder auf 0 zurückgegangen sind. Halbwertszeit der Fibrinolyse $L_{A/2}$ ist jene Zeit, innerhalb der die Amplitude auf die Hälfte zurückgegangen ist. Sie dient zur Beurteilung geringgradiger Fibrinolysen.

$$L_{A/2} = \frac{0{,}69 \cdot T}{\ln A_x - \ln A_y}$$

A_x und A_y sind die Amplituden zu zwei Zeitpunkten, die durch die Zeit T (in Stunden) getrennt sind.

Postmaximale Thrombuserschlaffung: Nach Erreichen des Maximalausschlages kann die Amplitude zunächst abnehmen, die Schenkel verlaufen aber schließlich doch parallel weiter. Dieser Vorgang wird nicht regelmäßig gefunden und scheint keine besondere biologische Bedeutung zu haben.

Es können alle möglichen bizarr aussehenden Abrißvorgänge beobachtet werden. Sie sollen bei hoher Leukozytenzahl und bei Urämie besonders häufig vorkommen, dürften aber in der Regel durch methodische Fehler, wie ungenügende Überschichtung mit Austrocknung, ungenügende Reinigung der Küvetten usw. verursacht sein.

Referenzbereich

s. Tabelle 8

Referenzbereich des Thrombelastogramms (TEG)			
	Nativvollblut		Rekalzifiziertes Vollblut
	Stahlküvette (96)	Plastikküvette (67)	Stahlküvette (96)
r	12'26" ± 1'34"	15,5' ± 2,8'	8'25" ± 1'2"
k	5'35" ± 1'1"	7,0' ± 2,7'	4'4" ± 47"
m_E	108 ± 17,7		109 ± 17,3
m_a		54,5 ± 5,9 mm	
$L_{A/2}$	12 h (6–17 h)		

Tab. 8

- *Reaktionszeit r bzw. r + k*

Beurteilung

Verkürzung spricht für eine Hyperkoagulabilität
Verlängerung spricht für eine Hypokoagulabilität
bei Verminderung plasmatischer Gerinnungsfaktoren, insbesondere des endogenen Systems bei Gegenwart von Hemmstoffen (Heparin, Heparinoid, zirkulierendes Antikoagulans) bei sehr starker Verminderung von Fibrinogen bei Dysfibrinogenämie bei Anwesenheit von Fibrin(ogen)spaltprodukten unendlich lange Zeit wird bei Ungerinnbarkeit des Blutes gefunden (Afibrinogenämie, exzessive Hyperheparinämie)

- *Gerinnselbildungszeit k*

Beurteilung

Verlängerung findet sich besonders
bei Thrombozytopenie bei Thrombasthenie bei schweren plasmatischen Gerinnungsstörungen Bei hochgradiger Thrombozytopenie und bei sehr lebhafter Fibrinolyse kann k unmeßbar sein, weil eine Kurvenbreite von 20 mm überhaupt nicht erreicht wird

• *Amplitude m_a*

Beurteilung

Verbreiterung des Vollblut-TEG über 60 mm ($m_\varepsilon > 150$)
bei Hyperfibrinogenämie bei Thrombozytose bei so starker Erhöhung der Senkung, daß sich die Erythrozyten vor der Gerinnung bereits weitgehend sedimentiert haben bei schwerer Hämophilie können Thrombelastogramme infolge der langsamen Gerinnung auch bei nicht stark erhöhter Senkung aus demselben Grund sehr breit sein
Verschmälerung
bei Thrombozytopenie bei Thrombasthenie bei Verminderung des Fibrinogens unter 1,0 g/l bei Störung der Ausbildung der Gerinnselstruktur durch Fehlen von Faktor XIII (die einzige Routinemethode, mit der ein Faktor-XIII-Mangel erfaßt werden kann) durch Einbau von Eiweißkörpern (Paraproteine, Makroglobuline) oder von Fibrin(ogen)abbauprodukten in das Gerinnsel bei Dysfibrinogenämie

Achtung

Die Thrombelastographie ist nicht sehr empfindlich. Sichere pathologische Ergebnisse findet man erst bei Verminderung der Gerinnungsfaktoren unter 10% und der Plättchen unter $50 \cdot 10^9$/l.

Tests zur Erfassung des exogenen Gerinnungssystems und der gemeinsamen Endstrecke (Abb. 5)

Globaltests

„Prothrombin"-Zeit (Thromboplastinzeit)

• *Originalmethode nach Quick (PTZ)*

Prinzip

Zitratvollblut oder Zitratplasma werden nach Zugabe eines Überschusses an Gewebethrombokinase rekalzifiziert. Das Ergebnis hängt nur von der Aktivität der Faktoren (I), II, V, VII und X ab und wird in Prozenten der Norm angegeben, die aus einer Eichkurve ermittelt werden. Die Eichkurve erhält man durch Verdünnen von Normalblut oder Plasma mit physiologischer Kochsalzlösung oder $BaSO_4$-adsorbiertem Plasma. Andere Möglichkeiten der Angabe als

Prothrombin-Ratio: $\frac{\text{Patienten-Prothrombinzeit}}{\text{normale Prothrombinzeit}}$ oder

als Prothrombin-Index: $\frac{\text{normale Prothrombinzeit}}{\text{Patienten-Prothrombinzeit}} \cdot 100\%$

sind verwirrend und sollten nicht verwendet werden.

Zur Steigerung der Vergleichbarkeit der Ergebnisse der Prothrombinzeitbestimmung wird die Anwendung der „International Normalized Ratio" (INR) empfohlen. Zur Berechnung muß zuerst der „International Sensitivity Index" (ISI) für die verwendete Thrombokinase bestimmt werden. Es ist dies der Neigungswinkel (C) der Geraden, die man erhält, wenn man den log der Prothrombinzeiten, die man mit dem primären internationalen Referenzpräparat (IRP code 67/40) erhalten hat, auf der Ordinate und den log der mit der im Laboratorium verwendeten Thrombokinase erhaltenen Prothrombinzeiten auf der Abszisse aufträgt.

Die „International Normalized Ratio" (INR) erhält man, wenn man die mit der eigenen Thrombokinase erhaltene Ratio mit dem Sensitivitätsindex potenziert:

$$\text{INR} = (\text{bestimmte Ratio})^{C}$$

Beispiel: Mit der eigenen Thrombokinase bestimmte Ratio: 2,5, Sensitivitätsindex der eigenen Thrombokinase: 1,413.

Die INR entspricht $2{,}5^{1{,}413} = 3{,}65$.

Bei den käuflichen Thrombokinasen und auch beim Thrombotest sind die mitgelieferten Eichkurven bereits entsprechend korrigiert, so daß diese Berechnungen nicht durchgeführt werden müssen (88a).

Vorsicht

Die Kontrollzeit soll zwischen 12 und 15 Sekunden liegen. Das Blut soll in silikonisierten oder Plastikröhrchen bis zur Bestimmung aufbewahrt werden, die nicht später als 4 Stunden nach der Blutabnahme erfolgen sollte. Es können daher eingesandte Blutproben nicht untersucht werden. Die verwendete Thrombokinase beeinflußt die Ergebnisse stark, so daß sie zwischen den Laboratorien schlecht vergleichbar sind. Bei Hämatokrit > 55 % muß die Zitratkonzentration korrigiert werden.

Referenzbereich

75–120 % bzw. Ratio 1,0

Beurteilung

Verkürzung in den letzten Schwangerschaftsmonaten
Verlängerung
bei Verminderung eines oder mehrerer im exogenen Gerinnungssystem oder in der gemeinsamen Endstrecke wirksamer Faktoren (Faktor [I], II, V, VII oder X), wobei sich nur eine hochgradige Verminderung von Fibrinogen auswirkt bei den durch angeborenen Mangel an Faktor II, V, VII oder X bedingten hämorrhagischen Diathesen bei Leberparenchymschäden (Hepatitis, Zirrhose usw.) bei Neugeborenen bei Vitamin-K-Mangel: Mangelernährung, auch bei totaler parenteraler Ernährung, gestörter Resorption bei Fehlen der Gallensäuren durch Gallenwegsverschluß, bei Durchfallserkrankungen bei Leukämien durch Medikamente: Dicumarolderivate, Phenindandionderivate Cephalosporine mit einer N-Methyl-thio-tetrazol-Seitenkette (Moxalactam, Cephamandol, Cephazolin, Cephperazon, Cefazedon) (46a) in Gegenwart von Hemmstoffen wie Heparin, Heparinoiden und gewissen zirkulierenden Antikoagulanzien bei Dysfibrinogenämie (selten) in Gegenwart von Fibrin(ogen)spaltprodukten
Ungerinnbarkeit
bei Afibrinogenämie bei starker Hyperheparinämie

Optimaler Bereich für die Therapie mit indirekten Antikoagulanzien

15–25%. (Bei Verwendung der Ratio-Methode 1,5–2,5, bei Verwendung der Index-Methode 40–55% sehr in Abhängigkeit von der verwendeten Thrombokinase.)

- *Thrombotest (86)*

Prinzip

Dasselbe wie bei Thromboplastinzeit, nur wird eine verdünnte tierische Gewebethrombokinase, zu der noch ein Cephalin zugesetzt ist, verwendet. Ferner ist dem Reagens Bariumsulfat-adsorbiertes Rinderplasma zugesetzt, um die Konzentration von Faktor V und Fibrinogen konstant zu halten. Die Methode kann mit Fingerbeerenblut am Krankenbett, mit Zitratvollblut oder Zitratplasma sowie an eingesandten Blutproben durchgeführt werden. Die Ablesung der Prozentwerte erfolgt aus der mitgelieferten Eichkurve.

Vorsicht

Die Methode ist gegen Oberflächenaktivierung empfindlich. Die Blutprobe muß daher bis zur Bestimmung in einem silikonisierten Röhrchen aufgehoben werden, da sonst falsche, zu hohe Werte erhalten werden. Die Methode ist ausgezeichnet zur Überwachung der Therapie mit indirekten Antikoagulanzien geeignet, nicht aber zur Diagnostik hämorrhagischer Diathesen mit Ausnahme der Hämophilie B^{M}. Ihre Empfindlichkeit ist bei Werten über 50% gering.

Referenzbereich

75–120%

Beurteilung

Wie oben, nur wird das Ergebnis durch eine Verminderung von Faktor V und/oder Fibrinogen nicht beeinflußt. Der therapeutische Bereich einer optimalen Antikoagulanzienbehandlung liegt bei arteriellen Thrombosen und künstlichen Klappen bei 5 bis 12%, bei venösen Thrombosen bei 10 bis 15%.

- *Normotest®*

Prinzip

Dasselbe wie beim Thrombotest, nur ist der Test besonders zur Erfassung von Prothrombinwerten zwischen 25 und 100% geeignet und wird infolge der hochgradigen Verdünnung des Blutes nur wenig durch Hemmstoffe beeinflußt. Es können auch Werte über 100% gemessen werden. Da Faktor V und Fibrinogen im Reagens enthalten sind, ist der Test gegen Änderungen dieser Faktoren unempfindlich. Zur Untersuchung können Kapillar- oder Venenblut, auch eingesandtes Material, verwendet werden. Es ist ein sehr genaues, der Vorschrift entsprechendes Arbeiten erforderlich, damit die mitgelieferte Eichkurve verwendet werden kann. Der Test ist zur Verwendung mit mechanisierten Analysenapparaten wenig geeignet.

Referenzbereich

70–130%

Beurteilung

Der Test ist besonders zur Erfassung der Gerinnungsveränderungen bei Lebererkrankungen und zur Kontrolle ihres Verlaufs geeignet. Er kann nicht zur Kontrolle der Antikoagulanzientherapie verwendet werden.

- *Koller-Test zur Differentialdiagnose von Lebererkrankungen*

Voraussetzung für seine Durchführbarkeit ist die Senkung des „Prothrombin"-Wertes (Thromboplastinzeit) auf 60%

oder darunter. Er dient zur Differenzierung zwischen Leberparenchymschaden und Resorptionsstörung oder Vitamin-K-Mangel.

Prinzip

Der Test beruht darauf, daß bei normal funktionierender Leber ein Methylnaphthochinon oder eine sehr kleine Dosis von Vitamin K_1 genügt, um die Prothrombinbildung zu normalisieren.

Durchführung

Nach Bestimmung eines Vorwertes wird 1 mg Vitamin K parenteral verabreicht, wobei es belanglos ist, ob ein synthetisches Vitamin-K-Ersatzpräparat oder Vitamin K_1 verwendet wird. Nach 24 Stunden wird der Prothrombinwert wieder bestimmt. Hat er sich nicht normalisiert, so kann man noch 2 bis 3 Tage 10 mg/die Vitamin K_1 verabreichen, wobei es gleichgültig ist, ob parenteral oder oral. Dann wird wieder der „Prothrombin"-Wert bestimmt.

Beurteilung

Normalisierung 24 Stunden nach 1 mg Vitamin K: Resorptionsstörung (bei Verschlußikterus) oder Vitamin-K-Mangel.

Normalisierung oder deutlicher Anstieg nach 3 Tagen Vitamin K_1: leichte Leberparenchymschädigung.

Kein Anstieg auch nach dreimal 10 mg Vitamin K_1: schwere Leberparenchymschädigung.

Absinken nach Vitamin K spricht für dekompensierte Leberzirrhose.

- *Photometrische Prothrombinbestimmung*

Diese erfolgt nach dem Fixed-absorbance-Prinzip (5 a), z. B. mit Thromboquant PT®. Das Prothrombin wird mit Thrombokinase und Ca^{2+} in Thrombin umgewandelt und dieses an einem thrombinspezifischen Peptidsubstrat (z. B. Chromozym TH) in einem Photometer mit Schreiber oder am Cobas-Bio-Zentrifugal-Analyzer mit externem Rechnersystem bestimmt, wobei die Zeit gemessen wird, die erforderlich ist, damit eine bestimmte Absorptionsänderung (in diesem Test 0,1) erreicht wird. Das Ergebnis stimmt gut mit jenem koagulometrischer Tests überein. Intraassay VK $<2\%$, Interassay VK $<5\%$. Die Ergebnisse sind wie jene der koagulometrischen Methoden zu beurteilen.

Bestimmung der im exogenen System wirksamen Faktoren II, V, VII, X (Abb. 5)

Einstufentests

Prinzip

Wie bei der Prothrombinzeit nach Quick, nur wird das Testplasma 1:10 bis 1:20 verdünnt und ein spezifisches Mangelplasma zugesetzt, dem der jeweils zu bestimmende Faktor fehlt. Es kann zu diesem Zweck ein natürliches (von einem Patienten mit der entsprechenden Koagulopathie stammendes) oder ein artifizielles (künstlich hergestelltes) Mangelplasma verwendet werden. Es wird dieselbe Gewebethrombokinase verwendet. Eine Ausnahme bildet nur die Faktor-X-Bestimmung, bei der man Russell-Viperngift und Lezithin an Stelle der Thrombokinase verwendet.

Vorsicht

Bei der Faktor-VII-Bestimmung mit artifiziellem Mangelplasma werden die Faktoren VII und X gleichzeitig bestimmt. Eine reine Faktor-VII-Bestimmung ist nur bei Verwendung eines natürlichen Faktor-VII-Mangelplasmas möglich.

Referenzbereich

Bei allen Bestimmungen 75–120%

Beurteilung

Isolierte Verminderung der Aktivität eines der genannten Gerinnungsfaktoren findet sich vorwiegend bei angeborenen, selten bei erworbenen hämorrhagischen Diathesen.

Faktor II:
- Hypoprothrombinämie
- Dysprothrombinämie
- erworben: bei Lupus erythematodes

Faktor V:
- Parahämophilie

Faktor VII:
- Hypoprokonvertinämie
- Dysprokonvertinämie
- erworben: bei Dubin-Johnson-Syndrom
bei Behandlung mit ATG

Faktor X:
- Stuart-Faktor-Mangel (CRM^-)
- Prower-Faktor-Mangel (CRM^+)
- Faktor-X-Friuli (CRM^+)
- Faktor-X-Vorarlberg (CRM^R)
- erworben: bei primärer Amyloidose

Bei den homozygoten Patienten liegt der Wert bei 1% oder darunter, bei den heterozygoten bei 50% mit einer Schwankung von 30–70%. Kombinierte angeborene Gerinnungsstörungen mit Verminderung von zwei oder drei Gerinnungsfaktoren sind sehr selten (bei γ-Carboxylase-Mangel, Familial multiple factor deficiency = FMFD) (22, 57, 99 a, b).

Eine vorübergehende (erworbene) Verminderung mehrerer Gerinnungsfaktoren des exogenen Systems wird häufig beobachtet.

Gleichzeitige *Verminderung der Faktoren II, VII, X bei normalem* Faktor V:

physiologisch bei Neugeborenen in den ersten Lebenstagen
bei leichten Leberparenchymschäden
bei Vitamin-K-Mangel oder Resorptionsstörung (Gallenwegsverschluß, Durchfallserkrankungen)
während Therapie mit indirekten Antikoagulanzien

Annähernd proportionale Verminderung der Faktoren II, V, VII und X:
bei schweren Leberparenchymschäden, insbesondere Leberzirrhose
bei Asparaginasetherapie

Starke Verminderung von Faktor V bei nur mäßiggradiger Verminderung der Faktoren II, VII und X: bei Verbrauchsreaktionen durch intravasale Aktivierung der Gerinnung oder Fibrinolyse sowie nach Massentransfusionen.

Eine *isolierte Verminderung* von *Faktor V* kann in Gegenwart von Heparin und Heparinoiden vorgetäuscht werden. Hier findet sich eine progrediente Abnahme der Faktor-V-Aktivität in vitro nach der Blutentnahme.

Vermehrung der Faktoren II, VII und X sowie viel seltener von Faktor V findet sich gegen Ende der normalen Schwangerschaft.

Vermehrung von Faktor V bei Werten im Normalbereich für die Faktoren II, VII und X findet sich bei frischer Cholestase. Bei längerer Dauer sinken die Faktoren II, VII und X ab, während Faktor V hoch bleibt. Erst bei Hinzutreten einer deutlichen Leberparenchymschädigung sinkt auch Faktor V ab. Die Faktor-V-Bestimmung hat daher bei Lebererkrankungen eine große differentialdiagnostische und prognostische Bedeutung.

Eine *Vermehrung* der *Faktor-VII-Aktivität* findet sich:
in der Schwangerschaft
bei akuten Beinvenenthrombosen
nach oralen Kontrazeptiva nach dem 3. Monat (gleichzeitig erhöhte Kälteaktivierbarkeit)
als Risikofaktor für die koronare Herzkrankheit

Vermehrung von Faktor X bei Verwendung von Kontrazeptiva mit hohem Östrogengehalt.

Normale Werte der einzelnen Faktoren bei deutlicher Verminderung der „Prothrombin"-Aktivität im Globaltest bei Vorliegen eines Hemmstoffes (interferierende zirkulierende Antikoagulanzien, Heparin) und bei starker Erhöhung des Hämatokriten (über 60%).

Nachweis von Molekülvarianten der Gerinnungsfaktoren II, VII und X

Für nahezu alle Gerinnungsfaktoren ist das Vorkommen von Molekülvarianten mit verminderter oder fehlender Aktivierbarkeit beschrieben worden. Diese veränderten Gerinnungsfaktoren können mit immunologischen Nachweismethoden erfaßt werden, da die bei den immunologischen Bestimmungsmethoden verwendeten Antikörper meist nicht zwischen den normalen Gerinnungsfaktoren und ihren Varianten unterscheiden können. Es besteht daher eine Diskrepanz zwischen den Ergebnissen der funktionellen (chronometrischen und chromogenen) und den immunologischen Bestimmungsmethoden. Die durch Molekülvarianten bedingten Koagulopathien werden als Typ II den durch echten Mangel bedingten Typ-I-Koagulapathien gegenübergestellt.

Bei Mangel an Vitamin K und unter der Wirkung der indirekten Antikoagulanzien kommt es zur Ausschwemmung nicht oder vermindert γ-carboxylierter Gerinnungsfaktoren (PIVKA-II, PIVKA-VII, PIVKA-IX, PIVKA-X = *P*rotein *I*n *V*itamin *K* *A*bsence, besser als α-gammacarboxy-Gerinnungsfaktoren bezeichnet), die durch die normalen Aktivatoren nur extrem langsam in die aktiven Enzyme umgewandelt werden, da sie infolge Fehlens der γ-Carboxyglutaminsäuren nicht über Kalzium an die Lipidoberfläche gebunden werden können. PIVKA-X hemmt außerdem die Thrombotestreaktion.

Bei den Dysprothrombinämien kann man neben der Diskrepanz der mit funktionellen und immunologischen Methoden erhaltenen Ergebnisse auch eine unterschiedliche Aktivierbarkeit des abnormen Prothrombins durch Thrombokinase, Staphylokoagulase und Echis-carinatus-Gift (Ecarin) beobachten. Letztere Aktivatoren können noch manche abnorme Prothrombine normal aktivieren (58). Der Faktor-X-Mangel (Stuart-Prower-Faktor-Mangel) hat sich als eine inhomogene Krankheitsgruppe herausgestellt. Das Faktor X:Ag kann fehlen (CRM^-, Stuart-Faktor-Mangel), in normaler (CRM^+, Prower-Faktor-Mangel und Faktor-X_{Friuli}-Mangel) oder verminderter Menge (CRM^R, Faktor-$X_{Vorarlberg}$-Defekt) vorhanden sein (11, 22, 25, 66).

Bestimmung der Faktoren II, VII und X an synthetischen Substraten

Alle Tests sind nach dem Prinzip der Zweistufenmethoden aufgebaut (s. S. 386). Wird Prothrombin mit der Kombination Faktor X a, Lipid und Faktor V aktiviert, so wird nur das normal γ-carboxylierte Prothrombin erfaßt, wird jedoch Ecarin als Aktivator verwendet, werden γ-carboxyliertes und nicht γ-carboxyliertes Prothrombin bestimmt. Als Indikator dient jeweils S 2238 oder Chromozym TH.
Zur Bestimmung von Faktor X wird mit Russell Viperngift und Ca^{++} aktiviert und S 2222, besser S 2765, oder Chromozym X® als Substrat verwendet.

Die Bestimmung von Faktor VII verläuft über 3 Stufen:

Faktor VII	$\xrightarrow{\text{Thrombokinase}}$	Faktor VII a
Faktor X	$\xrightarrow{\text{Faktor VII a}}$	Faktor X a
S 2765	$\xrightarrow{\text{Faktor X a}}$	Peptid + pNA (74, 108 a)

Beurteilung

Die Ergebnisse werden entweder in % der Norm (wie bei den Gerinnungstests) oder in Einheiten angegeben, wobei die Aktivität in 1 ml Normalplasma einer Einheit entspricht. Die Übereinstimmung mit den Gerinnungstests ist insbesondere bei Verminderung jeweils nur eines Gerinnungsfaktors gut. Die Beurteilung der Ergebnisse ist dieselbe wie bei den Gerinnungstests.

Tests zur Erfassung des endogenen Systems (Abb. 6)

Globaltests

Aktivierte partielle Thromboplastinzeit (aPTT)

Prinzip

Es handelt sich um eine Rekalzifikationszeit von plättchenarmem Zitratplasma, bei deren Bestimmung vor der Rekalzifikation ein Lipidextrakt als partielles Thromboplastin und ein die Oberflächenfaktoren aktivierendes Material zugesetzt und Probe und Reagens exakt 120 Sekunden inkubiert werden. Durch diesen Zusatz erfolgt die Gerinnung unabhängig von Thrombozytenzahl und Funktion und von Oberflächeneinflüssen. Der Gerinnungsendpunkt ist viel besser reproduzierbar als bei der PTT ohne Aktivierung.

Referenzbereich

Muß jedesmal angegeben werden. Er ist für die Reagenzien verschiedener Hersteller, aber auch für verschiedene Chargen desselben Reagens unterschiedlich. Für Pathromtin® Behring beträgt er 35–45 Sekunden.

Achtung

Leichte Verminderungen (25–60%) der Gerinnungsfaktoren des endogenen Systems werden nicht erfaßt. Die Veränderungen bei Antikoagulanzienbehandlung und Lebererkrankungen werden am besten mit Pathromtin®, die Heparinwirkung am besten mit Thrombofax®, Lupusinhibitoren mit Actin® Dade erfaßt.

Beurteilung

Verkürzung
bei fortgeschrittener Schwangerschaft postoperativ bei Karzinomen nach akuten Blutungen nach Anstrengungen bei alten Leuten bei schlechter Blutabnahme
Verlängerung
bei Verminderung eines oder mehrerer Gerinnungsfaktoren, die im endogenen System zur Wirkung kommen (Faktor V, VIII, IX, X, XI, XII, Präkallikrein und HMW-Kininogen) bei starker Verminderung von Prothrombin und Fibrinogen in Gegenwart von Inhibitoren wie Heparin, Heparinoiden oder zirkulierenden Antikoagulanzien
Ungerinnbarkeit
bei Afibrinogenämie und sehr starker Hyperheparinämie

Einen Mangel an Faktor V oder Faktor X erkennt man aus der gleichzeitigen Verlängerung der Thromboplastin-(Prothrombin-)Zeit. Zur Differenzierung der Verminderung der Faktoren VIII, IX, XI, XII, Kallikrein oder HMW-Kininogen bedient man sich der individuellen Einstufentests zur Bestimmung der einzelnen Faktoren, eventuell unter Heranziehung chromogener Substrate (Abb. 6).

Photometrische Bestimmung der aPTT

Diese erfolgt wie die Bestimmung der PTZ nach dem fixed-absorbance-Prinzip, z.B. mit Thromboquant® aPTT. Mit Cephalin und Ellagsäure werden die Faktoren XI und XII aktiviert. Dann wird mit Ca^{2+} die Thrombinbildung initiiert und das Thrombin an einem entsprechenden Substrat bestimmt. Es wird die Zeit bis zur Erreichung einer Absorptionszunahme von 0,2 gemessen. Die Intraassay VC beträgt $<2\%$, die Interassay VC $<3\%$ (5b, 108a).

Thrombokinasebildungstest (TGT) nach Biggs

Prinzip

Gleiche Teile des fünffach verdünnten Aluminiumhydroxyd-adsorbierten Patienten-Zitratplasmas (das die für die Reaktion erforderlichen Faktoren V, VIII, XI, XII, Präkallikrein, HMW-Kininogen enthält), des zehnfach verdünnten

Patientenserums (das die für die Reaktion erforderlichen Faktoren IX, X, XI und XII enthält), einer Thrombozytensuspension oder einfacher eines Lipidextraktes (Tachostyptest®, Thrombofax®) und m/40 Kalziumchloridlösung werden gemeinsam inkubiert. In dieser Mischung bildet sich der endogene Prothrombinumwandlungsfaktor (Plasmathromboplastin, Prothrombinase). Seine Aktivität wird an einem normalen, thrombozytenfreien Substratplasma in einminütigen Abständen getestet, bis die kürzeste Gerinnungszeit erreicht ist.

Referenzbereich

Bei Verwendung von Thrombozytensuspensionen 9 bis 12 Sekunden nach 1 1/2 bis 5 Minuten, bei Verwendung von Lipidextrakten 7 bis 10 Sekunden nach 1 1/2 bis 5 Minuten.

Beurteilung

Normales Ergebnis: Die kürzeste Gerinnungszeit von 7 bis 10 Sekunden (9–12 Sekunden) wird nach einer Inkubation von 1 1/2 bis 5 Minuten erreicht.

Fraglich normales Ergebnis: Die normale kürzeste Gerinnungszeit wird erst wesentlich später erreicht. Hier besteht Verdacht auf eine leichte Störung des endogenen Systems, der weitere Untersuchungen erforderlich macht (Abb. 6), wie Einstufentests zur quantitativen Bestimmung der Faktoren VIII, IX, XI, XII, Präkallikrein, HMW-Kininogen.

Sicher pathologisches Ergebnis: Die kürzeste Gerinnungszeit ist länger als 10 Sekunden (12 Sekunden bei Verwendung von Thrombozyten), gleichgültig, nach wie langer Inkubation dieser Wert erreicht wird. Dies bedeutet Verminderung eines in diesem Test wirksamen Gerinnungsfaktors auf weniger als 10–15%. Dann ist weitere Differenzierung erforderlich. Man wird zweckmäßig die Gerinnungsstörung zuerst qualitativ lokalisieren, indem man im Thrombokinasebildungstest wechselweise Patientenplasma und Normalserum sowie Normalplasma und Patientenserum kombiniert (Tab. 9). Erst in einem folgenden Schritt wird man eine quantitative Bestimmung des fehlenden Gerinnungsfaktors durchführen.

Differenzierung zwischen den Gerinnungsstörungen im endogenen System mit Hilfe des TGT

Plasma (Faktoren VIII, XI, XII)	Patient	Patient	normal
Serum (Faktoren IX, XI, XII)	Patient	normal	Patient
Faktor-VIII-Mangel (Hämophilie A)	p	p	n
Faktor-IX-Mangel (Hämophilie B)	p	n	p
Faktor-XI-Mangel (PTA-Mangel)	p	n	n
Faktor-XII-Mangel (Hag.-Faktor-Mangel)	p	n	n
zirkulierendes Antikoagulans (Hemmkörperhämophilie)	p	p	p

n = normal p = pathologisch

Tab. 9

Bei Verwendung der Plättchen des Patienten kann dieser Test zur Bestimmung der Thrombozytenfaktor-3-Aktivität verwendet werden. Seitdem spezifische Mangelplasmen der einzelnen Gerinnungsfaktoren leicht verfügbar sind, hat der TGT an Bedeutung verloren.

Vorsicht

Bei sehr hohem Prothrombingehalt des Serums kann ein pathologischer Thrombokinasebildungstest scheinbar normal werden. Die Empfindlichkeit des Thrombokinasebildungstests ist nicht sehr groß. Um ein pathologisches Ergebnis zu erhalten, muß der betreffende Gerinnungsfaktor mindestens auf 10–15% vermindert sein. Bei Verwendung von normalen Thrombozyten an Stelle des Lipidextraktes kann die Differenzierung erschwert sein, da die Thrombozyten Gerinnungsfaktoren adsorbiert enthalten, die durch Waschen nicht entfernt werden können.

Individuelle Tests zur quantitativen Bestimmung der Aktivität der Gerinnungsfaktoren VIII, IX, XI, XII, Präkallikrein, HMW-Kininogen (Abb. 6)

Prinzip

Die Tests beruhen auf dem Prinzip der partiellen Thromboplastinzeit, wobei natürliche Mangelplasmen verwendet werden, um die übrigen Gerinnungsfaktoren konstant zu halten.

Faktor VIII

Faktor VIII besteht aus einem kleinmolekularen Anteil (Mr 260 kD, mit Kohlenhydratanteil 330 kD) mit der Gerinnungsaktivität (Faktor VIII:C) und einem großmolekularen Anteil (Mr 1–12 Millionen mit Untereinheiten von etwa Mr 240 kD) Faktor VIIIR:Ag (factor VIII related antigen), der bei der von-Willebrand-Jürgens-Erkrankung fehlt (von-Willebrand-Faktor, vWF) und für die Haftung der Plättchen am Subendothel, für eine normale Plättchenretention, Ristozetin-induzierte Aggregation (Ristozetin-Kofaktor, F VIIIR:RCoF) und eine normale Blutungszeit verantwortlich ist.

- *Bestimmung von Faktor VIII:C*

Diese erfolgt mit der aPTT und Hämophilie A-Plasma als Substrat. Faktor VIII:C kann aber auch an einem Peptidsubstrat bestimmt werden. Gereinigter Faktor X wird mit gereinigtem Faktor IX a, Phospholipid, Kalzium und Patientenplasma (als Quelle des Faktors VIII:C) aktiviert und seine Aktivität an S 2222 oder S 2765 bestimmt.

Referenzbereich

70–160%, Mittel 100% oder 1 E/ml

- *Bestimmung von Faktor VIIIC:Ag*

Die Bestimmung erfolgt mit dem Inhibitorneutralisationstest oder mit einer radioimmunologischen Methode unter Verwendung eines bei Patienten mit Hämophilie A gebildeten hochtitrigen Antikörpers oder mit einem monoklonalen gegen Faktor VIII:C gerichteten Antikörper. Je nachdem, ob mit diesem Test bei Hämophilie ein Antigenüberschuß nachweisbar ist oder nicht, spricht man von Hämophilie A^{+} oder A^{-}.

- *Bestimmung von Faktor VIIIR:Ag (= von-Willebrand-Faktor)*

(Faktor-VIII-assoziiertes Antigen, factor VIII related antigen)

Die Bestimmung erfolgt mit immunologischen Methoden. Bei der Methode nach Laurell liegt die Untergrenze des Normbereiches zwischen 40 und 60%, die Sensitivität bei 3–5%. Dementsprechend wird bei schweren Fällen des von-Willebrand-Jürgens-Syndroms kein Faktor VIIIR:Ag gefunden. Subtypen können mit der Methode nicht unterschieden werden, doch spricht eine große Differenz zwischen Laurell und immunoradiometrisch gemessenem Faktor VIIIR:Ag für einen qualitativen Defekt. Durch Verwendung gereinigter ^{125}Jod-markierter Antikörper kann die Nachweisgrenze auf 0,01% Faktor VIIIR:Ag gesenkt werden (112).

IRMA und RIA haben eine untere Nachweisgrenze von 0,01% Faktor VIIIR:Ag. Nicht parallele Dose-Response-Kurven, verminderte Bindung der Radioaktivität und schlechte Übereinstimmung der Ergebnisse mit den anderen Tests sprechen für das Vorliegen eines Subtyps II.

Die Erfassung der *Multimerenstruktur des F VIIIR:Ag* und damit die Differenzierung der Subtypen II A, II B und II C erfolgt mit der SDS-Agarosegelelektrophorese nach Zimmerman (113): Elektrophoretische Auftrennung der Multimere am Gel nach Zusatz von SDS, Fixation des Gels, Reaktion mit ^{125}J-markierten gegen Faktor VIIIR:Ag gerichteten Antikörpern, Autoradiographie. Verhalten der Multimere bei den Subtypen der von-Willebrand-Jürgens-Krankheit siehe Tabelle 10.

Ristozetin-induzierte Plättchenaggregation (RIPA) (81 a)

Es wird die maximale Änderung der optischen Dichte in der Zeiteinheit (ΔaOD/t) bei der Aggregation der Patientenplättchen im Patientenplasma in Gegenwart von 1,0 – 2,0 g/l Ristozetin gemessen.

Die Aggregabilität ist erhöht bei Subtyp II B und Pseudo-von-Willebrand-Jürgens-Syndrom, vermindert bei von-Willebrand-Jürgens-Syndrom und bei Bernard-Soulier-Syndrom, bei Neugeborenen auf 30% vermindert.

Differentialdiagnose der verschiedenen Typen des von-Willebrand-Jürgens-Syndroms (WJS) (66, 81a)

Parameter	Typ I	Typ II A	II B	II C	Typ III	Pseudo-WJS
Blutungszeit	↑	↑	↑	↑	↥	↑
Thrombozyten-retention	↓	↓	↓			
F VIII:C	↓	⊥↓	⊥↓	⊥	↧	⊥↓
F VIIIR:Ag Laurell	↓	⊥↓	⊥↓	⊥	⤓0	⊥↓
IRMA	↓					
F VIIIR:RCoF	↓	⤓0	⊥↓	↓	0	↓
RIPA	↓⊥	0⤓	↑	↓	0	↑
zweidimensionale Immun-E	⊥	abnorm	abnorm	abnorm	var.	abnorm
Multimere im Plasma	⊥	große⤓ mittlere⤓	große fehlen	große fehlen	var.	große fehlen
in den Plättchen	⊥	große⤓ mittlere⤓	⊥	große fehlen	⤓0	0

↑ = verlängert; ↥ = deutlich verlängert; ↓ = vermindert; ↧ = deutlich vermindert; ⤓ = sehr stark vermindert; ⊥ = normal; 0 = fehlt; var. = variabel; F = Faktor

Tab. 10

Bestimmung des Ristozetin-Kofaktors

Es werden Formalin-fixierte, normale lyophilisierte Plättchen und 1,7 mg/ml Ristozetin verwendet und die Aggregation im Aggregometer nach Born bestimmt. Untere Nachweisgrenze 3-5%, Reproduzierbarkeit: VC 6-12%.

Beurteilung

Bei *Hämophilie A* (A^-) sind Faktor VIII:C und VIIIC:Ag in gleicher Weise vermindert und Faktor VIIIR:Ag normal (CRM^+ = kreuzreagierendes Material), daher auch Faktor VIIIR:RCoF normal. Bei Hämophilie A^+ ist Faktor VIII:C vermindert, Faktor VIIIC:Ag normal oder deutlich höher als Faktor VIII:C. Faktor VIIIR:Ag ist im Normalbereich.

Bei den *Konduktorinnen* der Hämophilie A sind Faktor VIII:C und VIIIC:Ag im Mittel auf 50% mit einer großen Streuung zwischen 3 und 100% vermindert. Faktor VIIIR:Ag ist normal, so daß der Quotient Faktor VIIIR:Ag/Faktor VIII:C nahezu 2,0 ist. In die endgültige Beurteilung zur Stellung oder zum Ausschluß der Diagnose Konduktorin sind die Stammbaumanalyse und Wahrscheinlichkeitsberechnung unter Zuhilfenahme der Diskriminanzanalyse einzubeziehen (1, 35, 43) sowie die gentechnologische Untersuchung mit Erfassung eines eventuell vorhandenen Restriktionsenzymlängenpolymorphismus. Diese Untersuchung ist nur dann sinnvoll durchzuführen, wenn hierzu mehrere Familienmitglieder zur Verfügung stehen.

Die *pränatale Diagnose* der Hämophilie A ist durch Bestimmung von F VIII:C und F VIIIC:Ag in mit Hilfe der Fetoskopie gewonnenen Blutproben ab der 20. Schwangerschaftswoche möglich. Bei normalen Feten beträgt F VIII:C im Mittel 43,3% (25–89%) und F VIIIC:Ag 22,1% (11–43%) (88). Bei schwerer Hämophilie beträgt F VIII:C < 0,1% und F VIIIC:Ag <1%. Gentechnologisch ist die Diagnose aus Amnionzellen und aus Fibrozyten der Chorionzotten ab der 8. Fetalwoche möglich, wenn mehrere Familienmitglieder zur Untersuchung zur Verfügung stehen. Prinzip der Methode: DNA wird aus Leukozyten, Amnionzellen oder Fibrozyten extrahiert, mit Restriktionsenzymen gespalten, die Bruchstücke elektrophoretisch nach der Größe aufgetrennt, geblottet, mit radioaktiv markierten DNA-Sonden hybridisiert und autoradiographiert. Aus der Verteilung der Bruchstücke bei dem Probanden und seinen Familienangehörigen ist es in einem hohen Prozentsatz der Familien möglich, die anlagetragenden Personen zu erkennen.

Beim klassischen *von-Willebrand-Jürgens-Syndrom* sind F VIII:C, VIIIC:Ag, VIIIR:Ag und VIIIR:RCoF parallelgehend vermindert, die Blutungszeit verlängert und die Plättchenretention an Glasperlen (s. S. 448) vermindert. Doch ist diese Parallelität der Parameter nicht immer gewährleistet, insbesondere nicht bei den Varianten des von-Willebrand-Jürgens-Syndroms (Tab. 10). Die charakteristischen Laboratoriumsbefunde bei Hämophilie A und von-Willebrand-Jürgens-Syndrom sind zur Erleichterung der Differentialdiagnose nochmals in Tabelle 11 zusammengefaßt.

Beurteilung

Verminderung von Faktor VIII:C
Angeboren, bei Männern, mit normaler Blutungszeit: Hämophilie A: < 1%: schwere Hämophilie 1–5%: mittelschwere Hämophilie 5–15%: leichte Hämophilie > 15%: Subhämophilie
Angeboren, bei Frauen, mit normaler Blutungszeit: Konduktorinnen der Hämophilie A: im Mittel etwa 50% mit einer großen Schwankungsbreite von 3 bis über 100% echte weibliche Bluter (bei entsprechendem Erbgang)
Familiär, bei beiden Geschlechtern, mit normaler Blutungszeit: kombinierter Faktor-VIII/V-Mangel (Fehlen des Protein-C-Inhibitors) oder gleicher genetischer Defekt in den sehr ähnlich strukturierten Genen (gemeinsames Urgen)

Verminderung von Faktor VIII:C (Fortsetzung)

Angeboren, bei beiden Geschlechtern,
mit verlängerter Blutungszeit:
- von-Willebrand-Jürgens-Syndrom

Erworben:
- bei Faktor-VIII-inaktivierenden Hemmstoffen (Hemmkörperhämophilie)
- bei Paraproteinämien
- bei Kryoglobulinämie
- bei Morbus Gaucher
- im Anschluß an massive Transfusionen mit gelagertem Blut oder Plasma
- bei intravasaler Fibrinolyse

Vermehrung von Faktor VIII:C und meist noch stärkere Vermehrung von F VIIIR:Ag

Physiologisch:
- bei normaler Schwangerschaft
- bei Streß
- bei körperlicher Anstrengung

Symptomatisch:
- postoperativ
- nach Pneumenzephalographie
- bei schwerer Hepatitis, insbesondere Leberzerfallskoma, nicht aber bei Knollenblätterpilzvergiftung
- bei Leberzirrhose
- bei Niereninsuffizienz
- bei Diabetes mellitus
- bei rezidivierenden Venenthrombosen
- bei ARDS

Differentialdiagnose zwischen Hämophilie A, Konduktorin und von-Willebrand-Jürgens-Syndrom

	F VIII:C	F VIIIC:Ag	FVIIIR:Ag	F VIIIR:RCoF
Hämophilie A−	∓	↓	⊥-↑	⊥-↑
Hämophilie A+	↓	höher als VIII:C-⊥	⊥-↑	⊥-↑
Konduktorin der Hämophilie A,	↓-⊥	↓-⊥	⊥-↑	⊥-↑
von-Willebrand-Jürgens-Syndrom, Subtyp I	↓	↓	↓-⊥	↓

↓ = vermindert
∓ = sehr stark vermindert
⊥ = normal
↑ = erhöht

Tab. 11

Faktor IX

Die Bestimmung erfolgt mit einer aPTT und Hämophilie-B-Substratplasma oder mit dem TGT. Es ist auch eine immunologische Bestimmung mit der Elektroimmundiffusion nach Laurell, mit einem Radioimmunoassay oder einem ELISA möglich. Letztere Methoden sind für die Erkennung der molekularen Varianten der Hämophilie, der Hämophilie B^+ und der Konduktorinnen von Bedeutung. Im allgemeinen genügen die Gerinnungstests. Bei 5% der Patienten mit Hämophilie B ist der immunologisch bestimmte Faktor IX nur wenig vermindert oder normal (Hämophilie B^+) und gleichzeitig der Thrombotest oder die PTZ mit Rinderthrombokinase verlängert (Hämophilie B_M), während sie mit anderen Thrombokinasen normal ist. Dies wird auf eine kompetitive Hemmung der Reaktion zwischen Faktor VII und Rinderthrombokinase durch den abnormen Faktor IX zurückgeführt (11).

Referenzbereich

70–180%, Mittel 100 % = 1 E/ml

Beurteilung

Verminderung von Faktor IX
Angeboren, bei Männern, mit normaler Blutungszeit: Hämophilie B: Beurteilung des Schweregrades wie bei Hämophilie A Angeboren, bei Frauen, mit normaler Blutungszeit: Konduktorinnen der Hämophilie B (Mittel 42%, 12–119%) Angeboren, bei beiden Geschlechtern, mit Verlängerung der Blutungszeit: Angiohämophilie B (sehr selten) Erworben: isoliert bei Faktor-IX-inaktivierenden Hemmstoffen, gleichzeitig mit Verminderung der Faktoren II, VII und X bei Vitamin-K-Mangel und Wirkung von indirekten Antikoagulanzien, gleichzeitig mit Verminderung der Faktoren II, V, VII und X bei Leberparenchymerkrankungen bei Neugeborenen bei Asparaginasetherapie

Faktor XI

Die Bestimmung von Faktor XI erfolgt im Einstufensystem (aPTT) an einem natürlichen Faktor-XI-Mangelplasma. Die Blutabnahme muß strikt in silikonisierten oder Plastikröhrchen erfolgen. Einfrieren des Plasmas ist nicht möglich. Mit der radioimmunologischen Bestimmung können die seltenen Faktor-XI-Varianten erkannt werden.

Referenzbereich

70–140 %

Beurteilung

Verminderung von Faktor XI
Angeboren: PTA-Mangel Erworben: bei schwerer Leberzellschädigung bei Faktor-XI-Inhibitor

Faktor XII

Die Bestimmung erfolgt im Einstufentest mit F-XII-Mangelplasma oder mit Hilfe des TGT. Aufarbeitung ohne Glaskontakt ist erforderlich. Die immunologische Bestimmung nach Laurell oder mit RIA geht dem Gerinnungstest parallel. Faktor XII:Ag^+-Fälle sind sehr selten.

Referenzbereich

85–180%

Beurteilung

Verminderung von Faktor XII
Angeboren, homozygot: Hageman-Faktor-Mangel Angeboren, heterozygot: Hageman-Faktor-Trait Erworben: bei schweren Leberparenchymschäden bei DIC bei septischem Schock bei Abstoßung von Nierentransplantaten bei akutem Herzinfarkt bei nephrotischem Syndrom bei systemischem Lupus erythematodes

Präkallikrein (Fletcher-Faktor)

Einen Hinweis auf Mangel an Präkallikrein erhält man, wenn die aPTT sich bei verlängerter Inkubation mit Kaolin normalisiert. Präkallikrein kann an einem spezifischen Mangelplasma im Einstufentest oder mit chromogenen Substraten (S 2302 oder Chromozym PK, s. Tab. 3) nach Aktivierung von Faktor XII mit Dextransulfat bestimmt werden. Letztgenannte Methode ist dahingehend unspezifisch, als sie auch bei Faktor-XII-Mangel (weniger als 25–30%) oder Mangel an HMW-Kininogen pathologische Werte ergibt (61).

Referenzbereich

0,97 ± 0,17 E/ml

Beurteilung

Verminderung von Kallikrein
Angeboren: Präkallikreinmangel (Fletcher-Faktor-Mangel) Erworben: bei schweren Leberzellschäden bei fieberhaften Erkrankungen (z.B. Dengue) bei septischem Schock bei DIC bei Abstoßung von Nierentransplantaten bei nephrotischem Syndrom bei Karzinoid bei Früh- und Neugeborenen

Hochmolekulares Kininogen (HMW-Kininogen)

Dieses wird in einer modifizierten aPTT unter Zusatz von teilweise gereinigtem Faktor XI und XII bestimmt (95).

Referenzbereich

113,04 ± 21,68% VK 19,18%

Beurteilung

Verminderung von HMW-Kininogen
Angeboren: bei Fitzgerald-Trait, bei Williams-Trait und Flaujac-Trait (hier fehlt zusätzlich LMW-Kininogen) Erworben: bei Früh- und Neugeborenen bis zum 6. Monat

Photometrische Methoden

Die Faktoren XII, XI und VIII können in zusammengesetzten Testsystemen bestimmt werden, die auf der Spaltung entsprechender Substrate für Faktor X a oder Thrombin beruhen. Zur Bestimmung von Präkallikrein muß zunächst Faktor XII mit Dextransulfat aktiviert werden. Faktor XII a aktiviert Präkallikrein. Das entstandene Kallikrein wird an S 2302 oder Chromozym PK bestimmt (108 a).

Tests zur Erfassung der II. Phase (Abb. 7)

Globaltests

Thrombinzeit

Prinzip

Zitratplasma wird durch Zusatz einer kleinen Menge von Thrombin zur Gerinnung gebracht. Die Thrombingerinnungszeit hängt von der Reaktions- bzw. Polymerisationsfähigkeit des Fibrinogens sowie von der Gegenwart schnell wirkender Antithrombine (Antithrombin III + Heparin, Fibrinabbauprodukte) ab.

Referenzbereich

Abhängig von der zum Test verwendeten Thrombinmenge. Daher muß der Normalbereich des Laboratoriums mit dem Ergebnis mitgeteilt werden. Es wird eine Einstellung des Reagens auf 12 bis 17 Sekunden angestrebt.

Beurteilung

Eine *Verkürzung* der Thrombinzeit ist praktisch bedeutungslos.

Verlängerung der Thrombinzeit
in Gegenwart von Heparin und heparinähnlichen Substanzen
bei starker Verminderung von Fibrinogen (weniger als 800 mg/l)
bei Afibrinogenämie ungerinnbar
bei Fibrinpolymerisationsstörungen
bei Dysfibrinogenämie
in Gegenwart von Fibrin(ogen)spaltprodukten (Fragment X und Y, Fragment D hat nur einen geringen Einfluß)
bei Paraproteinämie
bei schweren Leberparenchymschäden
bei Leberzirrhose
bei Hepatomen
bei Urämie

Reptilasezeit

Prinzip

Reptilase, die thrombinähnlich wirkende Fraktion des Giftes von Bothrops atrox, bringt Fibrinogen ebenfalls zur Gerinnung, spaltet aber nur das Fibrinpeptid A ab und wird durch Heparin(oide), Hirudin und natürliche Antithrombine nicht gehemmt. Um vergleichen zu können, verwendet man Thrombin- und Reptilaselösungen, die mit Normalplasma gleiche Gerinnungszeiten ergeben. Prinzipiell können auch andere ähnlich wirkende Schlangengifte verwendet werden, z.B. Arvin.

Anwendung

Vor allem zur Entscheidung, ob die Verlängerung der Thrombinzeit durch Heparin bedingt ist. In diesem Fall ist die Reptilasezeit nicht verändert. – Bei Dysfibrinogenämie ist die Reptilasezeit viel stärker verlängert als die Thrombinzeit. – Bei Vorliegen von Fibrinabbauprodukten ist die Reptilasezeit deutlich weniger verlängert als die Thrombinzeit.

Bei Antithrombin Pittsburgh ist die Thrombinzeit verlängert, die Reptilasezeit jedoch nicht. Eine gleich starke Verlängerung von Reptilase- und Thrombinzeit findet sich bei Verminderung von Fibrinogen, bei manchen Paraproteinämien, bei Leberzirrhose und bei sehr stark erhöhtem Fibrinogen.

Individuelle Tests zur Bestimmung der Faktoren der II. Phase (Abb. 7)

Bestimmung von Fibrinogen

- *Gerinnungstests (chronometrische Tests)*

Prinzip (23)

Bei Verwendung einer hochkonzentrierten Thrombinlösung (400 E/ml) ist die Gerinnungszeit von der Fibrinogenkonzentration abhängig, solange diese niedrig gehalten wird (1:20 verdünntes Plasma). Mit Hilfe einer Eichkurve kann der Fibrinogengehalt in mg/l erhalten werden.

- *Chemische Methoden*

Prinzip

Das Fibrinogen eines verdünnten Plasmas wird durch Zugabe von Kalzium oder Thrombin zur Gerinnung gebracht. Das Gerinnsel wird gut gewaschen und ausgepreßt. Die quantitative Bestimmung erfolgt nach Trocknen des Gerinnsels durch Wägen, durch Stickstoffbestimmung nach Kjeldahl nach Veraschen oder mit dem Biuretreagens nach Hydrolyse. Umrechnungsfaktor 6,0 (statt 6,25). Durch Tyrosinbestimmungen nach Hydrolyse mit Natronlauge. Umrechnung mg/l Tyrosin x 10,7 = mg/l Fibrinogen.

- *Immunologische Methoden*

Eine immunologische Bestimmung von Fibrinogen kann mit der radialen Immundiffusion nach Manzini, mit der Laurell-Methode, nephelometrisch, mit dem Hämagglutinationshemmtest oder mit einem Radioimmunoassay erfolgen. Die Bedeutung der Methode besteht darin, daß man bei Feststellung einer Fibrinogenverminderung mit den chronometrischen oder chemischen Methoden zwischen einer echten Fibrinogenverminderung und einer Fehlfunktion des Fibrinogens (Dysfibrinogenämie) unterscheiden kann.

Vorsicht

Bei Verdacht auf fibrinolytische Aktivität sind der Zitratlösung, die zur Blutabnahme verwendet wird, 100 mg ε-Aminocapronsäure/ml zuzusetzen, um eine Fibrinogenolyse bis zur Aufarbeitung der Probe zu vermeiden. Bei Vorliegen von Heparin, gerinnungshemmenden Fibrin(ogen)spaltprodukten, von mit der Fibrinpolymerisation interferierenden Eiweißkörpern (meist Paraproteine der IgG-Klasse) sowie bei Vorliegen abnormer Fibrinogenmoleküle (Dysfibrinogenämie) können alle Testsysteme, in deren Verlauf die Bildung eines Gerinnsels erforderlich ist, zu niedrige Werte liefern. Diese Hemmung wirkt sich auf die chronometrischen Tests viel stärker aus als auf die chemischen.

Referenzbereich

2,5–5,0 g/l, abhängig vom Alter (Tab. 12)

Beurteilung

Verminderung wird als Fibrinogenopenie, ein *Fehlen* als Afibrinogenämie bezeichnet	
Ursachen:	
verminderte Bildung	angeboren erworben akute und chronische Leberparenchymerkrankungen Asparaginasetherapie bei Behandlung mit ATG
Verbrauch des Fibrinogens	durch intravasale Gerinnung DIC Schlangenbiß Arvintherapie durch intravasale Fibrinolyse
Vortäuschung einer Verminderung	bei Dysfibrinogenämie bei Paraproteinämien in Gegenwart von Fibrin(ogen)-spaltprodukten in Gegenwart von lytischer Aktivität

Vermehrung
bei entzündlichen Erkrankungen postoperativ nach Myokardinfarkt bei Phlebitiden bei Gravidität nach Einnahme von Antikonzipienzien mit hohem Östrogengehalt bei Karzinomen bei Morbus Hodgkin bei Nephrose bei Kollagenosen bei akuter Polyarthritis sehr oft parallel mit der Erhöhung der Blutsenkung

Altersabhängigkeit des Fibrinogenwertes nach Schulz (97)		
Alter (Jahre)	Mittelwert g/l	Streubreite g/l
10–20	3,43	2,58–4,48
20–30	3,69	2,97–4,50
30–40	3,84	2,80–5,07
40–50	4,38	3,60–5,08
50–60	4,64	3,08–5,43
60–70	4,71	3,97–5,57

Tab. 12

Nachweis einer Fibrinpolymerisationsstörung

Der Nachweis einer Fibrinpolymerisationsstörung, z.B. bei Dysfibrinogenämie, Paraproteinämie, durch Fibrinspaltprodukte, erfolgt am besten durch photometrische Verfolgung des Gerinnungsvorganges und Analyse der erhaltenen Kurven.

Der abnorme Kurvenverlauf kann durch eine Störung der Abspaltung der Fibrinpeptide oder durch eine echte Störung der Polymerisation der Fibrinmonomere bedingt sein. Zur Unterscheidung verfolgt man die Abspaltung des Fibrinpeptides A aus einem Plasma, das auf 0,5 g/l Fibrinogen eingestellt ist, nach Zusatz von 10 E Thrombin und berechnet, ob pro Mol Fibrinogen 2 Mol Fibrinpeptid A freigesetzt wurden. Um die isolierte Fibrinmonomerpolymerisation zu untersuchen, muß das Fibrinogen isoliert, mit Thrombin zur Gerinnung gebracht und das Fibringerinnsel wieder gelöst werden, so daß eine Lösung aus Monomeren entsteht, deren Polymerisation graphisch registriert werden kann.

Nachweis von löslichen Fibrinogen-Fibrinmonomer-Komplexen

Bei der Bildung von Thrombin in der Zirkulation entstehen Fibrinmonomere, die sich mit Fibrinogen zu löslichen, noch gerinnungsfähigen Komplexen vereinigen.

Untersuchungsmaterial: Plasma.

- *Äthanolgelifikationstest* (41)

Prinzip

Die löslichen Fibrinogen-Fibrinmonomer-Komplexe werden durch Alkohol in bestimmter Konzentration zur Gelierung gebracht. Der Test ist hinsichtlich der technischen Durchführung außerordentlich empfindlich. Es müssen daher einzelne Kriterien sehr genau eingehalten werden.

Blutabnahme

Wie üblich werden nach der Venenpunktion die ersten 3 ml verworfen. Dann läßt man 9 Teile Blut in ein eisgekühltes Plastikröhrchen fließen, das 1 Teil 3,8prozentiges Natriumzitrat enthält. Man mischt sofort gut durch und gibt das Röhrchen 15 Minuten lang in ein Eisbad. Dann wird bei 1200 G durch 30 Minuten zentrifugiert, wobei nach Möglichkeit eine Kühlzentrifuge mit 4 °C verwendet werden soll. Der Test muß unmittelbar anschließend an die Zentrifugation durchgeführt werden.

Durchführung des Tests

0,5 ml Plasma werden in einem Glasröhrchen (10 mm ∅) im Wasserbad bei 20 °C 3 Minuten inkubiert und mit 0,15 ml 50prozentigem Äthanol (96prozentiges Äthanol mit Wasser verdünnt) versetzt. Es wird sofort gründlich gemischt und das Röhrchen 10 Minuten lang ruhig im Wasserbad stehengelassen. Nach genau 10 Minuten wird das Röhrchen in die Horizontallage gekippt und die Konsistenz des Inhaltes beurteilt.

Ergebnis

Positiver Test: durchsichtiges Gel; negativer Test: Röhrcheninhalt flüssig, kleine Präzipitationen gelten als negatives Ergebnis.

Beurteilung

Der Test dient als Schnellmethode zum Nachweis einer intravasalen Gerinnung. Unabhängig davon findet man ein positives Ergebnis bei erhöhten Fibrinogenwerten über 5 g/l. Bei Gegenwart von Fibrin(ogen)spaltprodukten wird die Gelierung gehemmt, weshalb eine größere Menge von Fibrinmonomerkomplexen notwendig ist, um einen positiven Testausfall zu bewirken.

- *Säulenchromatographische Methoden* (36)

Prinzip

Wird Plasma auf Säulen mit Biogel A5m chromatographiert, so werden Fibrinogen-Fibrinmonomer-Komplexe vor dem Fibrinogen als eigene Fraktion eluiert. Eventuell vorhandene Fibrin(ogen)spaltprodukte werden nach dem Fibrinogenpeak eluiert. Diese Methode ermöglicht eine sichere Charakterisierung und somit den Nachweis einer intravasalen Aktivierung der Gerinnung, ist aber für die akute Diagnostik zu umständlich und langwierig.

Ergebnis

Positive Befunde: am Ende der Gravidität; bei Thrombosen; nach Antikonzipienzien mit hohem Östrogengehalt; bei disseminierter intravasaler Gerinnung.

- *FM-Test (Monotest FM®)*

Mit Fibrinmonomeren beladene Erythrozyten werden durch lösliche Fibrinmonomerkomplexe agglutiniert. Der Test ist schnell durchführbar und empfindlicher als der Äthanoltest.

Nachweis von Fibrinpeptid A

Die Nachweisbarkeit von Fibrinpeptid A ist ein Zeichen für Auftreten von Thrombin in der Zirkulation und Entstehung von Fibrin I. Der Nachweis erfolgt mit einem Radioimmunoassay in einer Probe, die mit 10^6 E/l Heparin und 10^6 E/l Trasylol gewonnen wurde.

Referenzbereich

1,06 nmol/l (63), 0,6 nmol/l (84)

3,8 ± 1,8 μg/l (32)

Nachweis von Fibrinpeptid B

Fibrinpeptid B wird durch Thrombin aus der β-Kette des Fibrin I unter Bildung von Fibrin II abgespalten. Sein Auftreten ist ein Zeichen intravasaler Aktivierung der Gerinnung und hoher Thrombosegefahr. Die Bestimmung erfolgt nach Umwandlung in Desarginin-Fibrinpeptid Bβ 1-13 in einer mit Heparin-Trasylolzusatz gewonnenen Blutprobe mit einem Radioimmunoassay.

Referenzbereich

1,59 nmol/l (63), 0,4 nmol/l (84)

Nachweis des Fibrinbruchstückes Bβ 1-42

Als erste Wirkung von Plasmin kommt es zur Proteolyse von Fibrin I unter Abspaltung eines Stückes der Bβ-Kette (Bβ 1-42) und Entstehung von Fragment X. Der Nachweis erfolgt mit Hilfe der „thrombin-increasable fibrinpeptide B immunoreactivity" (TIFPB) im gleichen Testsystem wie die Bestimmung von Fibrinpeptid B nur nach Zusatz von Thrombin. Ist die Fibrinbildung abgeschlossen, so entsteht unter Plasminwirkung das Bruchstück Bβ 15-42.

Referenzbereich

1 nmol/l (84)

Vermehrung spricht für Aktivierung der Fibrinolyse. Sie wird sowohl bei normalem postoperativem Verlauf als auch bei postoperativen thrombotischen Komplikationen gefunden. Bei primärer Aktivierung der Fibrinolyse sind Fibrinopeptid $B\beta_{1\text{-}42}$, bei sekundärer Fibrinopeptide A und $B\beta_{15\text{-}42}$ nachweisbar.

Nachweis von Fibrin(ogen)spaltprodukten (FDP)

Unter dem Einfluß des fibrinolytischen Fermentes entstehen aus dem Fibrin(ogen) zunächst ein Fragment X mit Mr 260000 sowie mehrere kleinere Fragmente. Das Fragment X wird in ein Fragment D (Mr 80000) und ein Fragment Y (Mr 150000) gespalten, letzteres in ein Fragment D und ein Fragment E (Mr 48000). Bei dem fibrinolytischen Abbau von Fibrin entsteht D-Dimer. Da alle Fragmente mit Fibrinogen gemeinsame Immundeterminanten haben, können sie mit Antifibrinogenseren nachgewiesen werden. Es gibt aber auch gegen einzelne Spaltprodukte gerichtete spezifische Antisera. Untersuchungsmaterial ist Serum, das durch Gerinnung von 9 Teilen Blut durch 1 Teil einer Mischung von Thrombin (250 E/ml)-Trasylol (150000 E/ml) gewonnen wird. Nach einstündiger Inkubation bei 37 °C wird zentrifugiert.

Es stehen folgende Möglichkeiten zur Bestimmung der FDP zur Verfügung:

- *Hämagglutinationshemmtest*

(TRCHII = tanned red cell haemimmunoagglutination inhibition) nach Merskey (75). Mit diesem Test werden vorwiegend die großen Fragmente X und Y und in geringerem Maße das Fragment D erfaßt.

Referenzbereich

(im Serum)

1,97 ± 0,42 mg/l. Im letzten Trimenon der Schwangerschaft 2,76 ± 0,49 mg/l.

Beurteilung

Vermehrung
bei intravasaler Fibrinolyse
bei Streptokinase- und Urokinasetherapie sowie nach Arvin und Defibrase
nach intravasaler Gerinnung mit sekundärer Fibrinolyse
bei Leberzirrhose
bei Karzinomen
bei entzündlichen Erkrankungen
bei Lungenödem
bei diabetischer Gangrän
bei Urämie

- *Staphylokokkenklumpungstest* (47, 82)

Prinzip

Bestimmte koagulasenegative Stämme des Staphylococcus aureus (Newman D_2C) bilden einen sogenannten Klumpungsfaktor, durch den sie unter dem Einfluß von Fibrinogen, Fibrinmonomeren, frühen Spaltprodukten (X, Y und in geringem Maße D) sowie von löslichen Fibrinmonomerkomplexen verklumpt werden. Der Test wird im Serum ausgeführt, so daß Fibrinogen und gerinnungsfähige Komplexe nicht stören. Die lyophilisierten Bakterien werden suspendiert und mit dem zu testenden Serum auf Objektträgern oder in Teströhrchen zusammengebracht.

Referenzbereich

1,52 ± 0,11 mg/l

Vermehrung wie beim Hämagglutinationshemmtest

Bezüglich der Empfindlichkeit der Nachweismethoden für Fibrinogenspaltprodukte im Plasma und bei Reinfraktionen sei auf Tabelle 13 und 14 (S. 436) verwiesen.

Immunologische Methoden

Mit spezifischen monoklonalen Antikörpern ist es möglich, die Fibrinabbauprodukte mit ELISA-Tests sehr differenziert zu bestimmen. Die gesamten Abbauprodukte werden mit einem gegen Fragment E gerichteten Antikörper auf der Titerplatte fixiert. Zur Bestimmung der gesamten Abbauprodukte (TDP) werden markierte Antikörper gegen Fragment E und gegen FpA verwendet. Zur Bestimmung der Fibrinabbauprodukte (FbDP) wird anschließend ein gegen Fragment D gerichteter markierter Antikörper, zur Bestimmung der Fibrinogenabbauprodukte (FgDP) ein gegen FpA gerichteter markierter Antikörper verwendet (105f, 81b).

Referenzbereich

TDP 0,42 (0,21-0,65) µg/l
FbDP 0,19 (0,17-0,45) µg/l
FgDP 0,19 (0,17-0,29) µg/l

Bestimmung der D-Dimere

Diese erfolgt aus Zitratplasma mit einer ELISA-Technik unter Verwendung eines oberflächengebundenen monoklonalen Antikörpers gegen das FDP-Fragment D-Dimer.

Dieser Antikörper reagiert mit den in der Probe enthaltenen FDP, nicht aber mit Fibrinogen und FgDP. In einer zweiten Testphase reagiert ein POD-markierter FDP-D-Antikörper mit dem an der Oberfläche fixierten Komplex. Nach Auswaschen des nicht fixierten POD-Konjugates wird durch Zugabe von H_2O_2 und o-Phenylendiamin die Menge der gebundenen POD-Aktivität photometrisch bestimmt.

Die Bedeutung des Tests liegt in der Möglichkeit, die Lyse von vernetztem Fibrin nachzuweisen.

Referenzbereich

0,21 ± 0,06 mg/l

Beurteilung

Eine *Vermehrung* findet sich
bei Thrombosen postoperativ während der Wundheilung bei dekompensierter Leberzirrhose bei Monozyten- und Promyelozytenleukämien bei metastasierenden Karzinomen

Thrombinbestimmung

Diese hat eigentlich keine praktische Bedeutung, da im zirkulierenden Blut meßbare Thrombinmengen nicht gefunden werden. Im Prinzip ist die Gerinnungszeit einer Fibrinogenlösung von der Thrombinmenge abhängig, solange die Thrombinkonzentration gering ist.

Thrombin kann auch mit den chromogenen Substraten S 2160, S 2238 und Chromozym TH (s. Tab. 3) bestimmt werden. Der Nachweis einer abgelaufenen Thrombinbildung erfolgt über den Nachweis von Fibrinpeptid A (s. S. 432), Fibrinmonomeren (s. S. 430) oder Thrombin-Antithrombinkomplexen (s. S. 440).

Bestimmung von Faktor XIII

- *Methode nach Sigg* (99)

Prinzip

Thrombozytenarmes Plasma, dem Monojodazetat in verschiedenen Konzentrationen (0,005–0,035 mol/l) zugesetzt wurde, wird rekalzifiziert und 30 Minuten bei 37 °C inkubiert, dann 5 mol/l Harnstofflösung zugesetzt und die Größe des Gerinnsels nach 30, 45, 60 und 90 Minuten beurteilt. Die Beurteilung erfolgt nach Punkten.

Referenzbereich

30 bis 45 Punkte

Beurteilung

Verminderung von Faktor XIII

Angeboren:
    Faktor-XIII-Mangel
Erworben:
    bei Leberparenchymschäden, insbesondere Zirrhose
    postoperativ (Platzbauch)
    bei Karzinomen
    bei akuter Leukämie
    bei DIC
    bei Thrombosen
    bei Fibrinolyse
Durch Inhibitoren:
    Autoimmunkrankheiten
    Isoniazidtherapie

- *Andere Methoden*

Sie beruhen auf der Verwendung von Faktor-XIII-freiem Fibrinogen oder Faktor-XIII-Mangelplasma (sehr genau, aber wegen der Beschaffung der Reagenzien schwierig durchführbar), auf dem Einbau von markiertem Putreszin oder Monodansylkadaverin in Kasein (68) oder auf der Bestimmung des bei der Reaktion abgespaltenen Ammoniaks (108). Der immunologische Nachweis erfolgt mit Antikörpern, die gegen die biologisch aktive Komponente A gerichtet sind. Ihr Ergebnis geht mit jenem der Gerinnungsmethoden parallel. Die Komponente B kann ebenfalls immunologisch bestimmt werden, doch hat dies keine praktische Bedeutung. Die Ergebnisse entsprechen nicht den Gerinnungstests.

Empfindlichkeit der Nachweismethoden für Fibrin(ogen)spaltprodukte, nach Larrieu (64). Angaben in mg Fibrinogenäquivalent/l				
Test	Normalplasma		Normalserum	
	Mittel	Extremwerte	Mittel	Extremwerte
TRCHII (Phosphat-zitrat-P)	0,69	0,3 –1,1	2	0 –4,5
TRCHII (Phosphat-zitrat-Albumin-Puffer)	0,4	0,3 –0,6	2	0,58–4,64
Staph.-Klump. (Objektträger)	0,12	0,02–0,3	1,13	0,28–4,6
Staph.-Klump. (Röhrchen)	0,8	0,6 –1,1	2,2	0,59–6,3

Tab. 13

Empfindlichkeit von TRCHII und Staphylokokkenklumpungstest für Fibrinogen und Fibrinogenspaltprodukte, nach Marder und Sherry (73)					
Testmaterial	Grenzkonzentrationen in mg/l				
	Fibrinogen	Spaltprodukt X	Y	D	E
TRCHII	0,6	0,6	1,0	1,25	125
Staph.-Klump.	0,6	1,0	1,0	65000	13000

Tab. 14

Inhibitoren

Natürlich vorkommende Inhibitoren – Antithrombine und Antithrombokinasen, Protein C

Heparin

Die direkten chemischen Heparinbestimmungen sind zu unempfindlich, um die physiologisch vorhandenen Heparinmengen zu erfassen, und zu umständlich, um therapeutische Heparinkonzentrationen zu bestimmen.

Heparin inaktiviert mit Antithrombin III als Heparin-Kofaktor I sowohl Thrombin als auch Faktor X a. Dementsprechend können therapeutische Heparinkonzentrationen mit der Thrombinzeit oder der aPTT oder nach Inkubation des Testplasmas mit einer bekannten Menge von Thrombin oder Faktor X a und Erfassung der restierenden Mengen dieser Faktoren amidolytisch bestimmt werden. Es besteht eine lineare inverse Relation zwischen der Heparinkonzentration und der restierenden Menge von Thrombin bzw. Faktor X a. Das Ergebnis wird in Antithrombin- oder Anti-Faktor-X a-Einheiten angegeben.

Die Anti-Faktor-X a-Bestimmung hat sich insbesondere zur Erfassung der Wirkung von LMW-Heparin bewährt. Das Patientenplasma wird mit gereinigtem Antithrombin III versetzt, mit gereinigtem Faktor X a inkubiert und der restierende Faktor X a an S 2222 als Substrat amidolytisch bestimmt. Hierfür stehen in Koatest Heparin Kit Kabi® und im Hepaclot Stago Kit® käufliche Reagenzien zur Verfügung.

Heparin + Antithrombin III (im Überschuß) ⟶ (Heparin · AT III)
(Heparin · AT III) + F X a (im Überschuß) ⟶ (Heparin · AT III · F X a) + restierender F X a
S 2222 —restierender F X a⟶ Peptid + pNA

Die Nachweisgrenze liegt bei 0,01 Anti-Faktor-X a-Einheiten, der therapeutische Bereich bei 0,2 - 0,5 Anti-F-X a-Einheiten (43a).

Hierdurch hat die *Heparin-Protamin-Titration* zur Erfassung der zur Neutralisation des kreisenden Heparins erforderlichen Protaminmenge an Bedeutung verloren.

Prinzip

Es wird jene Menge Protaminsulfat bestimmt, die das im Blut des Patienten befindliche Heparin in einem System, bestehend aus Plasma und Thrombin (Thrombinzeit), zu neutralisieren vermag.

Beurteilung

In diesem Test entsprechen (abhängig von den verwendeten Präparaten) ca.1,5 mg Protaminsulfat 1 mg = 100 E Heparin.

Besteht nach Protamingabe weiterhin eine Gerinnungsstörung, ist die Frage zu entscheiden, ob zu wenig Protamin gegeben wurde und noch Heparin vorhanden ist oder ob zu viel Protamin gegeben wurde und die Gerinnung durch den Protaminüberschuß gestört wird. Zu dieser Unterscheidung werden vier Tests durchgeführt:

1. Thrombinzeit, die bei Protaminüberschuß auffallend kurz ist,
2. Rekalzifikationszeit mit Pufferzusatz,
3. Rekalzifikationszeit mit 0,5 E Heparin,
4. Rekalzifikationszeit mit 2,0 E Heparin.

Ergebnis und Beurteilung

s. Tabelle 15

Differenzierung einer Gerinnungsstörung durch Überschuß an Heparin oder Protamin

	Thrombin-zeit	Rekalzifikationszeit mit Puffer [1]	0,5 E Heparin [2]	2 E Heparin
Voll-neutralisation	normal	normal	länger als [1]	länger als [2]
Überschuß an Heparin	verlängert	verlängert	länger als [1]	länger als [2]
Überschuß an Protamin	verkürzt	verlängert	kürzer als [1]	kürzer oder länger als [2]

Tab. 15

Zum qualitativen Nachweis der Gegenwart von Heparin dient der Vergleich des Verhaltens von Thrombin- und Reptilasezeit (verlängerte Thrombinzeit bei normaler Reptilasezeit).

Antithrombin III

Es sind sehr unterschiedliche Methoden in Gebrauch. Es wird Plasma verwendet. Hitzedefibrinierung ist zu vermeiden, da bis zu 25% der Antithrombin-III-Aktivität verlorengehen, ebenso Gerinnung, da hierbei Antithrombin zur Neutralisation von Thrombin verbraucht und außerdem an Fibrin adsorbiert wird. Die Adsorption unterbleibt, wenn mit Ancrod defibriniert wird.

- *Kinetische Methoden*

Prinzip

Es handelt sich um Zweistufenmethoden. In der ersten Stufe wird die Antithrombin-III-haltige Probe (z.B. Plasma) mit dem Ferment (Thrombin oder Faktor X a) inkubiert. Nach genau definierten Inkubationszeiten wird das restliche Ferment entweder mit einem Gerinnungstest oder an chromogenen Substraten (s. Tab. 3, S. 382) (für Thrombin S 2160, S 2238, Chromozym TH, für Faktor X a S 2222, S 2765, Chromozym X) bestimmt (65, 105).

Ohne Heparinzusatz und bei *Überschuß an Enzym* bestimmt man die initiale Inaktivierungsgeschwindigkeit [Reaktionskonstante K (40)]. Bei dieser Methode werden auch andere Thrombininhibitoren, wie z.B. α_2-Makroglobulin, mitbestimmt.

Unter Zusatz von Heparin im Überschuß (Bestimmung von Heparin-Kofaktor I = Antithrombin II) erhält man das Ergebnis in Antithrombin-Einheiten. Dieser Test ist sehr spezifisch und kann nach Egeberg (34) an Rinderfibrinogen oder nach Ødegård et al. (85) amidolytisch durchgeführt werden.

Eine Bestimmung der Gesamtaktivität erfolgt mit Enzymüberschuß und sehr langer Inkubationszeit.

- *Immunologische Methoden*

Es stehen die radiale Immundiffusion, die zweidimensionale Immunelektrophorese nach Laurell und ein Radioimmunoassay zur Verfügung. Die Bedeutung liegt in der Erfassung von Antithrombin-III-Varianten und in der Antithrombinbestimmung im Harn (z.B. bei Nephrosen). Zur Erfassung von Antithrombin-III-Molekülen mit abnormer Wanderungsgeschwindigkeit wird die zweidimensionale Immunelektrophorese verwendet, wobei im ersten Lauf Heparin zugesetzt wird.

Referenzbereich

für Heparin-Kofaktor I: 84–116%, bei Neugeborenen: 50%

Antithrombin III (funktionell): 111,4% (87,8–134,9%) (66a)

für Antithrombin III:Ag: 72–128%, 2,57 μM = 0,15 g/l (23a), 316 mg/l (248–391 mg/l) (66a)

Beurteilung

Verminderung
Angeboren: AT-III-Mangel Typ Ia Aktivität und Antigen gleich vermindert, elektrophoretische Wanderung in Gegenwart von Heparin normal Typ Ib Aktivität und Antigen gleich vermindert, Wanderungsgeschwindigkeit abnorm Typ II Aktivität vermindert, Antigen normal, Heparinaffinität vermindert, Wanderung abnorm Typ III Aktivität und Antigen normal, Heparinaffinität vermindert
Erworben: bei schweren akuten und chronischen Lebererkrankungen, bei Proteinurie bei enteralem Eiweißverlust bei Unterernährung postoperativ, nach Trauma nach schwerer Verbrennung bei DIC bei Sepsis bei metastasierenden Karzinomen bei akuten Leukämien nach östrogenhaltigen Medikamenten
Vermehrung
bei Kortikoidbehandlung bei Cumarinbehandlung

Heparin-Kofaktor II (HC II)

Zur Bestimmung von HC II beobachtet man die Inaktivierung von Thrombin in Gegenwart von Heparin oder Dermatansulfat. Bei der Bestimmung mit Heparin wird das Antithrombin III mit einem Anti-Antithrombin vom Schaf im Plasma ausgeschaltet, dann wird Heparin zugesetzt, mit Rinderthrombin inkubiert und das restliche Thrombin an S 2238 in Gegenwart von Polybren bestimmt (105e). In analoger Weise kann HC II mit Dermatansulfat ohne Antithrombinneutralisation, aber mit humanem α-Thrombin bestimmt werden.

Referenzbereich

97,52 ± 17,53% (80–115%) (30a)
110,7% (81,4–140%) (66a)
113 ± 24% = 0,6 μM/l (98 a)

Beurteilung

Verminderung
angeboren bei Leberzirrhose bei DIC bei Asparaginasetherapie
Normal
bei Nephrose bei Thrombosen bei TIA bei Antithrombin-III-Mangel
Vermehrung
bei Nephrose während des 2. und 3. Trimenons der Gravidität bei oralen Antikonzeptiva

Es ist auch eine immunologische Bestimmung mit der Immunelektrophorese nach Laurell möglich.

Referenzbereich

103,2 ± 21,54% (30a), 115 ± 34% (98a)

Bestimmung der Thrombin-Antithrombin-Komplexe (TAT)

Diese Komplexe können mit einem Enzymimmunoassay bestimmt werden. Ihr Auftreten spricht für lokale oder systemische Thrombinbildung.

Prinzip

Zitratplasma. Der Komplex wird zunächst an die an der Oberfläche des Röhrchens fixierten gegen Thrombin gerichteten Antikörper gebunden. Dann wird ein mit Peroxydase konjugierter gegen AT III gerichteter Antikörper an die freien Determinanten des AT III gebunden. Die Menge der gebundenen Peroxydase wird mit einem Chromogen (o-Phenylendiamin) bestimmt.

Nachweisgrenze 0,5 μg/l. Der Intraassay VK beträgt 2–6%, der Interassay VK 2,4–7%.

Referenzbereich

1,0–4,1 μg/l, Median 1,5 μg/l

Beurteilung

Vermehrung
bei Thrombosen bei DIC (Polytrauma, Sepsis etc.) bei Karzinomen unmittelbar postoperativ bei Patienten, die später eine Thrombose entwickeln, finden sich höhere Werte, doch ist die Differenz für eine prognostische Beurteilung zu gering (51a) bei Promyelozytenleukämie bei ARDS während der Thrombolyse in der Schwangerschaft

Protein C

Protein C ist ein Vitamin-K-abhängiger Gerinnungsfaktor. Nach Aktivierung durch an Thrombomodulin gebundenes Thrombin inaktiviert er mit Protein S als Kofaktor den thrombinaktivierten Faktor V und den thrombinaktivierten Faktor VIII. Sein Mangel führt wie der Antithrombin-III-Mangel zu einer Thromboseneigung.

Nachweis

Protein C:Ag kann immunologisch in seiner inaktiven Form mit einer zweidimensionalen Elektroimmundiffusion nach Laurell, mit Immunoblotting (48a), einem ELISA (40a, 106a) oder RIA (53a) bestimmt werden. Es ist auch eine Erfassung des Aktivierungspeptids mit einem ELISA als Frühzeichen einer Aktivierung der Gerinnung möglich.

Zur funktionellen Bestimmung wird Patientenplasma mit Protein-C-Mangelplasma, Protac C und Pathromtin® 4 Minuten inkubiert, rekalzifiziert und die Gerinnungszeit bestimmt. Bei der amidolytischen Bestimmung wird Protein C im Patientenplasma mit Protein-C-Aktivator aktiviert und das APC an BCP 300® (Behring), Chromozym PCa® oder S 2366 (Kabi) bestimmt (106a, 108a).

Referenzbereich

0,61–1,32 E/ml (8a)
96 ± 6% (92a)

Quotient aus Protein-C-Aktivität/Protein-C-Antigen
0,64–1,57 (8a)

In Plasmen von Patienten mit oraler Antikoagulanzienbehandlung darf nur dann ein Protein-C-Mangel diagnostiziert werden, wenn die Quotienten aus Protein C:Ag/Faktor II:Ag und Protein C:Ag/Faktor X:Ag weniger als 0,5 betragen (8b).

Beurteilung

Verminderung
angeboren: Protein-C-Mangel (Mangel oder Variante) Folge: Thromboseneigung bei Behandlung mit oralen Antikoagulanzien Gefahr der Hautnekrose erworben: Vitamin-K-Mangel Behandlung mit oralen Antikoagulanzien Leberparenchymerkrankungen DIC

Protein S

Protein S ist ebenfalls ein Vitamin-K-abhängiger Gerinnungsfaktor, der im Blut z.T. frei, z.T. an C4b-bindendes Protein gebunden ist. Freies und gesamtes Protein S:Ag können immunologisch mit einer Elektrophorese nach Laurell, einem RIA oder ELISA (8b, 23b, 40a) bestimmt werden. Die Trennung der beiden Fraktionen erfolgt durch Präzipitation des Protein-S-C4b-Komplexes mit Polyäthylenglycol 6000 und Bestimmung von freiem Protein S im Überstand. Das C4b-bindende Protein kann ebenfalls nach Laurell bestimmt werden.

Referenzbereich

Protein S:Ag	0,91 ± 0,12 E/ml (0,67–1,25)
C4b-bind. Protein	1,06 ± 0,19 E/ml (0,68–1,40)
freies Protein S	0,34 ± 0,07 E/ml (0,23–0,49)

Beurteilung

Verminderung: angeboren
erworben:
orale Antikoagulanzien
Leberkrankheiten
DIC

Das funktionelle Protein S wird mit modifizierten aPTT-Tests bestimmt. Nach van de Waart et al. (105b) wird die Probe zunächst mit Substratplasma, Cephalin, Ca und gereinigtem Protein C inkubiert, dann nochmals mit gereinigtem menschlichem Prothrombin inkubiert und schließlich nach Zusatz von Rinderfaktor X a bestimmt. Nach Suzuki et al. (102b) erfolgt die Bestimmung an Protein-S-Mangelplasma mit Protac und Actin als Aktivatoren. Die Referenzbereiche sind mit beiden Methoden praktisch identisch.

Referenzbereich

95,8 ± 16,5% (67–136%)

Bei Antikoagulanzienbehandlung 21,1 ± 10,8% bei einem Protein S:Ag von 69,9 ± 21,2%.

Antithrombokinasen

- *Antiplasmathrombokinase*

Prinzip

Plasmathromboplastin (endogener Prothrombinumwandlungsfaktor) wird mit denselben Reagenzien, die für den Thrombokinasebildungstest benutzt werden, hergestellt und mit dem zu testenden Plasma oder Serum 30 Minuten inkubiert. Die verbleibende Thrombokinaseaktivität wird an einem thrombozytenfreien Substratplasma getestet.

Referenzbereich

Nach 1 Minute: 9–12 Sekunden (Vorwert), nach 30 Minuten Inkubation 25–32 Sekunden.

Beurteilung

Vermehrung
bei Urämie bei Verschlußikterus bei Morbus Addison nach intravasaler Gerinnung am Anfang der Cumarintherapie bei verschiedenen hämorrhagischen Diathesen (Hämophilie A und B, Thrombozytopenie, geburtshilfliche Afibrinogenämie)
Verminderung
bei Leberparenchymschäden bei Marcumarintoxikation bei Neugeborenen beträgt der Wert durchschnittlich 63% der Norm, am 5. Tag 73%

- *Antigewebethrombokinase*

Prinzip

Gewebethrombokinase wird mit $BaSO_4$-adsorbiertem Serum in Gegenwart von Kalzium 30 Minuten inkubiert. Die Thrombokinaseaktivität wird vor und nach der Inkubation an Normalplasma getestet.

Referenzbereich

15–45 Sekunden nach 30 Minuten Inkubation

Beurteilung

Vermehrung
bei einzelnen Fällen von Hämophilie B bei Urämie

Verminderung
bei Neugeborenen auf durchschnittlich 32%, am 5. Tag auf 55%

Extrinsic Pathway Inhibitor (EPI) oder Lipoprotein-Associated Coagulation Inhibitor (LACI)

Im letzten Jahrzehnt war das Interesse an den oben besprochenen Inhibitoren gering, doch ist jetzt die Hemmung der Gewebethrombokinase wieder in den Mittelpunkt des Interesses getreten. In der Lipoproteinfraktion von Plasma, Serum und $BaSO_4$-adsorbiertem Plasma wurde ein Faktor gefunden, der Faktor-VII(a)-Thrombokinase in Gegenwart von Ca^{++} und Faktor Xa unter Bildung eines reversiblen quarternären Komplexes inaktiviert. Die Wirkung wird durch Heparin gesteigert. Die Inaktivierung der Thrombokinase erfolgt schnell (t/2 20 sec). Der Faktor wird als Lipoprotein-assoziierter Gerinnungsinhibitor (LACI) (20 a, b) oder Extrinsic Pathway Inhibitor (EPI) (90a) bezeichnet.

Zur Bestimmung werden Faktor VII (0,0125 E/ml), Faktor X (0,025 E/ml), Ca und Thrombokinase inkubiert und verdünntes, erhitztes (56 °C) Testplasma zugesetzt. Nach neuerlicher Inkubation werden 0,4 E/ml Faktor X zugegeben, nochmals inkubiert und die gebildete Menge Faktor X a mit S 2222 oder S 2765 bestimmt. Je mehr EPI vorhanden ist, desto weniger Faktor X a wird gebildet.

Referenzbereich

70–150%, im Alter ansteigend
101,89 ± 24,79% (30a)

Beurteilung

Verminderung
bei DIC unmittelbar postoperativ bei dekompensierter Leberzirrhose bei fulminantem Leberzerfall bei malignen Blutkrankheiten im Nabelschnurblut (65%)
Normal
bei kompensierter Leberzirrhose bei tiefer Venenthrombose bei SLE mit Antikoagulans während Warfarinbehandlung keine Veränderung nach Infusion von rFaktor VII

Vermehrung
im 3. Trimenon der Schwangerschaft nach Heparin bei Sepsis, weiterer Anstieg bedeutet ungünstige Prognose bei chronischer Niereninsuffizienz bei Malignomen bei akutem Myokardinfarkt bei instabiler Angina pectoris bei Herzfehlern

Vascular Anticoagulant (VAC)

Dieses ist eine in Endothelzellen gebildete Substanz, die die Lipidoberfläche der Thrombokinase in dem Faktor-VII(a)-Thrombokinase-Faktor-X-Ca-Komplex besetzt und inaktiviert (91a).

Pathologische Inhibitoren

Zirkulierende Antikoagulanzien bei Immunkoagulopathien

Prinzip

Das zirkulierende Antikoagulans hemmt die Gerinnung von Normalblut oder Plasma. Es werden normales und pathologisches Zitratplasma in verschiedenen Proportionen miteinander gemischt und die Gerinnungszeiten sofort und nach einer Inkubation von 60 Minuten bei 37 °C bestimmt.

Dieses Prinzip kann auf die verschiedensten Testsysteme angewendet werden.

Typische Ergebnisse bei Verwendung der Rekalzifikationszeit als Testsystem sind der Abbildung 11 zu entnehmen.

Beurteilung

Bei Mangel eines Gerinnungsfaktors genügen 5 bis maximal 10% Normalblut oder Plasma, um die Gerinnungszeit des pathologischen Blutes zu normalisieren (Abb. 11a). Sind wesentlich größere Mengen erforderlich oder verlängern bereits 5 bis 10% Patientenblut die Gerinnungszeit des Normalblutes, so liegt ein zirkulierendes Antikoagulans vor.

Bei den Hemmstoffen mit sofortiger Wirkung differieren die Gerinnungszeiten, die sofort und nach 60 Minuten Inkubation bestimmt werden, kaum (Abb. 11b). Diese Hemmstoffe blockieren die Aktivierung eines Gerinnungsfaktors oder interferieren mit einem Aktivierungsprodukt des Gerinnungsprozesses. Bei den Hemmstoffen mit progressiver Wirkung kann bei der sofortigen Gerinnungszeitbestimmung ein normaler Kurvenverlauf wie bei einem Faktoren-

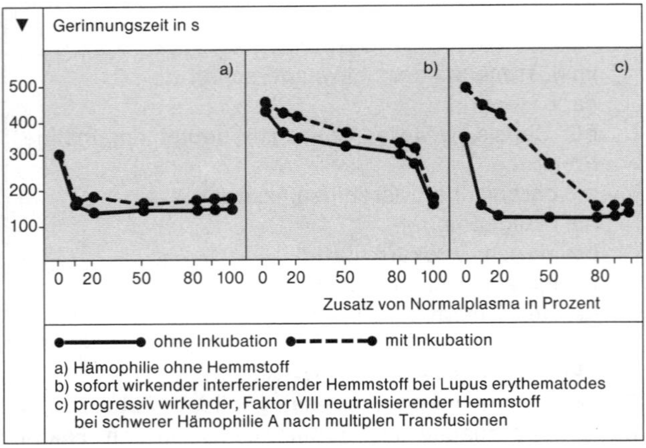

Abb. 11: Plasmatauschversuch, Rekalzifikationszeit.

mangel gefunden werden, während nach Inkubation die Hemmwirkung deutlich zum Ausdruck kommt (Abb. 11c). Das Ausmaß der Hemmung im nichtinkubierten Test und die Menge Patientenplasma, die zum Nachweis der Hemmwirkung nach Inkubation erforderlich ist, hängen vom Titer des Hemmstoffes ab. Die Hemmstoffe mit progredienter Wirkung inaktivieren einen bestimmten Gerinnungsfaktor, meist ist es Faktor VIII oder IX, viel seltener einen der anderen Gerinnungsfaktoren. Die Inhibitoren von Faktor V und Faktor IX wirken sofort. Ist das Vorliegen eines Hemmstoffes nach diesem Vortest bewiesen, so erfolgt die grobe Lokalisation des Angriffspunktes aus dem Ergebnis der üblichen Gerinnungsanalysen leicht (Tab. 16).

Zur quantitativen Bestimmung der Faktor-VIII-Inhibitoraktivität wird die Bethesda-Methode (59) oder die New-Oxford-Methode (5) verwendet. Bei ersterer werden Normal- und Patientenplasma in entsprechenden Verdünnungen 120 Minuten bei 37 °C inkubiert und Faktor VIII quantitativ bestimmt. Als eine Bethesda-Einheit wird jene Aktivität des Inhibitors definiert, die zu einer 50%igen Inaktivierung des Faktors VIII führt. Bethesda-Einheit und New-Oxford-Einheit sind gut miteinander vergleichbar.

Lokalisation des Angriffspunktes eines zirkulierenden Antikoagulans

Angriffspunkt	PTZ	PTT	Thrombinzeit
Faktor VIII, IX, XI, XII	normal	verlängert	normal
Faktor VII, Gewebethrombokinase	verlängert	normal	normal
Faktor V, VII, X	verlängert	verlängert	normal
II. Phase	n-p	n-p	verlängert

n-p = normal bis pathologisch

Tab. 16

Lupus antikoagulans (LA)

Das Lupus antikoagulans ist ein interferierender Hemmstoff, der die Aktivierung des Gerinnungssystems verzögert, wahrscheinlich durch eine Reaktion mit Epitopen an den Phospholipidmizellen. Es bedingt eine Verlängerung der aPTT, der verdünnten RVVT, manchmal auch der PTZ. Die aPTT ist besonders empfindlich bei Verwendung des PTT-Reagens von Dade und eines streng thrombozytenfreien Plasmas. Zur Stellung der Diagnose werden gefordert:

1. Ein abnormer Befund in einem Phospholipid-abhängigen Gerinnungstest,
2. Nachweis einer Hemmwirkung,
3. Nachweis, daß der Inhibitor gegen Phospholipid gerichtet ist (104a).

Dieser Nachweis gelingt am besten mit dem TTI-Test (Tissue Thromboplastin Inhibition Procedure) *und* dem PNP-Test (Platelet Neutralization Procedure).

Für den *TTI-Test* wird ein Gewebethrombokinasepräparat 1:50 und 1:500 verdünnt, mit der gleichen Menge des 1:50 und 1:500 verdünnten Patientenplasmas oder Normalplasmas inkubiert und die Gerinnungszeit bestimmt. Diese ist bei Vorliegen eines LA beträchtlich verlängert (95a).

Der *PNP-Test* beruht auf einem Thrombinbildungstest mit plättchenreichem Plasma, in dem die Plättchen durch Einfrieren und Auftauen oder durch Zugabe von ADP aktiviert werden. Durch die Plättchenaktivierung wird die Hemmwirkung des LA aufgehoben.

Bei einem Teil der Patienten findet sich außerdem eine Verminderung oder ein Fehlen des Prothrombins.

Das *LA* findet sich
bei SLE bei anderen Autoimmunerkrankungen bei malignen Blutkrankheiten nach Infektionen nach Behandlung mit Procainamid, Hydralazin, Chlorpromazin primär ohne Grundkrankheit

Antikörper gegen Rezeptoren an der Thrombozytenmembran verursachen erworbene Thrombozytopathien.

Thrombozytenfunktionsprüfungen

(Abb. 8, 9)

Retraktion

Methode nach Benthaus (6)

Prinzip

Ein Teil eines durch Sedimentieren oder langsames Zentrifugieren gewonnenen thrombozytenreichen Plasmas wird in einem graduierten Röhrchen mit 8 Teilen physiologischer Kochsalzlösung verdünnt und mit einem Teil 0,025 mol/l $CaCl_2$ rekalzifiziert (Verdünnung 1:10). Nach 5 Minuten wird das Gerinnsel durch Rotieren des Glasröhrchens von der Wand gelöst, 1 Stunde bei 37 °C inkubiert, das Gerinnsel mit einer Pinzette entfernt, die ausgepreßte Flüssigkeitsmenge gemessen und in Prozent der Gesamtmenge angegeben.

Referenzbereich

Über 80% (Volumen der ausgepreßten Flüssigkeit)

Beurteilung

Retraktion *vermindert* bis *fehlend*
bei Thrombozytopenie in Abhängigkeit von der Thrombozytenzahl bei Thrombasthenie bei Paraproteinämie durch Änderung der Gerinnselstruktur infolge Einlagerung des Paraproteins. Das Gerinnsel erscheint oft bereits makroskopisch verändert, gelartig bei sehr starker Hyperfibrinogenämie nicht bestimmbar bei Afibrinogenämie

Plättchenadhäsivität, Thrombozytenretentionstest

Prinzip

Nicht antikoaguliertes Blut wird mit einer bestimmten Geschwindigkeit durch eine mit Glaskugeln gefüllte Säule bewegt. Die Thrombozyten werden vor und nach der Passage durch die Säule in der Zählkammer gezählt. Die Thrombozyten, die am Glas haften oder zu so großen Häufchen aggregiert sind, daß sie die Zwischenräume zwischen den Glaskugeln nicht passieren können, werden in der Säule retiniert. Durch diese Methode werden Aggregabilität und Adhäsivität der Plättchen gemeinsam erfaßt, weshalb man jetzt den Ausdruck Retention vorzieht.

Es sind verschiedene Modifikationen der Methode bekannt, deren Wahl von der Fragestellung abhängt.

Bei der Originalmethode von Hellem I (50) wurden Retentionswerte von ungefähr 50% gefunden, so daß erwartet wurde, daß sowohl eine vermehrte als auch eine verminderte Retention nachgewiesen werden könnte. Dies ist jedoch wegen der außerordentlich großen Streuung der Methode nicht möglich. Bessere Ergebnisse werden mit der Methode von Salzman (93) (Nativvollblut) und der Methode nach Hellem II (51) – insbesondere in der Modifikation von Niessner (81) – mit erhöhter Geschwindigkeit erhalten. Diese Methoden erfassen jedoch nur eine Verminderung der Retention.

Referenzbereich

Die Ergebnisse sind bei den einzelnen Modifikationen noch zusätzlich von dem verwendeten Apparat, der Durchflußgeschwindigkeit, der Größe der Glaskügelchen so sehr abhängig, daß jedes Laboratorium seine eigenen Werte angeben muß.

Originalmethode nach Hellem I	35–55 % (50)
Methode Salzman	26–60% (93)
Methode Hellem II	75 ± 12,8 % (51)
Methode Hellem II (modifiziert nach Niessner, 1972)	91 ± 12,8% (81)

Beurteilung (s. auch Tab. 6, S. 395)

Eine *Verminderung* findet sich
bei von-Willebrand-Jürgens-Erkrankung (sehr empfindlich) bei Storage Pool Disease (mäßig stark, nicht immer vermindert) (50) bei Urämie (gute Korrelation mit BUN und Kreatinin) bei Makroglobulinämie bei hochdosierter Penicillintherapie gelegentlich bei Hämophilie unter einer hochdosierten Therapie mit Konzentraten
Fehlend bei Thrombasthenie Glanzmann
Keine Beeinflussung durch Behandlung mit Aspirin, Indomethazin, Sulfinpyrazon, indirekten Antikoagulanzien und Heparin

Achtung

Der Test muß 120 Sekunden nach der Blutabnahme beendet sein. Im Nachwert dürfen keine Aggregate enthalten sein und Thrombozytenfragmente dürfen nicht gezählt werden. Bei Thrombozytenzahlen über 500000 soll der Test nicht angewendet werden, da er falsche, zu niedrige Werte liefert.

Ausbreitungsfähigkeit der Thrombozyten

nach Breddin (19), Modifikation von Fischer

Prinzip

Alkoholgereinigte Plastikobjektträger werden mit verdünntem thrombozytenreichem Plasma des Patienten beschickt und 60 Minuten in einer feuchten Kammer inkubiert. Dann wird das Plasma vorsichtig abgespült, die haftenden Thrombozyten werden fixiert, gefärbt und nach ihrer Ausbreitung klassifiziert.

Referenzbereich

Zellform	*Verteilung*
Riesenformen oder große Ausbreitungsformen	3–8%
kleine Ausbreitungsformen	bis 75%
nicht ausgebreitete, sogenannte Spinnenformen	20–40%

Beurteilung

Verminderung (Rechtsverschiebung)
Thrombopathie
Thrombasthenie
Paraproteinämie
Hypercholesterinämie
aplastische Anämie
akute Leukämie
toxische Schäden
Urämie
Verbrauchskoagulopathie
Vaskulitiden
Osteomyelosklerose
Vermehrung (Linksverschiebung)
Thrombozytopenie
Leberzirrhose
Splenomegalie
Anaemia perniciosa

Bei Thrombozytopenie ist dieser Test oft die einzige Möglichkeit zur Beurteilung der Thrombozytenfunktion. Eine Vermehrung ausgebreiteter Thrombozyten spricht für die Gegenwart junger, aktiver Plättchen bei vermehrter Zerstörung zirkulierender Plättchen und/oder vermehrter Neubildung; nicht ausgebreitete Formen sprechen für alte Thrombozyten bei verminderter Nachbildung. Diese haben eine schlechte blutstillende Funktion.

Aggregation der Thrombozyten

Plättchenaggregationstest nach Breddin (18)

Prinzip

Thrombozytenreiches Zitratplasma wird in einem silikonisierten Glaskölbchen 10 Minuten langsam rotiert (PAT I). Vorher und nachher wird das Plasma verdünnt auf einen Objektträger aufgebracht und nach Fixation gefärbt. Das Ausmaß der entstandenen Aggregatbildung wird beurteilt und in 5 Stufen angegeben.

Referenzbereich

Stufe I und II

Beurteilung

Gesteigerte Aggregation (Stufe III bis V)
10% der Normalfälle im Alter von 20 Jahren bis 50% der Normalfälle im Alter von 50 bis 59 Jahren bei peripheren Durchblutungsstörungen bei Myokardinfarkten und viele Jahre danach bei Thrombosen und Embolien bei Arteriosklerose bei Diabetes mellitus, insbesondere mit Übergewicht bei akuten Infekten bei Nephrosen bei fortgeschrittenen Karzinomen

Antikoagulanzienbehandlung vermindert eine erhöhte Aggregationsneigung nicht.

Eine genaue quantitative Erfassung der gesteigerten Aggregation ist mit dem photometrischen Aggregationstest (PAT III) möglich, bei dem das Plasma in einer Scheibenküvette rotiert und die Änderung der Lichtdurchlässigkeit photometrisch registriert wird (56).

Andere Verfahren sind der Test nach Wright (111) und der Fasertest nach Jacobi (55). Bei der Messung der Wirkung aggregationshemmender Medikamente in vivo (z.B. Azetylsalizylsäure) ist der Test nach Heinrich und Roka überlegen (17, 49).

Plättchenaggregationstest nach Born (13)

Prinzip

Ein auf eine bestimmte Plättchenzahl eingestelltes Plasma wird bei konstanter Temperatur mit konstanter Geschwindigkeit in der Küvette eines Photometers, das mit einem Schreiber verbunden ist, gerührt und die durch die Aggregation bedingte Änderung der Lichtdurchlässigkeit registriert. Es werden die Geschwindigkeit und/oder die Änderung der maximalen Lichtdurchlässigkeit gemessen.

Die Aggregation kann spontan erfolgen oder sie wird durch Zusatz von ADP, Kollagen, Adrenalin, Serotonin, Thrombin, Arachidonsäure, Ristozetin, Rinderfibrinogen oder Schlangengift ausgelöst. Der Kurvenverlauf ist unterschiedlich und hängt vom induzierenden Agens und seiner Konzentration ab: nach ADP (0,5–2,0 μmol/l): bei niedrigen Dosen Desaggregation, bei mittleren Dosen zweiphasiger Kurvenverlauf, bei hohen Dosen einphasig; nach Adrenalin (2,5 bis 10 μmol/l) zweiphasig, nach Kollagen (0,5 bis 2 μg/l) einphasig mit konzentrationsabhängiger Latenzzeit, nach Thrombin (0,15 E/ml), nach Ristozetin (1,0 bis 2,0 mg/ml) und nach Rinderfibrinogen einphasig.

Beurteilt werden der Kurvenverlauf (eine oder 2 Phasen, Desaggregation), die Schnelligkeit der Aggregation (Anlegen einer Tangente an die Kurve und Messung des Winkels), die maximale Änderung der Absorption, die Fläche über der Kurve ab Beginn (bei Kollagen vom Zeitpunkt des Einsetzens der Aggregation an) bis zu einem bestimmten Zeitpunkt (z.B. 5 Min.), die Latenz bis zum Einsetzen der Aggregation bei Auslösung durch Kollagen, die geringste Konzentration des auslösenden Agens, die für eine Aggregation erforderlich ist.

Beurteilung

s. Tabelle 17

Beurteilung der Ergebnisse des Plättchenaggregationstestes nach Born (nach 66, modifiziert)

Krankheit	ADP, Adrenalin		Kollagen	Arachidonsäure	Ristozetin	Rinderfibrino[gen]
	I. Phase	II. Phase				
Bernard-Soulier-Syndrom	n	n	n	–	f	f
Thrombasthenie	f	f	f	f	n	n
Storage Pool Disease	n	f	v	n	n	–
Aspirin-like Defekt	n	v	v	v	n	–
Wiskott-Aldrich-Syndrom		v	v			
v.-Willebrand-Jürgens-Syndrom	n	n	n (v)	n	n – f	v
Urämie	n-v	n-v	n-v			

n = normal f = fehlend
v = vermindert – = nicht untersucht

Tab. 17

Spontanaggregation

Eine solche findet sich bei myeloproliferativen Erkrankungen, insbesondere Thrombozytosen, bei TIA und bei Venenthrombosen.

Thrombozytenfaktor 3

Thrombokinasebildungstest

Prinzip

Die Thrombokinasebildung wird mit normalem Plasma und Serum und den zu testenden Thrombozyten, suspendiert in physiologischer Kochsalzlösung, in Konzentrationen von 60000–200000/µl untersucht. Die Thrombozytensuspensionen werden intakt und aufgeschlossen (nach Einfrieren und Auftauen) getestet. Außerdem ist es möglich, die osmotische Resistenz der Thrombozyten in diesem Test zu prüfen, indem man verschieden konzentrierte Kochsalzlösungen zur Herstellung der Thrombozytensuspension verwendet.

Referenzbereich

Mit 60000/µl intakten Thrombozyten ist die kürzeste Gerinnungszeit 10 bis 14 Sekunden, mit 60000/µl aufgeschlossenen Thrombozyten 7 bis 11 Sekunden.

Die entsprechenden Werte mit 200000/µl Thrombozyten können kürzer oder länger sein als mit 60000/µl Thrombozyten.

Osmotische Resistenz

Bis 0,4% Kochsalz keine Freisetzung von Thrombozytenfaktor 3, bei 0,3% komplette Freisetzung.

Kritik

Bei der Beurteilung muß berücksichtigt werden, daß die „intakten" Thrombozyten bei dieser Methode infolge des Zentrifugierens und Resuspendierens und durch den relativ langen Kontakt mit Thrombin während der ersten Phase des Tests zu einem gewissen Grad aufgeschlossen werden. Es wird also die Verfügbarkeit des Thrombozytenfaktors 3 mitbestimmt.

Beurteilung

Ein Fehlen oder eine Verminderung von Thrombozytenfaktor 3 liegt vor, wenn eine verminderte Thrombokinasebildung nach Aufschließen der Thrombozyten gefunden wird.

Eine gestörte Freisetzung von Thrombozytenfaktor 3 liegt vor, wenn die Thrombokinasebildung mit aufgeschlossenen Thrombozyten normal, jedoch bei Verwendung der sogenannten „intakten" Thrombozyten vermindert ist. In diesen Fällen findet sich meist auch eine erhöhte osmotische Resistenz. Ein derartiges Verhalten findet sich bei der Thrombasthenie.

Nachweis einer oder mehrerer dieser Störungen spricht für Thrombozytopathie, die angeboren oder erworben (bei Paraproteinämie, Thrombozytopenie, Urämie) sein kann.

Der Test kann verfeinert werden, indem man Thrombin-aktivierte Patiententhrombozyten (Abgabe von Mikrovesikeln aus der Membran) mit gereinigten Faktoren V a, X a und Prothrombin inkubiert und die Bildung von Thrombin amidolytisch verfolgt. Mit diesem Test kann man eine fehlerhafte Bindung von Faktor V a oder X a an die Plättchenmembran nachweisen. Eine verminderte Exposition saurer Phospholipide (Phosphatidylserin) sowie eine verminderte Bindung von Faktor X a oder V a manifestieren sich als Thrombozytenfaktor-3-Mangel. Eine fehlende Bindung von Faktor X a ist z.B. die Ursache des Scott-Syndroms (77, 99c). Es handelt sich um Defekte der Rezeptoren an der Membran der Thrombozyten.

Prüfung der Verfügbarkeit (Availability) von Thrombozytenfaktor 3 (44, 100)

Prinzip

Wird Kaolin zu thrombozytenreichem Plasma zugesetzt, so adhärieren die Plättchen am Kaolin und setzen etwa 1/20 ihres Phospholipids (Thrombozytenfaktor 3) frei, wodurch die Gerinnungszeit verkürzt wird. Die Gerinnungszeit von normalem, rekalzifiziertem, thrombozytenreichem Plasma in Gegenwart von Kaolin korreliert mit der Thrombozytenzahl. Man bestimmt nun die Kaolin-Gerinnungszeit nach Rekalzifikation (44) oder nach Zusatz von Russell-Viperngift und Kalzium (100) mit einer beliebigen Thrombozytenzahl nach 20 bis 30 Minuten langer Inkubation bei 37 °C und liest aus einer Eichkurve ab, wie viele normale Thrombozyten der gefundenen Aktivität entsprechen. Daraus errechnet man den Thrombozytenfaktor-3a-Index.

Referenzbereich

100% mit großer Streuung (44),
14 bis 16 Sekunden für Proben mit 200000/µl Thrombozyten und 16 bis 20 Sekunden für Proben mit 100000/µl Thrombozyten bei Verwendung von normalem thrombozytenarmem Substratplasma (100; und eigene Modifikation).

Beurteilung

Als pathologisch kann nur eine Verminderung unter 25% der Norm aufgefaßt werden. Sie findet sich bei Thrombasthenie, in einzelnen Fällen von Thrombozytopenie, bei Urämie, in Gegenwart von Adenosin und EDTA.

Nach Einfrieren findet sich in allen Fällen eine normale Aktivität.

Thrombozytenfaktor 4

Er ist in den α-Granula enthalten. Der Thrombozytenfaktor 4 ist bei einzelnen Formen der Thrombozytopathie vermindert, er wird bei Aktivierung der Plättchen (z.B. intravasale Gerinnung) freigesetzt und ist dann im Plasma vermehrt nachweisbar.

• *Immunologische Methode*

Thrombozytenfaktor 4 kann im Plasma mit einem RIA (Reagenzien im Handel) oder einem ELISA bestimmt werden. Die Blutprobe wird in eisgekühlte Plastikröhrchen mit EDTA oder dem Antikoagulans nach Ludlam et al. (69) abgenommen (s. S. 385).

Referenzbereich (32)

20–45 Jahre 5,6 ± 3,0 (2–11,6) μg/l
= 0,708 ± 0,379 (0,253 - 1,47) · 10^{-12} M
45–80 Jahre 7,6 ± 3,7 (2–15) μg/l
= 0,961 ± 0,468 (0,253 - 1,897) · 10^{-12} M

Beurteilung

Vermehrung im Plasma
bei akuten thromboembolischen Erkrankungen bei koronarer Herzkrankheit bei mechanischer Thrombozytenzerstörung (künstliche Herzklappen) bei Thrombozytose bei peripherer arterieller Verschlußkrankheit bei Diabetes mellitus bei Präeklampsie bei Verbrauch (solange keine Thrombozytopenie besteht) nach i.v. Gabe von Heparin
Verminderung bei Thrombozytopenie

β-Thromboglobulin

Auch β-Thromboglobulin ist in den α-Granula der Thrombozyten enthalten und wird bei Aktivierung der Plättchen im Plasma nachgewiesen. Die Blutprobe wird nach Ludlam et al. (69) mit EDTA, Theophyllin und PGE_1 abgenommen. Die Bestimmung erfolgt mit einem Radioimmunoassay oder einem ELISA.

Referenzbereich (32)

20–45 Jahre 36,6 ± 13,9 (8,8–64,6) μg/l
45–80 Jahre 49,9 ± 14,8 (19,8–79,0) μg/l
0,8 nmol/l (63)

Beurteilung

Verminderung und *Vermehrung* wie bei Thrombozytenfaktor 4, nur nicht durch intravenöse Gabe von Heparin beeinflußbar.

Bei Patienten, bei denen Thrombozytenfaktor 4 oder β-Thromboglobulin im Plasma vermehrt sind, sind diese Substanzen in den Thrombozyten vermindert.

Thrombozyten-Wachstumsfaktoren (Platelet-Derived Growth Factors [PDGF])

Es handelt sich um sehr wirksame Mitogene, die bei der Gerinnnung aus den Plättchen freigesetzt werden. Sie hemmen die Thrombin- und die Kollagen-induzierte Plättchenaggregation. Sie können mit Hilfe von Kulturen von glatten Muskelzellen bestimmt werden (99d).

Referenzbereich

0,06 ng/10^6 Thrombozyten oder 1200 Moleküle/Thrombozyt. Defekte finden sich bei myeloproliferativen Erkrankungen.

Glykoproteine

Die Glykoproteine sind wesentliche Bestandteile der Plättchenmembran mit Rezeptoreigenschaften. Das Glykoprotein Ib ist der Rezeptor für den von-Willebrand-Faktor, der die Haftung der Plättchen am Subendothel vermittelt. Sein Fehlen beim Bernard-Soulier-Syndrom ist für das Ausbleiben der Ristozetin-induzierten Aggregation dieser Plättchen verantwortlich. Das Glykoprotein IIb/IIIa ist die Bindungsstelle für Fibrinogen, Fibronektin und von-Willebrand-Faktor an der Thrombozytenoberfläche. Das Fehlen des Glykoproteins IIb/IIIa ist für die mangelhafte Funktion der thrombasthenischen Plättchen verantwortlich. Erworbene Defekte finden sich bei Leukämien, myeloproliferativen Syndromen, Tn-Syndrom und durch proteolytischen Abbau (Elastase, Plasmin). Diese Glykoproteine können mit spezifischen, meist monoklonalen Antikörpern bestimmt werden (77a).

Glykocalicin

Glykocalicin ist ein Fragment des Glykoprotein Ib in der Plättchenmembran und kann mit einem monoklonalen Antikörper mittels eines RIA im Plasma nachgewiesen werden (23c). Die im Plasma nachweisbare Menge hängt von der Plättchenmasse, dem Plättchenumsatz und der Plättchenaktivierung ab. Glykocalicin wird durch Elastase oder Plasmin aus dem Glykoprotein Ib freigesetzt.

Referenzbereich

87 ± 17% (Bereich 52–127%) eines Normalplasmapools.

Das Ergebnis wird auf die Thrombozytenzahl bezogen:

$$\frac{\%\ \text{Glykocalicin}}{\%\ \text{Thrombozyten}} = 0{,}5 - 1{,}05$$

Beurteilung

Verminderung
bei aplastischen Anämien bei amegakaryozytären Thrombozytopenien
Vermehrung
bei autoimmuner Thrombozytopenie bei thrombotisch thrombozytopenischer Purpura

Prostaglandine

Die für das hämostatische System wichtigen Prostaglandine sind Thromboxan A_2 (TxA_2) und Prostazyklin (PgI_2 oder Pc). Sie können wegen ihrer kurzen Halbwertszeit nicht erfaßt werden. Man ist daher auf die Bestimmung der stabilen Endprodukte, nämlich TxB_2 für TxA_2 und 6-Ketoprostaglandin-$F_{1\alpha}$ für Pc angewiesen. Eine allgemeine Aussage über das Cyclooxygenase-Thromboxansynthetase-System liefert auch die Bestimmung von Malondialdehyd (MDA).

Die Bestimmung von TxB_2 und von 6-Ketoprostaglandin-$F_{1\alpha}$ ist mit käuflichen RIA-Kits möglich. Es muß jedoch zu großer Vorsicht wegen eventuell geringer Spezifität der Antikörper gemahnt werden. Ob eine Vorreinigung nötig ist, bleibt abzuklären. Die Blutabnahme erfolgt in 100 mmol/l EDTA, 20 µmol/l Indometazin (Endkonzentration).

Referenzbereich (Serum)

für Thromboxan B_2 200–700 µg/l (24)
für 6-Ketoprostaglandin-$F_{1\alpha}$ < 50 ng/l (42), 80,6 ± 4,7 ng/l (105a), 181 ± 46 ng/l (24)

Beurteilung

Vermehrung
nach Pc-Infusion nach DDAVP nach Nitroglyzerin
Verminderung
bei Arteriosklerose bei Diabetes mellitus bei Arteriitis Takayasu bei zerebrovaskulärer Ins bei Präeklampsie

MDA-Bestimmung

nach Stuart et al. (102), Vos

Die Plättchen werden isolie mit und ohne Thrombin ink wird photometrisch bestimm

Referenzbereich

spontan (ohne Thrombin): 0,74 ± 0,04 nmol/10^9 Thrombozyten (106 und eigene Untersuchungen)
stimuliert mit 1 E Thrombin: 1,10 ± 0,03 nmol/10^9 Thrombozyten
stimuliert mit 1 mmol/l N-Äthylmaleimid: 8–12 nmol/10^9 Thrombozyten (24).

Eine *Verminderung* findet sich bei Urämie und nach Medikamenten, die mit dem Prostaglandinstoffwechsel interferieren (z.B. Azetylsalizylsäure, Indometazin usw.).

Thrombozytenantikörper

Bei einem großen Teil der Patienten mit Thrombozytopenie lassen sich Antikörper nachweisen. Es kann sich um Autoantikörper (z.B. chronische ITP), um Alloantikörper gegen plättchenspezifische Eigenschaften (z.B. Pl^{A1}), um Alloantikörper gegen HLA-Eigenschaften der Plättchen und um medikamentös bedingte Antikörper handeln (78).

Die Autoantikörper manifestieren sich als plättchenassoziiertes IgG, selten IgM, das mit dem direkten Radioimmunantiglobulintest (79), dem Fab-anti-Fab-Test (70) oder dem Hämagglutinationshemmtest (31), Plättchen-Komplement-Fixationstest (PCFT), dem Plättchen-Adhäsions-Immunofluoreszenztest (PAIFT), einem kompetitiven Immunoassay (CELIA) und einem Glykoprotein-spezifischen Immunoassay mit monoklonalen Maus-Antikörpern (MAIPA) (60b) nachgewiesen werden kann.

Dieser Nachweis ist nicht spezifisch, da sich ein erhöhtes Plättchen IgG auch bei Sepsis mit Thrombozytopenie, chronisch lymphatischer Leukämie, Plasmozytom, posttransfusioneller Purpura, heparininduzierter Thrombozytopenie und vielen anderen Erkrankungen findet.

Alloantikörper werden mit dem Mikrokomplementbindungstest und dem Serotoninfreisetzungstest nachgewiesen. Zwischen den beiden Arten der Alloantikörper wird mit Hilfe des Lymphotoxizitätstests unterschieden, der bei den plättchenspezifischen Alloantikörpern negativ ist.

Die medikamentös-allergisch bedingten Antikörper werden mit denselben Tests nachgewiesen wie die Alloantikörper. Außerdem ist die Retraktion in Gegenwart des für die allergische Reaktion verantwortlichen Medikaments gehemmt und der indirekte Radioimmunantiglobulintest positiv.

[illegible]en Glykoprotein Ib gerichtete Antikörper verursachen [illegible]orbenes Bernard-Soulier-Syndrom, solche gegen [illegible] eine erworbene Thrombasthenie.

Fermente und Substrate des intermediären Stoffwechsels der Thrombozyten (107)

(Tab. 18, 19)

Beurteilung

Bei Typ 1 der Thrombasthenie findet sich ein Mangel an Glyceraldehyd-3-Phosphatdehydrogenase und Pyruvatkinase, eine Verminderung des Glukoseverbrauchs, der Laktatbildung und des ATP.

Bei Typ 2 scheint ein Isoenzym der Mg^{++}-abhängigen ATP-ase vorzuliegen. Die bisher bestimmten Ferment- und Substratkonzentrationen wurden hier im Referenzbereich gefunden.

Eine Verminderung der Glutathionreduktase findet sich bei einzelnen Fällen von Thrombasthenie und bei Patienten mit Panzytopenie.

In letzter Zeit wurden verschiedene, noch wenig definierte Rezeptoren- und Stoffwechseldefekte in Thrombozyten als Ursache von Thrombopathien beschrieben.

Kontrolle der Antikoagulanzientherapie

Behandlung mit Cumarinderivaten

Zur Kontrolle der Wirkung der Cumarinderivate sind Thrombotest (s. S. 410) und Hepatoquick am besten geeignet. Infolge ihrer Faktor-X-Empfindlichkeit ermöglichen sie auch die Erkennung einer Blutungs- oder Thrombosegefahr. Sie sind von Faktor V unabhängig, so daß auch mehrere Stunden alte oder mit der Post verschickte Proben analysiert werden können. Durch Heparin werden sie wenig beeinflußt. Die Ergebnisse können aus der mitgelieferten Eichkurve abgelesen werden und sind zwischen verschiedenen Laboratorien gut vergleichbar. Die optimale Einstellung liegt zwischen 5 und 15%.

Es kann auch die Originalmethode nach Quick (s. S. 408) verwendet werden. Hier liegt die optimale Einstellung zwischen 15 und 25%. Die Verläßlichkeit der Ergebnisse hängt weitgehend von der Wahl eines geeigneten Thromboplastinreagens ab. Werden die Ergebnisse als „International Normalized Ratio“ (INR) angegeben, so sind auch die Quick-Tests verschiedener Laboratorien vergleichbar.

Heparintherapie

Zur Kontrolle der Heparintherapie werden die aktivierte PTT (s. S. 416), die Thrombinzeit (s. S. 426) oder der Anti-Faktor-X a-Test mit chromogenen Substraten (s. S. 436) (52, 104) herangezogen. Bei der aktivierten PTT ist auf die Verwendung eines heparinempfindlichen Reagens (Thrombophax®, Platelin®, Diagen platelet substitute®, Pathromtin®) zu achten. Es hat sich als üblich und zweckmäßig

Enzymausstattung der Blutplättchen
Enzymaktivitäten in IU/10^{11}-Plättchen (25 °C, pH 7,5
TRAP, Mikromol Substratumsatz/min), nach Waller und Gross (107)

Enzyme	IU	± SD
Hexokinase	2,2	0,4
P-Glucomutase	4,0	1,4
Glukose-6-P-Isomerase	72,6	9,4
Fruktose-6-P-Kinase	7,0	1,4
Di-P-Fruktose-Aldolase	4,1	1,2
Triose-P-Isomerase	274,0	60,0
Glyzerin-1-P-Dehydrogenase	1,2	0,5
Glyceraldehyd-3-P-Dehydrogenase	78,1	12,2
3-P-Glycerat-1-Kinase	92,0	10,1
P-Glyceromutase	39,3	9,2
Enolase	23,5	6,8
Pyruvatkinase	59,6	17,5
Laktat-Dehydrogenase	97,1	18,6
Glukose-6-P-Dehydrogenase	6,9	2,4
6-P-Gluconat-Dehydrogenase	1,0	0,2
Glutathionreduktase	6,8	1,3
Isozitrat-Dehydrogenase	3,3	0,9
Succino-Dehydrogenase	0,7	0,2
Malat-Dehydrogenase	37,9	5,9
TPNH-Oxydase	3,0	0,9
Saure Phosphatase	6,5	1,6
Alkalische Phosphatase	0,9	0,3
Myokinase	11,5	1,7
Mg^{++}-abhängige ATP-ase	16,3	2,5
Ca^{++}-abhängige ATP-ase	7,7	1,8
Glukose-6-Phosphatase	2,1	0,3
GO-Transaminase	1,6	1,2
GP-Transaminase	0,7	0,5
Glutamat-Dehydrogenase	0,6	0,3

1 IU = 16,67 nkat SD = Standardabweichung

Tab. 18

Stoffwechselleistungen der Blutplättchen
(Mikromol/10^{11} Plättchen) 37 °C, pH 7,4; Bikarbonat-Ringer-Lösung; 0,01 M Glukose; 95 % O_2 + 5 % CO_2

	µmol	± SD
O_2-Aufnahme/h	86,3	18,1
CO_2-Bildung/h	95,7	25,5
Pyruvatbildung/h	3,9	1,0
Laktatbildung/h	76,4	28,6
Glukoseverbrauch/h	74,8	16,7
ATP	21,5	5,4
ADP	6,9	2,6
AMP	8,1	3,0
Glykogen	27,2	8,0

SD = Standardabweichung

Tab. 19

erwiesen, bei der intermittierenden Therapie nicht die maximale Wirkung sofort nach der intravenösen Gabe von Heparin oder 2 bis 3 Stunden nach der subkutanen Gabe eines Depotpräparates zu kontrollieren, sondern zu prüfen, ob die Wirkung vor der vorgesehenen nächsten Verabreichung noch ausreichend ist oder nicht. Man sollte vor der nächsten Dosis noch eine Verlängerung der Thrombinzeit oder der aPTT auf das 1 1/2fache des Kontrollwertes finden. Ist die nachgewiesene Wirkung stärker, kann man entweder das Intervall zwischen den Dosen verlängern oder die Dosis reduzieren. Ist keine Wirkung mehr nachweisbar, wird man das Intervall zwischen den Dosen verkürzen oder die Dosis erhöhen. Welcher Weg einzuschlagen ist, hängt vom Befinden des Patienten und der Art der Erkrankung ab. Besteht Blutungsgefahr, so wird man kleine subkutane Dosen in kürzeren Abständen verabreichen, wodurch die Maximalwirkung geringer wird, oder man wird zu intravenöser Dauerinfusion übergehen, wobei man auf eine Thrombinzeit von ca. 25–30 Sekunden oder auf eine aPTT einstellt, die auf das 1,5–2,5fache des Kontrollwertes verlängert ist. Bei der Behandlung mit LMW-Heparinen verwendet man den Anti-Faktor-X a-Test an synthetischen Substraten und stellt auf einen Spiegel von 0,2 - 0,5 Anti-Faktor-X a-Einheiten ein (s. S. 437).

Hyperkoagulabilität (Tab. 20, 21 und Abb. 12)

Die Diagnose der Hyperkoagulabilität, die Deutung dieser Feststellung und ihre Beziehung zur Thrombogenese gestalten sich außerordentlich schwierig. Es handelt sich um einen dynamischen Zustand, der von der reinen Hyperkoagulabilität, bei der eine Thrombose erst durch einen besonderen Stimulus ausgelöst werden muß, über die stille, eventuell durch Bluttests feststellbare und die ausgedehnte klinisch asymptomatische, durch markiertes Fibrinogen nachweisbare Thrombose bis zur akuten klinisch-manifesten Thrombose oder zur generalisierten intravasalen Gerinnung reicht (Abb. 12). Wohl lassen sich durch verschiedene Tests Patientenkollektive mit Hyperkoagulabilität erkennen, doch sind dieselben Tests für den individuellen Fall nicht ausreichend aussagekräftig. Der Normalbereich der meisten Gerinnungstests ist viel zu breit und die jeweilige Veränderung viel zu gering, um im Einzelfall eine Aussage zuzulassen.

Bei der Hyperkoagulabilität handelt es sich um einen Zustand, der durch eine Vermehrung von Gerinnungsfaktoren bzw. durch eine Erhöhung ihrer Aktivität (was nicht gleichbedeutend sein muß) und/oder durch eine Aktivierung der Plättchen und/oder durch eine Verminderung von Gerinnungsinhibitoren und/oder eine Reduktion des fibrinolytischen Potentials bedingt ist. Die Erfassung dieses Zustandes ist vor allem deshalb schwierig, weil die meisten Testsysteme zur Erkennung einer Hypokoagulabilität konzipiert sind und weil erhöhte Aktivitäten in Gerinnungstests häufiger durch schlechte Blutabnahmen als durch eine echte Vermehrung von Gerinnungsfaktoren bedingt sind. Gerinnungszeit (S. 400), Blutungszeit (S. 401), Prothrombinzeit (s. S. 408), Thrombotest (s. S. 410)

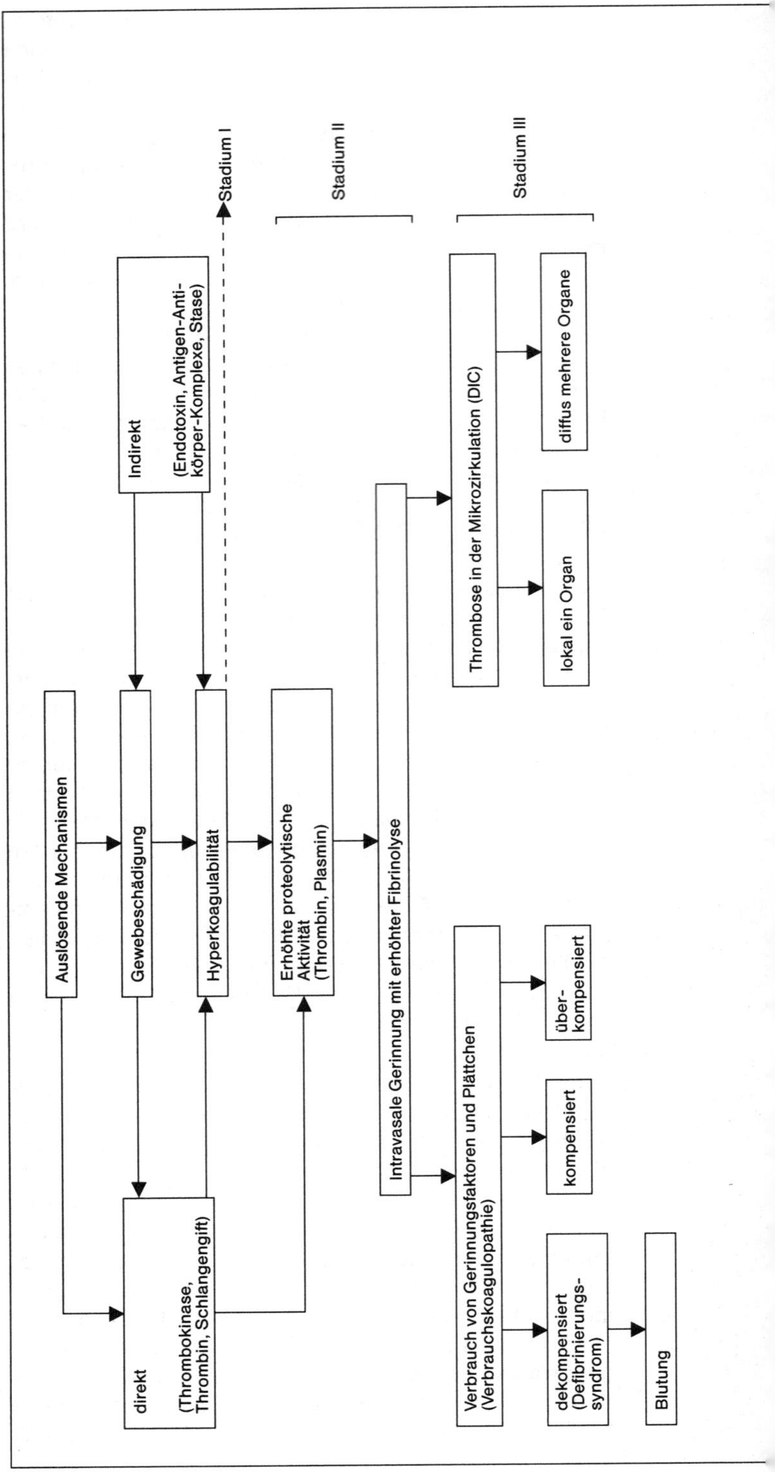
Auslösende Mechanismen
Gewebeschädigung
Hyperkoagulabilität
Erhöhte proteolytische Aktivität (Thrombin, Plasmin)
Intravasale Gerinnung mit erhöhter Fibrinolyse
direkt
(Thrombokinase, Thrombin, Schlangengift)
Indirekt
(Endotoxin, Antigen-Antikörper-Komplexe, Stase)
Stadium I
Stadium II
Stadium III
Thrombose in der Mikrozirkulation (DIC)
lokal ein Organ
diffus mehrere Organe
Verbrauch von Gerinnungsfaktoren und Plättchen (Verbrauchskoagulopathie)
dekompensiert (Defibrinierungs-syndrom)
kompensiert
über-kompensiert
Blutung

sind in dieser Fragestellung völlig ungeeignete Testsysteme. Eine Verkürzung der aPTT um 2 Sigma (s. S. 416) und des r-Wertes im TEG (s. S. 407), eine Steigerung der Heparintoleranz (s. S. 403) sowie eine Erhöhung des Normotests (s. S. 411) geben einen gewissen Hinweis. Erhöhte Werte in Einzelfaktorentests, die auf chronometrischen Methoden beruhen, sprechen mit großer Wahrscheinlichkeit zumindest für eine erhöhte Aktivität des betroffenen Gerinnungsfaktors; eine solche ist für praktisch alle Gerinnungsfaktoren beschrieben. Besonderer Wert wird derzeit auf eine stärkere Erhöhung von Faktor VIIIR:Ag als von Faktor VIII:C (erhöhter Quotient: F VIIIR:Ag/ VIII:C) sowie auf die Vermehrung von Faktor VII gelegt. Das Auftreten von Fibrinpeptid A (s. S. 431), TAT-Komplexen (s. S. 440) und von löslichen Fibrinmonomerkomplexen (s. S. 430) spricht bereits für Thrombinbildung lokal oder generalisiert. Dem Antithrombin III und dem Protein C dürfte eine große Bedeutung zukommen. Tests, die auf einer chemischen oder immunologischen Methode beruhen, erfassen eine echte Vermehrung des Proteins (z.B. Fibrinogenbestimmung, s. S. 428, immunologische Faktor-VIII-Bestimmung, s. S. 420). Auch mit der Thrombozytenzählung wird eine echte Vermehrung erfaßt.

Frühphasen der Hyperkoagulabilität können durch Bestimmung von Prothrombin Fragment 1+2 oder des Aktivierungspeptids von Protein C mit einem ELISA erfaßt werden. Der Referenzbereich für F 1+2 beträgt 0,7 ±0,2 (0,4 – 1,1) nM/l. Es findet sich eine deutliche Vermehrung bei DIC, venösen Thrombosen, Embolien (2 – 10 nM/l), eine Verminderung während der Antikoagulanzienbehandlung (88b). Das Auftreten von Faktor-IXa-Antithrombin-Komplexen, die mit einem ELISA erfaßt werden können, ist ein Frühzeichen der Hyperkoagulabilität (111a).

Der Nachweis einer gesteigerten Adhäsivität (s. S 448), einer Spontanaggregation (s. S. 452), zirkulierender Aggregate (Wu-Test) und der Auslösung von Aggregation durch geringere Konzentrationen der stimulierenden Agenzien (s. S. 451) sprechen für eine Aktivierung der Plättchen, während der Nachweis einer Erhöhung von β-Thromboglobulin und Thrombozytenfaktor 4 im Plasma bereits eine erfolgte Plättchenaktivierung größeren Ausmaßes zur Voraussetzung hat. Das fibrinolytische System verhindert eine Stabilisierung des Thrombus am Ort seiner Entstehung und sein Fortschreiten. Es findet sich häufig eine Verminderung der spontanen (s. S. 483) und der nach Venenokklusion (s. S. 474) freisetzbaren lytischen Aktivität. Das Auftreten von Fibrin(ogen)-abbauprodukten (s. S. 432) und von Plasmin-Antiplasmin-Komplexen (PAP) (s. S. 479) spricht für eine lokale oder generalisierte Aktivierung der Fibrinolyse, das Auftreten von Fibrinpeptid

Differentialdiagnose zwischen intravasaler Fibrinolyse und intravasaler Gerinnung
(Gesamtübersicht)

	Intravasale Gerinnung		Primäre Fibrinolyse	Intravasale Gerinnung + sekundäre Fibrinolyse
	kompens.	dekompens.		
PTZ	normal bis verkürzt	verlängert	verlängert	verlängert
aPTT	normal bis verkürzt	velängert	verlängert	verlängert
Thrombinzeit (TZ)	normal bis verlängert	normal bis verlängert	lang bis ∞	verlängert
Reptilasezeit	normal	normal	weniger verlängert als TZ	weniger verlängert als TZ
TEG r	normal bis verkürzt	verlängert bis ∞	verlängert bis ∞	verlängert bis ∞
k	normal	verlängert bis ∞	verlängert bis ∞	verlängert bis ∞
ma	normal bis verbreitert	schmal	normal oder schmal	schmal
F	parallel	Kurvenschenkel parallel verlaufend	kurz	allmählich zunehmende Verschmälerung
Thrombozyten	normal	vermindert	normal	normal bis vermindert
Fibrinogen	erhöht	stark vermindert	stark vermindert	stark verminde
Prothrombin	normal	stark vermindert	fast normal	vermindert
Faktor V	normal bis erhöht	stark vermindert	vermindert	stark verminde
Faktor VII	normal	vermindert	leicht vermindert	vermindert
Faktor VIII	normal bis erhöht	stark vermindert	vermindert	stark verminde
Faktor IX	?	?	kaum vermindert	vermindert
Faktor X	normal	verbraucht	gering vermindert	verbraucht
Faktor XIII	normal	verbraucht	normal	verbraucht
Antithrombin III	vermindert	vermindert	normal	vermindert
Clot observation test	–	–	Lyse	geringe Lyse
Euglobulinlysezeit	verlängert	–	Lyse	geringe Lyse
t-PA	normal	normal	vermehrt	vermehrt
Plasminogen	normal	normal	vermindert	vermindert
α_2-Antiplasmin	normal	normal	vermindert	vermindert
Äthanoltest	positiv	positiv	negativ	pos. oder neg.
lösliche Fibrinmonomerkomplexe	++	++	fehlen	je nach Stadiu vorhanden od fehlend
Fibrin(ogen)spaltprodukte	fehlen	fehlen	++++	+++
Fibrinpeptid A	++	++	fehlt	++
Fibrinpeptid $B\beta_{1-42}$	fehlt	fehlt	++	++
Betathrombogiobulin	++	++	fehlt	+
Thrombozytenfaktor 4	++	++	fehlt	+
Komplexe	TAT	TAT	PAP	PAP, TAT

\+ = Parameter nachweisbar (Menge +.....++++)
– = negatives Testergebnis
TAT = Thrombin-Antithrombin-III-Kompl
PAP = Plasmin-Antiplasmin-Komplexe
TZ = Thrombinzeit

Tab. 20

$B\beta_{1-42}$ für eine Fibrinogenolyse (s. S. 432), der Nachweis von Fibrinpeptid $B\beta_{15-42}$ (s. S. 432) und von D-Dimeren (s. S. 434) für eine Fibrinolyse.

Es ist schwer, eine Empfehlung zu geben, welche Tests zur Stellung der Diagnose Hyperkoagulabilität nun tatsächlich herangezogen werden sollen, da Wertigkeit und Aufwand in einem Gleichgewicht stehen sollten. Am ehesten

ifferentialdiagnose zwischen disseminierter intravasaler Gerinnung (DIC) und yperfibrinolyse (aus 29) (Reduziert auf die zu erfassenden Parameter.)

	DIC			DIC + Fibrinolyse	Primäre Fibrinolyse
	Dekomp.	Komp.	Überkomp.		
rombozyten	↓	⊥/↓	⊥	↧	⊥
rombinzeit	⇈	⊥/↑	↑⊥	↑	⇈
brinogen	↓	⊥	↑	↧	⇊
brinpeptid A	+	±	±	+	–
brinabbauprodukte	++	+	+	++	++
othrombinzeit	↑	⊥	⊥	↑	↑
TT	↑	⊥	↓	↑	↑
ktoren VIII, V	↓	⊥	↑	↓	↓
hanoltest (SFMC)	+	±	±	+	–
ktoren II, X	↓	⊥	⊥	↓	↓
tithrombin	⊥	↓	⊥	⊥	↧
asminogen	⊥	⊥	⊥	↓	↧
tiplasmin	⊥	⊥	⊥	↓	↓

⊥ = normal, ↓ = vermindert, verkürzt, ↑ = vermehrt, verlängert, ↧ = stark vermindert; ⇊ = sehr stark vermindert, ↥ = stark verlängert, ⇈ = sehr stark verlängert; + = Parameter nachweisbar, ++ = Parameter in großer Menge nachweisbar, ± = Parameter in Spuren nachweisbar

21

wären Thrombozytenzählung, Hämatokrit, aPTT, TEG, Spontanaggregation, Faktor VIIIR:Ag/Faktor VIII:C, Antithrombin III, Protein C und S, FDP, TAT, PAP, ELT (s. S. 471) und Fibrinolyse nach Venenokklusion zu empfehlen (Tab. 21).

Disseminierte intravasale Gerinnung (DIC) (Tab. 20, 21 und Abb. 12)

Umsatzsteigerungen der Gerinnungsfaktoren können sowohl durch Aktivierung der Gerinnung als auch durch Aktivierung der Fibrinolyse zustande kommen. Wie oben bereits ausgeführt, bestehen fließende Übergänge von der Hyperkoagulabilität zum Auftreten von Thrombin in der Zirkulation (Abb. 12). Die Folge ist zunächst eine Verkürzung der biologischen Halbwertszeit von Thrombozyten und Fibrinogen, die durch Mehrproduktion kompensiert oder gar überkompensiert werden kann (Umsatzsteigerung). Es kann sogar zu einem Anstieg von Fibrinogen kommen. Gleichzeitig werden lösliche Fibrinmonomerkomplexe (Äthanoltest [s. S. 430], Säulenchromatographie [s. S. 431], Fibrinpeptid A [s. S. 431]) und ein Anstieg von β-Thromboglobulin (s. S. 455) und Thrombozytenfaktor 4 (s. S. 454) in der Zirkulation sowie TAT-Komplexe (s. S. 440) nachweisbar. Mit weiterem Fortschreiten kommt es zum ausgedehnten Verbrauch von Gerinnungsfaktoren und bei völliger Dekompensation einerseits zur Verbrauchskoagulopathie, andererseits zu massiven Thrombosen in der Mikrozirkulation, die sich bei generalisiertem Auftreten als Schock, bei organgebundenem Auftreten als Nekrose an Nebennieren, Nierenrinde, Hypophyse etc. manifestieren. Als Reaktion auf die Gerinnungsvorgänge kommt es zur sekundären Aktivierung der Fibrinolyse. Eine primäre Hyperfibrinolyse ist hingegen sehr selten.

Das Ausmaß der Beteiligung des einen und des anderen Prozesses ist von Fall zu Fall außerordentlich unterschiedlich, kann aber auch bei demselben Fall innerhalb kurzer Zeit wechseln, wodurch die Beurteilung der Untersuchungsergebnisse wesentlich erschwert wird und die Untersuchung oft innerhalb kurzer Abstände wiederholt werden muß. Die Auswirkungen beider Mechanismen auf die einzelnen Gerinnungstests und Gerinnungsfaktoren sind sehr ähnlich; oft ist der Unterschied lediglich quantitativ. Die sichersten Parameter zur Differenzierung sind die Thrombozytenzählung (s. S. 402), der Nachweis von löslichen Fibrinmonomerkomplexen in Plasma mit dem Äthanolgelifikationstest (s. S. 430) oder säulenchromatographisch (s. S. 431), der Nachweis von Fibrin(ogen)spaltprodukten im Serum und Harn mit dem Staphylokokkenklumpungstest (s. S. 433) und differenziert mit spezifischen Antikörpern sowie der Nachweis von D-Dimeren (s. S. 434), Fibrinpeptid A oder B (s. S. 431) von TAT- und Plasmin-Antiplasmin-Komplexen (s. S. 479). Die übrigen Veränderungen sind aus den Tabellen 4, 20 und 21, die einfachsten Testkombinationen aus Tabelle 21 zu entnehmen.

Fibrinolyse – die einzelnen Methoden und ihre Bedeutung

Analyse des fibrinolytischen Systems

Hier stehen ebenso wie bei den Gerinnungsanalysen drei Systeme zur Auswahl:

1. Bei der funktionellen Analyse bedient man sich der Lyse des physiologischen Substrates Fibrin durch Plasmin als Indikatorreaktion in analoger Weise, wie im Gerinnungssystem die Wirkung von Thrombin auf Fibrinogen verwendet wird. Es kann, wie in den meisten Globaltests, das in der Probe selbst enthaltene Fibrin verwendet werden. Man kann aber auch ein Standardgerinnsel nehmen, das mit einem Farbstoff, meist einem Fluoreszenzfarbstoff (39), oder radioaktiv (33) markiert ist oder man verwendet Fibrinplatten (4).

2. Da die Spezifität des Plasmins viel geringer ist als die des Thrombins, werden schon seit langem verschiedene natürliche oder künstliche Substrate verwendet, wobei die Art der Reaktionen nicht ganz gleichwertig ist. So erfolgt diese ebenfalls funktionelle Analyse proteolytisch an Kasein und anderen Eiweißkörpern, esterolytisch an TAMe [To-

sylargininmethylester], BAMe [Benzylargininmethylester], LMe [Lysinmethylester] oder spezifischer amidolytisch an S 2251 [H-D-Val-Leu-Lys-pNA], Chromozym PL [Tos-Gly-Pro-Lys-pNA] (s. Tab. 3, S. 382) (65).

3. Die immunologischen Methoden, wie die radiale Immundiffusion nach Manzini (71), die ein- oder zweidimensionale Elektroimmunodiffusion (Laurell), die Radioimmunoassays und ELISA ermöglichen mit Hilfe spezifischer Antisera oder monoklonaler Antikörper die Bestimmung der Mengen der einzelnen an der Fibrinolyse beteiligten Komponenten. Gewisse Schwierigkeiten hinsichtlich der Spezifität bestehen bei den Antifibrin(ogen)seren bei der Unterscheidung zwischen Fibrinogen, Fibrinmonomeren und Fibrinabbauprodukten. Mit monoklonalen Antikörpern wird aber auch bei dieser Fragestellung hohe Spezifität erreicht (s. S. 434). Es wird bei jeder einzelnen Fragestellung geprüft werden müssen, mit welchen Methoden die relevanteren Ergebnisse erhalten werden.

Globaltests

Diese Tests erfassen die Balance zwischen lysefördernden und hemmenden Faktoren, wobei das Vorliegen freier Aktivatoren für ein positives Ergebnis Voraussetzung ist. Das Ergebnis wird auch durch den Gehalt der Proben an Plasminogen, Fibrinogen und Inhibitoren beeinflußt. Bei der Beurteilung möge bedacht werden, daß es sich um den Zustand des Systems im Augenblick der Untersuchung handelt und daß dieser bei akuten Krankheitszuständen einem schnellen Wandel unterworfen sein kann.

Vollblutlysezeit (Clot-observation-Test)

Prinzip

Etwa 1 ml Blut wird in ein kleines Röhrchen gefüllt, dieses bei 37 °C stehengelassen und das Gerinnsel 24 Stunden lang beobachtet. Bei stark verzögerter Gerinnung oder bei fibrinolytischen Zwischenfällen im Operationssaal kann etwas Thrombin zugesetzt werden, um die Gerinnung zu beschleunigen.

Vorsicht

Retraktion und Lyse dürfen nicht miteinander verwechselt werden. Bei Polyglobulien kann es während der Retraktion zum Ausfallen von Erythrozyten aus dem Fibrinnetz kommen und so eine Lyse vorgetäuscht werden.

Referenzbereich

Das Gerinnsel soll nach 24 Stunden noch erhalten sein.

Beurteilung

Bei starker Aktivierung der Fibrinolyse, wie bei Zwischenfällen post partum, bei septischem Abort oder während und im Anschluß an Operationen, wird komplette Lyse nach wenigen Minuten bis zu einer halben Stunde gefunden. Aktivitäten dieses Ausmaßes führen bereits zu einer Fibrinogenopenie und können sich als hämorrhagische Diathese manifestieren.

Geringere Aktivierungen der Fibrinolyse können mit diesem Test nicht erfaßt werden.

Plasmagerinnsellysezeit

Plättchenarmes Plasma wird zur Gerinnung gebracht und die Lyse beobachtet. Dieser Test ist etwas empfindlicher als die Vollblutlysezeit.

Thrombelastographie

Prinzip und *Durchführung* s. S. 405.

Kritik

Die Empfindlichkeit der Methode ist nur wenig größer als jene der Vollblutlysezeit. Ihre Vorteile sind Möglichkeit des Nachweises von Teillysen, Dokumentation des Ergebnisses, geringer Arbeitsaufwand.

Beurteilung

Komplette Auflösung des Gerinnsels innerhalb von 24 Stunden bei Verwendung von Vollblut, Zitratblut oder Plasma spricht für eine erhöhte fibrinolytische Aktivität. – Eine Verschmälerung der Amplitude auf die Hälfte innerhalb von 12 Stunden (6 bis 17 Stunden) (101) ist noch ein normaler Befund. – Eine kürzere Halbwertszeit findet sich bei Normalpersonen nach intensiver Stauung, ferner unter den auf Seite 474 angeführten Bedingungen.

Fibrinplattenmethode nach Astrup und Müllerts (4)

Prinzip

Fibrinogen wird in einer Petrischale nach Zusatz von Cialit und Agarose mit Thrombin zur Gerinnung gebracht (Standardplatten). Es werden kleine Löcher mit 3 mm Durchmesser gestanzt und die Probe (8 µl) in diese gefüllt. Die Größe des durch die Lyse entstandenen Hofs wird nach 24 Stunden gemessen. Bei Verwendung von plasminogenhaltigem Humanfibrinogen hängt die Größe des Lysehofes nahezu ausschließlich von der Konzentration freier Plasminogenaktivatoren ab. Auf die Fibrinplatten können Plasma, Euglobulinpräzipitat oder auch gereinigte Plasminogenaktivatoren (Gewebeplasminogenaktivator, Streptokinase, Urokinase) aufgebracht werden. Zur Bestimmung von Plasminogen und Plasmin wird das in den Platten enthaltene Plasminogen durch Erhitzen auf 80 bis 90 °C zerstört (erhitzte Platten) oder plasminogenfreies Fibrinogen verwendet (Tab. 22). Gebrauchsfertige Fibrinplatten stehen käuflich zur Verfügung (Partigenplatten®).

Methoden zur Bestimmung der Faktoren des fibrinolytischen Systems		
Zu bestimmender Faktor	Substrat	Erforderliche Zusätze
Plasminogen	erhitzte Fibrinplatte	Streptokinase
	plasminogenfreies Fibrinogen	Streptokinase
	Standardgerinnsel aus menschlichem Plasma	Streptokinase
	Kasein	Streptokinase
	S 2251	Streptokinase
Plasmin	wie Plasminogen	keine
Proaktivator	Standardplatte (Rind)	Streptokinase
	plasminogenhaltiges Rinderfibrinogen	Streptokinase
	mit Plasminogen angereichertes Standardgerinnsel	Streptokinase
	Kasein	Plasminogen + Streptokinase
Aktivator (spontan)	wie Proaktivator	–
	Kasein	Plasminogen
Urokinase	Fibrinogen	–
	angereicherte Standardgerinnsel	–
	Kasein	Plasminogen
	S 2444	–
	Chromozym U	–
	Azetyllysinmethylester	–
Streptokinase	plasminogenhaltiges Fibrin (Mensch)	–
	plasminogenhaltiges Fibrin (Rind)	menschliches Euglobulin
	Kasein	menschliches Euglobulin + Plasminogen
	S 2251	Plasminogen

Tab. 22

Kritik

Die Methode ist zur qualitativen Orientierung gut geeignet. Sie ist sowohl für Globaltests (mit Plasma, Euglobulin) als auch für die Bestimmung einzelner Komponenten des fibrinolytischen Systems verwendbar. Ihr Vorteil ist der geringe Arbeitsaufwand bei relativ guter Empfindlichkeit. Ihre Nachteile sind die lange Inkubationszeit, Schwierigkeiten bei der quantitativen Auswertung und starke Abhängigkeit von der Qualität des verwendeten Fibrinogens und Thrombins.

Ergebnisse

Bei Verwendung von Euglobulinfraktion (empfindlicher) entsprechen die Ergebnisse jenen der Euglobulinlysezeit (s. S. 474).

Röhrchentests

Prinzip

Die Mischung von Untersuchungsgut, Fibrinogenlösung und etwa erforderlichen Zusätzen wird mit Thrombin zur Gerinnung gebracht und die Zeit bis zur Auflösung des Gerinnsels gemessen. Um quantitative Ergebnisse zu erhalten, wird entweder aus einer durch Verdünnung von Normalplasma hergestellten Eichkurve abgelesen (72, 109) und das Ergebnis in Prozent der Norm angegeben, oder es wird jene Verdünnung des Untersuchungsgutes bestimmt, die Lyse innerhalb einer gegebenen Zeit bewirkt.

Kritik

Die Methode ist relativ einfach und empfindlich. Es ist darauf zu achten, daß die Fibrinogenkonzentration durch das Untersuchungsgut nicht verändert wird.

Markierte Standardgerinnsel (9, 33, 39)

Prinzip

Vorgefertigte, mit Erythrozyten (9), Fluoreszenzfarbstoffen (39) oder radioaktivem Jod (33) markierte Gerinnsel werden in die zu prüfende Lösung eingebracht. Nach einer entsprechenden Inkubationszeit wird das Gerinnsel herausgenommen und die abgespaltene Menge des Indikators bestimmt. Vorteile der Methode sind die Möglichkeit der Messung von Teillysen. Sie wird daher zu kinetischen Untersuchungen und zur Kontrolle der thrombolytischen Therapie verwendet.

Substrat Kasein

Prinzip

Das Untersuchungsgut wird mit Kasein inkubiert, dann wird das nicht gespaltene Kasein gefällt und das abgespaltene Tyrosin im Überstand bestimmt.

Kritik

Der Vorteil der Methode ist die Möglichkeit der quantitativen Aussage, die in verhältnismäßig kurzer Zeit verfügbar ist.

Nachteile der Methode sind die geringe Empfindlichkeit zum Nachweis spontaner Aktivitäten und die Verwendung eines nicht physiologischen Substrates.

Das Ergebnis wird in Kaseineinheiten angegeben. Nach Remmert und Sgouris (98) ist 1 Kaseineinheit jene Aktivität, die 450 µg Tyrosin aus einer 4prozentigen Kaseinlösung in 1 Stunde bei 37 °C freisetzt. Nach Fletcher und Deutsch wird als 1 Kaseineinheit jene Aktivität definiert, die 180 µg Tyrosin aus einer 2prozentigen Kaseinlösung in 1 Stunde bei 37 °C freisetzt. Auch andere Einheiten sind in Verwendung.

Synthetische Substrate (s. Tab. 3, S. 382)

Die synthetischen Substrate S 2251 und Chromozym PL (s. Tab. 3) werden von Plasmin gespalten (65). Zur Bestimmung von Plasminogen muß dieses durch einen Überschuß von Streptokinase aktiviert werden. Urokinase kann an S 2444 oder Chromozym U, der Streptokinase-Plasminogen-Komplex an H-D-Val-Leu-Lys-5-Aminoisophthalsäure-dimethylesterdifluoroacetat oder an S 2251 direkt bestimmt werden.

Bestimmung der Komponenten des fibrinolytischen Systems

Durch einfache Ausschaltung der Inhibitoren wird der Nachweis der fibrinolysefördernden Faktoren besser möglich. Dies wird durch Euglobulinfällung erreicht, wobei die Inhibitoren im Überstand bleiben, oder durch Ansäuern und Neutralisieren der Probe. Hierdurch entstehen Tests, die zwischen den Globaltests und jenen zur Bestimmung einzelner Komponenten stehen. Zur Bestimmung der Einzelfaktoren mit funktionellen Tests an Fibrin und an synthetischen Substraten bedient man sich verschiedener Zusätze, wie dies aus Tabelle 22 abgelesen werden kann.

Plasminogenaktivatoren (Abb. 3, S. 383)

Die Situation der im Plasma nachweisbaren Plasminogenaktivatoren ist noch nicht völlig geklärt. Große Bedeutung kommt dem Gewebeplasminogenaktivator zu (t-PA für „tissue type" plasminogen activator), welcher im Gefäßendothel synthetisiert und von dort freigesetzt wird. T-PA kann aus praktisch allen menschlichen Geweben sowie aus vielen malignen Tumoren isoliert werden. Neben t-PA existiert noch ein endogener Weg der Plasminogenaktivierung, für dessen Funktion die Faktoren XII, Präkallikrein und HMW-Kininogen erforderlich sind. Jüngste Untersuchungen weisen darauf hin, daß während dieser Kontaktphasenaktivierung Kallikrein die einkettige plasmatische Prourokinase (scu-PA) in plasmatische zweikettige Urokinase (tcu-PA) umwandelt (54a). Dieser endogene Plasminogenaktivierungsweg kann in Präkallikreindefizientem Plasma nicht stattfinden (46b) und findet in Faktor XII- oder HMWK-defizientem Plasma nur sehr langsam statt. Aufgrund seines inhibitorischen Effekts auf die Komponenten der Kontaktaktivierung kann der endogene Fibrinolyse-aktivierende Weg durch C1-Inhibitor gehemmt werden.

Euglobulinlysezeit (ELT) (21)

Prinzip

Durch Verdünnen und Ansäuern des Zitratplasmas (Blutabnahme 1:5) werden die Euglobuline, die das Fibrinogen und die Faktoren des fibrinolytischen Systems enthalten, gefällt und von den Hemmstoffen getrennt. Der Niederschlag wird mit einer kleinen Menge Phosphatpuffer (0,1 mol/l, pH 7,6) aufgenommen, mit Thrombin zur Gerinnung gebracht und das Gerinnsel beobachtet.

Achtung

Um verläßliche Ergebnisse zu erhalten, ist es unbedingt erforderlich, daß die Blutproben in gekühlten Röhrchen aufgefangen und bis zu der möglichst sofort durchgeführten Bestimmung unter Eiskühlung gehalten werden. Alle Manipulationen und auch die Gerinnung des Euglobulins müssen in der Kälte erfolgen. Die Lyse wird dann während der Inkubation bei 37 °C beobachtet.

Kritik

Die Methode erfaßt in erster Linie das Vorliegen von Aktivatoren. Infolge der Separation von den Hemmstoffen und Minderung der Fibrinmenge im Gerinnsel ist diese Methode empfindlicher als die Vollblutlyse. Sie erfaßt auch schwache spontane lytische Aktivitäten. Die Ergebnisse werden allerdings auch von der Konzentration des Fibrinogens und des Plasminogens im Ausgangsplasma beeinflußt.

Referenzbereich

2–12 Stunden

Bei Testung der Euglobulinfraktion auf Standardplatten kann meist ein kleiner Lysehof gefunden werden. Nilsson (83) gibt bei Verwendung von Rinderfibrinogen nach Blombaeck einen Normalbereich für Plasma auf Standardplatten von 22,5 $\pm$ 3 mm^2 (Streubreite 0–159 mm^2) an, doch ist dieses Ergebnis sehr von den verwendeten Reagenzien abhängig. Brakman (15) findet eine Streubreite von 42–240 mm^2. Vor allem ist es unbewiesen, ob diese Aktivatormenge tatsächlich frei im Blut enthalten war oder erst während der langen Inkubation entstanden ist.

Beurteilung

1. Es ist unbedingt zu berücksichtigen, daß die Fibrinolyse zirkadianen Schwankungen unterliegt und am Morgen am niedrigsten ist und bis zum Abend kontinuierlich zunimmt, so daß immer nur Proben, die zur gleichen Tageszeit abgenommen wurden, verglichen werden können.
2. Das Blut muß aus einer möglichst ungestauten Vene entnommen werden, da bei langer Stauung Plasminogenaktivator aus den Venenendothelzellen abgegeben wird.
3. Das Ergebnis wird durch die Fibrinogenkonzentration in dem Sinne beeinflußt, daß hohe Konzentrationen längere Lysezeiten zur Folge haben.

Verlängerung der Euglobulinlysezeit – verminderte lytische Aktivität

mit zunehmendem Alter
bei Arteriosklerose
bei Diabetes mellitus
bei Hypertriglyzeridämie
bei thromboembolischen Erkrankungen
    bei Venenthrombosen
    bei Myokardinfarkten

Verlängerung der Euglobulinlysezeit – verminderte lytische Aktivität *(Fortsetzung)*
bei arterieller Verschlußkrankheit. Hier kann der zirkadiane Rhythmus fehlen bei Plasminogenvarianten während der Gravidität
Verkürzung der Euglobulinlysezeit – erhöhte fibrinolytische Aktivität
bei kongenitalem Mangel an α_2-Antiplasmin (3) intra- und postoperativ, insbesondere bei Operationen mit der Herzlungenmaschine, wenn es zu intraoperativen Zwischenfällen, Hypoxämie usw. kommt bei Operationen an der Lunge, dem Pankreas, dem Rektum und der Prostata intra und post partum bei vorzeitiger Plazentalösung bei Fruchtwasserembolie bei septischem Abort bei inkompatibler Bluttransfusion im Verlauf einer thrombolytischen Therapie, solange ausreichende Mengen von Plasminogen im Blut enthalten sind
Eine geringere Verkürzung der Euglobulinlysezeit (1–3 Stunden) findet sich
nach Anstrengungen und Aufregungen bei Pneumenzephalographie bei Schock verschiedener Genese (Sepsis) bei Psychosen bei schweren Leberparenchymschäden, insbesondere Leberzirrhose bei Leukämien, insbesondere Promyelozytenleukämie bei metastasierenden Karzinomen – insbesondere Prostatakarzinom – in akuten Verlaufsphasen Bei sehr chronischem Verlauf erfolgt die Aktivierung der Fibrinolyse so lokalisiert, daß in der Zirkulation keine ausreichenden Aktivatormengen vorliegen, um die Lysezeit zu verkürzen bei retiniertem, totem Fetus bei Neugeborenen bei Hypoxämie nach Einwirkung von Medikamenten wie Adrenalin, Nikotinsäure, Pyrogenen, Testosteron, Phenformin, oralen Antidiabetika, Kortison, DDAVP

Beurteilung während einer thrombolytischen Therapie

Für eine ausreichende thrombolytische Therapie sind Lysezeiten von wenigen Minuten oder Ungerinnbarkeit im Euglobulinlysetest zu fordern. Allerdings kann bei Verbrauch des Plasminogens trotz hoher Aktivatoraktivität im Euglobulinlysetest Lyse fehlen.

Die Wirkung von Epsilon-Aminokapronsäure, die in der Blutprobe enthalten ist, kann im Euglobulinlysetest nicht nachgewiesen werden, da Epsilon-Aminokapronsäure (wie auch die übrigen niedermolekularen Antifibrinolytika) im Überstand bleibt.

Testung der Euglobulinfraktion

Die Testung der Euglobulinfraktion kann auch auf Standardfibrinplatten (s. Fibrinplattenmethode nach Astrup und Müllerts, S. 468), an Standardgerinnseln (s. Röhrchentests, S. 469) oder an markierten Gerinnseln (s. Röhrchentests, S. 470) sowie mit den synthetischen Substraten S 2444 (< Glu-Gly-Arg-pNA) oder Chromozym U (Bz-β-Ala-Gly-Arg-pNA) erfolgen.

Erfassung des fibrinolytischen Potentials (Kapazität)

- *Venenokklusionstest*

Nach 20 Minuten Stauung am Oberarm bei arteriellem Mitteldruck kommt es zur Abgabe von Plasminogenaktivator aus den Endothelzellen und dadurch zu einer Verkürzung der Euglobulinlysezeit. Eine analoge Wirkung kann durch die Infusion von DDAVP erzielt werden.

Beurteilung

1. *Erhöhte Kapazität* bei metastasierenden Tumoren (94).
2. *Verminderte Kapazität* bei einzelnen Patienten mit Thrombophilie; bei zerebrovaskulären Erkrankungen; bei Hyperlipidämie (2); bei Fettsüchtigen; bei Patienten nach Myokardinfarkt.

Bestimmung des Gewebeplasminogenaktivators

Der Gewebeplasminogenaktivator kann funktionell mittels eines indirekten spektrophotometrischen Tests (105c) bestimmt werden. Dabei wird die zu untersuchende Probe (Euglobulinpräzipitat, reiner Gewebeplasminogenaktivator) mit einer definierten Menge gereinigten Plasminogens unter Zugabe eines Stimulators (Fibrinfragmente) inkubiert, das entstehende Plasmin wird mit dem chromogenen Substrat S 2251 bestimmt, t-PA spaltet S 2288 direkt.

Referenzbereich

in Ruhe < 200 E/l
nach Venenokklusion > 1000 E/l (61a)

Für die immunologische Bestimmung von Gewebeplasminogenaktivator eignen sich RIA, IRMA oder ELISA.

Referenzbereich

in Ruhe: 4,4 ± 2,1 (2–7) μg/l
nach Venenokklusion 20,3 ± 11,1 (8,8–44,8) μg/l (61b)

Bestimmung von Plasma-Urokinase

Plasmatische Urokinase kann mittels Radioimmunoassay bestimmt werden. Der Normalwert liegt zwischen 3 und 8 μg/l (60a). Die plasmatische Urokinase entsteht aus ihrer Vorstufe, der Pro-Urokinase, durch Aktivierung durch die Kontaktfaktoren (46b).

Plasminogen

Plasminogen wird nach Aktivierung mit Urokinase oder 20fachem Überschuß von Streptokinase auf plasminogenfreien (erhitzten oder aus plasminogenfreiem Fibrinogen hergestellten) Fibrinplatten (s. Fibrinplattenmethode nach Astrup und Müllerts, S. 468 und Tab. 22) an Kasein (s. Substrat Kasein, S. 470) oder an S 2251 (37) bestimmt. Die Inhibitoren können vorher durch Ansäuern und neuerliches Neutralisieren zerstört werden. Ferner ist auch eine immunologische Bestimmung möglich (90).

Referenzbereich

Kaseinmethode: verfügbares Plasminogen (Bestimmung in Gegenwart der Hemmstoffe) 0,63 (0,15–1,0) Kaseineinheiten (Remmert-Sgouris) (98).

Gesamtplasminogen (nach Ausfällung der Hemmstoffe in der Euglobulinlösung bestimmt): 2,58 (1,72 bis 3,20) Kaseineinheiten (Remmert-Sgouris) (98).

Fibrinplattenmethode an erhitzten Fibrinplatten nach Aktivierung mit Urokinase: 162 ± 27 mm^2 mit einem Bereich von 132–248 mm^2 (14).

Fibrinplattenmethode mit plasminogenfreiem Fibrin: 99 ± 11% mit einer Streuung zwischen 84 und 122% (14) eines Normalplasmapools.

An *synthetischem Substrat* S 2251:97,5 ± 14,6% eines Normalplasmapools (10).

Bei *immunologischer Bestimmung* 117 ± 16,3% eines Normalplasmapools (10).

Mit dem *Radioimmunoassay* (90) werden 206 ± 35 mg/l (216 ± 35 mg/l bei Frauen und 194 ± 35 mg/l bei Männern) gefunden. In den ersten Lebenstagen (Alter 0 bis 10 Tage) finden sich nur 90 ± 24 mg/l.

Beurteilung

Vermehrung
in der Schwangerschaft bis 1 Woche post partum
bei Einnahme von Kontrazeptiva mit hohem Östrogengehalt (54)
bei Prostatakarzinom mit Hormonbehandlung
Verminderung
physiologisch bei Neugeborenen (auf 55%)
bei Frühgeburten
bei der hyalinen Membrankrankheit
nach intravasaler Aktivierung des fibrinolytischen Systems während thrombolytischer Therapie
bei Leberparenchymschäden
bei schwerer Sepsis (48)
bei intravasaler Gerinnung

Eine Diskrepanz zwischen immunologischen und funktionellen Untersuchungsergebnissen spricht für Vorliegen einer schlecht aktivierbaren Plasminogenvariante (110).

Plasmin

Die Bestimmung von Plasmin erfolgt mit denselben Methoden wie die Plasminogenbestimmung, nur ohne weiteren Zusatz eines Aktivators, wobei aber auch darauf zu achten ist, daß das verwendete Fibrin plasminogenfrei ist (s. Tab. 22). Es ist auch eine direkte Bestimmung an S 2251 oder Chromozym® PL möglich.

Beurteilung

Jeder Nachweis von freiem Plasmin im Plasma ist ein pathologisches Ergebnis. Selbst bei starker spontaner fibrinolytischer Aktivität können mit der Kaseinmethode nur geringe Aktivitäten (0,2 bis 0,5 Kaseineinheiten) nachgewiesen werden. Deutlichere Ausschläge können mit der Fibrinplattenmethode registriert werden.

Urokinase

Zur Bestimmung der Urokinase kann jedes plasminogenhaltige System verwendet werden (Rinderfibrin, plasminogenangereicherte Standardgerinnsel, Kasein mit Zusatz von gereinigtem Plasminogen) (s. Tab. 22). Noch günstiger ist die Verwendung der synthetischen Substrate S 2444 (76) oder Chromozym U, welche von der Urokinase direkt gespalten werden. Urokinase ist ein normaler Bestandteil des Harns. Ihre Ausscheidung wird mit dem spezifischen Gewicht des Harns in Form eines Quotienten nach der Formel:

$$\frac{\mu g \text{ Tyrosin freigesetzt (Kaseinmethode)} \cdot 10}{\text{spez. Gewicht} - 1000}$$

in Beziehung gesetzt (Specific gravity coefficient).

Referenzbereich

Männer 12,92 (5,1–22,8)
Frauen 8,33 (1,4–22,9) (60)

Beurteilung

Vermehrung
nach Anstrengungen
in unmittelbarem Anschluß an Operationen mit der Herzlungenmaschine
bei schweren Angina-pectoris-Anfällen
unmittelbar nach einem Myokardinfarkt
Verminderung
in den ersten postoperativen Tagen
knapp vor dem Tod
bei Karzinomen
bei Urämie
bei kardialer Stauung

Die Aktivität der Urokinase kann auch in CTA-Einheiten angegeben werden. Eine CTA-Einheit ist als jene Menge Urokinase definiert, die $46{,}2 \cdot 10^{-3}$ μmol Methanol in 60 Minuten bei 37 °C aus α-Azetyl-L-lysinmethylester freisetzt. Sie entspricht 0,7 Ploug-Einheiten.

Streptokinase

Zur Bestimmung der Streptokinase kann ebenfalls jedes plasminogenhaltige System angewendet werden, nur muß bei Verwendung von Rinderfibrin eine entsprechende Menge menschlichen Euglobulins als Quelle des Proaktivators zugesetzt werden (s. Tab. 22).

Eine Bestimmung an den synthetischen Substraten S 2251 und S 2302 ist möglich, wenn ein Überschuß an Plasminogen über die Streptokinasemenge vorliegt und die Plasminwirkung durch einen Hemmstoff blockiert wird. Dann ist die Aktivität des Streptokinaseplasminogenkomplexes proportional der enthaltenen Menge der Streptokinase (65).

Untersuchungsmaterial

Für alle diese Testsysteme können Plasma, Serum und Fraktionen als Untersuchungsmaterial verwendet werden.

Nachweis der Inhibitoren des fibrinolytischen Systems

Der wichtigste Hemmstoff des Plasmins, der zu seiner sofortigen Inaktivierung führt, ist das α_2-Antiplasmin. Wenn dieses abgesättigt ist, wird die Neutralisation vom α_2-Makroglobulin übernommen. Antithrombin III, α_1-Antitrypsin und Inter-α-Trypsininhibitor spielen bei der Inaktivierung von Plasmin nur eine untergeordnete Rolle. Auch gegen die Aktivatoren des fibrinolytischen Systems bestehen wirksame Inhibitoren.

Der Plasminogenaktivatorinhibitor 1 (PAI 1) hemmt sowohl Gewebeplasminogenaktivator als auch Urokinase rasch, hat jedoch nur eine geringe Kapazität. Der Plasminogenaktivatorinhibitor 2 (PAI 2) findet sich ausschließlich im Plasma von Schwangeren. α_2-Antiplasmin, α_1-Antitrypsin und α_2-Makroglobulin hemmen Gewebeplasminogenaktivator und Urokinase nur langsam. Streptokinase wird durch einen Antikörper, die Antistreptokinase, inhibiert.

α_2-Antiplasmin

α_2-Antiplasmin kann funktionell an S 2251 (103) oder an Chromozym PL bestimmt werden, wobei die Probe mit gereinigtem Plasmin inkubiert und das verbleibende Plasmin bestimmt wird. Eine immunologische Bestimmung ist mit RIA, radialer Immundiffusion oder Elektroimmunoassay möglich.

Referenzbereich

109 ± 9,6% (funktionell, 10)

70 ± 10 mg/l (immunologisch) (Tab. 23)

Proteinasehemmstoffe im menschlichen Plasma (Referenzbereich)

Hemmstoff	mg/l Plasma	µmol/l
α_1-Antitrypsin	2,900 ± 450	54
α_2-Makroglobulin	2,650 ± 700	3,3
C_1-Inaktivator	235 ± 30	2,3
Antithrombin III	388	6,0
α_2-Antiplasmin	70 ± 10	
Inter-α-Trypsin-Inhibitor	500	

Tab. 23

Beurteilung

Vermehrung
2. Woche post partum bei tiefen Venenthrombosen (bei einem Teil der Patienten) bei zerebralen arteriellen Verschlußkrankheiten (Frauen höher als Männer, über 40 Jahre mehr) Fettsucht

Verminderung
kongenitaler Mangel (3) erworben: Klimakterium bei Behandlung mit natürlichen Östrogenen bei disseminierter intravasaler Gerinnung während thrombolytischer Therapie bei Leberparenchymerkrankungen bei akuter Pankreatitis

Plasmin-α_2-Antiplasmin-Komplex (PAP)

Der Komplex kann mit einem monoklonalen Antikörper mittels RIA oder ELISA bestimmt werden.

Beurteilung

Das Auftreten des Komplexes spricht für den Ablauf einer lokalisierten oder generalisierten Aktivierung der Fibrinolyse.

α_2-Makroglobulin

α_2-Makroglobulin kann direkt mit immunologischen Methoden (Partigenplatten, Elektroimmunoassay) bestimmt werden. Zur funktionellen Bestimmung bedient man sich der Feststellung, daß Komplexe von Plasmin oder Trypsin mit α_2-Makroglobulin imstande sind, kleinmolekulare synthetische Substrate zu spalten. α_2-Makroglobulin wird mit Plasmin oder Trypsin inkubiert. Die überschüssigen Enzyme werden mit einem Inhibitor (Aprotinin oder besser SBTI) blockiert. Der Inhibitorkomplex wird an S 2251 (Plasmin) bzw. S 2677 oder Chromozym TRY (Trypsin) bestimmt (65).

α_2-Makroglobulin + Trypsin (Überschuß) ⟶ (α_2-M · Trypsin) + Rest-Trypsin

Rest-Trypsin + SBTI (Überschuß) ⟶ (SBTI-Trypsin)

S 2677 $\xrightarrow{(\alpha_2\text{-M} \cdot \text{Trypsin})}$ Peptid + pNA

Referenzbereich

immunologisch: 2650 ± 700 mg/l (s. Tab. 23)
im Alter von 1–3 Jahren 4500 mg/l
funktionell: 4000–9400 mg/l (108a)

Beurteilung

Vermehrung
bei akuter Pankreatitis bei Karzinomen bei Leberparenchymerkrankungen, insbesondere Leberzirrhose bei Nephrosen
Verminderung
bei kongenitalem Mangel (7) erworben: bei akuter Pankreatitis während Streptokinasetherapie

Antistreptokinase

Prinzip

Bestimmung der geringsten Serummenge, die eine konstante Streptokinasemenge in einem Röhrchentest zu hemmen vermag (87), oder Aktivatorbestimmung vor und nach der Inkubation an mit Plasminogen angereicherten markierten Gerinnseln (33).

Referenzbereich

Kann nicht angegeben werden, da eine außerordentlich große individuelle Streuung in Abhängigkeit von früheren Streptokokkeninfekten besteht (45–820%) (87). Besonders hohe Werte werden nach Behandlung mit streptokinasehaltigen Präparaten gefunden.

Antiurokinase

Prinzip

Bestimmung der Aktivität vor und nach Inkubation von gereinigter Urokinase mit der zu untersuchenden Probe an markierten, mit Plasminogen angereicherten Gerinnseln (33) bzw. Bestimmung jener Serumverdünnung, die eine Standardmenge an Urokinase in ihrer Wirkung in einem Röhrchentest vollkommen hemmt (87) oder auf Fibrinplatten.

Bei Bestimmung der Antiurokinase werden dem Plasma relativ große Urokinasekonzentrationen zugesetzt, so daß der primäre Urokinaseinhibitor PAI 1 überspielt und vor allem „langsame" Inhibitoren, also α_2-Antiplasmin, α_1-Antitrypsin und α_2-Makroglobulin, bestimmt werden.

Sie weist eine geringere Streuung als die Antistreptokinase auf. Nach Paraskevas (87) schwankt die Aktivität der Antiurokinase zwischen 60 und 300% des Wertes eines Normalplasmapools.

Der Inhibitor der Urokinase kann auch mit den synthetischen Substraten S 2444 oder Chromozym U bestimmt werden (38).

C1-Inaktivator

Dieser hemmt außer C1-Esterase die Plasminogenaktivierung, Plasmakallikrein, Plasmin, Faktor XIIa und Faktor XIa. Er kann funktionell an N-Azetyl-L-Tyrosinäthylester (ATEe) mit einer pH-stat-Methode (46), photometrisch an S 2444 oder C1-1 (96a, b) oder immunologisch (Partigenplatten) bestimmt werden.

Die photometrische Bestimmung erfolgt in üblicher Weise mit Inkubation eines Reinpräparates der C1-Esterase mit dem Testmaterial und Bestimmung der nicht verbrauchten C1-Esterase an einem Peptidsubstrat (S 2444 oder C1-1) (96a, b).

Referenzbereich

immunologisch: s. Tab. 23
funktionell: 0,7–1,3 E/ml

Beurteilung

Eine Verminderung findet sich angeboren bei angioneurotischem Ödem. Die Beurteilung erworbener Veränderungen ist schwierig, da die Angaben widersprechend sind. Bei der immunologischen Methode findet sich eine Vermehrung bei gastrointestinalen Blutungen ohne Leberzirrhose und bei Entzündungen aller Art, eine Verminderung bei Leberzirrhose. Bei der funktionellen Bestimmung wurde keine Vermehrung gefunden. Eine Verminderung fand sich bei Leberzirrhose, bei verschiedenen entzündlichen Erkrankungen und bei Streptokinasetherapie (96b).

Plasminogenaktivatorinhibitor 1 (PAI 1)

PAI 1 wird funktionell durch Titration von Plasma mit gereinigtem Gewebeplasminogenaktivator bestimmt, wobei der residuale Gewebeplasminogenaktivator mittels eines indirekten spektrophotometrischen Tests über Plasmin quantifiziert wird (105d) oder aber mittels Fibrinplattenmethode.

$$\text{PAI + t-PA (Überschuß)} \longrightarrow \text{[PAI · t-PA] + t-PA (Rest)}$$

$$\text{Plasminogen} \xrightarrow{\text{t-PA Rest + Stimulator}} \text{Plasmin}$$

$$\text{S 2251} \xrightarrow{\text{Plasmin}} \text{Peptid + pNA}$$

Ein immunologischer Test für PAI 1 steht derzeit noch nicht zur Verfügung.

Referenzbereich

4,8 ± 3,8 (1,4–17,4) kE/l, wobei 1 E jene Menge Inhibitor definiert, die eine E t-PA in 8 Minuten inaktiviert (61a)

Beurteilung

Verminderung
bei Hepatopathie
Vermehrung
bei Patienten mit rezidivierenden venösen Thromboembolien bei Patienten mit koronarer Herzkrankheit gegen Ende der Schwangerschaft bei Karzinomen im septischen Schock

Hypofibrinolyse

Das fibrinolytische System ist ein wichtiger Faktor im hämostatischen Gleichgewicht. Als Hypofibrinolyse wird der Zustand einer verminderten Effektivität des fibrinolytischen Systems bezeichnet. Sie wird verursacht durch

a) eine Verminderung von Plasminogenaktivatoren
b) eine Vermehrung von Inhibitoren
c) eine Verminderung der Plasminogenkonzentration
d) einen funktionellen Defekt des Plasminogens,

wobei den Plasminogenaktivatoren die größte Bedeutung zukommt. Die Leistungsfähigkeit des fibrinolytischen Systems wird nicht durch die Plasminogenaktivatoraktivität in der Ruhe ausreichend erfaßt, sondern erst durch das Verhalten nach Stimulation durch Venenverschluß oder Injektion von DDAVP und Erfassung des Plasminogenaktivatordepots in den Endothelzellen. Die Folgen der Hypofibrinolyse sind Venenthrombosen und Atherogenese.

Eine *Hypofibrinolyse* findet sich bei
Arteriosklerose Venenthrombose Koronarsklerose peripherer arterieller Verschlußkrankheit Vaskulitis Diabetes mellitus Raynaud-Phänomen Sklerodermie Behçet-Erkrankung rheumatoider Arthritis Präeklampsie hyalinen Membranen

Hyperfibrinolyse (Tab. 4, 20, 21)

Eine Steigerung der fibrinolytischen Aktivität ist in erster Linie Ausdruck einer gesteigerten Aktivatoraktivität.

Eine *Hyperfibrinolyse* findet sich
physiologisch bei Angst, Anstrengung, Aufregung
lokalisiert bei gynäkologischen sowie Magen- und Zahnblutungen. Hier ist meist eine Veränderung der Parameter des lytischen Systems in der Zirkulation nicht nachweisbar, lediglich das Auftreten von Fibrinabbauprodukten und Plasmin-α_2-Antiplasmin-Komplexen weist auf die lokalisierte Aktivierung des Systems hin
generalisiert, meist als Folge vorangegangener intravasaler Gerinnung nach großen Operationen bei gramnegativer Sepsis bei vorzeitiger Plazentalösung bei Fruchtwasserembolie nach inkompatibler Bluttransfusion während der Therapie mit Streptokinase und Urokinase bei angeborenem Mangel an α_2-Antiplasmin

Nachweis der intravasalen Fibrinolyse (Tab. 20, 21)

Bei Verdacht auf akute Aktivierung der Fibrinolyse ist schnelles Vorgehen erforderlich. Im folgenden sind einfache, möglichst allgemein durchführbare Tests empfohlen:

Globaltests (Vollblutlysetest, s. S. 467, Euglobulinlysezeit, s. S. 471, eventuell TEG, s. S. 468), Thrombinzeit (s. S. 426), Fibrinogen (s. S. 428), Plasminogen mit synthetischen Substraten (s. S. 475) und Fibrin(ogen)abbauprodukte (Staphylokokkenklumpungstest (s. S. 433), Latextest, ELISA (s. S. 434), PAP-Test (s. S. 479), Thrombozytenzählung (s. S. 402).

Zum Nachweis einer Beteiligung der intravasalen Gerinnung wird ein Äthanolgelifikationstest (s. S. 430) durchgeführt, zur Bestätigung des Ergebnisses die Bestimmung von Fibrinpeptid A (s. S. 431), β-Thromboglobulin (s. S. 455) oder Thrombozytenfaktor 4 (s. S. 454). Außerdem sollen Plasma und Serum mit und ohne Epsilon-Aminokapronsäure gewonnen und sobald wie möglich eingefroren werden, um erforderlichenfalls zusätzliche Untersuchungen zu ermöglichen, wie Nachweis des Verbrauchs von Antiplasmin und charakteristische Veränderungen im Gerinnungssystem: Verminderung von Fibrinogen, Faktor II, V, VIII, X, Antithrombin (s. Tab. 20, 21).

Beurteilung
Gerinnungsstörungen, die durch eine primäre Aktivierung der Fibrinolyse ausgelöst werden, gehören nach der derzeitigen Ansicht zu den größten Seltenheiten. In den meisten Fällen handelt es sich bei den mit Fibrinolyse einhergehenden hämorrhagischen Diathesen post partum und post operationem um überschießende sekundäre Fibrinolysen, die auf eine vorangehende intravasale Gerinnung folgen. Bei allen Konstellationen, bei denen die Fibrinolyse primäre Ursache der Verbrauchsreaktion ist oder nach vorangegangener intravasaler Gerinnung wesentlich zur Entstehung der hämorrhagischen Diathese beiträgt, müssen eine signifikante Verkürzung der Vollblutlysezeit (auf weniger als 1 Stunde), der Euglobulinlysezeit (auf weniger als 20 Minuten) und eine kurzfristige komplette Lyse im TEG gefunden werden. Selbstverständlich sind große Mengen von Fibrin(ogen)abbauprodukten nachweisbar, die zu einem stark positiven Hämagglutinationshemmtest bzw. Staphylokokkenklumpungstest führen. Andernfalls handelt es sich um eine sekundäre Fibrinolyse, die kaum zur Entstehung der vorliegenden Gerinnungsstörung beiträgt, sondern in vielen Fällen sogar als eine günstige Sekundärreaktion aufgefaßt werden kann, die wesentlich zur Beseitigung der Fibrinablagerungen in der Mikrozirkulation beiträgt.

Besondere Schwierigkeiten verursacht die Differenzierung zwischen primärer Aktivierung der Fibrinolyse und intravasaler Gerinnung mit nachfolgender sekundärer Aktivierung des fibrinolytischen Systems (s. Tab. 20, 21). Hier kommt der Thrombozytenzählung besondere Bedeutung zu. Bei intravasaler Gerinnung entsteht eine Thrombozytopenie, während bei primärer Aktivierung der Fibrinolyse die Thrombozytenzahl normal bleibt.

Ein weiteres wichtiges differentialdiagnostisches Kriterium ist der Nachweis von Fibrinogen-Fibrinmonomer-Komplexen im Äthanolgelifikationstest als Zeichen einer intravasalen Aktivierung der Gerinnung, der Nachweis von Fibrinabbauprodukten und Plasmin-α_2-Antiplasminkomplexen als Zeichen der Aktivierung der Fibrinolyse.

Kontrolle der thrombolytischen Therapie

Streptokinaseresistenz-Test (30)
Bei Verwendung von Streptokinase ist die Bestimmung der erforderlichen Dosis notwendig. Gleiche Mengen von Zitratblut werden mit steigenden Konzentrationen Streptokinase versetzt und sofort mit Thrombin zur Gerinnung gebracht. Aus Erfahrung ist bekannt, daß jene Dosis Streptokinase, die das Gerinnsel in 10 Minuten zur Auflösung

bringt, nach Umrechnung auf die Gesamtblutmenge des Patienten ausreicht, die Immun-Antistreptokinase des Patienten in vivo zu neutralisieren und fibrinolytische Aktivität auszulösen.

Bei dieser Methodik gibt es keinen Normalbereich. Die für die Auslösung einer Fibrinolyse erforderlichen Initialdosen liegen zwischen 25000 und 1,250000 E. Damit kann bei etwa 98% der Bevölkerung eine Lyse ausgelöst werden. Der Test kann in gleicher Weise mit den Streptokinase-Plasminogenmischpräparaten durchgeführt werden.

Vorsicht

Es ist dieselbe Charge des Präparates für den Test zu verwenden, die später zur Therapie verwendet werden soll.

Urokinase und Gewebeplasminogenaktivator

Die Dosierung von Urokinase und Gewebeplasminogenaktivator erfolgt unabhängig von irgendwelchen Laboratoriumstests.

Überwachung der Therapie

Zur Überwachung der Therapie ist die Kontrolle der Thrombinzeit (s. S. 426) und des Fibrinogenspiegels (s. S. 428) ausreichend.

Veränderungen der Faktoren des fibrinolytischen und Gerinnungssystems während einer thrombolytischen Therapie

Je nach dem Stadium der thrombolytischen Therapie mit *Streptokinase* finden sich:

In der *Induktionsphase* eine zunehmende Verminderung von Fibrinogen, Plasminogen, α_2-Antiplasmin, der Gerinnungsfaktoren II, V, VIII und X. Entstehung großer gerinnungshemmender Fibrin(ogen)spaltprodukte. Es sind freies Plasmin und freier Aktivator nachweisbar. Im TEG sind r und k verlängert, die Kurven sind schmal, das Gerinnsel löst sich schnell. Die Euglobulinlysezeit ist auf wenige Minuten verkürzt, hier kann die Gerinnselbildung sogar gänzlich unterbleiben; am Höhepunkt der *Plasminämie* ein Fehlen der Gerinnung bei der Bestimmung der Prothrombinzeit, der Thrombinzeit sowie im TEG als Folge des Auftretens einer Afibrinogenämie (die möglichst vermieden werden sollte).

Auch die Euglobulinlysezeit kann ohne Zusatz von Fibrinogen nicht bestimmt werden, da keine Gerinnung erfolgt. Im TEG mit Plasma- oder Fibrinogenzusatz kommt es zur Gerinnung. Das Gerinnsel löst sich aber schnell wieder auf. Sehr starke Verminderung von Plasminogen und α_2-Antiplasmin, eventuell auch von α_2-Makroglobulin.

Nach Überwindung der Plasminämie und Verbrauch des Plasminogens steigt der Fibrinogenspiegel wieder an,

Prothrombinzeit und Thrombinzeit werden nur langsam kürzer. Im TEG ohne Zusatz ist r verlängert; k kann unmeßbar lang sein, und die Kurve bleibt schmal. Eine Lyse fehlt. Im TEG mit Zusatz von Plasma oder Fibrinogen ist jedoch eine Lyse nachweisbar. Meist findet man noch eine kleine Plasminogenmenge. α_2-Antiplasmin, manchmal auch α_2-Makroglobulin sind stark vermindert. Aktivatortests sind stark positiv. Freies Plasmin ist auf erhitzten Platten oder im Kaseintest nicht mehr nachweisbar. Die Euglobulinlyse kann ebenfalls fehlen.

Die thrombolytische Therapie mit *Urokinase* ist besser steuerbar, so daß die schweren Veränderungen mit Plasminämie und fast völligem Verbrauch von Plasminogen und Fibrinogen mit ihren Folgen unterbleiben. Auch die Veränderung der übrigen Gerinnungsfaktoren ist geringer. Man trachtet, einen Spiegel von etwa 1,0 g/l Fibrinogen aufrechtzuerhalten. Bei der Beurteilung der Gerinnungstests, insbesondere der Thrombinzeit, muß berücksichtigt werden, daß die Urokinasetherapie häufig mit einer Heparinisierung kombiniert wird.

Bei der thrombolytischen Therapie mit *Gewebeaktivator* treten zwar in Abhängigkeit von der verabreichten Dosis auch Veränderungen im Gerinnungssystem auf, allerdings sind diese nicht so stark ausgeprägt wie nach Urokinase und speziell nach Streptokinase. Bei Verwendung der üblichen Dosierungen (100 mg binnen 3 Stunden) kommt es nur äußerst selten zu Fibrinogenabfall unter 1,0 g/l oder auch zu Reduktion von Plasminogen und α_2-Antiplasmin auf weniger als 50% (105c).

Literatur

1. Akhmeteli MA, Aledort LM, Alexanian S, Bulanov AG, Elston RC, Ginter EK, Goussev A, Graham JB, Hermans H, Larrieu MJ, Lothe F, McLaren AD, Mannucci PM, Prentice CRM, Veltkamp JJ: Bull WHO (1977) 55: 675. **2.** Andersen P, Arnesen H, Hjermann I in: Davidson JF, Nilsson IM, Åsted B (eds): Progress in Fibrinolysis. Edinburgh London Melbourne New York: Churchill Livingstone 1981, Vol V (p 276–279). **3.** Aoki N, Moroi M, Sakata Y, Matsuda M, Tamaki T in: Davidson JF, Nilsson IM, Åsted B (eds): Progress in Fibrinolysis. Edinburgh London Melbourne New York: Churchill Livingstone 1981, Vol V (p 144–152). **4.** Astrup T, Müllertz S: Arch Biochem Biophys (1952) 40: 346. **5.** Austen DEG, Rhymes IR: Laboratory Manual of Blood Coagulation. Oxford: Blackwell Scientific Publications 1975. **5a.** Becker U, Bartl K in: Roka L, Spanuth E (eds): Neue Aspekte in der Gerinnungsdiagnostik. Stuttgart: Schattauer 1984 (p 17–20). **5b.** Becker U, Bartl K et al: Thromb Haemost (1985) 40: 268–272. **6.** Benthaus J: Thromb Diath Haemorrh (1959) 3: 311–352. **7.** Bergqvist D, Nilsson IM: Thromb Haemost (1979) 42: 219. **8.** Bergström K, Blombäck M: Thromb Res (1974) 4: 719–729. **8a.** Bertina RM, Broekmans AW, Krommenhoek-van Es C, Wijngaarden A van: Thromb Haemost (1984) 51: 1–5. **8b.** Bertina RN, Wijngaarden A van et al. Thromb Haemost (1985) 40: 721–730. **9.** Blix S: Thromb Diath Haemorrh (1962) Suppl 3, Vol VII (p 51). **10.** Blombäck M, Egberg N, Frisch P, Hellgren M, Mettinger KL, Wahlberg T in: Davidson JF, Nilsson IM, Åsted B (eds): Progress in Fibrinolysis. Edinburgh London Melbourne New York: Churchill Livingstone 1981, Vol V (p 186–195). **11.** Bloom AL in: Bloom AL, Thomas DP (eds): Haemostasis and Thrombosis. Edinburgh London Melbourne New York: Churchill Livingstone 1981 (p 321–370). **12.** Borchgrevink ChrF, Waaler BA: Acta Med Scand (1958) 162: 361. **13.** Born GVR: Nature (1962) 194: 927–929. **14.** Brakman P: Fibrinolysis. A standarized fibrin plate method and a fibrinolytic assay of plasminogen. Amsterdam: Scheltema Holkema 1967. **15.** Brakman P, Albrechtsen OK, Astrup T: Brit J Haematol (1966) 12: 74–85. **16.** Brecher C, Cronkite EP: J Appl Physiol (1950) 3: 365–377. **17.** Breddin K: Methoden zur Erfassung der Thrombozytenfunktionsstörungen Münster: 17. Tagung der DAB 1973. **18.** Breddin K, Bauke J: Blut (1965) 11: 144–164. **19.** Breddin K, Bürck KH: Thromb Diath Haemorrh (1963) 9: 525–545. **20.** Brinkhous KM, Read MS: Blood (1980) 55: 517–520. **20a.** Broze GJ, Warren LA, Novotny WF, Higuchi DA, Girard JJ, Miletich JP: Blood (1988) 71: 335–343. **20b.** Broze GJ, Miletich JP: Blood (1987) 69: 150–155. **21.** Chakrabarti K, Fearnley GR: J Clin Pathol (1962) 15: 228–231. **22.** Chung KS, Bezeaud A, Goldsmith JC, McMillan CW, Ménaché D, Roberts HR: Blood (1979) 53: 776. **23.** Clauss A: Acta Haematol (1957) 17: 237–246. **23a.** Conard J, Brosstad F et al: Hemostasis (1983) 13: 363–368. **23b.** Comp PC, Doray D, Patton D, Esmon Ch T: Blood (1988) 67: 504–508. **23c.** Coller BS, Kalomiris E, Steinberg M, Scudder LE: J clin Invest (1984) 73: 794–799. **24.** Defreyn G, Machin SJ, Carreras LO, Vergara Dauden M, Chamone DAF, Vermylen J: Brit J Haematol (1981) 49: 29–41. **25.** Denson KWE, Lurie A, de Cataldo F, Mannucci PM: Brit J Haematol (1970) 18: 317. **26.** Deutsch E: Thromb Diath Haemorrh (1960) 4: 93–99. **27.** Deutsch E: Acta Med Austriaca (1982) Suppl 25, 9: 26–37. **28.** Deutsch E: in Kaiser E, Gabl F, Müller MM, Bayer M (eds): XI. Int Congress of Clinical Chemistry. Berlin-New York: Walter de Gruyter 1982 (p 93). **29.** Deutsch E in: Gross R, Schölmerich P, Gerock W (eds): Lehrbuch der Inneren Medizin. Stuttgart: Schattauer 1987 (p 223–250). **30.** Deutsch E, Fischer M: Thromb Diath Haemorrh (1960) 4: 482. **30a.** Deutsch E et al. im Druck. **31.** Dickson RH, Rosse WF: Brit J Haematol (1975) 31: 129. **32.** Dudczak R, Niessner H, Thaler E. Lechner K, Kletter K, Frischauf H, Domanig E, Archer H: Hemostasis (1981) 10: 186–194. **33.** Dudok de Wit Ch: Fibrinolyse. Amsterdam: Scheltema Holkema 1962. **34.** Egeberg O: Thromb Diath Haemorrh (1965) 13: 516. **35.** Elston RC, Graham JB, Miller CH, Reisner HM, Bouma BN: Thromb Res (1976) 8: 683. **36.** Fletcher AP, Alkjaersig N: Thromb Diath Haemorrh (1971) Suppl 45: 389–398. **37.** Friberger P, Knos M, Gustavsson S, Aurell L, Claeson G: Hemostasis (1978) 7: 137–145. **38.** Gallimore MJ in: Collen D, Wiman B, Verstraete M (eds): The Physiological Inhibitors of Blood Coagulation and Fibrinolysis. Amsterdam: Elsevier 1979 (p 199–217). **39.** Genton E, Fletcher AP, Alkjaersig N, Sherry S: J Lab Clin Med (1964) 64: 313. **40.** Gerendas M: Hung Acta Physiol (1948) 1:97. **40a.** Gilabert J, Fernandez JA, Espana F, Aznar J, Estelle A: Thromb Res (1988) 49: 319–330. **41.** Godal HC Abildgaard U: Scand J Haematol (1966) 3: 342–350. **42.** Graeves M, Preston FE: Thromb Res (1982) 26: 154–159. **43.** Graham BJ, Barrow ES, Flyer P, Dawson DV, Elston RC: Brit J Haematol (1980) 44: 671. **43a.** Grimaudo V, Omri A, Kruithof EKO, Hauert J Bachmann F: Thromb Haemost (1988) 59: 388–391. **44.** Hardisty RM, Hutton RA: Brit J Haematol (1965) 11: 258. **45.** Harker LA, Slichter ShJ: New Engl J Med (1972) 287: 155. **46.** Harpel PC: J Clin Invest (1970) 49: 568. **46a.** Haubenstock A et al: Haemostaseologie (1988) 8: 1–7. **46b.** Hauert J, Bachmann F: Thromb Haemost (1985) 54: 122. **47.** Hawiger J, Niewiarowski S, Gurewich V, Thomas DP: J Lab Clin Med (1970) 75: 93. **48.** Hedner U, Nilsson IM: Thromb Diath Haemorrh (1971) 26: 289. **48a.** Heeb MJ, Schwarz HP, White T, Lämmle B, Berrettini M, Griffin JH: Thromb Res (1988) 52: 33–44. **49.** Heinrich D, Roka L: Klin Wochenschr (1969) 84: 235. **50.** Hellem AJ: Scand J Clin Lab Invest (1960) 12: Suppl 51. **51.** Hellem AJ: Scand J Haematol (1970) 7: 374. **51a.** Hock JA, Nurmohamed MT, ten Cate JW, Büller HR, Knipscheer HC, Hamelynck KJ, Marti RK, Sturk A: Thromb Haemost (1989) 62: 1050–1052. **52.** Holm HA, Abildgaard U, Laerum F, Wolland T in: Lijnen HR, Collen D, Verstraete M (eds): Synthetic Substrates in Clinical Blood Coagulation Assays. The Hague Boston London: Nijhoff 1980 (p 63–67). **53.** Holmsen H, Weiss HJ: Blood (1972) 39: 197. **53a.** Howard PR, Bovil EG, Mann KG, Tracy RP: Clin Chem (1988) 34: 324–331. **53b.** Howard MA, Firkin BG: Thromb Haemost (1983) 50: 775–779. **54.** Howie PW, Mallinson AC, Prentice CRM, Horne ChW: Lancet (1970) II: 1329–1332. **54a.** Ichinose A, Fujikawa K, Suyama T: J Biol Chem (1986) 261: 3486. **55.** Jacobi E, Hagemann G, Poliwoda H: Thromb Haemost (1971) 26: 192. **56.** Jäger W, Kutschera J, Markowski B: Verh Deut Ges Inn Med (1972) 78: 707. **57.** Johnson CA, Chung KS, McGrath KM, Bean PE, Roberts HR: Brit J Haematol (1980) 44: 461. **58.** Josso F, Monasterio de Sanchez J, Lavergne JM, Ménaché D, Soulier JP: Blood (1971) 38: 9–16. **59.** Kasper CK, Aledort LM, Counts RP, Edson JR, Frantantoni J, Green D, Hampton JW, Hilgartner MW, Lazerson J, Levine PH, McMillan CW, Pool JG, Shapiro SS, Shulman NR, Eys J van: Thromb Haemost (1975) 34: 869. **60.** Kaulla KN von: Chemistry of Thrombolysis: Human Fibrinolytic Enzymes. Springfield, Ill: Thomas 1963 (p 333). **60a.** Huber K, Kirchheimer J, Binder BR: J Lab Clin Med (1984) 103: 684. **60b.** Kiefel V, Mueller-Eckardt C: Blut (1988) 57: 215. **61.** Kluft CM, Trumpi-Kalshoven M, Jie AFH in: Scully MF, Kakkar VV (eds): Chromogenic Substrates, Chemistry and Clinical Usage. Edinburgh London Melbourne New York: Churchill Livingstone 1979 (p 84–92). **61a.** Korninger C, Wagner O, Binder BR: J Lab Clin Med (1985) 105: 718. **61b.** Korninger C, Speiser W, Wojta J, Binder BR: Thromb Res (1986) 41: 527. **62.** Korsan-Bengtsen K, Axelson G, Waldenström J in: Witt I (ed): New Methods for the Analysis of Coagulation Using Chromogenic Substrates. Berlin: de Gruyter 1977 (p 145–154). **63.** Lane DA, Ireland H, Wolff S, Grant R, Jennings S, Allen-Mersh T: Thromb Res (1982) 26: 111–119. **64.** Larrieu MJ, Thout C: Thromb Diath Haemorrh (1971) Suppl 45: 377–385. **65.** Latallo ZS in: Poller L (ed): Recent Advances in Blood Coagulation. Edinburgh London Melbourne New York: Churchill Livingstone 1981 (p 261–286). **66.** Lechner K: Blutgerinnungsstörungen. Berlin Heidelberg New York: Springer 1982. **66a.** Leipnitz G, Köhle RM, Blohn G von, Haiden M, Wenzel E: Haemost (1988) Suppl 1: 61–68. **67.** Loeliger EA, Veltkamp JJ, Mattern MJ, Hooij HJ: Thromb Diath Haemorrh (1963) 9: 570. **68.** Lorand L, Urayama T, de Kiewit WC, Nossel HL: J Clin Invest (1969) 48: 1054. **69.** Ludlam CA, Moore S, Bolton AE, Pepper DS, Cash JD: Thromb Res (1975) 6: 543–548. **70.** Luiken GA, McMillan R, Lightsey AL, Gordon P, Zevely S, Schulman I, Gribble TJ, Longmire RL: Blood (1977) 50: 317–325. **71.** Manzini G, Carbanara AO, Heremans JF: Immunochemistry

(1965) 2: 235. **72.** Marbet R: Fibrinolyse. Wissenschaftliche Ausstellung der 31. Tgg Deut Ges Gyn, Heidelberg 1956. **73.** Marder VJ, Sherry S: Thromb Diath Haemorrh (1971) Suppl 45: 367–372. **74.** Margaritella P, Deutsch E: Thromb Res (1981) 21: 585–591. **75.** Merskey C, Johnson AJ, Lalezari P: Thromb Diath Haemorrh (1971) Suppl 45: 351–355. **76.** Mettinger KL, Egberg N: Thromb Res (1982) 26: 203–211. **77.** Miletich JP, Kane WH, Hofmann SL, Stanford N, Majerus BW: Blood (1979) 54: 1015. **77a.** Montgomery RR, Kunicki TJ, Taves C, Pidard D, Corcoran M: J clin Invest (1983) 71: 385–389. **78.** Mueller-Eckhardt C: Deut Med Wochenschr (1978) 103: 2061. **79.** Mueller-Eckhardt C, Mahn I, Schulz G, Mueller-Eckhardt G: Vox Sang (1978) 35: 357. **80.** Nemerson Y, Zur M in: Ménaché D, Mac N, Surgenor D, Anderson H (eds): Hemophilia and Hemostasis. New York: Liss 1981 (p 77). **81.** Niessner H: Thromb Diath Haemorrh (1972) 27: 434–451. **81a.** Niessner H in: Heene DL (ed): Handbuch für Innere Medizin. Heidelberg-Berlin-New York: Springer 1984, Bd II/7: 222–352. **81b.** Nieuwenhuizen W in: Müller-Berghaus G. et al (eds): Fibrinogen and its Derivatives. Elsevier (1986): 245–256. **82.** Niewiarowski S, Thomas DP: Thromb Diath Haemorrh (1971) Suppl 45: 373–376. **83.** Nilsson IM, Skanse B, Gydell K: Acta Med Scand (1957) 159: 463. **84.** Nossel HL in: Ménaché D, Mac N, Surgenor D, Anderson H (eds): Hemophilia and Hemostasis. New York: Liss 1981 (p 163). **85.** Ødegård OR, Lie M, Abildgaard U: Thromb Res (1975) 6: 287. **86.** Owren PA: Lancet (1959) II: 754–759. **87.** Paraskevas M, Nilsson JM, Martinson G: Scand J Clin Lab Invest (1962) 14: 138–144. **88.** Peake IR Bloom HL, Giddings JC, Ludlam CA: Brit J Haematol (1979) 42: 269. **88a.** Poller L in: Recent Advances of Blood Coagulation. Churchill Livingstone 1985: 191–214. **88b.** Pelzer H, Stüber W in: Bruhn HD, (ed): 6. Kongreß für GTH. Stuttgart-New York: Schattauer 1990 (p 100–107). **89.** Poplawski A, Niewiarowski S: Thromb Diath Haemorrh (1965) 13: 148–154. **90.** Rabiner SF, Goldfine ID, Hart A, Summaria L, Robbins KC: J Lab Clin Med (1969) 74: 265. **90a.** Rao VM, Rapaport SI: Blood (1987) 69: 645–651. **91.** Rapaport SI in: Ménaché D, Surgenor D, Mac N, Anderson H (eds): Hemophilia and Hemostasis. New York: Liss 1981 (p 57). **91a.** Reutlinsperger CPM: Hämostaseologie (1989) 9: 157–166. **92.** Roka L, Koch R, Bleyl H in: Witt I (ed): New Methods for the Analysis of Coagulation Using Chromogenic Substrates. Berlin: de Gruyter 1977 (p 171–180). **92a.** Sala N, Owen WG, Collen D: Thromb Haemost (1983) 50: 352 (Abstr). **93.** Salzman EW: J Lab Clin Med (1963) 62: 724–735. **93a.** Sandset PM, Abildgaard U, Pettersen M: Thromb Res (1987) 47: 389–400. **94.** Scharrer I, Maas C, Pfeifer U, Widmaier C, Hohlfeld S, Hach V in: Davidson JF, Nilsson IM, Åsted B (eds): Progress in Fibrinolysis. Edinburgh London Melbourne New York: Churchill Livingstone 1981, Vol V (p 264–266). **95.** Schiffman S, Lee P: J Clin Invest (1975) 56: 1082. **95a.** Schleider MA, Nachman RL, Jaffe EA, Coleman M: Blood (1976) 48: 499–509. **96.** Schneider W, Rodermund OE, Egli H: Thromb Diath Haemorrh (1962) 7: 35–47. **96a.** Schramm W in: Bergmeyer HU (ed): Methods of Enzymatic Analysis. Vol V Enzymes 3: Peptidases, Proteinases and Their Inhibitors. Weinheim-Deerfield-Basel: Verlag Chemie 1981 (p 461–466). **96b.** Schramm W, Penker W: Verhdl 25. Tgg DAB 1981. Stuttgart-New York: Schattauer 1981 (157–160). **97.** Schulz FrH: Das Fibrinogen. Leipzig: VEB Thieme 1953. **98.** Sgouris JT, Inman JK, McCall KB, Hyndman LA, Anderson HD: Vox Sang (1960) 5: 357–376. **98a.** Sie G, Janots D, Pichon J, Boneu D: Nouv Rev franç d'Hématol (1984) 26: 414–419. **99.** Sigg P: Thromb Diath Haemorrh (1966)

15: 238. **99a.** Soff GA, Levin J: Sem Thromb Haemost (1981) 7: 112–148. **99b.** Soff GA, Levin J, Bell WR: Sem Thromb Haemost (1981) 7: 149–169. **99c.** Sims PJ, Wiemder TH, Esoon Ch T, Weiss HJ, Shattil SJ: J biol Chem (1989) 264: 17049–17057. **99d.** Singh JP, Chaikin MA, Stiles CD: J Cell Biol (1982): 667–671. **100.** Spaet TH, Cintron J: Brit J Haematol (1965) 2: 269–275. **101.** Stacher A: Thromb Diath Haemorrh (1965) 13: 257. **101a.** Steinberg MH, Kelton JG, Coller BS: Circulation (1986) Suppl II: 235. **102.** Stuart MJ, Murphy S: New Engl J Med (1975) 292: 1310–1313. **102a.** Sutor AH, Bowie EJW, Thompson JH: Amer J Clin Pathol (1971) 55: 541. **102b.** Suzuki K, Nishioka J: Thromb Res (1988) 49: 241–252. **103.** Teger-Nilsson AC, Gyzander E, Myrwold H, Noppa H, Olsson R, Wallmo L: Haemostasis (1978) 7: 155. **104.** Teien AN, Lie M, Abildgaard U: Thromb Res (1976) 8: 413–416. **104a.** Triplett DA, Brandt J: Brit J Haemat (1989) 73: 139–142. **105.** Ten Cate JW in: Lijnen HR, Collen D, Verstraete M (eds): Synthetic Substrates in Clinical Blood Coagulation Assays. The Hague Boston London: Nijhoff 1980 (p 45–50). **105a.** Uyama O, Nagatsuka K, Nakamura M, Matsumoto M, Fujisawa A, Yoneda S, Kimura K, Abe H: Thromb Res (1982) 25: 71–79. **105b.** Waart P van de, Preissner KT, Bechthold JR, Müller-Berghaus G: Thromb Res (1987) 48: 427–38. **105c.** Verheijen JH, Mullaart E, Chang GTG, Kluft Cl, Wijngaards G: Thromb Haemost (1982) 48: 266. **105d.** Verstraete M et al: Lancet (1985) i: 842. **105e.** Vinazzer H, Pangraz U: Thromb Res (1987) 48: 153–160. **105f.** van Bergen PFMM, Knot EAR, Jonker JJC, de Boer AC, de Maat MPM: Thromb Haemost (1989) 62, 1043–45. **106.** Voss H von: Präzisierung und Anwendung von Thrombozytenfunktionstests in der Kinderheilkunde. Westdeutscher Verlag 1979. **106a.** Vukovich TH, Knöbl PN, Bauer K, Tragl KH, Deutsch E: Thromb Res (1988) 49: 169–180. **107.** Waller HD, Gross R: Genetische Enzymdefekte als Ursache von Thrombozytopathien. 70. Tgg Deut Ges Inn Med 1964 (p 476). **108.** Wenzel E, Lodemann E, Oppolzer R: Ammonium release and F XIII activity in normal subjects and in patients with inborn and acquired defect with F.S.F. II. Congr Internat Soc on Thromb and Haemost, Oslo 1971 (p 64). **108a.** Witt I: Haemostaseologie (1988) 8: 47–61. **109.** Witte S, Dirnberger P: Klin Wochenschr (1954) 32: 133. **110.** Wohl RC, Summaria L, Robbins KC: J Biol Chem (1979) 254: 9063–9069. **111.** Wright HP: J Pathol Bact (1942) 54: 461. **111a.** Zimmer E, Spanuth E: 6. Kongreß GTH Kiel 1990. **112.** Zimmerman TS, Abildgaard U, Meyer D: N Engl J Med (1979) 301: 1307–1310. **113.** Zimmerman TS, Roberts JR, Roggeri ZM in: Bloom et al (eds): The Haemophilia, Methods in Haematology. Edinburgh London Melbourne New York: Churchill Livingstone vol 5 (p 81–91).

Funktionsdiagnostik des Hypophysenvorderlappens

G. Geyer

Einführung

Die Zellen des Hypophysenvorderlappens produzieren Peptidhormone, welche in das Blut sezerniert und auf diesem Wege an ihre Erfolgsorgane und -gewebe, d. h. an die Hormonrezeptoren dieser Zellen, herangebracht werden. Die klinisch-diagnostischen Fragen nach einem Zuviel oder einem Zuwenig an Hormonen des Hypophysenvorderlappens können daher mittels direkter Bestimmung der Konzentration dieser Peptide im Plasma beantwortet werden. Außer der Klinik steht am Anfang dieser Diagnostik oft auch der Nachweis eines Ausfalls oder eines Überschusses an Wirkstoffen jener Organe und Gewebe, auf welche die Hypophysenvorderlappenhormone wirken. So kann etwa die Bestimmung der Hormone der Schilddrüse schon deutliche Hinweise auf die Funktionsstörung des Hypophysenvorderlappens liefern, ebenso wie jene der Kortikosteroide oder der Sexualhormone.

Eine einmalige Bestimmung der Peptidhormone des Hypophysenvorderlappens gibt nur dann klare diagnostische Aussagen, wenn deren Werte besonders deutlich vermehrt oder vermindert sind; oft ist dies nicht der Fall, und man kann dann die bestehende Funktionsstörung deutlicher erkennbar machen, indem man eine Stimulation oder eine Inhibition der betreffenden Vorderlappenfunktion provoziert und das Verhalten ihrer Hormone unter dem Einfluß dieser Noxen verfolgt. Als solche Stimulatoren (teilweise auch als Inhibitoren) haben sich Wirkstoffe bewährt und eingeführt, die im letzten Dezennium im Hypothalamus entdeckt und in ihrer chemischen Konstitution aufgeklärt wurden und deren Synthese bis zu ihrer kommerziellen Verfügbarkeit gelungen ist: Die Hypothalamushormone, welche physiologisch die Funktion des Hypophysenvorderlappens regeln. Diese Hormone werden als Testsubstanzen eingesetzt und es ist praktisch wesentlich zu erwähnen, daß sie in ihrer Funktion und Wirkung miteinander nicht interferieren, sondern nebeneinander und gleichzeitig wirksam sind; man kann sie zu Testzwecken daher gleichzeitig und miteinander injizieren und dann anhand gleichzeitiger Bestimmung mehrerer Hormone des Hypophysenvorderlappens dessen globale Funktion untersuchen. Diese Erkenntnis war für die praktische klinisch-diagnostische Anwendung dieser Wirkstoffe wesentlich. Was die Bestimmungsmethoden für die Hormone des Hypophysenvorderlappens angeht, sind sie entsprechend ihrer Peptidnatur alle immunologische, wobei die radioimmunologische Auswertung gegenwärtig noch die am häufigsten angewendete ist; Enzymimmunoassays und Luminiszenz-Immunoassays sind jedoch in Entwicklung und werden künftig den Zugang zur Bestimmung dieser Hormone auch für Laboratorien eröffnen, welche keine Isotopenausrüstung haben. Es soll allerdings mit Nachdruck darauf hingewiesen werden, daß die endokrinologische Laboratoriumsdiagnostik in erfahrenen Zentren weitaus treffsicherer angewendet wird als dort, wo derartige Probleme selten bearbeitet werden. Auch für dieses Gebiet der Laboratoriumsdiagnostik gilt, daß nicht prinzipiell alle verfügbaren Untersuchungen und Tests gleichzeitig gemacht werden sollen, sondern daß sie auf dem Ergebnis einiger grundsätzlicher Bestimmungen aufgebaut werden und im Sinne eines diagnostischen Untersuchungsganges weiter fortgesetzt werden sollen (um Patienten und Kostenträger nicht mit unnötigen Untersuchungen zu belasten).

In den nachfolgenden Abschnitten werden folgende *Abkürzungen* verwendet:

HVL	= Hypophysenvorderlappen
TSH	= Thyreotropes Hormon
ACTH	= Adrenokortikotropes Hormon
GH	= STH = Wachstumshormon (Somatropes Hormon, Somatotropin)
MSH	= Melanozytenstimulierendes Hormon
FSH	= Follikelstimulierendes Hormon
LH	= Luteinisierendes Hormon
HCG	= Humanes Choriongonadotropin
NNR	= Nebennierenrinde
TRH (TRF)	= Thyreotropin Releasing Hormone
CRF (CRH)	= Corticotropin Releasing Hormone
GRF (GRH)	= Somatotropin Releasing Hormone
LHRH	= Gonadotropin Releasing Hormone
KG	= Körpergewicht
SMC	= Somatomedin C.

Somatotrope Vorderlappenfunktion

Das hypophysäre Wachstumshormon (Somatotropin, Growth Hormone, GH) ist ein Peptid mit 192 Aminosäuren, welches im Plasma mittels RIA quantitativ bestimmt werden kann. Klinisch ergibt sich entweder die Fragestellung nach einem Zuviel an GH (was zum Krankheitsbild der Akromegalie führt) oder nach einem Defizit an GH (was zum Minderwuchs führt, solange der Mensch nicht erwachsen ist). Beide Formen der Störung können auf der Ebene des Hypothalamus oder des Hypophysenvorderlappens verursacht sein, wobei diese Differenzierung aber nur im Falle des Minderwuchses therapeutisch relevant sein kann (für die Akromegalie ist sie derzeit nicht therapierelevant).

Normalbereich des GH

0,5 – 4 μg/l bei jüngeren Erwachsenen in den Morgenstunden. Alte Menschen haben niedrigere Werte. GH zeigt eine deutliche zirkadiane Rhythmik in dem Sinne, daß tagsüber (insbesondere nach Mahlzeiten) die Werte absinken, sie steigen nachts im Schlaf zu einem Maximum an. Infolge der ziemlich großen zirkadianen Schwankungen der GH-Konzentration ist es manchmal schwierig, aufgrund einzelner GH-Befunde zu beurteilen, ob eine Minder- respektive eine Überfunktion vorliegt. Es können dann Tests zur Provokation angezeigt sein. Insulin-Hypoglykämietest, Arginintest und GFR-Test sind diesbezüglich etabliert, auch mit Dopa und TRH kann stimuliert werden. Normal erfolgt eine prompte Suppression der Somatotropinspiegel durch Glukosegabe; auch dies kann in einem üblichen Glukosetoleranztest untersucht werden. Nachfolgend werden diese üblichen Provokationstests der somatotropen Partialfunktion des HVL einzeln beschrieben.

Dazu ist wesentlich, daß die somatotrope Funktion offensichtlich nicht nur vom Hypothalamus her, sondern auch durch das autonome Nervensystem mitgesteuert wird. Derart steigern Betarezeptorenblocker die GH-Werte und augmentieren ihr Ansprechen auf Stimulation. Alpharezeptorenblocker wirken gegenteilig, sie supprimieren die GH-Werte und deren Stimulation. Parasympathikolytische Muscarinrezeptoren-blockierende Pharmaka (Atropin und Analoga) supprimieren GH und sein Ansprechen auf Stimulation. Parasympathikomimetika steigern dagegen die GH-Werte und ihr Ansprechen auf Stimulation. Die genannten GH-augmentierenden Pharmaka werden von manchen Autoren dann, wenn die klinische Fragestellung nach einer somatotropen Minderfunktion besteht, additiv zu GH-stimulierenden Testsubstanzen und -prozeduren verwendet. Für derartige kombinierte Stimulationen müssen Laboratorien ihre eigenen Normalwerte ermitteln, die altersabhängig sind. Sinnvoll sind GH-Stimulationstests nur dann, wenn nach einer Minderfunktion gefragt wird.

Stimulationstest durch Insulinhypoglykämie

Unter Basisbedingungen am Morgen werden Ausgangswerte des GH gewonnen und dann Insulin, 0,1 IE/kg Körpergewicht, intravenös injiziert. Es werden dann in Abständen von 10 Minuten Blutzuckerbestimmungen gemacht und Blutproben für die GH-Bestimmung entnommen; die Beobachtungszeit wird auf etwa 1 Stunde ausgedehnt, wobei in dieser Zeit hypoglykämische Glukosewerte erreicht werden sollen (etwa 500 mg/l oder weniger). Die dadurch erzielte Stimulation der GH-Werte erreicht bei funktionierender somatotroper Funktion 12 bis 15 µg/l. Wenn ein Anstieg ausbleibt, spricht dies für eine Defizienz der somatotropen Funktion.

Dieser Test ist potentiell gefährlich, weil bei bestehender Vorderlappeninsuffizienz dadurch schwere protrahierte Hypoglykämien vorkommen können; er darf deshalb nur bei injektionsfertig bereitliegender Glukose durchgeführt werden. Wegen der damit verbundenen Belastung des Probanden und der Risiken wegen wird dieser Test heute nur noch wenig verwendet; er wurde ersetzt durch risikolose Stimulationstests mit gleicher Aussagekraft, die anschließend beschrieben werden.

Stimulationstest mittels Arginin

Injektion der Aminosäure Arginin stimuliert die somatotrope Vorderlappenfunktion. Zum Test wird nach Gewinnung basaler GH-Werte L-Arginin-hydrochlorid (0,5 g/kg KG) innerhalb von 30 Minuten intravenös infundiert; die Blutabnahmen zur Bestimmung der Reaktion des GH erfolgen am Ende dieser Infusion (30, 45, 60, 90 und 120 Minuten nach Testbeginn). Bei funktionierender somatotroper Funktion ist dabei ein GH-Anstieg auf das wenigstens Dreifache des Ausgangswertes zu erwarten, meist werden GH-Werte von 10 bis 30 µg/l mit einem Maximum bei 30 bis 60 Minuten nach Testbeginn erreicht. Fehlende Reaktion spricht für somatotrope Minderfunktion.

Stimulation mit GRH (GRF)

Nach Gewinnung von basalen GH-Werten wird 1 µg GRH (GRF) pro kg KG intravenös als Bolus langsam injiziert, und während der darauffolgenden 30 bis 45 Minuten (in Abständen von 10 bis 15 Minuten) werden die GH-Werte registriert. Bei funktionierender somatotroper Funktion ist ein GH-Anstieg auf über 15 µg/l zu erwarten; er fällt bei jungen Personen viel höher aus als bei alten Menschen.

Stimulation mit Glukagon

Es wird 1 mg Glukagon subkutan injiziert, und während der darauffolgenden 30 Minuten werden die GH-Werte verfolgt; es kommt bei funktionierender somatotroper Funktion zu einem signifikanten Anstieg der Werte. Der Test kann durch vorherige Gabe des Betarezeptorenblockers Propranolol augmentiert werden. Die GH-Werte reagieren normal in der Amplitudenhöhe der anderen Stimulationstests.

Stimulationstest mit Dopa

Es wird 500 mg Dopa oral gegeben und damit (bei funktionierender somatotroper Funktion) ein signifikanter Anstieg der GH-Werte im Verlaufe von einer Stunde nach der Dopaeinnahme beobachtet. Auch dieser Test kann durch vorangehende Gabe von Propranolol augmentiert werden.

Stimulationstest durch körperliche Belastung (Exercise-Test)

Es sollten am Morgen unter basalen Bedingungen GH-Ausgangswerte bestimmt werden und dann eine körperliche Belastung von 2 W/kg KG für etwa 15 Minuten am Ergometer durchgeführt werden. Am Ende dieser Belastung sollten bei normaler Funktion die GH-Werte auf über 10 μg/l angestiegen sein.

Registrierung des GH-Anstieges im Schlaf

Der normale zirkadiane Verlauf der GH-Werte im Plasma zeigt nachts einen beträchtlichen Anstieg. Man registriert für diese Untersuchung die GH-Werte im Verlaufe des Abends und dann eine und zwei Stunden nach dem Eintritt tiefen Schlafes. Bei funktionierender somatotroper Funktion steigen die Werte im Schlaf auf über 15 μg/l an.

Stimulation der GH-Werte durch Clonidin

Das Antihypertensivum Clonidin wirkt als zentraler Alpha-Stimulator und stimuliert daher auch die somatotrope Funktion. Nach Gewinnung von Blutproben unter basalen Bedingungen für die GH-Ausgangswerte erhält der Proband 75 μg Clonidin/m^2 oral oder intravenös (Blutdrucküberwachung wegen Hypotonie erforderlich!). Bei funktionierender somatotroper Funktion wird innerhalb von 30 Minuten nach Gabe des Clonidins ein GH-Wert von über 15 μg/l erreicht.

GH-Suppression durch Glukose

Dieser Test wird durchgeführt, wenn eine vermehrte GH-Inkretion angenommen wird, wie bei der Akromegalie. Er erfolgt in Form einer peroralen Glukosegabe von 75 bis 100 g. Vor der Glukosegabe werden Ausgangswerte von Blutglukose und GH gewonnen und die Blutzuckerwerte nach der Glukosegabe in üblicher Weise (alle 15 Minuten) registriert; zu diesen Zeitpunkten werden auch Blutproben für die GH-Bestimmung gewonnen. Normal fällt im Verlaufe des Glukoseanstieges (etwas nach dessen Maximum) der GH-Wert im Plasma an die untere Nachweisgrenze ab. Der Test wird nur bei der Diagnostik der Akromegalie zur Anwendung gebracht, hat aber auch dort wenig Aussagekraft (weil innerhalb dieser Erkrankung offenbar Untergruppen bestehen, die sich in diesem Test verschieden verhalten, was therapeutisch gegenwärtig aber ohne Konsequenz ist).

Suppressionstests mit Bromocriptin oder Somatostatin

Diese Tests haben nur bei der Akromegalie Bedeutung und werden diesbezüglich unten besprochen (s. S. 498).

Exkretion von GH im Harn

Obwohl GH ein hochmolekulares Peptid ist und an ein Protein gebunden zirkuliert, wird es in den Harn ausgeschieden und kann dort quantitativ bestimmt werden. Die *GH-Exkretion* in 24 Stunden unterscheidet sich bei Patienten mit entsprechender Minder- respektive Überfunktion signifikant und differiert auch von den normalen Werten. Die Erfassung des GH im Harn ist in Europa in die klinische Diagnostik bisher nicht eingeführt, und es gelten für sie auch sicher die Vorbehalte, die für die Verläßlichkeit der Sammlung von 24-Stunden-Harnportionen generell anzumelden sind. Die Ausscheidung von GH liegt im Normalfall um 14 µg/kg ausgeschiedenem Kreatinin; sie ist bei der Akromegalie markant gesteigert (und ist bei Hypopituitarismus kaum nachweisbar niedrig).

In der klinischen Diagnostik stellt sich die Frage nach einer verminderten respektive vermehrten Sekretion von GH nur bei 2 Krankheitsbildern: der Akromegalie und dem (kindlichen) Minderwuchs. Das diagnostische Vorgehen bei diesen beiden Krankheitssituationen wird nachstehend besprochen.

Akromegalie

Wenn sich aufgrund klinischer oder radiologischer Symptome der Verdacht auf das Vorliegen einer *Akromegalie* ergibt, dann ist die Aufgabe des Laboratoriums, die Mehrsekretion von Wachstumshormon nachzuweisen oder abzulehnen (Ausschluß). Sie wird unwahrscheinlich oder ist *auszuschließen*, wenn GH-Werte, die zu verschiedenen Zeitpunkten des Tages oder der Nacht (Profil über 24 Stunden) erhoben werden, mehrfach unter 1 µg/l liegen. Zu beachten ist, daß GH-Werte bis etwa 20 µg/l insbesondere nachts auftreten können, ohne daß dies krankhaft wäre. Eine erhaltene reguläre Suppression der GH-Werte im Verlaufe eines Glukosebelastungstests (d.h., es liegt zu den Zeitpunkten 30, 60, 90 Minuten einer der GH-Werte unter 1 µg/l) ist ebenfalls ein Argument gegen das Vorliegen einer Akromegalie. Ein Wert des Somatomedins C (IGF-1) der unter 2 U/ml liegt, spricht ebenfalls gegen das Vorliegen einer Akromegalie. Die Durchführung eines GRF-Tests hilft in dieser diagnostischen Fragestellung nicht viel, er zeigt nur, daß die unter dieser Stimulation erreichten GH-Werte nicht über den breiten Referenzbereich dieser Stimulation ansteigen. Zu beachten ist, daß beim Diabetes die GH-Werte erhöht sein können, ohne daß ein GH-sezernierendes Hypophysenadenom besteht.

Die *Somatotropinmehrsekretion* durch ein hypophysäres Mikro- oder Makroadenom *bei der Akromegalie* ist zumeist leicht nachweisbar, wenn es auch Fälle gibt, deren Klinik ausgeprägt sein kann und deren GH-Werte dennoch nicht sehr markant erhöht sind; die GH-Werte können dabei basal zwischen 1 bis 5 µg/l liegen. Morgendliche Basalwerte über 5 µg/l sprechen für eine aktive Akromegalie, wobei zu erwähnen ist, daß die GH-Werte auch bei Gesunden reaktiv und nachts bis 20 µg/l ansteigen können. Der Nachweis einer erhöhten Konzentration von Somatomedin C (SMC) ist ein sehr wertvoller Parameter für die Akromegaliediagnostik; die SMC-Werte liegen dabei (unbehandelt) immer über 2,5 U/ml (s.S. 500). Tests zur Stimulation bzw. Suppression der GH-Werte tragen zur Diagnostik der Akromegalie meist nicht viel bei. So zeigt die Gabe von GRH bei Akromegalie – meist ausgehend von erhöhten Basalwerten – ein hohes und unter Umständen protrahiertes Plateau der GH-Werte, was eigentlich nur beweist, daß die Zellen der somatotropen Adenome Rezeptoren für GRH besitzen, wie es auch in vitro nachgewiesen worden ist. Durch Gabe von TRH bleiben bei Gesunden die GH-Werte unbeeinflußt; bei einem Teil der Akromegaliefälle zeigen sie dagegen einen deutlichen Anstieg (der TRH-Test wird dazu in üblicher Weise durchgeführt, s.S. 569). Durch orale Gabe von L-Dopa und durch Infusion von Dopamin ist bei den meisten Akromegaliepatienten ein Abfall der GH-Werte zu erreichen, was zum Verhalten bei Gesunden kontrastiert, bei denen Dopa zu einer Stimulierung des GH führt. Die Inhibition des GH bei der Akromegalie ist durch Dopamin massiver (etwa 70 % des Ausgangswertes) als durch L-Dopa (44 % des Ausgangswertes), wobei zu beachten ist, daß der Wirkungsmechanismus der beiden Substanzen deshalb different sein kann, weil Dopamin die Blut-Hirn-Schranke nicht passieren kann, sondern offenbar direkt auf die Hypophyse wirkt. Besonderer Wert für die Diagnostik der Akromegalie ist diesen Tests jedoch nicht zuzumessen, sie haben eher als Stimulationstests in der Minderwuchsdiagnostik Bedeutung.

Zwei pharmakologische Testprozeduren, die die Inhibition der GH-Werte bewirken, haben zwar auch keine diagnostische Aussagekraft, ihr Ergebnis kann aber für die einzuschlagende Therapiewahl eine Rolle spielen: Die Suppression der GH-Werte mittels Bromocriptin und mittels Somatostatin. *Bromocriptin* wirkt als Dopaminagonist und inhibiert bei der Akromegalie die GH-Werte in individuell unterschiedlicher Stärke. Zum Test gibt man oral 5 mg Bromocriptin und beobachtet das Verhalten der GH-Werte etwa 3 Stunden lang (in Abständen von 20 Minuten). Bei etwa einem Drittel der Akromegaliepatienten ist durch Bromocriptin ein deutlicher Abfall der GH-Werte zu erreichen, und dieser Befund kann dazu beitragen, sich – unter Mitberücksichtigung anderer Umstände – für eine Therapie mit Bromocriptin zu entscheiden. Die Einnahme von Bromocriptin hat aber auch beim Test häufig subjektiv störende Wirkungen (Nausea, Erbrechen, orthostatischer Blutdruckabfall, Schwindel; auch die Beobachtung der Verträglichkeit beim Test kann die Therapieempfehlungen beeinflussen).

Somatostatin führt zu einem markanten Abfall der GH-Sekretion aus den somatotropen Adenomzellen bei fast allen Akromegaliepatienten (Rezeptoren für Somatostatin sind an den Zellen der Adenome nachgewiesen). Dieser

Test wird zumeist nicht mit originalem Somatostatin (zyklisch oder linear) durchgeführt, sondern mit dem in der Akromegalietherapie angewandten niedermolekularen Peptid Octreotid (Sandostatin, SMS-221191). Man injiziert davon (nach Blutabnahme für die Ausgangswerte des GH) 100 µg als Bolus intravenös und beobachtet das Verhalten der Wachstumshormonwerte während der nächsten beiden Stunden. Mit wenigen Ausnahmen fallen die GH-Werte bei allen Akromegaliepatienten rasch deutlich ab, ein Befund, der dazu führen kann, für einen individuellen Patienten diese Injektionstherapie zu wählen.

Die obigen Ausführungen lassen erkennen, daß die Diagnostik der Akromegalie – neben den Untersuchungsmöglichkeiten der Radiologie und der MRT – heute praktisch ausschließlich auf Bestimmungen der Konzentration von GH und SMC beruht. Früher als diagnostische Befunde benutzte Untersuchungen (des anorganischen Phosphats im Plasma und des Hydroxyprolins) haben heute keinerlei diagnostische Bedeutung mehr.

Andere Vorderlappenhormone – außer GH – zu bestimmen, hat bei der Akromegalie Sinn: Bei etwa einem Drittel der Fälle sind auch die *Prolaktinkonzentrationen* erhöht, weil die Adenomzellen Somatotropin und Prolaktin produzieren. Die übrigen Vorderlappenhormone zu bestimmen kann dann sinnvoll sein, wenn diese Funktionen durch das Adenomwachstum beeinträchtigt wurden und deshalb einer Substitution bedürfen können; TSH, ACTH und Gonadotropine sollten deshalb bestimmt werden.

Seltene Fälle von Akromegalie sind dadurch bedingt, daß ektop liegende *Tumore GRH produzieren* und dieses die somatotropen Vorderlappenzellen so intensiv und anhaltend stimuliert, daß eine ständige Somatotropinüberproduktion zum Krankheitsbild der Akromegalie führt. In diesen seltenen Fällen sind zumeist intestinale neuroendokrine Tumore die Quelle der exzessiven GRH-Bildung. Nur bei diesen – seltenen – Akromegaliefällen läßt sich GRH vermehrt im Plasma nachweisen. GRH ist sonst im zirkulierenden Venenblut nur in minimaler Konzentration nachweisbar und weist Schwankungen auf, welche nahelegen, daß die Quelle dieses Peptids nicht nur der Hypothalamus sein kann. Bei den erwähnten Fällen ektoper Tumore (es hat sich um Pankreasinselzellkarzinome, Karzinoide, Gastrinome und Gangliozytome gehandelt) sind aber extrem hohe GRH-Konzentrationen im Venenblut gemessen worden, die 2-3 Zehnerpotenzen höher waren als die Normalwerte (deren absolute Höhe bei verschiedenen Assays offenbar stark differiert).

Somatomedin C

Eine echte Bereicherung der Akromegaliediagnostik und insbesondere der Verlaufskontrolle bei der Akromegalie, war die Einführung der Möglichkeit der Bestimmung von *Somatomedin C* (SMC), dem Insulin-like Growth Factor I. Die Bildung dieses Glykoproteins erfolgt unter dem Einfluß des zirkulierenden Wachstumshormons in der Leber und führt dazu, daß als Folge vermehrter GH-Konzentrationen das zirkulierende SMC deutlich ansteigt; SMC korreliert allerdings nur grob mit den GH-Werten. SMC kann mittels RIA verläßlich bestimmt werden.

Normalwerte Erwachsener (28 bis 85 Jahre): 0,5 bis 2,0 U/ml. Bei der Akromegalie sind die SMC-Werte immer abnorm hoch und reagieren auf jede GH-normalisierende Therapie (mit zeitlicher Verzögerung) im Sinne des Rückganges. Die SMC-Bestimmung und ihre Verlaufskontrolle haben deshalb in der Akromegaliediagnostik und -behandlung unbestreitbar praktische Bedeutung gewonnen.

Die diagnostischen Untersuchungen bei der Akromegalie müssen komplettiert werden durch radiologische Untersuchung und MR-Untersuchung von Sella und Hirnbasis. Eine Sondierung des Sinus petrosus zur GH-Bestimmung zwecks Erreichung einer dominanten Seitenlokalisation eines Adenoms kann präoperativ informativ sein.

Minderwuchs bei Kindern

Die zweite klinische Situation, welche eine eingehendere Untersuchung der somatotropen Funktion erfordern kann, ist der *Minderwuchs bei Kindern.* Das klinische Interesse an dieser Funktionsstörung der somatotropen Vorderlappenfunktion beschränkt sich auf das Kindesalter, weil nur vor dem Erreichen der (genetisch vorgegebenen) Wachstumshöhe ein Somatotropindefizit zum Minderwuchs führt und weil nur in diesem frühen Lebensalter – also bei Kindern und Adoleszenten – aus dieser Diagnose eine Substitutionstherapie mit Wachstumshormon abgeleitet werden kann. Bei Erwachsenen kann es natürlich auch Störungen der somatotropen Funktion (z.B. als Auswirkung eines endosellären Tumors) geben, ihre Diagnose ist aber klinisch deshalb nicht sehr relevant, weil sie nur wenig zu Symptomen Anlaß gibt und daher nie substituierend behandelt wird.

Bei *kleinwüchsigen Kindern* ist es das Anliegen dieser Untersuchungen, ein Defizit an somatotropem Wachstumshormon als Ursache des Minderwuchses nachzuweisen. Die Indikation für eine solche Untersuchung ergibt sich bei proportioniertem Minderwuchs, wenn das Wachstum hinter der ermittelten Zielgröße zurückbleibt, wobei dies innerhalb eines Zeitraumes von einem halben Jahr durch mehrfache Höhenmessung verifiziert sein soll. Der Begriff der Zielgröße ist Ausdruck des angenommenen genetischen Wachstumspotentials; sie wird ermittelt durch Addition der Größe beider Eltern und Division dieser Summe durch zwei, wobei zu diesem Ausdruck bei Knaben 6,5 cm zuzuzählen, bei Mädchen 6,5 cm abzuziehen sind. Die Indikation zur Untersuchung der somatotropen Funktion ergibt sich aus einem Zurückbleiben der Wachstumsrate (cm/Jahr) hinter jener Wachstumsrate, welche zum Erreichen der genetischen Zielgröße führen würde. Der zweite Befund, der zur Indikation beiträgt, ist die Feststellung des Zurückbleibens der ossären Entwicklung und Reifung aufgrund der Röntgenuntersuchung einer Hand.

Da nur bei einem kleinen Teil der minderwüchsigen Kinder die Ursache in einem Somatotropindefizit liegt, wird das erste Anliegen der einschlägigen Untersuchung sein, Befunde zu sammeln, welche den Verdacht auf das Vorliegen eines Somatotropindefizits entkräften (Ausschlußdiagnostik) oder verifizieren. Hierfür werden GH-Bestimmungen herangezogen, und diese Werte auch unter dem Einfluß stimulierender Maßnahmen untersucht. Es spricht *gegen* ein Wachstumshormondefizit, wenn die basalen morgendlichen GH-Werte (in Ruhe) größer als 5 µg/l sind und wenn während des Schlafes GH-Werte über 15 µg/l erreicht werden. Als Stimulationstest kann der Exercise-Test (Durchführung s.S. 495) eingesetzt werden; wenn dabei GH-Werte über 10 µg/l erreicht werden, spricht dies gleichfalls gegen ein Somatotropin-Defizit. Als weiterer Stimulationstest wird meist der GRH-Test (Durchführung s.S. 495) eingesetzt werden; wenn dabei als Maximum ein GH-Wert von über etwa 20 µg/l erreicht wird, liegt sicher kein Somatotropindefizit vor. Ein weiterer Stimulierungstest ist jener mit Clonidin (Durchführung s.S. 496); auch dabei spricht das Erreichen von GH-Maximalwerten von über 15 µg/l gegen das Vorliegen eines somatotropen Defizits.

Wenn die obigen Untersuchungen den Ausschluß nicht erhärten, sondern niedrige GH-Werte ein somatotropes Defizit wahrscheinlich machen, dann werden zum Beweis dieser Annahme die *GH-Stimulierungstests* eingesetzt; das Erreichen von GH-Maxima von unter 10 µg/l in diesen Tests spricht für das Vorliegen eines GH-Defizits.

Als GH-Stimulierungstest in dieser diagnostischen Frage wird der GRH-Test am häufigsten verwendet, traditionell waren und sind auch die Arginin-Stimulierung oder die Stimulierung mit Glukagon oder Dopa, die beide durch Propranolol augmentiert werden können. Wenn in diesen Tests die GH-Maximalwerte unter 10 µg/l bleiben, spricht dies für einen Somatotropinmangel. Wenn die GH-Maxima unter 5 µg/l bleiben, besteht sehr wahrscheinlich ein kompletter GH-Mangel.

Ein differentialdiagnostisches Anliegen, welches in Anbetracht therapeutischer Überlegungen relevant ist, ist die Differenzierung zwischen einer primär hypothalamischen Störung, die zum Somatotropinmangel führt und einer primär hypophysären Störung, die mit der Sekretion des Wachstumshormons interferiert. Beide Ursachen der Störung ergeben im üblichen GRH-Test abnorm niedrige oder keine GH-Maxima. Deshalb wird an dieses Ergebnis eine dreitägige Behandlung mit GRH (100 μg tgl. einmalig intravenös) angeschlossen und sodann am 4. Tag neuerlich ein GRH-Test durchgeführt. Wenn dabei das erreichte GH-Maximum immer noch unter 10 μg/l bleibt, so spricht dies für eine hypophysäre Ursache des Mangels. Werden nach dieser Vorbehandlung aber GH-Maximalwerte von über 10 μg/l erreicht, so spricht dies dafür, daß eine hypothalamische Regulationsstörung die Ursache des Somatotropindefizits ist (also eigentlich ein Defizit an endogenem GRH besteht).

Gonadotrope Vorderlappenhormone

Die beiden gonadotropen Hormone FSH und LH werden wegen ihrer besonderen Bedeutung in der gynäkologischen Endokrinologie und Andrologie in den beiden entsprechenden Kapiteln dieses Buches ausführlich behandelt (s.S. 584, 585, 633 und 634). Deshalb sollen sie hier nur hinsichtlich der Bedeutung besprochen werden, die sie für die Diagnostik hypophysärer Erkrankungen haben.

Die Normalwerte der beiden Gonadotropine sind von Geschlecht und Lebensalter und von der Zyklusphase abhängig.

Normalbereich für FSH in IE/l (bezogen auf Standard MRC 69/104)

Frauen:	follikuläre Phase	2 – 8
	Peak	15 – 30
	luteale Phase	2 – 8
	Menopause	20 – 100

Männer: 2 – 10

Kinder präpuberal: 0,25 – 2,5

Normalbereich für LH in IE/l (bezogen auf Standard LER 907)

Frauen:	follikuläre Phase	6 – 16
	Peak	25 – 60
	luteale Phase	6 – 15
	Menopause	45 – 90

Männer: 3 – 20

Kinder präpuberal: 0,25 – 2,5

Es ist erkennbar, daß die Gonadotropinwerte präpuberal sehr niedrig sind, in der geschlechtsreifen Lebensperiode charakteristisch ansteigen und mit dem Klimakterium weiter markant zunehmen. Für die Hypophysenvorderlappendiagnostik ist eine Vermehrung der Gonadotropine über die Altersnorm nur dann denkbar, wenn ein Gonadotropin-produzierendes Vorderlappenadenom besteht; deshalb ist es sinnvoll, bei nach klinischer Beurteilung hormonell inaktiven Adenomen die Gonadotropine zu bestimmen. Es ist in solchen Fällen allerdings ein anderes Ergebnis (als die Vermehrung der Gonadotropine) weitaus wahrscheinlicher: nämlich der Befund abnorm geringer Gonadotropinkonzentrationen im Plasma, welcher für eine Defizienz der Gonadotropinsekretion spricht. Diese kommt als Auswirkung einer Schädigung der Gonadotropin-produzierenden Zellen des Vorderlappens bei prinzipiell allen Hypophysenadenomen (endokrin inaktiven und endokrin aktiven) vor. Auch andere Erkrankungen, die sich an der Hirnbasis etablieren, können zu Störungen der Gonadotropinsekretion Anlaß geben (Sarkoidose, Histiozytose, Morbus Gaucher, Pilzerkrankungen, Tuberkulose, Meningitiden und Enzephalitiden).

Wenn ein Gonadotropindefizit untersucht werden soll, können einzelne aktuelle Gonadotropinwerte bestimmt werden, die diagnostisch dann in Relation gesetzt werden müssen mit der Höhe der Gonadotropine, die bei dem Patienten (Probanden) aufgrund seines Alters zu erwarten wären („normale" Gonadotropinwerte können tatsächlich deutlich vermindert sein, wenn sie bei einer älteren Patientin registriert werden, die hohe Gonadotropinwerte haben sollte). Wenn die spontanen Gonadotropinwerte keine klare Aussage liefern, dann kann diese verbessert werden bei Anwendung des *LHRH- Tests* (Durchführung s.S 588); ohne den Gonadotropinausgangswert mit in die Beurteilung einzubeziehen, ist ein Nichtansprechen auf die Stimulation durch LHRH ein sehr gewichtiger Hinweis auf das Bestehen einer Störung der Gonadotropinsekretion. Derart hat die Beurteilung des Funktionierens der Gonadotropinsekretion in jedem Alter immer dann eine Indikation, wenn es sich darum handelt, die funktionelle Auswirkung von endosellären oder suprasellären Prozessen zu evaluieren. Auch in der Diagnostik des männlichen Hypogonadismus sind die Gonadotropine von Bedeutung; sie steigen schon bei Verlust eines Hodens deutlich über die Norm an. Häufig verhalten sich die beiden Gonadotropine gleichsinnig; bei manchen Erkrankungen wird aber ein unterschiedliches Verhalten der beiden Gonadotropine registriert, das diagnostisch richtungsweisend ist (siehe über das Syndrom der polyzystischen Ovarien, Stein-Leventhal-Syndrom, S. 595).

Alpha-Subunit bei hypophysären Erkrankungen

Die Glykoproteinhormone des Vorderlappens LH, FSH, TSH und das Choriongonadotropin sind aus zwei verschiedenen Untereinheiten zusammengesetzt; gemeinsam ist diesen Hormonen der sogenannte „alpha-Subunit"-Anteil, ihre beta-Subunit ist different. Die beiden Subunits der Gonadotropine werden von separater mRNA durch differente Gene kodiert. Auch in den Zellen normaler humaner Hypophysen wird die alpha-Subunit nicht in gleicher Rate wie die Beta-Einheit produziert, sondern im Überschuß. Das könnte erklären, weshalb die alpha-Subunit unter bestimmten Umständen von den Vorderlappenzellen vermehrt sezerniert und im Plasma nachweisbar wird. Erhöhte Plasmakonzentrationen von alpha-Subunit sind bei endokrin stummen Hypophysenadenomen nachgewiesen worden und bei Fällen von Akromegalie, aber auch bei idiopathischem, hypogonadotropem Hypogonadismus (und treten als Tumormarker bei Hodentumoren und Karzinoiden auf). Da noch nicht genügend Erfahrung über die Regelhaftigkeit dieser Befunde vorliegt, ist die Bestimmung der alpha-Subunit – obwohl sie technisch einfach ist und die Reagenzien für ihren RIA kommerziell verfügbar sind – gegenwärtig nicht diagnostische Routine, sondern liegt eher noch im Forschungsbereich. Es ist jedoch vorauszusehen, daß diese Bestimmung künftig weiter zur Charakterisierung der biologischen Eigenschaften von Hypophysenadenomen herangezogen werden wird.

Prolaktininkretion

Prolaktin ist eines der physiologischen Peptidhormone des Hypophysenvorderlappens. Die Steuerung seiner Sekretion erfolgt einerseits durch Dopamin (im Sinne einer tonischen Drosselung), andererseits wahrscheinlich durch einen hypothalamischen Mechanismus der Hemmung, wenn auch das Wirken eines Prolaktin-stimulierenden Peptids möglich erscheint (ein solches „Peptid-Histidin-Methionin" besteht aus 27 Aminosäuren, welche zusammen mit einem Präkursor-Molekül des VIP kodiert und produziert werden). Prinzipiell kann die Abgabe von Prolaktin an das Blut vermehrt werden, sowohl durch die Existenz eines Prolaktin-bildenden Hypophysenadenoms (Prolaktinom) als auch durch Störungen der Regulation, die zur Mehrsekretion führen; dabei kann es sich sowohl um hirnbasale Krankheitsprozesse als auch um Pharmaka handeln, welche die Rezeptoren für das Prolaktin-inhibierende Dopamin blockieren.

Klinische Indikation für die Untersuchung der Prolaktininkretion besteht bei radiologisch nachgewiesenen Hypophysenadenomen sowie bei Amenorrhoe, Verlust der Libido und Galaktorrhö. Prolaktin ist ein Peptidhormon aus 198 Aminosäuren, welches chemisch dem Wachstumshormon ähnlich ist. Es wird mittels Immunoassay quantitativ bestimmt, wobei die Auswertung der Bestimmung mittels RIA oder Enzymtest erfolgen kann. Die Angabe der

Konzentration erfolgt in µg/l oder in mE/l, die Umrechnung erfolgt auf der Basis 1 µg/l = 32,5 mE/l (bezogen auf den Standard WHO 75/504). Die Normalwerte von Prolaktin sind geschlechts- und altersabhängig und unterliegen einer beträchtlichen zirkadian-rhythmischen Änderung in dem Sinne, daß sie etwa 5 Stunden nach dem Einschlafen ein Maximum erreichen, welches wesentlich über den Werten während des Tages liegen kann. Die Blutabnahme soll deshalb, wenn sie in den Morgen- oder Vormittagsstunden erfolgt, nicht früher als 2 Stunden nach dem Erwachen vorgenommen werden. Die Normalwerte im geschlechtsreifen Alter sind:

Normalbereich von Prolaktin

Serumspiegel von Prolaktin in	µg/l
Männer	5 - 15
Frauen	5 - 25
Schwangere Frauen	50 - 200

(alle Angaben bezogen auf den Standard WHO 75/504).

Physiologisch sind die Prolaktinwerte außer im Schlaf auch in der Schwangerschaft und im Puerperium erhöht sowie unter dem Einfluß von Stress und körperlicher Anstrengung. Krankheitsprozesse, die die Prolaktinwerte erhöhen, sind (außer dem Prolaktinom) Hypothyreosen und manche Akromegalien.

Außerdem gibt es „funktionelle Hyperprolaktinämien", welche nicht selten ohne pathologisch-anatomische Erklärung bleiben, und es gibt eine nicht geringe Zahl von mäßigen Hyperprolaktinämien, die durch Pharmaka verursacht sind. Alle Pharmaka, die mit Dopamin an dessen Rezeptor an den HVL-Zellen interferieren, steigern die Prolaktininkretion, ohne daß an der Hypophyse ein pathologisches Substrat besteht. Eine (unvollständige) Liste von Pharmaka, die derart eine Hyperprolaktinämie verursachen, nachstehend:

Haloperidol	Sulpirid
Phenothiazine	Reserpin
Butyrophenone	Methyldopa
Mellperon	Metoclopramid
Domperidon	Östrogene

Zur Interpretation mäßig erhöhter Prolaktinwerte ist deshalb Kenntnis über eingenommene Arzneimittel erforderlich. Funktionelle Hyperprolaktinämien erreichen eine geringere Höhe der Prolaktinwerte als Prolaktinome; wobei kleine Adenome allerdings auch relativ niedrige Hyperprolaktinämien verursachen können.

Interpretation erhöhter Prolaktinwerte:

Prolaktinwerte von 20 bis 200 µg/l sprechen für funktionelle Hyperprolaktinämie oder auch für eine Hyperprolaktinämie durch Mikroprolaktinom oder ein sogenanntes „Typ

3-Makroadenom". Typ 3-Makroadenome sind aus keinem immunhistologisch oder elektronenoptisch distinkten Zelltyp aufgebaut, und wachsen häufig invasiv parasellär; sie könnten die Hyperprolaktinämie so verursachen, wie dies andere hirnbasale Krankheitsprozesse auch tun können.

Prolaktinwerte über 200 µg/l gelten als „Tumorhyperprolaktinämie" und sprechen mit großer Sicherheit für das Vorliegen eines Hypophysenadenoms (Prolaktinom).

Derart erfolgt die Diagnose und die Differenzierung der Hyperprolaktinämie vorwiegend auf der Basis mehrfacher Blutproben, aber ohne dynamische Testung im Sinne von Stimulation oder Inhibition der Prolaktinsekretion. Die dynamische Testung kann deshalb unterbleiben, weil sich dabei die funktionellen und die Tumorhyperprolaktinämien nicht prinzipiell different verhalten: sie werden durch die gleichen Maßnahmen stimuliert, respektive inhibiert. Wenn dennoch ein Bedarf nach funktioneller Testung besteht, so kann die Inhibition des Prolaktins fast immer mit Bromocriptin erreicht werden, und die Stimulation der Prolaktinwerte erfolgt einfach durch die Injektion von Metoclopramid (allerdings muß dabei auf die möglichen extrapyramidalen, vorübergehenden Nebenwirkungen geachtet werden).

Wenn ein Prolaktinom nachgewiesen wird, so ist auch die Störung anderer Vorderlappenfunktionen durch den Tumor von klinischem Interesse; es sollte dann eine entsprechende Diagnostik durchgeführt werden, die jener bei der Untersuchung auf eine Vorderlappeninsuffizienz (s.S. 512) entspricht.

Thyreotrope Vorderlappenfunktion

Das thyreotrope Hormon des Hypophysenvorderlappens (TSH) ist ein Glykoprotein aus 112 Aminosäuren. Es kann im Plasma quantitativ mittels Immunoassay bestimmt werden, welcher seit der Einführung monoklonaler Antikörper in dem Sinne empfindlicher geworden ist, daß auch subnormale Werte erfaßt werden können. Klinisch ist die thyreotrope Überfunktion des Vorderlappens für zwei Krankheitssituationen relevant: Es gibt (seltene) Vorderlappenadenome, welche Thyreotropin sezernieren (und so Hyperthyreosen hervorrufen können), und die Thyreotropinsekretion ist dann reaktiv gesteigert, wenn eine primäre Hypothyreose vorliegt. Eine zweite, in der Klinik häufiger gestellte Frage ist die nach einer Suppression der thyreotropen Funktion, wie sie bei allen Hyperthyreosen und als Folge einer Medikation mit Thyroninen eintritt. Deshalb ist die Thyreotropindiagnostik ein wesentlicher Teil der Schilddrüsendiagnostik geworden und ihr diesbezüglicher Einsatz findet sich im entsprechenden Kapitel (s.S. 563) beschrieben. Als dritte einschlägige Fragestellung zu dieser Funktion tritt im Zusammenhang mit Hypophysenerkrankungen (Adenomen) nicht selten die Frage auf, ob die thyreotrope Funktion durch die Expansion des Tumors so außer Funktion gesetzt worden ist, daß eine hypophysär oder hypothalamisch verursachte Hypothyreose resultiert (sekundäre bzw. tertiäre Hypothyreose); sie ist dadurch charakterisiert, daß sowohl die peripheren Schilddrüsenparameter als auch TSH vermindert zirkulieren. Deshalb sollten die TSH-Werte immer im Konnex mit den Konzentrationen der peripheren Schilddrüsenhormone evaluiert und beurteilt werden.

Normalbereich für TSH
0,4 bis 4,0 IE/l

Diese Werte werden mit monoklonalen Antikörpern erhalten, wobei Werte unter 0,1 IE/l als abnorm niedrig und daher als supprimiert gelten. Für die Schilddrüsendiagnostik erscheint derart eine Beurteilung der Suppression aus nur einem spontanen TSH-Wert möglich. In der Praxis hat für diese Diagnostik die dynamische Testung mittels TRH ihren Platz aber doch weitgehend behalten. Auch für die sich in der Hypophysenpathologie häufig ergebende Frage, ob bei bestehendem Adenom eine Defizienz der thyreotropen Funktion vorliegt, wird der TRH-Test jedenfalls verwendet: die Störung der thyreotropen Funktion kann dabei am Unvermögen, die TSH-Werte mittels TRH zu stimulieren, deutlich abgelesen werden.

Durchführung des TRH-Tests:
Nach Gewinnung einer basalen Blutprobe werden 200 μg TRH (Tripeptid aus Glu-His-Pro) im Bolus injiziert und sodann nach 20, 40 und 60 Minuten weitere Blutproben für die TRH-Bestimmung gewonnen. TRH kann zwar auch wirksam oral gegeben werden, diese Testprozedur hat sich aber nicht durchgesetzt, weil dabei die Resorption des TRH nicht kontrolliert werden kann (obwohl sie vielen Untersuchungen nach sicher stattfindet). Die subjektiven Nebenwirkungen des TRH bei Injektion (Flushes) sind kurz und harmlos. Bei normaler thyreotroper Funktion soll das im TRH-Test nach etwa 30 Minuten erreichte Maximum des TSH über 8 IE/l liegen. Während dieser Testzeit ändern sich die Schilddrüsenhormonwerte nicht signifikant. Ein Nichtreagieren der TSH-Werte auf TRH spricht – sofern eine rezente Thyroninmedikation und eine Hyperthyreose ausgeschlossen sind – für eine hypophysäre Schädigung. Derart hat der TRH-Test in der Diagnostik der Vorderlappeninsuffizienz Bedeutung; er kann zusammen mit allen anderen Stimulationstests des Vorderlappens gleichzeitig durchgeführt werden.

Die in der Schilddrüsendiagnostik bedeutsamen Bestimmungen von TSH-Rezeptorantikörpern und von Thyreoglobulin haben für die Diagnostik von hypophysären Erkrankungen keine Bedeutung (sie werden im Kapitel Schilddrüsendiagnostik, S. 563 und 565, besprochen).

Kortikotrope Vorderlappenfunktion

Das kortikotrope Vorderlappenhormon ACTH ist ein Peptid aus 39 Aminosäuren und kann daher mittels RIA im Plasma quantitativ bestimmt werden. Es hat ebenso wie andere Vorderlappenhormone physiologisch eine zirkadiane Rhythmik seiner Sekretion, welche gering zeitverschoben jener des Kortisols gleicht: Maximalwerte am frühen Morgen, gefolgt von progredientem Abfall der Werte bis in die Mitte des Tages und von Minimalwerten in den Abend- und Nachtstunden. Unter dem Einfluß von Streß, Belastung, Krankheit und Psychosen kann diese Rhythmik verwischt sein und sie ist aufgehoben, wenn ACTH von einem kortikotropen Vorderlappenadenom kontinuierlich im Überschuß sezerniert wird. In anderen Fällen kann ACTH auch von ektopen Tumoren – am häufigsten von kleinzelligen Bronchialkarzinomen und Pankreaskarzinomen – sezerniert werden; dabei kann es sich um Peptide handeln, die dem normalen Hormon entsprechen, es können aber auch kortikotrope Peptide anderer molekularer Struktur aber mit kortikotroper Wirksamkeit sezerniert werden. Mit den käuflichen Reagenzien (Antikörpern für den RIA) sind diese Tumorpeptide nicht vom physiologischen Hormon differenzierbar. Auch injiziertes ACTH geht in die übliche radioimmunologische Bestimmung des Kortikotropin natürlich ein (extrem hohe Werte).

Die kortikotrope Vorderlappenfunktion kann gestört oder gelöscht werden durch endoselläre Tumore und durch hirnbasale Krankheitsprozesse, und sie wird passager inhibiert durch jede Kortikosteroidmedikation. In all diesen Fällen sind die ACTH-Werte abnorm niedrig.

Die klinische Fragestellung nach der kortikotropen Funktion wird aber vor allem bei klinisch vermutetem Cushing-Syndrom gestellt, wobei der Nachweis abnorm hoher oder abnorm tiefer ACTH-Werte zwischen den Fällen hypophysärer und ektoper Genese einerseits und jenen anderen, die durch einen Nebennierentumor verursacht werden, unterscheidet. Die klinische Frage nach einer kortikotropen Minderfunktion wird bei inaktiven Hypophysentumoren zu stellen sein, selten während oder nach einer Kortikoidtherapie. Die Frage, ob eine Nebennierenrindenminderfunktion primär oder hypophysär (= sekundär) verursacht wird, ist eine theoretische, die sich für einen halbwegs erfahrenen Kliniker deshalb nicht stellt, weil schon der Aspekt des Patienten und die Kenntnis der Umstände diese Frage beantwortet. Die kortikotrope Funktion kann an der Höhe des Kortikotropinspiegels im Plasma beurteilt werden, wobei allerdings zu bedenken ist, daß die biologische Halbwertszeit dieses Peptids eine sehr kurze ist, und außerdem die immunologische Bestimmung nicht ganz problemlos ist. Deshalb sollten ACTH-Bestimmungen vorwiegend dort gemacht werden, wo sowohl eine entsprechende analytische Erfahrung vorliegt, als auch die Gelegenheit besteht, die Analysenergebnisse mit der durch andere Charakteristika definierten klinischen Situation zu konfrontieren, in Zentren also, die einschlägige diagnostische Erfahrung haben.

Normalbereich des ACTH im Plasma (unter Basisbedingungen am Morgen):

5 – 70 μg/l

Die Blutabnahme erfolgt dafür in EDTA-beschichteten Röhrchen, die bis zum Abzentrifugieren (Kühlzentrifuge) mit Eis zu transportieren sind (ohne daß das Vollblut gefrieren darf).

Es kann sinnvoll sein, mehrere ACTH-Bestimmungen im Verlaufe von 24 Stunden zu machen, um derart die *endogene Rhythmik* zu beurteilen. Praktisch sollten die ACTH-Werte nicht isoliert betrachtet werden, sondern in den Plasmaproben sollte auch Kortisol mitbestimmt werden, welches – sofern die Nebennierenrinde funktioniert (ACTH-Test!) – mit den erhobenen ACTH-Werten korrelieren muß.

Da aus den Spontanwerten des ACTH allein öfter keine befriedigende Beurteilung der kortikotropen (Über-) Funktion möglich ist, werden zu ihrer Beurteilung auch *dynamische Tests* angewandt, in denen gleichzeitig eine Kortisolbestimmung erfolgen sollte.

Corticotropin-Releasing-Hormone (CRH, CRF)-Test

Dieser Test wird mit synthetischem Corticotropin Releasing Hormone durchgeführt, wobei sowohl das humane als auch das ovine Peptid verwendet werden kann (die beiden Peptide bestehen aus 41 Aminosäuren, sie differieren in 7 Positionen des carboxyterminalen Molekülanteils). Die beiden Peptide haben beim Menschen unterschiedliche Halbwertszeiten; das ovine Peptid ist etwas protrahierter wirksam. Zur Durchführung des CRH- (CRF-) Tests wird nach Erhebung von 1-2 Basiswerten von ACTH und Kortisol CRH im Bolus intravenös injiziert, zumeist in Dosen von 100 μg (alternativ 1 μg/kg Körpergewicht). Mit humanem CRH wird 20 – 30 Minuten nach der Injektion ein Maximum des ACTH im Plasma erreicht, welches signifikant über dem Ausgangswert liegt, wenn die individuellen Maxima auch in einem sehr breiten Bereich schwanken. Die Kortisolwerte zeigen ebenfalls einen deutlichen Anstieg, der zeitlich etwa 10 Minuten später als jener des ACTH erfolgt. Bei Einsatz von ovinem CRH verlaufen die Anstiege etwas protrahierter. Die subjektive Veträglichkeit der CRH-Injektion ist gut, außer kurzdauernden Flushes treten keine Nebenwirkungen auf. Ein CRH-Test ist indiziert, wenn nach einer Minderfunktion oder Suppression der kortikotropen Vorderlappenfunktion gefragt wird; beim Cushing-Syndrom unterscheidet sein Ergebnis zwischen der hypophysären Form (Adenom) und der ektopen ACTH-Sekretion einerseits und einem Nebennierenrindentumor andererseits (bei dem eine volle Suppression des Ansprechens auf CRH und der ACTH-Werte überhaupt nachgewiesen wird). Bei hypophysären Cushing-Fällen trägt das Testergebnis (welches ein Ansprechen auf CRH, superponiert auf ein schon erhöhtes Ausgangsniveau, erkennen läßt) nicht wesentlich zur Diagnostik bei. Ektope Tumore, welche ACTH produzieren, reagieren auf CRH meist nicht (über Ausnahmen ist jedoch berichtet worden).

Stimulationstest mit Metopiron®

Sein Prinzip ist, daß durch Gabe des 11-Hydroxylase-Inhibitors Metopiron die endogene Kortisolsekretion blokkiert wird, und als Reaktion darauf eine vermehrte Sekretion von ACTH erfolgt (sofern die kortikotrope Funktion intakt ist), welche die restierende adrenokortikale Steroidproduktion stimuliert. Als Marker der adrenokortikalen Steroidproduktion und -sekretion wird dabei der unmittelbare Präkursor des Kortisols bestimmt, der vor der durch Metopiron induzierten Hydroxylasehemmung in der Kortikosteroidbiogenese entsteht: das 11-Desoxycortisol. Dieses Steroid ist im Plasma mittels RIA gut bestimmbar; im Plasma werden spontan nur extrem niedrige Konzentrationen (5 – 10 μg/l) davon nachgewiesen. Zur Testung gewinnt man Ausgangsblutproben für die Bestimmung von 11-Desoxycortisol und ACTH und verabreicht dann mit einer Mahlzeit ein Gramm (4 Kapseln) Metopiron und eine Stunde später nochmals die gleiche Dosis. Zur Erfassung des Ergebnisses werden Blutproben zwei, drei, vier, fünf und sechs Stunden nach der ersten Metopironeinnahme gewonnen. Als Ergebnis der Metopironwirkung steigen die Werte des Desoxycortisols im Plasma von um 7 μg/l auf um 160 μg/l an, wobei dieses Maximum etwa 5 Stunden nach der ersten Metopironeinnahme erreicht wird; dann fallen die Werte wieder. Im gleichen Zeitraum wird ein sehr markanter Abfall der Plasmakortisolwerte registriert (infolge der Enzyminhibition durch Metopiron), und zugleich erfolgt ein deutlicher Anstieg des ACTH im Plasma (von im Mittel 25 μg/l auf 130 μg/l nach 5 Stunden). Dieses Testergebnis bei Normalpersonen charakterisiert das reaktive Sekretionsverhalten einer normalen kortikotropen Funktion unter dem Einfluß des Wegfalles des negativen Kortisol-Feedback. Der Metopirontest hat keine Indikation bei jedweder Form von Hyperkortizismus, weil er dort zur Differentialdiagnose nicht beiträgt. Er kann indiziert sein, wenn eine hypophysäre oder hypothalamische kortikotrope Minderfunktion zu beweisen ist (obwohl er zwischen diesen beiden Möglichkeiten nicht diskriminiert). Der Test ist in vielen diagnostischen Fragen, für die er früher eingesetzt wurde, verdrängt worden durch die moderne Testung mit CRH (CRF), obwohl die beiden keine ganz idente Aussage liefern. Erschwert wird der Einsatz des Metopirons dadurch, daß es nicht in allen Ländern mehr erhältlich ist; es ist aber ein ungefährliches Testpharmakon, das auch bei kortikotroper Insuffizienz eingesetzt werden kann (die möglichen gastrointestinalen Nebenwirkungen der Metopironeinnahme sind nicht wirklich belastend).

ACTH-Bestimmung im Insulintest

Eine Hypoglykämie durch Insulin stimuliert die ACTH-Sekretion und kann daher auch zur Evaluierung der kortikotropen Funktion verwendet werden, wobei Kortisol und Blutglukose immer mitbestimmt werden sollten. Trotz seiner Aussagekraft muß gesagt werden, daß dieser Test durch die Verfügbarkeit des CRH-Tests heute als obsolet angesehen werden muß und in Anbetracht seiner potentiellen Gefährlichkeit (bei Bestehen einer Vorderlappen- und/oder Nebennierenrindeninsuffizienz) nicht mehr als Routine durchgeführt werden sollte. Diese Beurteilung gilt, obwohl die beiden Testprozeduren nicht immer gleichsinnige Ergebnisse liefern.

Die Testung der kortikotropen Funktion durch Injektion von *Vasopressin* kann heute für die diagnostische Praxis nicht mehr als zeitgemäß angesehen werden, weil sie durch den CRH-Test ersetzt ist.

Wenn die klinische Frage nach dem *Nachweis einer abnormen Aktivierung der kortikotropen Sekretion wie beim Cushing-Syndrom* gestellt wird, dann zeigen wiederholte ACTH-Bestimmungen während des Tages und in der Nacht den Verlust der normalen *zirkadianen Rhythmik*. Dieser Befund ist beim hypophysären Cushing-Syndrom (Hypophysenadenom) verbunden mit einer abnormen Anhebung der Hemmschwelle für die Kortisol-Feedback-Inhibition. Dies läßt sich dadurch nachweisen, daß man *Dexamethason-Hemmtests* mit steigender Dosierung durchführt (s.S. 531): Man beginnt mit einem Hemmtest mit 2 mg Dexamethason und steigert (jeweils mindestens einen Tag dazwischen lassend) auf 4 mg, 6 mg und unter Umständen 8 mg Dexamethason im Test. Dabei wird zumeist festzustellen sein, daß mit den hohen Dosen Dexamethason eine Hemmung – kenntlich am Abfall der Plasmakonzentrationen von Kortisol und ACTH – erreicht werden kann. Wenn auch mit hohen Dexamethasondosen keine Inhibition erreichbar ist, so spricht dies für das Vorliegen eines Hyperkortizismus durch einen autonom funktionierenden Nebennierenrindentumor (dabei ist die ACTH-Konzentration im Plasma tief und der CRH-Test zeigt keine Reaktion des

ACTH) oder für einen Tumor mit ektoper ACTH-Sekretion (dabei ist ACTH im Plasma hoch).

Untersuchung bei vermuteter Vorderlappeninsuffizienz

Mit Ausnahme der Diagnostik beim hypophysären Minderwuchs, wo es sich um einen selektiven, nur auf das somatotrope Hormon beschränkten Ausfall handeln kann, wird die klinische Frage nach dem Vorliegen einer Vorderlappeninsuffizienz meist dann gestellt, wenn radiologisch ein positiver Sellabefund (Tumor) vorliegt und die Frage nach dessen endokrinologischer Konsequenz zu stellen ist. Für die Therapie hat ihre Beantwortung Bedeutung, um eine suffiziente Substitutionsbehandlung der vitalen Ausfälle wählen zu können. In dieser diagnostischen Situation gibt es zwar für einzelne der Ausfälle erkennbare klinische Symptome, zumeist wird aber im Labor zu differenzieren sein, welche der Vorderlappenfunktionen geschädigt sind. Diesbezüglich diagnostisch richtungsweisend ist bereits die Bestimmung der „peripheren" Hormone der Schilddrüse, Nebennieren und Gonaden (mit der Frage, ob deren Werte tief liegen). Um die Situation besser zu charakterisieren, können – in zweiter Linie – die hypophysären Proteohormone bestimmt werden und dadurch ein weiterer Hinweis auf die Breite des Vorderlappenausfalls gewonnen werden. Auch dabei ist die Bestimmung einzelner basaler Hypophysenhormonwerte oft nicht ausreichend, und es ist deshalb sinnvoll, die Untersuchung gleich mittels dynamischer Tests durchzuführen. Man wählt dazu den Stimulierungstest mittels jener hypothalamischen Peptidhormone, welche alle als Releasing-Hormone auf den Vorderlappen wirken, also mit TRH, LHRH, CRH, GRH (wenn Bedürfnis nach Stimulierung der Prolaktinfunktion besteht, so kann man diese mit Metoclopramid zusätzlich durchführen). Die oben erwähnten Peptide können gemeinsam und zum gleichen Zeitpunkt im Verlaufe kurzer Zeit (einiger Minuten), praktisch nebenwirkungsfrei (allenfalls Flushes) und den Probanden nicht gefährdend, intravenös injiziert werden. Für alle diese Stimulierungstests liegt die Beobachtungszeit des Ablaufes der zu erwartenden Reaktion bei 30 bis 90 Minuten. Man gewinnt über diesen Zeitraum (in Abständen von 20 bis 30 Minuten) Blutproben für die Bestimmung der entsprechenden Proteohormone. Diese Tests liefern gut interpretierbare Daten über das Reaktionsmuster des HVL, die sich mit dem bekannten Normalverhalten unschwer vergleichen lassen. Ihr Ergebnis ist dann noch zu konfrontieren mit den vorliegenden Daten über die Konzentration der zirkulierenden „peripheren" Hormone der Schilddrüse, der Nebennieren und der Gonaden. Auf diese Weise ist heute eine breitere Testung der Vorderlappenfunktion ohne großen Aufwand und ohne Risiko für den Probanden möglich geworden. Die Interpretation der erworbenen Daten kann jedoch auch problematisch sein und erfordert deshalb nicht nur ein Laboratorium mit Erfahrung in der Durchführung der einschlägigen Bestimmungen, sondern auch einen endokrinologisch versierten Kliniker als Interpreten.

Diagnostik bei Polyurie mit Verdacht auf Diabetes insipidus sowie bei ektoper, unregulierter Vasopressininkretion

G. Geyer

Einführung

Bei hypothalamischen und hypophysären Krankheitsprozessen kann die antidiuretische Funktion des Vasopressins defizient sein. Deshalb wird bei einem – in anderer Hinsicht oft beschwerdefreien – Patienten mit Polyurie und/oder Polydipsie (infolge zwanghaften Durstes) diagnostisch zwar auch an renale oder metabolische Ursachen zu denken sein, besonders wird man aber die Möglichkeit eines neurohormonalen Diabetes insipidus und die einer primären psychogenen Polydipsie untersuchen wollen. Hinweise auf mögliche renale oder metabolische Ursachen einer Polyurie können aus den routinemäßigen chemischen Befunden im Plasma und im Harn relativ einfach abgeleitet werden. Der Verdacht auf das Vorliegen einer Diabetes-insipidus-Form oder auf eine psychogene Polydipsie sollte aber dann aufkommen, wenn die Harnmenge in 24 Stunden 3 Liter übersteigt und auch eine nächtliche Harnentleerung (Nykturie) besteht; der Verdacht wird sich verstärken, wenn das spezifische Gewicht des Harns geringer als 1008 (seine Osmolalität unter 300 mosm/l) ist. Osmolalität des Harns über 800 mosm/l (des Plasmas von unter 295 mosm/l) würde dagegen gegen die Möglichkeit eines Diabetes insipidus sprechen.

Wenn aufgrund solcher Symptome der Verdacht auf einen Diabetes insipidus aufkommt, dann erlaubt eine Reihe von Untersuchungen sowohl die Sicherung der Diagnose eines Diabetes insipidus als auch seine weitere Spezifizierung. Seine Differenzierung von der psychogenen Polydipsie ist aber keineswegs immer so einfach wie man es annehmen möchte und die Beurteilung, ob tatsächlich die Polyurie eine Polydipsie oder umgekehrt die Polydipsie eine Polyurie verursacht, ist klinisch nur selten so möglich, daß sie bei dieser Differenzierung zu helfen vermag.

Bestimmung von Vasopressin

Für die Differenzierung der polyurisch-hyposthenurischen renalen Funktionsstörungen vom neurohormonalen Diabetes insipidus wäre eine Kenntnis der Vasopressinkonzentration im Plasma offenbar aufschlußreich. Vasopressin kann im Plasma radioimmunologisch bestimmt werden, seine Bestimmung hat sich jedoch in der diagnostischen Routine erstaunlich wenig eingeführt; vielmehr ist die indirekte Diagnostik dieser Störungen (wie sie nachstehend geschildert wird) weiter klinische Routine geblieben.

Die radioimmunologische Bestimmung von Vasopressin (Arginin-Vasopressin, AVP) kann nach Extraktion des Plasmas auf einer Seppak-Säule erfolgen.

Normalbereich

(bei normaler Hydrierung von um 292 mosm):
2,6 ± 0,32 ng/l.

Die Bestimmung wird in der diagnostischen Routine wenig, mehr für klinisch-experimentelle Untersuchungen eingesetzt. Diese Befunde zeigen, daß die Vasopressinkonzentration im Plasma (beim Gesunden) osmotisch reguliert wird: Hydrierung führt zu einem Abfall der Vasopressinkonzentration (auf 1,42 ng/l), und ein Durstversuch führt bei einem gesunden Menschen ebenso wie eine brüske Diurese zu einem Anstieg des AVP auf etwa 4 ng/l. Beim Diabetes insipidus neurohormonalis liegen die Werte des AVP im Plasma unter der Nachweisgrenze.

Für klinisch-diagnostische Zwecke wird beim neurohormonalen Diabetes insipidus aber zumeist ein *indirekter diagnostischer Weg* herangezogen, offenbar weil er mit einem weniger spezifischen Laboraufwand durchführbar ist. Für die Diagnostik sowohl des Diabetes insipidus als auch der primären Polydipsie wird der *Durstversuch* eingesetzt, der aber nie forciert (unter Zwang) ausgeführt werden soll, weil er sonst Patienten in Gefahr bringen kann! Dazu soll sich der Proband im Flüssigkeitsgleichgewicht befinden, d.h. vor dem Versuch nicht exzessiv getrunken haben. Der Proband wird vor Versuchsbeginn gewogen, und es werden Hämatokrit, Erythrozyten, Hämoglobin und Plasma-Eiweißkonzentration bestimmt. Dann soll mindestens 6 Stunden lang kein Wasser und keinerlei Flüssigkeit getrunken werden und dieses Dursten, wenn möglich, auf 12 Stunden ausgedehnt werden (was beim neurohormonalen Diabetes insipidus aber meist nicht möglich ist). Folgende Befunde sollen in ihrem Verhalten unter dem Einfluß des Durstens verfolgt werden: Der Harn wird vor Beginn und während der Durstperiode in 60-Minuten-Perioden gesammelt, von denen Volumen, Osmolalität und spezifisches Gewicht gemessen werden. Der Proband wird bei Beendigung des Durstens neuerlich gewogen, und es wird Venenblut für die Bestimmung von Hämatokrit, Erythrozyten, Hämoglobin, Plasmaeiweiß und eventuell anderer blutchemischer Indikatoren, die eine Exsikkose anzeigen, gewonnen. Das Körpergewicht sollte auch während der Durstperiode registriert werden, weil dabei ein Gewichtsverlust von 5% des Körpergewichts nicht überschritten werden sollte (weil sonst die Gefahr eines Kollaps auftritt, oder durch die Exsikkose akute psychotische Störungen eintreten können).

Beurteilung des Durstversuches

Während der Durstperiode nehmen – bei normalem Reaktionsvermögen der Vasopressinfunktion – die stündlich produzierten Harnmengen fortschreitend ab und ihre Osmolalität nimmt fortschreitend zu. Wenn dagegen gleichbleibend polyurische Harnmengen auch während der Durstperiode weiter produziert werden, spricht dies für das Vorliegen eines Diabetes insipidus. Wenn die Konzentration des Harns (Osmolalität, spezifisch. Gewicht) während der Durstperiode niedrig bleibt, so spricht dies ebenfalls für das Fehlen einer wirksamen Vasopressinreaktion und damit für das Vorliegen eines Diabetes insipidus. Wenn dagegen während der Durstperiode die Osmolalität des Plasmas über 300 mosm/l ansteigt, so spricht dies für eine intakte, wirksame Vasopressingegenregulation (und damit gegen das Vorliegen eines Diabetes insipidus). Der Gewichtsverlust während der Durstperiode ist normal nicht groß, Gewichtsverluste von mehreren kg können dagegen beim Diabetes insipidus infolge der resultierenden Exsikkose auftreten (sie sollten aufmerksam in Grenzen gehalten werden, gegebenenfalls durch Infusion isotoner Salzlösung ausgeglichen werden).

Wenn das Ergebnis des Durstversuches für das Vorliegen eines Diabetes insipidus spricht (oder wenn dieser nicht durchgeführt werden kann), so kann die Reaktionsfähigkeit der Osmoregulation des Organismus weiter durch den *Test mit hypertoner Kochsalzlösung* (Hickey-Hare-Test, Carter-Robbins-Test) präziser untersucht und besser dokumentiert werden. Häufig wird der Durstversuch gar nicht versucht, sondern dieser Infusionstest mit hypertoner Kochsalzlösung als erste diagnostische Maßnahme durchgeführt. Dabei wird durch Infusion einer hypertoner Kochsalzlösung die Serumosmolalität angehoben und dadurch – über die Osmorezeptoren – eine Ausschüttung von Vasopressin provoziert (sofern dies möglich ist). Dieser Test kann den Durstversuch diagnostisch durchaus ersetzen oder dessen Ergebnis bestätigen. Bei Patienten mit wahrscheinlich neurohormonalem Diabetes insipidus wird er dem belastenden und riskanten Durstversuch jedenfalls vorzuziehen sein.

Infusionstests mit hypertoner Kochsalzlösung

Der Proband erhält morgens eine Wassermenge von 20 ml/kg Körpergewicht (oder 800 ml/m^2 Körperoberfläche) zwecks Hydrierung im Verlauf einer halben Stunde zu trinken. Vom Zeitpunkt des Austrinkens der Wassermenge an wird der Harn in Perioden von 15 – 30 Minuten gesammelt (nur wenn diese Harnmengen klein sind oder die Möglichkeit, die Harnblase vollständig zu entleeren nicht gewährleistet erscheint, kann das Einlegen eines Katheters zweckmäßig sein). Während der gesamten Zeit des Versuchs wird die Flüssigkeitsmenge, die der urinierten Harnmenge entspricht, jeweils als Wasser zum Nachtrinken gereicht (damit der Proband im Flüssigkeitsgleichgewicht wie zu Testbeginn bleibt). Sobald unter diesen Bedingungen der Harnfluß einer 15-Minuten-Sammelperiode 75 ml übersteigt, wird Venenblut (für die Bestimmung von Hämatokrit, Erythrozyten, Hämoglobin, Na, Cl und Gesamtprotein) gewonnen und sodann mit der Infusion hypertoner Kochsalzlösung begonnen: Es wird 2,5% NaCl-Lösung, 0,2 ml/kg/min, infundiert (die Kanüle für diese intravenöse Infusion muß großkalibrig gewählt werden, damit dieses ziemlich große Volumen auch in der erforderlichen Zeit infundiert werden kann). Diese Infusion soll über wenigstens drei Perioden zu 15 Minuten (über 45 Minuten also) aufrechterhalten werden. Bei ihrer Beendigung wird neuerlich eine Venenblutprobe (für die gleichen Plasmaparameter wie zu Beginn der Infusion) gewonnen. Während der Infusion wird auch der Harn – so wie schon vorher – in 15-Minuten-Perioden gesammelt; es werden ihre Volumina sowie das spezifische Gewicht – oder besser die Osmolalität – bestimmt.

Beurteilung

Bei richtiger Durchführung der Testprozedur und bei intakter Osmoregulation (d.h. normaler reaktiver Vasopressinmobilisierung) nehmen die Harnmengen während der Infusion ab und ihre Osmolalität (ihr spezifisches Gewicht) steigt an. In diesem Falle sind die erhobenen Werte von Erythrozyten, Hämatokrit, Hämoglobin und Gesamteiweiß nach der Infusion deutlich niedriger als vorher, die Werte von Na und Cl (exogen) höher. Dabei nehmen die Harnmengen während der Infusion weniger zu als es der großen infundierten Flüssigkeitsmenge entsprechen würde, ihre Osmolalität und ihr spezifisches Gewicht steigen markant an. Beim Diabetes insipidus bleiben dagegen die Harnmengen groß und ihre Osmolalität nimmt nur gering zu. Nur in diesem Fall ist es sinnvoll, den Versuch mit einer probatorischen Gabe von Vasopressin fortzusetzen (siehe Vasopressintest, S. 519), um das Ansprechen der Nierentubuli auf Vasopressin zu prüfen. Ein abnormes Verhalten beim Infusionstest mit hypertoner Kochsalzlösung differenziert nämlich nicht zwischen dem neurohormonalen und einem renalen Diabetes insipidus. Bei der primären (psychogenen) Polydipsie sollte beim Infusionstest eine normale (oder annähernd normale) Osmoregulation (mit Abnahme der Harnmenge) und Anstieg der Osmolalität registriert werden.

Wenn das Ergebnis des NaCl-Infusionstests in dem Sinne abnorm ausfällt, daß es für das Vorliegen eines Diabetes insipidus spricht, dann bleibt zu differenzieren, ob die Ursache in einer mangelnden Vasopressinmobilisierung (neurohormonaler Diabetes insipidus) oder in einem fehlenden Ansprechen des Erfolgsorgans der Nierentubuli auf Vasopressin (renaler Diabetes insipidus) liegt. Diese Differenzierung kann mittels des Vasopressintests erreicht werden.

Vasopressintest

Dieser Test ist nur indiziert, wenn beim Durstversuch oder nach Infusion hypertoner Kochsalzlösung keine normale Osmoregulation (im Sinne der Harnkonzentration) erreicht worden ist. Durch Injektion von Vasopressin kann dann geprüft werden, ob die Niere darauf normal antidiuretisch zu reagieren vermag; wenn dies nicht der Fall ist, handelt es sich um einen nephrogenen Diabetes insipidus. Beim neurohormonalen Diabetes insipidus ist dagegen rasch eine deutliche Reaktion auf das injizierte Vasopressin nachweisbar.

Durchführung

Der Proband soll so wie beim NaCl-Infusionstest (siehe oben) durch vorherige Flüssigkeitszufuhr hydriert werden; der Test kann auch unmittelbar an den Infusionstest mit hypertoner NaCl-Lösung angeschlossen werden. Wie bei diesem Test wird der Harn in Perioden von 15 (oder 30) Minuten gesammelt und nach Abschluß jeder dieser Sammelperioden eine Flüssigkeitsmenge, die der Urinmenge entspricht, zum Nachtrinken gereicht (um das Flüssigkeitsgleichgewicht aufrechtzuerhalten). Von den Harnmengen werden Volumen, Osmolalität und spezifisches Gewicht registriert. Nach Vorliegen einiger Harnportionen wird Vasopressin injiziert: Es kann Lysin-Vasopressin injiziert werden, 5-7 E subkutan oder 1 E (nicht mehr) intravenös; alternativ kann das Vasopressin-Derivat DDAVP (Minirin®, Ferring) anstelle des Lysin-Vasopressins für den Test verwendet werden. Bei zerebrovaskulär gefährdeten Patienten ist die Verwendung des DDAVP vorzuziehen, weil Lysin-Vasopressin einen kurzfristigen Blutdruckanstieg bewirkt und auch Koronarspasmen auslösen kann. Von DDAVP werden 0,2 – 0,4 ml (= 20 – 40 µg) der Lösung nasal oder 4 µg (= 1 Ampulle) subkutan appliziert

Beurteilung

Patienten mit neurohormonalem Diabetes insipidus reagieren auf die Vasopressingabe (wie Gesunde) mit einer drastischen Abnahme der Harnmenge unter gleichzeitigem Anstieg der Osmolalität und des spezifischen Gewichtes, eine Reaktion, die beim Vergleich mit den Parametern des Harns vor der Vasopressingabe deutlich erkennbar ist. Wenn kein Einfluß des Vasopressins auf Menge (Fluß) und Konzentration des Harns registriert wird, so spricht dies für eine Vasopressinresistenz der Nierentubuli, für einen Diabetes insipidus renalis also, wie er bei verschiedenen Nierenerkrankungen oder hereditär auftritt. Der Nachweis einer Vasopressinresistenz spricht mit großer Sicherheit gegen das Vorliegen eines neurohormonalen Diabetes insipidus. Ein solches Ergebnis sollte aber immer durch einen zweiten Versuch mit protrahierter probatorischer Vasopressingabe oder durch einen Therapieversuch (mit DDAVP-Nasentropfen) verifiziert und gesichert werden (weil es therapeutisch sehr wesentlich ist).

Die beschriebenen Tests erscheinen bei eindeutigem Ergebnis für die Diagnosestellung ausreichend. Die früher übliche *Testung mit Nikotin* kann als *entbehrlich* und überholt angesehen werden.

Wenn die Ergebnisse dieser Funktionstests für das Vorliegen eines neurohormonalen Diabetes insipidus sprechen, dann soll man sich damit nicht begnügen, sondern jedenfalls mittels *bildgebender Untersuchungsmethoden* (Röntgencomputertomographie, Magnetresonanz) nach einem pathologischen Prozeß im Bereiche der Schädelbasis suchen, weil der Nachweis eines Diabetes insipidus neurohormonalis ja für eine hypothalamische Schädigung spricht. Es sollten orientierend auch andere Funktionsuntersuchungen, welche die Reaktionsfähigkeit des Hypothalamus und des Hypophysenvorderlappens zu beurteilen erlauben, durchgeführt werden. Dazu muß gesagt werden, daß ein Diabetes insipidus Folge einer pathologischen Läsion im Bereich des Hypothalamus, des Hypophysenstiels, unter Umständen des Hinterlappens ist, primär aber nicht zur Symptomatik von endosellären Hypophysenvorderlappenprozessen gehört.

Prozesse im Hypothalamusbereich, die einen Diabetes insipidus verursachen können
Tumore, Zysten, Kraniopharyngiome
Tumormetastasen hirnbasal
Granulomatöse und entzündliche Erkrankungen: Sarkoidose, Tuberkulose, Lues Histiozytose (Hand-Schüller-Christian) Leukämie, Lymphome Enzephalitis, Meningitis, Arachnoiditis
Gefäßanomalien und Gefäßprozesse
Traumen (auch postop. nach Hypophysenoperation)

Tab. 1

Tabelle 1 gibt eine Übersicht über Erkrankungen, die einen neurohormonalen Diabetes insipidus verursachen können. Bei Fällen mit negativem Befund an der Schädelbasis kann es auch angezeigt sein, nach immunologischen Ursachen (zirkulierenden Antikörpern gegen Vasopressin) zu suchen, und es ist auch an den seltenen hereditären nephrogenen Diabetes insipidus (mit positiver Familienanamnese) zu denken, der durch einen Defekt des Vasopressinrezeptors oder in Postrezeptormechanismen verursacht sein dürfte.

Tabelle 2 gibt einen Überblick über jene Nierenerkrankungen, welche eine Vasopressinresistenz bewirken und derart einen renalen Diabetes insipidus verursachen können.

Erkrankungen und Zustände, die eine Vasopressinresistenz verursachen oder verursachen können
Kongenitaler (familiärer) Diabetes insipidus Chronische Pyelonephritis Interstitielle Nephritis Myelomniere Amyloidniere nach Harnwegsobstruktionen Polydipsie (länger als drei Tage) Hypokaliämie Hyperkalzämie (u.U. mit Nephrokalzinose)

Tab. 2

Syndrom der unregulierten ektopen Vasopressinsekretion

(Syndrom der inappropriaten Adiuretinsekretion = SIADH-Syndrom = Schwartz-Bartter-Syndrom)

Sein pathophysiologisches Prinzip ist eine offenbar unkontrollierte Mehrsekretion von Vasopressin, welche zumeist ektop aus Tumoren des APUD-Zellsystems erfolgt. Es gibt aber auch Erkrankungen des Zentralnervensystems und der Lunge, die eine solche unkontrollierte Mehrsekretion des Vasopressins verursachen können, dessen Quelle dabei aber der Hypothalamus sein muß. Das vermehrte Vasopressin vergrößert die tubuläre Rückresorption von freiem Wasser und steigert derart das Plasmavolumen und die glomeruläre Filtration, was zu einer Hyponatriämie führt.

Folgende Befunde und Symptome sprechen im Sinne dieses Syndroms:

1. Plasma: Hyponatriämie und Hypoosmolalität
2. Harn: Natriurie trotz Hyponatriämie und vermehrter Osmolalität (jedenfalls ist der Harn nicht diluiert und hypoosmolar, wie man es bei der Hyponatriämie erwarten würde)
3. Funktion der Niere und der Nebennierenrinde ist intakt
4. Normaler Hautturgor, normaler Blutdruck, keine Exsikkose, keine Hypovolämie, keine Ödeme.

Das *SIADH-Syndrom* wurde bei folgenden Erkrankungen beobachtet:

Ektope Tumore: Lungenkarzinome (fast immer kleinzellige, selten anaplastische), Pankreaskarzinom, Dünndarmkarzinom,Thymom.

Benigne Lungenerkrankungen: Pneumonie, Tuberkulose, Aspergillose.

Erkrankungen des Zentralnervensystems: Meningitis, Enzephalitis, Hirnabszeß, nach Hypophysenoperation. Schädeltrauma, Subarachnoidalblutung, Guillain-Barré-Syndrom, akute Porphyrie.

Es muß angenommen werden, daß die Quelle des vermehrten Vasopressins entweder die ektopen Tumore sind (in denen Vasopressin mit zahlreichen Methoden und in vielen Fällen nachgewiesen wurde), bei den anderen Erkrankungen mit SIADH-Syndrom dürften „Regelfehler“ der hypothalamischen Vasopressinsekretion vorliegen, deren Ursache nicht bekannt ist.

Die naheliegende Diagnostik mittels Bestimmung des Vasopressins im Plasma liefert offenbar nicht immer signifikant und erkennbar erhöhte Werte, obwohl in Extrakten ektoper Tumore Vasopressin wiederholt nachgewiesen worden ist. Diagnostisch relevante Laborbefunde können solche zur Tumorsuche sein. Da die sicher häufigste Ursache des Syndroms kleinzellige Lungenkarzinome sind, können die Tumormarker neuronenspezifische Enolase (NSE), Kalzitonin und ACTH zusätzlich aufschlußreich sein (s.S. 916, 919). Diagnostisch auszuschließen sind bei Bestehen einer Hyponatriämie andere Ursachen, wie Nierenerkrankungen, Nebennierenrindeninsuffizienz, Herzinsuffizienz sowie Medikationen mit Lithium oder Chlorpropamid.

Funktionsdiagnostik der Nebennierenrinde

G. Geyer

Einführung

Wenn eine Erkrankung der Nebenniere vermutet wird, welche die endokrine Funktion dieses Organs betrifft, dann wird die diagnostische Frage an das Laboratorium nach einem Zuwenig oder einem Zuviel der Kortikosteroidproduktion und -sekretion gestellt. Die Veränderungen des Funktionszustandes finden Ausdruck in der Steroidhormonkonzentration in den Körperflüssigkeiten, weil die biologischen Halbwertszeiten der Steroidhormone – im Vergleich zu jenen der Proteohormone – relativ lang sind. Die resultierenden Veränderungen der Kortikosteroidhormonkonzentration werden für diagnostische Zwecke heute fast generell im Plasma untersucht und nachgewiesen, weil die modernen analytischen Methoden es mühelos erlauben, auch die niedrigen Steroidkonzentrationen im Plasma genau zu quantifizieren. Aus einer Zeit, in der diese analytischen Methoden noch nicht so weit entwickelt waren, stammt das Vorgehen, für Diagnosezwecke Steroidhormone in dem über 24 Stunden gesammelten Harn zu bestimmen; die darin enthaltenen Mengen sind zwar größer als im Plasma, jedoch ist man dabei darauf angewiesen, zur Ermittlung der Exkretionsgrößen der Steroide die Harnmenge mit in die Berechnung einzubeziehen, und dies war und ist (weil schwer kontrollierbar ist, ob die Sammlung wirklich komplett erfolgte) eine Quelle der Unsicherheit. Außerdem wurden mit den damaligen Methoden vielfach nicht spezifisch einzelne Steroide, sondern ganze Steroid- und Metabolitengruppen erfaßt. Deshalb ist heute die Bestimmung von Steroidhormonen im Harn zwar nicht obsolet, aber doch eher veraltet und wird für die praktisch-klinische Diagnostik kaum mehr angewendet (einige dieser auch heute noch angewendeten Methoden werden am Ende dieses Kapitels besprochen).

Die klinische (diagnostische) Fragestellung entscheidet, welche Kortikosteroide im Plasma quantitativ bestimmt werden sollen. So wird für die beiden häufigen klinischen Fragestellungen „Nebennierenrindeninsuffizienz“ und „Hyperkortisolismus“ die Bestimmung des Kortisols am wesentlichsten und die Bestimmung anderer Kortikosteroide von nur untergeordneter diagnostischer Bedeutung sein. Da aber die Nebennierenrinde in ihrer endokrinen Funktion auch von kortikotropen Stimuli gesteuert wird, deren wichtigstes als ACTH vom Hypophysenvorderlappen kommt, wird es bei allen ihren Erkrankungen wesentlich sein, nicht nur die Nebennierenrindenhormone selbst, sondern auch das regulierende kortikotrope ACTH zu bestimmen und dieses Ergebnis in die pathophysiologischen und diagnostischen Überlegungen miteinzubringen. Ein Teil der Methoden, die bei Nebennierenerkrankungen diagnostisch mit heranzuziehen sind, findet sich deshalb auch im Kapitel über die Funktionsdiagnostik des Hypophysenvorderlappens (S. 508). Auch die diagnostische Miterfassung der Mechanismen, die die Zona glomerulosa regulieren, kann wesentlich sein: Bei Verdacht auf Aldosteronismus wird auch die Quantifizierung der Aktivität des regulierenden Renins und des kortikotropen Angiotensin II für die Diagnostik relevant sein. Bei manchen Erkrankungen der Nebennierenrinde können bestimmte Präkursoren der Steroidhormone vermehrt produziert und sezerniert werden, deren Konzentration aber nur dann, wenn eine solche Erkrankung diagnostisch vermutet oder erwogen wird, bestimmt werden muß; die Adrenogenitalsyndrome und Nebennierenrindentumore sind dafür Beispiele.

Es werden in diesem Kapitel außer den Normalwerten der gängigsten Kortikosteroidhormonbestimmungen auch charakteristische diagnostische Situationen in der Absicht referiert, jene diagnostischen Methoden zusammenzufassen, die für bestimmte klinische Situationen diagnostisch herangezogen werden sollen.

Die heute am meisten eingesetzte analytische Methodik ist der Immunoassay. In seiner ursprünglichen Form kann er für praktisch alle Kortikosteroide als Radioimmunoassay (RIA) ausgeführt werden. Man soll allerdings gegenwärtig behalten, daß eine immunologische Bestimmungsmethode immer nur so (Steroid-)spezifisch sein kann, wie der eingesetzte Antikörper dies ist. Monoklonale Antikörper verbessern diese Situation (und werden dies weiter tun). Wenn man aber für bestimmte diagnostische oder wissenschaftliche Untersuchungen der Spezifität und damit der Richtigkeit des Ergebnisses einer Steroidhormonbestimmung völlig sicher sein möchte, wird man klassische Methoden der chemischen Separierung und Identitätsbestimmung (etwa chromatographische) einsetzen müssen, bevor man zur Quantifizierung einen Immunoassay anwendet. Eine Entwicklungstendenz der Immunoassays strebt an, künftig die Verfügbarkeit eines Isotopenlabors zu erübrigen: Es wurden (werden) für verschiedene Steroide Bestimmungsmethoden mittels Enzymimmunoassays ausgearbeitet, und das Bestreben, nichtradioaktive Immunoassaysysteme zu entwickeln, hat auch zur Ausarbeitung einer neuen Quantifizierungsmethode auf Basis der Biolumiszenz geführt. Technologische Weiterentwicklungen dieser Methoden sind in den nächsten Jahren zu erwarten; sie werden die Verfügbarkeit von Steroidhormonuntersuchungen auch für kleinere klinische Laboratorien ermöglichen. Dennoch ist – ungeachtet dieser methodischen Fortschritte – die endokrinologische Diagnostik (betreffe sie Steroidhormone oder Peptidhormone) in Laboratorien mit häufiger einschlägiger Erfahrung treffsicherer als in kleinen Laboratorien, denen Vergleichsuntersuchungen und einschlägige Erfahrung fehlen.

Ein Teil des nachfolgenden Kapitels wird Funktionsuntersuchungen gewidmet sein, welche in der endokrinologischen Diagnostik deshalb eine Rolle spielen, weil sie es erlauben, eine Steigerung oder Minderung der Organfunktion besser zur Darstellung zu bringen, so daß gezeigt werden kann, daß typische und bei Kontrollprobanden gut bekannte Phänomene der Inhibition oder der Stimulierbarkeit nicht normal funktionieren. So extendieren die dynamischen Funktionstests die Aussage über einen (oder einige) Befunde der Hormonkonzentration.

Kortikosteroidbestimmungen im Plasma

Kortisol

Kortisol zirkuliert im Plasma zum kleinen Teil frei, zum überwiegenden Teil ist es an Transcortin und Albumin reversibel gebunden. Seine Konzentration im Plasma ist keine konstante Größe, sondern sie unterliegt einer über 24 Stunden ablaufenden („zirkadianen“) Rhythmik, die in den frühen Morgenstunden höhere Kortisolkonzentrationen verursacht, die während des Tages absinken und während der frühen Nacht ihr Minimum erreichen. Die Angabe von Kortisolkonzentrationen müßte daher eigentlich jeweils auf die Tageszeit der Probengewinnung bezogen werden, um sie beurteilen zu können. Überlicherweise werden Kortisolwerte in den frühen Morgen- und Vormittagsstunden gemessen, und auf diese Tageszeit bezieht sich auch die Angabe der Normalwerte.

Normalbereich

50-250 µg/l (0,14 – 0,69 µmol/l), Minimalwerte (abends und in der Nacht) können unter 50 µg/l (0,14 µmol/l) liegen.

Die Höhe der Werte korreliert mit der adrenokortikalen Sekretionsrate; es werden daher beim Hyperkortisolismus (Cushing-Syndrom) abnorm hohe Werte gemessen (welche keine tagesrhythmische Konzentrationsveränderung aufweisen) und bei der Nebennierenrindeninsuffizienz abnorm niedrige Kortisolwerte (zu allen Zeitphasen) gefunden. Gravide haben deutlich höhere Werte (bis etwa 600 µg/l, wobei diese Werte mit Vorsicht zu interpretieren sind, weil hohe Progesteronwerte interferieren können). Auch bei der Adipositas können sich erhöhte Werte finden. Weitere Erkrankungen, die die Kortisolwerte beeinflussen, sind Psychosen (erhöhte Werte), schwere Allgemeinerkrankungen (erhöhte Werte), Hypoproteinämien, wie das nephrotische Syndrom (abnorm geringe Werte). Eine Östrogenmedikation (Kontrazeptiva) erhöht die Kortisolwerte (durch Vermehrung seines Bindungsproteins).

Dehydroepiandrosteronsulfat

Dehydroepiandrosteron (DHEA) wird von der Nebennierenrinde sezerniert und zirkuliert im Plasma an Albumin gebunden; es wird als Sulfat konjugiert ausgeschieden. Die Bestimmungsmethoden mittels RIA erfassen zumeist das freie DHEA gemeinsam mit dem Sulfat-konjugierten Steroid (DHEAS).

Normalbereich

bis 3 mg/l

Sicher erhöht sind Werte über 4 mg/l. Diagnostische Bedeutung hat die Bestimmung dieses Steroids beim Verdacht auf Vorliegen eines Nebennierenrindentumors; DHEA-Werte über 7 mg/l stützen diesen Verdacht. Stark erhöht sind die DHEA-Werte auch bei dem 3ß-Steroiddehydrogenase-Mangel, einer seltenen Form des Adrenogenitalsyndroms.

DHEA ist niedrig bei der Nebennierenrindeninsuffizienz sowie während einer Kortikoidtherapie.

Testosteron

Findet sich bei endokrin überfunktionierenden Nebennierenerkrankungen erhöht (obwohl es natürlich nicht nur aus diesem Organ stammt und z.T. auch als Metabolit in der Leber gebildet wird).

Normalbereich

µg/l (nmol/l)

Frauen	Männer
0,13,-0,53 (0,45-1,84)	1,1-8,2 (23-40a) (4,16-28,5)
	1,1-6,1 (40-60a) (3,82-17,7)
	1,5-6,3 (60-70a) (5,21-21,9)

Zur diagnostischen Bedeutung der Testosteronbestimmung unter anderen Gesichtspunkten siehe auch S. 608.

Aldosteron

Im Plasma wird Aldosteron mittels RIA gemessen, wobei die direkte Messung (ohne vorangegangene chromatographische Reinigung des Aldosterons) problematisch ist (nicht alle diese Kits geben verläßliche Resultate, einzelne der Antikörper funktionieren aber auch ohne Chromatographie reproduzierbar).

Normalbereich

30-150 ng/l unter Basalbedingungen und liegend
70-300 ng/l nach Orthostase (2–3 Stunden aufrecht).

Einzelne Plasmaaldosteronwerte können diagnostisch ohne sichere Aussage sein, was insbesondere beim „idiopathischen Hyperaldosteronismus“ (bilaterale Nebennierenrindenhyperplasie) zutrifft. Deshalb sollten, wenn die diagnostische Frage nach einem Aldosteronismus gestellt wird, mehrere Plasmawerte des Aldosterons bestimmt werden (zweckmäßig unter definierten Bedingungen des Elektrolytbestandes und der Orthostase, s. S. 538). Dabei sollte gleichzeitig die Reninaktivität sowie eventuell Angiotensin II und weitere Mineralokortikosteroide bestimmt werden. In Anbetracht der manchmal mangelhaften diagnostischen Aussage der Plasmaaldosteronwerte hat sich für die Diagnostik des Aldosteronismus auch die Bestimmung des Aldosterons im Harn eingebürgert, und sie wird in diesem Zusammenhang nach wie vor (mehr als bei anderen Fragestellungen) diagnostisch eingesetzt (s. S. 542).

Dynamische Funktionsuntersuchungen der Nebennierenrinde

Funktionsuntersuchungen der Nebennierenrinde werden gezielt jeweils für bestimmte diagnostische Fragestellungen eingesetzt und durchgeführt. In diesem Sinne ist die Indikation dieser Untersuchungen sowohl hier bei den einzelnen Untersuchungen erwähnt, als auch weiter unten bei der Besprechung einschlägig charakteristischer diagnostischer Fragestellungen.

Bestimmung der tagesrhythmischen (zirkadianen) Veränderungen des Plasmakortisols (und des ACTH)

Physiologisch hat Plasmakortisol eine Rhythmik, welche in den frühen Morgenstunden seine maximalen Werte zeigt, tagsüber langsam absinkt und in den späten Abend- und Nachtstunden Minimalwerte erreicht, von denen sie gegen Morgen zu wieder ansteigt. Diese physiologische Rhythmik ist beim Hyperkortizismus im Sinne eines Cushing-Syndroms aufgehoben, die Kortisolwerte sind dann auch in den späten Abendstunden und nachts abnorm hoch oder liegen an der obersten Normgrenze. Nur in dieser diagnostischen Fragestellung ist es sinnvoll, die Kortisolrhythmik zu erfassen. Man gewinnt dazu Plasmaproben in den frühen Morgenstunden, mittags, etwa um 20 Uhr sowie gegen Mitternacht, um am Verhalten dieser Werte zueinander das Vorhandensein oder Fehlen der physiologischen Rhythmik nachzuweisen. Hohe Kortisolwerte mit fehlender Rhythmik können sich auch bei Psychosen und bei der Anorexia nervosa finden, während durch eine Kortikoidtherapie (und auch noch einige Zeit nach dieser) die Rhythmik der – dabei meist tief liegenden – Kortisolwerte supprimiert ist. Schwere, z.B. septische Krankheitszustände, verursachen erhöhte Kortisolwerte und heben deren Tagesrhythmik auf.

NNR-Stimulationstest mit ACTH

Durch die Injektion von ACTH werden alle Schichten der Nebennierenrinde zur vermehrten Steroidsekretion stimuliert. Der Test dient zum Nachweis, daß eine solche physiologische Stimulation möglich ist; wenn keine Stimulation erreicht wird, spricht dies für eine funktionelle Insuffizienz der Nebennierenrinde, die zumeist durch einen pathologischen Schwund an Nebennierenrindenparenchym verursacht wird; daher wird der Test vorwiegend zum Nachweis einer primären Nebennierenrindeninsuffizienz eingesetzt. Aber auch während und einige Zeit nach einer nebennierensupprimierenden Kortikoidtherapie ist das Ansprechen auf ACTH fehlend oder nur gering. Für die Auswertung dieses Tests können Analysen aller Kortikosteroide im Plasma herangezogen werden, am besten hat sich dazu die Erfassung des Plasmakortisols bewährt (Aldosteron oder Dehydroepiandrosteron reagieren jedoch gleichsinnig).

Der Test wird derart durchgeführt, daß innerhalb von 30 Minuten zwei Ausgangswerte des Plasmakortisols gewonnen werden. Unmittelbar nach Abnahme der Blutprobe für den 2. Basalwert wird ACTH intravenös injiziert; dafür hat sich das ACTH 1-24 Tetracosactid, 250 µg, allgemein eingeführt (es können aber auch andere ACTH-Präparate verwendet werden). 30 und 60 Minuten nach der Injektion des ACTH werden weitere Plasmaproben für die Bestimmung von Kortisol gewonnen. Wenn der Test bei Personen, die früher mit ACTH behandelt worden sind, durchgeführt werden soll, ist Vorsicht geboten: Es sind durch Sensibilisierung Überempfindlichkeitsreaktionen mit sogar tödlichem Ausgang vorgekommen!

Bei gesunden Probanden liegen bei diesem Test die Ausgangswerte der Kortisolkonzentration im Plasma im Normalbereich und steigen im Verlauf von 30 bis 60 Minuten signifikant auf etwa das Doppelte der Ausgangswerte an, es werden also Kortisolkonzentrationen um 400 µg/l erreicht. Fehlt dieser Anstieg oder fällt er insignifikant aus – und ist daher diagnostisch unsicher – dann sollte der Test mit längerer Verfolgung der Kortisolkonzentration und/oder Infusion von ACTH über etwa 1 Stunde wiederholt werden. Bei Bestehen einer Nebennierenrindeninsuffizienz oder Nebennierenrindensuppression (durch Kortikoidtherapie) liegen die Ausgangswerte im untersten Normbereich oder darunter, und es ist nach der ACTH-Injektion kein signifikanter Anstieg des Plasmakortisols feststellbar. Bei Patienten mit primärer Nebennierenrindeninsuffizienz (Morbus Addison) sind bei Durchführung dieses Tests, der für die Diagnostik dieser Erkrankung durchaus indiziert ist, akute Nebennierenkrisen beobachtet worden, welche eine unverzügliche Substitution durch Injektion von Kortisol erfordert haben. Es ist nicht sinnvoll, den ACTH-Test bei Nebennierenrindenüberfunktion durchzuführen, weil die dabei hohen Ausgangswerte des Kortisols nach der ACTH-Gabe oft nur gering ansteigen; allerdings können dabei manchmal auch exzessive Anstiege registriert werden. Die diagnostische Aussage des ACTH-Tests wäre beim Hyperkortisolismus und beim Aldosteronismus jedoch gering. Beim Adrenogenitalsyndrom kann er die Sekretion abnormer Kortikosteroidpräkursoren und die insuffiziente Bildung physiologischer Kortikosteroide besser erkennen lassen, als dies an den Spontanwerten möglich ist; auch heterozygote Anlageträger können derart erkannt werden.

CRH (CRF) -Test und Metopiron®-Test

Die Testprozeduren mittels Gabe von *Kortikotropin-Releasing-Hormon* (CRH, CRF) sowie mittels Gabe von *Metopiron®* dienen primär nicht zur Testung der Nebennierenrindenfunktion, sondern zur Funktionsuntersuchung der kortikotropen Funktion des Hypophysenvorderlappens. Sie werden daher im Kapitel über die Funktionsdiagnostik des Hypophysenvorderlappens (S. 509) besprochen.

Stimulationstest mittels Insulinhypoglykämie

Die einer Injektion von Altinsulin folgende Hypoglykämie führt physiologisch zu einer Stimulation des ACTH und folglich zu einem Anstieg der Plasmakortisolwerte. Beim Cushing-Syndrom ist diese reaktive Stimulierbarkeit des Systems Hypothalamus – Hypophysenvorderlappen – Kortisol (ebenso wie seine Hemmbarkeit) gestört, und es tritt daher nach der Insulininjektion trotz Hypoglykämie kein Kortisolanstieg ein. Dies ist ein wegen seiner Einfachheit immer noch gut verwendbarer diagnostischer Test, der einen Hinweis auf das Vorliegen eines Cushing-Syndroms gibt.

Man injiziert unter Basisbedingungen – d.h. morgens ohne vorangegangene Mahlzeit – etwa 0,1 E pro kg KG Insulin subkutan und gewinnt Plasmaproben für die Kortisolbestimmung basal (vor der Insulininjektion) sowie 30 und 45 Minuten später, wobei man zugleich auch die Blutglukose ermitteln soll (um sicherzustellen, daß hypoglykämische Werte erreicht wurden). Normal wird – ausgehend von einem im physiologischen Bereich liegenden morgendlichen Kortisolwert – ein deutlicher Anstieg des Kortisols in den beiden Plasmaproben 30 – 60 Minuten nach der Insulininjektion beobachtet. Beim Cushing-Syndrom bleibt dieser Anstieg aus.

Cave: dieser Test soll keinesfalls durchgeführt werden bei allen Zuständen, die mit einer verminderten Kortikosteroidsekretion einhergehen können, weil dann eine schwere und protrahierte Hypoglykämie nach der Insulininjektion auftreten kann, die die Gefahr einer Nebennierenrindenkrise birgt; sofortige Substitution mit Kortisol wäre dann nötig!

Nebennierenhemmtest mit Dexamethason

Die Aktivität des Hypophysen-Nebennierenrindensystems wird durch jede exogene Zufuhr von Kortikosteroiden inhibiert und supprimiert. Bei allen Zuständen krankhafter Aktivierung und Stimulierung der beiden Schaltstellen Hypophysenvorderlappen und/oder Nebennierenrinde ist diese physiologische Feedback-Inhibition gestört in dem Sinne, daß die Hemmung erst mit abnorm hohen Kortikoiddosen oder gar nicht erreicht werden kann. Dies kann als abnormer Befund nachgewiesen und diagnostisch gewertet werden. Für die Inhibition wird überlicherweise Dexamethason verwendet, weil dieses potente Steroid dazu nur in kleiner Dosis appliziert werden muß und sowohl seiner chemischen Konfiguration als auch seiner niedrigen Konzentration wegen nicht in die üblichen Bestimmungsmethoden für Kortisol eingeht. Zur Durchführung des Tests gewinnt man am ersten Testtag morgens einen (durch keine Medikation beeinflußten) Plasmakortisolwert und appliziert am Abend des gleichen Tages (20-22 Uhr) 2 mg Dexamethason per os, i.m. oder i.v.. Der Kontrollwert des Plasmakortisols wird am darauffolgenden Morgen (zur gleichen Zeit, an welcher der Ausgangswert registriert wurde) gewonnen. Normale Sensibilität der Hemmung ist anzunehmen, wenn der nach der Dexamethasongabe erhobene Kortisolwert deutlich tiefer liegt als jener, der am Morgen vorher erhoben wurde. Wenn die beiden Werte nicht deutlich differieren (beide hoch sind), so spricht dies dafür, daß das System nicht im Sinne einer normalen Feedback-Inhibition hemmbar ist. Dies ist der Fall beim Cushing-Syndrom jeder Genese sowie bei schweren (septischen) Erkrankungen und bei Psychosen und bei Anorexia nervosa. Hohe Kortisolwerte, wie sie etwa bei bestimmten Adipositasfällen vorkommen, lassen sich mit Dexamethason immer supprimieren.

Wenn keine Hemmung erreicht wird (der Kortisolwert nach der Dexamethasongabe hoch bleibt), so kann der Hemmversuch mit einer höheren Dosis Dexamethason wiederholt werden (4 mg, 6 mg, 8 mg). Cushing-Syndrome hypophysärer Genese, z.B. Adenome, sind mit diesen höheren Dosen meist doch hemmbar. Die Steroidsekretion aus NNR-Tumoren und beim ektopen (paraneoplastischen) Hyperkortizismus ist jedoch meist refraktär gegen den Versuch einer Hemmung, auch mit hohen Dosen Dexamethason (wenn hier auch Ausnahmen beobachtet worden sind!).

Untersuchungen bei charakteristischen klinischen Fragestellungen nach adrenokortikal verursachten hormonellen Erkrankungen

Hyperkortizismus unter dem Bild des Cushing-Syndroms (Kortisolismus, Hyperkortisolismus)

Die diesbezügliche Diagnostik geht in der klinischen Praxis häufig von zwei unterschiedlichen Voraussetzungen aus:

Einmal bei Vorliegen eines Cushing-verdächtigen klinischen Bildes, zur Beantwortung der Frage, ob tatsächlich ein Kortisolismus vorliegt, oder nur ähnliche klinische Symptome ohne diesen (Ausschlußdiagnostik, Nachweisdiagnostik). Metabolische Befunde, die für einen Kortisolismus sprechen sind: Hyperglykämie, Hypokaliämie und Leukozytose (neutrophile).

Weiter hat die Labordiagnostik die Aufgabe, in Fällen, bei denen das Bestehen eines Kortisolismus bereits erwiesen ist, zur Differentialdiagnose beizutragen und Argumente dafür zu liefern, ob der Kortisolismus verursacht wird durch:

1. hypohysäre ACTH-Überfunktion (HVL-Adenom)
2. adrenokortikale autonome Steroidsekretion (NNR-Tumor: Adenom, Karzinom)
3. vermehrtes ACTH aus ektopem Tumor
4. Rarität: CRF-Sekretion aus ektopem Tumor

Für die *Ausschlußdiagnostik* eines Kortisolismus bewährt sich die Kortisolbestimmung im Plasma oder Harn, die Erfassung der endogenen Kortisolrhythmik (signifikant höhere Kortisolwerte am Morgen als nachts) und der Hemmtest mit niedrigerer Dexamethasondosierung (zeigt weitgehende Supprimierbarkeit des Plasmakortisols). Wenn diese Befunde jedoch pathologisch ausfallen, dann ist damit der Nachweis erbracht, daß ein Kortisolismus vorliegt (Nachweisdiagnostik positiv). Die dann folgende diagnostische Aufgabe ist die eines Beitrages zur *Differentialdiagnose* der zugrundeliegenden Erkrankung. Es werden dann eine Reihe von Untersuchungen erforderlich, welche zwischen den oben erwähnten Pathogenesen eines Cushing-Syndroms differenzieren; dazu ist die Untersuchung der kortikotropen Funktion – des ACTH – mit heranzuziehen.

Bei Bestehen eines Kortikotropin-produzierenden HVL-Adenoms mit bilateraler NNR-Hyperplasie (meist mit Mikro- oder Makroadenomen des HVL) sind die Kortisolwerte erhöht oder sie liegen an der obersten Normgrenze und zeigen keine normale Rhythmik. Auch die ACTH-Werte sind hoch oder an der oberen Grenze der Norm. ACTH kann unter Umständen auch im Blut aus den Jugularvenen oder dem Sinus petrosus bestimmt werden; derart ist sowohl eine markante Erhöhung des ACTH in den die Hypophyse drainierenden Gefäßen besser nachweisbar, als auch ist dabei ein gewisser Hinweis auf die Seitenlokalisation eines Hypophysenadenoms zu erhalten, der für den Neurochirurgen von Wert bei der Wahl seines Vorgehens sein kann. Man kann das erhöhte Niveau der ACTH-Werte auch in einem Test mit CRF (s. S. 509) verifizieren und findet dabei, daß nach Gabe dieses Releasinghormons die ACTH-Werte höher und protrahierter ansteigen als dies normal ist. Auch die Feedback-Hemmbarkeit des kortikotropen Hypophysenadenoms ist gestört, jedoch nicht völlig aufgehoben: Es ist zwar nach Gabe von 1 bis 2 mg Dexamethason kein Abfall des Kortisols nachweisbar (s. S. 531), wenn die Dexamethasondosis in diesem Test aber stufenweise erhöht wird, wird meist doch eine Hemmung erreicht.

Das Vorliegen eines einseitigen autonomen Nebennierentumors (Karzinom oder Adenom) produziert häufig markant erhöhte Kortisolwerte. Man kann die Einseitigkeit der Kortisolsekretion durch Kortisolbestimmung in Blutproben, die aus der Vena renalis gewonnen werden, gut nachweisen (hohe Kortisolwerte im Nierenvenenblut aus der Tumorseite). In der klinischen Praxis ist es aber selten erforderlich, die Einseitigkeit der Hormonsekretion auf diese Art nachzuweisen, weil der ursächliche Tumor durch radiologische Untersuchungen meist erkannt werden kann. Nicht selten produzieren diese Tumore nicht nur Kortisol, sondern auch Androgene und andere Steroide: Es finden sich deutlich erhöhte Werte von Testosteron und Dehydroepiandrosteron und auch von Präkursor-Steroiden (Pregnantriol, Ketopregnantriol, Androstendion), selten Östrogene. Infolge der Feedback-Inhibition sind bei dieser Form des Hyperkortizismus die ACTH-Werte extrem niedrig (kaum bestimmbar) und durch Gabe von CRF nicht stimulierbar. Die Inhibition der hohen Kortisolwerte mit Dexamethason gelingt nicht, auch dann nicht, wenn man Dosen bis 10 mg Dexamethason einsetzt (seltene Ausnahmen sind beobachtet worden).

Beim ektopen („paraneoplastischen") Hyperkortizismus sind die Kortisolwerte im Plasma und Harn meist extrem hoch, und sie sind durch Gabe von Dexamethason auch in hohen Dosen nicht supprimierbar (seltene Ausnahmefälle sind beschrieben worden). Die ACTH-Werte im Plasma sind bei dieser Form des Hyperkortizismus meist besonders deutlich erhöht. Auch hier kann in dem Stadium der Diagnostik, in welchem die Lokalisation des Tumors und seiner Metastasen bereits erkannt ist, seine ACTH-Produktion durch ACTH-Bestimmung in den den Tumor drainierenden Gefäßen verifiziert werden (während die Kortisolwerte in diesen Blutproben den peripher-venösen Konzentrationen entsprechen). Auch diese Form des Hyperkortizismus ist gegen den Versuch einer Inhibition mit Dexamethason refraktär: Auch mittels Gabe hoher Dexamethasondosen (8 mg) ist kein Abfall der Konzentration von Kortisol und ACTH im peripheren Blut erreichbar (es gibt seltene Ausnahmen). Die Kortikotropin-Sekretion ektoper Tumore ist durch CRF nicht stimulierbar: die ACTH-Werte bleiben stabil erhöht, ohne im CRF-Test weiter anzusteigen.

Die Interpretation der bei einem Fall von Hyperkortizismus erhobenen Laboratoriumsbefunde muß immer in Übereinstimmung gebracht werden mit dem Ergebnis der *Lokalisationsdiagnostik*: Die verschiedenen radiologischen, Magnetresonanz- und szintigraphischen Lokalisationsmethoden müssen eine Tumorlokalisation erkennen lassen, deren Funktion mit dem in Einklang steht, was die Laboratoriumsbefunde ergeben haben. Erst wenn derart ein valides diagnostisches Konzept der Pathogenese erarbeitet worden ist, soll der primär meist chirurgische therapeutische Weg festgelegt werden.

Nebennierenrindeninsuffizienz

Wenn die klinischen Befunde an die Möglichkeit einer Nebennierenrindeninsuffizienz denken lassen, dann muß dieser Verdacht durch einschlägige Laboratoriumsbefunde verifiziert werden. Bei einer Nebennierenrindeninsuffizienz, die praktisch immer alle Steroid-produzierenden Schichten des Organs betrifft, liegen die Kortisolwerte im untersten Normbereich oder darunter; dies trifft auch für die Aldosteronwerte (Plasma und/oder Harn) zu. Diese Fragestellung ist keine Indikation für eine Untersuchung der Kortisolrhythmik (welche natürlich fehlt). Der beweisende diagnostische Test dabei ist der ACTH-Test (s. Seite 528): Ausgehend von initial (vor der ACTH-Gabe) schon tiefen Kortisolwerten tritt nach ACTH keine signifikante Steigerung der Kortisolwerte ein. Auch in einem (dabei nicht notwendigen) CRF-Test wäre natürlich keine Steigerung der Kortisolwerte erreichbar. Bei einer Nebennierenrindeninsuffizienz können durch den ACTH-Test gefährliche Nebennierenkrisen ausgelöst werden; es soll deshalb Kortisol zur Injektion bereitgehalten und bei Auftreten von Symptomen unverzüglich mit dieser Substitution begonnen werden.

Bei Bestehen einer NNR-Insuffizienz sind die *ACTH-Werte* im Plasma immer deutlich erhöht. Die Injektion von CRF steigert diese noch weiter, liefert aber keine zusätzliche diagnostische Information. Metabolische Befunde, die für das Vorliegen einer Nebennierenrindeninsuffizienz sprechen, sind: Hyperkaliämie, Hyponatriämie, Kreatininanstieg, Hypoglykämie, Zeichen der Exsikkose. Als Folge der hypovolämischen Kreislaufsituation bei der Nebennierenrindeninsuffizienz sind die Werte der *Reninaktivität* im Plasma dabei zumeist – jedenfalls vor einer Substitutionstherapie – deutlich erhöht und ihr Ansprechen auf Orthostase besonders deutlich. Es darf in dieser Situation nicht saluretisch provoziert werden, weil dies zum Kreislaufverfall führen kann.

Mit dem Nachweis des Bestehens einer Nebennierenrindeninsuffizienz ist zwar die therapeutische Indikation im Sinne einer notwendigen Substitution geklärt, man wird aber anstreben müssen, hinsichtlich der Art des zugrundeliegenden Prozesses zwischen den beiden relativ häufigen Ursachen Autoimmunerkrankung versus Organtuberkulose zu differenzieren. Für die Wahrscheinlichkeit der Autoimmunerkrankung spricht ein positiver Nachweis der HLA-Antigene B8, DR3 und A28. Beim Verdacht auf Vorliegen einer Autoimmunadrenalitis sollte die Diagnostik auch auf andere autoimmunologische Erkrankungen ausgedehnt werden, die dabei mit auftreten können: Thyreoiditis, Hypoparathyreoidismus, Diabetes mellitus, perniziöse Anämie, ovarielle Insuffizienz, Myasthenie, Vitiligo, Alopezie und Candidiasis.

Bei der Nebenniereninsuffizienz liefert die *Lokalisationsdiagnostik* mittels bildgebender Verfahren nur bei Nebennierentuberkulose einen positiven Befund (welcher aber nicht als Tumor verkannt werden darf!).

Adrenogenitalsyndrom

Kongenitale Adrenogenitalsyndrome sind Folge eines angeborenen Mangelzuständen der Enzyme der Steroidbiogenese (Enzymopathien) in der Nebennierenrinde. Die weitaus häufigste Form (über 95%) beruht auf einem Defizit an 21-Hydroxylase, selten ist die 11-Hydroxylase- und sehr selten die 3-Beta-Hydroxysteroiddehydrogenase-Defizienz. Diese Erkrankungen können infolge des resultierenden Mangels an Kortisol und Aldosteron mit einem Salzverlust einhergehen, welcher pathophysiologisch einer Nebennierenrindenkrise entspricht und auch die gleichen Elektrolytbefunde aufweist (Hyponatriämie, Hypochlorämie, Hyperkaliämie, Exsikkose mit Anstieg von Hämatokrit und Kreatinin). Das klinische Bild, welches zur Fragestellung nach Vorliegen eines adrenogenitalen Syndroms führt, ist zumeist das der Virilisierung (bei Mädchen und jungen Frauen) oder bei Säuglingen das Bestehen einer Genitalmißbildung. Zur orientierenden Untersuchung dienen Bestimmungen von Pregnantriol im Harn und von 17-Hydroxyprogesteron im Plasma. Wenn 17-Hydroxyprogesteron im Plasma unter 0,2 μg/l liegt und/oder die Pregnantriolausscheidung im Harn kleiner als 0,5 mg/

24 Stunden ist, kann der Verdacht auf ein Adrenogenitalsyndrom fallengelassen werden.

Folgende Steroidbestimmungen im Plasma sind zum Nachweis eines Adrenogenitalsyndroms geeignet:

17-Hydroxyprogesteron
Normalbereich

männlich, präpuberal	0,12 – 0,30 µg/l
männliche Erwachsene	0,20 – 1,8 µg/l
weiblich, präpuberal	0,20 – 0,54 µg/l
Frauen, prämenopausal	0,20 – 3,0 µg/l
Frauen, postmenopausal	0,04 – 0,45 µg/l

17-Hydroxypregnenolon
Normalbereich

männlich	1,79 ± 0,22 µg/l
weiblich, prämenopausal	1,16 ± 0,08 µg/l
weiblich, postmenopausal	1,05 ± 0,22 µg/l

Diese beiden Präkursoren in der Steroidbiogenese sind bei den Hydroxylasedefiziten deutlich erhöht; erhöht sind dabei auch die Werte des Testosterons.

Die Plasmakonzentrationen der physiologischen Endprodukte der adrenalen Steroidbiosynthese, nämlich Kortisol und Aldosteron, sind bei den Hydroxylasedefiziten deutlich vermindert, was zum Salzverlust Anlaß gibt; durch die resultierende Kreislaufsituation kommt es zu einer deutlichen Erhöhung der Reninaktivität im Plasma.

Bei der seltenen 3-Hydroxysteroiddehydrogenasedefizienz sind die Werte von Dehydroepiandrosteron stark erhöht, jene von Testosteron sehr niedrig.

Die beim Adrenogenitalsyndrom nachweisbar erhöhten Steroidparameter können in einem Hemmtest mit Dexamethason prompt supprimiert und normalisiert werden, weil ihre Steigerung durch endogenes ACTH unterhalten wird. Ein positiver Hemmtest mit Dexamethason spricht daher für das Vorliegen eines Adrenogenitalsyndroms mit Nebennierenrindenhyperplasie und gegen die Möglichkeit eines Nebennierentumors (was dabei manchmal erwogen wird).

Außer der voll manifestierten Erkrankung mit homozygoter genetischer Anlage gibt es zahlreiche heterozygote Anlageträger, die keine klinischen Symptome aufweisen und deren Steroidbefunde unter basalen Bedingungen zumeist nicht auffällig sind. Deren Anlage kann erkennbar gemacht werden durch einen ACTH-Test, wobei vor der ACTH-Gabe sowie 30, 60 und 90 Minuten nachher im Plasma die Steroidparameter 17-Hydroxyprogesteron, 17-Hydroxypregnenolon sowie Kortisol und Aldosteron bestimmt werden können. Bei Heterozygoten sind die Ausgangswerte dieser Steroide zumeist normal (oder liegen nahe dem

Normbereich), die Anstiege der beiden Präkursoren (17-Hydroxyprogesteron und 17-Hydroxypregnenolon) sind jedoch nach der ACTH-Gabe besonders deutlich, während die Anstiege der normalen physiologischen Biosyntheseendprodukte Kortisol und Aldosteron gering ausfallen können.

Zur Verlaufskontrolle der hormonellen Situation während einer laufenden Suppressions- und Substitutionsbehandlung (mit Kortisol oder Kortikoiden) eignen sich beim Adrenogenitalsyndrom Bestimmungen des 17-Hydroxyprogesteron im Plasma, des Pregnantriols im Harn sowie der Plasmaelektrolyte (wenn eine Salzverlusttendenz besteht) und der Reninaktivität. Während die letztgenannten Befunde bei suffizienter Therapie normal ausfallen, wird eine vollkommene Normalisierung der Werte der Präkursoren 17-Hydroxyprogesteron und 17-Hydroxypregnenolon sowie der Pregnantriolausscheidung zumeist nicht erreicht.

Primärer Aldosteronismus und Mineralokortikosteroidsyndrom

Aldosteron ist das von der Zona glomerulosa der Nebennierenrinde sezernierte physiologische Mineralokortikosteroid. Die Steuerung seiner Biosynthese/Sekretion erfolgt einerseits so wie für alle Schichten der Nebennierenrinde durch das adrenokortikotrope Vorderlappenhormon ACTH, die hormonelle Tätigkeit der Zona glomerulosa und die Aldosteroninkretion wird aber noch durch einige andere Parameter mitreguliert: Stimulierend durch das zirkulierende Peptid Angiotensin II, das Produkt des Angiotensinogenabbaues; weiter durch die Kaliumkonzentration im Milieu, hemmend durch das atriale natriuretische Peptid und durch dopaminerge Nerven in der Nebennierenrinde. Die physiologische Stimulierung der Aldosteroninkretion erfolgt über eine Aktivierung des Renin-Angiotensin-Mechanismus und geht mit einer Aktivierung, respektive Vermehrung jedes der Glieder dieser Kette einher (was sich durch Laboratoriumsbefunde erkennen und nachweisen läßt). Eine vermehrte Aldosteroninkretion kann in Physiologie und Pathologie durch eine abnorme Aktivierung des Renin-Angiotensin-Mechanismus resultieren; diese Form des Aldosteronismus heißt *sekundärer Aldosteronismus.* So gibt es einige abnorme Zustände des Kreislaufes, des Elektrolyt- und des Wasserhaushaltes, die zur Aktivierung des Reninsystems und zu einem sekundären Aldosteronismus führen. Eine pathologische Aktivierung dieses Systems kann auch durch eine renovaskuläre Stenosierung verursacht werden und ganz selten durch einen Nierentumor, der Renin produziert. In allen diesen Fällen ist der resultierende Aldosteronismus ein sekundärer mit Aktivierung des Renins. *„Primär"* nennt man den *Aldosteronismus* dann, wenn die Nebenniere autonom (selbsttätig, ohne nachweisbar dazu gesteuert zu sein) Aldosteron im Überschuß sezerniert; Ursachen dafür können Adenome oder Karzinome der Nebennierenrinde sein und auch eine (pathogenetisch unklare) Form der bilateralen Nebennierenrindenhyperplasie. Nomenklatorisch heißt der primäre Aldosteronismus, dessen Ursache ein solitäres Nebennierenadenom ist, „Conn-Syndrom" ; der primäre Aldosteronismus durch bilaterale Rindenhyperplasie wird „idiopathischer primärer Aldosteronismus" genannt. Da sich insbesondere bei den bilateralen Hyperplasien, aber auch bei Nebennierenrindentumoren herausgestellt hat, daß nicht in allen Fällen Aldosteron das am meisten sezernierte Kortikosteroid war, sondern auch andere Mineralokortikosteroide sezerniert werden können, wird für die gesamte Gruppe des primären Aldosteronismus auch der Ausdruck „Mineralokortikosteroidsyndrom" verwendet, wobei dann in jedem einzelnen Falle nachzuweisen gilt, ob ein Aldosteronismus vorliegt, oder die Sekretion anderer elektrolytwirksamer Steroide überwiegt.

Die klinische Situation, in welcher das Labor nach der Verifizierung eines Aldosteronismus gefragt wird, ist zumeist die einer Hypertonie mit Hypokaliämie; auszuschließen ist dann, daß die Hypokaliämie durch Saluretikamedikation entstanden ist, wobei zu bedenken ist, daß es auch Aldosteronismen mit Kaliumwerten gibt, die nur gering unter der Norm liegen und durch Saluretika noch weiter gesenkt werden können. In dieser Situation ist mit orientierenden Befunden ein Ausschluß (respektive der Nachweis) zu erbringen, ob ein Aldosteronismus vorliegt; dazu bedarf es der Bestimmung des Aldosteron im Plasma und/ oder Harn.

Die Bestimmung des Aldosterons im Plasma erfolgt mittels RIA, wobei die Verläßlichkeit insbesondere jener Kits und ihrer Antikörper erprobt sein muß, die ohne vorangehenden Chromatographieschritt arbeiten. Normalwerte sind vom Geschlecht und Alter unabhängig, sie werden jedoch wesentlich beeinflußt durch Orthostase und durch Medikationen, welche den Flüssigkeits- und Salzbestand des Organismus vermindern; diese steigern die Aldosteroninkretion. Die Blutabnahmen für die Bestimmung von Aldosteron und der Reninaktivität sollen unter Basisbedingungen (liegend am Morgen) erfolgen, und es soll an den Tagen vorher eine definierte Natriumzufuhr von 100 – 200 mmol eingehalten werden (die am Natriumgehalt des Harns überprüft werden kann). Die Natriumzufuhr soll dafür nicht abnorm restringiert werden, weil sonst stimulierte erhöhte Aldosteronwerte zu erwarten sind. Saluretika sind vorher abzusetzen, besonders nach einer Medikation mit Spironolacton muß eine längere medikationsfreie Zeit abgewartet werden, bevor Aldosteron bestimmt werden kann. Bei Frauen sind die Aldosteronwerte in der zweiten Hälfte des Zyklus höher als in seiner ersten Hälfte, und in der Gravidität finden sich deutlich erhöhte Werte.

Alternativ kann auch die Aldosteronexkretion im Harn als Tetrahydro-Aldosteron-Glukuronid oder als freies Aldosteron erfaßt werden.

Wenn mehrere Aldosteronbestimmungen im Plasma oder im Harn keine erhöhten Werte erkennen lassen, dann kann der Verdacht auf einen Aldosteronismus als entkräftet, wenn auch nicht als völlig ausgeschlossen gelten: Insbesondere beim idiopathischen Aldosteronismus werden fallweise normale oder nur gering erhöhte Aldosteronwerte angetroffen und es ist deshalb notwendig, mehrere dieser Werte zu erheben. Wenn mehrere Aldosteronbestimmungen erhöhte Werte ergeben haben, so kann der Verdacht als erhärtet und ein Aldosteronismus als nachgewiesen gelten. Um dann die eingangs erwähnte Zuordnung zum primären oder zum sekundären Aldosteronismus zu treffen, ist die *Bestimmung der Reninaktivität* erforderlich.

Untersuchung der Reninaktivität und ihrer Suppression

Das proteolytische Ferment Renin, welches aus der Niere stammt und im Plasma zirkuliert, katalysiert die Bildung von Angiotensin I aus Angiotensinogen. Angiotensin I wird durch das ebenfalls proteolytische Konversionsenzym (ACE) zu Angiotensin II abgebaut, einem Peptid, welches „kortikotrop“ auf die Zona glomerulosa der Nebennierenrinde wirkt und dort die Aldosteronsynthese und -sekretion steuert. Bei Erkrankungen, bei denen die Nebennierenrinde autonom abnorm viel Aldosteron sezerniert, wird die Sekretion des Renin aus der Niere inhibiert, und es ist dann im Plasma keine oder kaum Reninaktivität nachweisbar. Der Nachweis verminderter oder fehlender Reninaktivität, die so supprimiert ist, daß sie auch durch adäquate Stimuli nicht gesteigert werden kann, ist daher ein indirekter Hinweis auf eine vermehrte autonome Aldosteroninkretion durch die Nebenniere, auf einen primären Aldosteronismus also. Die Reninbestimmung wird zur Diagnostik dann herangezogen, wenn erhöhte Aldosteronwerte im Plasma oder eine vermehrte Aldosteronexkretion bereits nachgewiesen sind.

Für die Durchführung dieser Untersuchung ist es erforderlich, eine Sättigung des Organismus mit Kochsalz zu vermeiden, weil dies die Reninaktivität supprimieren würde. Die Probanden müssen deshalb einige Tage lang eine salzarme Diät einhalten, bis ihre Kochsalzausscheidung im Harn von 24 Stunden unter 20 mmol liegt. Erst dann wird die Reninaktivität untersucht, und zwar in einer Plasmaprobe, die morgens (vor jedem Aufstehen aus der Bettruhe) gewonnen wird und dann in einer zweiten Plasmaprobe nach wenigstens zwei Stunden aufrechten Gehens oder Stehens, weil diese Orthostase die Reninaktivität stimuliert. Die Reninaktivität kann dabei noch zusätzlich stimuliert werden durch den Wasser- und Natriumverlust, welcher durch eine Injektion von Furosemid bewirkt wird.

Der Test wird praktisch so durchgeführt, daß unter kochsalzarmer Diät einige Tage lang der Harn gesammelt wird, um die Natriumausscheidung zu bestimmen. Die Untersuchung der Reninaktivität wird erst vorgenommen, wenn die Natriumausscheidung im 24-Stunden-Harn auf unter 20 mmol gesunken ist, was meist einige Tage dauert. Am folgenden Morgen wird noch bei Bettruhe Blut für den Basalwert (Bestimmung der Reninaktivität und des Aldosterons) entnommen und anschließend 20 mg Furosemid intravenös injiziert. Dann steht der Proband auf und bleibt wenigstens 2 Stunden lang stehend oder gehend in aufrechter Haltung; dann erst wird der Testwert der Reninaktivität (und des Aldosterons) entnommen. Bei Einhaltung dieser Testbedingungen und Durchführung der Inkubation für den RIA bei pH 7,4 werden als Parameter der Reninaktivität folgende Werte des *Angiotensins I* bei gesunden Probanden gefunden:

	bei Normalkost	*bei Kochsalzrestriktion*
morgens, liegend	0,2 – 0,8 μg/l/h	2,0 – 6,0 μg/l/h
nach Orthostase plus Furosemid	2,0 – 4,9 μg/l/h	5,0 – 10,0 μg/l/h

Wenn in den gleichen Plasmaproben auch eine Bestimmung des Angiotensins II durchgeführt wird, so liegen diese Werte bei 8 – 30 ng/l und steigen unter dem Einfluß der Stimulation ebenfalls signifikant an (oder bleiben beim primären Aldosteronismus supprimiert ohne Anstieg).

Wenn unter diesen Bedingungen die Reninaktivität (und Angiotensin II) tief liegt und nicht – wie das normal wäre – stimuliert werden kann, dann ist auf eine Suppression des Renin-Angiotensin-Systems zu schließen, wie dies beim primären Aldosteronismus der Fall ist. Erhöhte Werte der Reninaktivität, die stimulierbar sind, sprechen dagegen für einen sekundären Aldosteronismus, etwa bei einer Nierenarterienstenose. Hohe Reninwerte mit niedrigen Werten für Angiotensin II und Aldosteron treten als Folge einer antihypertensiven Medikation mit ACE-Inhibitoren auf. Über die Interpretation der bei dieser Testprozedur erhobenen Aldosteronwerte, siehe unten.

Wenn derart – durch die Befunde des Aldosterons und der Reninaktivität – der Aldosteronismus gesichert und spezifiziert ist, dann ist als nächste diagnostische Aufgabe die Art der vorliegenden Erkrankung festzustellen; das Labor kann dazu beitragen. Außerdem muß diese Differenzierung aber unter Heranziehung der Methoden der Lokalisationsdiagnostik erfolgen. Die bei primärem Aldosteronismus zur Differenzierung stehenden Erkrankungen sind: Einseitiges Nebennierenadenom (Aldosteronom) oder einseitiges Nebennierenkarzinom, bilaterale Nebennierenhyperplasie (zu der als Rarität auch der Dexamethason-suppressible Aldosteronismus gehört).

Als eine Laboratoriumsuntersuchung, welche bei dieser Differentialdiagnose beitragen kann, ist die Bestimmung des Präkursors der Aldosteronbiosynthese, des Mineralokortikosteroids 18-Hydroxykortikosteron (18-OH-B) zu nennen, für dessen Bestimmung allerdings kommerziell kein Antikörper verfügbar ist. Die Normalwerte für 18-OH-B betragen basal 93 ± 20 ng/l, sie steigen unter Einfluß von Orthostase auf 225 ± 31 ng/l an.

Die weitere Untersuchung mit dem Ziel der Differentialdiagnose erfolgt zweckmäßig in einem (dem gleichen) Orthostasetest, wie er für die Bestimmung der supprimierten Reninaktivität oben beschrieben wurde, wobei in den bei diesem Test gewonnenen Plasmaproben auch Aldosteron und 18-OH-B bestimmt werden. In diesem Test differenzieren die hinsichtlich der Reninaktivität und ihrer Suppression erhobenen Befunde nicht zwischen den einzelnen Formen des primären Aldosteronismus. Beim (unilateralen) Aldosteronom können sich (außer den hohen Aldosteronwerten) auch erhöhte Werte für 18-OH-B finden, welche unter dem Einfluß der Orthostase dann eher fallende Tendenz zeigen (jedenfalls nicht ansteigen); dies trifft dabei auch für die Aldosteronwerte zu. Bei der bilateralen Nebennierenrindenhyperplasie sind die Aldosteronwerte im Plasma ebenfalls erhöht, es finden sich dabei aber keine erhöhten Werte des 18-OH-B. Unter dem Einfluß der Orthostase haben die Werte des Aldosterons und des 18-OH-B bei der Hyperplasie steigende Tendenz.

Der ganz seltene Dexamethason-suppressible primäre Aldosteronismus könnte daran erkannt werden, daß eine mehrwöchige Behandlung mit 2 mg Dexamethason/Tag zur Normalisierung von Blutdruck und Aldosteronbefunden führt; diese Erkrankung tritt familiär gehäuft auf.

Jeder der beschriebenen Laborbefunde zur Differentialdiagnose hat für sich allein keine absolute Trennschärfe, und sie müssen daher zusammen bewertet werden. Dazu mit heranzuziehen sind auch die Ergebnisse der bildgebenden und radiologischen Untersuchungsmethoden (Sonographie, CT, MR, Szintigraphie mit markiertem Cholesterin sowie eventuell Nebenierenphlebographie). Sie müssen zur Übereinstimmung mit den Laboratoriumsbefunden gebracht werden können, wenn eine differentialdiagnostische Sicherheit erreicht werden soll, die die Entscheidung über die einzuschlagende Therapie begründet.

Kortikosteroidbestimmungen im Harn

Die Bestimmung der Kortikosteroide im Harn hat insbesondere mit der Verbesserung der Methoden, die auf Plasma anwendbar sind, an Bedeutung eingebüßt. Ein prinzipieller Einwand gegen die Bestimmung dieser Steroidhormone im Harn war es immer, daß dazu konventionell Harnsammelperioden von 24 Stunden verwendet werden, deren ganz komplette Sammlung zwar sehr wesentlich für das Ergebnis ist, sich aber nicht überprüfen läßt. Zudem enthält der Harn außer den Steroidhormonen auch deren Metaboliten (die unter Umständen vom originalen Hormon nicht gut differenziert werden können) und weitere, die Analysenmethoden störende Substanzen.

Dennoch haben sich als diagnostisch brauchbar die Methoden der Bestimmung von Kortisol und vom Aldosteron im Harn erhalten. Die früher zahlreich angewendeten Methoden der chemischen (spektralphotometrischen) Bestimmung von Steroidgruppen können heute aber als obsolet angesehen werden. So werden die Methoden für die Erfassung der 17-Hydroxykortikosteroide (nach Porter und Silber) nicht mehr angewendet, und auch die Bestimmung der 17-Ketosteroide im Harn zählt längst nicht mehr zum diagnostischen Repertoire, weil sie durch die Erfassung einzelner Steroide ersetzt worden ist.

Die Bestimmung von freiem *Kortisol* und *Aldosteron im Harn* erfolgt nach Extraktion kleiner Harnvolumina und Quantifizierung mittels RIA. Ihre Normalwerte sind:

Kortisol: 15 – 80 µg/24 Stunden
Aldosteron: 5 – 20 µg/24 Stunden

Die Aldosteronexkretion im Harn kann – als Parameter für die Sekretion des Aldosteron – auch durch Bestimmung der Ausscheidung von freiem Aldosteron und von Tetrahydroaldosteron-Glukuronid erfaßt und beurteilt werden; die Normalwerte dieser Bestimmungen sind:

Freies Aldosteron: 5 – 20 µg/24 Stunden
Tetrahydroaldosteron-Glukuronid: bis 100 µg/24 Stunden

Die diagnostische Interpretation der Abweichungen der Kortikosteroidexkretion von ihrer Norm stimmt mit jener überein, die oben für die Steroidwerte im Plasma gegeben worden ist. Es muß aber darauf hingewiesen werden, daß es kein Argument dafür gibt, die erforderlichen Kortikosteroidbestimmungen im Harn statt im Plasma durchzuführen [außer, daß Patienten manchmal die Blutabnahme scheuen oder fürchten und statt dessen lieber ihren Harn sammeln (allerdings weiß man dann nicht, ob sie dies so präzise machen, wie es erforderlich ist, um richtige Exkretionswerte zu errechnen)].

Für die Kontrolle der Substitutionstherapie des adrenogenitalen Syndroms wird manchmal noch die Bestimmung von *Pregnantriol im Harn* verwendet; die Normalwerte seiner Exkretion sind:

Pregnantriol: 0,5 – 2,0 mg/24 Stunden.

Katecholamindiagnostik

G. Geyer

Einführung

Die Untersuchung der *Nebennierenmark-Hormone (Katecholamine)* ist im klinisch-diagnostischen Bedarf der *Phäochromozytomdiagnostik* gleichzusetzen, weil die Frage nach einer Minderfunktion dieses Organs nicht gestellt wird (und der ubiquitären Verteilung neurohormonalen Gewebes wegen auch kaum beantwortbar wäre). Die Konzentrationen der Katecholamine Noradrenalin (NA), Adrenalin (Epinephrin, A) und Dopamin (D) sind in den Körperflüssigkeiten Harn und Plasma bestimmbar. Sie steigen bei Belastungen jeder Art (physische, psychische Belastungen, Stress) reaktiv an.

Indikationen

Die *Indikation* zu dieser Laboratoriumsdiagnostik ist vorwiegend bei Bestehen einer Hypertonie mit schwankenden, oft wechselnden Blutdruckwerten gegeben und insbesondere bei krisenhaftem, anfallsartigem Anstieg des Blutdruckes und dem gleichzeitigen (krisenhaften und passageren) Auftreten von Kreislaufsymptomen (Tachykardie, Herzklopfen, Arrhythmie, Schweißausbruch, Cephalea, Blässe). Phäochromozytome können aber auch stabil erhöhte Blutdruckwerte verursachen, die sich nicht von denen bei einer primären (essentiellen) Hypertonie unterscheiden. Zunehmend häufig stehen in den letzten Jahren – seit dem vermehrten Einsatz bildgebender Untersuchungsmethoden – aber auch Patienten zur Phäochromozytomdiagnostik heran, bei welchen das Bestehen einer suprarenalen oder retroperitonealen Raumforderung durch die Sonographie oder Röntgencomputertomographie bereits entdeckt worden ist und die Frage nach der funktionellen Bedeutung des Tumors gestellt wird (und präoperativ beantwortet werden sollte). Eine dritte, seltene Gruppe von Probanden zur Phäochromozytomdiagnostik sind Angehörige von Familien, in denen multiple endokrine Neoplasien des Typs 2 auftreten, wie das medulläre Schilddrüsenkarzinom, bei denen öfter auch (unter Umständen bilateral) Phäochromozytome mit Tendenz zu malignem, metastasierendem Verlauf vorkommen können.

Untersuchungsmethoden

Der Verifizierung des Verdachtes auf Vorliegen eines Phäochromozytoms dient in erster Linie die Untersuchung der Ausscheidung der Katecholamine (und ihrer Metaboliten) im Harn, erst in zweiter Linie die Bestimmung der Konzentration der Katecholamine im Plasma. Im Harn werden Katecholamine mittels HPLC oder (weniger spezifisch) mittels Fluorometrie bestimmt, im Plasma erfolgt die Bestimmung mittels HPLC oder RIA. Kautelen bezüglich einer für diese Untersuchungen einzuhaltenden Diät oder zu vermeidender Arzneimittel sind nur dann erforderlich, wenn die Analytik mittels Fluorometrie erfolgt. Medikamente, die die Sekretion oder den Metabolismus und die Ausscheidung der Katecholamine beeinflussen, sind jedoch etwa eine Woche vor der geplanten Untersuchung abzusetzen: Reserpin, Alpha-Methyldopa, MAO-Inhibitoren sowie Clonidin.

Für die Analyse soll der Harn jeweils sauer konserviert werden: man legt in das Sammelgefäß etwa 5-10 ml konzentrierte Salzsäure vor; der unmittelbar nach dem Urinieren zugegebene Harn wird dann pH 1-2 haben (den Probanden aufmerksam machen, daß er den Harn nicht direkt in das säurehaltige Gefäß urinieren soll!). Blutproben für die Katecholaminbestimmung werden in EDTA-Röhrchen abgenommen und gekühlt (in einem Becher mit Eiskörnern) transportiert; in der Kühlzentrifuge wird das Plasma getrennt, welches bei etwa −30° bis zur Analyse gelagert werden kann.

Basisuntersuchung

Die *Basisuntersuchung* (insbesondere für den Ausschluß eines Phäochromozytoms) besteht vorwiegend in der Bestimmung der Ausscheidung der Katecholamine im Harn (an mehreren aufeinanderfolgenden Tagen). Bei ihrer Bewertung ist zu beachten, daß nicht alle Phäochromozytompatienten immer eine erhöhte Katecholaminausscheidung haben; manche haben nur paroxysmal erhöhte Katecholamine und manche können eine Katecholaminsekretion überhaupt vermissen lassen.

Mit größerer Wahrscheinlichkeit ist die Diagnose des Phäochromozytoms daher nur dann zu stellen, wenn die Exkretionswerte und/oder die Plasmawerte die unten angegebenen Bereiche erreichen. Es muß beachtet werden, daß auch bei primärer (essentieller) Hypertonie die Katecholaminwerte höher als normal (aber niedriger als beim Phäochromozytom) liegen können.

Untersuchung der Ausscheidung von Katecholaminen und ihren Metaboliten

Bei Phäochromozytomen ist die Sekretion der Katecholamine durch den Tumor entweder ständig oder nur paroxysmal vermehrt; für die praktische Diagnostik ist deshalb die Untersuchung der Ausscheidung von Noradrenalin, Adrenalin (und Dopamin) und von ihren Metaboliten im Harn die Methode der Wahl. Von Adrenalin und Noradrenalin treten nur etwa 5% ihres Inkretes unverändert in den Harn über, ihre Metaboliten Methylnoradrenalin, Methyladrenalin und 3-Medroxy-4-Hydroxy-Mandelsäure (Vanillinmandelsäure) werden jedoch in größeren Quantitäten ausgeschieden. Im Harn können folgende Bestimmungen der Katecholamine durchgeführt werden:

Gesamtkatecholamine

Gesamtkatecholamine erfassen die Bestimmung von Adrenalin und Noradrenalin gemeinsam im 24-Stundenharn. Aus dem (angesäuert gesammelten) kompletten 24-Stundenharn werden die Katecholamine an Aluminiumoxyd adsorbiert, von diesem eluiert und nach Umwandlung in Polyhydroxyindole fluorometrisch gemessen. Die bei dieser Methode der Adsorption an Aluminiumoxyd resultierende Unsicherheit der Ausbeute kann durch Verwendung von käuflichen Ionenaustauschersäulen verbessert werden. Unter dem Namen „Katecult" wird ein Reagenziensatz angeboten, mit dem diese Bestimmung unter den Bedingungen eines Praxislabors semiquantitativ durchgeführt werden kann (Fa. Röhm-Pharma).

Normalbereich

Die obere Grenze der Normalausscheidung beträgt 50 µg in 24 Stunden. Eine Vermehrung der Ausscheidung bis zu 200 µg kann bei essentieller Hypertonie gefunden werden; Gesamtkatecholaminausscheidungen über 200 µg sprechen für das Vorliegen eines Phäochromozytoms.

Adrenalin und Noradrenalin (und Dopamin)

Die Bestimmung erfolgt zumeist mittels HPLC. Sie kann auch chemisch mittels ähnlicher Methodik wie die Gesamtkatecholaminbestimmung nach vorangehender chromatographischer Trennung der Katecholamine erfolgen.

Normalbereich

Im Harn von 24 Stunden werden ausgeschieden: Adrenalin 5-20 µg, Noradrenalin 30-60 µg, Dopamin 65-560 µg.

Mäßig erhöhte Werte treten unter Belastungsbedingungen und bei der essentiellen Hypertonie auf; deutlich erhöhte Werte sprechen für Phäochromozytom.

Methyladrenalin und Methylnoradrenalin (Metanephrin und Normetanephrin)

Die Bestimmung erfolgt mittels HPLC oder nach Chromatographie mittels Diazotierung. Die vermehrte Ausscheidung dieser Metaboliten gilt als besonders empfindlicher Indikator für das Vorliegen eines Phäochromozytoms.

Normalbereich

Im Harn von 24 Stunden werden ausgeschieden: Methyladrenalin 0,005–0,5 mg, Methylnoradrenalin 0,1–1,7 mg.

Eine vermehrte Ausscheidung spricht für das Vorliegen eines Phäochromozytoms, wobei die Möglichkeit besteht, daß Adrenalin und Noradrenalin dabei nicht vermehrt ausgeschieden werden und nur die Ausscheidung der beiden Metaboliten deutlich vermehrt gefunden wird.

Vanillinmandelsäure (3-Methoxy-4-Hydroxy-Mandelsäure)

Sowohl Adrenalin als auch Noradrenalin werden zu Vanillinmandelsäure metabolisiert, welche daher in größerer Menge ausgeschieden wird. Die Sensitivität dieses Parameters für die Phäochromozytomdiagnostik wird aber für geringer gehalten (unter 75%). Vanillinmandelsäure wird aus dem angesäuerten Harn extrahiert und kann chromatographisch isoliert werden; die Quantifizierung erfolgt durch Fluorometrie oder mittels HPLC.

Normalbereich

Im Harn von 24 Stunden werden normal 3–6 mg Vanillinmandelsäure ausgeschieden (Mittelwert 4,8±0,1 mg). Eine geringe Vermehrung der Ausscheidung wird auch bei essentieller Hypertonie (ohne Phäochromozytom) gefunden (Mittel 5,6 mg).

Ausscheidungen über 10 mg (bis zu mehreren 100 mg) sprechen für das Vorliegen eines Phäochromozytoms. Vanillinmandelsäure und Homovanillinsäure werden auch beim Neuroblastom (Sympathikoblastom) bei Kindern stark vermehrt ausgeschieden; bei diesem Tumor kann auch Dopamin im Harn und im Plasma stark vermehrt gefunden werden.

Katecholamine im Plasma

Wenn die *Katecholaminbestimmung im Plasma* verfügbar ist, kann auch sie für die Basisdiagnostik mit herangezogen werden; dazu sollten aber nicht Einzelwerte der Plasmakonzentration beurteilt werden, sondern ihr Niveau während eines Tagesprofils aus 3-4 Werten im Verlaufe von 24 Stunden. Als Einzelwert kommt einem erhöhten Plasmakatecholaminwert sicher geringeres diagnostisches Aussagegewicht zu als der erhöhten Katecholaminexkretion im Harn.

Die Katecholaminkonzentration im Plasma kann methodisch mittels HPLC oder mit einem Enzymimmunoassay ermittelt werden; beide Methoden liefern praktisch identische Werte.

Normalbereich

Normalwerte der Katecholamine im Plasma: Noradrenalin 126 bis 255 ng/l (0,64–1,5 nmol/l), Adrenalin 48 bis 124 ng/l (0,26–0,68 nmol/l), Dopamin 30–60 ng/l.

Provokationstests

Die Messung der Katecholamine im Plasma hat für die Phäochromozytomdiagnostik Bedeutung, weil sie es ermöglicht, episodische Anstiege der Katecholaminsekretion – und daher ihrer Konzentration – deutlicher zu erfassen als dies mittels der integrativ beurteilenden Bestimmung ihrer Exkretion möglich ist. Sie hat dann diagnostische Bedeutung, wenn spontan episodische Blutdruckkrisen (durch episodische Katecholaminsekretion) auftreten und auch dann, wenn versucht wird, eine Katecholaminsekretion durch Provokation zu induzieren.

Provokationen können in Form eines Cold-pressure-Tests und/oder mit Glukagon durchgeführt werden. Bei allen diesen Provokationsversuchen können echte Blutdruckkrisen mit allen ihren Risiken auftreten; sie sollen deshalb nur bei offenem venösen Zugang (welcher für die Blutabnahmen ohnehin erforderlich ist) und nach Bereitlegung einer Injektion des Alphablockers Urapidil (50 mg) unternommen werden. Provokationen mit Histamin, Tetraethylammonium oder Mecholyl werden heute nicht mehr verwendet (sie stammen aus der Zeit, als das reaktive Blutdruckverhalten der einzige diagnostische Indikator zum Phäochromozytomnachweis war).

Provokationstest mit Glukagon

Glukagon mobilisiert Katecholamine aus sympathischen Nervenendigungen, aus dem Nebennierenmark und auch aus einem Phäochromozytom. Man injiziert dazu zügig 1 mg Glukagon intravenös. Neben einer Blutdruckmessung in Abständen von etwa 30 Sekunden, sollen in Minutenabständen bis zu etwa 8 Minuten Blutproben für die Katecholaminbestimmung gewonnen werden. Der Testausfall spricht für ein Phäochromozytom, wenn innerhalb von 5 Minuten ein Blutdruckanstieg von mehr als 50 mmHg registriert wird und es in dieser Zeit zu einem markanten Anstieg der Katecholaminwerte im Plasma kommt.

Suppressionstest mit Clonidin

Clonidin (Catapresan®) führt als zentraler Alpharezeptoren-Stimulator bei normal reguliertem, sympathikoadrenergem System zu einer Abnahme der Plasmawerte von Noradrenalin, Adrenalin und Dopamin um etwa 30 – 40% (3 Stunden nach Gabe des Clonidin). Bravo (1) hat beschrieben, daß beim autonom-sezernierenden Phäochromozytom dieser Abfall unterbleibt und hat dieses Phänomen zur Diagnostik des Phäochromozytoms empfohlen. Der Test soll so durchgeführt werden, daß nach Gewinnung von Blutproben für die Katecholaminbasiskonzentration Clonidin appliziert wird (75 bis 150 μg intravenös oder 300 μg peroral) und die Konzentration der

Plasmakatecholamine dann bis zu 3 Stunden kontrolliert wird. Normal ist ein Abfall von 30 bis 40% der Werte nach drei Stunden; erhöhte und nicht abnehmende Katecholaminwerte sollen für das Bestehen eines Phäochromozytoms sprechen. Nachuntersucher haben aber auch bei nachgewiesenen Phäochromozytomen einen Abfall der Katecholamine nach der Gabe von Clonidin beobachtet und bezweifeln daher die diagnostische Aussagekraft dieses Tests. Das Phänomen der fehlenden Suppression durch Clonidin ist aber auch bei Bestimmung von Adrenalin und Noradrenalin im Harn bestätigt und als brauchbarer Parameter für die Diagnostik des Phäochromozytoms beschrieben worden (2).

Die Bestimmung der Katecholaminkonzentration im Plasma kann unter Umständen auch zur *Lokalisationsdiagnostik* eines Phäochromozytoms eingesetzt werden, wenn die bildgebenden Untersuchungen mit physikalischen Methoden (Sonographie, Röntgencomputertomographie, Szintigraphie) ergebnislos geblieben sind. Man kann aus der Vena cava inferior mit dem Katheter etagenweise absteigend Blutproben entnehmen und aus einer deutlichen Zunahme der Katecholaminkonzentration auf die Höhe schließen, in welcher ein Phäochromozytom (meist im Retroperitoneum) liegt, um in dieser Höhe dann gezielter die Angiographie oder die chirurgische Inspektion einsetzen zu können. Alle Methoden der bildgebenden Lokalisationsdiagnostik sollten vor dieser Untersuchung jedoch ausgeschöpft worden sein.

Tumormarker beim Phäochromozytom

Außer den Katecholaminen produzieren Phäochromozytome auch andere Substanzen, die als Tumormarker bestimmt werden können. Es handelt sich zumeist um Peptide, wie sie auch von anderen neuroendokrinen Tumoren abgegeben werden; Phäochromozytome produzieren sie nicht obligat aber doch häufig. Diese Marker sind charakteristisch für neuroendokrine Tumoren, aber nicht spezifisch für das Phäochromozytom. Solche Marker sind das Enzym neuronenspezifische Enolase (NSE), sowie Somatostatin, Kalzitonin und VIP. Ihre Bestimmung hat bei nicht nachgewiesenem Phäochromozytom keinen Sinn, bei nachgewiesenem Phäochromozytom vorwiegend dann, wenn die Frage eines Rezidivs oder einer Metastasierung aufkommt.

Auch der Bestimmung des LDH-Isoenzyms Typ 3 im Plasma kommt für das Phäochromozytom große diagnostische Spezifität, aber nur geringe Sensitivität zu (3).

In diese Darstellung der Laboratoriumsmethoden nicht einbezogen wurde die szintigraphische Diagnostik des Phäochromozytoms mit J-131 markiertem Metabenzylguanidin (4) und nicht jene mittels der Darstellungsmethoden der Sonographie, der Röntgencomputertomographie und der MRT.

Literatur

1. Bravo E L, Tarazi R C, Fouad F M, Vidt D G, Gifford R W: N Engl J Med (1981) 305:623. **2.** Macdougall I C, Isles C G, Stewart H, Inglis G C, Finlayson J, Thompson I, Lees K R, Mc Millan N, Morley P, Ball S G: JAMA (1988) 84:993. **3.** O'Connor D T, Gochmann N: JAMA (1983) 249:383. **4.** Cordes U, Hahn K, Weigand H, Günther R, Braun B, Hey O, Rothmund M, Lenner V, Lorenz J, Bohl J, Strobach H, Beyer J: Deut Med Wochenschr (1982) 107:1349.

Schilddrüsendiagnostik

W. Waldhäusl

Einführung

Die endokrine Funktion der Schilddrüse ist von zentraler Bedeutung für den menschlichen Organismus, da die freigesetzten Schilddrüsenhormone den normalen Ablauf einer ganzen Reihe von Stoffwechselvorgängen gewährleisten und für die richtige Funktion einer großen Zahl biologischer Systeme unerläßlich sind. Dazu gehören u. a. die Wärmeproduktion, der Kohlenhydrathaushalt, der Stoffwechsel von Lipiden, Eiweiß und Vitaminen, sowie die Reifung des zentralen Nervensystems und des Skeletts.

Es ist überraschend, daß trotz dieser vielfältigen Wirkungen der Schilddrüsenhormone die ersten Vorstellungen über die Bedeutung der Schilddrüse erst 1543 durch Vesalius (61, 72) entwickelt wurden und der Gedanke an eine endokrine Funktion der Schilddrüse bis 1836 warten mußte, ehe er erstmals anklang (43). Anschließend dauerte es nahezu ein weiteres Jahrhundert, bis die besondere Anreicherung von Jod in der Schilddrüse (4) erkannt, und das Schilddrüsenhormon *Thyroxin* kristallisiert wurde (42). Weitere 40 Jahre später, 1953, berichteten schließlich Gross und Pitt-Rivers (33) über den Nachweis von *L-Trijodthyronin*. Letzteres entsteht, ebenso wie 3,3',5'-Trijodthyronin (reverses T_3), durch Dejodierung von Thyroxin (T_4). Die heutigen Vorstellungen über das Zusammenspiel von Schilddrüse, Hypophyse und Hypothalamus (58) entstanden schließlich in den letzten beiden Jahrzehnten, nachdem vorher eine radioimmunologische Nachweismethode für die Bestimmung von *Thyrotropin* (thyreoideastimulierendes Hormon: TSH) entwickelt, und zudem die Analyse und Synthese des *Thyrotropin-Releasing-Hormons* (TRH) erfolgreich abgeschlossen worden waren (12, 32).

Entwicklungsgeschichtlich (38, 65) erfolgt die Anlage der menschlichen Schilddrüse in der 3. Fetalwoche aus einer ventralen Ausstülpung des Hypopharynx, die dem Deszensus des Herzens folgt, sich abschnürt und bereits im 3. Fetalmonat mit der Bildung kolloidhaltiger Strukturen beginnt. Zu diesem Zeitpunkt setzt auch die Hormonsynthese ein.

Die vollausgebildete Schilddrüse liegt vor der Trachea und besteht aus zwei Lappen, die über einen Isthmus miteinander verbunden sind und schmetterlingsförmige Gestalt besitzen. Aberrantes Schilddrüsengewebe kann im Verlauf des Ductus thyreoglossus gefunden werden, dessen kaudaler Teil einen Lobus pyramidalis bilden kann. Das Normalgewicht einer menschlichen Schilddrüse wird mit etwa 20–30 g angegeben, wobei der Jodgehalt der Schilddrüse bei 10 mg liegt. Der minimale tägliche Jodbedarf des Organismus zur Aufrechterhaltung des Jodpools wird mit 0,79 µmol (100 µg) angesetzt und beträgt für Kinder 1,19 µmol (150 µg).

Die Bildung von Schilddrüsenhormonen findet in den Zellfollikeln statt, die mit einem einschichtigen Epithel ausgekleidet sind. Im Ruhezustand erscheinen die das Kolloid umgebenden Zellen flach; bei Überfunktion und erhöhter Schilddrüsenaktivität ist hingegen ein hochzylindrisches Epithel zu beobachten. Im allgemeinen zeigt jedoch nur ein Teil der Schilddrüsenfollikel eine histologisch erkennbare endokrine Aktivität, während der Rest in einer Ruhepause zu verharren scheint. Neben den Follikelzellen kommt aber auch dem Kolloid der Follikel eine Funktion zu, sowohl für die Synthese als auch für die Speicherung von Schilddrüsenhormon.

Neben den für die Produktion von Schilddrüsenhormonen verantwortlichen Follikelzellen finden sich in der Schilddrüse auch sogenannte helle, mitochondrienreiche, parafollikuläre C-Zellen, die etwa 0,1 % der epithelialen Zellmasse der Schilddrüse ausmachen. In diesen Zellen, die der Neuralleiste entstammen und mit der 4. Schlundtasche in die Schilddrüse einwandern (45), erfolgt die Produktion von *Thyrokalzitonin* (Kalzitonin). Dieses Polypeptidhormon, das aus 32 Aminosäuren besteht und ein Molekulargewicht von 3700 Dalton aufweist, ist in der Lage, bereits in niedrigster Konzentration den Kalziumgehalt des Blutes zu senken (15, 29). Maximale Konzentrationen an Thyrokalzitonin werden bei Vorliegen eines medullären Schilddrüsenkarzinoms im Serum gefunden.

Für die Produktion der Schilddrüsenhormone ist zunächst Jod, das der Schilddrüse als Jodid über die Blutbahn zugeführt wird, erforderlich. Die dabei zu beobachtende Jodid-Clearance der Schilddrüse beträgt 17 ml/min; das ist etwa die Hälfte der Nierenclearance für Jod. Dieser erste Schritt der Jodidaufnahme wird als *Jodination* bezeichnet und findet normalerweise entgegen einem Konzentrationsgefälle von 25:1 – 100:1 statt. Dieser Vorgang ist energieabhängig und benötigt Adenosintriphosphat (ATP). Unmittelbar nach der Aufnahme von Jodid erfolgt dessen Oxidation zu J_2, wodurch der nächste Schritt der Hormonsynthese und Jodverwertung, die *Jodisation*, eingeleitet wird. Mit diesem Vorgang wird die Jodierung des in den Follikelzellen vorliegenden Tyrosins zu 3-Monojodtyrosin (3-MJT) bzw. zu 3,5-Dijodtyrosin (3,5 DJT) beschrieben. Durch Koppelung der Jodtyrosine entstehen letztlich die Jodthyronine, und zwar das 3,5,3',5'-Tetrajodthyronin *(Thyroxin: T_4)* aus der Verbindung von zwei Molekülen DJT, sowie das L-Trijodthyronin aus je einem Molekül 3-MJT und 3,5-DJT. Die thyreoidale Synthese von L-Trijodthyronin besitzt jedoch eine wesentlich geringere Bedeutung als die Konversion von Thyroxin zu L-Trijodthyronin in peripheren Geweben. Die mit Hilfe eines Peroxydasesystems aneinander gekoppelten Jodtyrosine werden schließlich als Jodthyronine im Kolloid des Follikellumens gespeichert. Dabei bleiben T_3 und T_4 nach Abschluß der Syntheseschritte über eine Peptidverbindung an Thyreoglobulin fixiert und liegen so in den Schilddrüsenfollikeln in einer Speicherform vor (22, 44, 46, 78).

Das *Thyreoglobulin* stellt somit *das* schilddrüsenspezifische Speicherprotein für T_4 und T_3 dar. Es handelt sich um ein Glykoprotein, das einen Kohlenhydratanteil von 10 % besitzt und aus 2 Untereinheiten mit einem Molekulargewicht von je 330000 Dalton aufgebaut ist. Der Sedimentationskoeffizient von Thyreoglobulin beträgt 19 S, das Molekulargewicht 650000 Dalton. Die Abgabe von Schilddrüsenhormonen aus diesem Depot erfolgt nach Proteolyse des Thyreoglobulins, wobei die als Nebenprodukt entstehenden Spaltprodukte MJT und DJT unmittelbar in der Schilddrüse dejodiert werden und das so rückgewonnene Jod und Tyrosin an Ort und Stelle erneut für die Hormonsynthese zur Verfügung stehen. Die Relation der täglich aus der Schilddrüse abgegebenen Mengen an L-Thyroxin: L-Trijodthyronin: reversem Trijodthyronin beträgt etwa 117:14:1,5 nmol (90:9:1 μg). Im Rahmen von Schilddrüsenerkrankungen kann sich diese Relation zugunsten von Trijodthyronin verschieben. Die täglich abgegebene Hormonmenge entspricht etwa einem Jodgehalt von 0,47–0,95 μmol (60–120 μg).

Der Transport der durch eiweißspaltende Enzyme aus dem Thyreoglobulin freigesetzten Schilddrüsenhormone erfolgt mit Hilfe von thyroxinbindendem Globulin (TBG), thyroxinbindendem Präalbumin (TBPA) und Albumin in nicht kovalenter Bindung (59). Die Hauptfunktion (ca. 75 %) für den Transport von T_4 und T_3 kommt dabei dem TBG zu, einem im elektrophoretischen Feld zwischen α_1- und α_2-Globulinen wanderndem Protein. TBPA bindet hingegen nur etwa 15 % des Gesamtthyroxins, aber kein T_3. Die Avidität der Trägerproteine für Thyroxin ist größer als für Trijodthyronin, so daß nur 0,3 ‰ T_4, aber 3,0 ‰ T_3 in freier, dissoziierter Form im Blut vorliegen (78). Der Rest der Schilddrüsenhormone ist an Eiweißkörper gebunden. Diese geringen freien Wirkstoffkonzentrationen sind wahrscheinlich allein für die biologischen Wirkungen der Schilddrüsenhormone verantwortlich (66). Ein Mangel oder eine Vermehrung von thyroxinbindendem Globulin kann genetisch bedingt, familiär gehäuft vorkommen, bleibt aber ohne Einfluß auf die Konzentration des freien Schilddrüsenhormons. Die TBG-Konzentration im Serum hat hingegen einen entscheidenden Einfluß auf die gemessenen Gesamt-T_4- bzw. Gesamt-T_3-Werte, die in direkter Beziehung zur TBG-Konzentration stehen. Die Halbwertszeit der beiden Schilddrüsenhormone ist unterschiedlich und beträgt für Thyroxin 4–8 Tage, für Trijodthyronin 24 Stunden. Die unterschiedliche Halbwertszeit der beiden Schilddrüsenhormone ist der Grund für die Verwendung von Mischpräparaten aus T_3 und T_4 für die Substitution eines Schilddrüsenhormonmangels. Die tägliche Umsatzrate von T_4 wird in Abhängigkeit von der Körperoberfläche im allgemeinen mit 103 nmol/24 h (80 µg/24 h), jene von L-Trijodthyronin mit 92 nmol/24 h (60 µg/24 h) angegeben.

Nach seiner Sekretion aus der Schilddrüse werden von dem im peripheren Blut zirkulierenden Thyroxin 80 % in peripheren Geweben in der Position 5' oder 5 dejodiert und auf diese Weise in L-Trijodthyronin oder in das biologisch inaktive, reverse Trijodthyronin (rT_3) umgewandelt. Aus kinetischen Untersuchungen wurde abgeleitet, daß bei Gesunden auf diese Weise etwa 35–40 % des Gesamt-T_4 in Trijodthyronin und etwa 50 % in rT_3 umgewandelt werden (20); das bedeutet, daß bei einer T_4-Produktionsrate von 129 nmol/24 h (100 µg/24 h) etwa 54–62 nmol/24 h T_3 (35–40 µg/24 h T_3) und 77 nmol/24 h rT_3 (50 µg/24 h rT_3) peripher entstehen und damit bis zu 80 % der täglichen T_3-Produktion und nahezu das gesamte reverse T_3 aus der extrathyreoidalen Konversion von T_4 stammen. Daraus entstehen in der Folge auch die verschiedenen Dijodthyronine (3,5-T_2; 3,3'-T_2) (21), die schließlich durch weitere Dejodierung, Desaminierung, Dekarboxylierung und Oxidation zu jodfreien Schilddrüsenhormonmetaboliten abgebaut werden. Diese werden letztlich mit Glukuron- oder Schwefelsäure konjugiert. Der bei dem Abbau der Schilddrüsenhormone mögliche absolute Jodverlust des Organismus wird durch Rückresorption von Jod aus dem Darm und zum Teil auch aus der Niere klein gehalten, wozu die renale Jod-Clearance (35 ml/min) wesentlich beiträgt.

Die eigentliche Steuerung der endogenen Schilddrüsenfunktion (Abb. 1) erfolgt im wesentlichen hypophysär-hypothalamisch, aber auch vegetativ nervös und autonom. Zentrale Bedeutung kommt in diesem Zusammenhang dem Thyrotropin-Releasing-Hormon (TRH) zu, dem der Hypophyse übergeordneten Hormon des Hypothalamus, das die Freisetzung von thyreoideastimulierendem Hormon (TSH) aus dem Hypophysenvorderlappen regelt (58, 74). TSH übt seinerseits sowohl einen trophen als auch einen sekretorischen Reiz auf die Schilddrüse aus und führt damit zu vermehrter Schilddrüsenhormonproduktion. Das aus der Schilddrüse freigesetzte Thyroxin und Trijodthyronin moduliert in der Folge die Empfindlichkeit der thyreotrophen Zellen des Hypophysenvorderlappens für TRH und möglicherweise auch die Freisetzung von TRH aus dem Hypothalamus.

Die Beurteilung der Schilddrüsenfunktion für klinisch-diagnostische Zwecke erfolgt heute am besten durch die direkte Bestimmung der Konzentration der *Schilddrüsen-*

hormone im Serum und durch *Schilddrüsenfunktionstests*. Die zusätzliche Bestimmung von *Antikörpern* gegen Thyreoglobulin und mikrosomale Schilddrüsenantigene hilft bei der Erkennung immunologisch bedingter Thyreoiditiden. Für die Lokalisationsdiagnostik wird die *Schilddrüsenszintigraphie*, für die Abklärung maligner Veränderungen die Schilddrüsenpunktion mit anschließender *zytologischer Untersuchung* des Punktats herangezogen.

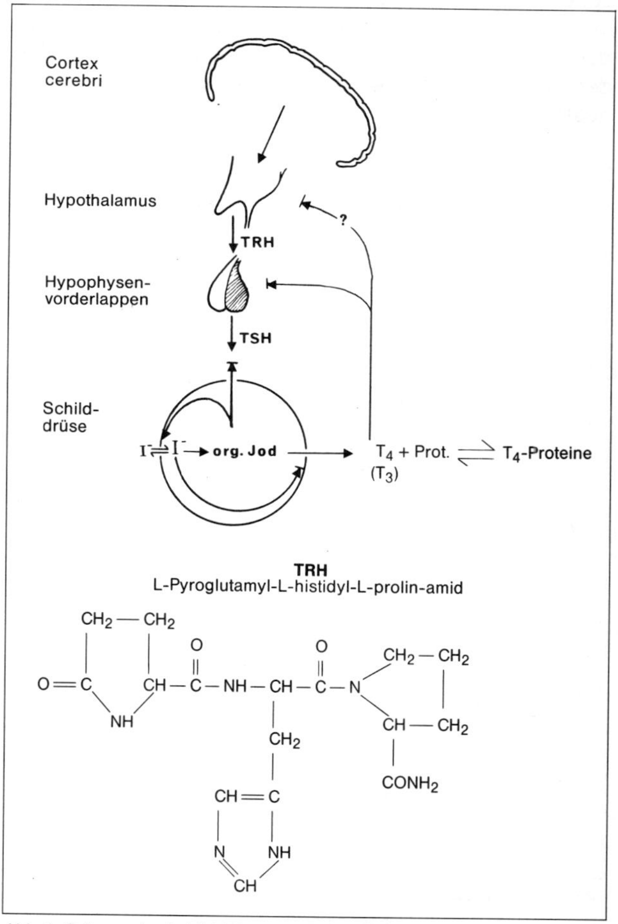

Abb. 1: Schema der Schilddrüsenregulation. Überblick über den physiologischen Regelkreis Hypothalamus-Hypophyse-Schilddrüse und seine Beeinflussung durch Thyrotropin-Releasing-Hormon (TRH), Thyreotropin (TSH), Thyroxin (T_4) und Trijodthyronin (T_3) (38).

Untersuchungsplan

Bei einer Schilddrüsenerkrankung ist wie bei jeder anderen Erkrankung ein systematisches diagnostisches Vorgehen, beginnend mit Anamnese und körperlicher Untersuchung, angezeigt. Die eigentliche Diagnostik bedarf jedoch des gezielten Einsatzes von *In-vitro*-Methoden zur Erfassung der Schilddrüsenfunktion; diese ermöglichen zudem, die für diagnostische Zwecke erforderliche Strahlenbelastung für die Patienten zu verringern. Das Schema der für die Abklärung einer Schilddrüsenerkrankung erforderlichen Untersuchungen ist in Abbildung 2 zusammengestellt.

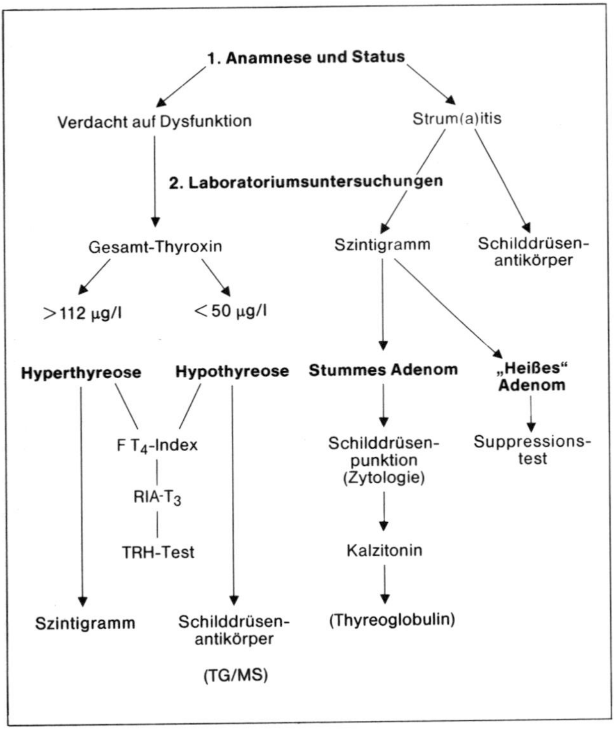

Abb. 2: Schema der Schilddrüsendiagnostik.

Methodisch steht für die *In-vitro*-Bestimmung von Schilddrüsenhormonen das sich der Sättigungsanalyse bedienende, *radioimmunologische Verfahren* zur Verfügung. Voraussetzung für den erfolgreichen Einsatz dieser Methode zur Bestimmung der niedermolekularen Jodthyronine ist zunächst die Gewinnung hochspezifischer Antikörper gegen die zu erfassenden Haptene durch deren Koppelung an hochmolekulare Substanzen (z. B. humanes Serumalbumin), da der so gewonnene Hapten-Trägermolekül-Komplex eine wesentlich höhere Antigenität besitzt als das jeweilige Hapten allein (57). Die Antikörpergewinnung selbst erfolgt meist in Meerschweinchen, Kaninchen oder Schafen oder als monoklonale Antikörper. Die mit dem spezifischen Antikörper schließlich durchführbare radioimmunologische Bestimmung beruht auf dem Prinzip der kompetitiven Verdrängung eines markierten Hormons von seiner spezifischen Bindungsstelle an einem Bindungsprotein (Antikörper) durch unmarkiertes „kaltes" Hormon (8, 50). Grundlage für die Gültigkeit der erhaltenen Ergebnisse ist erstens die Annahme eines gleichartigen immunologischen Verhaltens von unmarkiertem und radioaktiv markiertem Antigen und zweitens die Spezifität des Antikörpers. Der Variationskoeffizient für die diagnostische Bestimmung der hier diskutierten Schilddrüsenhormone liegt in unserem Laboratorium zwischen 2 % (T_4) und 7 % (TSH). Für die klinische Beurteilung der Ergebnisse eines radioimmunologischen Bestimmungsverfahrens ist es zweckmäßig, die gültigen Normalbereiche für jedes einzelne Laboratorium neu zu ermitteln (7, 8).

Ein alternatives Verfahren für die Bestimmung von Schilddrüsenhormonen ist der sog. Enzymimmunoassay (EIA) (73), der statt Radioaktivität ein Enzym für die Markierung des Antigens verwendet. Bei dieser Methode dient nach Abschluß der Antigen-Antikörperreaktion die an den Antikörper gebundene Enzymaktivität (z. B. von Peroxydase) als Indikator der verfügbaren Hormonmenge und wird dementsprechend zur Errichtung der erforderlichen Eichkurve herangezogen. Dieses Verfahren vermeidet die Verwendung von Radioaktivität und verringert dadurch die Umweltbelastung mit radioaktivem Material, hat aber im übrigen alle Fehler eines Radioimmunoassays. Dies gilt insbesondere für die antikörperabhängige Spezifität des verwendeten Testverfahrens. Eine Abtrennung des freien, enzymmarkierten Antigens von dem an den Antikörper gebundenen, markierten Antigen ist für den Enzymimmunoassay in analoger Weise wie bei einem Radioimmunoassay erforderlich.

Bestimmung von Schilddrüsenhormonen, deren Trägerproteinen und von TSH

Thyroxin (3,5,3',5'-Tetrajodthyronin; T_4)

Durchführung

2 ml Nativblut; Freisetzung von T_4 aus seinem Trägerprotein durch Anilin-Naphthol-Sulfonsäure (ANS); Radioimmunoassay (18) oder Enzymimmunoassay (73).

Normalbereich

64,4–144 nmol/l (50–112 μg/l)

Beurteilung

Erhöhte Gesamt-T_4-Werte werden gefunden bei Hyperthyreose, Gravidität, Hyperproteinämie, Porphyrie, Hepatitis und idiopathischem TBG-Überschuß, sowie medikamentös bei Einnahme von Östrogenen, oralen Kontrazeptiva und von Clofibrat. Das Gesamt-T_4 ist *erniedrigt* bei Hypothyreose, Hypoproteinämie, Nephrose, Cirrhosis hepatis und idiopathischem TBG-Mangel, sowie medikamentös durch Trijodthyronin, Anabolika, Androgene, Sulfonamide, Diphenylhydantoin, Salizylate, Butazolidin, ACTH, Glukokortikoide und Heparin.

Trijodthyronin (3,5,3'-Trijodthyronin; T_3)

Durchführung

2 ml Nativblut; Freisetzung von T_3 aus seinem Trägerprotein durch Thiomersal; Radioimmunoassay (11).

Normalbereich

1,38–2,69 nmol/l (0,9–1,75 μg/l)

Beurteilung

wie Gesamt-T_4; die Serumkonzentration von T_3, dem stoffwechselaktiven Schilddrüsenhormon, beträgt nur 1/50 der T_4-Konzentration. Das bedeutet, daß der für die radioimmunologische Bestimmung verwendete Antikörper gegen T_3 eine hohe Spezifität aufweisen muß und die Kreuzreaktion gegenüber $T_4 < 0{,}2\,\%$ betragen sollte.

Reverses Trijodthyronin (3,3',5'-Trijodthyronin; rT_3)

Durchführung

2 ml Nativblut; Radioimmunoassay (19)

Normalbereich

0,14–0,54 nmol/l (90–350 ng/l)

Beurteilung

rT_3 entsteht größtenteils in Leber und Niere durch Mono-Dejodination von T_4 in Position 5. *Erhöhte* Konzentrationen von rT_3 finden sich bei Neugeborenen, bei Erwachsenen > 70 Jahren und bei Hyperthyreose sowie medikamentös nach Gabe von jodhaltigen Kontrastmitteln, Propylthiouracil, Propranolol, Dexamethason u. a. und bei schweren katabolen Zuständen (z. B. Hunger, diabetische Ketoazidose u. a.). Die Ursache der überhöhten Werte dürfte in einer vermehrten Konversion von T_4 zu rT_3 und in einem verminderten Abbau von rT_3 gelegen sein. Klinisch-diagnostisch besitzt die Bestimmung von rT_3 keine Bedeutung. *Erniedrigte* Werte von rT_3 werden bei Hypothyreose und TBG-Mangel beobachtet.

Freies Thyroxin

Durchführung

2 ml Nativblut; Äquilibriumsdialyse zur Abtrennung des freien vom gebundenen T_4; anschließend Radioimmunoassay (57).

Normalbereich

2,54–8,35 pmol/l (7–23 ng/l) (41)

Beurteilung

Erhöhte Werte bei Hyperthyreose, *erniedrigte* bei Hypothyreose. Im Vergleich zum Gesamt-T_4 aufwendigeres Verfahren, das durch viele Faktoren beeinflußt werden kann. Die Hauptprobleme liegen in der Proteinabhängigkeit der Analogtracer, vor allem jedoch in der geringen Wertigkeit der Aussage bei mit Schilddrüsenhormon behandelten Patienten. Als Ersatz für Gesamt-T_4, ETI und basales TSH nur bedingt geeignet.

Freier Thyroxin-Index (FTI, ETR etc.)

Prinzip

Der „Freie Thyroxin-Index" gibt ein indirektes Maß für das analytisch nur sehr schwer korrekt bestimmbare freie T_4. Die Berechnung des den dimensionslosen „Freien Thyroxin-Index" darstellenden Quotienten erfolgt unter Bezug auf ein Referenzserum und beruht auf der Tatsache, daß das freie T_4 sowohl dem Gesamt-T_4 als auch den am Trägerprotein TBG vorhandenen T_4-Bindungsstellen proportional ist. Der FT_4-Index ersetzt jedoch *nicht* die Bestimmung des Gesamt-T_4 (68).

Durchführung

2 ml Nativblut; kompetitiver Proteinbindungsassay (50, 67)

Normalbereich

0,86–1,13 (Quotient)

Beurteilung

Erhöht bei Hyperthyreose, *erniedrigt* bei Hypothyreose. Der „Freie Thyroxin-Index" erlaubt meist (95 %) die Beurteilung (= Richtigstellung) von Meßwerten bei TBG-abhängiger Erhöhung (= Verfälschung) des Gesamt-T_4. Die Zahl der freien T_4-Bindungsstellen am TBG dient zudem der Durchführung des T_3-In-vitro-Tests.

T_3-In-vitro-Test

Prinzip

Der Test schätzt die Zahl der an den verschiedenen Trägerproteinen, vor allem aber am TBG frei verfügbaren Bindungsstellen für T_3. Die relative Bindung des zugesetzten, radioaktiv markierten T_3 wird in Prozent der Bindung von radioaktivem T_3 an ein „Normalplasma" (= 100 %) ausgedrückt (78).

Durchführung

2 ml Nativblut; kompetitiver Proteinbindungsassay

Normalbereich

85–115 % (bei Messung der Trägerproteinfraktion).

Beurteilung

Erniedrigte Werte finden sich bei Hyperthyreose, wie auch bei Besetzung der T_3-Bindungsstellen am TBG durch verschiedene Pharmaka (z. B. Sulfonamide, Phenylbutazon, Kortison, Antikoagulantien, Salizylate, Diphenylhydantoin u. a.). *Erhöhte* Werte sind bei Hypothyreose zu beobachten.

Umgekehrte Beurteilungsverhältnisse liegen vor, wenn nicht das an die Trägerproteinfraktion gebundene radioaktive T_3, sondern das an das jeweilige unspezifische Adsorbens gebundene freie radioaktive T_3 gemessen wird.

Der Test hat eine große Streubreite und ist anfällig für Temperatur- und pH-Veränderungen des Inkubationsmediums. So finden sich hyperthyreot verfälschte Werte bei Azidosen unterschiedlicher Ätiologie, wie auch bei Eiweißverschiebungen durch Erkrankungen von Niere und Leber sowie bei Akromegalie und Malignomen. Hingegen finden sich hypothyreote Werte unter Östrogenmedikation.

Kalzitonin

Durchführung

5 ml EDTA-Blut; Radioimmunoassay (67)

Normalbereich

29 pmol/l ($<$ 100 ng/l)

Beurteilung

Überhöhte Werte bei induzierter Hyperkalzämie, vor allem aber bei medullärem Schilddrüsenkarzinom, bei Pseudohypoparathyreoidismus, Karzinoid und Zollinger-Ellison-Syndrom, sowie im kindlichen und mütterlichen Blut zum Zeitpunkt der Geburt. Pentagastrin (0,5 µg/kg) und Kalziuminfusion (2–4 mg/kg KG/h; t : 3 Std.) stimulieren bei medullärem Schilddrüsenkarzinom die Kalzitoninsekretion. Die Bedeutung der Kalzitoninbestimmung liegt aber vor allem in der Verwendung als Tumormarker für die postoperative Verlaufskontrolle eines medullären Schilddrüsenkarzinoms und in der Suche nach Tumorträgern unter den Blutsverwandten eines Patienten mit medullärem Schilddrüsenkarzinom. Die Spezifität eines isoliert erhöhten Serumkalzitonins für die Diagnose eines medullären Schilddrüsenkarzinoms wird jedoch durch die Beobachtung überhöhter Kalzitoninwerte bei 50 % aller Patienten mit Bronchus- oder Mammakarzinom eingeschränkt (5).

Thyreotropes Hormon (Thyrotropin; thyreoideastimulierendes Hormon; TSH)

Durchführung

5 ml Heparinblut sofort im Eisbad kühlen; Radioimmunoassay (52).

Normalbereich

1,9 µmol/l (< 4 mE/l) [Referenz Standard MRC 68/38]

Beurteilung

Erniedrigt bei idiopathischer Hyperthyreose. Diese Aussage ist jedoch nur gültig, wenn jegliche Stimulierbarkeit der TSH-Konzentration im peripheren Blut durch TRH (s. S. 569, TRH-Belastungstest) fehlt. Ohne einen derartigen Stimulationstest ist ein unterdrückter Wert unter Basalbedingungen *nicht* sicher von einem Normalwert zu unterscheiden. *Erhöhte* TSH-Werte finden sich bei primärer Hypothyreose oder bei sekundärer Hyperthyreose (75). Wesentliche Bedeutung hat die TSH-Bestimmung in Verbindung mit der T_4-Messung auch für die Frühdiagnostik der kongenitalen Hypothyreose während der ersten 5 Lebenstage. Im positiven Fall ist die Konzentration von T_4 < 64,4 nmol/l (< 50 µg/l) und jene von TSH > 4,75 µmol/l (> 10 mE/l). Die untere Nachweisgrenze für die Bestimmung von TSH beträgt für moderne Testverfahren ca. 0,03 mE/l.

Thyreoglobulin

Durchführung

2 ml Nativblut; Radioimmunoassay (69)

Normalbereich

<10 –15 µg/l (68)
1,6–2,1 µg/l (71)

Beurteilung

Hohe Serumwerte finden sich in der Gravidität und bei Neugeborenen, sowie bei Hyperthyreose, subakuter Thyreoiditis und Schilddrüsenkarzinom (71). Die Bestimmung von Thyreoglobulin wurde in letzter Zeit versuchsweise auch für die postoperative Verlaufskontrolle von Schilddrüsenkarzinomen eingesetzt, da bei Auftreten eines Rezidivs ein Anstieg der Thyreoglobulinkonzentration im Serum der schilddrüsenlosen Patienten zu erwarten ist.

Thyroxinbindendes Globulin (TBG)

Durchführung

2 ml Nativblut; Radioimmunoassay (31)

Normalbereich

12–32 mg/l (altersabhängig)

Beurteilung

Die TBG-Konzentration zeigt eine deutliche Altersabhängigkeit mit einem Maximum in den ersten postpartalen Wochen und jenseits des 50. Lebensjahres. *Erhöhte* TBG-Werte finden sich in der Gravidität, während einer Östrogenmedikation, bei kompensierter Leberzirrhose und bei genetisch bedingtem TBG-Überschuß. *Verminderte* TBG-Werte liegen vor bei katabolen Stoffwechselveränderungen (z. B. Nulldiät, schwerer Allgemeinerkrankung), hochgradigem Eiweißverlust, dekompensierter Leberzirrhose und genetisch bedingtem TBG-Mangel.

Es wurde vorgeschlagen (13, 36), den T_4/TBG-Quotienten bei fraglicher Schilddrüsendysfunktion vermehrt einzusetzen, da dadurch möglicherweise die Unschärfe des FT_4-Index und des T_3-In-vitro-Tests umgangen werden könnte. Dieses Vorgehen hat sich jedoch in der Praxis bisher nicht durchgesetzt.

Proteingebundenes Jod (PBI)

Prinzip

Die Methode fällt und extrahiert das Gesamtjod, d. h. organisch gebundenes und anorganisches Jod im Serum, und stand früher im Zentrum der Schilddrüsendiagnostik, ist aber heute weitgehend verlassen. Die eigentliche Jodanalyse erfolgt nach Veraschung des Materials mittels der CER-Arsen-Reaktion. Voraussetzung für eine richtige Messung von stabilem ^{127}J ist, daß vor der Untersuchung jegliche Einnahme von jodhaltigen Nahrungsmitteln (Meeresfische etc), und vor allem von jodhaltigen Medikamenten und Kontrastmitteln vermieden wird. Eine Abtrennung von T_4, T_3 und deren Metaboliten vom Gesamtjod ist durch Butanol-Extraktion (BEI: Butanol extrahierbares Jod) möglich und wurde früher (bis 1970) für die genauere Schilddrüsendiagnostik herangezogen (44).

Durchführung

3 ml Nativblut; chemische Analyse

Normalbereich

PBI 276–591 nmol/l (35–75 μg/l)
BEI 236–472 nmol/l (36–60 μg/l)

Beurteilung

Ein *überhöhtes* PBI wird bei Hyperthyreose, akuter Thyreoiditis, kurz nach Strumektomie und Radiojodresektion, aber auch bei manchen malignen Prozessen beobachtet. *Verminderte* Werte finden sich bei Hypothyreose, bei chronischer, subakuter oder lymphomatöser Thyreoiditis. Fehlermöglichkeiten liegen in jeder Form exogener Jodzufuhr, vor allem iatrogen verabreichter jodhaltiger Medikamente und Röntgenkonstrastmittel.

Erfassung von Schilddrüsenantikörpern und zellulärer Immunität

Antikörper gegen Schilddrüsengewebe, -proteine oder -hormone werden bei Erkrankungen der Schilddrüse dann beobachtet, wenn diese autoimmunologisch bedingt sind (39, 60). Diese Aussage gilt für die primäre Hyperthyreose (M. Basedow) und insbesondere für die chronisch-lymphomatöse Autoimmunthyreoiditis in ihrer hypertrophen (Thyreoiditis Hashimoto) und atrophen Form. Zudem finden sich bei Patienten mit knotiger eu- oder hyperthyreoter Struma oder mit autonomem Adenom (34, 53) sowie bei einem beträchtlichen Teil der „schilddrüsengesunden" Bevölkerung Hinweise auf eine autoimmunologische Beeinträchtigung der Schilddrüsenfunktion (39).

Insgesamt unterscheiden wir heute Schilddrüsenantikörper gegen Thyreoglobulin (1. Kolloidantigen, TG_1), Schilddrüsenmikrosomen (MS), Thyroxin und Trijodthyronin, das zweite Kolloidantigen (CA 2) und gegen Antigene der Schilddrüsenzelloberfläche. Weiterhin finden sich bei M. Basedow, nicht aber bei toxischem Adenom, TSH-„Rezeptor"-stimulierende Antikörper (thyreoideastimulierende Immunglobuline: TSI) gegen TSH-„Rezeptor"-bezogene Antigene (55) und auch wachstumsstimulierende Antikörper (70). Die genauere Untersuchung der meist der IgG-Klasse angehörenden TSI ergab (39), daß letztere entweder die Schilddrüsenfunktion aktivieren (LATS [Long Acting Thyroid Stimulator]; HTACS [Human Thyroid Adenyl Cyclase Stimulator]), oder aber nur als ein nichtstimulierender (= blockierender) Antikörper an den TSH-Rezeptor oder ein ihm benachbartes Protein gebunden werden (TSH Displacing Activity: TDA). Festzuhalten ist, daß die Relation zwischen den die Schilddrüsenfunktion aktivierenden (HTACS) und den wachstumsfördernden Antikörpern bei M. Basedow außerordentlich unterschiedlich ist, so daß letztlich jede Komponente überwiegen kann (70).

Interessant scheint auch die Beobachtung, daß hohe Antikörpertiter gegen Thyreoglobulin, mikrosomale Schilddrüsenantigene und Schilddrüsenhormone überwiegend bei Patienten mit lymphomatöser Autoimmunthyreoiditis auftreten, während Antikörper gegen TSH-Rezeptoren vor allem, aber nicht ausschließlich, bei M. Basedow zu beobachten sind (23, 48, 51). Zu erwähnen wäre in diesem Zusammenhang die in letzter Zeit mehrfach gemachte Beobachtung immunologischer Defekte bei Patienten mit bisher als nicht immunogen bezeichneten Schilddrüsenerkrankungen. So wurden einerseits bei „blander Struma" und bei „autonomen" Schilddrüsenadenomen funktions- und wachstumsstimulierende Immunglobuline und andererseits bei „autonomen" Adenomen eine Verminderung der T-Lymphozytenpopulation sowie ein mäßiggradig ausgeprägter Suppressorzelldefekt (34, 53) nachgewiesen. Wesentlich erscheint die Beobachtung, daß sich im Schilddrüsengewebe von Patienten mit M. Basedow, hyperthyreoten Knotenstrumen und blanden Strumen weder die Anzahl von Lymphozyten und lymphozytären Keimzentren noch der Gehalt an Immunglobulinen unterscheidet (47).

Thyreoglobulin-Antikörper

Thyreoglobulin (TG: 1. Kolloidantigen) ist ein hochmolekulares Protein, das alle organischen Jodverbindungen der Schilddrüse in sich enthält und unter physiologischen Bedingungen in kleinen Mengen im Plasma vorkommt (Normalbereich s. S. 563). Thyreoglobulin wirkt an sich nicht antigen, kann aber bei gestörter Immunitätslage Antigencharakter annehmen, wobei die dann induzierten präzipitierenden TG-Antikörper kein Komplement verbrauchen. Meist werden folgende Methoden für den Nachweis von Thyreoglobulin-Antikörpern (60, 77) eingesetzt:

Passive Hämagglutination (Boyden-Test) (77)

Durchführung

2 ml Nativblut; Nachweis der Agglutination von thyreoglobulinbeladenen, tannierten Truthahn- oder Schaferythrozyten durch das Thyreoglobulin-Antikörper enthaltende Patientenserum (Serumverdünnungsreihe bis > 1:6 000 000). Der Ausschluß einer Agglutination durch heterophile Antikörper erfolgt durch parallele Verwendung von nichtbeladenen Truthahn- bzw. Schaferythrozyten.

Beurteilung

Titer > 1:640 sind als sicher pathologisch zu bewerten. Maximale Titer bis > 1:1 000 000 sind bei Thyreoiditis lymphomatosa zu erwarten. Festzuhalten ist jedoch, daß meßbare Titer gegen Thyreoglobulin außer bei den Immunthyreoiditiden auch bei schilddrüsengesunden Personen (2–8 %: Titer meist 1:20), bei blander Struma (5–20 %) und bei Hyperthyreose (30–50 %, davon bei 20 % > 1:640) auftreten können. Der Test ist etwa tausendfach empfindlicher als der Latex-Test.

Enzymimmunoassay

Durchführung

1 ml Nativblut; Doppelantikörpermethode mit Abspaltung eines Chromogens durch ein sekundär zugesetztes Enzym-Substratgemisch. Oxydation des Chromogens durch H_2O_2 und Messung des Farbumschlages bei 492 nm.

Normalbereich

< 250 kE/l

Latex-Tropfentest

Durchführung

2 ml Nativblut; in diesem Fall dienen mit Thyreoglobulin beladene Latexpartikel als Vehikel für die Reaktion mit den Thyreoglobulin-Antikörpern des Patientenserums.

Beurteilung

Der Test ist unempfindlicher als der Boyden-Test, aber rasch durchführbar.

Kompetitiver Radiobindungsassay (49)

Durchführung

Serum; umgekehrter Radioimmunoassay (^{131} J-markierter Antikörper); das bedeutet, daß in diesem Fall die Hemmung der Bindung von markiertem Antithyreoglobulin an Thyreoglobulin durch Patientenserum als Maß der endogenen Thyreoglobulin-Antikörperkonzentration verwendet wird.

Beurteilung

Die untere Nachweisgrenze dieser Methode liegt bei 100 ng Antithyreoglobulin (= 1 Einheit). Der Test ermöglicht bei nahezu allen Patienten mit Immunthyreoiditis oder Hyperthyreose den Nachweis von Thyreoglobulin-Antikörpern.

Mikrosomale Antikörper

Das Antigen ist eine mikrosomale Peroxidase, deren Konzentration im Gewebe hyperthyreoter Schilddrüsen etwa zehnmal größer ist als in normalem Schilddrüsengewebe. Mikrosomale Schilddrüsenantikörper (2, 24) fixieren Komplement und haben eine zytotoxische Wirkung auf trypsinierte Thyreozyten. Der Nachweis erfolgt am besten durch passive Hämagglutination.

Passive Hämagglutination (Boyden)

Durchführung

2 ml Nativblut; Agglutination von mit mikrosomalem Antigen beladenen, tannierten Truthahnerythrozyten durch Antikörper gegen Schilddrüsenmikrosomen. Eine unspezifische Agglutination durch heterophile Antikörper wird durch die parallele Verwendung von nichtbeladenen Truthahnerythrozyten ausgeschlossen.

Beurteilung

Positive Befunde finden sich bei Thyreoiditis lymphomatosa (100 %: Titer > 1:6 400), bei M. Basedow (70–80 %, davon bei 20 % > 1:6 400) und bei 10–15 % der „schilddrüsengesunden“ Kontrollpersonen.

Enzymimmunoassay

Durchführung

1 ml Nativblut; Doppelantikörpermethode mit Abspaltung

eines Chromogens durch ein Enzym/Substratgemisch, das sekundär zugesetzt wird. Oxydation des Chromogens durch H_2O_2 und Messung des Farbumschlages bei 492 nm.

Normalbereich

< 150 kE/l

Indirekte Immunfluoreszenz

Mikrosomale Antikörper können auch mittels indirekter Immunfluoreszenz unter Verwendung von Schilddrüsengewebe (unfixierte Kryostatschnitte) nachgewiesen werden. Als Maß des Antikörpertiters dient in diesem Fall die indirekte Fluoreszenz des Thyreozytenzytoplasmas. Der Nachteil des Verfahrens liegt in der Schwierigkeit einer quantitativen Aussage.

Antikörper gegen Thyroxin und Trijodthyronin

Endogene Antikörper gegen Schilddrüsenhormone, die in diesem Fall Haptencharakter besitzen, können sich bei jedem Schilddrüsenfunktionszustand finden und wurden erstmals 1967 beschrieben (56). Der Nachweis von Antikörpern gegen Schilddrüsenhormone erfolgt zweckmäßigerweise radioimmunologisch. Der Verdacht auf das Vorliegen von Antikörpern gegen Schilddrüsenhormone besteht immer dann, wenn das Serum eines Patienten eine überhöhte „unspezifische" Bindung für markiertes T_4 oder T_3 aufweist. Klinisch wichtig ist das Wissen um das Vorkommen endogener Schilddrüsenantikörper insofern, als derartige Antikörper in Abhängigkeit vom verwendeten radioimmunologischen Indikatorsystem falsch-hohe oder auch falsch-niedrige Schilddrüsenhormonwerte im Serum vortäuschen können. Das Problem verfälschter Schilddrüsenhormonwerte kann durch vorherige Alkoholextraktion der Serumprobe umgangen werden (35). Derartige Autoantikörper gegen T_4 und T_3 werden bei einem Drittel aller Patienten mit immunologisch bedingter Thyreoiditis nachgewiesen (56).

Andere Antikörper gegen Schilddrüsengewebe (55, 62)

Die Bestimmung von Antikörpern gegen das zweite Antigen des Schilddrüsenkolloids und gegen das Zelloberflächenantigen der Schilddrüse besitzt ausschließlich wissenschaftliches Interesse und hat keinen Eingang in die klinische Diagnostik gefunden. Technisch wird hierfür die indirekte Immunfluoreszenz an fixierten [CA 2 (3)] und lebenden Thyreozyten [Oberflächenantigen der Thyreozyten (27)] verwendet.

Über die mögliche klinische Bedeutung von Antikörpern gegen TSH-„Rezeptoren" wird diskutiert. So finden sich thyreoideastimulierende Immunglobuline (TSI) – je nach Methode – bei bis zu 90 % aller unbehandelten Hyperthyreosen vom Typ des M. Basedow und bei 15 % aller Patienten mit Thyreoiditis lymphomatosa. Aufgrund dieser Befunde erscheint es denkbar, daß der M. Basedow eine „Rezeptor-Antikörper"-Erkrankung sein könnte und damit in die gleiche Gruppe der Autoimmunerkrankungen gehört wie die Myasthenia gravis (Antikörper gegen Azetylcholinrezeptor) (40), der insulinresistente Diabetes mellitus bei Acanthosis nigricans (Antikörper gegen den Insulinrezeptor) (39) oder das Nierenversagen bei Vorliegen von Antikörpern gegen den Parathormonrezeptor (37). Zudem treten im Serum von Patienten mit Autoimmunthyreoiditis Immunkomplexe auf, wobei die höchsten Konzentrationen bei der hypertrophen Form der Thyreoiditis Hashimoto gefunden werden. Der Nachweis der Immunkomplexe erfolgt mittels des RAJI-Tests (1) oder durch Messung des Komplementverbrauchs (14).

Dynamische Schilddrüsenfunktionstests

Dynamische Schilddrüsenfunktionstests erlauben die Beurteilung des Zusammenspiels von Hypophyse und Schilddrüse (TRH-Test), des thyreoidalen Jodumsatzes (Radiojodtest, Radiojoddepletions- und -suppressionstest) sowie der Stoffwechselwirkung einer vermehrten oder verminderten Schilddrüsenhormonproduktion (Grundumsatz, spezifische Gewichtsabnahme, Achillessehnenreflex). Die klinische Bedeutung der einzelnen Funktionstests entspricht in etwa der Reihenfolge der obigen Aufzählung (26, 44, 46, 76).

TRH-Belastungstest

Der TRH-Test (Abb. 3) überprüft die Stimulierbarkeit der TSH-Sekretion aus dem Hypophysenvorderlappen (HVL) und damit die Funktion der Hypophysen-Schilddrüsenachse. Die Durchführung des Tests erfolgt mittels intravenöser Injektion von 400 µg (200 µg) TRH (bei Kindern 7 µg/kg Körpergewicht) und der Messung der induzierten TSH-Freisetzung im peripheren heparinisierten Blut (5 ml) (74, 78). Die in der klinischen Diagnostik verwendeten Bezugspunkte sind der 20 und/ oder 30 Minuten nach Injektion von TRH erhobene TSH-Wert, der bei intaktem Regelkreis um mindestens 1,22 bis 1,46 µmol/l (Δ +: 5,15 $\pm$ 3,16 µmol/l; $\bar{x} \pm$ SD) [2,5 bis 3,0 mE/l (Δ +: 10,6 $\pm$ 6,5 mE TSH/l; $\bar{x} \pm$ SD)] gegenüber dem Ausgangswert ansteigt. Überschreitet die TRH-stimulierte TSH-Konzentration im Serum 9,72 µmol/l (20 mE/l), so spricht dieser Befund für das Vorliegen einer primären Schilddrüsenunterfunktion unterschiedlichen Grades. Unterbleibt jeglicher Anstieg

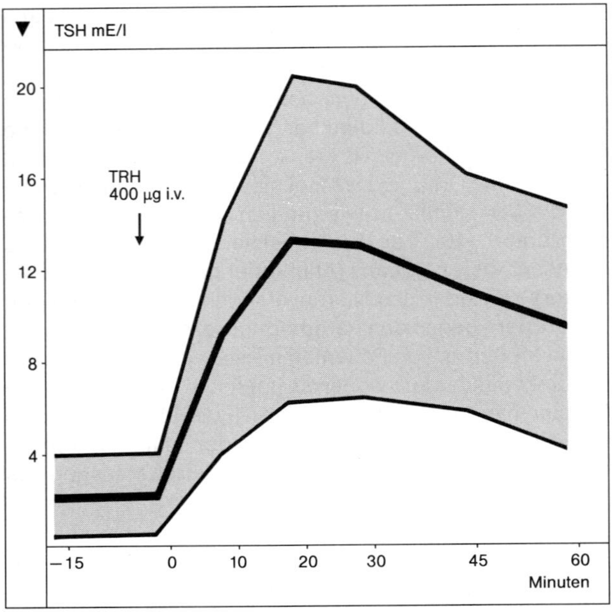

Abb. 3: Einfluß von TRH (400 µg i.v.) auf die TSH-Konzentration im Plasma gesunder Personen ($n = 25$, $\bar{x} \pm 2$ SD).

des Plasma-TSH nach Gabe von TRH, so liegt entweder eine hypophysäre Insuffizienz mit sekundärer Hypothyreose, oder aber eine primäre Hyperthyreose oder ein toxisches Adenom vor. Im letztgenannten Fall, wie auch nach exogener Schilddrüsenhormonsubstitution, wird die Sensitivität des HVL für TRH durch die überhöhte Schilddrüsenhormonkonzentration im Serum herabgesetzt und somit eine Stimulation der TSH-Sekretion verhindert.

Radiojodtests

Die rasche Entwicklung von Laboratoriumsmethoden für den Nachweis von Schilddrüsenhormonen hat die klinische Bedeutung der „Radiojodtests" zum Studium der Schilddrüsenfunktion wesentlich eingeschränkt, zumal die Treffsicherheit dieser Methode geringer ist als jene der verfügbaren *In-vitro*-Verfahren für die Bestimmung von Schilddrüsenhormonen. Somit setzt die Inkorporation von radioaktivem Jod in die Schilddrüse den Patienten heute meist nur einer unnötigen Strahlenbelastung aus (s. auch S. 1060), die je 37 KBq (1 µCi) ^{131}J für die Schilddrüse mit 21 m Gy (2100 mrad) bei einer Ganzkörperbelastung von 0,84 m Gy (84 mrad) zu veranschlagen ist. Die Notwendigkeit der Durchführung eines Radiojodtests für diagnostische Zwecke besteht heute nur bei <5 % der neu entdeckten Schilddrüsenpatienten. Der Radiojodtest erlaubt insgesamt nur eine Aussage über die Geschwindigkeit des thyreoidalen Jodumsatzes, nicht aber über die quantitativ hormonelle Leistung der Schilddrüse (26, 44, 76).

Radiojod-Zweiphasentest

Durchführung und *Normalbereich* s. S. 1060

Beurteilung

Bei Hyperthyreose findet eine stärkere Anreicherung von radioaktivem Jod in der Schilddrüse nach 2 und meist auch nach 24 Stunden statt, während nach 48 Stunden ein Abfall der Jodanreicherung zu finden ist (Speicherwert nach 48 Stunden niedriger als nach 24 Stunden). Eine vermehrte Aufnahme von Radiojod in die Schilddrüse findet sich aber auch in Jodmangelgebieten als Jodavidität und bei Jodfehlverwertung. Eine Verminderung der Radiojodaufnahme in die Schilddrüse besteht bei Hypothyreose, akuter Thyreoiditis, Schilddrüsenkarzinom und Riedel-Struma. Überhöhte Plasma-Radiojodkonzentrationen finden sich nach 48 Stunden bei Hyperthyreose, Jodfehlverwertung, akuter Thyreoiditis, Thyreoiditis lymphomatosa Hashimoto, maligner Struma und nach Strumektomie (verkleinerter Jodpool). Eine Untergrenze für die Plasma-Radiojodaktivität ist nicht bekannt, wohl wird aber bei Jodavidität gehäuft eine verminderte Plasma-Radiojodaktivität beobachtet. Exogene Jodzufuhr (z. B. jodhaltige Kontrastmittel) machen das Ergebnis des Radiojodtests unverwertbar.

Suppressionstest

Bei dieser Form des Radiojodtests handelt es sich um eine Wiederholung der Messung der Inkorporation von Radiojod in die Schilddrüse eine Woche nach täglicher Einnahme von 80–100 μg L-Trijodthyronin. Beim Gesunden sinkt dabei durch Verminderung der TSH-Sekretion der Einbau von Radiojod in die Schilddrüse um 50 % gegenüber dem Vorwert ab. Ein derartig positiver Testausfall schließt die Diagnose einer Hyperthyreose aus, während eine fehlende Suppression der Radiojodaufnahme in die Schilddrüse durch T_3 für das Vorliegen einer Hyperthyreose, einer (noch) euthyreoten endokrinen Ophtalmopathie, einer zur Hyperthyreose neigenden Knotenstruma oder eines toxischen („heißen") Adenoms spricht.

Depletionstest

Bei Verdacht auf einen gestörten Einbau von Jod in Tyrosin infolge einer Jodfehlverwertung (Jodisationsdefekt) kann die Aufnahme von radioaktivem Jod in die Schilddrüse während eines Radiojodtests durch Zufuhr von Kaliumthiozyanat (1,0 g) oder von Natriumperchlorat (Irenat®, 0,6–1,0 g) unterbrochen werden. Die jodverdrängende Substanz wird in diesem Fall 2 Stunden nach der Radiojod-Spürdosis eingenommen und anschließend die Speicherung des radioaktiven Jods durch die Schilddrüse über

4–6 Stunden weiter verfolgt. Bei Vorliegen einer Jodfehlverwertung zeigt sich bei diesem Test eine zunehmende Verarmung der Schilddrüse an Radiojod, während bei normaler Schilddrüsenfunktion, infolge der weitgehend abgeschlossenen Jodisation, keine Änderung der Radiojodaktivität in der Schilddrüse eintritt.

Grundumsatzbestimmung

Der Grundumsatz (GU) ist ein Maß für den Energieumsatz des Organismus unter Basalbedingungen. Seine Messung erfolgt morgens, 12–14 Stunden nach der Einnahme einer eiweißlosen Mahlzeit, und wird üblicherweise indirekt, d. h. aus dem Produkt von Sauerstoffverbrauch (l) und dem Wärmewert des Sauerstoffs (J), errechnet. Der Wärmewert des Sauerstoffs beträgt unter den Bedingungen des Grundumsatzes bei einem respiratorischen Quotienten von 0,82 20,3 J je Liter (4,85 kcal/l). Die Höhe des Grundumsatzes ist abhängig vom Alter und Gewicht sowie von der Körperoberfläche der untersuchten Person und wird in Prozent des jeweils nachschlagbaren Referenzwertes ausgedrückt (Normalbereich – 10 % bis + 30%). Der Normalverbrauch an Energie beträgt beim Erwachsenen 4,19 J (1 kcal) je kg Körpergewicht und Stunde (6).

Eine *Erhöhung* des Grundumsatzes findet sich bei Hyperthyreose, Thyreoiditis und gelegentlich auch bei Schilddrüsenkarzinom. Unspezifisch erhöhte Grundumsatzwerte werden bei chronischer Entzündung, Hypertonie, Lungenerkrankungen, malignen Erkrankungen, Akromegalie und anderen Erkrankungen beobachtet. Eine *Verminderung* des Grundumsatzes findet sich bei Hypothyreose und unspezifisch bei Unterernährung und schwerer Resorptionsstörung.

Der wichtigste Störfaktor bei der Durchführung einer Grundumsatzbestimmung ist die psychische Erregung des Patienten, die dazu führt, daß die Grundumsatzerhöhung nur eine Treffsicherheit von etwa 60 % besitzt.

Eine Alternative für den Grundumsatz ist die Bestimmung der „spezifischen Gewichtsabnahme" mittels einer Höchstpräzisionswaage (63), die es erlaubt, den Gewichtsverlust je Zeiteinheit zu erfassen. Diese Untersuchung ist technisch einfacher, aber keine Routineuntersuchung, und für die Beurteilung der Schilddrüsenhormonwirkung spezifischer als die Grundumsatzbestimmung und erlaubt die Verlaufsbeobachtung hyperthyreoter Patienten (10).

Achillessehnenreflex

Der Achillessehnenreflex (17) ist eine indirekte Meßgröße der Schilddrüsenfunktion, da diese wesentlichen Einfluß auf die Reaktionsfähigkeit des Nervensystems nimmt. So findet sich bei Hyperthyreose ein deutlich beschleunigter, bei Hypothyreose ein verlangsamter Ablauf der elektromagnetisch oder photoelektrisch gemessenen Reflexzeit (normal 0,25–0,35 Sekunden). Dieser Test besitzt im Rahmen der Schilddrüsendiagnostik lediglich Hilfscharakter, da neben der Dysfunktion der Schilddrüse auch zahlreiche neurologische und metabolische Störungen, wie z. B. Diabetes mellitus und perniziöse Anämie, als Ursache eines veränderten Achillessehnenreflexes in Betracht kommen. Insgesamt entspricht die Wertigkeit der Methode für die Schilddrüsendiagnostik in etwa jener der Serumcholesterinbestimmung.

Serumcholesterin

Die Bestimmung des Serumcholesterins ist ein Hilfsbefund der Schilddrüsendiagnostik. Bei beträchtlicher Hypothyreose sind erhöhte $>$ 6,47 mmol/l ($>$ 2,5 g/l), bei Hyperthyreose erniedrigte $>$ 3,62 mmol/l ($<$ 1,4 g/l) Werte zu erwarten. Die Serumcholesterinwerte fluktuieren jedoch nicht nur altersabhängig, sondern auch aus vielen anderen Gründen (z. B. bei Leber- und Nierenerkrankungen, Hypopituitarismus und Lipidstoffwechselstörungen sowie nahrungsabhängig).

Lokalisationsdiagnostik der Schilddrüse

Störungen der Schilddrüsenfunktion verändern nicht nur die innere Sekretion, sondern möglicherweise auch die Form der Schilddrüse und ihre Fähigkeit zur Aufnahme von Jod und jodähnlichen Substanzen. Die Feststellung der Größe und Form eines derartigen Defektes mit Hilfe der Lokalisationsdiagnostik (28, 76) ist immer dann zwingend erforderlich, wenn bei einer Struma der Verdacht auf das Vorliegen eines Schilddrüsenkarzinoms, einer intrathyreoidalen Zyste, eines toxischen Adenoms oder von retrosternalem oder ektopem Schilddrüsengewebe besteht.

Szintigraphie und Sonographie der Schilddrüse

Technisch stehen für die Beantwortung dieser Frage die Schilddrüsenszintigraphie (16) und als zusätzliche Methode die Ultraschalluntersuchung (9) der Schilddrüse zur Verfügung. Die wichtigste Untersuchungsmethode für die Lokalisation von Schilddrüsenveränderungen ist somit die Szintigraphie, die sich der Aufnahme von ^{131}Jod oder besser von ^{99m}Tc-Pertechnetat in die Schilddrüse zur Darstellung von regionalen Schilddrüsenveränderungen bedient (s. auch S. 1061). Vorteilhaft ist dafür die Verwendung von ^{99m}Tc-Pertechnetat (Dosis 0,5–1,0 mCi; Strahlenbelastung der Schilddrüse 0,34 mrad/µCi oder 92 µGy/MBq), das infolge der fehlenden β-Strahlung und der kurzen Halbwertszeit eine wesentlich geringere Strahlenbelastung der Schilddrüse und des Organismus verursacht als ^{131}Jod [Dosis: 0,93–1,85 MBq (25–50 μCi); 10–20 mGy (1000–2000 mrad/μCi)]. Die Darstellung von Form und Größe der Schilddrüse erfolgt bei der Szintigraphie durch die Messung und punktuelle Aufzeichnung der γ-Strahlung des in die Schilddrüse inkorporierten Isotops mittels eines Strichscanners, oder besser mit Hilfe einer Anger-Kamera.

Die Schilddrüsenszintigraphie ermöglicht neben der Beschreibung von Größe und Form der Schilddrüse auch die Erkennung von aberrantem Schilddrüsengewebe (Differentialdiagnose: Metastasen eines Schilddrüsenkarzinoms oder ektopes, normales Schilddrüsengewebe) sowie von intrathyreoidalen Speicherdefekten (Differentialdiagnose: Schilddrüsenzyste, -blutung, regressive Veränderungen innerhalb einer Struma nodosa, Schilddrüsenkarzinom) oder einer regionalen Überaktivität der Schilddrüse (hyperthyreote Knotenstruma, autonomes Adenom). An dieser Stelle ist festzuhalten, daß die szintigraphische Beschreibung einer Schilddrüse keine Aussage über die globale, endokrine Aktivität des Organs erlaubt und somit den szintigraphischen Begriffen eines „kalten", „heißen" oder „warmen" Adenoms nur topographische Bedeutung zukommt.

Ergänzend zur szintigraphischen Diagnostik kann bei Vorliegen eines „stummen Adenoms" eine weitere Abklärung mit Hilfe der Schilddrüsensonographie (9) versucht werden. Die Methode ist gefahrlos und erkennt mit großer Treffsicherheit zystische, mit Flüssigkeit gefüllte Gebilde, ist aber nicht in der Lage, sichere qualitative Aussagen über die Art des nicht zystisch veränderten Schilddrüsengewebes zu machen (54).

Zytologische und histologische Schilddrüsendiagnostik

Die Indikationsstellung zur Schilddrüsenoperation verlangt eine optimale präoperative Abklärung, insbesondere bei Vorliegen eines szintigraphisch stummen Adenoms. In diesem Fall und auch bei Vorliegen regionaler Lymphknoten ergibt sich die Notwendigkeit zur Schilddrüsenpunktion und zytologischen Abklärung (25, 30) der den szintigraphischen Befund verursachenden Gewebsveränderung. Die Punktion der Schilddrüse erfolgt mittels eines Einmalbesteckes (20 ml Spritze, 1,2 x 50 mm Kanüle) (64) am sitzenden oder liegenden Patienten. Die Methode ist, abgesehen von einer gelegentlichen regionalen Blutung, ungefährlich. Die in 1 ml 3,8 %-Zitratlösung entnommene Gewebsprobe wird am Objektträger deponiert, 5 Minuten sedimentiert und nach Abgießen der Flüssigkeit luftgetrocknet. Die Färbung des Präparates erfolgt anschließend nach May-Grünwald, Giemsa oder Papanicolaou. Diese Methodik erlaubt in der Hand eines geübten Zytologen die Differenzierung normaler Thyreozyten von abnormen Zellen, insbesondere von tumorverdächtigen Zellatypien und von eindeutigen Tumorzellen, sowie auch die Erkennung der verschiedenen Formen der Thyreoiditis. Die diagnostische Treffsicherheit bei korrekter Punktion wird mit bis zu 95 % angegeben (30).

Literatur

1. Al Khateeb SF, Irvine WJ: J Clin Lab Immunol (1978) 1: 55. **2** Anderson JR, Goudie RB, Gray KG: Scot Med J (1959) 4: 64. **3.** Balfour BM, Doniach D, Roitt IM, Couchman KG: Brit J Exp. Pathol (1961) 42: 307. **4.** Baumann E: Z Physiol Chemie (1896) 21 319. **5.** Baylin SB, Weisberger WR, Eggleston JC, Mendelsohn G, Beaven MA, Abeloff MD, Ettinger DS: N Engl J Med (1978) 299: 105. **6.** Becker DU, in: Werner SC, Ingbar SH (eds): The Thyroid. San Francisco London: Harper & Row 1978, 4th edition (p 347). **7.** Berson SA, Yalow RS: Clin Chim Acta (1968) 22: 51. **8.** Berson SA (ed): Methods in Investigative and Diagnostic Endocrinology. Amsterdam, London: North Holland Publ 1972, Vol 1. **9.** Blum M, Goldman AB, Herskovic A, Hernberg J: N Engl J Med (1972) 287: 1164. **10.** Bratusch-Marrain P, Schmid P, Waldhäusl W, Schlick W: Horm Metab Res (1978) 10: 412. **11.** Brown BL, Ekins RP, Ellis SM, Reith WS: Nature (London) (1970) 226: 359. **12.** Burgus R, Dunn TF, Desiderio D, Vale W, Guillemin R: C R Acad Sci Ser D (1969) 269: 1870. **13.** Burr WA, Ramsden DB, Evans SE, Hogan T, Hoffenberg R: Brit Med J (1977) 1: 485. **14.** Calder EA, Penhale, WJ, Barnes EW, Irvine WJ: Brit Med J (1974) 2:30. **15.** Capp DH: Amer J Med (1967) 43: 648. **16.** Cassen B, Curtis L, Reed C, Libby R: Nucleonics (1951) 9: 46. **17.** Chaney WC: J Amer Med Ass (1924) 82: 2013. **18.** Chopra IJ: J Clin Endocrinol (1972) 34: 938. **19.** Chopra IJ: J Clin Invest (1974) 54: 583. **20.** Chopra IJ: J. Clin Invest (1976) 58: 32. **21.** Cody V: Recent Progr Horm Res (1978) 34: 437. **22.** De Groot LJ, Cahill GF, Martini L, Nelson DH Odell WD, Potts JT, Steinberger E, Winegrad I (eds): Endocrinology. New York San Francisco London: Grune & Stratton 1979, Vol 1. **23.** Doniach D, Roitt IM. J Clin Endocrinol Metab (1957) 77: 1293. **24.** Doniach D., Roitt IM: Annu Rev Med (1962) 13: 213. **25.** Einhorn J, Franzen S: Acta Radiol Diagn (1962) 58: 321. **26.** Emrich D (ed): Nuklearmedizin – Funktionsdiagnostik. Stuttgart: Thieme 1979. **27.** Fagraeus A, Jonsson J: Immunology (1970) 18: 413. **28.** Feine U, Zum Winkel K: Nuklearmedizin – Szintigraphische Diagnostik. Stuttgart: Thieme 1980. **29.** Foster GU, McIntyre I, Pearse AGE: Nature (1964) 203: 1029. **30.** Galvan G, Pohl GB, Skerbisch I: Schweiz Med Wochenschr (1976) 106: 1247. **31.** Gershengorn MC, Larsen PR, Robbins J: J Clin Endocrinol Metab (1976) 42: 907. **32.** Gillessen D, Felix AM, Lergier W, Studer RO: Helv Chim Acta (1970) 53: 63. **33.** Gross J, Pitt-Rivers R: Biochem J (1953) 53: 645. **34.** Grubeck-Loebenstein B, Waldhäusl W, Knapp W: Symposiumsbericht, Schatz H (eds): Thieme 1983. **35.** Hermann J, Kley HK, Rudorff KH, Kröll HJ, Krüskemper HL: Deut Med Wochenschr (1976) 101: 966. **36.** Horn K, Kubiczek Th, Pickardt CR, Scriba PC: Klin Wochenschr. (1977) 55: 881. **37.** Huppner H, Bialasiewicz AA, Hesch TD: Lancet (1978) 2: 1222. **38.** Ingbar SH, Woeber KA, in: Williams RH (ed): Textbook of Endocrinology. Philadelphia London Toronto: Saunders 1981. **39.** Irvine WJ: Recent Progr Horm Res (1980) 36: 509. **40.** Irvine WJ, Sawers JSA, Feek CM, Prescott RJ, Duncan LPJ: J Clin Lab Immunol (1979) 2: 34. **41.** Kaptein EM, MacIntyre SS, Weiner JM, Spencer CA, Nicoloff JT: J Clin Endocrinol Metab (1981) 52: 1073. **42.** Kendall EC: Trans Ass Amer Physicians (1915) 20: 420. **43.** King TW: Guy Hospital Rep (1836) 1: 429. **44.** Klein E: Die Schilddrüse. Berlin Heidelberg New York: Springer 1978. **45.** Krane SM, Goldring SR, in: Werner SC, Ingbar SH (eds): The Thyroid. New York San Francisco London: Harper & Row 1978, 4th edition (p 727). **46.** Labhart A: Klinik der Inneren Sekretion. Berlin Heidelberg New York: Springer 1978. **47.** Lawerenz JU: Symposium „Current topics in thyroid autoimmunity", Bad Homburg 1983. **48.** McKenzie JM: Physiol Rev (1968) 48: 252. **49.** Mori T, Kiss JP: J Clin Endocrinol (1971) 33: 688. **50.** Murphy BEP, Pattee ChJ: J Clin Endocrinol (1964) 24: 187. **51.** Ochi Y, DeGroot LJ: N Engl J Med (1968) 278: 718. **52.** Odell WD, Wilber JF, Utiger RD: Recent Progr Horm Res (1967) 23: 47. **53.** Okita N, Row VV, Volpé R: J Clin Endocrinol Metab (1981) 52: 528. **54.** Pfannenstiel P.: Internist (1983) 24: 460. **55.** Pinchera A, Fenzi GF, Bartalena L, Chiovato L, Marcocci C, in: Martini L, DeVisscher M (eds): Comprehensive Endocrinology. New York: Raven Press 1980 (p 413). **56.** Premachandra BN, Blumenthal TH: J Clin Endocrinol (1967) 27: 931. **57.** Rall JE, Sterling K, Gharib H, Mayberry WE, in: Berson SA (ed.): Methods in Investigative and Diagnostic Endocrinology. Amsterdam London: North Holland Publ 1972 (p. 204). **58.** Reichlin S, Martin JB, Mitnick M, Boshans RL, Grimm Y, Bollinger J. Gordon J, Malacara J: Recent Progr Horm Res (1972) 28: 229. **59.** Robbins J, in: Berson SA, Rall JE (eds): Methods in Investigative and Diagnostic Endocrinology. Amsterdam London: North Holland Publ 1972 (p. 241). **60.** Roitt IM, Doniach D, Campell PN, Vaughan-Hudson R: Lancet (1956) 2: 820. **61.** Rolleston HD: The Endocrine Organs in Health and Disease. London: Oxford Univ Press 1936. **62.** Schleusener H, in: Klein E, Reinwein D (eds): Regulation of Thyroid Function. Stuttgart: Schattauer 1976 (p 159). **63.** Schmid P, Schlick W: Wien Klin Wochenschr (1974) 86: 430. **64.** Schmidt U, Pries HH, Krüger A, Joseph K: Marburg NUCcompact (1977) 8: 50. **65.** Starck D: Embryologie. Stuttgart: Thieme 1975 (p 464). **66.** Sterling K, Bellabarba D, Neumann ES, Brenner MA: J Clin Invest (1969) 48: 1150. **67.** Tashjian AH Jr, Wolfe HJ, Voelkel EF: Am J Med (1974) 56: 840. **68.** Thorson SC, Mincey EK, McIntosh HW, Morrison RT: Brit Med J (1972) 2: 67. **69.** Torrigiani G, Doniach D, Roitt IM: J Clin Endocrinol Metab (1969) 29: 305. **70.** Valente WA, Vitti P, Rotella CM, Vaughan MM, Aloj SM, Grollmann EF, Ambesi-Impiobato FS, Kohn LD: N Engl. J Med (1983) 309: 1028. **71.** Van Herle AJ, Uller RP, Matthews NL, Brown J: J Clin Invest (1973) 52: 1320. **72.** Vesalius A: zit., n. Rolleston HD. **73.** Vogt W, in: Enzymimmunoassay-Grundlagen und praktische Anwendung. Stuttgart: Thieme 1978. **74.** Waldhäusl W: Wien Klin Wochenschr (1972) 84: 412. **75.** Waldhäusl W, Bratusch-Marrain P, Nowotny P, Büchler M, Forssmann WG, Lujf A, Schuster H: J Clin Endocrinol Metab (1979) 49: 879. **76.** Werner SC, Ingbar SH (eds): The Thyroid. New York San Francisco London: Harper & Row 1978. **77.** Witebsky R, Rose NR: J Immunol (1956) 76: 408. **78.** Woeber KA, in: Werner SC, Ingbar SH (eds.): The Thyroid. New York San Francisco London: Harper & Row 1978. (p. 338).

Gonadotropine und Sexualhormone

J. Spona

Einführung

Die Anwendung des Prinzips der Sättigungsanalyse im Jahre 1959 von R. S. Yalow und S. A. Berson für die erste radioimmunologische Methode hatte eine rasche Entwicklung spezifischer und empfindlicher Laboratoriumsmethoden für die Untersuchung von Gonadotropinen und Steroidhormonen zur Folge. Der Einsatz radioimmunologischer Methoden erlaubte in den letzten zwanzig Jahren einen raschen Fortschritt auf dem Gebiet der gynäkologischen und geburtshilflichen Endokrinologie. Dies führte dazu, daß heute die Diagnostik endokriner Störungen durch die Einführung radioimmunologischer Hormonanalytik so entscheidende Bereicherungen erfahren hat, daß nunmehr bei einer Reihe von Endokrinopathien therapeutische Konsequenzen gezogen werden können. Der Einsatz radioimmunologischer Verfahren hat die bis vor kurzem noch in einigen Zentren routinemäßig durchgeführten biologischen Testverfahren, wie z. B. den Mäuse-Uterus-Test, vollkommen verdrängt. Biologische Untersuchungsmethoden werden allerdings heute noch zur Eichung gonadotroper Laboratoriumsstandards verwendet.

Radioimmunologische Techniken haben vor allem die laboratoriumsdiagnostische Untersuchung von Steroidhormonen wesentlich erleichtert. Alle klassischen Analysenmethoden für Sexualhormone erfordern eine vorherige Isolierung des zu untersuchenden Steroids. Die üblichen Endpunktbestimmungen in den klassischen Methoden, wie Kolorimetrie, Fluorometrie und Gaschromatographie, sind nicht empfindlich genug, um aus geringen Volumina von Körperflüssigkeiten die Bestimmungen durchführen zu können. Eine Extraktion aus relativ großen Mengen Blut bzw. Harn ist daher notwendig. Da für verschiedene diagnostische Überlegungen noch immer die Harnausscheidung von Steroidhormonen untersucht wird, sind einige der heute noch gebräuchlichen klassischen Methoden in der Neuauflage dieses Buches belassen worden.

Die Ergebnisse klinischer und endokrinologischer Untersuchungen haben gezeigt, daß bei der Diagnostik von Zyklusstörungen der Hyperandrogenämie der Frau eine besondere Bedeutung beizumessen ist. Aus diesen Gründen wurde die Untersuchung der Androgene in dieses Kapitel aufgenommen. Des weiteren werden auch Untersuchungen der basalen Serumspiegel von Glukokortikoiden – speziell des Kortisols – behandelt, da sie für diagnostische Überlegungen bei gynäkologischen Endokrinopathien von Bedeutung sind. Es sollen allerdings hier nur die Untersuchungen der basalen Serumspiegel behandelt werden, die für die primäre Diagnostik bereits wichtige Anhaltspunkte liefern.

Von großer Bedeutung ist die Überlegung, ob man für diagnostische Zwecke die Untersuchung von gonadotropen Hormonen und Sexualhormonen im Harn oder Blut durchführen soll. Erfahrungsgemäß stößt das Harnsammeln bei ambulanten Patienten auf große Schwierigkeiten. Da eine unzureichende und ungenaue Harnsammlung das Ergebnis der Untersuchung verfälschen kann, ist in solchen Fällen eine Untersuchung der Hormone im Blut einer Bestimmung im Harn vorzuziehen. Überdies ist es wünschenswert, anstelle der bisher üblichen Untersuchung von basalen Hormonserumspiegeln auch dynamische Testverfahren mit in die diagnostischen Überlegungen einzubeziehen, um so die sogenannte Reservekapazität endokriner Drüsen zu erfassen. Solche dynamischen Testmethoden, wie sie z. B. der LH-RH-Test darstellt, sind ebenfalls durch Untersuchungen im Blut besser zu interpretieren.

Bei den Untersuchungen gonadotroper Hormone und Sexualhormone im Harn darf man überdies jene Probleme und Unsicherheitsfaktoren nicht vergessen, die es erschweren, aus der Hormonausscheidung im Harn auf die Sekretionsleistung der Hypophyse und der Gonaden zu schließen. Die sezernierten Hormone werden nämlich einerseits chemisch unverändert ausgeschieden, zum überwiegenden Teil aber metabolisiert. So ist z. B. bekannt, daß sich gonadotrope Hormone im Harn und im Blut immunologisch unterscheiden. Diese metabolischen Veränderungen treffen auch für Steroidhormone zu. Der Anteil, der metabolisiert wird, kann aber von Patient zu Patient und beim gleichen Individuum zu verschiedenen Zeiten quantitativ unterschiedlich sein. Darüber hinaus ist der metabolisierte Anteil auch bei verschiedenen Erkrankungen, etwa der Leber bzw. der Niere, qualitativ und quantitativ unterschiedlich. Es ist daher problematisch, von den Ergebnissen der Harnausscheidung auf eine veränderte Sekretionsleistung eines Organs zu schließen. Wegen der Schwierigkeit, Hormonausscheidungswerte diagnostisch zu interpretieren, sollte man daher nach Möglichkeit Untersuchungen im Blut durchführen. Ihr Nachteil ist aber, daß sie nur eine Momentaufnahme liefern. Aus den erwähnten Gründen ist daher eine einzelne Hormonuntersuchung für diagnostische Zwecke nur bedingt verwertbar. Besonders bei jenen Hormonen, die eine zirkadiane Rhythmik haben, sollte man ein Tagesprofil untersuchen. Eine weitere Möglichkeit ist die Anwendung dynamischer Tests. Tägliche Untersuchungen von Hormonen im Blut können für spezielle diagnostische Überlegungen herangezogen werden. Ein wichtiges Beispiel ist die tägliche Untersuchung des luteinisierenden Hormons, welche zur Erfassung des optimalen Konzeptionszeitpunktes bei Sterilitätspatientinnen herangezogen werden kann.

Der Einsatz moderner radioimmunologischer Verfahren zur Untersuchung gonadotroper Hormone und Sexualsteroide erfordert großen apparativen Aufwand. Außerdem sind diese Analysenmethoden nur dann ökonomisch einzusetzen, wenn eine große Probenanzahl untersucht werden kann. Überdies ist für die Durchführung dieser modernen Untersuchungsmethoden eine gründliche Schulung des Fachpersonals notwendig. Diese Überlegungen gelten auch für die nicht radioaktiven Varianten der immunologischen Verfahren, wie z. B. ELISA, bzw. für den Enzymimmunoassay (EIA). Die Datenauswertung und Datenerfassung radioimmunologischer Untersuchungsmethoden sind ohne Computerunterstützung nur schwer denkbar. Aus diesen Gründen ist bei radioimmunologischen Untersuchungsmethoden einer Zentralisierung gegenüber einer Duplizierung Vorrang zu geben.

Im folgenden sollen das Prinzip des Radioimmunoassays und die wichtigsten laboratoriumsdiagnostischen Untersuchungen für Gonadotropine und Sexualhormone behandelt werden. Für einige Hormonuntersuchungen werden auch Beispiele enzymimmunologischer Verfahren gegeben.

Gonadotropine

Abkürzungen, Chemie, Befundangaben und Wirkungsweisen (Tab. 1 und 2)

Abkürzungen für die in diesem Kapitel erwähnten Hormone und Tests	
FSH	= Follikelstimulierendes Hormon
HCG	= Human chorionic gonadotropine (menschliches Choriongonadotropin)
HPL (HCS)	= Humanes Plazentolaktogen (humanes Chorionsomatomammotropin)
HPRL	= Prolaktin
HMG	= Human menopause gonadotropine (menschliches Menopausengonadotropin)
HVL	= Hypophysenvorderlappen
LH	= Luteinisierendes Hormon
RIA	= Radioimmunoassay (radioimmunologische Bestimmung)
EIA	= Enzymimmunoassay
ELISA	= Enzyme-Linked Immunosorbent Assay
HI	= Hemmung der passiven Hämagglutination
A	= Androstendion
E_2	= Östradiol
E_3	= Östriol
P	= Progesteron
T	= Testosteron
DHEA	= Dehydroepiandrosteron
LH-RH	= Gonadotropin Releasing-Hormone

Tab. 1

Chemie, Befundangaben und Wirkungsweisen der gonadotropen Hormone

	Proteinchemie	Molekulargewicht	Kohlenhydrat Anteil	Sialinsäure Anteil	isoelektr. Punkt	Bildung	Standardpräparation	Befundangabe	Erfolgsorgan	Wirkung
I. Gonadotropine										
FSH	Glykoprotein	ca. 36 000	25%	5%	pH 4–5	basophile Zellen	2nd IRP-HMG MRC FSH 68/39 LER 907 MCR 69/104	IE/l	Ovar Testes	Follikelreifung Spermiogenese
LH	Glykoprotein	ca. 30 000	25%	1%	pH 7,5	chromophobe Zellen	2nd IRP-HMG MRC FSH 68/39 LER 907 MRC 68/40	IE/l	Ovar Testes	Ovulation, mit FSH Stimulation der Östrogen- und Progesteronproduktion, Stimulation der Androgenproduktion in den Leydig-Zellen
HPRL	Polypeptid	ca. 23 000	0	0	–	azidophile Zellen	MRC 71/122	IE/l (µg/l)	Ovar Mamma	Stimulation der Steroidproduktion im Corpus luteum, Förderung des Wachstums der Milchdrüse sowie der Laktation. Hemmung der Hypothalamus-, Hypophysen- und Gonadenfunktion
II. Extrahypophysäre Gonadotropine										
HCG	Polypeptid	ca. 46 000	30%	0	pH 2,95	Langhans-Zellen der Chorionzotten der Plazenta, Blasenmole, Chorionepitheliom, einige Hodentumoren	2nd IRP-HCG	IE/l	Ovar Testes	Ähnlich LH, am Schwangerschaftsbeginn Stimulation der Steroidsynthese des Corpus luteum Stimulation der Androgensynthese
HPL (HCS)	Polypeptid	ca. 21 600	0	0	–	Epithelschicht des Synzytiotrophoblasten der Plazenta	–	µg/l	unbekannt	unbekannt

Tab. 2

Immunologische Bestimmungsmethoden

Für die klinische Routinediagnostik kann von den immunologischen Methoden die Inhibierung der passiven Hämagglutination bzw. Agglutinationsreaktionen zur Untersuchung von Hormonen, die in relativ hohen Konzentrationen im Harn ausgeschieden werden, verwendet werden. Hierzu zählt vor allem die Bestimmung der HCG-Harnausscheidung. Aufgrund der geringen Empfindlichkeit können Enzymimmunoassays ebenfalls nur für solche Hormone verwendet werden, die in größeren Mengen im Harn ausgeschieden werden, wie z. B. HPL. Zur Untersuchung der gonadotropen Hormone, die in nur geringen Konzentrationen in Körperflüssigkeiten vorkommen, wird zur klinischen Routinediagnostik der Radioimmunoassay eingesetzt. Für einige Untersuchungen wurden immunoradiometrische Verfahren (IRMA) und die nichtradioaktive Enzyme-Linked-Immunosorbent-Methode (ELISA) entwickelt (s. S. 902).

Inhibierung der passiven Hämagglutination

Das Prinzip dieses Tests wurde ursprünglich von Boyden entwickelt (18) und kam in modifizierter Form (127) in der klinischen Routinediagnostik zur Anwendung. Das Prinzip der Untersuchungsmethode beruht auf der Tatsache, daß Erythrozyten, die mit einem Antigen (z. B. HCG) beladen sind, durch ein spezifisches Antiserum agglutiniert werden. Fügt man jedoch Harn hinzu, neutralisiert das im Harn vorhandene freie Antigen (z. B. HCG) das Antiserum und verhindert dadurch die Agglutination der Erythrozyten.

Inhibierung der Latex-Agglutinationsreaktion

Anstelle von Erythrozyten können auch Latex-Partikelchen als Träger für Antigene verwendet werden. Auf dieser Basis wurde ein neuer immunchemischer Röhrchentest entwickelt.

Latex-Agglutinationsmethoden

Im Gegensatz zu den oben erwähnten Methoden wird bei diesen Verfahren die direkte Agglutination zum Nachweis eines Antigens (z. B. HCG) herangezogen. Diese immunologischen Testverfahren können auf einem Objektträger durchgeführt werden und sind in ihrer Reaktionsdauer (2–3 Minuten) kürzer als die oben erwähnten Verfahren, die über die Inhibierung der Agglutinationsreaktion verlaufen (118).

Prinzip der radioimmunologischen Untersuchungsmethode

freies Hormon — gebundenes Hormon (Antigen-Antikörper-Komplex)

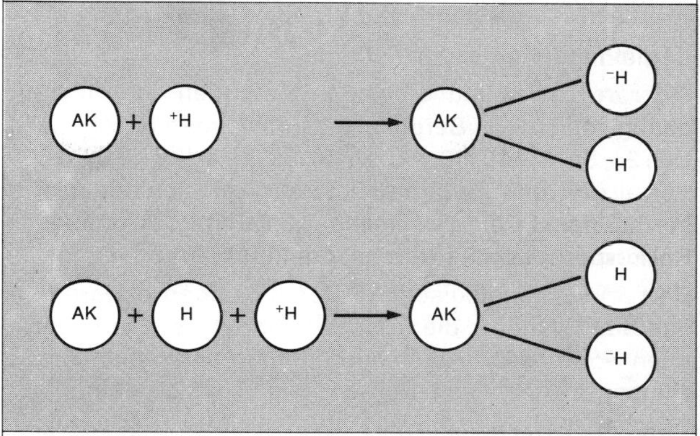

AK = Antikörper +H = radioaktiv markiertes Hormon H = unmarkiertes Hormon

Abb. 1

Radioimmunologische Methoden

Das Prinzip aller radioimmunologischer Bestimmungsmethoden (16) ist in Abbildung 1 schematisch dargestellt. Die Untersuchung beruht auf der Konkurrenzreaktion zwischen radioaktiv markiertem Hormon (+H) und unmarkiertem Hormon (H) um eine limitierte Anzahl von Bindungsstellen am Antikörper. Wie aus Abbildung 1 ersichtlich ist, werden in Gegenwart von unmarkiertem Hormon alle vorhandenen Antikörperbindungsstellen mit dem radioaktiv markierten Hormon reagieren. Läßt man jedoch den Antikörper zunächst mit unmarkiertem Hormon reagieren, so wird ein Teil der Bindungsstellen für die nachfolgende Reaktion mit dem radioaktiv markierten Hormon nicht mehr zur Verfügung stehen. Mit steigender Menge an unmarkiertem Hormon sinkt daher die an den Antikörper gebundene Radioaktivität. Man kann nun prinzipiell die an den Antikörper gebundene Radioaktivität oder die Radioaktivität des freien, nicht reagierenden Hormons messen. In beiden Fällen wird mit bekannten Hormonkonzentrationen eine Standardkurve erstellt, mit deren Hilfe man die Relation zwischen Radioaktivität und Hormonkonzentration erhält. Mit einer solchen Standardkurve wird durch Messung der Radioaktivität die Hormonkonzentration in der unbekannten Probe bestimmt. Der wichtigste Reaktionsschritt bei radioimmunologischen Untersuchungsmethoden ist die Trennung des freien Hormons vom gebundenen Hormon. Dafür werden unterschiedliche chemisch-physikalische Methoden verwendet (17, 29, 30, 37, 38, 47, 53, 55, 56, 59, 60, 63, 69, 77, 85, 86, 88, 89, 90, 94, 95, 98, 101, 135).

Gonadotrope Hormone des Hypophysenvorderlappens

Follikelstimulierendes Hormon (FSH)

Radioimmunologische Methoden

Mehrere radioimmunologische Methoden zur Untersuchung von FSH im Serum bzw. Harn wurden beschrieben (12, 25, 34, 36, 38, 40, 41, 43, 46, 80, 89, 91, 93, 102, 126). Von all diesen angeführten Untersuchungsmethoden wird am häufigsten die Bestimmung mit Hilfe der doppelten Antikörperpräzipitation verwendet (91).

Die radioimmunologischen Untersuchungen im Harn werden aus Gründen, die in der Einführung schon besprochen worden sind, kaum durchgeführt und haben für die klinisch-diagnostische Anwendung keine Bedeutung.

Die FSH-Serumspiegel bei normalen biphasischen Zyklen wurden von mehreren Autoren untersucht. Bei all diesen Untersuchungen findet man den in Abbildung 2 wiedergegebenen charakteristischen Verlauf der täglichen FSH-Konzentrationen. Die Serumspiegel des FSH steigen in der frühen follikulären Phase zu einem kleinen Maximum an und fallen dann zu einem Minimum ab, bevor die Werte zu einem präovulatorischen Maximum wieder ansteigen. Die lutealen FSH-Werte sind niedriger als die Serumspiegel in der follikulären Phase des Zyklus. Allgemeingültige Werte lassen sich für die radioimmunologische Untersuchung des FSH nicht angeben (9). Bei der Verwendung verschiedener Antiseren (26) und verschiedener Stan-

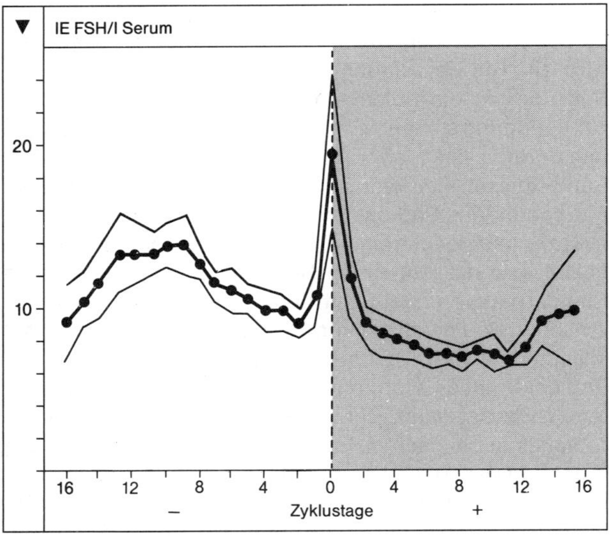

Abb. 2: FSH-Konzentrationen während des normalen biphasischen menstruellen Zyklus (Mittelwerte ± SD) bei 21 Frauen. Alle Zyklen sind so angeordnet, daß der Zyklustag, an dem das FSH-Maximum gefunden wurde, mit 0 bezeichnet ist. Die Tage davor sind mit –, die Tage danach mit + gekennzeichnet (27).

dardpräparationen (7) sowie verschiedener immunologisch reiner FSH-Präparationen bei der Markierung mit radioaktivem Jod, kommt es in den einzelnen Laboratorien zu erheblichen Schwankungen der absoluten Werte. Einen weiteren Unsicherheitsfaktor bringt die Verwendung verschiedener Untersuchungsmethoden mit sich. Es ist daher notwendig, daß jedes Laboratorium für die von ihm verwendete Methode und für die einzelnen Substanzen bei der radioimmunologischen Untersuchung eigene Normalwerte erstellt und jedesmal im Befund mitteilt.
Bei der Verwendung der Methode der *Doppelantikörperpräzipitation* (27) sind folgende FSH-Serumspiegel beim normalen biphasischen Zyklus zu erwarten:

Normalbereich

Serumspiegel des FSH in IE/l

Frauen:	
Follikuläre Phase	2–8
Peak	15–30
Luteale Phase	2–8
Menopause	20–100
Männer:	2–10
Kinder bis 12 Jahre:	0,25–2,5

(alle Angaben bezogen auf den Standard MRC 69/104).

Menge und Art des Untersuchungsmaterials: 0,2 ml Serum.

Ergebnis der Untersuchung innerhalb von 3 Stunden.

Luteinisierendes Hormon (LH)

Passive Hämagglutination

Prinzip s. S. 582 (110)

Beurteilung

Das Untersuchungsergebnis ist in 2 Stunden erhältlich. Diese Bestimmungsmethode von LH im Harn stellt eine Screening-Methode dar, um einen raschen Anhaltspunkt für den Gonadotropinstatus eines Patienten zu erhalten. Dieser Test ist auch als Luteonosticon® bekannt.

Normalbereich

LH-Werte im Harn in IE/l (Morgenharn)

Biphasische Zyklen:	
erste Zyklushälfte	20–100
zweite Zyklushälfte	20–100
Maximum in der Zyklusmitte	150–600
Frauen, Postmenopause	50–400
Männer (normal)	25–110

Menge und Art des Untersuchungsmaterials: ca. 50 ml Morgenharn.

Ergebnis der Untersuchung nach 8 Stunden.

Radioimmunologische Methoden

Mehrere Systeme zur radioimmunologischen Untersuchung des LH wurden entwickelt (11, 13, 28, 31, 38, 39, 79, 91, 92, 96, 108, 122, 126, 130). Die gebräuchlichsten Methoden sind die *Doppelantikörperpräzipitation* (91) und die *Solid-Phase-Methode* (28, 126). Mehrere Untersuchungen während des normalen biphasischen Zyklus wurden durchgeführt (27, 28, 33, 37, 61, 81, 82, 87, 90, 100, 129, 134). Sie zeigen den in Abbildung 3 wiedergegebenen Verlauf der LH-Serumspiegel im normalen biphasischen Zyklus. Auffallend ist die relativ konstante LH-Konzentration während der follikulären und lutealen Phase. In der Zyklusmitte kommt es zu einem charakteristischen LH-Peak (119).

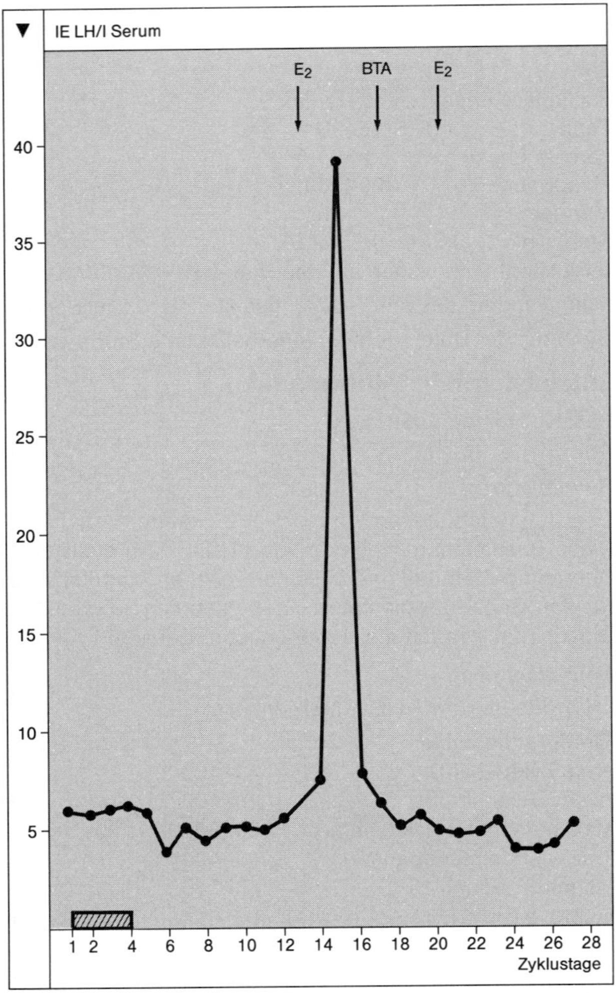

Abb. 3: LH-Serumspiegel im normalen biphasischen menstruellen Zyklus. Die Pfeile mit E_2 geben das Auftreten der beiden Östradiol-Maxima an. Der Pfeil mit BTA zeigt den Anstieg der Basaltemperatur an (50).

Mit einer radioimmunologischen Schnellmethode ist das Untersuchungsergebnis in 5 Stunden zu erhalten (117).

Normalbereich

Aus den schon beim FSH angeführten Gründen ist es auch beim LH nicht möglich, absolute Werte anzugeben, da diese wegen der verschiedenen Versuchsanordnungen in den einzelnen Laboratorien schwanken können.

In Tabelle 3 sind für Frauen, Männer und präpubertäre Kinder die Serum-LH-Werte von mehreren Laboratorien zusammengestellt.

Tabelle 4 gibt den Normalbereich mehrerer Laboratorien für radioimmunologisch bestimmte Harnausscheidungen von Frauen, Männern und präpubertären Kindern an.

Menge und Art des Untersuchungsmaterials: 0,2 ml Serum. Ergebnis der Untersuchung nach ca. 2 Stunden, je nach Methode.

LH-Spiegel im Serum in IE/l (Standard 2nd IRP-HMG)			
Frauen follikuläre Phase	9,6 ± 0,8		(108)
	5,2 – 27,3		(27)
	16,0 ± 0,2		(90)
	10,0 ± 0,5		(82)
	5,5 ± 1,3	LER 907	(49)
präovulatorisches Maximum	27,0 – 54,0		(79)
	32,2 – 122,2		(90)
	62,4 – 98,2		(27)
	81,6 ± 9,6		(108)
	18,0 – 116,0	LER 907	(49)
luteale Phase	8,0 ± 0,8		(108)
	11,9 – 16,5		(27)
	12,0 ± 0,6		(82,90)
	5,5 ± 1,3	LER 907	(49)
Postmenopause	46,4 – 84,0		(108)
	48,0 – 96,0		(90)
Männer	6,4 – 25,6		(90)
	6,4 – 9,6		(108)
	15,0 – 31,0		(31)
	2,1 – 9,2	LER 907	(49)
präpubertäre Kinder	0 – 5,6		(108)
	4,8 – 12,8		(90)

Tab. 3

Ausscheidung von LH im Harn, Normalbereich in IE/Tag (Standard 2nd IRP-HMG)		
Frauen		
Maximum in der Zyklusmitte	63,2	(43)
	50,0	(80)
	200,0	(13)
Postmenopause	50,0 – 500,0	(13)
Männer	12,0	
	30,0 – 100,0	(13)
präpubertäre Kinder	10,0 – 30,0	(13)

Tab. 4

Dynamische Testverfahren

Die basalen Serumspiegel des LH unterliegen starken Fluktuationen, wodurch eine Aussage über den Funktionszustand der Hypophyse bezüglich der gonadotropen Sekretionsleistung erschwert werden kann. Aus diesen Gründen sind dynamische Tests der Untersuchung von basalen LH- und FSH-Serumspiegeln vorzuziehen.

LH-RH-Test

Die Durchführung des LH-RH-Tests wird von verschiedenen Untersuchern unterschiedlich durchgeführt. Üblicherweise werden zur Bestimmung der basalen LH- und FSH-Serumspiegel zwei Blutabnahmen im Abstand von 10 Minuten durchgeführt. Daraufhin wird LH-RH i. v. als Bolus appliziert. Die verwendete LH-RH-Dosis schwankt zwischen 25 µg und 100 µg. Nach 25 bzw. 60 Minuten erfolgen weitere Blutabnahmen, um die LH- und FSH-Konzentrationen zu bestimmen. Auf diese Weise erfolgt bei positivem Ausfall des LH-RH-Tests eine Stimulierung der LH-Serumspiegel auf das Drei- bis Zehnfache. Die FSH-Serumspiegel werden durch die LH-RH-Applikation auf das höchstens Dreifache der Basalwerte erhöht. Aus diesen Gründen genügt als Routineuntersuchung die Bestimmung des LH-Serumspiegels beim LH-RH-Test.

Normalbereich

Normalwerte für den LH-RH-Test für Männer bzw. Frauen in der angeführten Untersuchungsanordnung:

min	LH-RH-Test LH (in IE/l)	Normalwerte ($\bar{x} \pm SD$) FSH (in IE/l)	
0	5,87 ± 24,41	8,29 ± 4,71	Männer
30	17,14 ± 12,15	12,24 ± 6,61	
60	13,44 ± 8,24	11,24 ± 6,26	
0	5,45 ± 1,75	12,26 ± 6,45	Frauen
30	16,83 ± 6,22	20,13 ± 14,60	
60	12,19 ± 4,84	15,66 ± 8,52	

Die LH-RH-Doppelstimulation durch jeweils 25 µg LH-RH i. v. in einem Abstand von 120 Minuten ist einem einfachen LH-RH-Test bzw. 2 LH-RH-Tests an zwei aufeinanderfolgenden Tagen vorzuziehen.

Menge und Art des Untersuchungsmaterials: 0,2 ml Serum für die Untersuchung von LH; 0,4 ml Serum für die Untersuchung von LH und FSH.

Ergebnis der Untersuchung nach ca. 2 Stunden, je nach Methode.

Clomifen-Stimulationstest

Dieser dynamische Test erlaubt die Überprüfung der Hypothalamus- und Hypophysenfunktion und kann gleichzeitig Aufschluß über die Ovarfunktion geben. Die Durchführung ist bei Patientinnen mit normalem Gonadotropin- und Östradiolserumspiegel indiziert (WHO-Gruppe II, s. Tab. 5, S. 595).

Durchführung

Der Clomifen-Test erfolgt durch Verabreichung von 50 bzw. 100 mg Clomifen über 5 Tage. Es wird zur gleichen Tageszeit einen Tag vor der Medikation, während der Medikation und bis zu 10 Tage danach LH im Serum untersucht. Die Erhöhung der LH-Serumspiegel während der Medikation bzw. nach Absetzen der Medikation in Form eines LH-Peaks spricht für ein positives Testergebnis.

Menge und Art des Untersuchungsmaterials: 0,2 ml Serum für LH-Bestimmung.

Ergebnis der Untersuchung nach ca. 2 Stunden, je nach Methode.

Prolaktin (HPRL)

Radioimmunologische Methoden

Wie bei der radioimmunologischen FSH- und LH-Bestimmung können auch hier verschiedene Verfahren zur Untersuchung der HPRL-Serumspiegel verwendet werden. Die Untersuchungen werden nur im Serum und nicht im Harn durchgeführt.

Die häufigste Bestimmungsmethode ist die *Doppelantikörperpräzipitation.*

Wegen der ausgeprägten zirkadianen Rhythmik ist die Untersuchung der Prolaktinserumspiegel zu einer genormten Tageszeit notwendig. Ebenfalls von Bedeutung ist, daß Prolaktinserumspiegel unter Streßsituationen erhöht sein können. Die Normalwerte sind üblicherweise für Blutabnahmen auf 8 bis 9 Uhr morgens normiert. Die maximalen Prolaktinserumspiegel im Rahmen der zirkadianen Rhythmik werden zwischen 4 bis 6 Uhr morgens gefunden, basale Serumspiegel werden zwischen 9 bis 10 Uhr morgens erreicht und beginnen im Laufe des Abends wieder anzusteigen.

Normalbereich

Serumspiegel von Prolaktin in µg/l (mlE/l)

Männer:		5–15	(100–300)
Frauen:		5–25	(100–500)
Schwangere Frauen:			
1. Trimenon	bis	50	(1 000)
2. Trimenon	bis	100	(2 000)
3. Trimenon	bis	200	(4 000)

(alle Angaben bezogen auf den Standard WHO 75/504).

Menge und Art des Untersuchungsmaterials: 0,2 ml Serum.

Ergebnis der Untersuchung nach ca. 2 Stunden.

Extrahypophysäre Gonadotropine

Humanes Choriongonadotropin (HCG)

Passive Hämagglutination

Seit der Anwendung des Prinzips der passiven Hämagglutination zum Nachweis von HCG im Harn (127) wurden mehrere Systeme beschrieben, die eine rasche und einfache Untersuchung dieses Hormons ermöglichen. Der Vorteil dieser Methode besteht darin, daß keine besondere Laboratoriumseinrichtung für die Durchführung dieses Tests notwendig ist. Die Methode wird sowohl zur Schwangerschaftsdiagnose (qualitative Untersuchung) als auch zur Diagnose der Risikoschwangerschaft (quantitative Untersuchung) verwendet.

Qualitative Untersuchungen

„Slide test". Wegen der besonders einfachen Durchführbarkeit dieses Tests eignet er sich besonders für den Schwangerschaftsnachweis in der Sprechstunde (74). Anstelle von Erythrozyten werden mit HCG beladene Latexpartikel verwendet. Auf einem Objektträger werden je ein Tropfen Harn – am besten Morgenharn, da dieser konzentrierter an HCG ist – und ein Tropfen der Latexsuspension zusammengebracht und geprüft, ob Agglutination auftritt oder nicht. Dieser Test eignet sich vom 12. Tag an nach Ausbleiben der Menstruation zur Diagnose der Schwangerschaft.

EIA- und ELISA-Methoden haben die Slide tests, aber auch die Sedimentationstests verdrängt. Die Ergebnisse werden anhand einer Farbreaktion abgelesen. Mehrere qualitative Untersuchungen auf der Basis der EIA- bzw. ELISA-Methoden sind für eine rasche HCG-Untersuchung eingeführt worden.

Menge und Art des Untersuchungsmaterials: einige Tropfen Harn, wobei Morgenharn infolge der größten Konzentration von HCG in der Frühschwangerschaft günstiger ist. Ergebnis der Untersuchung nach wenigen Minuten.

Sedimentationstests

Sedimentationstests können frühestens 1–2 Tage nach Ausbleiben der Menstruation zur Schwangerschaftsdiagnose herangezogen werden (114). Von besonderem Vorteil ist die Testmethode, bei der sämtliche Reagenzien zur Durchführung der Untersuchung bereits in einer Ampulle abgefüllt sind (114). In die Ampulle wird der Harn einpipettiert und die Sedimentation durchgeführt. Ein positives Ergebnis zeigt sich durch eine braune Ringbildung am Boden der Ampulle.

Menge und Art des Untersuchungsmaterials: wenige ml Harn, Morgenharn ist infolge der größeren Konzentration von HCG in der Frühschwangerschaft günstiger.

Ergebnis der Untersuchung nach 1–2 Stunden.

Quantitative Untersuchung

Die HCG-Harnausscheidung während der normalen Schwangerschaft zeigt den in Abbildung 4 wiedergegebenen charakteristischen Verlauf. Wegen der in dieser Abbildung gezeigten großen physiologischen Streubreite kann man diese Testmethode nur dann für diagnostische Zwecke verwenden, wenn oftmalige Kontrolluntersuchungen (2–3 mal wöchentlich) durchgeführt werden. Überdies liefert die sogenannte quantitative Untersuchung durch Hämagglutinationstests nur ein semiquantitatives Resultat. Der Grund hierfür ist, daß der HCG-Titer mit Hilfe einer geometrischen Harnverdünnung (z. B. 1:8, 1:16, 1:32 usw.) austitriert wird. Das Ergebnis errechnet man aus der Verdünnungszahl jener Harnverdünnung, die in der Verdünnungsreihe das letzte positive Resultat gibt (115).

Menge und Art des Untersuchungsmaterials: nur wenige ml Morgenharn.

Ergebnis der Untersuchung nach 1–2 Stunden.

Radioimmunologische Methoden

Wegen der Kreuzreaktion von HCG und LH können dieselben Bestimmungsmethoden, die auf S. 586 für LH beschrieben worden sind, auch für die radioimmunologische Untersuchung des HCG verwendet werden (11, 13, 28, 31, 38, 39, 80, 91, 92, 96, 108, 122, 126, 130). Die HCG-Serumspiegel zeigen während der normalen Schwangerschaft den in Abbildung 5 dargestellten Verlauf (51, 52, 103, 120). Auch für dieses Hormon gilt, daß es durch Verwendung verschiedener Materialien und Methoden zu unterschiedlichen Absolutwerten in den einzelnen Laboratorien kommt.

Menge und Art des Untersuchungsmaterials: 0,1 ml Serum.

Ergebnis der Untersuchung nach 1 bis 3 Stunden, abhängig von der Methode.

β-HCG-spezifische Radioimmunoassays

Sämtliche Glykoproteohormone des Hypophysenvorderlappens sind aus einer α- und β-Untereinheit aufgebaut. Infolge der ähnlichen proteinchemischen Struktur der α-Untereinheiten kommt es zu einer Kreuzreaktion zwischen LH und HCG, wenn Antiseren durch Immunisation mit vollständigen LH- bzw. HCG-Molekülen gewonnen werden. Da die β-Untereinheit von Glykoproteinen einen hormonspezifischen, proteinchemischen Aufbau zeigt, kann durch Immunisation mit β-HCG ein HCG-spezifisches Antiserum gewonnen werden, welches keine Kreuzreaktion mit LH aufweist. Auf diese Weise kann ein β-spezifischer Radioimmunoassay aufgebaut werden, welcher praktisch keine Kreuzreaktionen mit LH, FSH bzw. TSH zeigt. Beson-

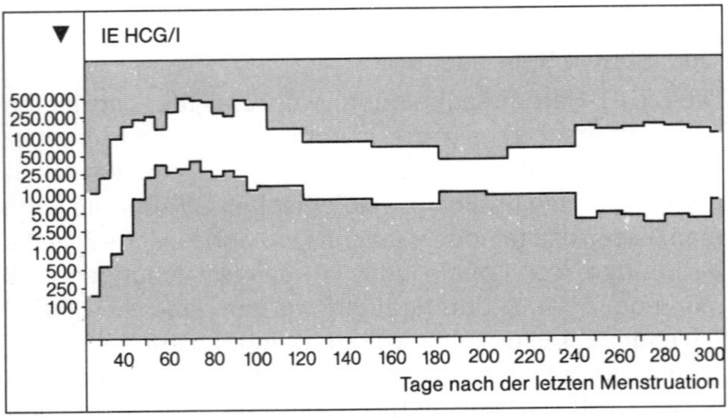

Abb. 4: Vertrauensgrenze der HCG-Harnausscheidung während der normalen Schwangerschaft (125).

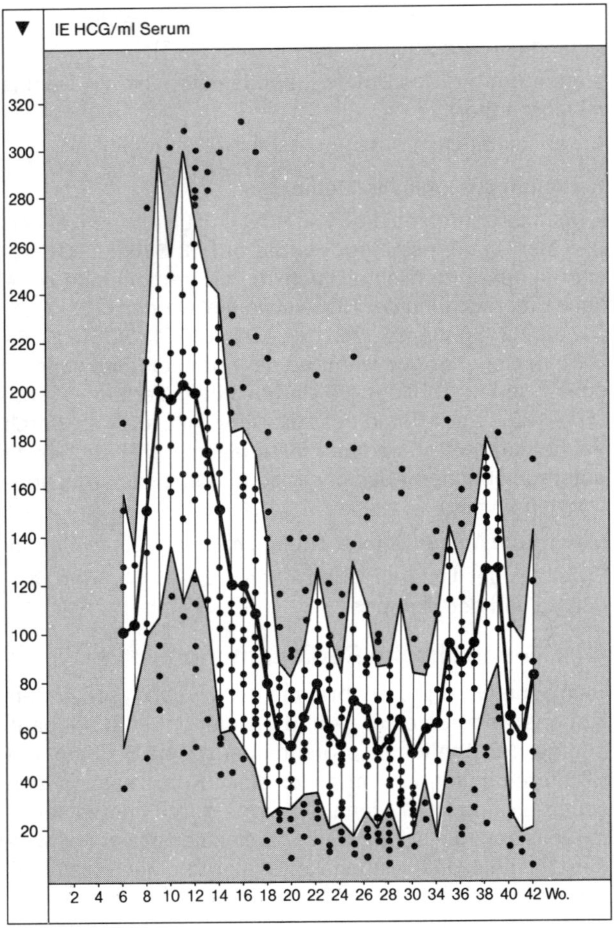

Abb. 5: HCG-Serumspiegel während der normalen Schwangerschaft (120). Angegeben sind Verlauf der Mittelwerte und die 95%ige Vertrauensgrenze der Mittelwerte.

ders bewährt haben sich hier auch wieder „solid-phase coated tube“-Methoden.

Normalbereich

β-HCG-Serumspiegel in IE/l

Frauen und Männer:

normal	0– 5
grenzwertig	5–10
pathologisch über	10

Schwangere Frauen:

1. Woche	10– 30
2. Woche	200– 500
3. Woche	1 000– 3 000
4. Woche	5 000– 10 000
2.–3. Monat	10 000–100 000
2. Trimester	5 000– 50 000
3. Trimester	2 000– 15 000

(alle Angaben bezogen auf den 2. Internationalen HCG-Standard).

Menge und Art des Untersuchungsmaterials: 0,1 ml Serum.

Ergebnis der Untersuchung nach 1 bis 3 Stunden, abhängig von der Methode.

Humanes Plazentolaktogen (HPL) oder Chorionsomatomammotropin (HCS)

Radioimmunologische Methoden

Mehrere radioimmunologische Methoden zur Untersuchung des HPL im Serum wurden beschrieben (15, 45, 64, 68, 73, 104, 107, 116). Während der normalen Schwangerschaft steigt die HPL-Konzentration bis zur 32. Schwangerschaftswoche progressiv an (Abb. 6). Ab der 32. Woche bleiben die HPL-Serumspiegel praktisch konstant (15, 68, 104, 119). Wie schon bei den anderen Proteohormonen erwähnt, lassen sich auch hier sehr schwer Normalbereiche definieren, d. h., jedes Laboratorium muß seine eigenen Normalwerte erarbeiten. Die radioimmunologische Untersuchung des HPL im Serum läßt sich diagnostisch von der 7. Schwangerschaftswoche an verwerten. Wegen der sehr kurzen biologischen Halbwertszeit von 15 bis 20 Minuten (biologische Halbwertszeit für HCG ca. 24–36 Stunden) und wegen des progressiven Anstiegs sind HPL-Untersuchungen bei der Risikoschwangerschaft besser als HCG-Bestimmungen (120). HPL ist ein empfindlicher Indikator für die Plazentainsuffizienz (66, 67, 103, 105, 112, 113, 119).

Menge und Art des Untersuchungsmaterials: 0,05 ml Serum.

Ergebnis der Untersuchung nach ca. 2 Stunden, abhängig von der Methode.

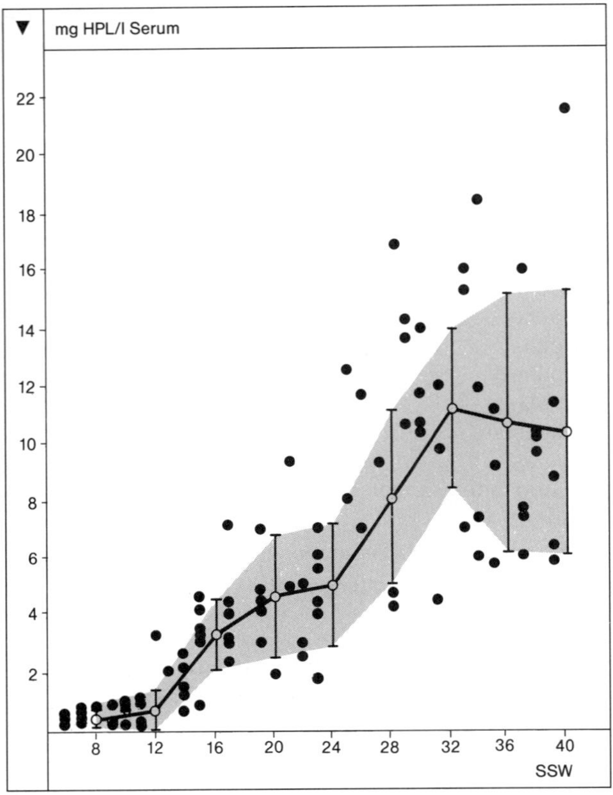

Abb. 6: Serumspiegel während der normalen Schwangerschaft. Mittelwerte und Normalbereich (119).

Diagnostische Bewertung

LH, FSH, HPRL, HCG, HPL

Im allgemeinen wird für die grobklinische Diagnose und zur Abklärung einer *Funktionsstörung der Hypothalamus-Hypophysenachse* bezüglich der Gonadotropinsekretion eine FSH-Untersuchung ausreichen. Zur näheren Abklärung sollte allerdings eine LH-Untersuchung miteinbezogen werden, da in physiologischen und auch in pathologischen Fällen der LH- und FSH-Verlauf nicht immer parallel ist, d. h., daß bei normalem FSH-Spiegel erhöhte LH-Spiegel gefunden werden können. Solch eine Diskrepanz kann man beim polyzystischen Ovar beobachten. Umgekehrt kann auch FSH bei normalem LH-Serumspiegel erhöht sein, wie dies bei der Frau in der Menopause und beim Mann bei der Spermatogenesehemmung der Fall ist.

In die laboratoriumsdiagnostische Abklärung von *Zyklus- und Fertilitätsstörungen der Frau* sind HPRL-Bestimmungen miteinzubeziehen, da die Therapie einer Hyperprolaktinämie durch dopaminerge Substanzen nach Ausschluß ei-

Vereinfachtes Schema zur laboratoriumsdiagnostischen Abklärung von Zyklus- und Fertilitätsstörungen der Frau

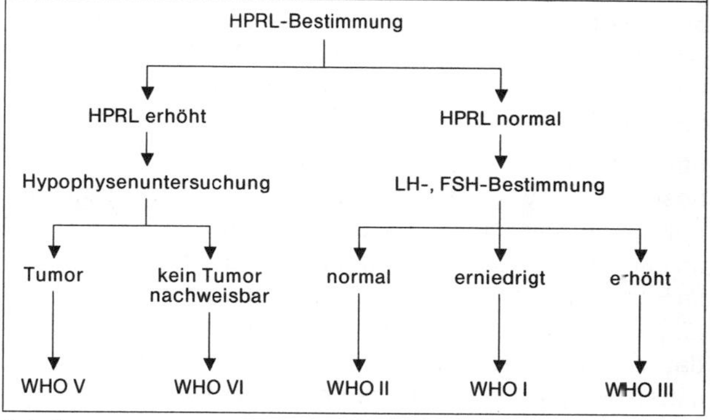

Tab. 5

LH- und FSH-Harnausscheidung bzw. -Serumspiegel bei verschiedenen Endokrinopathien

Erniedrigte Harnausscheidung, erniedrigter Serumspiegel:
Hypogonadotrope Amenorrhö (primär hypophysär oder hypothalamisch und suprarenal, d.h. AGS-bedingt), funktionelle Hypophysenvorderlappenunterfunktion, Sheehan-Syndrom, Oligomenorrhö, dysfunktionelle Blutungen.

Normale Harnausscheidung, normaler Serumspiegel:
Eugonadotrope Amenorrhö mit Fehlen des ovulatorischen LH-Maximums.

Erhöhte Harnausscheidung, erhöhter Serumspiegel:
Polyzystisches Ovar (Stein-Leventhal-Syndrom), hypogonadale Amenorrhö, Ovarialinsuffizienz, klimakterisches Syndrom, Pubertas praecox Klinefelter-Syndrom, testikuläre Tumoren, Tumoren des Ovars, z.B. Dysgerminom (LH erhöht infolge Kreuzreaktion mit HCG), Blasenmole, Chorionepitheliom (LH erhöht infolge Kreuzreaktion mit HCG), Spermiogenesehemmung, Semikastration nach Hodentumor.

Tab. 6

nes Tumors eine sehr hohe Erfolgsquote hat (Tab. 5). Bei normalem HPRL-Serumspiegel erlaubt die FSH-Untersuchung eine Differentialdiagnose bezüglich der Funktion der Hypothalamus-Hypophysen-Gonadenachse. Zur Differentialdiagnose einer hypophysären oder hypothalamischen Insuffizienz sollte ein Stimulationstest mit synthetischem LH-RH durchgeführt werden (109). Von großer Wichtigkeit ist die Untersuchung der täglichen LH-Serumspiegel zur Terminierung der Ovulation bei Sterilitätspatientinnen (48).

Bei Patienten mit *Hodentumor* kommt es nach der Semikastration zum Anstieg der FSH-Serumspiegel. Ein Abfall der erhöhten FSH-Werte in den Normalbereich ist ein sicherer Hinweis für das Auftreten eines Rezidivs bzw. für das Entstehen von Metastasen.

Die zu erwartenden LH- bzw. FSH-Harnausscheidung bzw. -Serumspiegel bei verschiedenen Endokrinopathien sind in der Tabelle 6 zusammengestellt.

HCG

Untersuchungen des HCG sind nur bis zur 12.–15. Schwangerschaftswoche für diagnostische Zwecke verwertbar. Negative HCG-Befunde sind erst 10–14 Tage nach Entfernen des HCG-produzierenden Gewebes zu erwarten.

Für den normalen Ablauf der Schwangerschaft sind ganz bestimmte physiologische Serum-HCG-Konzentrationen notwendig. Man kann daher eine *gestörte Schwangerschaft* und eine *Risikoschwangerschaft* mit HCG-Untersuchungen im Harn bzw. Serum diagnostizieren bzw. den Therapieerfolg kontrollieren. Es muß darauf hingewiesen werden, daß zur Stützung und Bestätigung eines Befundes, der mittels HCG-Untersuchungen erhoben wurde, unbedingt eine Bestimmung des HPL-Serumspiegels durchgeführt werden soll. Der Grund hierfür ist, daß oftmals die HCG-Werte im Normalbereich liegen, während in Übereinstimmung mit dem klinischen Bild die HPL-Serumspiegel bereits pathologisch sind. Überdies ist wichtig zu beachten, daß einmalige Untersuchungen nur ganz grobe Anhaltspunkte liefern können. Es empfiehlt sich daher, mehrmalige Kontrolluntersuchungen durchzuführen (für die Diagnostik mindestens 3 mal wöchentlich, zur Verfolgung des Therapieverlaufs 1 mal wöchentlich), da man aus dem Verlauf der HCG-Werte (Absinken, Ansteigen) wertvolle diagnostische Aussagen machen kann. Bei Risikoschwangerschaften findet man verminderte HCG-Werte, die an der unteren Grenze des Normalbereichs liegen können, bzw. eine abfallende Tendenz der HCG-Konzentration bei Abortus imminens, drohender Frühgeburt, missed abortion, intrauterinem Fruchttod, Gestose. Bei diabetischen Schwangerschaften liegen die HCG-Werte im Normalbereich oder sind leicht erhöht.

Die vermehrte Bildung von HCG steht bei *Blasenmole und Chorionepitheliom* neben der klinischen Symptomatologie im Vordergrund. Wöchentliche Kontrolluntersuchungen sind angezeigt, um eine Differentialdiagnose zu ermöglichen, da der bei der Schwangerschaft zu beobachtende Abfall der HCG-Konzentrationen nach der 10. bis 12. Woche der Schwangerschaft hier unterbleibt. Eine Differentialdiagnose ist ferner mittels Untersuchung der HPL-Serumspiegel möglich (s. S. 597). Nach operativer Entfernung: 1) Normalisierung innerhalb von 14 Tagen bedeutet komplette Entfernung des HCG-produzierenden Gewebes ohne Metastasierung; 2) Normalisierung nach 4–6 Wochen: Rückbildung der Metastasen einer gutartigen Chorionepitheliosis; 3) Ausbleiben der Normalisierung: malignes Chorionepitheliom mit Metastasierung; 4) Anstieg der Werte: Fortschreiten der Metastasierung.

Auch bei erfolgreicher zytostatischer Therapie kommt es zu einem Absinken der HCG-Werte.

Beim sogenannten „gemischten Dysgerminom" findet man erhöhte HCG-Werte, die post operationem absinken. Bei Metastasierung steigen die HCG-Werte kurz nach der Operation wieder an (72).

Der Nachweis von β-HCG bei Patienten mit *Hodentumoren* ist ein sicherer Hinweis für das Auftreten von Metastasen. Da mit Hilfe der radioimmunologischen β-HCG-Untersuchung bereits 10^4 Zellen erfaßt werden können, sollte die β-HCG-Untersuchung in das Routineprogramm zur Kontrolle des Therapieerfolges einbezogen werden.

Bei sämtlichen ektopischen HCG-produzierenden Prozessen ist aus den hier angeführten Gründen einer spezifischen β-HCG-Untersuchung gegenüber der normalen HCG-Bestimmung der Vorzug zu geben.

HPL

HPL ist ein empfindlicher Indikator für die Plazentainsuffizienz und dient gemeinsam mit der Östrioluntersuchung zur Früherkennung der fetalen Gefährdung bei der Risikoschwangerschaft. Es empfiehlt sich, Kontrolluntersuchungen 3 mal wöchentlich durchzuführen. Nach Normalisierung: Kontrollen 10–14tägig. Verminderung: Abortus imminens, drohende Frühgeburt, Gestose. Werte nahe 0 oder 0: missed abortion, intrauteriner Fruchttod. Niedrige Werte ohne Schwangerschaft: Blasenmole, Chorionepitheliom, Dysgerminom (45, 72, 104, 105).

Sexualhormone

Chemie

Die diagnostisch wichtigsten weiblichen Sexualhormone sind die Östrogene und das Progesteron. Die klassischen *Östrogene* sind das Östron (E_1),17β-Östradiol (E_2) und Östriol (E_3). Sie werden im Ovar, in der Nebennierenrinde, den Leydig-Zellen der Testes und in der fetoplazentaren Einheit auf dem in Abbildung 7 gezeigten Biosyntheseweg gebildet. Die gemeinsame Vorstufe, aus der Pregnenolon als Substrat für alle Steroidhormone synthetisiert wird, ist Cholesterin. Aus Progesteron werden die Androgene und Östrogene des Ovars und der Testes gebildet. Östrogene entstehen aus den Androgenen in den steroidproduzierenden endokrinen Drüsen über 19-OH-Zwischenstufen aus Δ^4-Androstendion. Aromatisierung von Ring A liefert die Östrogene. Die follikulären Strukturelemente des Ovars bilden überwiegend die Östrogene. Stromaelemente sind Hauptsyntheseort der Androgene, und das Corpus luteum produziert überwiegend Gestagene (99).

Im Blutkreislauf zirkulieren die Steroidhormone in „gebundener" Form, d. h. in einem mehr oder weniger festen Komplex an Plasmaproteine gebunden (121). Der Stoffwechsel der weiblichen Sexualhormone vollzieht sich vorwiegend in der Leber. Hier werden auch Konjugate gebildet. Die Östrogene werden als Sulfate oder Glukuronide im Harn ausgeschieden. Die Produktionsraten von E_1 und E_2 – aus den Harnausscheidungen errechnet – betragen 0,1–0,5 mg/24 Stunden [370–1850 nmol/24 Std.] (14, 128).

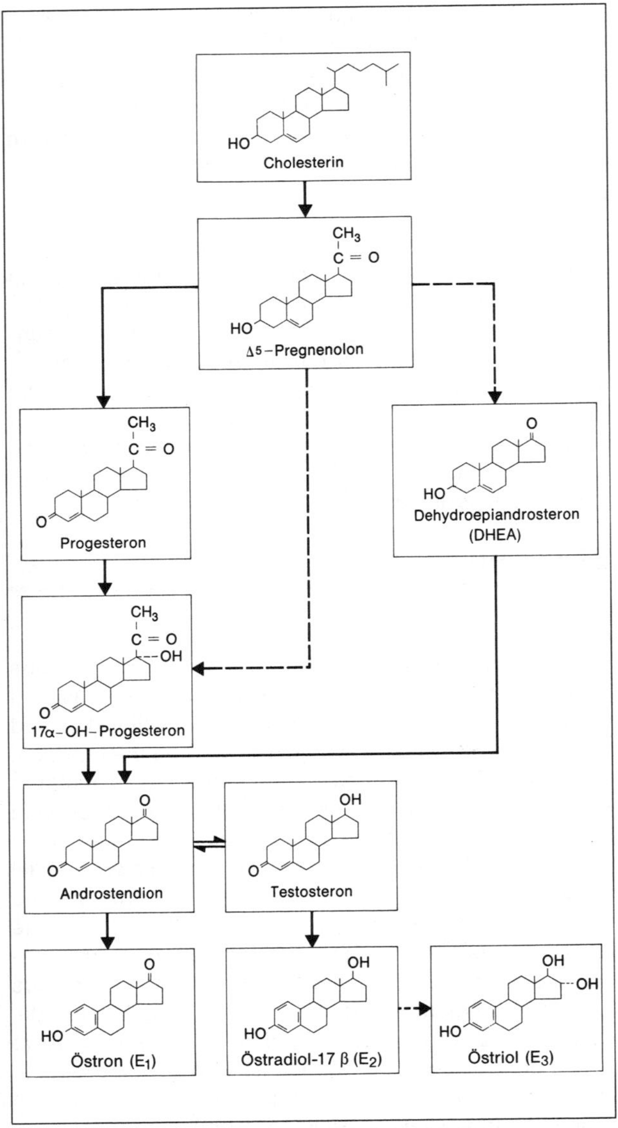

Abb. 7: Biosynthese der weiblichen Sexualhormone. ——▶ Synthese auf direktem Weg. – – –▶ Synthese über nicht eingezeichnete Zwischenstufen.

Progesteron wird im reifenden Follikel, im Corpus luteum, in der Nebennierenrinde, in der Plazenta und im Testis gebildet. Es wird zu Pregnandiol abgebaut, bevor es als Glukuronid ausgeschieden wird. Die Progesteronproduktion im Corpus luteum wird vorwiegend durch die Gonadotropine des Hypophysenvorderlappens (LH und HPRL) gesteuert (Abb. 8). Die Produktionsraten des Progesterons – aufgrund von Plasmauntersuchungen berechnet (75) – betragen 2–9 mg/24 Stunden (6,36–28,6 μmol/24 Std.) während der follikulären Phase und 22 mg/24 Stunden (70,0 μmol/24 Std.) in der lutealen Phase. Die Progesteronbildung in der Plazenta erreicht in der Schwangerschaft bis zu 280 mg/Tag (890 μmol/Tag).

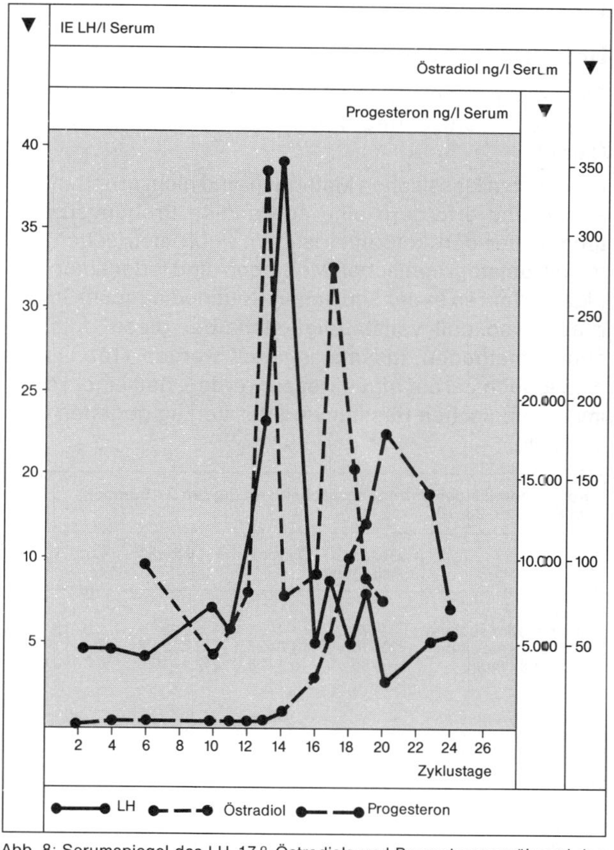

Abb. 8: Serumspiegel des LH, 17 β-Östradiols und Progesterons während des normalen Zyklus (49).

Progesteron ist praktisch nur im Blut und Gewebe, nicht aber im Harn nachweisbar. Es wird aus dem Blut mit einer Halbwertszeit von etwa 2 1/2 Minuten durch Abbau in der Leber entfernt, so daß der Progesteronspiegel nur in der Gravidität höhere Werte erreicht [bei fortgeschrittener Schwangerschaft 20–150 μg/l (63,6–477 nmol/l)]. Außerdem können Lebererkrankungen durch Abbaustörungen zu einem erhöhten Progesteronblutspiegel führen. Im Blut ist das Progesteron zu 99% an die Plasmaproteine gebunden. Auch bei den weiblichen Sexualhormonen wurden in den letzten Jahren neue und empfindliche Bestimmungsmethoden entwickelt, die die Untersuchung dieser Steroidhormone im Blut ermöglichen. Dadurch ist man nicht mehr darauf angewiesen, einen Befund aufgrund von Metaboliten zu erstellen, sondern man kann die biologisch aktiven Steroide direkt im zirkulierenden Blut bestimmen.

Zunächst werden nur die diagnostisch wichtigen Methoden für Harnbestimmungen und anschließend die modernen Verfahren der Blutuntersuchung besprochen.

Östrogene

Untersuchungen im Harn

Die radioimmunologische Untersuchung erlaubt eine spezifische Untersuchung von Östron, 17β-Östradiol und Östriol.

Die meisten klassischen Methoden sind nicht gruppenspezifisch und erfordern eine aufwendige Probenvorbereitung. Unter den kolorimetrischen, fluorometrischen und gaschromatographischen Methoden sind jedoch noch einige Verfahren in der klinischen Routinediagnostik in Gebrauch, so daß vollständigkeitshalber diese Untersuchungsmethoden zusammengefaßt werden (Tab. 7). Es muß jedoch darauf hingewiesen werden, daß einer radioimmunologischen Bestimmung der Vorzug gegeben werden soll.

Normalbereich der Östrogenausscheidung (µg pro 24 Stunden) im Harn (19, 23, 78)

	Gesamt-östrogene	Östron	Östradiol	Östriol
Frauen				
Menstruationsbeginn	4–25	4–7	0–3	0–15
Ovulationsmaximum	30–100	14,8–27,4	2,8–21,8	8,1–119,5
Lutealmaximum	18–85	5,1–25,0	2,1–10,6	5,0–89,0
Schwangere				
Ende 10. Woche	–	100	50	200
Ende 20. Woche	–	600	200	6000
1. Woche ante part.	30–800	1400	520	29000
Menopause	2–11	1–3	0–4	1–9
Männer				
25–35 Jahre	9–25	0–11	0–7	1–12
Umrechnungsfaktor: µg x f = nmol	3,61	3,70	3,67	3,47

Tab. 7

Kolorimetrische Methoden

● *Schnellmethode nach Brown*

Zur Untersuchung der Gesamtöstrogene ist zur Zeit diese

Untersuchung die Methode der Wahl, besonders bei der Verfolgung des Therapieerfolges während der Ovulationsauslösung mit Gonadotropinen.

Menge und Art des Untersuchungsmaterials: 24-Stunden-Harn.
Dauer der Untersuchung: 5 Stunden.

● *Methode nach Brown (24)*

Dies ist die grundlegende Methode, von der sämtliche Östrogenbestimmungen abgeleitet wurden. Die Hauptstufen in der Untersuchung sind die saure Hydrolyse, Ätherextraktion, Derivatbildung (Methylierung der phenolischen Gruppen), Trennung der Methyläther der Östrogene durch Adsorptionschromatographie, kolorimetrische Bestimmung nach der Kober-Reaktion (71).

Menge und Art des Untersuchungsmaterials: 24-Stunden-Harn.

Dauer der Untersuchung: ca. 10 Stunden.

Es existieren mehrere Modifikationen der ursprünglichen Brown-Methode zur spezifischen Untersuchung der einzelnen Östrogene.

● *Methode nach Brown und Blair (21)*

Dieses Verfahren dient zur spezifischen Bestimmung von Östron.

Menge und Art des Untersuchungsmaterials: 24-Stunden-Harn.

Dauer der Untersuchung: ca. 10 Stunden.

● *Methode nach Brown und Coye (22)*

Diese Untersuchungsmethode dient zur Bestimmung von Östriol.

Menge und Art des Untersuchungsmaterials: 24-Stunden-Harn.

Dauer der Untersuchung: Von einer Arbeitskraft können 8 Bestimmungen an einem Tag durchgeführt werden

● *Methode nach Klopper und Wilson (70)*

Dieses Verfahren dient zur Bestimmung von Östriol während der Schwangerschaft. Die untere Empfindlichkeit des Verfahrens liegt bei 20 μg Östriol/24-Stunden-Harn (69,4 nmol/24 Std.).

Menge und Art des Untersuchungsmaterials: 24-Stunden-Harn.

Dauer der Untersuchung: Von einer Arbeitskraft können ca. 6 Untersuchungen an einem Tag durchgeführt werden.

Fluorometrische Methoden

Diese Methoden beruhen darauf, daß Östrogene nach dem Erhitzen mit starken Säuren eine Fluoreszenz zeigen. Die Empfindlichkeit solcher Methoden liegt bei ca. 1 μg E_1, E_2 und E_3/24-Stunden-Harn (35).

Gaschromatographische Methoden

Die Gasflüssigchromatographie dient sowohl zur Auftrennung der einzelnen Steroidfraktionen als auch zur eigentlichen Endpunktbestimmung. Die erfolgreiche Anwendung dieser Methode hängt jedoch primär von der Reinheit der Extrakte ab, die man im Gaschromatographen bestimmen möchte. Die Empfindlichkeit dieser Verfahren liegt bei ca. 0,5 µg Östrogene/24-Stunden-Harn [1,81 nmol/24 Std.] (133).

Menge und Art des Untersuchungsmaterials: 24-Stunden-Harn.

Ergebnis der Untersuchung nach 1–2 Tagen.

Radioimmunologische Methoden

Nach enzymatischer Hydrolyse mit β-Glukuronidase werden die Östrogene extrahiert und einer Dünnschichtchromatographie unterworfen. Die Trennung von freiem und an den Antikörper gebundenem Tracer in der nachfolgenden radioimmunologischen Untersuchung erfolgt mittels Ammoniumsulfatpräzipitation (10). Die Empfindlichkeit eines solchen Systems beträgt 16 ng Östron und Östradiol/l Harn (59,2 pmol/l) und 62 ng Östriol/l Harn (2,15 nmol/l). Bei Verwendung von spezifischen Antiseren kann die enzymatische Hydrolyse während der Inkubation des Radioimmunoassays erfolgen.

Menge und Art des Untersuchungsmaterials: 1–5 ml Proben eines 24-Stunden-Harns.

Dauer der Untersuchung: ca. 36 Stunden (die radioimmunologische Endpunktbestimmung nimmt ca. 3 Stunden in Anspruch, die vorangehenden Extraktions- und Reinigungsschritte sind relativ aufwendig).

Enzymimmunoassay

Neben der radioimmunologischen Methode können auch enzymimmunologische Untersuchungen für die Östrogene im Harn verwendet werden. Der Vorteil der enzymimmunologischen Methoden besteht darin, daß diese Verfahren mit Hilfe der üblichen apparativen Ausstattung eines klinisch-chemischen Laboratoriums durchgeführt werden können. Nachteil der enzymimmunologischen Methodik ist zur Zeit noch die geringe Nachweisempfindlichkeit.

Untersuchungen im Blut

Für Untersuchungen der Östrogene im Blut (Serum bzw. Plasma) eignen sich nur die äußerst empfindlichen Bestimmungsmethoden, die auf dem Prinzip der Sättigungsanalyse beruhen. Für diese Zwecke hat sich der Radioimmunoassay bewährt. Enzymimmunologische Verfahren (EIA oder ELISA), die den gleichen Ansprüchen wie der Radioimmunoassay gerecht werden, sind zur Zeit in Ausarbeitung. Die früher noch üblichen kompetitiven *Proteinbin-*

dungsmethoden und *Doppelisotopderivatmethoden* wurden vom Radioimmunoassay vollständig verdrängt.

Die „solid-phase coated tube“-Verfahren sind den klassischen radioimmunologischen Methoden vorzuziehen. Diese Verfahren können auch ohne vorausgehende Extraktion mit organischen Lösungsmitteln eingesetzt werden.

Radioimmunologische Methoden

Bei dieser Methode muß zunächst eine Extraktion mit organischen Lösungsmitteln (z. B. Äther) erfolgen. Bei Verwendung von spezifischen Antiseren ist die Extraktion vor dem Radioimmunoassayansatz für Östradiol und Östriol nicht mehr notwendig. Für die radioimmunologische Untersuchung von 17β-Östradiol und Östriol können spezifische Antiseren eingesetzt werden. Die Untersuchung des Östrons erfordert eine Säulenchromatographie zur Abtrennung des Östrons von den beiden anderen Östrogenen oder eine Extraktion mit organischen Lösungsmitteln. Mehrere Systeme zur radioimmunologischen Untersuchung der Östrogene sind beschrieben worden (1, 2, 50, 62, 83, 84). Den spezifischen radioimmunologischen Verfahren ist der Vorzug zu geben, da der Zeitaufwand geringer ist als bei den unspezifischen Methoden. Die Trennmethode der Wahl beim Radioimmunoassay ist das „solid-phase coated tube“-Verfahren.

Menge und Art des Untersuchungsmaterials: 0,2–3 ml Serum, abhängig von der Art der verwendeten radioimmunologischen Bestimmungsmethode und davon, ob es sich um Kinder, Männer oder um Frauen in der Prä- bzw. Postmenopause handelt.

Ergebnis der Untersuchung nach 2–3 Stunden, abhängig von der Methodik (Tab. 8).

Normalbereich für Östradiol im Serum, nach Breuer und Krüskemper (2)

	ng/l	pmol/l
Frauen:		
follikuläre Phase	30–150	110–551
luteale Phase	30–200	110–734
Peakwerte	150–500	55–1835
Postmenopause	6–26	22–95
Männer	14–36	51–132
Knaben (präpubertär)	3–6,9	11–25
Mädchen (präpubertär)	5,4–14,6	20–54

Tab. 8

Diagnostische Bewertung in der Schwangerschaft

Die normale Östrogenausscheidung während des physiologischen Ablaufs der Schwangerschaft ist in Abbildung 9 wiedergegeben. Die Höhe der Östriolausscheidung im Harn wird als Indikator der fetoplazentaren Einheit gewertet. Von Bedeutung ist, daß Östriolausscheidungswerte nur einen komplexen Anhaltspunkt über die Bildung von Östriolvorstufen, wie Dehydroepiandrosteron (DHEA), in der Nebennierenrinde des Feten und über die Umwandlung dieser Vorstufen in Östriol durch die Plazenta liefern. Daher ist eine Funktionsdiagnose der Plazenta durch Östrioluntersuchungen nicht eindeutig und sicher möglich. Nach neueren Untersuchungen scheint die Östriolbestimmung der HPL-Untersuchung bei der Früherkennung der fetalen Gefährdung in der Schwangerschaft unterlegen zu sein (66).

Die Relation Östradiol:Östron:Östriol beträgt im zweiten Lunarmonat 1:2, 3:4, 3, im zehnten 1:2, 4:42,6. Ein konstantes Verhältnis zwischen Pregnandiol und den Östrogenen fehlt. Da vor allem Östriol eine beträchtliche Erhöhung im letzten Schwangerschaftsdrittel erfährt, wird außer den Gesamtöstrogenen nur dieses für Routinezwecke bestimmt. Die Höhe der Östriolausscheidung wird als Indikator der Plazenta-Fetus-Einheit gewertet.

Erniedrigte Werte von Östradiol bzw. den Gesamtöstrogenen im Harn oder von Östradiol im Serum finden sich bei Abortus imminens, drohender Frühgeburt, Spätgestosen, missed abortion und intrauterinem Fruchttod.

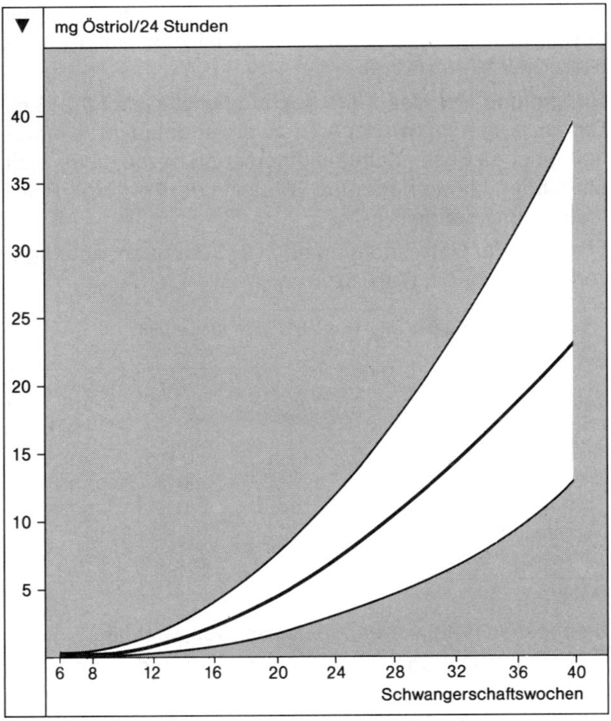

Abb. 9: Mittelwerte und Normalbereich des Östriols während der normalen Schwangerschaft.

Diagnostische Bewertung in der gynäkologischen Endokrinologie

Die Bestimmung der Östradiolserumspiegel mittels Radioimmunoassay ist eine wertvolle Hilfe bei der Terminierung des Ovulationszeitpunktes unter einer HMG-Therapie. Die wichtigsten Indikationen für Östradiol-Untersuchungen bei gynäkologischen Endokrinopathien sind in der Tabelle 9 zusammengefaßt.

Harnausscheidung der Gesamtöstrogene bzw. Serumspiegel von 17 β-Östradiol bei Endokrinopathien (bei mehreren Krankheitsbildern können Harnausscheidung und Serumspiegel sowohl normal, erhöht bzw. erniedrigt sein. In solchen Fällen sind weitere Hormonuntersuchungen wünschenswert).
Erniedrigte Gesamtöstrogene bzw. 17 β-Östradiol im Serum primäre und sekundäre Amenorrhö, Hypoplasie und Dysplasie der Ovarien, Menopause und Postmenopause, genetisch weiblicher Hermaphroditismus, Gonadendysgenesie, Ulrich-Turner-Syndrom, Stein-Leventhal-Syndrom, dysfunktionelle Uterusblutung, echter männlicher Hermaphroditismus, NNR-Hyperplasie, Oligomenorrhö, monophasischer Zyklus. **Erhöhte Gesamtöstrogene bzw. 17 β-Östradiol im Serum** echter männlicher Hermaphroditismus, NNR-Hyperplasie, tumorbedingtes AGS (Karzinom). Nebennierentumoren, Gynäkomastie, dysfunktionelle Uterusblutungen, Granulosazelltumoren, Thekazelltumoren, andere Ovarialtumoren (44, 97, 123), Chorionepitheliom des Hodens (57), Luteinzysten, Stein-Leventhal-Syndrom. **Normale Gesamtöstrogene bzw. 17 β-Östradiol im Serum** Oligomenorrhö, monophasischer Zyklus, genetisch weiblicher Hermaphroditismus, echter männlicher Hermaphroditismus, Pseudohermaphroditismus masculinus externus, Stein-Leventhal-Syndrom, NNR-Hyperplasie, dysfunktionelle Uterusblutung.

Tab. 9

Progesteron

Die klassischen kolorimetrischen und fluorimetrischen Methoden wurden durch radioimmunologische Untersuchungsmethoden vollkommen verdrängt. Ebenso werden keine gaschromatographischen Bestimmungen mehr eingesetzt.

Radioimmunologische Methoden

Die radioimmunologische Untersuchung von Progesteron erlaubt eine Bestimmung dieses Hormons ohne vorherige aufwendige Reinigungs- und Isolierungsvorgänge (3). Spezifische Antiseren gegen Progesteron ermöglichen die Durchführung des Radioimmunoassays ohne vorherige säulenchromatographische Abtrennung bzw. ohne Extraktion des Serums mit organischen Lösungsmitteln. Als Trennmethode hat sich das „solid-phase coated tube"-Verfahren durchgesetzt.

Menge und Art des Untersuchungsmaterials: 0,2 ml Serum.

Dauer der Untersuchung: 2–3 Stunden.

Normalbereich

Die Plasmaprogesteronwerte während des normalen biphasischen Zyklus und während der Schwangerschaft sind in Tabelle 10 angegeben.

Progesteron im Plasma im normalen Zyklus und während der Schwangerschaft		
	Mittelwert ± Standard-abweichung µg/l (nmol/l)	Bereich
follikuläre Phase	0,545 ± 0,103 (1,73 ± 0,33)	0,406–0,645 (1,29–2,05)
Mitte der lutealen Phase	8,561 ± 4,661 (27,2 ± 14,8)	1,480–13,500 (4,71–42,0)
Schwangerschaft (Wochen)		
16–18	48,4 ± 18 (154 ± 57,2)	30–81 (95,4–258)
28–30	98,0 ± 28 (312 ± 89,0)	65–147 (207–467)
38–40	178,5 ± 48 (568 ± 153)	121–290 (385–922)

Tab. 10

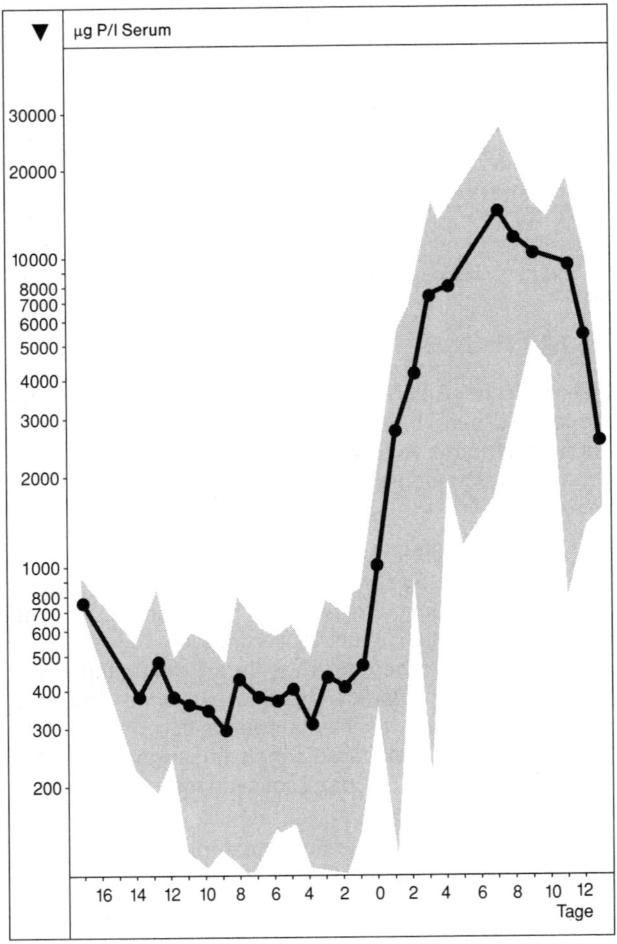

Abb. 10: Verlauf des Progesteronserumspiegels im normalen Zyklus (47).

Der Verlauf der Progesteronkonzentrationen im Serum während des normalen Zyklus ist in Abbildung 10 graphisch dargestellt.

Diagnostische Bewertung in der gynäkologischen Endokrinologie

Während des normalen biphasischen Zyklus erfolgt kurz nach dem Erreichen des präovulatorischen LH-Maximums ein Ansteigen des Progesterons im Serum (Abb. 10). Das Maximum des Progesteronserumspiegels wird ca. 8 Tage nach dem LH-Peak erreicht. Zyklusdiagnostik: Die Untersuchung des Progesterons im Serum liefert einen Hinweis auf eine erfolgte Ovulation. Überdies erlaubt die Kontrolluntersuchung des Progesterons in der lutealen Phase eine genaue Beurteilung der 2. Zyklusphase. Bei Corpus-luteum-Insuffizienz ist sowohl eine Verkürzung der physiologischen Dauer von 14 ± 2 Tagen als auch eine Verminderung der Progesteronspiegel im Serum zu beobachten (100). Klinisch wirkt sich die erniedrigte Progesteronkonzentration im Serum und ihr frühzeitiger Abfall im Auftreten von Vorblutungen und im vorzeitigen Rückgang der Basaltemperatur aus. Erhöhte Progesteronwerte treten auf bei Luteinzysten. Zu beachten ist, daß auch beim LUF („luteinized unruptured follicle")-Syndrom, bei dem es zu keiner Ovulation kommt, gleich hohe Progesteronwerte gefunden werden wie bei einer Ovulation. Für differentialdiagnostische Überlegungen sind sonographische Untersuchungen notwendig.

Diagnostische Bewertung in der Schwangerschaft

Physiologischer Verlauf des Progesteronserumspiegels s. Tabelle 10.

Unterer Grenzwert und leichte Verminderung: bei Abortus imminens und drohender Frühgeburt.

Abfall (einem Windei vorausgehend): bei schwerer EPH-Gestose und Eklampsie (Werte unter 10 mg mit Abfall sprechen für eine ungünstige Lebensprognose des Feten und machen eine zusätzliche Östriol- und HPL-Bestimmung erforderlich).

Erhöhte Werte: bei Weiterbestehen von Luteinzysten und nach Ausräumung einer Blasenmole bis zum Abklingen der Luteinzysten. Verbleiben der erhöhten Werte nach Molenentfernung: bei maligner Entartung im Sinne eines Chorionepithelioms möglich, Verifizierung durch Bestimmung eines HCG-Anstieges und bei einem Hydrops fetus et placentae.

17α-Hydroxyprogesteron (Tab. 11)

Radioimmunologische Methoden

Die Verwendung eines Antiserums gegen 17β-Hydroxyprogesteron-7-BSA kann für die spezifische Untersuchung dieses Steroids verwendet werden. Die übliche Kreuzreaktion solcher Antiseren liegt zwischen 1–2 %. Das geeignetste Trennverfahren ist die Methode mit dextranbeschichteter Tierkohle.

Menge und Art des Untersuchungsmaterials: 0,05 ml Serum.

Ergebnis der Untersuchung: nach ca. 3 Stunden.

Normalwerte für 17 α-Hydroxyprogesteron im Serum		
	μg/l	nmol/l
Männer:	0,31–3,17	0,94–9,61
Frauen:		
follikuläre Phase	0,20–0,72	0,61–2,18
luteale Phase	0,35–21,2	1,06–64,2
12. Schwangerschaftswoche – Termin	21,8–12,89	66,1–39,1

Tab. 11

Diagnostische Bewertung

Hohe 17α-Hydroxyprogesteronwerte sind charakteristisch für einen 21-Hydroxylasemangel beim hereditären adrenogenitalen Syndrom (AGS). Bei 94% aller hirsuten Frauen werden erhöhte 17α-Hydroxyprogesteronserumspiegel gefunden.

Androgene (Tab. 12)

Zur Untersuchung der Androgene eignet sich der Radioimmunoassay am besten. Spezifische radioimmunologische Verfahren können direkt ohne aufwendige Reinigungsschritte verwendet werden. Bestimmungsmethoden für Androstendiol, Androstendion, Testosteron und Dehydroepiandrosteronsulfat (DHEA-S) auf radioimmunologischer Grundlage sind für die Diagnostik der Hyperandrogenämie der Frau wichtig.

Radioimmunologische Methoden

Die Methode der Wahl für die genannten Androgene ist der Radioimmunoassay unter Verwendung des „solid-phase coated tube“-Verfahren als Trennmethode.

Menge und Art des Untersuchungsmaterials: 2 ml Serum werden für die gemeinsame Untersuchung von Androstendiol, Androstendion, Testosteron und Dehydroepiandrosteronsulfat benötigt.

Dauer der Untersuchung: 3–24 Stunden.

Diagnostische Bewertung in der gynäkologischen Endokrinologie

Die Indikation zur Bestimmung der Androgenserumspiegel bei der Frau sind Androgenisierungserscheinungen

Normalwerte für Androgene im Serum				
	Frauen µg/l	nmol/l	Männer µg/l	nmol/l
Androstendiol	0,3 –1,5	1,03–5,16	1,0* (3,44)	
Androstendion	0,7 –1,4	2,44–4,89	0,8* (2,79)	
Testosteron	0,13–0,53	0,45–1,84	1,2–8,2	4,16–28,5 [23–40a]
			1,1–5,1	3,82–17,7 [40–60a]
			1,5–6,3	5,21–21,9 [60–70a]
Dehydro-epiandrosteron-sulfat (DHEA-S)				
prämenopausal	0,6–5,5	2,08–19,1	–	–
postmenopausal	0,3–1,9	1,04– 6,59	–	–

*aus: Träger L: Steroidhormone – Biosynthese, Stoffwechsel, Wirkung. Berlin, Heidelberg, New York; Springer 1977

Tab. 12

in Form von Akne, Seborrhö, androgenetischer Alopezie, Hirsutismus oder Virilismus. Erhöhte Serumspiegel von Androgenen wird man entsprechend dem Schweregrad der Androgenisierungserscheinungen registrieren. Nur etwa 17% der Patientinnen mit Akne weisen erhöhte Testosteronserumspiegel auf. Dies läßt sich anhand einer erhöhten Empfindlichkeit des Endorgans bei normalem Testosteronserumspiegel erklären (106). Die größte Häufigkeit erhöhter Konzentrationen bei Hirsutismus wurden mit 94% für 17α-Hydroxyprogesteron angegeben (3). Für Testosteron werden Häufigkeiten von 60–82 %, für Androstendion von 45% und für Dehydroepiandrosteronsulfat von 50–70% berichtet (3).

Erhöhte Werte von Dehydroepiandrosteronsulfat (DHEA-S) bei normaler Konzentration der anderen Androgene sind ein sicherer Hinweis für einen adrenalen Hirsutismus. Bei Enzymdefekten, die auf einem 21-Hydroxylasemangel beruhen, werden hohe 17α-Hydroxyprogesteronwerte gefunden.

Der Verdacht auf einen androgenproduzierenden Tumor der Nebennierenrinde oder des Ovars ergibt sich, wenn die Testosteronserumspiegel größer als 2 µg/l und die Serumspiegel des Dehydroepiandrosterons über 7 mg/l (24,3 µmol/l) angestiegen sind.

Bei Sterilitätspatientinnen sollte im Rahmen einer endokrinologischen Abklärung ebenfalls eine Androgenuntersuchung miteinbezogen werden. Der Grund dafür liegt darin, daß man bei einer großen Reihe von Sterilitätspatientinnen mit sonst normaler Hypothalamus-Hypophysen-Ovarfunktion erhöhte Androgenserumspiegel entdecken kann.

Der Hinweis erscheint wichtig, daß für die Abklärung eines Hyperandrogenismus die Messung der Plasmasteroide bessere Informationen über die Art des Androgens und die Ursache des Hyperandrogenismus gibt, als dies mit 17-Ketosteroid-Bestimmungen im Harn möglich ist.

Diagnostische Bewertung in der Andrologie

Die Untersuchung der Testosteronserumspiegel bei männlichen Sterilitätspatienten erlaubt eine Beurteilung der Gonadenfunktion. Zur genauen Abklärung ist ein dynamischer HCG-Stimulationstest erforderlich. Von mehreren dynamischen Tests hat sich die intramuskuläre Applikation von 5000 IE HCG nach vorheriger Blutabnahme zur Bestimmung der basalen Testosteronserumspiegel und eine weitere Blutabnahme nach 48 Stunden bewährt.

Kortisol

Die Untersuchung des Kortisols erfolgt ausschließlich im Serum mit Hilfe radioimmunologischer Verfahren. Um eine genaue Diagnostik durchführen zu können, ist die Bestimmung der Kortisolserumspiegel im Rahmen eines Tagesprofils durch 2–4stündige Blutabnahmen notwendig. Die Bestimmung der basalen Werte um 8 Uhr morgens liefert gute Anhaltspunkte für eine primäre Diagnostik. Die Serumspiegel des Kortisols sind um 8 Uhr am höchsten, sinken kontinuierlich ab und erreichen zwischen 20 und 24 Uhr ein Minimum.

Radioimmunologische Methoden

Bei älteren radioimmunologischen Verfahren mußte das Patientenserum mit Äthanol zunächst deproteinisiert werden (47). Dieser Schritt ist bei den modernen radioimmunologischen Verfahren unter Zuhilfenahme des „solid-phase coated tube“-Trennprinzips nicht mehr notwendig.

Menge und Art des Untersuchungsmaterials: 0,05 ml Serum.

Ergebnis der Untersuchung: nach ca. 2 Stunden.

Normalbereich

Die Normalwerte der Kortisolserumspiegel bei Blutabnahmen um 8 Uhr morgens betragen 86–243 μg/l (0,24–0,67 μmol/l).

Diagnostische Bewertung in der gynäkologischen Endokrinologie

Die Untersuchung des Kortisols wird in der gynäkologischen Endokrinologie hauptsächlich zur Abklärung von Androgenisierungserscheinungen der Frau eingesetzt. Bei Hirsutismus kann eine signifikante Erhöhung der Kortisolserumspiegel auf das Zweifache der Norm erwartet werden. Bei Patientinnen mit adrenogenitalem Syndrom (AGS) kommt es durch verschiedene Enzymdefekte der Nebennierenrinde zu einer Verminderung der Kortisolserumspiegel.

Literatur

1. Abraham GE: J Clin Endocrinol (1969) 29: 866. **2.** Abraham GE, in: Breuer H, Krüskemper HL (eds): Methods of Hormone Analysis. Stuttgart: Thieme 1971. **3.** Abraham GE, Chakmakjian ZH: Obstet Gynecol (1974) 44: 171. **4.** Abraham GE, Swerdloff R, Tulchinsky D, Odell WD: J Clin Endocrinol (1971) 32: 619. **5.** Aiginger P, Kolbe H, Kühböck J, Spona J, Geyer G: Acta Endocrinol (1981) 97: 419. **6.** Albert A: J Clin Endocrinol (1948) 8: 619. **7.** Albert A, in: Rosemberg E (ed): Gonadotropins. Los Altos, Calif: Geron-X Inc (1968) 393. **8.** Albert A, Berkson J: J Clin Endocrinol (1951) 11: 805. **9.** Albert A, Rosemberg E, Ross GT, Paulsen CA, Ryan RJ: J Clin Endocrinol (1968) 28: 1214. **10.** Aoki T, Hreshchyshyn MM: Amer J Obstet Gynecol (1971) 111: 382. **11.** Aono T, Goldstein DP, Taymor ML, Dolch K: Amer J Obstet Gynecol (1967) 98: 996. **12.** Aono T, Taymor ML: Amer J Obstet Gynecol (1968) 100: 110. **13.** Bagshawe KD, Wilde CE, Orr AH: Lancet (1966) 1: 1118. **14.** Barlow JJ, Logan CM: Steroids (1966) 7: 309. **15.** Beck P, Parker ML, Daughaday WH: J Clin Endocrinol Metab (1965) 25: 1475. **16.** Berson SA, Yalow RS: Clin Chim Acta (1968) 22: 51. **17.** Berson SA, Yalow RS, in Tobias CA, Lawrence JH (eds): Advances in Biological and Medical Physics. New York 1958, vol VI. **18.** Boyden S: J Exp Med (1951) 93: 197. **19.** Brown JB: Biochem J (1955) 60: 185. **20.** Brown JB Lancet (1955) 320. **21.** Brown JB, Blair HAF: J Endrocrinol (1960) 20: 331. **22.** Brown JB, Coyle MG: J Obstet Gynaecol Brit Commonw (1963) 70: 219. **23.** Brown JB, Kellar R, Matthew GD: J Obstet Gynaecol Brit Emp (1959) 66: 177. **24.** Brown JB MacLeod SC, Macnaughtan C, Smith MA, Smyth B: J Endocrinol (1968) 42: 5. **25.** Butt WR, Lynch, SS: Clin Chim Acta (1968) 22: 78. **26.** Cargille CM, Rodbard D, Ross GT: J Clin Endocrinol (1968) 28: 1276. **27.** Cargille CM, Ross GT, Yoshimi T: J Clin Endocrinol (1969) 29: 12. **28.** Catt KJ, in: Diczfalusy EA (ed): Karolinska Symposia on Research Methods in Reproductive Endocrinology, 1st Symposium, Copenhagen Bogtrykkeriet Forum 1969 (p 222). **29.** Catt KJ, Niall HD, Tregear GW: Biochem J (1966) 100: 130. **30.** Catt KJ, Niall HD, Tregear GW: Nature (London) (1967) 213: 825. **31.** Catt KJ, Niall HD, Tregear GW, Burger HG: J Clin Endocrinol Metab (1968) 28: 121. **32.** Coyle MG, Brown JB: J Obstet Gynaecol Brit Commonw (1963) 70: 225. **33.** Delforge JP, Thomas K, Ferin J: Acta Eur Fert (1970) 2: 141. **34.** Donini S, Donini P, in: Diczfalusy EA (ed): Karolinska Symposia on Research Methods in Reproductive Endocrinology, 1st Symposium, Copenhagen Bogtrykkeriet Forum 1969 (p 257). **35.** Exley D, Corker CS: Biochem J (1965) 96: 818. **36.** Faiman C, Ryan RJ: J Clin Endocrinol (1967) 27: 444. **37.** Faiman C, Ryan RJ: J Clin Endocrinol (1967) 27: 1711. **38.** Faiman C, Ryan RJ: Proc Soc Exp Biol Med (1967) 125: 1130. **39.** Franchimont P: Ann Endocrinol (1966) 27: 273. **40.** Franchimont P: Ann Endocrinol (1968) 21: 403. **41.** Franchimont P: Dosage des Hormones Hypophysaires Somatotropes et Gonadotropes. Bruxelles: Arscia 1966. **42.** Franchimont P: J Label Compounds (1966) 2: 303. **43.** Franchimont P: Strahlentherapie (1967) 65: 334. **44.** Frank RT, Goldberger MA: J Amer Med Ass (1926) 86: 1686. **45.** Frantz AG, Rabkin MT, Friesen HG: J Clin Endocrinol Metab (1965) 25: 1136. **46.** Gemzell C, in: Polvani I, Crosignani (eds): Immunological Properties of Protein Hormones. New York: Academic Press (1966). **47.** Gitsch E, Janisch H, Leodolter S, Schneider WHF, Spona J, in: Radioisotope in Geburtshilfe und Gynäkologie. Berlin: de Gruyter 1977. **48.** Gitsch E, Spona J: Geburtsh Frauenheilk (1973) 33: 297. **49.** Gitsch E, Spona J: Endocrinol Exp (1973) 7: 53. **50.** Gitsch E, Spona J: Z Klin Chem (1971) 9: 289. **51.** Goldstein DP, Aono T, Taymor ML, Jochelson K, Todd R, Hiness E: Amer J Obstet Gynecol (1968) 102: 110. **52.** Goplerud CP, Bradbury JT: J Obstet Gynaecol (1965) 92: 23. **53.** Grodsky GM, Forsham PF: J Clin Invest (1960) 39: 1070. **54.** Guyda H, Hwang P, Friesen H: J Clin Endocrinol Metab (1971) 32: 120. **55.** Haber E, Page LB, Richards FF: Anal Biochem (1965) 12: 163. **56.** Hales CN, Randle PJ: Biochem J (1963) 88: 137. **57.** Hamburger C, in: Ciba Found Colloq Endocrinol Proc (1958) 12: 200. **58.** Haskins AL Jr, Sherman Al: J Clin Endocrinol (1952) 14: 385. **59.** Herbert V, Lau KS, Gottlieb CW, Bleicher SJ: J Clin Endocrinol (1965) 25: 1375. **60.** Hunter WM, Greenwood FC: Biochem J (1964) 91: 43. **61.** Jaffee RB, Midgley AR: Obstet Gynecol Surv (1969) 24: 200. **62.** Jiang NS, Ryan RJ: Mayo Clin Proc (1969) 44: 461. **63.** Johanson A, Guyda H, Light C, Migeon C, Vasquez A: J Pediat (1969) 74: 416. **64.** Kaplan SL, Grumbach MM: Science (1964) 147: 751. **65.** Keller M, Keller PJ, Weihs DE: Praxis (1970) 59: 973. **66.** Keller PJ, Bader P, Schmid J, Baertschi U, Gerber C, Solterman R: Lancet (1971) 1: 729. **67.** Keller PJ, Gerber C: Geburtsh. Frauenheilk (1971) 31: 973. **68.** Keller PJ, Greub H, Gerber C, Schreinber WE: Schweiz Z Gynaekol Geburtsh (1970) 1: 149. **69.** Kenny FM, Midgley AR, Jaffe R, Garces LY, Vasquez A: J Pediat (1968) 72: 565. **70.** Klopper A, Wilson GR: J Obstet Gynaecol Brit Commonw (1962) 69: 533. **71.** Kober S: Biochem Z (1931) 239: 209. **72.** Kofler E, Spona J: Amer J Obstet Gynecol (1971) 111: 1028. **73.** Leake NH, Burt RL: Obstet Gynecol (1969) 34: 471. **74.** Ledermair O, Delucca A: Wien Med Wochenschr (1967) 117: 656. **75.** Little B, Tait JF, Tait SAS, Erlenmeyer F: J Clin Invest (1961) 45: 901. **76.** Marseille A: Österr Monatshefte für ärztl. Fortbildung (1969) 10: 202. **77.** Meade RC, Klitgaard HM: J Nuclear Med (1962) 3: 407. **78.** Merill RC: Physiol Rev (1958) 38: 463. **79.** Midgley AR: Endocrinology (1966) 79: 10. **80.** Midgley AR: J Clin Endocrinol (1967) 27: 295. **81.** Midgley AR, Jaffe RB: J Clin Endocrinol Metab (1966) 26: 1375. **82.** Midgley AR, Jaffe R: J Clin Endocrinol (1968) 28: 1699. **83.** Midgley AR, Niswender GD, Sri Ram J: Steroids (1969) 13: 731. **84.** Mikhail G, Wu CH, Ferin M, van de Wiele RL, in: Diczfalusy EA (ed): Steroid Assay by Protein Binding. Copenhagen: Bogtrykkeriet Forum 1970 (p 347). **85.** Miles LE, Hales CN: Nature (London) (1968) 229: 186. **86.** Mitchell ML, Byron J: Diabetes (1967) 16: 656. **87.** Miyata J, Taymor ML, Levesque L, Lymeburner N: Fert Steril (1970) 21: 784. **88.** Morgan CR, Lazarow A: Diabetes (1963) 12: 115. **89.** Odell WD, Parlow AF: Clin Res (1967) 15 125. **90.** Odell WD, Parlow AF, Cargille CM, Ross GT: J Clin Invest (1968) 47: 2551. **91.** Odell WD, Rayford PL, Ross GT: J Lab Clin Med (1967) 70: 973. **92.** Odell WD, Ross GT, Rayford PL: Metabolism (1969) 15: 287. **93.** Odell WD, Swerdloff RS, in: Hayes RL, Goswitz FA, Murphy BC: In vitro Studies. Oak Ridge Tenn: 1968 (p 165) U. S. Atomic Energ Comm. **94.** Odell WD, Wilber JF, Paul WE: J Clin Endocrinol (1965) 25: 1179. **95.** Orskov H: Scand J Clin Lab Invest (1967) 20: 297. **96.** Pala A: Riv Obstet Ginec (1968) 23: 155. **97.** Plate WP: Acta Endocrinol (1957) 26: 489. **98.** Raiti S, Davis WT: Obstet Gynecol Surv (1969) 24: 200. **99.** Rice BF, Savard K: J Clin Endocrinol (1966) 26: 593. **100.** Ross GT, Cargille CM, Lipsett MB, Rayfort PL, Marshall JR, Strott CA, Rodbard D: Recent Progr Horm Res (1970) 26: 1. **101.** Rosselin G, Assan R, Yalow RS, Berson SA: Nature (London) (1966) 212: 355. **102.** Rosselin G, Dolais J: Presse Med (1968) 75: 2027. **103.** Samaan NA, Bradbury JT, Goplerud CF: Amer J Obstet Gynecol (1969) 104: 781. **104.** Samaan N, Yen SSC, Friesen H, Pearson

OH: J Clin Endocrinol Metab (1966) 26: 1303. **105.** Saxena BN, Emerson K, Selenkow HA: N Engl J Med (1969) 281: 225. **106.** Saxena BN, Goldstein DP, Emerson K, Selenkow HA: Amer J Obstet Gynecol (1968) 102: 115. **107.** Saxena BN, Refetoff S, Emerson K, Selenkow H: Amer J Obstet Gynecol (1968) 101: 874. **108.** Schalch DS, Parlow AF, Boon RC, Reichlin S, Lee LA: J Clin Invest (1968) 47: 665. **109.** Schneider W, Spona J: Wien Klin Wochenschr (1972) 84: 581. **110.** Schuurs AHW, in: Diczfalusy AE (ed): Karolinska Symposia on Research Methods in Reproductive Endocrinology, 1st Symposium, Copenhagen Bogtrykkeriet Forum 1969 (p 95). **111.** Shearma RP: J Obstet Gynaecol Brit Emp (1959) 66: 1. **112** Singer W, Desjardin P, Friesen HG: Obstet Gynecol (1970) 36: 222. **113.** Spellacy WN, Teoh ES: Int J Gynecol Obstet (1970) 8: 239. **114.** Spona J: Wien Klin Wochenschr (1971) 83: 467. **115.** Spona J: Wien Klin Wochenschr (1972) 84: 526. **116.** Spona J: Z Immunitätsforsch (1972) 143: 192. **117.** Spona J: Z Anal Chem (1972) 261: 386. **118.** Spona J: Wien Klin Wochenschr (1976) 88: 289. **119.** Spona J, Janisch H: Acta Endocrinol (1971) 86: 401. **120.** Spona J, Janisch H: Wien Klin Wochenschr (1972) 84: 285. **121.** Tait JF, Burstein S, in: Pincus G, Thimann KV, Astwood EB (eds): The Hormones. New York: Academic Press 1964, Bd. V. **122.** Thomas K, Ferin J: J Clin Endocrinol (1968) 28: 1667. **123.** Turunen A: Acta Endocrinol (1955) 20: 50. **124.** Uettwiller A, Keller M: Gynaecologia (1967) 163: 199. **125.** Wide L: Acta Endocrinol Suppl (1962) 70: 41. **126.** Wide L, in: Diczfalusy AE (ed): Karolinska Symposia on Research Methods in Reproductive Endocrinology, 1st Symposium, Copenhagen Bogtrykkeriet Forum 1969 (p 207). **127.** Wide L, Gemzell CA: Acta Endocrinol (1960) 35: 261. **128.** van de Wiele RL, in: Paulsen CA (ed): Estrogen Assays in Clinical Medicine. Seattle: University of Washington 1965. **129.** van de Wiele RL, Bogumil JB, Dyrenfurth I, Ferin M, Jewelewicz R, Warren M, Rizkallah T, Mikhail G: Recent Progr Horm Res (1970) 26: 63. **130.** Wilde CE, Orr AH, Bagshawe KD: J Endocrinol (1967) 37: 23. **131.** Witt HJ: Ärztl Lab (1970) 16: 343. **132.** Wohlzogen FX: Arch Path Pharmaco (1953) 217: 482. **133.** Wotiz HH, Charransol G, Smith TN: Steroids (1967) 10: 127. **134.** Yussmann MA, Taymor LM, Miyata J, Pheteplace C: Fert Steril (1970) 21: 119. **135.** Zaharko DS, Beck LV: Diabetes (1968) 17: 444.

Hormonrezeptoren

J. Spona

Einführung

Die Grundlagenforschung zur Aufklärung des Wirkungsmechanismus von Steroid- und Peptidhormonen hat einen wesentlichen Beitrag zum Verständnis der Hormonabhängigkeit von Mammakarzinom, Korpuskarzinom und anderen endokrinabhängigen Tumoren geleistet. Solche Untersuchungen haben gezeigt, daß der erste Schritt der Steroidhormonwirkung darin besteht, daß die Zelle von Erfolgsorganen die wirksamen Hormone mittels sogenannter Hormonrezeptoren anreichert. Die Bindung des Steroidhormons an einen zytoplasmatischen Rezeptor führt zur Ausbildung eines Hormonrezeptorkomplexes, welcher eine verlängerte Verweilzeit des Hormons in der Zelle bewirkt. Testosteron wird als einziges Steroidhormon vor der Wechselwirkung mit dem zytoplasmatischen Rezeptor zunächst zum Dihydrotestosteron metabolisiert. Alle anderen Steroidhormone werden ohne vorherigen Metabolismus an den Rezepotor gebunden. Nach Ausbildung eines zytoplasmatischen Hormonrezeptorkomplexes (Abb. 1) erfolgt eine Transformation des Rezeptorkomplexes mit anschließender Translokation in den Zellkern. Im Zellkern wird der Hormonrezeptorkomplex an das Chromatin gebunden, wodurch eine Reihe wichtiger Prozesse ausgelöst wird. Unter anderem erfolgt eine Stimulierung der DNA-Synthese und damit eine Zellproliferation. Weiter werden spezifische mRNA-Moleküle stimuliert, woraus eine

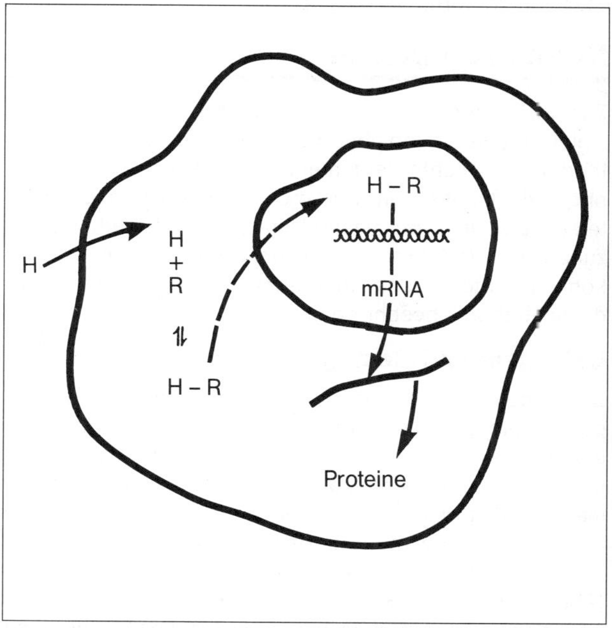

Abb. 1: Modell des Rezeptorwirkungsmechanismus für Steroidhormone. Beim neuen Rezeptormodell ist der Rezeptor nicht im Zytosol, sondern im Kern lokalisiert. H = Hormon, R = Rezeptor.

erhöhte Proteinsynthese resultiert. Diesem Mechanismus liegt ein hormonabhängiges Wachstum verschiedener Tumoren, wie z.B. Mammakarzinom und Korpuskarzinom zugrunde. Nach neueren Untersuchungen wird das Steroidhormon direkt an den Rezeptor im Zellkern gebunden. Immunhistologische Untersuchungen haben das Vorhandensein eines zytoplasmatischen Steroidrezeptors in Frage gestellt. Diese Überlegungen beeinträchtigen jedoch nicht die im folgenden zu beschreibenden Rezeptorbestimmungsmethoden hinsichtlich diagnostischer und prognostischer Bedeutung.

Die Bestimmung von Hormonrezeptoren im Tumor des Operationspräparates hormonabhängiger Tumoren (z.B. Mammakarzinom und Korpuskarzinom) kann Aufschluß geben, ob der betreffende Tumor tatsächlich eine Hormonabhängigkeit zeigt, oder ob diese Eigenschaft, z.B. durch eine Entdifferenzierung, verlorengegangen ist. Die Bestimmung von Östrogen-und Gestagenrezeptoren beim Mammakarzinom im Primärtumor bzw. aus Metastasen gehört heute zur Routinediagnostik, um eine moderne Therapieplanung bei solchen Patienten durchführen zu können (2, 4). Neben einer Entscheidungshilfe dafür, ob eine endokrine Therapie des Tumors erfolgversprechend ist, hat die Rezeptorbestimmung auch eine prognostische Bedeutung. Da zur Zeit die Hormonrezeptorbestimmung routinemäßig nur beim Mammakarzinom durchgeführt wird, soll im folgenden das Hauptaugenmerk auf die Verwendung von Steroidrezeptoren bei diesem Karzinom gerichtet werden.

Steroidrezeptoren

Zur Bestimmung von Steroidrezeptoren eignen sich prinzipiell eine Reihe von physikalisch-chemischen Trennmethoden, wie Dichtegradientenzentrifugation, Gel-Elektrophorese oder das Trennverfahren mittels dextranbeschichteter Tierkohle. Von diesen Untersuchungsmethoden ist zur Zeit das Verfahren mit Hilfe dextranbeschichteter Tierkohle das international anerkannte. Im folgenden wird nur diese Methodik beschrieben.

Östrogen- und Gestagenrezeptor

Die gemeinsame Bestimmung des Östrogen- und Gestagenrezeptors ist deshalb notwendig, weil nur dadurch eine eigentliche Aussage über die intakte Zellfunktion bezüglich der Ansprechbarkeit auf endokrine Therapiemaßnahmen getroffen werden kann. Der Grund dafür ist, daß durch die Östrogeneinwirkung neben anderen Proteinen auch eine Stimulierung des Gestagenrezeptors bewirkt wird (Abb. 1). Kann kein Gestagenrezeptor nachgewiesen werden, dann muß mit einer verminderten Ansprechbarkeit auf endokrine Therapiemaßnahmen gerechnet werden. Der

Grund dafür ist, daß eine Läsion im Ablauf des in Abbildung 1 dargestellten Mechanismus eingetreten ist.

Dextranbeschichtetes Tierkohleverfahren

Die tiefgefrorenen Gewebeproben werden in einem Mikrodismembrator homogenisiert, und mit einem Puffer wird das Cytosol extrahiert. Nach Zentrifugation auf einer Ultrazentrifuge werden die Cytosolproben für eine Sättigungsanalyse eingesetzt. Von Wichtigkeit ist, daß man bei diesem Verfahren die unspezifische Bindung unbedingt berücksichtigt. Überdies soll zur Vermeidung von unspezifischen Reaktionen zur Bestimmung des Gestagenrezeptors das synthetische Gestagen R 5020 eingesetzt werden. Nach einer Inkubation über Nacht erfolgt die Abtrennung des nichtrezeptorgebundenen Steroids vom Hormonrezeptorkomplex mit einer dextranbeschichteten Tierkohlesuspension. Die Auswertung der Sättigungsdaten erfolgt mit Hilfe einer Scatchard-plot-Analyse (7) und mit Hilfe eines Computerprogrammes, das die Sättigungsdaten (Abb. 2) in eine linearisierte Form (Abb. 3) umwandelt. Der Schnittpunkt der Geraden mit der X-Achse gibt den Rezeptorgehalt an, der anschließend auf Milligramm Cytosol-Protein (3) normiert wird. Dieses Verfahren wurde im Detail beschrieben (9).

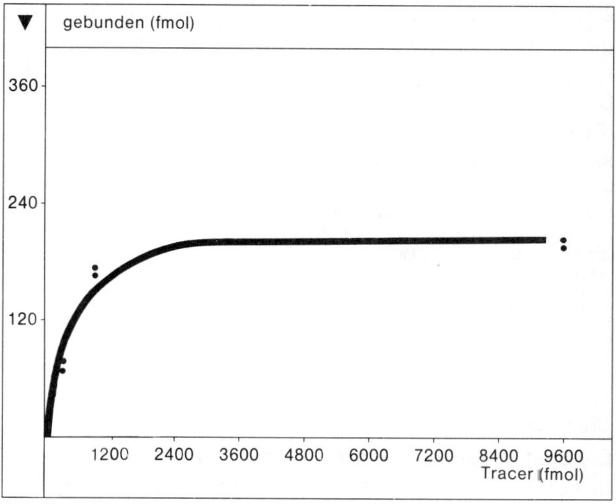

Abb. 2

Menge und Art des Untersuchungsmaterials: erbsen- bis bohnengroßes (1 g) Gewebestück aus dem Tumor. Das Gewebe braucht nicht steril zu sein und darf nicht fixiert werden. Das Gewebestück soll innerhalb einer Viertelstunde nach Absetzen des Operationspräparates in flüssigem Stickstoff tiefgefroren werden. Eine Zwischenlagerung über 24–48 Stunden in Trockeneis bzw. über 24 Stunden in der Tiefkühltruhe ist möglich. Ergebnis der Untersuchung: nach 48–72 Stunden.

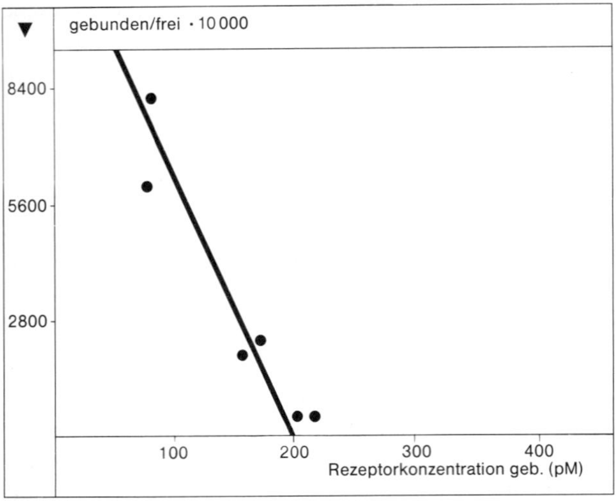

Abb. 3

Normalbereich

Das Ergebnis der Rezeptoruntersuchung wird in fmol/mg Protein angegeben. Ein Rezeptorbefund wird mit Werten ab 10 fmol/mg Cytosol-Protein als positiv beurteilt. Der Rezeptorgehalt kann bis zu 1000 fmol pro mg Protein erreichen. Die Werte für die Affinitätskonstante des Östrogenrezeptors liegen im Mittel bei $1{,}0 \pm 0{,}9 \cdot 10^{-9}$ mol^{-1} und für den Progesteronrezeptor bei $1{,}8 \pm 1{,}5 \cdot 10^{-9}$ mol^{-1} (6). Die Verteilung der Östrogenrezeptor-positiven Befunde (ER+) und Progesteronrezeptor-positiven Befunde (PgR+) sind in Tabelle 1 zusammengestellt.

Verteilung von ER und PgR beim Mammakarzinom (4)				
ER	+	PgR	+	48%
ER	+	PgR	–	26%
ER	–	PgR	+	5%
ER	–	PgR	–	21%

ER = Östrogenrezeptor, PgR = Progesteronrezeptor

Tab. 1

Diagnostik

Die Bestimmung von Hormonrezeptoren im Tumorgewebe des primären Mammakarzinoms stellt neben der histologischen Untersuchung eine wichtige routinediagnostische Maßnahme dar, mit deren Hilfe Therapieentscheidungen getroffen werden können. Die Untersuchung des Rezeptorgehalts im Primärtumor ist für eine kombinierte adjuvante chemo-endokrine Therapie beim Mammakarzinom von Wichtigkeit. Der Rezeptorbefund des Primärtumors stimmt in der Mehrzahl der Fälle mit dem Rezeptorbefund von Metastasen überein. Es kann daher das Ergebnis der Rezeptoruntersuchung aus dem Primärtumor für die Therapieplanung des metastasierenden Mammakarzinoms herangezogen werden. Sollte aus dem Primärtumor kein Rezeptorbefund vorliegen, kann beim metastasierenden Mammakarzinom die Rezeptoruntersuchung aus Metastasengewebe durchgeführt werden.

Zur Beurteilung der Rezeptorbefunde soll beim Mammakarzinom jeweils der Östrogen- und Gestagenrezeptor herangezogen werden, da bei ER+- und PgR+-Befunden in 70–80% der Fälle eine Ansprechbarkeit auf endokrine Therapiemaßnahmen registriert werden kann. Falls nur der Östrogenrezeptor positiv ist und ein negativer Gestagenrezeptorbefund vorliegt, ist die Ansprechbarkeit auf 30–40% vermindert (1, 5).

Neben einer diagnostischen Bedeutung hat die Bestimmung des Hormonrezeptorgehalts auch eine prognostische Bedeutung (1, 5), da Patienten mit einem positiven Lymphknotenbefund und einem negativen Rezeptorbefund am gefährdetsten sind, und deren Tumor die größte Progredienz aufweist.

Androgenrezeptor

Dextranbeschichtetes Tierkohleverfahren. Die Methode beruht prinzipiell auf dem auf Seite 617 (Östrogen- u. Gestagenrezeptor) angegebenen Verfahren. Als Ligand wird R 1881 verwendet.

Diagnostik

Die Untersuchung des Androgenrezeptors hat zur Zeit keine allgemeine klinische Bedeutung. Verschiedene Untersuchungen weisen jedoch darauf hin, daß bei einigen Zielorganen eine Endorgansensibilität im Vordergrund der Wirkung steht (8). Die Untersuchung von Androgenrezeptoren könnte daher ebenfalls für Therapieplanungen bei Akne und Hirsutismus Bedeutung erlangen.

Literatur

1. Jakesz R, Kolb R, Moser K, Rainer H, Reiner G, Spona J: Proc 17th Ann Meeting Amer Soc Clin Oncol Washington 1981, Vol 22 (p 150). **2.** Kubista E, Salzer H, Spona J, Aiginger P: Gynaekol Rundsch (1981) 21, Suppl 2: 28. **3.** Lowry OH, Rosenbrough NJ, Farr AL, Randall RJ: J Biol Chem (1951) 193: 265. **4.** Reiner G, Bieglmayer Ch, Jakesz R, Kolb R, Spona J: Cancer Treat Rep (1979) 63: 1185. **5.** Rainer H, Bettelheim P, Bieglmayer Ch, Chaput B, Jakesz R, Kees A, Kolb R, Mörz R, Moser K, Reiner G, Schemper M, Spona J: Wien Klin Wochenschr (1980) 92: 796. **6.** Reiner G, Bieglmayer Ch, Jakesz R, Kees A, Kolb R, Spona J: Wien Klin Wochenschr (1981) 93: 11. **7.** Scatchard G: Ann NY Acad Sci (1949) 51: 660. **8.** Schmidt JB, Spona J: Arch Dermatol Res (1980) 268: 207. **9.** Spona J, Ulm R, Bieglmayer Ch, Husslein P: Gynecol Obstet Invest (1979) 10: 71.

Andrologie

U. Maier

Einführung

Das Aufgabengebiet der Andrologie läßt sich – nach Häufigkeit des Auftretens – in vier Teile gliedern:

1) Impotentia generandi
2) Impotentia coeundi
3) Sexualhormonstörungen
4) Chromosomale Aberrationen

Bei der männlichen Subfertilität, der Sexualhormonstörung und den chromosomalen Aberrationen sind therapierelevante Aussagen durch Laboruntersuchungen gegeben. Zur Abklärung der erektilen Dysfunktion stehen dagegen nur physikalische (Doppler-Sonographie) und radiologische (Kavernosographie) Untersuchungsmethoden bzw. pharmakologische Provokationstests (Schwellkörperinjektion) zur Verfügung, um die notwendige Information zu erreichen.

Während die andrologischen Grunduntersuchungen, wie klinischer Status und Spermiogrammerhebung, von jedem Untersucher leicht durchgeführt werden können, ist man bei der erweiterten Diagnostik, wie z.B. bei hormonellen bzw. chromosomalen Untersuchungen, ATP-Bestimmung, Hamsterei-Penetrationstest usw. schon auf speziell eingerichtete Labors angewiesen. Nicht nur deshalb, sondern auch wegen der unbedingt notwendigen Zusammenarbeit zwischen Andrologen und Gynäkologen in der Behandlung der infertilen Ehe, ist die interdisziplinäre Koordination ein wichtiges andrologisches Anliegen. Es ist aber hervorzuheben, daß Untersuchung, Befundinterpretation und Therapie immer vom gleichen Arzt durchgeführt werden sollten. Obwohl die Andrologie auch von Internisten, Dermatologen oder Gynäkologen betrieben wird, scheint schon aufgrund der Erfahrung bei der klinischen Untersuchung und der eventuell daraus resultierenden chirurgischen Konsequenz der Urologe am ehesten für dieses Fach geeignet.

Das Hauptgebiet der Andrologie liegt in der Behandlung der männlichen Subfertilität. Da bewiesen ist, daß 50% aller sterilen Ehen durch eine Subfertilität des Mannes bedingt sind, sollte die Fertilitätsabklärung des Mannes heute eine Selbstverständlichkeit sein. Auf der Suche nach einem neuen, aussagekräftigen „biologischen Ejakulatparameter" sind in letzter Zeit einige Fortschritte gemacht worden; das Spermiogramm bleibt aber trotzdem noch die wichtigste Informationsquelle in der Abklärung der männlichen Fertilität. Im folgenden soll vor allem auf jene Untersuchungen eingegangen werden, deren Ergebnisse einen gewissen Einfluß auf die Therapie oder eine Therapieänderung haben, ohne diejenigen Untersuchungen unerwähnt zu lassen, welche zwar eine signifikante Aussagekraft besitzen, aber keine Beziehung auf die Wahl der Behandlung haben.

Klinische Untersuchung

Jeder Befunderhebung muß eine klinische Untersuchung vorausgehen, da man schon dadurch Hinweise auf die durchzuführenden diagnostischen Maßnahmen erhalten kann. Die Anamnese muß nicht nur gezielt Erkrankungen des männlichen Genitales (Epididymitis, Prostatitis, Hodenhochstand, Mumpsorchitis, Herniotomie usw.) erfassen, sondern auch die Situation der Partnerin erkunden. Ebenso sollten schädigende Noxen (Nikotin, Alkohol, Streß, Medikamente, Berufsexposition) aufgezeichnet werden. Die klinische Untersuchung muß in jedem Fall von einem erfahrenen Arzt durchgeführt werden, da ja oft morphologische Substrate (Hydrozele, Varikozele, Prostatitis, Phimose, Balanitis) Grund der Konsultation sind, sei es nun wegen diesbezüglicher Beschwerden oder wegen infertiler Ehe. Neben der Betrachtung des gesamten Habitus ist die genaue Untersuchung des Genitales und die rektale Palpation unerläßlich.

Ejakulatuntersuchung

Das Ejakulat wird durch Masturbation nach 4 – 5 tägiger sexueller Karenz gewonnen. Entweder steht dafür ein entsprechender Raum zur Verfügung oder der Patient bringt das Ejakulat in einem geeigneten Gefäß ins Labor, wobei der zeitliche Abstand zwischen Ejakulation und Untersuchung möglichst kurz sein sollte. Kondome sind wegen der enthaltenen spermatiziden Substanzen zur Ejakulatgewinnung ungeeignet. Bei gerichtsmedizinischer Fragestellung muß das Ejakulat am Untersuchungsort produziert werden, um Manipulationen zu vermeiden. Ein steriles Auffangen des Ejakulates ist nur dann indiziert, wenn gleichzeitig eine bakteriologische Untersuchung durchgeführt werden soll. Zu kurze Karenzzeit resultiert in einer Verminderung der Spermiendichte, zu lange Karenzzeit kann den Prozentsatz an destruierten Spermien erhöhen. In jedem Fall sollen 2 Spermiogrammbefunde erhoben werden, da die Schwankungsbreite der Befunde bis zu 70% betragen kann. Der resultierende Mittelwert wird dann als relevanter Befund betrachtet. Ein Ausbleiben der Ejakulation wird als Aspermatismus bezeichnet und kann nach Prostataoperation (retrograde Ejakulation) oder durch Störung des neurogenen Ejakulationsmechanismus (nach Lymphadenektomie oder bei Querschnittslähmung) vorkommen.

Makroskopische Beurteilung

Farbe

Das frische Ejakulat ist milchig weiß und opal. Ein gelber Farbton kann auf eine entzündliche Veränderung der männlichen Adnexe hinweisen. Eine bräunlich bis rötliche Verfärbung (Hämatospermie) kann ebenso durch Entzündungen bedingt sein; oftmals läßt sich dafür aber kein morphologisches Substrat erkennen. Tumoren der samenableitenden Wege sind als Ursache einer Hämatospermie äußerst selten.

Geruch

Der immer als kastanienblütenartig beschriebene Geruch stammt aus der Prostatakomponente des Ejakulates und hat keine klinische Relevanz, außer bei einer colibedingten Pyospermie, welche ja durch ihren typischen Geruch sofort auffällt.

Verflüssigung

Unmittelbar nach der Ejakulation koaguliert das Sperma durch Einwirkung von Prokoagulase und Vesikulase. Die Verflüssigung erfolgt dann nach 20 – 30 Minuten. Eine Verzögerung der Verflüssigung wird bei abnormem Samenblasensekret beschrieben. Eine frühe Verflüssigung weist auf eine Azoospermie hin.

Viskosität

Nach Verflüssigung des Ejakulates wird die Viskosität beurteilt. Es sollte sich nach Eintauchen eines Stabes in das Ejakulat kein Faden ziehen lassen. Bei Verdacht auf eine Viskositätserhöhung kann ein Viskosimeter weiteren Aufschluß geben, wobei die Spermaviskosität ca. 6 mal höher als die des Wassers ist (26). Durch eine Viskositätserhöhung (z.B. bei chronischem Alkoholismus) kann die Spermienmotilität eingeschränkt sein.

Volumen

Der Normbereich des Ejakulatvolumens liegt – sehr unterschiedlich – zwischen 2 und 8 ml und wird in einem Meßzylinder oder mit einer Injektionsspritze bestimmt. 60% des Volumens bildet das Samenblasensekret, 30% das Prostatasekret, 5% das Sekret der periurethralen Drüsen, und nur ein geringer Anteil des Volumens besteht aus Samenzellen. Ein Volumen unter 2 ml wird als Parvisemie, ein Volumen über 8 ml als Multisemie bezeichnet. Eine Parvisemie darf erst nach mehreren Spermiogrammuntersuchungen definiert werden und gilt – bei infertiler Ehe – als eindeutige Indikation für eine homologe Insemination.

pH-Wert

Der pH-Wert resultiert aus alkalischem Samenblasen- und Hodensekret sowie dem sauren Prostata- und Nebenhodensekret und kann mit einem Indikatorpapier bestimmt werden (Normalwert 7,2 bis 7,6). Der pH-Wert sollte möglichst bald nach der Ejakulation bestimmt werden, da durch Stehenlassen eine Verschiebung ins alkalische Milieu erfolgt. Ein primär alkalischer Wert kann für das Fehlen des Prostatasekretes, ein saurer Wert für einen Mangel an Samenblasensekret oder für eine Entzündung sprechen.

Samenzellen

Morphologie

Ein reifes Spermium ist ca. 60 µm lang und besteht aus Kopf, Mittelstück (Hals und Verbindungsstück) sowie Schwanz (Haupt- und Endstück). Spermiogenesezellen sind mikroskopisch schwer von Entzündungszellen zu unterscheiden und werden meist als Rundzellen definiert.

Nativuntersuchung

Darunter versteht man die lichtmikroskopische Untersuchung eines verflüssigten Ejakulattropfens bei 400facher Vergrößerung, um die Qualität der Beweglichkeit und das Vorhandensein von Spermaagglutinationen zu erkennen. Ein Phasenkontrastmikroskop erleichtert dabei die Beurteilung.

Dichte

Zur Dichtebestimmung wird im Leuko Melangeur das Ejakulat 1:11 mit physiologischer Kochsalzlösung verdünnt. In der Bürker-Türkschen Zählkammer werden 10 Gruppenquadrate (d.s. 160 kleine Quadrate) ausgezählt; dabei differenziert man zwischen schnell, mäßig, orts- und unbeweglichen Spermien. Die Summe der 4 ermittelten Teilsummen, multipliziert mit 250 000, ergibt die Spermiendichte in Mio. pro ml Ejakulat. Auch andere Zählkammern (z.B. nach Neubauer, Makler) finden Verwendung. Die Dichtebestimmung kann natürlich auch mit einem Coulter-Counter (1) oder impulszytophotometrisch bzw. fluoreszenzzytophotometrisch durchgeführt werden. Der Nachteil dieser Methoden besteht aber in der Ungenauigkeit, da Spermaagglutinate, Spermiogenesezellen, Spermienfragmente sowie Leukozyten mitgezählt werden und zusätzlich keine gleichzeitige Motilitätsbestimmung erfolgen kann.

Durch Zusatz von 3%iger Kochsalzlösung können die Spermien abgetötet und somit die Dichte leichter bestimmt werden. Falls keine reifen Spermien nachgewiesen werden, spricht man von einer Azoospermie. Fehlen auch Spermiogenesezellen, liegt eine Aspermie vor. In diesem

Fall sollte das Ejakulatsediment untersucht werden. Wenn auch dann keine Spermien nachgewiesen werden, muß die Hodenbiopsie klären, ob ein Verschluß der samenableitenden Wege oder eine primäre Spermiogenesestörung (= Germinalzellaplasie = Leydigcell only Syndrom) vorliegt. Eine FSH-Bestimmung (14) kann schon präoperativ Rückschlüsse ermöglichen (bei primärem Hodenschaden → FSH hoch; bei Verschluß → FSH im Normbereich). Eine Verminderung der Spermienanzahl (unter 20 Mio/ml) wird als Oligozoospermie bezeichnet und ist meist auch mit einer Motilitätsstörung und einem pathologischen Differentialspermiogramm verbunden (Oligoasthenoteratozoospermie = OAT-Syndrom). Beim Nachweis von über 200 Mio. Spermien/ml besteht eine Polyspermie, welche ebenso fertilitätsmindernd sein kann (erhöhte Fehlgeburtenrate). Da in der Zählkammer unter dem Phasenkontrastmikroskop eine Unterscheidung zwischen Spermiogenesezellen und Leukozyten sehr schwierig ist, wird nur die Gesamtzahl dieser, zusammenfassend als „Rundzellen" bezeichneten Zellen, neben der Spermatozoenzahl angegeben.

Motilität

Die Motilität wird entweder bereits bei der Dichtezählung bestimmt und mit schnell – langsam – und ortsbeweglich definiert oder ergibt sich grobschematisch aus der Differenz der primär unbeweglichen und der Gesamtspermienanzahl. Die Beurteilung der Qualität der Motilität ist natürlich subjektiv unterschiedlich und sollte 2 Stunden nach der Ejakulation erfolgen. Eine Geschwindigkeitsmessung kann im Mikroskop aus dem Weg/Zeit-Quotienten von geradlinig sich fortbewegenden Spermatozoen oder photokinetisch (9) bzw. mit dem Laser (25) erfolgen. Diese Untersuchungsmethoden haben aber nur wissenschaftlichen Wert und sind in der Routinediagnostik nicht am Platz, um so mehr, als sie keine klinische Mehrinformation bringen. Die maximale Vorwärtsgeschwindigkeit beträgt 35 bis 40 μm/s. Die Qualität der Motilität sollte 12 Stunden gleich bleiben. Die Quantität der beweglichen Spermien nimmt nach einer Stunde kontinuierlich ab und beträgt nach 12 Stunden ca. 50% des Ausgangswertes. Nach 24 Stunden sollten noch 10% der Spermien gut beweglich sein. Eine Verminderung der Motilität (unter 50%) wird als Asthenozoospermie bezeichnet und kommt in vielen Fällen nur isoliert (d.h. bei normaler Spermiendichte und Morphologie) vor. Auch morphologisch veränderte Spermien können gut beweglich sein. Sind alle Spermien unbeweglich, spricht man von Akinospermie. Die Unterscheidung zur Nekrozoospermie (alle Spermien abgestorben) wird mit dem Vitalitätstest (0,5%iges Eosin) getroffen, in dem tote Spermien das Eosin aufnehmen und als solche im Immersionsmikroskop erkannt werden können.

Differentialspermiogramm

Das Ejakulat wird auf einen entfetteten Objektträger ausgestrichen und nach Lufttrocknung in 70%igem Äthanol fixiert und mit HE, nach Giemsa oder mit Färbefolien (wie beim Blutausstrich) gefärbt. Eine Beurteilung ist nach 10 bis 20 Minuten möglich. Es wird zwischen Deformationen im Kopf-, Mittelstück oder Schwanzbereich differenziert und kann Form, Größe und Färbbarkeit betreffen. Diese Differenzierung bietet aber keine klinische Mehrinformation. Eine Verminderung der Normalformen (unter 50%) wird als Teratozoospermie bezeichnet und tritt selten isoliert auf. Zellen der Spermiogenese können in 1-2% nachgewiesen werden. Als Polyzytospermie bezeichnet man eine pathologische Vermehrung der Spermiogenesezellen auf über 5%. Der Leukozytenanteil sollte 1% nicht übersteigen. Erythrozyten sind in jedem Fall pathologisch. Elektronenmikroskopische Untersuchungen haben derzeit nur wissenschaftlichen Charakter ohne klinische Relevanz.

Hypoosmotischer Schwelltest

Dieser Test wird zur Bestimmung der Membranintegrität des Spermatozoons durchgeführt und gibt einen gewissen Aufschluß über die Überlebensdauer von Spermien und somit über die biologische Ejakulatqualität (10). Im Prinzip wird eine geringe Menge Ejakulat in ein hypoosmotisches Medium (Mischung ana partes von Na-Zitrat und D-Fruktose, 150 mosm) eingebracht und 30 Minuten bei 37° inkubiert. Hierauf werden die Spermien im Phasenkontrast untersucht. Über 50% sollten eine Schwellung der Membranen aufweisen.

Penetrationstests

Die Invasionsfähigkeit der Spermien wird meist vom Gynäkologen geprüft, wobei direkt das Zervikalsekret einige Stunden nach Kohabitation untersucht wird (Postkoitaltest nach Sims-Huhner), oder es wird im Rahmen einer In-vitro-Untersuchung (Invasionstest nach Miller-Kurzrock oder gekreuzter Penetrationstest nach Bouvot-Palmer) die Eindringfähigkeit der Spermien in den Zervikalschleim nachgewiesen.

Die beiden letztgenannten Methoden werden heute zunehmend vom Hamsterei-Penetrationstest, der als ein signifikanter biologischer Ejakulatparameter angesehen werden kann, verdrängt (18). Die Untersuchung ist wegen des hohen Aufwandes nur bestimmten Labors vorbehalten: Bei weiblichen Goldhamstern wird nach intraperitonealer HCG-Stimulation eine Ovulation ausgelöst. Die nach der Tötung der Tiere gewonnenen Ova (20 bis 200 Stück) werden in Hyaluronidase gereinigt. Nach Zerstörung der

Zona pellucida mit Trypsin werden die Eier in einem serumhaltigen Inseminationsmedium mit den gewaschenen und kapazitierten Spermien zusammengebracht und 3 Stunden inkubiert. Nach nochmaliger Waschung, Fixierung und Färbung erfolgt die Auswertung unter dem Phasenkontrastmikroskop oder sofort mit dem Fluoreszenzmikroskop. Bei Verwendung von 30 bis 40 Eiern zeigt eine Penetrationsrate von über 20% das Vorhandensein eines sicheren Fertilitätspotentials an. Bei einer Penetrationsrate unter 10% ist mit einer Infertilität zu rechnen. Diese aufwendige Untersuchung ist natürlich nur zur Fertilitätsabklärung vor geplanter Insemination oder In-vitro-Fertilisierung indiziert, um die Anzahl der frustranen Versuche möglichst gering zu halten.

Der Penetrak®-Test bietet eine einfache Methode zur Messung der Penetrationsfähigkeit von Samenzellen in standardisiertem Rinder-Zervikalmukus.

Kryoejakulat

Bei bestimmter Indikation (geplante Strahlen- oder zytostatische Therapie von Patienten im reproduktionsfähigen Alter) kann die Anlage eines Kryospermadepots versucht werden. Obwohl die Ergebnisse der Kryospermainsemination wegen der primär meist schlechten Ejakulatqualität unbefriedigend sind (13), kann ein solcher Wunsch dem Patienten nicht abgeschlagen werden. Es sollte soviel Ejakulat wie möglich tiefgefroren werden. 1 ml Ejakulat wird mit 0,1 ml sterilem Glyzerin vermischt, in eine verschraubbare Frierphiole gefüllt und im Kühlschrank über 15 Minuten verwahrt. Nach weiteren 15 Minuten im Gefrierschrank wird die Phiole 20 Minuten in die Gasphase des flüssigen Stickstoffes getaucht und danach versenkt. Nach dem Auftauen (bei Zimmertemperatur) kommt es zu einem Motilitätsverlust von 30 – 50% gegenüber dem Ausgangswert. Die Insemination erfolgt dann bei Bedarf mit oder ohne Mischung mit Nativsperma.

Akrosin

Dieses proteolytische Enzym ist im Akrosom der Spermien enthalten und für die Penetration der Spermien durch die Zona pellucida von Bedeutung. Als Meßmethode wird die Hydrolyse von Benzoyl-Argenin-Ethylester (BAEE) verwendet (29). Eine Korrelation zwischen Akrosinaktivität und Spermiogramm soll – außer bei nur rundköpfigen Spermatozoen – nicht vorliegen.

Desoxyribonukleinsäure (DNS)

Lange Zeit wurde ein Zusammenhang zwischen DNS-Gehalt des Spermatozoenkopfes und Fertilität vermutet (19,27). In zuletzt durchgeführten aufwendigen scanzytophotometrischen Untersuchungen (17) konnte jedoch keine Korrelation zwischen Spermiogramm, Fertilität und DNS nachgewiesen werden, so daß diese Untersuchung keinen klinischen Wert besitzt.

Adenosintriphosphat (ATP)

In den letzten Jahren hat die Bestimmung des ATP Hinweise dafür geliefert, daß ein deutlicher Zusammenhang zwischen ATP-Konzentration in Spermien und männlicher Fertilität besteht, welcher einerseits mit den traditionellen Spermiogrammbefunden korreliert und andererseits auch eine Aussage über die biologische Qualität des Ejakulates zuläßt (17), da ebenso eine signifikante Korrelation zwischen ATP und Hamsterei-Penetrationstest aufgezeigt werden konnte (2). Das Ejakulat wird dabei sofort nach der Ejakulation mit Perchlorsäure versetzt und bis zur Bestimmung in flüssigem Stickstoff konserviert. Die Bestimmung erfolgt mit einem Biolumineszenzassay (17). Diese Untersuchung ist nicht sehr aufwendig und kostenintensiv und könnte als Screening-Methode bei der Indikationsstellung zur homologen Insemination in Zukunft Verwendung finden.

Spermiogramm-Nomenklatur

Aspermatismus:	keine Ejakulation bei normalem Orgasmus
Parvisemie:	Ejakulatvolumen unter 2 ml
Multisemie:	Ejakulatvolumen über 8 ml
Normozoospermie:	unauffälliger Befund
Oligozoospermie:	Spermiendichte unter 20 Mio/ml
Azoospermie:	keine reifen Spermien nachweisbar
Aspermie:	keine Spermiogenesezellen nachweisbar
Asthenozoospermie:	Spermienmotilität unter 50%
Teratozoospermie:	Normalformen unter 50%
Akinozoospermie:	alle Spermien unbeweglich
Nekrozoospermie:	alle Spermien tot

Meist liegt eine Kombination von verschiedenen pathologischen Befunden vor (z.B. Oligoasthenoteratozoospermie). Bei fehlender Ejakulation muß der nach der Masturbation frisch gelassene Harn sedimentiert und auf Spermien untersucht werden, um eine retrograde Ejakulation auszuschließen.

Die Normozoospermie ist also definiert durch ein Ejakulatvolumen von 2 – 8 ml bei normaler Viskosität und einem pH-Wert von 7,2 – 7,6 mit einer Spermiendichte von 20 – 200 Mio./ml, wobei über 50% der Spermien nach 2 Stunden gut progressiv beweglich sein sollen, sowie durch den Nachweis von mindestens 50% Normalformen im Differentialspermiogramm.

Infektnachweis

Bei Verdacht auf Erkrankung der männlichen Adnexe bringen bakteriologische Austestungen den wichtigsten Hinweis auf eine konkordante Therapie, die bei chronischer Adnexinfektion immer 2 bis 3 Wochen dauern sollte. Ob durch erfolgreiche Behandlung eine signifikante Verbesserung der Spermiogrammbefunde und der Schwangerschaftsrate erwartet werden kann, ist noch immer Gegenstand zahlreicher Diskussionen.

Bei Verdacht auf unspezifische Prostatitis kann entweder das durch Massage gewonnene Prostatasekret oder direkt das Ejakulat zur bakteriologischen Untersuchung auf einem Schott-Müller-Blutagar ausgestrichen werden. Auch bei geringer Keimzahl (10^3 oder 10^4) sollte eine Empfindlichkeitsaustestung erfolgen. Coli und Enterokokken gelten als pathogen, Hautkeime als nichtpathogen.

Bei Nachweis von Mykoplasmen und Chlamydien ist keine Austestung notwendig, da beide Erreger gegen Tetrazykline empfindlich sind. Zur Erkennung dient am besten der Harnröhrenabstrich oder das Prostatasekret, da Chlamydien im Ejakulat nicht nachgewiesen werden können (15). Die Chlamydienbestimmung erfolgt entweder mit Mc-Coy-Zellkulturen und Nachweis gefärbter Einschlußkörper (15) oder direkt mit fluoreszenzfarbstoffmarkierten monoklonalen Antikörpern. Der Mykoplasmennachweis muß streng anaerob durch Auftragen auf einen speziellen Ureaplasmadifferential-Basalagar erfolgen. Auch hier sind die Meinungen über eine signifikante Beziehung zwischen Erregernachweis und verminderter Fertilität noch sehr unterschiedlich.

Biochemische Untersuchungen

Fruktose

Die Bestimmung der Seminalplasmafruktose (aus Bläschendrüsen stammend) wurde lange Zeit als therapierelevanter Parameter angesehen. Die Fruktose kann kolorimetrisch oder enzymatisch (24) bestimmt werden.

Normalbereich

1,2 – 4,5 g/l

Der Fruktosespiegel sinkt mit zunehmendem Alter ab. Der Fruktosetest, welcher die Leydigzellfunktion messen sollte, sowie der Fruktolysetest, welcher in der zeitlichen Abnahme der Fruktosekonzentration ein Maß für den Spermienstoffwechsel zeigen sollte, sind heute obsolet, da einerseits Hormonbestimmungen und Stimulationstest die Leydigzellfunktion weit besser einschätzen können, andererseits eine erhöhte Fruktolyse zu keiner Änderung der therapeutischen Konsequenzen zwingt. Ist die Fruktosekonzentration deutlich herabgesetzt, spricht dies für einen Verschluß der Samenblasenausführungsgänge.

Carnitin

Diese Aminobase wird im Nebenhoden gebildet und ist daher beim Samenleiterverschluß deutlich vermindert (unter 10 mg/l), während bei Obstruktion im Rete testis eine normale Carnitinkonzentration vorliegt. Dies gibt einen Hinweis bei eventuell geplanten operativen Rekonstruktionen im Rahmen einer Verschlußazoospermie. Die Bestimmung erfolgt enzymatisch-kolorimetrisch unter Verwendung von DTNB [5-5'-Dithibiosis-(2-nitrobenzoat)], wobei ein gelblicher Farbstoff entsteht, der photometrisch gemessen werden kann (28).

Normalbereich

70 mg/l

Zitronensäure

Die Bestimmung der aus der Prostata stammenden Zitronensäure erfolgt photometrisch nach Inkubation mit Essigsäureanhydrid und Zugabe von Pyridin. Bei normalem Wert für Zitronensäure und deutlich verminderter Carnitin- und Fruktosekonzentration ist – bei Azoospermie – an eine Samenleiteraplasie zu denken. Bei chronischer Prostatitis werden erheblich niedrigere Werte gefunden.

Normalbereich

1,0 – 14 g/l

Granulozytenelastase

Diese aus polymorphkernigen Granulozyten freigesetzte Elastase kann mittels eines Enzymassays bestimmt werden (11) und soll eine signifikante Methode zur Abklärung eines „stillen Samenwegsinfektes" darstellen, wobei sehr große Schwankungsbreiten vorliegen. Bei Werten über 10 µg/l wird eine antibakterielle Therapie empfohlen.

Normalbereich

Um 7 µg/l

Die in vielen andrologischen Lehrbüchern angeführten Bestimmungen von Hyaluronidaseaktivität, Trypsininhibitoren, Zink, saure Phosphatase, Elektrolyte, Aminosäuren, Lipide, Proteine usw. sind nur von wissenschaftlichem Interesse, zeigen aber weder eine signifikante Korrelation zu den Spermaparametern, noch bringen sie eine therapierelevante Mehrinformation.

Immunologische Untersuchungen

Spermien können als Antigen erkannt werden und so die Bildung von Autoantikörpern (im Serum und Seminalplasma der Männer) oder Isoantikörpern (im Serum der Partnerin) provozieren, und somit als Ursache einer Infertilität in Frage kommen. Die Antikörper führen entweder zur Spermaagglutination (welche bereits im Nativpräparat gefunden werden kann) oder zur Spermaimmobilisation (welche durch Zusatz von Patientenserum zu normalen Spermatozoen erkannt werden kann). Dementsprechend wird zwischen Agglutinationstests und Immobilisationstest bzw. Immunfluoreszenzuntersuchung (zum direkten Nachweis des Antigen-Antikörperkomplexes) unterschieden.

Mikroagglutinationstest (3)

Es wird Patientenserum in verschiedenen Verdünnungen mit dem Samen eines fertilen Spenders zusammengebracht. Mikroskopisch findet sich bei Vorhandensein von Antikörpern, Agglutination von Samenfäden, entweder als Kopf/Kopf- oder Schwanz/Schwanz-Agglutination, je nachdem, welcher Anteil des Spermiums als Antigen erkannt wird.

Makroagglutinationstest (12)

Im Prinzip ähnlich wie der Mikroagglutinationstest, nur bewirkt das zu untersuchende Serum (in einer Verdünnungsreihe) eine Ausflockung im Teströhrchen, wenn es mit gesunden Spermatozoen vermischt wird. Eine genauere Titerbestimmung ist dadurch möglich.

Spermaimmobilisationstest (8)

Dabei wird die Motilität gesunder Spermatozoen vor und nach Zusatz des Patientenserums verglichen. Da die Beurteilung der Motilität subjektiv erfolgt, sind die Ergebnisse nicht eindeutig definierbar.

Immunfluoreszenztest (6)

Ein Ejakulatausstrich eines gesunden Mannes wird mit Patientenserum in verschiedenen Verdünnungsreihen überschichtet und mit fluorchromiertem Antiglobulinserum versetzt. Der sich ausbildende Antigen-Antikörperkomplex ist am Spermatozoenrand deutlich fluoreszierend sichtbar.

Antikörperbestimmungen können auch mit einem Radioimmunoassay, ELISA oder mit dem MAR (Mixed Antiglobulin Reaction)-Test durchgeführt werden.

All diese Methoden eignen sich natürlich auch zum Antikörpernachweis im Serum der Partnerin, wo sie aber sehr selten vorkommen. Ein Titer von 1:64 ist für das Vorhandensein von Antikörpern beweisend. Ein Titer von 1:512 bedingt sehr wahrscheinlich eine Infertilität, bei über 1:1024 ist mit einer sicheren Infertilität zu rechnen. Hohe Antikörpertiter finden sich bei Verschluß der Samenleiter oder nach Vasoligatur. Der Prozentsatz an immunologisch bedingten sterilen Ehen wird in der Literatur sehr unterschiedlich angegeben (22). In jedem Fall sollte bei unauffälligem Spermiogramm und persistierender Kinderlosigkeit eine immunologische Abklärung erfolgen.

Hormonuntersuchungen

Die üblicherweise im Serum bestimmten Sexualhormonwerte (FSH, LH, Testosteron, Prolaktin, Östradiol) geben im Seminalplasma keinerlei signifikante Hinweise und können somit unterlassen werden. Auch der Stellenwert der Prostaglandinkonzentration wurde primär überschätzt (4) und konnte in weiteren Studien (16) keine therapierelevante Information bringen. Der Stellenwert des vermutlich in der Sertolizelle gebildeten Inhibins (20), welches einem negativen Feedback mit dem FSH unterliegt, ist noch nicht eindeutig geklärt. Die Hoffnung, damit eine Substanz zur isolierten Hemmung der Spermatogenese gefunden zu haben, erwies sich als falsch.

Serumhormonuntersuchung

Serumhormone werden heute mit Radioimmunoassay sehr genau bestimmt. Diese Untersuchungen sind natürlich an entsprechend eingerichtete Laboratorien gebunden. Die Bestimmung von FSH, LH, Testosteron, Östradiol und Prolaktin sind für die Klinik von Interesse. Androgenmetabolite wie Dehydroepiandrosteron, Dehydrotestosteron, Androstendion usw. korrelieren meist sehr eng mit dem Plasmatestosteronspiegel und geben nur in Ausnahmefällen zusätzliche Informationen. Da die Sexualhormonausschüttung starken tageszeitlichen Schwankungen unterliegt, sollte bei Verlaufsbeobachtungen die Blutabnahme immer zur gleichen Tageszeit vorgenommen werden.

Basalwerte

Gonadotropes Releasinghormon (GNRH)

Kann zwar bestimmt werden, liegt aber oft unter den nachweisbaren Grenzwerten und hat somit keine klinische Bedeutung, außer im Rahmen von Stimulationstests.

Luteotropes Hormon (LH)

Das LH steuert die Leydigzellfunktion und gibt im Rahmen des LHRH-Tests Aufschluß über die Funktionsreserve der Hypophyse.

Normalbereich

s. S. 587

Follikelstimulierendes Hormon (FSH)

Das Zielorgan des FSH ist die Sertolizelle der Tubuli in der auch FSH-Rezeptoren nachgewiesen wurden. Das FSH ist somit über die Produktion des androgenbindenden Proteins (ABP), zusammen mit dem intertubulär zirkulierenden Testosteron, für die Aufrechterhaltung der Spermiogenese verantwortlich. Die FSH-Konzentration im Serum ist bei Germinalzellaplasie aufgrund des hypophysären Rückkoppelungsmechanismus signifikant erhöht, während bei einer Verschlußazoospermie normale Werte vorliegen. Die Bestimmung kann somit die Indikation zur Hodenbiopsie (bei Azoospermie) insofern beeinflussen, daß bei hohem FSH und kleinen Testes in über 95% mit einer fehlenden Spermatogenese zu rechnen ist. Bei hochgradiger Oligozoospermie und niedrigem Serum-FSH kann eine Substitutionstherapie eine Steigerung der Spermatozoenzahl bewirken. Bei hochgradiger Oligozoospermie und hohem FSH kann eine pulsatile LHRH-Gabe zu einer signifikanten Besserung der Ejakulatparameter führen.

Normalbereich

s. S. 585

Testosteron (T)

Die Testosteronbestimmung hat vor allem im Rahmen von Provokationstests (HCG-Test) Bedeutung, um das Vorhandensein einer ansprechbaren Leydigzelle zu prüfen (z.B. bei Pubertas retardata oder klinisch nicht auffindbaren Testes). Zur Abklärung einer erektilen Dysfunktion ist die routinemäßige Bestimmung des Testosterons nicht indiziert, da 98% dieser Patienten einen im Normalbereich liegenden Serumwert aufweisen.

Normalbereich

s. Tabelle 12, S. 609

Die biologische Wirkung des Testosterons geht von der freien, nicht eiweißgebundenen Fraktion aus und beträgt ca. 1,5% der Gesamtmenge. Das sexualhormonbindende Globulin (SHBG) bindet zu 40% das Serumtestosteron und hat eine sehr hohe Affinität, während 58,5% des Testosterons von einer Albuminfraktion gebunden wird. Diese Bindung ist aber nicht spezifisch und kann auch durch nichtandrogene Substanzen ausgetauscht werden. Die Bestimmung des SHBG (21) erbringt keine Erweiterung der therapeutischen Möglichkeiten. Das androgenbindende Protein (ABP) wurde zunächst nur bei der Ratte und später auch bei anderen Spezies nachgewiesen und soll – in der Sertolizelle gebildet – zur Aufrechterhaltung hoher tubulärer Androgenkonzentrationen, welche für die normale Spermatogenese notwendig sind, verantwortlich sein (7).

Prolaktin (HPRL)

Die Bestimmung des Prolaktins ist bei Gynäkomastie zielführend, um eine vermehrte Produktion dieses Hormons als Ursache der Krankheit auszuschließen. Der Großteil dieser Patienten zeigt aber einen normalen oder nur geringgradig erhöhten Prolaktinspiegel, welcher zwar durch Antiprolaktine gesenkt werden kann, aber meist zu keiner klinischen Besserung führt.

Normalbereich

s. S. 589

Der Nachweis eines Prolaktin inhibierenden Faktors (PIF) (23), welcher aus dem Hypothalamus stammt, ist bis jetzt nur indirekt gelungen.

Östradiol (E_2)

Die Östradiolwerte sind nur in Ausnahmefällen (Leberzirrhose mit entsprechender Symptomatik, Gynäkomastie) von klinischer Relevanz und können unter antiöstrogener Therapie, welche oft in der systemischen Behandlung der männlichen Subfertilität Verwendung findet, insofern ansteigen, als das vermehrt gebildete Testosteron in gleichem Maße vermehrt zu E_2 abgebaut wird.

Stimulationstests

GNRH-Test

Zur Bewertung der Hypothalamus-Hypophysenachse ist dieser, meist als LHRH-Test bezeichnete, ausschlaggebend und wird bei der Differentialdiagnose der Pubertas retardata, zur Beurteilung der gonadotropen Funktion bei Hypophysenerkrankungen und zur Abklärung therapeutischer Möglichkeiten bei Spermatogenesestörungen verwendet. 25 bis 100 µg LHRH werden intravenös verabreicht und die Werte von LH, FSH und Testosteron in 10minütigen Abständen bestimmt. Nach 30 Minuten sollten bei intakter Hypophysen-Gonadenachse die Werte von LH und FSH auf das 2 – 3fache gestiegen sein. Der Test ist nebenwirkungsfrei und kann mit breiter Indikationsstellung durchgeführt werden.

TRH-Test

Durch das thyreotrope Releasinghormon (TRH) kann die hypophysäre Sekretion von Prolaktin gesteigert werden und somit wie der LHRH-Test zur Messung der Funktionsreserve der Hypophyse herangezogen werden. Die beiden Tests können auch kombiniert werden (100 µg LHRH, 200 µg TRH). Die Indikation zum TRH-Test ist aber wegen der Gefahr der thyreotoxischen Krise (vor allem bei Hyperthyreose) äußerst selten zu stellen, um so mehr, als kaum therapierelevante Informationen erlangt werden.

HCG-Test

Durch Injektion von humanem Choriongonadotropin (HCG) kommt es durch die darin enthaltene LH-Fraktion zu einer Stimulation der Leydigzelle mit konsekutivem

Testosteronanstieg auf das 2-3fache, welcher nach 48 Stunden gemessen werden kann. Somit ist dieser Test ein Parameter für den Nachweis funktionstüchtiger Leydigzellen.

Chromosomale Untersuchung

Die früher meist durchgeführten Chromatin- oder F-Körpertests aus Mundepithel, Leukozyten oder Haarwurzeln, welche auf dem Nachweis einer Chromatinmasse im Zellkern beruhen und oft schlecht zu interpretierende Ergebnisse zeigten, sind heute durch die Chromosomenanalyse aus Lymphozytenkulturen (5) abgelöst, die neben der Diagnose der Geschlechtschromosomenkonstellation auch die Aufdeckung von Gonosomenmosaiken ermöglicht. Zur Bestimmung werden 5 ml heparinisiertes Blut an ein zytogenetisches Labor gesandt. Die Indikation zur chromosomalen Untersuchung ist bei typischem klinischen Status (z.B. beim Turner- oder Klinefelter-Syndrom) bzw. bei ausgeprägtem Hypogonadismus ohne sonstiges klinisch morphologisches Substrat gegeben.

Klinische Relevanz andrologischer Laboruntersuchungen

Ungefähr 70% der andrologischen Patienten kommen wegen Kinderlosigkeit zur Konsultation. Etwa 30% der Patienten berichten über eine erektile Dysfunktion und nur ein äußerst geringer Anteil (1-2%) wird zur Abklärung einer Sexualhormonstörung oder mit Verdacht auf chromosomale Aberrationen zugewiesen.

Dementsprechend sind die zu erhebenden Befunde bei subfertilen Patienten von größter Wichtigkeit für den praktizierenden Andrologen. Neben der schon eingangs erwähnten Anamneseerhebung und klinischen Untersuchung, bieten daher die Laborbefunde die Grundpfeiler einer korrekten Diagnose, welche ja die Grundlage jeglicher Therapie darstellt. In diesem Sinne stellt auch das Spermiogramm eine Basisuntersuchung in der Andrologie dar. Es kann von jedem Arzt leicht durchgeführt werden und bietet eine wichtige Information über den Fertilitätsstatus des Mannes. Es kann nicht oft genug darauf hingewiesen werden, daß unbedingt *zwei* Spermiogramme zur Fertilitätsabklärung notwendig sind, da die Schwankungsbreiten (vor allem hinsichtlich der Spermiendichte) bis zu 100% betragen können. Wird vom Patienten die Ausführung eines zweiten Spermiogramms verweigert, so bringt eine diesbezügliche Aufklärung meistens die notwendige Einwilligung. Der Mittelwert dieser beiden Spermiogramme sollte dann als Resultat der Untersuchung für eine eventuelle Therapie herangezogen werden.

Nahezu 90% der Patienten, welche wegen Kinderwunsch eine andrologische Ambulanz aufsuchen, weisen einen pathologischen Spermiogrammbefund auf. Bei etwa 20% dieser Patienten wird ein morphologisches Substrat als Ursache erhoben (Varikozele, Adnexinfektion, Hydrozele). Der überwiegende Anteil (80%) wird in der Folge einer systemischen Therapie unterzogen, welche bei etwa 70% eine signifikante Verbesserung der Ejakulatparameter bewirkt und bei etwa 30% in der gewünschten Schwangerschaft resultiert. Interessant erscheint, daß der untere Normwert der Spermiendichte in den letzten Jahrzehnten von 60 auf 20 Millionen gesunken ist und nahezu die Hälfte der subfertilen Männer an einer isolierten Asthenozoospermie (bei normaler Spermiendichte und Morphologie) leidet und etwa ebensoviele ein sogenanntes OAT-Syndrom (= Oligoasthenoteratozoospermie-Syndrom) aufweisen.

Während die Therapie des morphologisch unauffälligen Mannes mit isolierter Asthenozoospermie oder OAT-Syndrom (70% des andrologischen Krankengutes) einige Möglichkeiten offen läßt, ergab sich – bis vor einigen Jahren – aus der Diagnose der Azoospermie die Indikation zur Hodenbiopsie. Durch FSH-Bestimmung kann heute schon mit großer Sicherheit (95%) zwischen primärem Hodenschaden (=Germinalzellaplasie) und Obstruktion (Samenleiterverschluß, Verschluß im Rete testis) unterschieden werden, da ein Hoden, welcher keine Spermiogenese aufweist, eine signifikante FSH-Erhöhung bedingt. Bei Nachweis eines Leydig cell only Syndroms kann nur zur heterologen Insemination bzw. Adoption geraten werden, bei Vorhandensein einer Obstruktion ist nur dann eine Sanierung möglich, wenn der Verschluß nicht im Rete testis gelegen ist. Die Bestimmung von Carnitin, Zitronensäure und Fruktose kann präoperativ wichtige Hinweise auf die Höhe des Verschlusses geben. Äußerst wichtig erscheint auch das Erkennen einer Parvisemie. Wenn mehrmals ein Ejakulatvolumen von unter 2ml nachgewiesen wird, so ist – aus physikalischen Gründen – leicht einzusehen, daß dieses geringe Volumen kaum zu einer suffizienten Kontamination von Ejakulat und Portio uteri führen kann.

Die Parvisemie, welche oft mit einer normalen Spermiendichte und Motilität verbunden ist, gilt somit als eindeutige Indikation zur homologen Insemination, die auch unter dieser Indikation die besten Resultate aufweist (bis zu 60% Schwangerschaften).

Das Differentialspermiogramm, der Schwelltest, die Penetrationstests und die ATP-Bestimmung bieten lediglich zusätzliche Informationen, die über die biologische Ejakulatqualität und somit über den Grad der Subfertilität bzw. die Chance einer Schwangerschaft eine Aussage treffen können, sind aber für die einzuschlagende Therapie nicht relevant. Sie können lediglich als Parameter für eine Indikation zur homologen Insemination oder In-vitro-Fertilisierung herangezogen werden, um die vielen frustranen Fertilisierungsversuche, welche beide Partner psychisch stark belasten und nur mit einer Erfolgsrate von 10 bis 30% behaftet sind, hintanzuhalten.

Bei Verdacht einer Adnexinfektion sollte, nach Erregernachweis, auf jeden Fall eine Therapie erfolgen, obwohl ein eindeutiger Hinweis auf einen Zusammenhang zwischen Subfertilität und Adnexinfektion noch nicht erbracht ist. Besteht bei unauffälliger Klinik und Labordiagnostik beider Partner eine infertile Ehe länger als zwei Jahre, sollte unbedingt eine immunologische Untersuchung mit Antikörpertiterbestimmung erfolgen, da im Falle eines signifikanten Antikörpernachweises eine Reihe therapeutischer Möglichkeiten gegeben sind. Routinemäßige Serumhormonuntersuchungen haben sich in der andrologischen Praxis nicht bewährt, da nur in Einzelfällen eine Mehrinformation erhalten werden kann. Die Indikation zur Hormonuntersuchung bzw. Durchführung von Stimulationstests sollte daher nur in ausgewählten Fällen (z.B. Hypogenitalismus, beidseitiger Kryptorchismus, Gynäkomastie, Azoospermie, hochgradige Oligozoospermie) erfolgen. Eine noch größere Ausnahme bildet die Indikation zur Chromosomenanalyse und sollte unter Einbeziehung des gesamten klinischen und andrologischen Status, der Ejakulatbefunde sowie der Endokrinprofile erfolgen.

Literatur

1. Brotherton J: J Reprod Fertil (1973) 35: 626. **2.** Comhaire F, Vermeulen L, Kamel G, Mas J, Irvine S, Callipolitis G: Fertil Steril (1983) 40: 500. **3.** Franklin RR, Dukes CD: Am J Obstet Gynecol (1964) 89: 6. **4.** Grünberger W, Maier U, Lunglmayr G: Reproduccion (1981) 5: 141. **5.** Hamerton JL (ed): In: Human Cytogenetics. Vol 1, Chapt IV. New York-London: Academic Press 1971. **6.** Hansen KB, Hjort T: Clin Exp Immunol (1969) 8: 9. **7.** Hansson V, Weddington SC, French FS, McLean WS, Smith A, Naufey BN, Ritzen EM, Hagenäs L: J Reprod Fertil (1975) 44: 363. **8.** Isojima S, Koyama S: Am J Obstet Gynecol (1965) 101: 677. **9.** Janick J, Mac Ledo J: Fertil Steril (1970) 21: 140. **10.** Jeyendran RS, Van der Ven HH, Perez-Pelaez M, Crabo BG, Zaneveld LJD: J Reprod Fert (1984) 70: 219. **11.** Jochum M, Pabst W, Schill WB: Andrologia (1986) 18: 413. **12.** Kibrick S, Belding DL, Merill B: Fertil Steril (1952) 3: 430. **13.** Maier U, Grünberger W, Stackl W, Lunglmayr G: Fortschr Fert Forsch (1979) 8: 228. **14.** Maier U, Spona J: Wien klin Wochenschrift (1982) 94: 242. **15.** Maier U: Fort Med (1983) 101: 1318. **16.** Maier U, Sinzinger H: Akt Urol (1985) 16: 193. **17.** Maier U: Fortschr Medizin (1986) 104: 695. **18.** Metka MM, Huber JC: Gynäk Rdsch (1984) 24, Suppl 2: 147. **19.** Meyhofer W: Arch Klin Exp Derm

(1963) 216: 556. **20.** Rajfe J (ed) In: Urologic Endocrinology Philadelphia: W.B. Saunders Comp 1986, p 208. **21.** Rosner W: J Clin Endokrinol Metabol (1972) 34: 983. **22.** Rümke PH, van Amstel N, Messer EN, Bezemer PD: Fertil Steril (1974) 25: 393. **23.** Schally AV, Arimura A, Bowers CY, Kastin AJ, Sawano J, Reddin TW: Rec Prog Horm Res (1968) 24: 497. **24.** Schill WB: Med Klin (1976) 71: 1031. **25.** Steiner R, Hofmann N, Hartmann R, Kaufmann R: Fortschr Fert Forsch (1977) 5: 152. **26.** Vasterling HW: Praktische Spermatologie. Stuttgart: Thieme 1960. **27.** Weir BR, Leuchtenberger C: Fertil Steril (1957) 8: 373. **28.** Wetterauer U, Heite MJ: Act Dermatol (1976) 3: 93. **29.** Zanefeld LJD, Schumacher GFB: Fertil Steril (1973) 24: 479.

Kalk- und Knochenstoffwechsel sowie Parathyreoideafunktion

G. Geyer und W. Woloszczuk

Einführung

Die Darstellung der Laboratoriumsuntersuchungen, die bei Erkrankungen des Kalkstoffwechsels, des Skeletts und der Nebenschilddrüsen eingesetzt werden, muß in klinischer Sicht etwas einseitig ausfallen, weil hier eben nur die einschlägigen Laboratoriumsuntersuchungen besprochen werden und die anderen Methoden der Untersuchung, die bei diesen Krankheiten sehr wesentlich sind, nicht adäquat besprochen werden können. Dies verzerrt etwas die Realität der diagnostischen Situation, weil aus den Ergebnissen jener anderen Untersuchungsmethoden häufig die Fragestellungen kommen, die dem Laboratorium gestellt werden. Das gilt für die Röntgenuntersuchungen des Skeletts, die Densitometrie, die Szintigraphie und die sehr informative Skelettuntersuchung mittels Magnetresonanz (MRT). Um dieser Gegebenheit aber wenigstens teilweise Rechnung zu tragen, werden hier einige typische und häufige diagnostische Situationen aus dem Gebiet dieser Krankheiten gesondert dargestellt werden, und dabei werden auch jene anderen Befunde (physikalischer Untersuchungsmethoden) neben die relevanten Laboratoriumsbefunde gestellt werden. Bei der Übersicht der heute gängig angewandten Methoden der hier einschlägigen Laboratoriumsdiagnostik wurde auch deutlich, daß die Untersuchung der relevanten Parameter im Plasma gegenüber den Untersuchungen im Harn deutlich an Bedeutung gewonnen hat. Dies dürfte der Verbesserung der Methoden zur Untersuchung des Plasmas zuzuschreiben sein.

Charakteristische Befunde im Plasma/Serum

Kalzium

Plasma und Serum haben einen praktisch identischen Gehalt an Kalzium, welches dort physikochemisch in drei Fraktionen vorliegt: Als ionisierte Fraktion (ca. 50%), als komplexierte (an Anionen wie Bikarbonat, Phosphat oder Zitrat gebundene) und diffusible Fraktion (ca. 10%), und als eine proteingebundene nichtdiffusible Fraktion (ca. 40%). Diagnostisch relevant ist die Bestimmung des Gesamtkalziums und eventuell die seines ionisierten Anteiles.

Die Bestimmung des Gesamtkalziums kann erfolgen mittels Atomabsorptionsspektrophotometrie, mittels ionenselektiver Elektroden, sie kann (unter bestimmten Kautelen) auch flammenphotometrisch erfolgen und wurde traditionell komplexometrisch durchgeführt.

Normalbereich

2,2 – 2,5 mmol/l (88 – 100 mg/l)

Bei Gewinnung der Blutproben soll die Venenstauung kurz gehalten werden, weil sonst durch Hämokonzentration die Protein- und die Kalziumkonzentration vermehrt werden können. Wenn die Kalziumbestimmung komplexometrisch erfolgt, müssen gerinnungshemmende Zusätze (Zitrat, Oxalat, EDTA) vermieden werden, weil sie zu Fehlern bei der Bestimmung Anlaß geben. Im Zweifelsfall soll die Bestimmung im Serum einer geronnenen Blutprobe durchgeführt werden, wobei aber vermieden werden soll, die Probe zu lange stehen zu lassen, weil ein Verlust an CO_2 zur Ausfällung von Kalzium führen kann; außerdem soll die Blutprobe nicht zu lange stehen, weil dann aus den Erythrozyten Phosphat austreten kann, welches ein weiterer wichtiger Parameter ist. Sofern ein Verdacht auf Bestehen eines Hyperparathyreoidismus vorliegt, sollen die Kalziumwerte in Relation zum Parathormongehalt in der Serumprobe interpretiert werden (Abb.1).

Die Bestimmung des Kalziums im Plasma (Serum) stellt einen der diagnostisch sehr wesentlichen Befunde dar; bei der Interpretation einer *Hypokalzämie* können die Angaben in Tabelle 2 (S. 648) helfen, zur Differentialdiagnose einer *Hyperkalzämie* dient Tabelle 1.

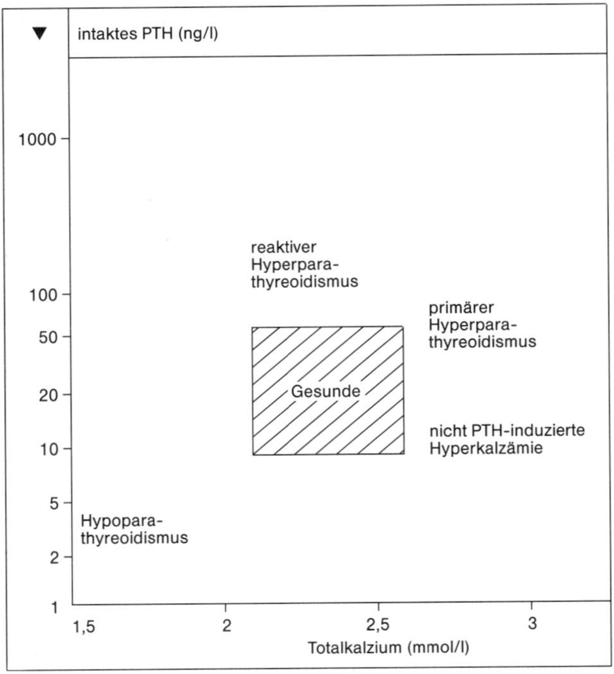

Abb. 1: Konzentrationsbereiche des intakten PTH bei Gesunden (zentraler schraffierter Bereich) und bei verschiedenen Erkrankungen, die mit Veränderung des Serumkalziums einhergehen.

›gliche Erkrankungen	Laboruntersuchungen	Andere Untersuchungen
›perparathyreoidismus, märer	PO_4, alkalische Phosphatase, PTH, Na, Cl, Kreatinin	Skelett (Hand), PT-Adenomlokalisation, Weichteilkalk?
elettmetastasen, osteosche (Karzinome von ımma, Lunge, Niere)	Skg, Blutbild, alk. Phosphatase, Tumormarker	Skelett: Rö, CT, MRT, Szintigraphie, Primärtumorsuche, andere Metastasen
oplasmen ohne nachweisbare elettmetastasierung	Skg, Blutbild, Tumormarker, PO_4, alkalische Phosphatase, PTH-like Peptide	Skelett: Szintigraphie, Rö, CT, MRT, Primärtumorsuche, andere Metastasen
smozytom (Lymphom, ıkämie)	Skg, Blutbild, Elphorese, Knochenmark, Niere, Harn	Skelett: MRT, Rö, CT, (Lymphknotenbiopsie
nobilisierung (meist › Patienten)	Nierenfunktion, Blutbild, alkalische Phosphatase	zusätzlich Knochenkrankheiten (Fraktur, M. Paget)?
rkoidose	Skg, Elphorese, ACE (Angt.-Convert-Enzym), 25-OH-CCF	Rö (CT) u. Ga-Szintigraphie: Lungensarkoidose? (Lunge, Skelett), bronchoalveoläre Lavage
›erthyreose, ›othyreose	T_4, T_3, TSH, TRH-Test, Schilddrüsen-Antikörper	Schilddrüsen-Szintigraphie, Schilddrüsen-Sonographie
›enniereninsuffizienz	Kortisol, ACTH, ACTH-Test, Na, K, Kreatinin	keine anderen Untersuchungen, rasch substituieren!
omegalie	GH, Somatomedin, BZ	Schädel: Sella (Rö, CT, MRT), Wirbel
ımin-D-Intoxikation	PO_4, alkalische Phosphatase, 25-OH-CCF	Weichteilverkalkungen, Niere
ch-Alkali-Syndrom	PO_4, Bikarbonat	Ulkustherapie?
azid-Diuretika		Anamnese
iumtherapie	Li im Plasma	Anamnese

: Erkrankungen mit Hyperkalzämie. Untersuchungen zur Differentialdiagnose.

Der Anteil des Gesamtkalziums, welcher in ionisierter Form vorliegt, beträgt etwa 50% und ist der für die physiologischen Funktionen wesentliche. Seine Quantität wird beeinflußt durch den Eiweißgehalt des Plasmas (insbesondere durch die Albuminkonzentration) sowie durch dessen pH. Die direkte *Messung des ionisierten Kalziums* erfordert eine ionenselektive Elektrode, und die Blutproben müssen unter Luftabschluß gewonnen und bald nachher analysiert werden. Dies hat dazu geführt, daß eine ganze Reihe von Algorithmen und Nomogrammen ausgearbeitet worden sind, die es ermöglichen, die Konzentration des ionisierten Kalziums annähernd aus den üblichen Parametern Gesamtkalzium, Gesamteiweiß und pH zu errechnen. Autoren, die eine direkte Bestimmung des ionisierten Kalziums durchführen, kritisieren aber die Genauigkeit dieser indirekten Bestimmungen. Dem steht aber gegenüber, daß für die klinische Diagnostik die Konzentration des ionisierten Kalziums nur unter Bedingungen extremer Verschiebungen der Homöostase von Bedeutung ist. Je mehr sich der pH-Wert des Plasmas nach der sauren Seite verschiebt (etwa unter dem Einfluß einer metabolischen oder respiratorischen Azidose), desto größer wird der ionisierte Anteil des Kalziums; andererseits kann etwa die Infusion von Bikarbonat das ionisierte Kalzium dramatisch absenken (sogar zur Tetanie Anlaß geben). Auch eine Erhöhung der Plasmaproteinkonzentration allein kann zu einer Vermehrung des Gesamtkalziums führen, die nicht mit einer Vermehrung des ionisierten Kalziums einhergeht und daher klinisch wenig relevant sein kann.

Demnach ist die Bestimmung des ionisierten Kalziums für die Steuerung und Behandlung verschiedener klinischer Situationen zwar von Bedeutung, nicht aber für die Diagnostik, weil dafür die Bestimmung des Gesamtkalziums praktisch immer eine gleichwertige Aussage liefert. Wenn Bedarf nach einer getrennten Bestimmung der biologisch aktiven, diffusiblen Fraktion des Kalziums besteht, so kann relativ einfach das „dialysierbare Kalzium" bestimmt werden, welches die beiden Fraktionen des ionisierten und des komplexierten Kalziums gemeinsam erfaßt (4).

Phosphat

Phosphor liegt im Blut als anorganisches Phosphat und gebunden (verestert) in Phospholipiden und an Proteine vor. Letzterer organisch gebundener Phosphatanteil ist für die Diagnostik der Kalkstoffwechselstörungen ohne Bedeutung, für sie ist lediglich das anorganische Phosphat wichtig. Die Methoden der chemischen Bestimmung des anorganischen Phosphats beruhen darauf, daß Phosphationen mit Molybdänsäure Phosphomolybdänsäure bilden, die zu Molybdänblau reduziert wird, welches spektralphotometrisch quantifiziert wird. Da die Erythrozyten viel mehr Phosphat enthalten als das Plasma, muß das Serum (oder Plasma) unbedingt innerhalb von zwei Stunden nach der Blutabnahme von den Erythrozyten getrennt werden (andernfalls können falsch-erhöhte Phosphatwerte resultieren). Aus dem gleichen Grund ergibt hämolytisches Serum keine richtigen Werte des anorganischen Phosphates. Da Phosphat auch aus seiner organischen Fraktion freigesetzt wird, soll die Bestimmung des anorganischen Phosphates bald nach der Trennung des Serums von den Erythrozyten durchgeführt werden.

Normalbereich

Kinder	1,1 – 2,0 mmol/l	(36 – 59 mg/l)
Erwachsene	0,8 – 1,55 mmol/l	(24 – 45 mg/l)

Die obige Normalwertangabe läßt erkennen, daß eine deutliche Altersabhängigkeit des Phosphates besteht; bei Frauen ist nach der Menopause aber wieder ein geringer Anstieg zu beobachten. Die Konzentration des anorganischen Phosphates wird einerseits durch die alimentäre Phosphataufnahme beeinflußt, andererseits durch Faktoren, die seine renale Exkretion beeinflussen. Anorganisches Phosphat ist frei glomerulär filtrierbar und wird tubulär rückresorbiert, wobei diese Rückresorption mit der glomerulären Filtration korreliert. Daher kommt es bei einer Abnahme der glomerulären Filtrationsrate zu einer Hyperphosphatämie. Außer durch eine (pathologische) Nierenfunktion wird der Gehalt des Blutes an anorganischem Phosphat durch den Wachstumsstatus (Alter) und durch die Wirkung des Parathormons auf die tubuläre Rückresorption beeinflußt. Über diagnostisch richtungsweisende Abweichungen des Phosphates von der Norm siehe Tabelle 1 und 2.

Alkalische Phosphatase

Die übliche Bestimmung der Aktivität der alkalischen Phosphatase im Plasma erfaßt die Summe der Aktivitäten der Isoenzyme aus Leber, Knochen und Darm (wobei letztere vernachlässigt werden kann). Eine Differenzierung der beiden Hauptkomponenten aus Leber und Knochen kann durch Auftrennung mittels Gelelektrophorese oder durch Hitzeinaktivierung des ossären Enzyms erfolgen. Diese Fraktionierungsmethoden werden zwar im klinischen Laboratorium verwendet, zumeist erfolgt die Differenzierung aber dadurch, daß bei erhöhter Aktivität der alkalischen Phosphatase andere Funktionsparameter der Leber überprüft werden und im Falle, daß diese Werte normal sind, die Erhöhung der alkalischen Phosphatase auf das Skelett bezogen wird. Die Aktivität der alkalischen Phosphatase gilt dort als Maß für die gesteigerte Tätigkeit der Osteoblasten; deren Tätigkeit dürfte aber so eng mit den Prozessen der Knochenresorption verknüpft sein, daß die alkalische Phosphatase praktisch als Parameter für einen gesteigerten Knochenumbau angesehen werden kann.

Normalbereich

Erwachsene 70 – 170 IE/l

Kinder und Jugendliche 70 – 270 IE/l

Die Aktivität der alkalischen Phosphatase ist deshalb stark altersabhängig; als Korrelat der Osteogenese ist sie bis zur Pubertät und auch in der Gravidität sehr viel höher als bei Erwachsenen. Auf die Aussagekraft der alkalischen Phosphatase als Cholostaseparameter wird hier nicht eingegangen; zur diagnostischen Interpretation von Erhöhungen der Phosphataseaktivität bei Skeletterkrankungen siehe Tabelle 1. Darüber hinaus soll hier erwähnt werden, daß auch Traumen und Operationen am Skelett die alkalische Phosphataseaktivität stark steigern (Endoprotheseoperationen, Frakturen).

Osteokalzin

Osteokalzin ist ein Peptid aus 49 Aminosäuren mit einem Molekulargewicht von 5800, welches der nichtkollagenen

Knochenmatrix entstammt und von dort in das Plasma abgegeben wird. Es enthält in seiner Sequenz drei Glutaminsäurereste, welche Gamma-karboxyliert sind; deshalb heißt Osteokalzin auch „Bone GLA-Protein" und wird, davon abgeleitet, auch als „BGP" abgekürzt. Seine Gamma-Karboxylierung benötigt als Koenzym Vitamin K; Vitamin-K-Antagonisten führen daher zur Synthese eines abnormen Osteokalzins. Osteokalzin ist ein knochenspezifisches Protein, das offenbar von Osteoblasten an das Plasma abgegeben wird. Osteokalzin kann Kalzium als Hydroxylapatit binden. Die Konzentration des Osteokalzins im Plasma korreliert mit der Aktivität der Umbauvorgänge am Knochen und daher auch mit anderen Plasmaparametern für diesen Prozeß (alkalische Phosphatase, Hydroxyprolin).

Die Bestimmung des Osteokalzins erfolgt mittels Radioimmunoassay, wobei Antikörper gegen bovines Osteokalzin verwendet werden, das mit dem humanen Osteokalzin am karpoxiterminalen Ende des Moleküls ident ist. Die beiden Osteokalzine differieren aber in der Struktur ihres N-terminalen Anteils (in fünf Aminosäuren) und deshalb werden für die Bestimmung auch Antikörper gegen ein synthetisiertes Peptid (der Sequenz 37 bis 49 des Osteokalzins) oder gegen den mittelregionalen Anteil des Peptids verwendet. Bestimmungsmethoden mit verschiedenen Antikörpern liefern gering unterschiedliche Werte.

Normalbereich

3 bis 13 µg/l

Die Osteokalzinwerte zeigen Altersabhängigkeit: sie sind relativ am höchsten in der Entwicklungsperiode des Skeletts vor der Pubertät und zeigen relative Spitzenwerte bei 14- bis 15-Jährigen. Sie korrelieren daher auch mit der Aktivität der alkalischen Phosphatase und der Konzentration des Somatomedin C. Frauen haben etwas höhere Osteokalzinwerte als Männer, wobei dieser Geschlechtsunterschied im Alter deutlicher wird. Die Plasmakonzentration des Osteokalzins zeigt eine deutliche zirkadiane Rhythmik im Sinne eines Anstieges ab 20 Uhr während der Nachtstunden und einen Abfall im Verlaufe der Vormittagsstunden. Auch bei pathologischen Prozessen korreliert Osteokalzin mit der Aktivität der alkalischen Phosphatase (respektive seiner Skelettfraktion) und mit der Hydroxyprolinausscheidung im Harn (die ein Parameter des Knochenabbaues ist). In der Gravidität sinken die Osteokalzinwerte ab, sie steigen in der Laktationsperiode an. Bei Hyperthyreosen ist Osteokalzin vermehrt. Knochenerkrankungen, wie die Osteodystrophie Paget und Knochenmetastasen, steigern die Osteokalzinwerte (wenn diese dabei auch nicht immer mit der Krankheitsaktivität korrelieren). Bei Niereninsuffizienz sind die Osteokalzinwerte stark erhöht. Eine Anzahl von skelettaktiven Medikationen beeinflußt auch die Osteokalzinkonzentration: Kortikoide und Diphosphonate senken sie, Vitamin-D-Präparate und Gonadoliberin-Superagonisten steigern sie ebenso wie Fluoride.

Parathormon

Parathormon (PTH) wird von den Nebenschilddrüsen sezerniert. Wie bei den meisten Peptidhormonen entsteht dabei aus höhermolekularen Vorstufen das intakte PTH, ein einkettiges Polypeptid aus 84 Aminosäuren mit einem Molekulargewicht von etwa 10 000. Bei seiner proteolytischen Spaltung, die schon in den Nebenschilddrüsen beginnt, werden biologisch aktive und inaktive Hormonfragmente gebildet. Das kleinste dieser Fragmente mit erhaltener biologischer Aktivität ist das N-terminale PTH [1 – 34]. Die Funktion der abbauenden Enzyme im Blut und an den Zielorganen ist die rasche Beendigung der Wirkung des PTH. Mit Ausnahme von Patienten mit Niereninsuffizienz, bei denen meßbare Spiegel des Fragments PTH [1 – 34] vorkommen, sind mehr als 90% des zirkulierenden, biologisch aktiven PTH intaktes Hormon. Die biologisch inaktiven Fragmente werden langsamer abgebaut und akkumulieren daher im Plasma. Da PTH – neben 1,25-Dihydroxy-Vitamin D – der wichtigste hormonelle Regulator des Kalzium- und Phosphatstoffwechsels ist, sind die Serumspiegel des PTH speziell bei der Differentialdiagnose von Hyper- oder Hypokalzämien diagnostisch von großer Bedeutung. Ihre klinische Interpretation kann aber immer nur zusammen mit den Serumwerten von Kalzium, anorganischem Phosphat und Kreatinin – bzw. einem anderen Parameter der Nierenfunktion – erfolgen (Abb. 1).

Intaktes PTH wird in immunoradiometrischen Tests mit zwei Antikörpern (spezifisch für N- und C-terminale bzw. midregionale Epitope), die mit dem Analyten (PTH) einen „Sandwich" -Komplex bilden, bestimmt. Dadurch wird nicht nur eine hohe Spezifität für das intakte Hormon erreicht, sondern auch eine Sensitivität, die zuverlässige Aussagen auch bei der Messung subnormaler Werte (Hypoparathyreoidismus) erlaubt. Referenz- und pathologische Werte sind in Abbildung 1 gezeigt.

Normalbereich

10 – 60 ng/l

Interpretation der Ergebnisse bei Hyperkalzämie (Tab. 1)

Eine gleichzeitige Erhöhung von Kalzium und PTH spricht bei normaler Nierenfunktion mit über 95% Wahrscheinlichkeit für einen primären Hyperparathyreoidismus (pHPT). Zusätzliche diagnostische Informationen liefert das Verhältnis der Serumkonzentrationen von Chlorid und Phosphat, welches bei 98% aller Patienten mit pHPT erhöht ist. – Hyperkalzämie bei malignen Erkrankungen ist meist von niedrig-normalen PTH-Spiegeln begleitet. Weitere Ursachen für nicht PTH-bedingte Hyperkalzämien siehe Tabelle 1.

Erkrankungen mit (möglicher) Hypokalzämie	Weitere zielführende Laborbefunde	Andere erforderliche Untersuchungen
Osteomalazien (und hypovitaminotische Rachitis)	PO_4, AP, Vitamin D (Metaboliten), Funktion Dünndarm und Leber	Skelett-Rö., Darm, (Dens.)
Hypoparathyreodismus	PTH, PO_4, cAMP, andere hormonale Funktionen	Schädel-Rö. (Verkalkung?) Hand-Rö.
intestinale Malabsorption (bei Sprue, M. Crohn u. a.)	Elphor, BB, AP, PO_4, Fe, B_{12}, Prothrombin, Dünndarmfunktionen	Skelett-Rö. (Umbauzonen? Dünndarm-Rö., Dünndarmmukosa-Biopsie
renale Osteodystrophie	Nierenfunktionen, BB, PO_4, AP, PTH, 25-OH-CCF	Skelett-Rö. (Hyperpara?), extraossäre Verkalkung?
akute Pankreatitis	Amylasen, Lipase, BZ	Sonographie u. CT des Oberbauches

Tab. 2: Erkrankungen mit Hypokalzämie. Untersuchungen zur Differentialdiagnose. (Es gelten die Ab zungen wie in Tab. 3, S. 662, angegeben).

Interpretation der Ergebnisse bei Hypokalzämie (Tab. 2)

Hypoparathyreoidismus wird meist von ausgeprägter Hypokalzämie und Hyperphosphatämie begleitet. Die immunradiometrische Bestimmung von intaktem PTH ist dabei meist in der Lage, verminderte PTH-Spiegel zu erkennen. Pseudohypoparathyreoidismus, ein primärer Defekt in der renalen tubulären Antwort auf PTH, ist mit Hypokalzämie, Hypophosphatämie und leicht erhöhtem PTH assoziiert. – Vitamin-D-Defizienz, Malabsorption, Rachitis und Osteomalazie präsentieren sich oft mit leichter Hypokalzämie, einer geringen reaktiven Erhöhung des PTH und meist massiver Erhöhung der alkalischen Phosphatase.

Reaktiver (renaler) Hyperparathyreoidismus

Sekundärer (reaktiver) Hyperparathyreoidismus als Folge einer eingeschränkten Nierenfunktion bzw. eines chronischen Nierenversagens kann mit drastischen Erhöhungen des PTH assoziiert sein. Bei erfolgreicher konservativer Behandlung wie auch bei Hämodialyse kann der Mineralstoffwechsel weitgehend normalisiert werden, und die Serumspiegel des intakten PTH können bei einem Teil der dialysepflichtigen Patienten in den Referenzbereich fallen. Röntgenologisch erkennbare Knochenveränderungen findet man bei Patienten, die über längere Zeit erhöhte PTH-Spiegel zeigen. Die Bestimmung von PTH eignet sich besonders zur Verlaufskontrolle bei Nierenerkrankungen.

PTH-related Protein

Hyperkalzämie ist eine Begleiterscheinung mancher metastasierender Malignome, meist bei Ausbildung von Knochenmetastasen; sie kann bei Tumoren aber auch auftre-

bolit 1,25-Dihydroxy-Vitamin D synthetisiert, der als ein Steroidhormon anzusehen ist. Seine Synthese im Organismus erfordert eine uneingeschränkte Funktion der beiden Organe Leber und Niere. Da auch bei unzureichender Versorgung mit Vitamin D die Spiegel von 1,25-Dihydroxy-Vitamin D kaum unter den Normbereich fallen, ist die häufige Frage nach dem Vitamin-D-Mangel am besten durch die Bestimmung der Serumspiegel von 25-Hydroxy-Vitamin D zu beantworten.

Vitamin-D-Metaboliten werden zur Bestimmung über eine hydrophobe Matrix aus Serum oder Plasma extrahiert. Die Bestimmung von 25-Hydroxy-Vitamin D erfolgt in einem kompetitiven Proteinbindungsassay mit humanem Gc-Globulin. Nach weiterer Reinigung des Extraktes über Silica kann auch 1,25-Dihydroxy-Vitamin D mit einem Rezeptorassay quantifiziert werden.

Normalbereich

Der Referenzbereich liegt für 25-Hydroxy-Vitamin D bei 12 – 40 µg/l (deutlich höhere Werte werden nach ausgedehnter Sonnenexposition beobachtet).

Normale Spiegel für 1,25-Dihydroxy-Vitamin D liegen zwischen 15 und 60 ng/l.

[redacted] Die Ab- [redacted] sensitiver [redacted] chronischem [redacted] oder unmeßbare [redacted] D. Eine Vitamin-D- [redacted] verläßlich nachgewie- [redacted]

[redacted] der Suche nach einem hypo- [redacted] aus der Schilddrüse identifiziert [redacted] Menschen offenbar keine physiologi- [redacted] für den Kalzium- oder Phosphatstoffwech- [redacted] ist aber ein wichtiger Tumormarker beim [redacted] Schilddrüsenkarzinom und auch beim klein- [redacted] Bronchuskarzinom und anderen neuroendokri- [redacted]

[redacted] der Bestimmung in direkten kompetitiven Radioim- [redacted] munoassays kann monomeres Kalzitonin entweder nach Extraktion an C-18-Silica oder direkt in einem immunoradiometrischen „Sandwich"-Test mit zwei Antikörpern (spezifisch für N- und C-terminale Epitope) gemessen werden.

Normalbereich

Die Referenzbereiche liegen für direkte kompetitive Tests meist unter 100 ng/l, für monomeres Kalzitonin unter 6 ng/l. (Über die Bedeutung des Kalzitonins als Tumormarker s. S. 919).

Untersuchungen der Exkretion im Harn

Kalziumausscheidung

Die Beurteilung der Kalziumausscheidung für diagnostische Zwecke findet überlicherweise durch die Bestimmung seiner Exkretion im Harn statt, obwohl ein wesentlicher Teil des zugeführten Kalziums im Stuhl wieder ausgeschieden wird und die Größe der Kalziumresorption auch ein für die Pathogenese von Skeletterkrankungen wesentlicher Faktor ist. Die Quantifizierung der Kalkresorption aus dem Darm kann nur mit Isotopenmethoden erfolgen. Die mit dem Urin augeschiedene Kalkmenge kann einerseits durch die Menge des zugeführten Kalziums und durch dessen Resorption, andererseits auch durch die endogen aus dem Skelett abgebaute Kalkmenge determiniert sein. Die quantitative Erfassung der Kalkausscheidung im Harn beantwortet daher nicht getrennt die Frage nach der Größe der Kalkzufuhr, der Größe ihrer Resorption oder nach der eventuell abundanten Mobilisierung von Kalk aus dem Skelett durch Knochenabbau, sondern die Erfassung der Kalziumexkretion ist vieldeutig, ihr Wert gibt für sich allein keine Auskunft darüber, welcher der drei Faktoren in einem konkreten Fall die Exkretion wesentlich bestimmt. Dies und die Tatsache, daß andere diagnostische Parameter (wie die PTH-Bestimmung) methodisch verbessert worden sind, bedingen es, daß die Kalkexkretion für die Diagnostik heute nicht mehr so häufig herangezogen werden muß wie früher. Dennoch bleibt die Feststellung etwa einer kraß vermehrten Kalkausscheidung – Hyperkalziurie – ein einfacher und diagnostisch richtungsweisender Parameter.

Kalzium kann im Harn semiquantitativ mit dem Reagenz von Sulkowitsch bestimmt werden, einer Methode, die sich gut für die orientierende, rasche Harnuntersuchung in der Sprechstunde eignet. Das Sulkowitsch-Reagenz besteht aus 2,5 g Amonoxalat, 2,5 g Oxalsäure, 5 ml Eisessig und 150 ml destilliertem Wasser. In einer Eprouvette werden gleiche Mengen Harn und Reagenz gemischt; die Intensität der Trübung (durch den ausfallenden Niederschlag von Kalziumoxalat) ist ein Maß für die Quantität der Kalziumausscheidung und kann visuell leicht und schnell beurteilt werden. Wenn die Kalkausscheidung für die klinische Diagnostik quantitativ erfaßt werden soll, so muß sie im Harn chemisch bestimmt werden und dazu muß ein 24-Stunden-Harn in einem Gefäß, in dem eine geringe Menge 0,1-normale Salzsäure vorgelegt wurde (um das Ausfallen von Kalksalzen zu vermeiden), gesammelt werden.

Die normale Kalkausscheidung schwankt in einem weiten Bereich, einerseits, weil die Zufuhr kalkhaltiger Nahrungsmittel (Milchprodukte) differiert, zum anderen, weil die Größe der Kalkexkretion (Clearance) individuell stark verschieden sein kann. Es ist daher schwierig, eine Normalausscheidung von Kalzium im Harn anzugeben, weil sich in Kollektiven von Gesunden auch immer einige Individuen befinden, deren Ausscheidung deutlich über der Normalverteilung liegt. Für die klinische Diagnostik ist es aber auch nicht so wichtig, eine Normalverteilung anzugeben, sondern als diagnostischer Parameter hat ihre Obergrenze praktische Bedeutung; die Ausscheidung über dieser Grenze – Hyperkalziurie -ist diagnostisch bedeutsam, weil sie auch mit dem Kalziumgehalt im Plasma korreliert. Bei freier Diät liegt die Kalkausscheidung im Harn in 24 Stunden zwischen 150 und 300 mg (3,74–7,48 mmol); etwa 1% der Gesunden scheiden aber bis zu 450 mg (11,2 mmol) aus. Man führt Untersuchungen der Kalziumexkretion derart durch, daß man eine kalkarme Diät reicht (sie enthält keine Milchprodukte und weniger als 200 mg Kalzium täglich); 90% der Gesunden scheiden dann weniger als 175 mg (4,36 mmol) Kalzium in 24 Stunden aus; unter diesen Bedingungen sind Werte der Kalziumausscheidung von über 200 mg (4,98 mmol) als Hyperkalziurie zu beurteilen.

Zur Erfassung einer abnormen Kalziumausscheidung bewährt hat sich auch die Errechnung eines Kalzium/Kreatinin-Quotienten, der aus den mg-Werten beider Parameter auch dann errechnet werden kann, wenn die Harnmenge in 24 Stunden nicht bekannt ist und nur eine aktuelle Harnprobe zur Verfügung steht. Der Normalbereich dieses Kalzium/Kreatinin-Quotienten liegt zwischen 0,03 und 0,3; höhere Werte sprechen für das Vorliegen einer Hyperkalziurie.

Phosphatausscheidung

Das Phosphat der Nahrung wird zu einem sehr hohen Prozentsatz (70–95% in Abhängigkeit von der zugeführten Menge) im Darm resorbiert. Vom anorganischen Phosphat des Plasmas werden 95% in den Primärharn filtriert. 90% dieses Glomerulumfiltrates an Phosphat werden im proximalen Tubulus wieder rückresorbiert; eine tubuläre Sekretion von Phosphat ist beim Menschen nicht nachweisbar. Veränderungen der Rückresorption des Phosphates bedingen eine physiologische Tagesrhythmik seiner Ausscheidung (niedrig in den Morgenstunden, maximal in der ersten Hälfte der Nacht). Die Phosphatrückresorption im Tubulus wird durch das Hormon der Nebenschilddrüsen (Parathormon) gehemmt. Gesteigerte Parathormonwirkung auf die Zellen der Tubuli vergrößert daher die Phosphat-Clearance und die Phosphatausscheidung. Die quantitative Erfassung der 24-Stunden-Ausscheidung des Phosphates ist jedoch allein für die Nebenschilddrüsendiagnostik kein brauchbarer Parameter, weil sie überwiegend durch die Größe der Phosphatzufuhr bestimmt wird. Die Beurteilung der Phosphatausscheidung erfolgt deshalb mit Clearancemethoden, die es erlauben, die pathognostisch veränderte Dynamik des tubulären Phosphattransportes zu erfassen.

Für alle Untersuchungen der Phosphatausscheidung soll der Explorand eine Diät, die nicht arm an Phosphat ist, zu sich nehmen. Die übliche Vollkost, die etwa 1000-1500 mg Phosphat enthält, ist hierfür ausreichend. Wie das generell für Clearanceuntersuchungen erforderlich ist, muß ein ausreichender Harnfluß gewährleistet sein.

Einschränkung

Da bei stark herabgesetzem Glomerulumfiltrat die Clearancemethoden Zahlen liefern, die als Absolutwerte nicht verläßlich sind, sind die unten beschriebenen Methoden bei Nierenkranken mit stark herabgesetztem Glomerulumfiltrat nicht anwendbar.

Bestimmung der Phosphat-Clearance

Diese Untersuchung wird in den Morgenstunden zwischen 8 und 10 Uhr durchgeführt, weil zu dieser Zeit (entsprechend der physiologischen Rhythmik) die Phosphat-Clearance normalerweise am niedrigsten ist und pathologisch gesteigerte Werte sich zu dieser Zeit deshalb am besten von der Norm unterscheiden lassen. Die Harnsammlung erfolgt in zwei 1-Stunden-Perioden (8-9 Uhr und 9-10 Uhr); um 9 Uhr wird Blut für die Bestimmung des Serumphosphors gewonnen. Die Berechnung der Phosphat-Clearance erfolgt nach der für die Clearancebestimmung üblichen Formel:

$$\frac{U_p}{P_p} \cdot V \quad \left(\begin{array}{l} U_p = \text{Phosphor im Urin, mg/l} \\ P_p = \text{Phosphor im Plasma, mg/l} \\ V = \text{Harnfluß, ml/min} \end{array} \right)$$

Normalbereich

5,4 – 16,2 ml/min

Verhältnis von Phosphat-Clearance zur Kreatinin-Clearance (C_p/C_{Kr})

Dieses Clearanceverhältnis ist ein Ausdruck für jenen Anteil des in den Primärharn filtrierten Phosphates, der nicht rückresorbiert wird. Zu seiner Ermittlung werden in einem Vorgehen, wie oben angegeben, die Phosphat- und Kreatinin-Clearance bestimmt. Der Quotient wird nach folgender Formel berechnet:

$$\frac{C_p}{C_{Kr}} = \frac{U_p \cdot P_{Kr}}{P_p \cdot U_{Kr}} \quad \left(\begin{array}{l} P_{Kr}\text{: Konz. Kreatinin im Plasma} \\ U_{Kr}\text{: Konz. Kreatinin im Urin} \\ P_p\text{: Konz. Phosphor im Plasma} \\ U_p\text{: Konz. Phosphor im Urin} \end{array} \right)$$

Normalbereich

dieses Quotienten: 0,02–0,25. Höhere Werte (bis 0,5) werden bei Hyperparathyreoidismus und auch bei Osteomalazien beobachtet.

Tubuläre Phosphatrückresorption (TRP)

Diese Größe gibt jenen Prozentsatz der glomerulär filtrierten Phosphatmenge an, der tubulär rückresorbiert wird. Nach experimentellem Vorgehen am Probanden, wie oben bei der Clearancebestimmung angegeben, errechnet man die Rückresorption nach der Formel:

$$\text{TRP\%} = \left(1 - \frac{C_P}{C_{Kr}}\right) \cdot 100 \quad \left(\begin{array}{l} C_p\text{: Phosphat-Clearance} \\ C_{Kr}\text{: Kreatinin-Clearance} \end{array} \right)$$

Normalbereich

für TRP: 91,3 ± 6,6%

Phosphatexkretionsindex (PEI)

Dieser rechnerische Ausdruck basiert auf der Kenntnis, daß der Serumphosphor und das Verhältnis $\frac{C_p}{C_{Kr}}$ physiologisch in bestimmter Weise korreliert sind. Der Phosphatexkretionsindex ist ein mathematisch gebildeter Ausdruck, der angibt, um wieviel die tatsächlich ermittelten Größen der Phosphatausscheidung von dieser normalen Korrelation zwischen Serumphosphor und Phosphat-Clearance abweichen. PEI wird errechnet nach der Formel:

$$PEI = \frac{C_p}{C_{Kr}} - 0{,}055 \cdot P_p + 0{,}07 \quad \left(\begin{array}{ll} C_p: & \text{Clearance Phosphat} \\ C_{Kr}: & \text{Clearance Kreatinin} \\ P_p: & \text{Serumphosphor} \end{array} \right)$$

Normalbereich

des PEI zwischen +0,09 und –0,09

Theoretische Nierenschwelle der Phosphatausscheidung und maximale Resorption von Phosphat (TmP)

Diese Methode für die Untersuchung der Phosphatrückresorption geht von der Überlegung aus, daß bei (artifiziell) zunehmendem Serumphosphat einmal die Rückresorptionskapazität des Tubulus überschritten wird, und von da an bei weiterer Steigerung des Phosphatspiegels im Serum (weil die rückresorbierte Phosphatmenge dann konstant bleibt) die Phosphatausscheidung im Harn dem Phosphat-Plasmaspiegel direkt linear proportional verläuft; diese „theoretische Phosphatschwelle" kann experimentell bestimmt werden. Mit gleichem experimentellen Vorgehen am Probanden läßt sich die „maximale tubuläre Rückresorption" (TmP) ermitteln. TmP ist jene Menge Phosphat, die maximal vom Tubulus rückresorbiert werden kann; wird sie (bei überhöhten Plasma-Phosphatkonzentrationen) von der glomerulär filtrierten Phosphatmenge übertroffen, dann wird die ausgeschiedene Phosphatmenge dem Glomerulumfiltrat proportional. Hormonale Einflüsse auf die tubuläre Rückresorption des Phosphates verändern auch TmP.

Die für die Untersuchung erforderliche Steigerung der Phosphatkonzentration im Serum wird durch Phosphatinfusion unter Clearancebedingungen erreicht. Man löst 52,4 g Na_2HPO_4 und 11,5 g $NaH_2PO_4 \cdot 2H_2O$ in einem Liter destillierten Wassers und autoklaviert die Lösung. Mittels Motorspritze werden dem Probanden steigende Mengen dieser Lösung infundiert: Man beginnt mit 0,7 ml pro Minute und steigert die Infusionsgeschwindigkeit zunehmend bis auf 1,6 ml/min am Ende der Versuchsdauer, die

180 Minuten beträgt. Zugleich wird mit liegendem Katheter der Harn in 30-Minuten-Perioden gesammelt und in jeder dieser Perioden (an einem festzuhaltenden Zeitpunkt) eine Blutprobe entnommen. Im Serum und in den Harnproben wird der anorganische Phosphor bestimmt. Man fertigt dann ein Diagramm an, auf dessen Ordinate die Phosphatausscheidung im Harn (mg/min) und auf dessen Abszisse die zugehörige Phosphatkonzentration im Serum eingetragen wird. Soweit die Lage der aus dem Versuch ermittelten Punkte mit einer linearen Regression verbunden werden kann, wird diese Gerade gelegt und bis zur Abszisse verlängert; ihr Schnittpunkt mit der Abszisse gibt die „theoretische Phosphatschwelle" an.

Normalbereich

Der Normalbereich liegt über 20 mg/l (26–41 mg/l) anorganischem Serumphosphat und wird bei Hyperparathyreoidismus (infolge der durch das Parathormon verminderten Phosphatrückresorption) niedriger gefunden.

Die maximale tubuläre Resorption des Phosphates (TmP) kann mit der gleichen Versuchsanordnung ermittelt werden, indem man den oben beschriebenen Wert der „theoretischen Phosphatschwelle" mit dem Glomerulumfiltrat (ml/min, aus einer gleichzeitig bestimmten Kreatinin-Clearance errechnet) multipliziert. Der Normalbereich für TmP liegt zwischen 4 und 8 mg/min; beim Hyperparathyreoidismus werden Werte unter 4 mg gefunden.

Beurteilung

Die tubuläre Rückresorption von Phosphat ist vermindert und die Phosphatexkretion daher vermehrt bei primärem und sekundärem Hyperparathyreoidismus, renaler tubulärer Azidose und manchmal beim Cushing-Syndrom. Entgegengesetzte Verhältnisse liegen beim Hypoparathyreoidismus und bei manchen Thyreotoxikosen vor.

Die Tatsache, daß zur Erfassung desselben pathologischen Phänomens – der Hemmung der tubulären Phosphatrückresorption bei abnorm hoher Parathormonsekretion – eine so große Zahl von Methoden (fünf) empfohlen wird, läßt vermuten, daß ihre Ergebnisse nicht völlig befriedigen. Dies ist deshalb der Fall, weil diese Ergebnisse zwar ein Kollektiv von primären Hyperparathyreoidismusfällen signifikant von einem Normalkollektiv oder einem Kollektiv von Nierensteinträgern unterscheiden, diese Unterscheidung der Kollektive aber nicht so weit geht, daß sie für jeden Einzelfall eine ausreichende diagnostische Trennschärfe gewährleistet; d.h., daß im konkreten Fall diese Tests unter Umständen falsch-negative (normale) Ergebnisse auch beim bestehenden Hyperparathyreoidismus liefern können. Die Verbesserung der Parathormonbestimmung hat diese Unsicherheit aber inzwischen weitgehend beseitigt, deshalb wird die Untersuchung der Phosphatexkretion für die Diagnostik des Hyperparathyreoidismus kaum mehr angewandt.

Parathormontest nach Ellsworth und Howard

Dieser Test ist indiziert, um zwischen Hypoparathyreoidismus und Pseudohypoparathyreoidismus zu trennen. Bei der letzteren Erkrankung liegt eine Unansprechbarkeit des Organismus für das (in normaler Menge sezernierte) Parathormon vor. Im Ellsworth-Howard-Test wird die Ansprechbarkeit der Nierentubuli (insbesondere der Phosphatexkretion) für Parathormon geprüft. Es wird beim nüchternen Probanden dreimal hintereinander in Stundenportionen Harn gesammelt. Sodann wird synthetisches Parathormonpeptid [1-34], 1 µg pro kg Körpergewicht, intravenös injiziert und dann für weitere drei bis fünf Stunden der Harn in Stundenportionen gesammelt. In allen Harnportionen werden Kreatinin und Phosphat bestimmt und das Verhalten Phosphat- zu Kreatinin-Clearance (C_p:C_{Kr} s.o.) ermittelt. Beim Pseudohypoparathyreoidismus bleibt dieses Verhältnis in allen Harnportionen – vor und nach Parathormongabe – gleich oder verändert sich nur im Sinne der Tagesrhythmik der Phosphatausscheidung. Bei Gesunden und beim echten Hypoparathyreoidismus steigt die Phosphatausscheidung aber schon in der ersten Stunde nach der Parathormongabe deutlich an. Trotzdem wird der Test aber nicht für diagnostisch völlig verläßlich gehalten; er wurde deshalb ergänzt durch die gleichzeitige Bestimmung der Ausscheidung von zyklischem Adenosinmonophosphat (cAMP) im Harn, die beim echten Hypoparathyreoidismus infolge der Parathormonwirkung auf die Zellen der Nierentubuli stark zunimmt. Diese Untersuchung und die Bewertung des Tests bei Bestimmung der beiden renalen Parameter Phosphat und cAMP werden auf Seite 657 besprochen.

Hydroxyprolinausscheidung im Harn

Kollagene sind die einzigen humanen Proteine, die bei ihrem Abbau Hydroxyprolin freisetzen, welches aus der Aminosäure Prolin entsteht. Das beim proteolytischen Abbau des Kollagens frei werdende Hydroxyprolin wird nicht für eine Neusynthese verwendet, sondern renal ausgeschieden. Die Ausscheidungsgröße des Hydroxyprolins ist ein Maß für den Kollagenabbau; da ein sehr großer Teil des gesamten Kollagenbestandes des Organismus von der Knochenmatrix des Skeletts gebildet wird, steigern Vorgänge, die mit einem vermehrten Knochenabbau einhergehen, die Hydroxyprolinausscheidung. Bei beschränkter alimentärer Zufuhr von Kollagen ist die Harnausscheidung des Hydroxyprolins daher ein Parameter für die Erfassung des Knochenumsatzes. Allerdings involviert die

Bestimmung die Schwierigkeit der korrekten Sammlung des 24-Stunden-Harnes und auch die einer diätetischen Vorbereitung durch eine kollagenarme Diät, die einige Tage vor Durchführung der Bestimmung der Hydroxyprolinausscheidung einzuhalten ist; sie besteht darin, daß kein Fleisch, keine Fleischsuppe und keine Gelatine gegessen wird. Der Harn wird über 24 Stunden in ein Gefäß gesammelt, in dem Thymolkristalle oder Thymol-Isopropanol zur Konservierung vorgelegt wird, um einen Abbau des Hydroxyprolins zu vermeiden. Die Bestimmung des Hydroxyprolins im Harn erfolgt chemisch durch Oxydation zu Pyrrol, welches extrahiert und spektralphotometrisch (mittels Ehrlich-Reagenz) quantifiziert wird.

Normalbereich

Der Normalbereich der Hydroxyprolinausscheidung im Harn in 24 Stunden beträgt
für Männer 39 ± 12 mg
für Frauen 27 ± 9 mg

Eine abnorm vermehrte Hydroxyprolinausscheidung spricht für vermehrten Knochenabbau, sie korreliert daher oft mit der Exkretion von Kalzium im Harn. Innerhalb des Normalbereiches ist die Ausscheidung in der Adoleszenz relativ höher als im Alter. Auch die Gabe von Schilddrüsenhormonen, Somatotropin, Parathormon sowie von Glukokortikoiden steigert die Hydroxyprolinausscheidung.

Bestimmung des zyklischen Adenosinmonophosphats (cAMP) im Harn

Zyklisches Adenosinmonophosphat wirkt in vielen endokrinen Systemen als „Second Messenger", also als intrazellulärer Vermittler eines hormonalen Effektes. So wird auch die Wirkung des Parathormons an den Zellen der Nierentubuli (auf die Phosphatrückresorption) derart von cAMP vermittelt. cAMP wird auch in die Zirkulation abgegeben, das renale cAMP wird mit dem Harn ausgeschieden. Man findet deshalb erhöhte Werte von cAMP im Harn bei etwa 80% der Patienten mit primärem Hyperparathyreoidismus, allerdings auch bei fast der Hälfte der Patienten mit einer Tumorhyperkalzämie (möglich aufgrund der Wirkung des „PTH-like peptide"). Für die Diagnostik des primären Hyperparathyreoidismus stellt die Bestimmung des cAMP keine bereichernde Zusatzmethodik dar, weil sie in den Zweifelsfällen, bei denen die PTH-Bestimmung keine sichere diagnostische Aussage liefert, meist ebenfalls keine eindeutig erhöhten Werte hat. Auch zur Differenzierung der neoplastischen Hyperkalzämie ist die cAMP-Bestimmung nicht verläßlich, weil sie dabei ebenfalls erhöht sein kann. So hat die cAMP-Bestimmung in der Differentialdiagnostik der Hyperkalzämien zugunsten der – verbesserten – PTH-Bestimmung an Bedeutung verloren. Behalten hat sie ihre Bedeutung aber für die Diagnostik bei Hypokalzämien, nämlich zur Unterscheidung des Hypoparathyreoidismus vom Pseudohypoparathyreoidismus und für die Differenzierung der Pseudohypoparathyreoidismen (die allerdings vorwiegend akademisches Interesse verdient). Beim Hypoparathyreoidismus ermöglicht die Bestimmung des renalen cAMP im Harn nach einer Injektion von PTH die Unterscheidung zwischen einem echten PTH-Mangel (bei dem cAMP anspricht) vom Pseudohypoparathyreoidismus, bei welchem Fehlfunktionen der PTH-Erfolgsorgane Niere und Knochen das renale cAMP nicht normal ansprechen lassen.

Die Bestimmung des cAMP erfolgt im Harn (und auch im Plasma) mittels eines direkten kompetitiven Radioimmunoassays. Der Harn soll dazu, mit 0,1-normaler Salzsäure versetzt, gesammelt werden. Die Bewertung der cAMP-Exkretion kann zwar quantitativ (auf Zeiteinheit und Harnmenge berechnet) erfolgen, sie geschieht aber besser in Relation zur Kreatininausscheidung.

Normalbereich

unter 10 nmol/l = 600 μmol/mol Kreatinin

Zur Unterscheidung von Hypoparathyreoidismus und Pseudohypoparathyreoidismus wird synthetisches PTH injiziert und dessen Einfluß auf die Ausscheidung von cAMP und Phosphat im Harn gemessen, also nach Art des Ellsworth-Howard-Tests (s. S. 656) vorgegangen. Der Test soll fastend, jedoch unter ausreichender Hydrierung durchgeführt werden: etwa 2 Stunden vor der Testinjektion beginnend, werden stündlich 250 ml Wasser getrunken.

Urin wird in 30-Minuten-Perioden gesammelt, beginnend 90 Minuten vor der Injektion des PTH und für 150 bis 240 Minuten nach Beendigung der Injektion. Zur Injektion wird synthetisches PTH-Peptid [1 – 34] verwendet und in einer Dosis von 1 μg (= 7 USP Einheiten) während eines Zeitraumes von 10 Minuten intravenös injiziert (das Peptid ist injektionsfertig von Rorer Pharmaceuticals sowie von Fa. Bissendorf erhältlich).

In den gesammelten Harnportionen (deren Menge gemessen wird) werden cAMP, Kreatinin und Phosphat bestimmt. Beim echten Hypoparathyreoidismus nimmt nach der Injektion die Ausscheidung von cAMP und Phosphat markant – um ein Mehrfaches – zu, beim Pseudohypoparathyreoidismus ist dies nicht (oder nicht signifikant) der Fall. Zur Unterscheidung der beiden Erkrankungen trägt auch der Befund des PTH im Plasma bei: es ist beim echten Hypoparathyreoidismus deutlich subnormal, beim hypokalzämischen Pseudohypoparathyreoidismus aber reaktiv vermehrt. Pseudohypoparathyreoidismen sind offenbar eine Gruppe heterogener Störungen, in der sich differente Entitäten unterscheiden lassen. Es werden drei

Untergruppen differenziert, die genetisch unterschiedlich sind und sich auch durch die Verminderung des sogenannten N-Proteins (welches die cAMP-Wirkung konditioniert) unterscheiden; sie verhalten sich teils auch im oben beschriebenen PTH-Test verschieden.

Beitrag des Laboratoriums zur Differentialdiagnose der Osteoporose

Eingangs wurde schon erwähnt, daß die Initialbefunde, von denen die osteologische Diagnostik auszugehen hat, in praxi oft mit bildgebenden physikalischen Methoden erhoben werden: Röntgen, Densitometrie mit Röntgen oder Photonen, quantitative Computertomographie oder Magnetresonanz. Am Beispiel einer Erkrankung, für die dies besonders zutrifft, soll hier die Rolle umrissen werden, die der Labormedizin für den erforderlichen – häufig anfallenden – Diagnosegang zukommt: bei der Osteoporose.

Die Fragestellung (und ihre Problematik) nimmt ihren Ausgang von einer Verwirrung der Begriffe. „Osteoporose“ ist als eine die Bälkchen- und Schalen-Architektur des Knochens progredient rarefizierende Erkrankung jedem Arzt ein klinischer Begriff, welcher etwa der Krankheit „Involutionsosteoporose“ entspricht. Diese hat zwar offenbar verschiedene Ätiologie, aber einen weitgehend einheitlichen klinischen Verlauf, der nur im Ablauf seiner Progredienz und in der Art seiner Folgen – Frakturen etwa – variiert. Sicher sollte dieser nicht wirklich wissenschaftliche Begriff „Osteoporose durch Involution“, die ja offenbar verschiedene Ursachen haben kann, durch eine bessere Erkenntnis und Kenntnis seiner Ursachen künftig ersetzt oder differenziert werden.

Verwirrung entsteht nicht selten dadurch, daß derselbe Terminus „Osteoporose“ auch von der Radiologie deskriptiv als Befundbeschreibung verwendet wird, wenn bei der Röntgenuntersuchung (in einer Ebene) eine verminderte Schattendichte des Knochens (durch verminderten Kalkgehalt) und gewisse Strukturveränderungen festgestellt werden, wobei auch bekannt ist, daß mit dieser Methode ein Strukturverlust erst dann nachgewiesen werden kann, wenn er bereits fast ein Drittel der „Normalstruktur“ des Knochens zum Schwinden gebracht hat. Die Feststellung einer Osteoporose mittels der üblichen Röntgenuntersuchung kann daher nie eine Frühdiagnose sein, sondern sie stellt immer einen schon weit fortgeschrittenen Prozeß fest. Dennoch erlaubt diese Methode auch dann keine sichere Feststellung im Sinne einer klinischen Diagnose – etwa jener der „Involutionsosteoporose“ –, sondern kann nur den Befund eines Strukturverlustes (und eventuell dessen Folgen) erheben, der prinzipiell vieldeutig sein muß, denn es gibt eben auch andere Knochenerkrankungen differenter Pathogenese, die ebenfalls zum Verlust kalkhaltiger (=schattengebender) Knochenstruktur führen. Deshalb erhebt sich immer dann, wenn bei einer konventionellen Röntgenuntersuchung der Befund „Osteoporose" erhoben wird, die Frage, ob tatsächlich die „Krankheit Involutionsosteoporose" vorliegt, oder eine andere Knochenkrankheit, die den gleichen osteopenischen Röntgenbefund verursacht. Der behandelnde Arzt sollte deshalb immer realisieren, daß er vom Röntgen einen deskriptiven Befund (mit für den Radiologen natürlich bekannter Vieldeutigkeit) bekommt, aber nur mit gewisser Wahrscheinlichkeit die richtige klinische Diagnose der „Krankheit Osteoporose".

Es hat Bestrebungen gegeben, diese Verwendung desselben Ausdrucks für verschiedene Begriffe (die sich nur fallweise miteinander decken) durch die Kreation differenter Termini zu entwirren: Der Röntgenbefund sollte „Osteopenie" lauten, um klarzumachen, daß damit ein größerer Begriff gemeint ist als der der klinischen Involutionsosteoporose. Diese Terminologie ist nicht sehr angenommen worden und hat in die Praxis der Radiologie keinen Eingang gefunden. Außerdem ist sie inzwischen deshalb unverwendbar geworden, weil sie unlängst zur Bezeichnung eines anderen, dritten Begriffes in der Osteologie verwendet worden ist, nämlich für das Frühstadium der Involutionsosteoporose, in dem bereits Knochenstruktur verlorengegangen ist, aber noch keine typischen Impressionsfrakturen entstanden sind, sozusagen für die klinische „Frühosteoporose". Der Nachweis einer herabgesetzten Knochendichte („bone mineral density") ist die Domäne der Knochendensitometrie geworden. Unabhängig davon, ob sich die Bezeichnung für dieses klinisch und therapeutisch sicher wichtige Krankheitsstadium einbürgern wird oder nicht, ist festzuhalten, daß die Bezeichnung „Osteopenie" für eine Verwendung in der Röntgenterminologie nicht mehr zur Verfügung steht. Man wird sich daher weiter damit abfinden müssen, daß der Ausdruck „Osteoporose" in der Medizin in zwei Bedeutungen verwendet wird, deren Identität in jedem einzelnen Falle, bei dem sie als Röntgenbefund erhoben wird, zu überprüfen – zu verifizieren oder zu falsifizieren – ist.

Im Sinne einer richtigen Wertung der bildgebenden physikalischen Untersuchungsmethoden in der Medizin muß gesagt werden, daß die oben bedauerte Unschärfe der traditionellen Knochenröntgenuntersuchung und daher die Unsicherheit der Feststellung einer Osteoporose inzwischen methodisch aufgeholt worden ist: Die quantitative Computertomographie (CT) und die nuklearmagnetische Resonanz (MRT) haben es ermöglicht, die osteologische

Differentialdiagnose sehr viel weiterzutreiben und viele früher nicht lösbare Unsicherheiten jetzt einer treffsicheren Befundung und Differenzierung zuzuführen. Das gilt auch für die Osteoporose. Noch sind diese physikalischen Methoden aber teuer und oft nicht leicht und räumlich nahe verfügbar. Daher wird ein Beitrag des Laboratoriums zur Differentialdiagnose der Osteoporose nicht selten gefordert, und er wird deshalb hier als Modellsituation besprochen, obwohl die Aussage des Labors gerade dabei eine prinzipiell negative ist: Denn, wenn zum Röntgenbefund einer Osteoporose deutlich abnorme Laboratoriumsbefunde erhoben werden, dann ist die Annahme und Diagnose, daß es sich um eine Involutionsosteoporose oder um eine menopausale Form handelt, immer falsch, denn dann liegt mit Sicherheit eine andere Knochenerkrankung vor.

Die Tabelle 3 listet jene Knochenerkrankungen auf, die sich hinter dem mit traditioneller Röntgendiagnostik erhobenen Befund einer Osteoporose verbergen können. Der Teil der Tabelle, der die Laborbefunde angibt, die für die einzelnen Erkrankungen charakteristisch sind, läßt erkennen, daß bei mehreren von ihnen sehr deutlich pathologische Laborbefunde auftreten, zeigt aber auch, daß dies bei der menopausalen, präsenilen oder senilen Form der Involutionsosteoporose nie der Fall ist; diese Krankheiten haben nie auffallend abnorme Laboratoriumsbefunde (allenfalls können sie bei rascher Progression gering vermehrte Werte der alkalischen Phosphatase im Serum und eine vermehrte Hydroxyprolinausscheidung aufweisen). Die Aufgabe des Labors, wenn radiologisch ein Osteoporosebefund erhoben wurde, ist es daher, die Diagnose „Involutionsosteoporose" (menopausale, präsenile oder senile Form) dadurch abzusichern, daß die anderen Krankheiten, die einen ähnlichen Röntgenbefund verursachen können, diagnostisch ausgeschlossen werden.

Ein Minimalprogramm der hierfür erforderlichen Laboratoriumsuntersuchungen kann aus der Tabelle 3 abgeleitet werden. Diese Befunde sollten zu jedem Röntgenbefund, der auf Osteoporose lautet, eingeholt werden. Wenn der Patient, meist ja die Patientin, für diese Erkrankung ungewöhnlich jung erscheint, dann sollten auch die Sexualhormone und Gonadotropine mituntersucht werden. Wenn das oben aufgelistete Befundspektrum Ergebnisse liefert, die mit der Annahme, daß es sich um eine Form der Involutionsosteoporose handelt, nicht kompatibel sind (weil Laborbefunde deutlich abnorm ausfallen), dann sind weitere bildgebende und nuklearmedizinische Untersuchungen des Skeletts angezeigt, die in der Tabelle 3 aufgelistet wurden: Die Computertomographie und/oder die MRT des Skeletts wird dann zeigen können, ob neben der Osteope-

	Erkrankungen	Zielführende Laboruntersuchungen	Zusätzliche (zum Röntgen) zielführende physikalische Untersuchungen am Skelett (bildgebende u. nuklearmed.)	Zusätzliche (zum Röntgen des Skeletts) zielführende Untersuchungen anderer Organe
Hormonelle Krankheiten	Menopausische Osteoporose (post-, prämenopausal) auch präklinische Formen	(Ca), (AP), E_2, FSH, (Skg), (BB), Hydroxyprolin	Densitometrie, QCT	–
	Hyperkortisolismus:			
	endogenes Cushing-Syndrom	Kortisol, ACTH, Ca	Densitometrie, QCT	Sella-CT/MRT, Nebennieren-CT
	exogen durch Kortikoidmedikation	ACTH, Anamnese	Densitometrie, QCT	ektopes Neopl.?
	Hyperthyreose	Thyreoideafunktion	Densitometrie, QCT	Schilddrüsen-Szintigraphie
	Hyperparathyreoidismus	Ca, PO_4, AP, PTH	Densitometrie, QCT	CT (Sonographie), Halsorgane, Weichteilverkalkungen?
	Hyperprolaktinämie	Prol., Hypophysenfunktion, DHA, Androgene	Densitometrie, QCT	Sella-CT/MRT
	Vitamin-D-Mangel	Ca, PO_4, AP, 25-OH-CCF	Densitom., QCT, (Rö.: Umbauzonen?)	–
Senil oder präsenil	Involutionsosteoporose	(Ca), (AP), (PO_4), (Skg), (BB), Alter?	Densitometrie, QCT	–
Intestinale/hepatale Krankheiten	intestinale Malabsorption (Dünndarmkrankheiten, wie Sprue, M. Crohn)	Ca, PO_4, AP, Fe, Elphor, BB, Stuhl, Dünndarmfunktionen	Densitometrie, (Rö.: Umbauzonen?)	Darm-Rö., Endoskopie
	Pankreasinsuffizienz (Maldigestion)	Ca, PO_4, AP, Pankreasfunktion, BB	Densitometrie	Pankreas-CT
	Leberzirrhose (auch biliäre Zirrhose)	Leberfunktionen, Elphor, AP, Cholostase?	Densitometrie, (Rö.: Umbauzonen?)	Leber-Sonographie
	Magenresektion (subtotale oder totale)	BB, Fe, Ferritin, Vitamin B12	Densitometrie	Endoskopie
Iatrogene und Medikamente	Immobilisierung	Ca, Nierenfunktion	Densitometrie	Nephrolithiasis?
	Alkoholismus	Leberfunktionen	Densitometrie	–
	Glukokortikoide	Anamnese!	Densitometrie	–
	Heparin	Anamnese!	Densitometrie	–
Neoplasien	Skelettmetastasierung	Skg, Elphor, Tumormarker, BB, AP	Szintigraphie, CT/MRT	Fahndung nach Primärtumor
	Plasmozytom	Skg, Elphor, Ca, BB, Knochenmark	MRT	Nierenfunktion
	Leukämien, Lymphome	BB, Knochenmark, Lymphombiopsie	MRT/CT	Lymphom: Generalisierung?

Abkürzungen:
Ca = Kalzium, PO_4 = Phosphat, AP = alkal. Phosphatase, Skg = Blutsenkung, BB = Blutbild, Elphor = Proteinelektrophorese, Fe = Serumeisen, E_2 = Östradiol, FSH = Gonadotropine, DHA = Dehydroepiandrosteron, Prol = Prolaktin, 25-OH-CCF = 25-Hydroxycholecalciferol, CT = Röntgencomputertomographie, QCT = quantitative CT der LWS (Knochenmasse?), Dens = Röntgen- (od. Photonen-) Densitometrie der LWS (Knochenmasse?). (Die Befunde Dens. und QCT erbringen keine neue Information, wenn im Routine-Röntgen der LWS eine Osteoporose nachweisbar ist. Sie dienen lediglich der Quantifizierung der Osteopenie, um später Verlauf und Therapieergebnis kontrollieren zu können). Abkürzungen, die *in Klammern* gesetzt wurden, bedeuten, daß bei der jeweiligen Erkrankung dieser Befund im Normalbereich liegt.

nie auch kleine lokalisierte Knochen- und Knochenmarkläsionen bestehen, die etwa einer Karzinose oder einem Plasmozytom zuzuordnen sind. Eine Skelettszintigraphie wird u.U. auch dort weitere Lokalisationen eines Prozesses aufdecken, wo bisher kein konventioneller Röntgenbefund erhoben worden ist oder wo er negativ geblieben war.

Bei alten Patienten könnte es naheliegen, sich mit der Annahme zufrieden zu geben, daß der Alterungsprozeß eine Osteoporose hervorgerufen hat. Es soll aber nicht übersehen werden, daß fast alle der in Tabelle 3 angeführten „ungewöhnlichen" Osteoporoseursachen auch bei alten Menschen – zusätzlich zu ihrem Alter – auftreten können, daß auch alimentäre Ursachen im Alter häufiger als bei jungen Personen vorkommen und daß Endokrinopathien bei Alten oft übersehen werden. Alter (des Patienten!) schützt vor diagnostischem Irrtum nicht, und Alter sollte auch die diagnostische Sorgfalt nicht geringer werden lassen!

Zusammenfasung

Die häufigsten Osteoporoseformen, die präsenilen, menopausalen und senilen Osteoporosen, verändern die Laborbefunde nie markant und müßten daher in einer Laboratoriumsdiagnostik nicht erwähnt werden. Es gibt aber eine Reihe von Erkrankungen, die zwar einen ähnlichen Routine-Röntgenbefund verursachen können, an pathologischen Laborbefunden aber erkannt und von den Involutionsosteoporosen unterschieden werden können. Solche Hinweise eventuell zu geben ist die Aufgabe des Laboratoriums bei Osteoporosen, die bei radiologischer Routinebefundung festgestellt werden. Dieser Hinweis ist auch deshalb wichtig, weil die anderen sich unter diesem Röntgenbefund verbergenden Erkrankungen einen anderen Verlauf nehmen, eine andere Prognose haben und alle eine spezielle Therapie erfordern, die von jener der Involutionsosteoporose verschieden ist.

Wasser- und Elektrolythaushalt

P. Balcke

Einführung

Eine Vielzahl von Regulationsmechanismen, in deren Mittelpunkt die Nieren stehen, halten die extrazelluläre und in der Folge die intrazelluläre Wassermenge, die Elektrolytkonzentrationen sowie die Säure-Basenkonzentration in engen physiologischen Grenzen. Die extrazelluläre Flüssigkeit entspricht in der Elektrolytkonzentration etwa der Zusammensetzung der Urmeere. Die intrazelluläre Zellflüssigkeit wird durch ein energieverbrauchendes System, die Natrium-Kalium-Pumpe der Zellmembranen, zur Extrazellulärflüssigkeit different gehalten. Pathologische Veränderungen des einen Raumes haben Auswirkungen auf das jeweils andere Kompartiment.

Mengen- und Konzentrationsangaben

Die Mengen- bzw. Konzentrationsangaben erfolgen zumeist in Mol bzw. in molaren oder molalen Lösungen. Ein Mol einer Substanz entspricht dem Molekulargewicht einer Substanz in Gramm ausgedrückt (das sind in jedem Fall $6{,}023 \cdot 10^{23}$ Moleküle).
Eine 1 molare Lösung liegt dann vor, wenn ein Mol einer Substanz in 1 l Lösung enthalten ist. Eine millimolare Lösung hat ein Tausendstel dieser Konzentration.

Eine 1 molale Lösung liegt dann vor, wenn ein Mol dieser Substanz in 1 kg Lösungsmittel gelöst wird. Eine millimolale Lösung hat ein Tausendstel dieser Konzentration.

Die Atomgewichte der in der Medizin wichtigsten Elektrolyte sind in der Tabelle 1 aufgeführt.

Atomgewichte der in der Medizin wichtigsten Elektrolyte		
Wasserstoff	(H)	1,008
Kohlenstoff	(C)	12,001
Stickstoff	(N)	14,007
Sauerstoff	(O)	16,000
Natrium	(Na)	22,990
Magnesium	(Mg)	24,305
Aluminium	(Al)	26,982
Phosphor	(P)	30,974
Schwefel	(S)	32,064
Chlor	(Cl)	35,453
Kalium	(K)	39,102
Kalzium	(Ca)	40,080

Tab. 1

Wasserhaushalt

Der Prozentsatz von Wasser am Körpergewicht ist abhängig von Geschlecht, Alter und Konstitutionstyp. Bei Fettleibigen ist der Prozentsatz verringert, da Fettgewebe nur wenig Wasser enthält. Das Wasser ist überwiegend *intrazellulär* gelegen, zu einem kleineren Teil als Extrazellulärflüssigkeit vorhanden. Die *Extrazellulärflüssigkeit* setzt sich zusammen aus dem Plasma, der interstitiellen Flüssigkeit und Lymphe, der Flüssigkeit des Knochens (schwer austauschbar) und dem sogenannten transzellulären Wasser (durch aktive Transportsysteme von Epithelien angesammeltes Wasser wie Liquor, Augenkammerwasser, Darmsekret).

Der Flüssigkeitsgehalt verschiedener Gewebearten ist in der Tabelle 2, die Verteilung von Flüssigkeit in den verschiedenen Körperkompartments in Tabelle 3 dargestellt.

Absoluter und prozentueller Wassergehalt einzelner Gewebe eines 70 kg schweren Mannes

Gewebeart	Wassergehalt (%)	Körpergewicht (%)	Wassergehalt (*l*)
Haut	72,0	18,0	9,07
Muskel	75,6	41,7	22,10
Skelett	22,0	15,9	2,45
Gehirn	74,8	2,0	1,05
Leber	68,3	2,3	1,03
Herz	79,2	0,5	0,28
Lunge	79,0	0,7	0,39
Nieren	82,7	0,4	0,25
Milz	75,8	0,2	0,10
Blut	83,0	8,0	4,65
Darm	74,5	1,8	0,94
Fettgewebe	10,0	10,0	0,70

Tab. 2

Verteilung des Körperwassers eines jungen Mannes

Kompartment	ml/kg Körpergewicht	% des Gesamtkörperwassers
Plasma	45	7,5
interstitielle Flüssigkeit; Lymphe	120	20,0
Festes Bindegewebe u. Knorpel	45	7,5
Knochen (schwer austauschbar)	45	7,5
Transzelluläres Wasser	15	2,5
Gesamtes extrazelluläres Wasser	270	45,0
Gesamtes intrazelluläres Wasser	330	55,0
Gesamtes Körperwasser (D_2O)	600	100,0

Tab. 3

Obligatorische Wasserverluste durch Perspiratio insensibilis an Haut und Lunge sowie Wasserverluste in Harn und Stuhl machen eine Mindestzufuhr von Wasser erforderlich. Es braucht nicht die gesamte Menge, die auf diese Weise verlorengeht, in Form von Trinkwasser ersetzt werden, da Wasser auch in Nahrungsmitteln, (präformiertes Wasser) enthalten ist und überdies in den Zellen als Oxydationswasser im Rahmen des Zellstoffwechsels gebildet wird.

Die Bildung von Wasser aus Kohlenhydraten, Eiweiß und Fett ist unterschiedlich groß. Es entstehen:

aus 1 g Kohlenhydrat 0,6 ml
aus 1 g Eiweiß 0,4 ml
aus 1 g Fett 1,0 ml Oxydationswasser.

In der Wasserbilanz stehen die Positiv- und Negativfaktoren einander gegenüber (Tab. 4).

Wassergewinn	
alimentär	17 (10 – 30) ml pro kg Körpergewicht/Tag
Trinkmenge	10 (5 – 15) ml pro kg Körpergewicht/Tag
metabolisch	5 ml pro kg Körpergewicht/Tag
	32 (20 – 50) ml pro kg Körpergewicht/Tag
Wasserverluste	
Urin	15 (10 – 30) ml pro kg Körpergewicht/Tag
Stuhl	2 ml pro kg Körpergewicht/Tag
Perspiratio insensibilis	15 (10 – 20) ml pro kg Körpergewicht/Tag
	32 (20 – 50) ml pro kg Körpergewicht/Tag

Tab. 4

Die in der Tabelle 4 dargestellte Zufuhr muß bei stärkerer körperlicher Anstrengung sowie bei anderen Flüssigkeitsverlusten (Fieber, Erbrechen, Brandwunden) stark erhöht werden. Bei Fieber steigt der Bedarf um etwa 1500 bis 2000 ml Flüssigkeit pro Tag an.

Bestimmung der Kompartments

Prinzip

Nach intravenöser Applikation einer Substanz mit bekannten Verteilungseigenschaften kann aus dem Plasmaspiegel, bei Kenntnis der applizierten Menge und des Eliminationsverhaltens, auf die Größe des zu bestimmenden Kompartments rückgeschlossen werden. Voraussetzung ist, daß die Substanz nicht selbst die Verteilung beeinflußt (osmotische Wirkung) bzw. zu rasch metabolisiert wird.

Das Kompartment kann aus der Formel $v = m / c$ berechnet werden:
v = Kompartmentsgröße
m = applizierte Menge
c = Plasmakonzentration

Diese Formel kann unmittelbar angewandt werden, wenn die Elimination einer Substanz sehr langsam erfolgt, z.B. Evansblue als Substanz bei der Plasmabestimmung (s.unten).

Bei rascher Elimination einer Substanz aber sollte folgendes Vorgehen angewandt werden: Die Testsubstanz wird ebenfalls intravenös als Einzelinjektion verabreicht, dann werden in kurzen Abständen Blutproben zur Bestimmung der Plasmakonzentration der Substanz entnommen. Die gefundenen Konzentrationen werden auf ein semilogarithmisches Papier aufgetragen. Nach einem schnellen Abfall der Konzentration infolge Mischung, zeigt der Abfall zumeist einen geradlinigen Verlauf, bedingt durch Ausscheidung, Stoffwechsel oder beides. Durch die gefundenen Konzentrationspunkte wird eine Gerade gelegt und diese auf den Ausgangszeitpunkt hin verlängert. Die abzulesende Konzentration wird in die oben angeführte Formel eingesetzt (Abb. 1).

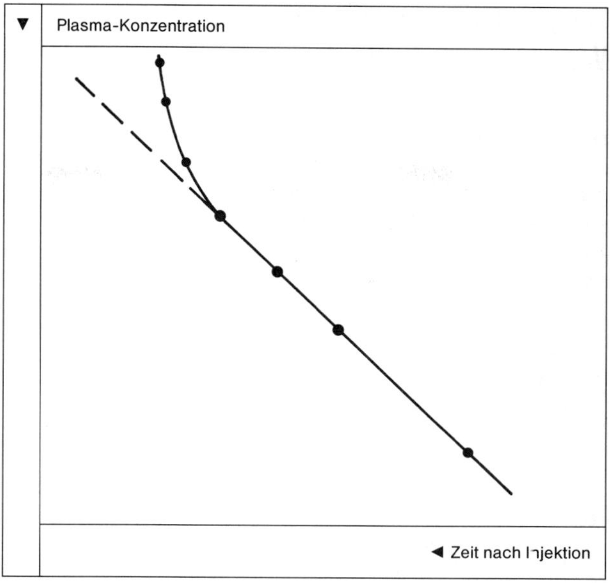

Abb. 1: Einzelinjektionstechnik zur Bestimmung des Plasmavolumens und der Größe des Extrazellulärraumes.

Bestimmung des Gesamtkörperwassers

Als Substanzen finden Antipyrin und Tritium Anwendung.

Bestimmung des Plasmawassers

Als Testsubstanzen dienen Evansblue, das sich an Plasmaproteine bindet, sowie Jod 131-markiertes Humanalbumin.

Da der Abbau bei beiden Substanzen sehr langsam erfolgt, kann die Konzentration, die 10 Minuten nach Applikation der Substanz im Plasma gemessen wird, zur Berechnung angewandt werden.

Gesamtblutvolumen

Das Gesamtblutvolumen wird aus der Formel

$$\frac{\text{Plasmavolumen} \cdot 100}{100 - \text{Hämatokrit}}$$

berechnet.

Interstitielle Flüssigkeit

Die interstitielle Flüssigkeit kann nicht direkt bestimmt werden, annähernd jedoch indirekt aus der Differenz von Extrazellulärraum und Plasmavolumen.

Für die Bestimmung des Extrazellulärraumes eignet sich die Bestimmung des Saccharidverteilungsraumes.

Regulationsmechanismen im Wasserhaushalt

In der Regulierung des Wasserhaushaltes kommt den Nieren die wichtigste Rolle zu. Durch Steigerung der aus osmotischen Gründen gegebenen Mindestharnmenge von etwa 750 ml pro Tag kann überschüssiges Wasser renal eliminiert werden. Wie aus der Abbildung 2 ersichtlich ist,

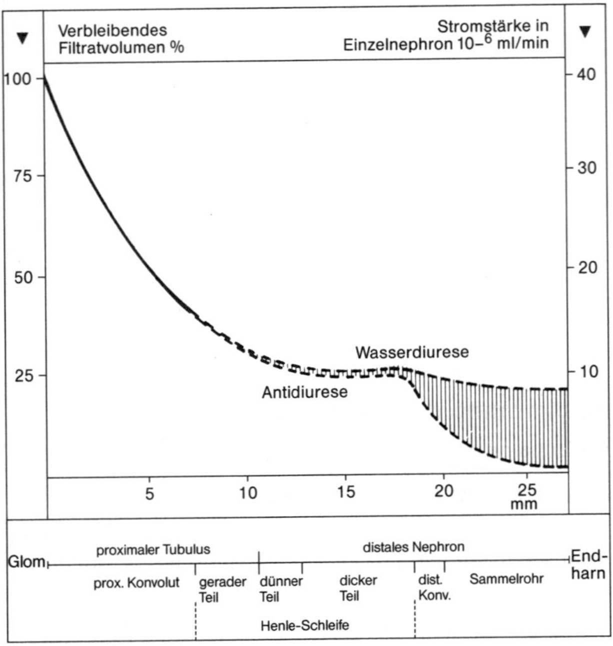

Abb. 2: Tubulärer Harnfluß in einem Nephron unter den Bedingungen der Diurese und Antidiurese.

kommt dem distalen Tubulus sowie besonders den Sammelrohren der einzelnen Nephrone die entscheidende Bedeutung zu. In diesen Abschnitten führt ADH (antidiuretisches Hormon, Vasopressin) zu einer Steigerung der Permeabilität für Wasser aus dem Tubuluslumen. Wasser folgt dabei einem in der Henle-Schleife des Nephrons aufgebauten osmotischen Gradienten. Wasser wird dadurch dem Organismus erhalten und die Osmolalität des Harnes erhöht. Die Sekretion von ADH erfolgt aus der Neurohypophyse unter Einfluß von Osmorezeptoren im Hypothalamus und Barorezeptoren im Hirnstamm. Der distale Tubulus sowie die Sammelrohre sind auch Angriffspunkte für Aldosteron. Aldosteron wird über den Renin-Angiotensin-Mechanismus sowie durch Anstieg der Serum-Kaliumkonzentration aus der Nebennierenrinde freigesetzt. Aldosteron bewirkt, daß Natrium aus der Tubulusflüssigkeit vermehrt rückresorbiert wird und andererseits Kalium vermehrt in die Tubulusflüssigkeit übertritt. Die Flüssigkeitszufuhr wird durch das Durstzentrum im Hypothalamus gesteuert. Insbesonders bei pathologischen Zuständen führt auch die Freisetzung von atrialem natriuretischem Peptid zu einer Steigerung der Natriurese und Diurese. Die Angriffspunkte in der Niere sind nicht ganz klar, dürften jedoch in einer Steigerung der glomerulären Filtrationsfraktion, in der renalen Hämodynamik sowie möglicherweise in einem direkten Effekt am tubulären Transportmechanismus durch Hemmung der Natriumrückresorption in die Zellen erfolgen.

Primäre Störungen des Wasserhaushaltes

Die Symptomatik sowie die Befundkonstellationen hängen davon ab, ob Störungen primär den Wasserhaushalt oder Elektrolythaushalt betreffen oder ob primär beide betroffen sind. Durch die oben angeführten Regulationsmechanismen ergeben sich in der Folge Auswirkungen auf das jeweils andere Kompartment. Dies soll an einem Beispiel dargestellt werden: Bei verminderter Kochsalzzufuhr sinkt die Serum-Natriumkonzentration. Dies wird von den Osmorezeptoren registriert, die daraufhin vermindert antidiuretisches Hormon freisetzen, um die Plasmatonizität aufrechtzuerhalten. Gleichzeitig wird unter Aldosteronwirkung Natrium im distalen Tubulus vermehrt zurückgehalten. Die verminderte Freisetzung von antidiuretischem Hormon erhöht die Plasmatonizität, allerdings um den Preis eines Wasserverlustes. Kommt es zum Auftreten einer stärkeren Dehydratation, wird allerdings auch eine verminderte Plasmatonizität in Kauf genommen.

Störungen der Wasserregulation

Diabetes insipidus

Diabetes insipidus centralis, Diabetes insipidus renalis

Diabetes insipidus centralis: Störungen im Bereich der Neurohypophyse (Sekretion) und im Bereich der hypothalamischen Osmorezeptoren führen zu einer verringerten ADH-Ausschüttung. Zumeist besteht kein absoluter ADH-Mangel. Leichter Anstieg der Plasmaosmolalität führt zur Steigerung der Ausschüttung, weiterhin besteht eine erhöhte Ansprechbarkeit des distalen Tubulus auf ADH. Dadurch wird die Diagnose und die Differentialdiagnose erschwert. Bei Störungen im Bereich der Neurohypophyse sind keine laborchemischen Auffälligkeiten bemerkbar, da der renale Wasserverlust durch gesteigerte Trinkmenge kompensiert wird (normale Serum-Natriumkonzentration). Bei Störungen im Bereich des Hypothalamus findet sich gleichzeitig eine Störung des Durstzentrums. Folge: hypertone Dehydratation (Serum-Natrium erhöht). Betrachtet man, wie in Abbildung 3 dargestellt, das Verhältnis der

Harn- zur Plasmaosmolalität, so lassen sich vier Typen von Diabetes insipidus unterscheiden:

Typ 1: mit fehlendem Anstieg der Harnosmolalität bei Steigerung der Plasmaosmolalität (1).

Typ 2: mit plötzlichem Anstieg der Harnosmolalität bei Steigerung der Plasmaosmolalität als Folge von vermehrter ADH-Ausschüttung durch Aktivierung von Barorezeptoren bei gestörter Osmorezeptorfunktion (2).

Typ 3: mit geringem Anstieg der Harnosmolalität und einer erhöhten Schwelle für ADH-Freisetzung bzw. Änderung der Harnosmolalität (3).

Typ 4: mit zwar normaler osmotischer Reizschwelle, aber ungenügender ADH-Freisetzung und Änderung der Harnosmolalität (4).

In Differentialdiagnose kommen vor allem der nephrogene Diabetes insipidus sowie die primäre Polydipsie in Betracht.

Diagnostische Tests

Bestimmung des Verhältnisses von Plasma zur Harnosmolalität

Unter Flüssigkeitsrestriktion werden wiederholt Plasma- und Harnosmolalität bestimmt und die gefundenen Werte mit dem dargestellten Nomogramm verglichen (Abb. 3).

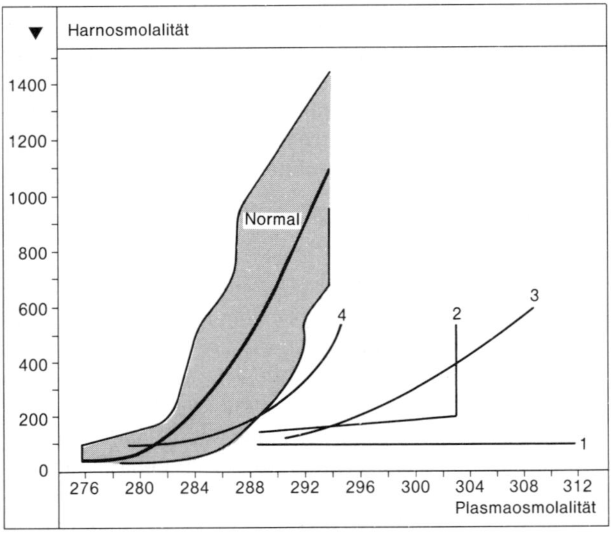

Abb. 3: Korrelation zwischen Plasma- und Harnosmolalität bei normalen Erwachsenen und bei Patienten mit verschiedenen Formen des Diabetes insipidus (s. Text).

Durstversuch

Der Patient darf mindestens 6 Stunden zuvor kein Wasser oder Flüssigkeit zu sich genommen haben. Der Harn wird vor und während des Durstens in 1-Stunden-Perioden gesammelt. Es werden Volumen, spezifisches Gewicht und

Osmolalität gemessen. Der Patient wird zu Beginn des Durstens, dann möglichst einige Stunden später, jedenfalls aber bei Beendigung des Durstens, aus klinischen Überlegungen gewogen. Wenn das spezifische Gewicht des Harnes beim Dursten über 1010 ansteigt und die Harnvolumina dabei kleiner werden, kann ein schwerer Diabetes insipidus ausgeschlossen werden. Durchführung des Tests nur in Anwesenheit des Arztes wegen der Gefahr von Kreislaufkollaps und Fieber.

Osmotischer Stimulationstest (Hickey-Hare-Test, Carter-Robbins-Test)

Initiale Wasserbelastung des Patienten mit 20 ml/kg Körpergewicht in Form ungezuckerten Tees über 1/2 Stunde. Vom Zeitpunkt des letzten Schluckes ab wird der Harn in 15-Minuten-Perioden gesammelt. Ersatz der 15 minütigen Harnmenge durch Trinken gleicher Mengen Wassers. Wenn der Harnfluß innerhalb von 15 Minuten 75 ml übersteigt, erfolgt die Blutabnahme zur Bestimmung von Hämatokrit, Hämoglobin, Natriumchlorid und Serumeiweiß. Während drei weiterer 15 minütiger Harnsammelperioden wird eine 2,5 %ige Kochsalzlösung in der Menge von 0,20 ml/kg Körpergewicht und mit einer Geschwindigkeit von 0,2 ml/min infundiert.

Nach Beendigung – nach insgesamt 45 Minuten – wird erneut Blut für die oben erwähnten Parameter entnommen. Ein Abfall der Hämatokrit-, Hämoglobin- und Gesamteiweißwerte sowie ein Anstieg der Natrium- und Chloridkonzentration im Blut sprechen für die richtige Durchführung des Tests. Im Normalfall wird bei Infusion die Harnmenge klein und das spezifische Gewicht steigt an. Bleiben die Verkleinerung des Harnvolumens und der Anstieg des spezifischen Gewichts aus, spricht das für das Vorliegen des Diabetes insipidus. In einem solchen Fall injiziert man Lysinvasopressin 1,0 Einheiten intravenös oder 5 Einheiten subkutan. Kommt es daraufhin zum Anstieg des spezifischen Gewichts und zu geringeren Harnmengen, spricht das für ein Vorliegen des Diabetes insipidus durch Vasopressinmangel. Bleibt der Einfluß auf Harnfluß und Harnkonzentration aus, spricht es für eine renale Form des Diabetes insipidus.

Beurteilung

Das Verhalten der Harnosmolalität unter den Bedingungen der Dehydratation und der Anwendung von Vasopressin (Pitressin) ist in der Abbildung 4 dargestellt. Es kommt darin auch zum Ausdruck, daß bei Patienten mit primärer Polydipsie nicht in jedem Fall durch Dehydratation und Vasopressinanwendung Normalwerte erreicht werden können, ebenso, daß bei neurogenem Diabetes insipidus nach Vasopressinanwendung zwar ein Anstieg der Harnosmo-

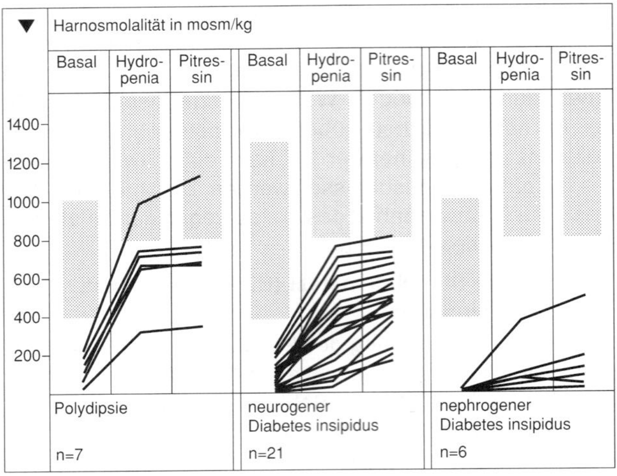

Abb. 4: Effekt des Durstens und der Vasopressinapplikation auf die Harnosmolalität bei Patienten mit Polyurie auf der Basis von Polydipsie, neurogenem sowie nephrogenem Diabetes insipidus.

lalität erreicht werden kann, dieser jedoch nicht den Wert von normalen Probanden erreicht.

Messung der Konzentration des antidiuretischen Hormons (ADH) im Blut

Durch Messung der ADH-Konzentration im Plasma mit Hilfe von RIA wird der Nachweis eines Diabetes insipidus erleichtert. Die gefundenen Konzentrationen können mit dem in der Abbildung 5 dargestellten Nomogramm in Beziehung gebracht werden. Verfälschungen und irrtümliche Interpretationen sind jedoch möglich, insbesondere nach Erbrechen (führt zu starkem Anstieg der Sekretion des antidiuretischen Hormons). Hypovolämie und Hypotonie auf der einen bzw. Hypervolämie und Hypertonie auf der anderen Seite führen zu einer Steigerung bzw. Hemmung der ADH-Freisetzung. Verschiedene Medikamente, wie Nikotin, Apomorphin, Cyclophosphamid, Vincristin, Lithium führen zu einer Steigerung der ADH-Freisetzung. Die ADH-Freisetzung hemmt Substanzen, wie Norepinefrin, Flufenazol, Haloperidol, Morphin, Alkohol, Carbomacepin, Glukokortikoide, sowie Clonidin. Weitere, die Freisetzung fördernde Einflüsse sind Streß und Fieber.

Kombinierte Störungen des Wasser- und Elektrolythaushaltes

Die Osmolalität des Plasmas liegt bei 287 (280-295) mosm/kg, die Osmolarität bei 278 (270-286) mosm/l. Lösungen mit einem dem Plasma gleich hohen Wert werden als plasmaisoton bezeichnet. Hypertone Lösungen enthalten höhere Zahlen an mosm, hypotone Lösungen eine geringere Zahl an mosm als das Plasma. Wegen des ho-

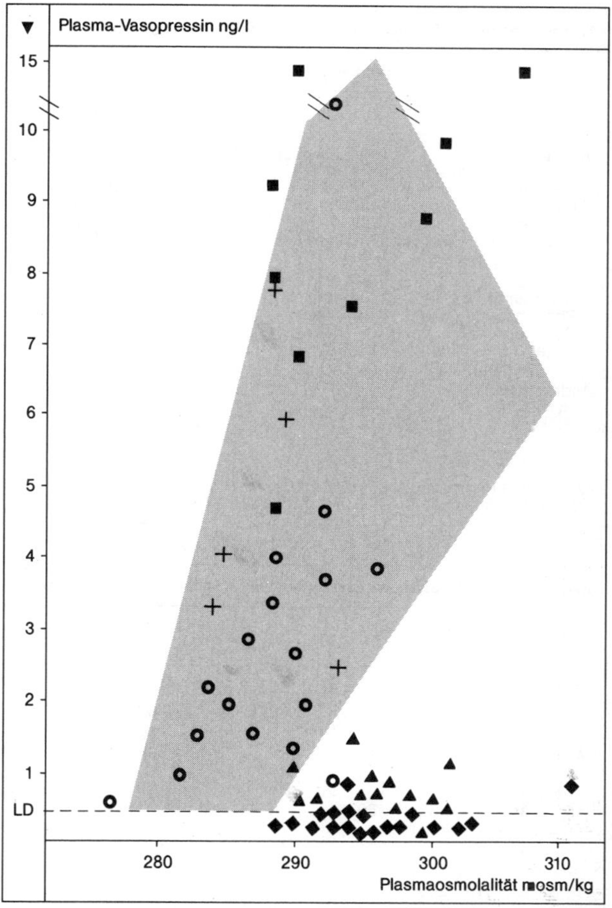

Abb. 5: Beziehung zwischen Plasma-Vasopressinkonzentration und der Plasmaosmolalität bei Gesunden (schraffiertes Feld) und Patienten mit Diabetes insipidus centralis (Punkte außerhalb des Feldes).

hen Molekulargewichts und damit einer relativ kleinen Anzahl von gelösten Molekülen, tragen Eiweißkörper nur wenig zur Osmolalität des Plasmas bei (etwa 11 mosm). Natrium- und Chloridionen machen dagegen etwa 250 mosm aus. Die Plasmaosmolalität kann mittels Gefrierpunktserniedrigung mit Hilfe eines Osmometers bestimmt werden. Die Osmolalität des Plasmas liegt geringgradig unter der durch Addition der gelösten Teilchen berechneten Werte, da Moleküle zu einem kleinen Prozentsatz miteinander Verbindungen eingehen und damit der für die osmotische Wirkung relevante Anteil an frei dissoziierten Teilchen vermindert wird (Tab. 5).

Entsprechend der sich ergebenden Plasmaosmolalität bzw. Plasma-Natriumkonzentration unterscheidet man zwischen isotoner, hypertoner bzw. hypotoner Hypohydratation, bzw. isotoner, hypertoner bzw. hypotoner Hyperhydratation. Im

Wassermengen und Konzentrationen von Körperflüssigkeiten

	intrazellulär	extrazellulär	
		Plasma	interstitiell
Wasser (ml/kg)	400(350–450)	50(45–55)	150(120–220)
Kationen (mmol/l)			
Natrium	3	140(135–145)	135(130–140)
Kalium	140(120–160)	4,5(3,5–5,0)	4,5(3,5–5,0)
Kalzium	2(1,5–2,5)	2,5(2,0–3,0)	1,5(1,0–2,0)
Magnesium	15(12–17)	2	1,5
Anionen (mmol/l)			
Chlorid	6(4–9)	103(95–110)	108(100–115)
Bikarbonat	8(6–10)	26(22–30)	27(22–30)
Phosphat	–	2	2
Sulfate	–	2	2
Organische Säuren	16	3	3
Organische Phosphate	75	–	–
Andere (mmol/l)			
Harnstoff	4	4	4
Glukose	–	5(4–6)	5(4–6)
Gesamt (mmol/l)		294	294
Osmolalität (mosm/kg)	287(280–295)	287(280–295)	287(280–295)
Osmolarität (mosm/l)	278(270–286)	278(270–286)	278(270–286)

Tab. 5

Mengen und Elektrolytkonzentrationen verschiedener Körpersekrete

Sekret	Menge ml/24h	Na	K mmol/l	Cl	HCO_3^-
Schweiß	700–>2000	58 ± 16	10 ± 2,5	45 ± 15	
Speichel	500–1500	10 (4,8-14,6)	10–15	10–20	
Magensaft	2500 (1000–5000)	60	9	85	
bei geringer Azidität		80	15	90	5–25
bei hoher Azidität		20	10	120	
Galle	1000 (100-2000)	150	5	100	35
Pankreas-sekret	700 (500–1000)	140 (120–160)	5 (3–8)	75 (55–95)	80 (60–100)
Dünndarm-sekret	2000 (1000–4000)	110 (80–150)	5	90	30
Plasma		140 (135–145)	4,5 (3,5–5,0)	103 (100–115)	26 (22–30)

Tab. 6

Falle des Verlustes von Körperflüssigkeiten hängt es von der Elektrolyt-(Natrium)-Konzentration dieser Flüssigkeiten ab, welche Form der Dehydratation eintritt (Tab. 6).

Dehydratation

Isotone Dehydratation

(Normale Plasmaosmolalität, Serum-Natriumkonzentration normal)

Sie tritt bei gleichzeitigem Verlust von Wasser und Kochsalz auf. Sie kann laborchemisch nicht aus der Serum-Natriumkonzentration erkannt werden, sondern ist vor allem eine klinische Diagnose (trockene Zunge, Tachykardie bei vorerst noch normalem Blutdruck). Laborchemisch kann ein Anstieg des Hämatokrits, sowie der Serum-Albuminkonzentration bei Kenntnis des Ausgangswertes Hinweise bieten.

Ursachen

Gastrointestinale Flüssigkeitsverluste: Durchfälle (meist mit Azidose verbunden); Erbrechen (meist mit Alkalose verbunden); Ileus; Aszites.

Renaler Flüssigkeitsverlust: Chronische Niereninsuffizienz (geht an sich mit Polyurie einher). Isotone Dehydratation kann bei inadäquater Wasser- und Kochsalzzufuhr auftreten. Osmotische Diurese (Diabetes mellitus); da jedoch leichtes Überwiegen der Diurese über Natriurese, kann sich hypertone Dehydratation entwickeln. Diuretika; Mineralokortikoide – Defizit (Morbus Addison).

Die Unterscheidung, ob der Verlust renal oder extrarenal bedingt ist, erfolgt durch Messung der Harn-Natriumkonzentration. Bei renalem Verlust beträgt die Natriumkonzentration mehr als 20 mmol/l (bei Andauern extremen renalen Natriumverlusts auch geringere Konzentration in der Folge möglich).

Hypertone Dehydratation

(Erhöhte Plasmaosmolalität, Serum-Natriumkonzentration meistens erhöht)

Reiner Wassermangel oder ein größerer Wasser- als Natriumverlust führen zu hypertoner Dehydratation.

Ursachen

Fehlende oder ungenügende Wasserzufuhr (besonders postoperativ oder beim alten Menschen); Diabetes insipidus; Erkrankungen im Bereich des Hypothalamus; extremes Schwitzen; osmotische Diurese; schwere Dehydratation bei Hyperglykämie.

Hypotone Dehydratation

(Verminderte Plasmaosmolalität, Serum-Natriumkonzentration vermindert)

Ursachen

Wie bei der isotonen Dehydratation, wenn in der Folge der isotonen Dehydratation zwar Wasser, aber ungenügend Kochsalz zugeführt wird, bzw., wenn durch Volumenmangel Barorezeptoren eine vermehrte ADH-Ausschüttung bewirken.

Hyperhydratation

Isotone Hyperhydratation

(Normale Plasmaosmolalität, normale Serum-Natriumkonzentration)

Tritt auf bei Niereninsuffizienz, durch verminderte Ausscheidung von Kochsalz und Wasser und durch zu große Zufuhr von isotonen Infusionslösungen.

Hypotone Hyperhydratation

(Verminderte Plasmaosmolalität, verminderte Serum-Natriumkonzentration)

Tritt auf bei Niereninsuffizienz, bei gegenüber Kochsalzzufuhr überwiegender Wasserzufuhr; bei überhöhter ADH-Sekretion.

Folge: Plasma-Hypoosmolalität, Hyperosmolalität des Harns, Natriumkonzentration im Harn von mehr als 20 mmol/l. Diese inadäquate ADH-Sekretion (SIADH) kommt besonders vor bei zerebralen Schäden (entzündlich, tumorös, Blutung), Neoplasma (Pankreas, Lymphome und Oat-cell-Karzinom der Lunge), entzündlichen Lungenerkrankungen (Tuberkulose, Pneumonie), Medikamenten (Narkotika, Antidepressiva, Chlorbrobamat, Vincristin, Cisplatin).

Differentialdiagnose: Hyponaträmie bei Dehydratation.

Hinweis

Klinisch, sowie Harn-Natriumkonzentration weniger als 20 mmol/l.

Nachweis der überhöhten ADH-Sekretion

Vorausgehend Korrektur der Serum-Natriumkonzentration auf 125 mmol/l durch Flüssigkeitseinschränkung oder Kochsalzzufuhr. Danach wird oral Wasser in der Größenordnung von 20 ml/kg Körpergewicht in einer Periode von 15 – 20 Minuten zugeführt und der Urin stündlich innerhalb der nächsten 5 Stunden gesammelt. Bei gesunden Individuen werden mehr als 80% der zugeführten Wassermenge innerhalb der 5 Stunden ausgeschieden, verbunden mit Absinken der Harnosmolalität auf weniger als 100 mosm/kg Körpergewicht, entsprechend einem spezifischen Gewicht von 1005. Bei Patienten mit überhöhter, inadäquater Ausschüttung von ADH zeigt sich eine verschlechterte Ausscheidung des Wasserloads mit einer Ausscheidung von weniger als 40% in 5 Stunden und fehlender Harnverdünnung (Harnportion der zweiten Stunde mit einer Harnosmolalität von mehr als 100 mosm/kg).

Hypertone Hyperhydratation

(Plasmaosmolalität erhöht, Serum-Natriumkonzentration meistens erhöht)

Iatrogen bei Infusion hypertoner Infusionslösungen.

Elektrolyte

Natrium

Das Gesamtnatrium beträgt etwa 60 mmol/kg Körpergewicht, das sind bei einem etwa 70 kg schweren Menschen etwa 4200 mmol. 97,5 % sind im Extrazellulärraum vorhanden, nur 2,5 % im Intrazellulärraum. Als austauschbares Natrium bezeichnet man die mit Hilfe von Isotopenmethoden erfaßbare Natriummenge. Es umfaßt extrazelluläre, intrazelluläre sowie etwa 55 % des im Knochen gelagerten Natriums. Etwa 45 % des Knochennatriums sind an Hydroxyapatit gebunden und werden nicht erfaßt.

Die Zufuhr von Natrium ist von Kultur und Eßgewohnheit abhängig (Tab. 7). Sie beträgt in Westeuropa und Nord-

Bilanz von Elektrolyten und Harnstoff (mmol/kg Körpergewicht/Tag)			
	Gewinn	Verlust	
Natrium			
Nahrung	1,0(0,5–1,5)	Harn	2,6(0,4–4,2)
zusätzlich	1,9(0– 3,2)	Stuhl	0,1(0– 0,2)
metabolisch	–	insensibel	0,2(0,1–0,3)
Gesamt	2,9(0,5-4,7)		2,9(0,5-4,7)
Kalium			
Nahrung	1,0(0,1–1,6)	Harn	0,9(0,1–1,5)
zusätzlich	0,1(0,1–0,2)	Stuhl	0,2(0,1–0,3)
Gesamt	1,1(0,8-1,8)		1,1(0,8-1,8)
Chlorid			
Nahrung	1,1(0,6–1,6)	Harn	2,9(0,5–4,6)
zusätzlich	2,0(0– 3,3)	Stuhl	0,2(0,1–0,3)
Gesamt	3,1(0,6–4,9)		3,1(0,6–4,9)
Harnstoff			
metabolisch	4,8(4,0–7,6)	Harn	4,8(4,0–7,6)

Tab. 7

amerika etwa 90 bis 180 mmol pro Tag. Physiologischerweise genügt die in einem Gramm Kochsalz enthaltene Natriummenge. Die Mindestausscheidungs- und Höchstausscheidungsmengen von Natrium betragen im Harn 1 bis 1500 mmol Natrium pro Tag, im Schweiß 25 bis 500 mmol pro Tag und im Stuhl 1 bis 10 mmol pro Tag.

Die normale Natrium-Plasmakonzentration beträgt 140 (135 bis 140) mmol/l, die interstitielle Natriumkonzentration 135 (130 bis 140) mmol/l und die intrazelluläre rund 3 mmol/l (Tab. 5).

Nachweismethoden

Emmissionsflammenphotometrisch, atomabsorptionsphotometrisch; chemische Methoden oftmals fehlerhaft.

Störfaktoren

Detergentien. Bei Verdünnungen ist demineralisiertes Wasser zu verwenden, bei Verwendung von Eichlösungen sollten nicht Glasgefäße verwendet werden, da Glas als Ionenaustauscher wirkt.

Hyponatriämie

Kommt vor bei hypotoner Dehydratation; bei hypotoner Hyperhydratation; bei erhöhter Konzentration osmotisch wirksamer Substanzen, wie bei Hyperglykämie (Abfall der Plasma-Natriumkonzentration um 1,6 mmol/l pro Anstieg der Plasmaglukose um 1 g/l); ebenso bei der Verabreichung von Mannit.

Falsch-niedrige Natriumkonzentrationen sind auch möglich bei extremer Hyperlipidämie, sowie bei extremer Hyperproteinämie (niedrige Konzentrationsangaben in mmol/l Plasma, jedoch normale Konzentrationen bezüglich Plasmawasser und Plasmaosmolalität). Insgesamt ist aus der alleinigen Bestimmung der Natriumkonzentration kein Rückschluß auf die Natriumbilanz möglich.

Hypernatriämie

Kommt bei hypertoner Dehydratation sowie bei hypertoner Hyperhydratation vor. Somit ist ebenfalls kein Hinweis auf die Natriumbilanz allein aus der Bestimmung des Serumnatriums möglich.

Natrium im Harn

Bei Fehlen von extremem Schwitzen und von Durchfällen, sowie bei Fehlen von Verlusten an der Körperoberfläche (Verbrennungen) entspricht die Harn-Natriummenge etwa der zugeführten Natriummenge. Die Bestimmung der Ausscheidungsmengen an Natrium im Harn ist nicht nur aus Bilanzierungsgründen wichtig, sondern sie gibt auch, unter Berücksichtigung der Klinik und der Serum-Natriumkonzentration, die Möglichkeit, auf die Art der Störung des Natriumhaushaltes rückzuschließen (Tab. 8).

Die Harn-Natriumausscheidung in der Differentialdiagnose

	Harn-Natrium (mmol/l)	Differentialdiagnose
Hypovolämie (eventuell mit Hyponatriämie)	<20	extrarenaler Verlust
	>20	renaler Verlust
Hypervolämie + Hyponatriämie	<20	nephrotisches Syndrom, Leberzirrhose, Herzinsuffizienz
	>20	akutes und chronisches Nierenversagen, SIADH, Morbus Addison
Oligurie	<20	prärenales Nierenversagen
	>20	akute Tubulusnekrose

Tab. 8

Kalium

Das Gesamtkörperkalium beträgt 42 mmol/kg Körpergewicht. Die Bestimmung des austauschbaren Kaliums erfolgt mit dem K40-Isotop. 10,4% sind extrazellulär vorhanden, 89,6% intrazellulär. Im extrazellulären Raum entfallen 0,4% des Gesamtkörperkaliums auf das Plasma, 1,0% auf die interstitielle Flüssigkeit und Lymphe, 0,4% auf Bindegewebe und Knorpel, 7,6% auf den Knochen, 1% auf die Transzellulärflüssigkeit. Die Intrazellulärkonzentration ist etwa 25 bis 30 mal höher als die Kaliumkonzentration der Extrazellulärflüssigkeit. Die Differenz wird aufrechterhalten durch die energieverbrauchende Natrium-Kalium-Pumpe (Tab. 5).

Die tägliche Zufuhr beträgt in Europa etwa 50 bis 150 mmol pro Tag. 90% der aufgenommenen Menge werden mit dem Harn ausgeschieden. Die physiologische Regulation des Kaliumhaushaltes erfolgt über die Nieren. In den Nephronen finden kaliumsezernierende und kaliumresorbierende Vorgänge statt. Die physiologische Regulation der auszuscheidenden Kaliummenge erfolgt jedoch im wesentlichen an den Nephronanteilen distal der Macula densa durch Kaliumsekretion. Zwei Mechanismen sind dabei involviert:

1. die aktive zelluläre Aufnahme von Kalium in die Zellen im Austausch mit Natrium an der peritubulären Membran durch die Natrium-Kalium-ATpase.

2. die passive Diffusion von Kalium aus den Zellen in das Lumen entlang einem begünstigenden elektrochemischen Gradienten.

Dem wirkt entgegen eine aktive zelluläre Aufnahme von Kalium aus dem Lumen durch eine Pumpe an der dem Lumen zugewandten Membran.

Aldosteron und verwandte Mineralokortikoide erhöhen die Rate der Kaliumsekretion durch

a) eine vermehrte Natriumaufnahme aus dem Tubuluslumen in die Zelle, wodurch die Negativität im Lumen steigt,

b) durch eine erhöhte Natrium-Kalium-ATPaseaktivität,

c) durch eine erhöhte Permeabilität der dem Lumen zugewandten Membran für Kalium.

Bestimmung des Kaliums

Flammenphotometrisch

Störfaktoren: Hämolytische Proben, Stauung bei der Blutabnahme (Vollblut muß innerhalb von 1 Stunde abzentrifugiert werden).

Normalbereich

im Serum: 3,6 bis 5,4 mmol/l (im Plasma etwas niedriger).

Harn-Kaliumausscheidung: 35 bis 80 mmol pro 24 Stunden.

Hypokaliämie

Ursachen einer Hypokaliämie können entweder eine verminderte Zufuhr von Kalium, vermehrte Verluste im Gastrointestinaltrakt oder über die Nieren sowie Verschiebungen von Kalium an die Zellen sein (Tab. 9).

Ursachen der Hypokaliämie
A Gastrointestinal 1) mangelnde alimentäre Zufuhr 2) chronisches Erbrechen 3) Durchfälle und Laxantien
B Renal 1) Diuretika, osmotische Diurese 2) Mineralokortikoide oder ähnliche Substanzen a) primärer Hyperaldosteronismus b) sekundärer Hyperaldosteronismus (Ödeme, maligne Nephrosklerose, Barter-Syndrom) c) Einnahme von Lakritze (enthält Stoff mit Mineralokortikoid-ähnlicher Wirkung) d) Glukokortikoidüberschuß (Cushing-Syndrom etc.) 3) renale tubuläre Erkrankungen a) renale tubuläre Azidose b) interstitielle Nierenerkrankungen c) Therapie mit Amphotericin B d) Antibiotika e) Magnesiummangel f) metabolische Alkalose
C Umverteilung in die Zellen 1) Alkalose 2) Insulinwirkung 3) hypokaliämische periodische Paralyse

Tab. 9

Hyperkaliämie

Ursachen einer Hyperkaliämie können entweder durch eine verminderte Exkretion von Kalium (primär renal, Nebennierenrindeninsuffizienz, Diuretika), eine Freisetzung von Kalium aus den Zellen und durch eine exzessive Zufuhr bedingt sein (Tab. 10).

Ursachen der Hyperkaliämie
A Verminderte renale Ausscheidung 1) akute und chronische Niereninsuffizienz 2) tubuläre Erkrankungen
B Hypoaldosteronismus (Morbus Addison)
C Applikation von kaliumsparenden Diuretika (Spironolacton, Triamteren, Amilorid)
D Vermehrte Freisetzung von Kalium aus Zellen 1) Zellalterationen (Hämolyse, Unfalltraumata, intestinale Blutungen) 2) Medikamente (Succinylcholin, Betablocker, Digitalisintoxikation) 3) Azidose 4) Insulinmangel 5) hyperkaliämische periodische Paralysen

Tab. 10

Weiterhin kann eine Hyperkaliämie durch Thrombozytose, Leukozytose (bei beiden durch Freisetzung von Kalium in vitro), schlechte Punktionstechniken, sowie Hämolyse in vitro vorgetäuscht werden.

Kalium im Harn

Die normale Kaliumausscheidung beträgt bei normaler Ernährung zwischen 40 und 60 mmol pro 24 Stunden. Liegt eine Hypokaliämie vor, spricht eine Harn-Kaliumkonzentration von weniger als 10 mmol/l für extrarenale Kaliumverluste, liegt die Kaliumkonzentration im Harn über 10 mmol/l, sind renale Kaliumverluste anzunehmen.

Kalzium

Der Kalziumgehalt des menschlichen Organismus beträgt etwa 355 mmol/kg Körpergewicht, entsprechend etwa 1000 g bei einem Erwachsenen. 99% des Kalziums sind im Knochen gelagert. Etwa 1 g (25 mmol) werden täglich als organische oder anorganische Salze aufgenommen, ebenso wird 1g mit dem Stuhl, Urin und der Schweißsekretion abgegeben. Die Absorption von Kalzium im Dünndarm ist abhängig von der zugeführten Kalziummenge. Sie wird gefördert durch Vitamin D (1,25-Dihydroxycholecalciferol) und das Wachstumshormon, gebremst durch Kortisol, Thyroxin, durch Malabsorption und alimentäre Faktoren. Die mit dem Stuhl ausgeschiedenen Mengen (etwa 0,7 g Kalzium) setzen sich aus nichtabsorbiertem sowie intestinal sezerniertem Kalzium zusammen. Die renale Ausscheidungsmenge beträgt beim Mann bis 300 mg pro 24 Stunden, bei der Frau bis 250 mg pro 24 Stunden. Die renale Kalziumausscheidung wird weiterhin durch die Parathormonwirkung beeinflußt. Die normale Kalziumkonzentration im Plasma beträgt 2,17 bis 2,59 mmol/l oder 90 bis 104 mg/l. Die gemessene Kalziumkonzentration setzt sich aus der Summe von ionisiertem, komplex gebundenem und eiweißgebundenem Kalzium zusammen (Tab. 11).

Die Konzentration von ionisiertem Kalzium ist auch abhängig vom pH-Wert des Blutes. Alkalose senkt, Azidose steigert den ionisierten Anteil am Gesamtkalzium. Weiterhin ist auch für die Interpretation der Gesamtkalziumwerte die Plasma-Eiweißkonzentration wichtig. Für jede Erhöhung der Albuminkonzentration um 1 g/l bei der Ausgangskon-

Zusammensetzung der Serum-Kalziumkonzentration

	mmol/l
Ionisiertes Kalzium	1,35
Komplexgebundenes Kalzium (Bikarbonat, Citrat, Phosphat)	0,25
Eiweißgebundenes Kalzium	0,90 (davon 0,7 an Albumin, 0,2 an Globulin)

Tab. 11

zentration von 40 g/l erhöht sich der Sollwert des Gesamtkalziums um 0,02 mmol/l. Bei Verminderung gilt es in umgekehrter Weise. Die Bestimmung erfolgt zumeist mit der Flammenphotometrie, wobei sowohl das emissionsphotometrische als auch das absorptionsphotometrische Verfahren geeignet ist. Die Bestimmung des ionisierten Kalziums ist mit Elektrodenmeßgeräten möglich. Für die Bestimmung des Kalziums im Harn ist die Absorptionsphotometrie vorzuziehen. Zur Bestimmung im Urin muß die 24-Stunden-Harnmenge auf pH 1,8 angesäuert und 30 Minuten lang auf 60 Grad erhitzt werden, um Kalzium aus Oxalatbindungen freizusetzen.

Hyperkalzämie

Eine Hyperkalzämie kann durch eine gesteigerte Kalziumzufuhr, eine gesteigerte intestinale Absorption, eine gesteigerte Kalziummobilisierung aus den Knochen oder aus einer verminderten renalen Kalziumausscheidung resultieren (Tab. 12).

Ursachen der Hyperkalzämie und deren Pathomechanismus	
A	Durch Parathormonwirkung 1) primärer Hyperparathyreoidismus 2) Lithiumtherapie 3) familiäre hypokalziurische Hyperkalzämie
B	Durch Malignome (lokale oder hormonartige Wirkung)
C	Durch Vitamin-D-Wirkung 1) Vitamin-D-Intoxikation 2) vermehrte Bildung von 1,25 Dihydroxycholecalciferol (Sarkoidose)
D	Vermehrter Knochenumbau 1) Hyperthyreose 2) Gabe von Thiaziden 3) Immobilisation 4) Vitamin-A-Intoxikation
E	Exzessive Kalziumzufuhr

Tab. 12

Hypokalzämie

Eine Hypokalzämie kann durch eine verminderte intestinale Kalziumabsorption, eine verminderte Kalziummobilisierung aus dem Knochen, durch gesteigerte Kalziumverluste sowie Kalziumablagerungen erfolgen (Tab. 13).

Magnesium

Die Gesamtmagnesiummenge im Organismus beträgt 15 mmol/kg Körpergewicht. 50% davon sind im Knochen gelegen, die Plasmakonzentration beträgt zwischen 0,7 bis 1,0 mmol/l (17 bis 23 mg/l). 60% sind frei, 25% an Eiweiß gebunden, 15% komplex gebunden (vor allem an Bikarbonat). Die intrazellulären Konzentrationen betragen im Ery-

Ursachen der Hypokalzämie	
A	Parathormonmangel Angeborener oder erworbener Hypoparathyreoidismus
B	Störung des Vitamin-D-Haushaltes bzw. herabgesetzte Wirksamkeit von Vitamin D 1) verminderte Zufuhr von Vitamin D 2) verminderte Sonnenlichtexposition 3) chronische Niereninsuffizienz (verminderte Bildung von 1 25 Dihydroxycholecalciferol) 4) gestörter Metabolismus (antikonvulsive Therapie) 5) intestinale Malabsorption 6) Vitamin D abhängige Rachitis
C	Pseudohypoparathyreoidismus
D	Ektope Kalzifikationen (Niereninsuffizienz, Pankreatitis)

Tab. 13

throzyten 4 mmol/l, in den Muskelzellen 16 mmol/l, wobei nahezu die gesamte Menge eiweiß-oder phosphatgebunden ist. Die tägliche Zufuhr beträgt zwischen 25 und 30 mmol pro Tag, entsprechend 300 bis 600 mg. 25 bis 60% werden im Dünndarm resorbiert. Die Resorption kann vermindert sein durch Chelatbildung mit Phosphaten. Die Mindestzufuhr beträgt 8 mmol pro Tag. Die Ausscheidung wird über die Nieren reguliert. Die täglich ausgeschiedene Menge beträgt etwa 8 mmol. Dies sind etwa 3% des filtrierten Loads. Im Tubulusapparat findet eine Rückresorption statt; Sekretion ist von untergeordneter Bedeutung. Die renale Ausscheidung wird beeinflußt durch Kalzium (Hypo- und Hyperkalzämie) sowie durch PTH-Kalzitonin. Kortikoide, Azidose, Alkalose, Diuretika (Diazide, Furosemide, Etacrynsäure) führen zu einer beträchtlichen Steigerung der Magnesiumausscheidung; Spironolacton und Triamteran bewirken eine Konservierung von Magnesiumionen.

Hypermagnesiämie

Durch verminderte renale Elimination von Magnesium (akute und chronische Niereninsuffizienz, Hypothyreose, Lithiumtherapie), gesteigerte Magnesiumzufuhr (Antacida, magnesiumhaltige Laxantien, exzessive Magnesiumtherapie), sowie durch endogene Magnesiumfreisetzung (Rhabdomyolyse).

Hypomagnesiämie

Durch verminderte alimentäre Zufuhr, gastrointestinale Verluste (Durchfallserkrankungen), renale Verluste (medikamentös): Diuretika, Cisplatin, Cyclosporin A, Aminoglykoside, osmotische Diurese, interstitielle Nierenerkrankungen, Alkoholismus), sowie durch Magnesiumablagerungen im Gewebe (akute Pankreatitis).

Bestimmungsmethoden

Zumeist mit Hilfe des photometrischen Verfahrens nach Mann und Joe, sowie mittels Atomabsorptionsphotometrie.

Phosphor

Der normale Phosphorgehalt des Organismus beträgt 335 mmol/kg Körpergewicht, entsprechend etwa 800 g Phosphor. 80% der Menge ist im Knochen gelagert, 3% in der Skelettmuskulatur und der verbleibende Teil in Weichteilen und Extrazellulärflüssigkeit. Mit der Nahrung werden ungefähr 1 g Phosphor jeden Tag aufgenommen, jedoch bestehen große individuelle Unterschiede, je nachdem, wieviel phosphorreiche Nahrungsmittel (Fleisch und Milchprodukte) zugeführt werden. Lösliche Phosphate, wie sie in Fleisch und Milch gefunden werden, werden fast vollständig im Bereich des Jejunums resorbiert, ungefähr 90% werden über die Nieren ausgeschieden. Gemüse dagegen enthält nur einen geringen Prozentsatz von löslichen und verdaulichen Phosphatanteilen, die nicht resorbiert werden. Werden geringe Mengen diätetisch aufgenommen (weniger als 2 mg/kg Körpergewicht pro Tag), so werden 80 bis 90% des aufgenommenen Phosphors resorbiert, bei großen Mengen (mehr als 10 mg/kg Körpergewicht pro Tag) zwischen 80 und 70%. Die Phosphorkonzentration im Serum beträgt 0,8 bis 1,55 mmol/l (26 bis 50 mg/l), wobei deutliche tageszeitliche Schwankungen bestehen. Die Zufuhr von Kohlenhydraten führt zu einer Senkung des Phosphorspiegels um 10 bis 15 mg/l, vermutlich durch intrazelluläre Aufnahme und Bildung von Phosphaten und Estern. Im Serum sind etwa 12% des Phosphors an Plasmaeiweiß gebunden. HPO_4^-– und $NaHPO_4^-$ machen ungefähr 75% des Gesamtplasmaphosphors aus, freies $H_2PO_4^-$ ungefähr 10%. Phosphor wird im Glomerulum frei filtriert und im proximalen Tubulus rückresorbiert, so daß ungefähr 10 bis 15% der filtrierten Menge ausgeschieden werden. Die Phosphorresorption ist abhängig von der gleichzeitigen Natriumrückresorption, von der Einwirkung des Parathormons, des Kalzitonins und der Vitamin-D3-Metaboliten.

Hypophosphatämie

Durch ungenügende Zufuhr, gastrointestinale Verluste durch Erbrechen und Durchfälle, renale Verluste (interstitielle Nierenerkrankungen, Azidose, Hypokalämie, Diuretika, osmotische Diurese), sowie durch Phosphatverschiebungen bei Sepsis, Verbrennungen, massiven Zellproliferationen, wie Lymphomen und Leukosen.

Hyperphosphatämie

Durch übermäßige Phosphatzufuhr (Laxantien, phosphathaltige Einläufe), gesteigerte Aufnahme bei Vitamin-D-Überschuß, verminderte renale Elimination (akute und chronische Niereninsuffizienz), Hyperparathyreoidismus,

Pseudohyperparathyreoidismus, sowie durch Phosphatverschiebungen bei Verbrennungen, Katabolismus.

Urinausscheidung

25 bis 64 mmol pro 24 Stunden (0,8 bis 2,0 g pro 24 Stunden).

Bestimmungsmethoden

Photometrische Methoden basierend auf der Reduktion von Phosphormolybdat.

Zu beachten

Es soll nur Blut von nüchternen Patienten entnommen werden, da der Phosphatgehalt nach Nahrungszufuhr signifikant ansteigt.

Störfaktoren

Hämolyse, zu spätes Abzentrifugieren (hoher Phosphatgehalt der Erythrozyten, vermutlich Umwandlung von Phosphatestern mit Freisetzung von anorganischem Phosphat bei Stehenlassen der Proben). Die Bestimmung sollte daher spätestens 4 Stunden nach der Blutabnahme erfolgen.

Chlorid

Es ist das in der Extrazellulärflüssigkeit am reichlichsten vorhandene Anion. In manchen Zellen, wie den Erythrozyten und exokrinen Drüsenzellen, liegt der intrazelluläre Gehalt um ein Mehrfaches höher als der Natriumgehalt. Der Gesamtchloridgehalt des Organismus liegt bei 33 mmol/kg Körpergewicht. Chlorid ist eng mit den Natriumbewegungen im Organismus verbunden und wird von den gleichen Faktoren beeinflußt, die auf die Natriumbilanz einwirken. Bei vielen Störungen des Säure-Basenhaushaltes zeigt es ein zu Bikarbonat ungleichsinniges Verhalten.

Normalbereich

im Plasma 97-108 mmol/l
Harnausscheidung 100-240 mmol pro Tag.

Bestimmungsmethoden

Mercurimetrische Titration: Chloridionen werden in saurer Lösung mit Quecksilber II-nitrat in Anwesenheit des Indikators Diphenylcarbazon titriert. Überschüssiges Quecksilber bildet mit dem Indikator eine violette Farbe.

Photometrisch: Reaktion mit Quecksilberchloranilat: Chlorid setzt aus dieser Verbindung äquivalente Mengen der violettgefärbten Chloranilsäure frei. Messung bei 500 nm.

Reaktion mit Quecksilberthiocyanat: Chlorid setzt aus dieser Verbindung äquivalente Mengen Thiocyanat frei, welches mit Eisenionen einen rotgefärbten Farbkomplex ergibt. Messung bei 480 nm.

Chloridselektive Elektrode: Ablagerung der Chloridionen an einem AgCl-Kristall.

Hypochlorämie (Tab. 14)

Ursachen der Hypochlorämie
A Gastrointestinal Erbrechen (metabolische Azidose, Chloridausscheidung im Harn niedrig)
B Renal 1) Applikation von Diuretika (hohe Chloridausscheidung im Harn) 2) Hyperaldosteronismus (erhöhte Chloridausscheidung im Harn)
C Folge von Störungen des Säure-Basenhaushaltes 1) exzessive Alkalizufuhr (hohe Chloridausscheidung im Harn) 2) metabolische und respiratorische Azidose (hohe Chloridausscheidung im Harn) Veränderungen des Anion gap (s. S. 702)

Tab. 14

Hyperchlorämie (Tab. 15)

Ursachen der Hyperchlorämie
A Intestinal Durchfälle und intestinale Fisteln (Verlust von bikarbonatreichen Sekreten mit systemischer Azidose und kompensatorischem Chloridanstieg) Anion gap normal
B Renal 1) renale tubuläre Azidose (s. S. 706) 2) Applikation von Karboanhydrasehemmern (Verlust von Bikarbonat im Harn) bei 1 und 2 Anion gap normal

Tab. 15

Literatur

1. Brenner BM, Rector FC: The Kidney. Philadelphia: Saunders Company 1986. **2.** Deetjen P, Boylan JW, Kramer K: Niere und Wasserhaushalt. 2. Auflage, München: Urban und Schwarzenberg 1973. **3.** Documenta Geigy. Wissenschaftliche Tabellen 1982. **4.** Deutsch E, Geyer G: Laboratoriumsdiagnostik. Berlin: August Steinkopf 1975. **5.** Franz HE, Schärer K: Praktische Nephrologie im Erwachsenen-und Kindesalter. Stuttgart: Ferdinand Enke 1975. **6.** Ganong WF, Auerswald W: Physiologie. Berlin Heidelberg New York: Springer 1972. **7.** Harrison TR: Principles of Internal Medicine. 11 th Edition, New York: Mac Graw Hill Book Company 1987. **8.** Reubi F: Nierenkrankheiten. 3. Auflage, Bern Stuttgart Wien: Hans Huber 1982. **9.** Schmidt P: Nephrologie. Deutscher Ärzteverlag 1982. **10.** Thomas L: Labor und Diagnose. Marburg: Med Verlagsges 1978. **11.** Truninger B, Richards P: Wasser- und Elektrolythaushalt. 5. Auflage, Stuttgart New York: Thieme 1985. **12.** Zumkley H: Klinik des Wasser-, Elektrolyt- und Säure-Basenhaushalts. Stuttgart: Thieme 1977. **13.** Weidmann P: Amer Nephrol (1988) 8:1.

Säure-Basenhaushalt

P. Balcke

Einführung

Unter Säuren versteht man chemische Verbindungen, die in Lösung Wasserstoffionen freisetzen, unter Basen chemische Verbindungen, die in Lösung Wasserstoffionen binden. Den negativ dekadischen Logarithmus der Wasserstoffionenkonzentration in mol/l bezeichnet man als pH-Wert. Auch Wasser liegt in sehr geringem Maße in dissoziierter Form vor, wobei Wasserstoffionen und Hydroxyionen in gleicher Konzentration vorhanden sind. Die Wasserstoffionenkonzentration entspricht dabei 10^{-7} mol/l, daraus ergibt sich ein pH-Wert von 7,0. Für jede pH-Wertänderung um 1 unter 7,0 ist die Wasserstoffionenkonzentration 10mal größer, für jede Änderung um 1 nach oben wird sie 10mal kleiner. Unter Pufferlösungen versteht man im einfachsten Fall Lösungen einer schwachen Säure oder Base, d.h. einer wenig dissoziierten Verbindung und ihrem Salz, welche imstande sind, zugefügte Wasserstoffionen oder Hydroxyionen zu binden, so daß die Wasserstoffionenkonzentration nur wenig verändert wird.

Die Stärke einer Säure spiegelt sich in der Größe ihrer Dissoziationskonstanten (K_1) wider.

$$\frac{[H^+] \cdot [A^-]}{[HA]} = K_1$$

$[H^+]$ = Konzentration an Wasserstoffionen
$[A^-]$ = Konzentration an Säureanion
$[HA]$ = Konzentration an undissoziierter Säure

Die Henderson-Hasselbalch-Gleichung gibt Aufschluß, in welchem Verhältnis bei einem bestimmten pH-Wert dissoziierte und undissoziierte Moleküle einer Verbindung vorliegen:

$$pH = pK + \log \frac{[A^-]}{[HA]}$$

pK = negativ dekadischer Logarithmus der Dissoziationskonstanten K_1

Ein Puffer ist um so wirksamer, je weniger der pH-Wert vom pK-Wert abweicht.

Physiologische Grundlagen

Die Lebensvorgänge sind an die Aufrechterhaltung eines engen pH-Bereichs im intra- und extrazellulären Milieu gebunden. Während der pH-Wert intrazellulär – nicht genau bestimmbar – bei 6,9 liegen dürfte, kann der physiologische pH-Wert der Extrazellulärflüssigkeit mit 7,35-7,45 entsprechend einer Wasserstoffionenkonzentration von

45-35 nmol/l genau definiert werden. Außerhalb eines extrazellulären pH-Bereiches von weniger als 6,8 oder mehr als 7,8 (entsprechend einer Wasserstoffionenkonzentration von 158 bzw. 16 nmol/l) sind Lebensvorgänge vor allem durch Enzymhemmung nicht mehr möglich.

Ein kompliziertes Regulationsprinzip sorgt dafür, daß auch bei Erkrankungen tolerierbare Verhältnisse im Säure-Basenhaushalt aufrechterhalten werden können.

Veränderungen, die mit Säuregewinn oder Basenverlust einhergehen, bezeichnet man als *Azidose*, Veränderungen mit Säureverlusten oder Basengewinn als *Alkalose*. Dabei müssen die physiologischen Grenzen des pH-Wertes nicht unbedingt überschritten werden. Ist dies der Fall, so spricht man auch von *Azidämie* bzw. *Alkalämie*.

Im Organismus fallen pro Tag etwa 20 000 mmol Kohlendioxyd und 80 mmol nichtflüchtiger Säuren an. Bei körperlicher Anstrengung kann die CO_2-Produktion auf das 10fache ansteigen, unter pathologischen Bedingungen (Laktatazidose, diabetische Ketoazidose) die der nichtflüchtigen bis auf 1000 mmol/Tag. Diese nichtflüchtigen Säuren stammen unter physiologischen Bedingungen vor allem aus dem Eiweißstoffwechsel (Methionin, Zystein, Zystin), sowie aus dem Phosphatstoffwechsel (hydrolytische Spaltung von Phosphorsäureestern zu Phosphorsäure).

Physiologische Puffersysteme

3 Puffersysteme sind von physiologischer Bedeutung:

1. Bikarbonatpuffersystem
2. Proteine
3. Organische und anorganische Phosphate

Bikarbonatpuffersystem

Dabei handelt es sich um ein sogenanntes offenes Puffersystem. Dies bedeutet, daß ein Reaktionsprodukt, nämlich CO_2, über die Lungen abgeatmet werden kann.

Dabei stehen folgende Komponenten im Gleichgewicht:

$$CO_2 + H_2O \rightleftharpoons H_2CO_3 \rightleftharpoons H^+ + HCO_3^-$$

Die Henderson-Hasselbalch-Gleichung, angewandt für das Bikarbonatpuffersystem, lautet:

$$pH = pK + \log \frac{[HCO_3^-]}{[CO_2]}$$

Dabei wird CO_2 statt H_2CO_3 in die Formel eingesetzt, da beide im Gleichgewicht stehen und die CO_2-Konzentration überdies dabei etwa unverhältnismäßig höher (300mal) als die von H_2CO_3 ist. Unter den Bedingungen des Blutplasmas bei 37 Grad Celsius liegt der pK-Wert bei 6,1.

Bei einem pH-Wert des Plasmas von 7,4 und dem pK-Wert von 6,1 errechnet sich folgendes Verhältnis von Bikarbonat zu physikalisch gelöstem CO_2:

$$\log [HCO_3^-] / [CO_2] = 7{,}4 - 6{,}1 = 1{,}3$$

Der Antilogarithmus von 1,3 ist 20. Dies bedeutet, daß HCO_3^- in einer 20mal höheren Konzentration vorkommt als das physikalisch gelöste CO_2. Die Konzentration des physikalisch gelösten CO_2 ist ihrerseits abhängig vom CO_2-Partialdruck und dem Löslichkeitskoeffizienten α.

$$[CO_2] = \alpha \cdot pCO_2$$

α beträgt bei 37 Grad Celsius $0{,}225 \cdot (1\ kPa)^{-1}$. Dies ergibt bei einem normalen pCO_2 von $0{,}225 \cdot (1\ kPa)^{-1}$ eine Konzentration von 1,2 mmol/l.

Proteinpuffersystem

Unter den Proteinen zählt das Hämoglobin zu den wichtigsten Eiweißpuffern.

Dabei stehen im Gleichgewicht:

$$\begin{array}{c} CO_2 + H_2O \rightleftharpoons H^+ + HCO_3^- \\ \downarrow \\ HB \rightleftharpoons H^+ + B^- \end{array}$$

B^-, HB = Hämoglobin in dissoziierter und nichtdissoziierter Form.

Hämoglobin ist für den Abtransport von CO_2 aus dem Gewebe von großer Wichtigkeit. Dabei diffundiert im Gewebe anfallendes CO_2 in die Erythrozyten und wird dort durch Karboanhydrase rasch zu H_2CO_3 hydratisiert. H_2CO_3 dissoziiert wiederum in H^+ und HCO_3^-. H^+ wird in erster Linie durch Hämoglobin gepuffert, während HCO_3^- in das Plasma abdiffundiert. Der Abfall der O_2-Sättigung beim Durchfluß des Blutes durch die Gewebskapillaren verbessert die Pufferkapazität von Hämoglobin, da nicht oxygeniertes Hämoglobin leichter Wasserstoffionen bindet als Oxyhämoglobin. Ein Teil von CO_2 reagiert in den Erythrozyten mit Aminogruppen von Eiweißkörpern, hauptsächlich mit Hämoglobin, um Carbaminoverbindungen zu bilden. Etwa 70% des in den Erythrozyten gebildeten HCO_3^- tritt in das Plasma über. Die Elektroneutralität wird durch Diffusion von Cl^- in die Erythrozyten aufrechterhalten. Der Cl^--Gehalt der Erythrozyten ist daher im venösen Blut bedeutend größer als im arteriellen.

Die Unterschiede zwischen Plasma und Erythrozyten hinsichtlich des CO_2-Transportes sind in Abb. 1 dargestellt.

Die Abatmung von CO_2 erfolgt in der Lunge unter Kontrolle des Atemzentrums, das von peripheren und zentralen Chemorezeptoren stimuliert wird. Bei den peripheren Chemo-

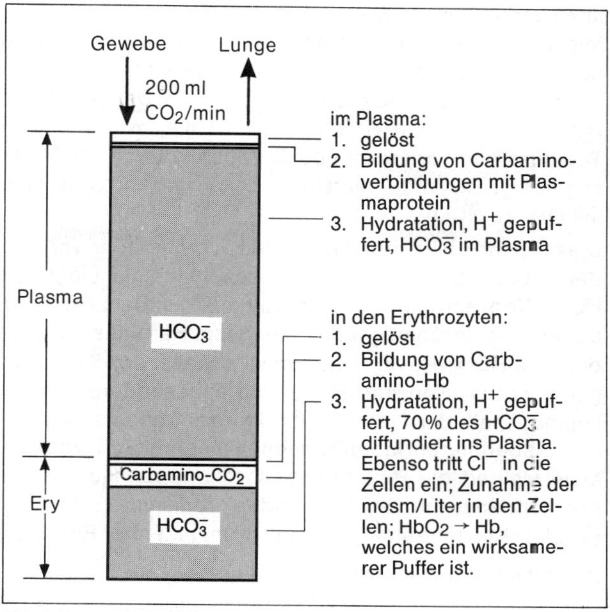

Abb. 1: Transport von CO_2 im Blut.

rezeptoren im Bereich des Glomus caroticum und des Glomus aorticum spielen O_2- sowie der CO_2-Druck und die Wasserstoffionenkonzentration des Blutes eine Rolle, bei den zentralen Chemorezeptoren dürfte wahrscheinlich nur eine Empfindlichkeit auf die Wasserstoffionenkonzentration vorliegen.

Phosphatpuffersystem

Spielt wegen der geringen Plasmakonzentration von nur etwa 1 mmol/l im Blut- und Extrazellulärraum keine besondere Rolle.

Regulation durch die Nieren

Renale Bikarbonatresorption

Bikarbonat wird in der physiologischen Konzentration im Plasma von etwa 28 mmol/l im Glomerulum filtriert und unter physiologischen Bedingungen nahezu vollständig im Tubulussystem rückgewonnen. Dies geschieht zu 90% im proximalen Tubulus, zu 10% im distalen Tubulus und den Sammelrohren. Dabei ist folgender Mechanismus wirksam: Aus den Tubuluszellen werden Wasserstoffionen im Austausch gegen Natriumionen in das Tubuluslumen sezerniert, zugleich wird für jedes Wasserstoffion ein Natriumion aufgenommen. Die Natriumionen diffundieren entlang einem chemischen Konzentrationsgradienten und einem elektrischen Potentialgradienten in die Tubuluszellen. Anschließend werden sie durch eine Pumpe aktiv in die peritubuläre Flüssigkeit weiterbefördert, so daß die intrazelluläre Natriumkonzentration niedrig bleibt. Dem Natriumion folgt dabei eine äquivalente Menge von Bikarbonat. Das in den Tubulusraum übertretende Wasserstoffion reagiert mit dem filtrierten Bikarbonation zu H_2CO_3. Der Zerfall von H_2CO_3 zu CO_2 und H_2O wird durch die im proximalen Tubulussaum vorkommende Carboanhydrase noch beschleunigt. CO_2 diffundiert in die Zellen und verbindet sich mit OH^- zu HCO_3^-.

Dieser Schritt wird durch die in den Tubuluszellen vorhandene Carboanhydrase (C.A.) beschleunigt. Liegt die HCO_3^--Konzentration im Glomerulumfiltrat über 28 mmol/l, so wird die darüberliegende Menge im Harn ausgeschieden. Die HCO_3^--Rückresorption wird weiter von Änderungen der pCO_2-Konzentration sowie insbesondere vom Kaliumhaushalt, der Plasmachloridkonzentration sowie von den Nebennierenrindenhormonen beeinflußt. Hypokaliämie steigert die Bikarbonatresorption, ebenso die Hypochloridämie und den Hyperaldosteronismus. Entgegengesetzte Konzentrationen wirken in umgekehrter Richtung.

Ausscheidung von titrierbarer Säure

Nur geringe Mengen von H^+ können in freier Form ausgeschieden werden. Ein viel größerer Prozentsatz wird über die Wirkungsweise des Phosphatpuffers ausgeschieden (Abb. 2). Dabei wird aus Na_2HPO_4 das NaH_2PO_4 gebildet.

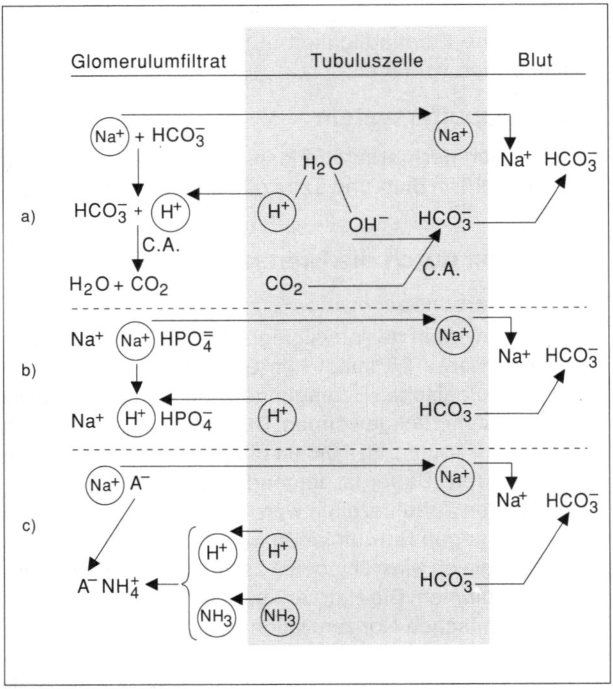

Abb. 2: Mechanismen der Harnazidifizierung.

Auf diese Weise können etwa 10-30 mmol H^+ pro Tag renal eliminiert werden.

Ausscheidung in Form von Ammoniumionen

Dabei wird NH_3 + H^+ zu NH_4^+ übergeführt. Ammoniakmoleküle werden in den Tubuluszellen gebildet und diffundieren entlang eines Konzentrationsgradienten in den Tubulus. Dort werden sie unter Aufnahme von H^+ in NH_4 umgewandelt. NH_4^+-Ionen können aufgrund ihrer schlechten Lipidlöslichkeit nicht mehr in die Tubuluszellen rückdiffundieren (Abb. 2). Auf diese Weise werden etwa 30-40 mmol H^+ pro Tag renal ausgeschieden. Bei einer länger dauernden Azidose kann die Synthese von Ammoniak bis über das 10fache gesteigert werden, doch sind dafür einige Tage nötig.

Beurteilung des Säure-Basenhaushaltes

Zur Beurteilung des Säure-Basenhaushaltes bei Patienten stehen eine Reihe von Parametern zur Verfügung.

1. Aktueller pH-Wert

Normalbereich
im arteriellen Blut 7,38-7,44

2. Aktueller pCO_2-Wert

Normalbereich
4,7-6,0 kPa (35-45 mmHg)

3. Aktuelle Bikarbonatkonzentration

Normalbereich
22-26 mmol/l

4. Standardbikarbonat

Darunter versteht man die Bikarbonatkonzentration unter standardisierten respiratorischen Bedingungen mit einem pCO_2 von 5,33 kPa (40 mmHg) und einer Sauerstoffsättigung von 100%. Sie ermöglicht damit die Beurteilung metabolischer Störungen.

Normalbereich
im Plasma 22-26 mmol/l

5. Basenüberschuß (base excess)

Ist definitionsgemäß die Basenkonzentration im Vollblut, die durch die Titration mit einer starken Säure auf pH 7,4 bei einem pCO_2 von 5,33 kPa (40 mmHg) und 37 Grad Celsius erfaßt werden kann.

Unter Normalbedingungen beträgt der Wert -3,0 bis +2,5 mmol/l, bei einer Azidose spricht man von einem negativen Basenüberschuß. Statt mathematischer Berechnungen oder Vollbluttitrationen kann der Base excess auch vom Siggaard-Andersen-Nomogramm abgelesen werden.

6. Gesamt-CO_2

Dieser Parameter entspricht der früher mit der Van-Slyke-Methode bestimmten sogenannten Alkalireserve, die sich aus der Summe von HCO_3^- und CO_2 in mmol/l zusammensetzt.

7. Pufferbase (buffer base)

Ist die Summe aller Pufferanionen des Vollblutes.

Normalbereich
etwa 48 mmol/l

Zur Interpretation des Säure-Basenhaushaltes eignen sich besonders pH-Wert, pCO_2 und Basenüberschuß bzw. Standardbikarbonat.

Bestimmungsmethoden

Äquilibrierverfahren

Bei diesem Verfahren wird der pH-Wert des Blutes nach Durchströmen des Blutes mit zwei verschiedenen bekannten pCO_2-Konzentrationen („Äquilibrieren") bestimmt und die zu den pCO_2-Konzentrationen korrespondierenden pH-Werte in das Siggaard-Andersen-Nomogramm eingetragen. Die durch die Punkte gelegte Gerade erlaubt die Ablesung der Standardbikarbonatkonzentration, des Basenüberschusses sowie der Pufferbase. Trägt man auch den aktuellen pH-Wert ein, so entspricht der an der Ordinate abgelesene pCO_2-Wert der aktuellen pCO_2-Konzentration, eine vom pH-Punkt unter 45 Grad Richtung nach links gezogene Gerade erlaubt die Ablesung der aktuellen Bikarbonatkonzentration (Abb.3).

Kombinierte pH-pCO_2-Messung

Moderne Geräte erlauben heute nicht nur die Messung des pH-Wertes sondern auch die Bestimmung des pCO_2. Unter Heranziehung der Hämoglobinkonzentration der zu bestimmenden Probe können auch andere Parameter wie Standardbikarbonatkonzentration, Basenüberschuß, Pufferbasenmenge an Hand des Siggaard-Andersen-Nomogramms bestimmt werden. Zumeist erfolgt jedoch heute die direkte Auswertung durch das Gerät.

Prinzip der pH-Messung

Die pH-Messung erfolgt mit Hilfe von pH-empfindlichen Glaselektroden. Sie beinhalten eine Pufferlösung mit einem bekannten konstanten pH-Wert. An der anderen Fläche der Glasmembran befindet sich die zu messende Lösung. Zwischen den beiden Oberflächen bildet sich eine Potentialdifferenz, die proportional der Differenz der pH-Werte beider Lösungen ist. Um das Potential messen zu können, wird in jede der Lösungen ein Leiter eingeführt. Die beiden Leiter oder Elektroden werden einem Spannungsmesser (Millivoltmeter) angeschlossen, der entspre-

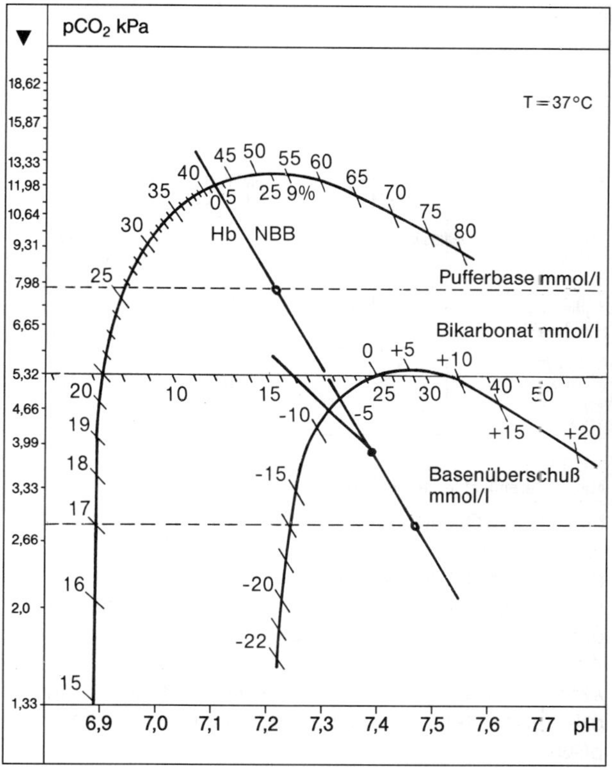

Abb. 3: Siggaard-Andersen-Nomogramm. Beispiel für die Ermittlung der Konzentrationen an Basenüberschuß, Standardbikarbonat und Pufferbasen durch eine Gerade, sowie Ermittlung der aktuellen Bikarbonatkonzentration (siehe Text).

chend kalibriert ist. In der Regel ist die Elektrode in der Kammer mit der bekannten Lösung ein Silberdraht, der in Silberchlorid eingetaucht ist. Die externe oder Referenzelektrode ist üblicherweise eine Quecksilber-/Quecksilberchlorid-(Kalomel-) Elektrode. Ihre Aufgabe ist es, ein Referenzmaterial zu bilden, mit dem Potentialänderungen an der Glaselektrode verglichen werden können. Die unbekannte Lösung kommt mit der Referenzelektrode nur durch eine poröse Keramiktrennwand in Kontakt. Sie erlaubt den Aufbau eines Potentials und verhindert die Durchmischung beider Lösungen. Für die kleinen Blutmengen werden Kapillarelektroden verwendet, bei denen die Glaselektrode die Form einer Kapillare hat. Die Untersuchungsprobe wird in die Kapillare eingesaugt (Abb. 4).

Bestimmung des pCO_2

Sie ist vom Prinzip der pH-Messung abgeleitet. Eine pH-Glaselektrode und eine Referenzelektrode sind in eine in einem gemeinsamen Gehäuse befindliche Lösung eingesetzt. Zwischen dieser Lösung und der zu messenden Probelösung befindet sich eine gasdurchlässige Mem-

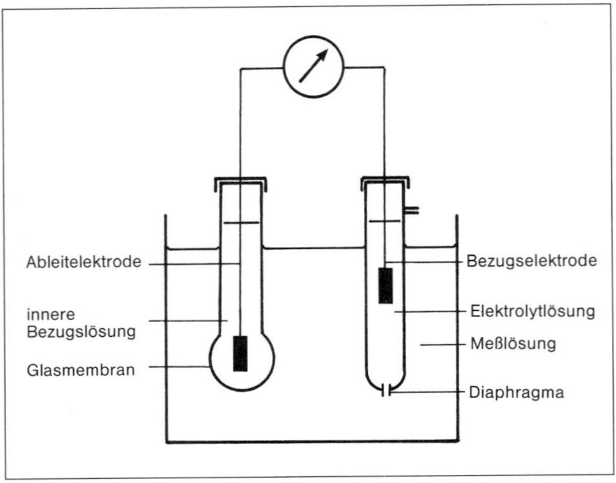

Abb. 4: Vereinfachte Darstellung der pH-Messung mit Glaselektroden.

bran. Das CO_2 diffundiert in beiden Richtungen in Abhängigkeit des partialen Gradienten, bis sich das interne Elektrolyt in einem Druckgleichgewicht zum Partialdruck des Kohlendioxyds in der Probelösung befindet. Infolge Hydratation des CO_2 durch das im Elektrolyt enthaltene Wasser bildet sich Kohlensäure, die eine Veränderung der Aktivität der Wasserstoffionen bewirkt. Die Änderung des pH-Wertes steht in einem exponentiellen Verhältnis zum pCO_2.

Handhabung der Proben

Folgende Voraussetzungen sind zu berücksichtigen:

die Blutprobe muß anaerob entnommen werden,

das Blut muß ungerinnbar gemacht werden.

Bestimmung aus venösem Blut

Die Blutabnahme darf nur am nicht gestauten Arm erfolgen. Unter diesen Bedingungen sind die arteriovenösen Differenzen sehr gering und betragen für den pH-Wert 0,01, für den pCO_2-Wert 0,80-0,93 kPa (6-7 mmHg), für den Basenüberschuß etwa 2,0 mmol/l. Es ist also für die Beurteilung einer metabolischen Störung eine ausreichend genaue Information möglich. Man entnimmt die Probe mit einer luftdichten Glas- oder Kunststoffspritze. Um die Luft zu verdrängen und die Gerinnung zu verhindern, spült man den Totraum zwischen Spritze und Nadel mit Heparin. Es dürfen keine anderen gebräuchlichen Antikoagulantien wie EDTA, Zitrat oder Oxalate verwendet werden, da sie den pH-Wert des Blutes beeinflussen. Wenn sich in der Spritze Luftblasen bilden, müssen diese sofort entfernt werden. Die Spritze muß sodann sofort luftdicht verschlossen werden.

Bestimmung von Kapillarblut

Man läßt 5 Minuten lang eine hyperämisierende Salbe (z.B. Finalgon®) auf die Haut einwirken. Nach anschließender Desinfektion mit 50%-80% Alkohol wird mit einer Einweglanzette geritzt und das frei ausfließende Blut aus der Tiefe des Bluttropfens in eine Glaskapillare aufgesaugt. Eine Quetschung des Ohrläppchens ist unbedingt zu vermeiden. Es ist auch die pCO_2-Messung möglich.

Bestimmung von Blut aus Arterien

Punktion der Arteria femoralis und anderer Arterien möglich.

Aufbewahrung der Proben

Bei längerer Lagerung der Proben kommt es zum Absinken des Blut-pH-Wertes und zum Ansteigen des pCO_2. Deshalb sollte die Analyse sofort nach der Blutentnahme vorgenommen werden. Für Routineuntersuchungen können die Proben bei 25 Grad Celsius bis zu 20 Minuten aufbewahrt werden. Bei normalem Blut ergibt sich dabei ein Fehler von 0,01 pH, bei leukämischen Blut ist dieser Fehler größer. Bei Proben, die nicht innerhalb von 20 Minuten aufgearbeitet werden können, sollte die Aufbewahrung in Eiswasser erfolgen. Dabei ändert sich der pH-Wert selbst bei leukämischem Blut nur um weniger als 0,015 innerhalb von 2 Stunden.

Säure-Basenparameter im Harn

Bei Bestimmung der Säure-Basenparameter im Harn muß beachtet werden, daß die Harnsammlung unter Paraffinabschluß erfolgt und überdies Thymol zugesetzt wird, da durch nachträgliche bakterielle Zersetzung die Reaktion des Harns nach der alkalischen Seite hin verschoben wird.

Bestimmung des pH-Wertes

Dies kann entweder mit Indikatorpapier oder mit Hilfe von pH-Meßgeräten geschehen. Bestimmung am besten im frisch gelassenen Urin.

Bestimmung des Bikarbonats

Titrationsmethode

Durch Zugabe gemessener Mengen von Säuren (Essigsäure) wird Bikarbonat durch Bildung von CO_2 entfernt. Der Säureüberschuß wird durch Rücktitration gestellter Lauge zum ursprünglichen pH-Wert ermittelt.

Analysengeräte

Durch Bestimmung des pH-Wertes und der pCO_2-Konzentration.

Titrierbare Azidität

Die im Harn enthaltenen sauren Valenzen werden mit 0,1 mol/l Natronlauge titriert. Als Neutralpunkt wird ein dem

Blut-pH-Wert entsprechender Wert von etwa 7,4 gewählt, da das Glomerulumfiltrat die gleiche H^+-Konzentration aufweist wie das Plasma. Die titrierbare Azidität ist

$$\frac{x \cdot 100}{10} \text{ mmol/l Harn.}$$

x = verbrauchte ml 0,1 mol/l Natronlauge.

Für die Berechnung der Gesamtausscheidung pro Tag ist die 24-Stunden-Harnausscheidung zu berücksichtigen.

Die titrierbare Azidität erfaßt die Pufferkapazität des Harns. Die Harnpuffer bestehen überwiegend aus einem Gemisch von primärem und sekundärem Phosphat, deren Verhältnis von der Menge der abgepufferten H-Ionen abhängt.

Ein Fehler kann auftreten, wenn der Harn Bikarbonat enthält. Dieser Fehler kann durch Messung der Differenz zwischen titrierbarer Azidität und Bikarbonatmenge erkannt werden.

Dabei wird einer gemessenen Menge Harn im Überschuß eine gemessene Menge gestellter Säure zugefügt, wodurch das vorhandene Bikarbonat als CO_2 entfernt wird. Dann wird mit Lauge auf das Blut-pH von 7,4 titriert. Die verbrauchte Menge Säure ist der Differenz von titrierbarer Azidität und Bikarbonat äquivalent.

Ammoniak (Ammoniumionen)-Bestimmung

Der 24-Stunden-Harn wird unter Zufügung von etwa 5 ml Thymollösung gesammelt. Trüber Harn wird filtriert. Zur Bestimmung wird der Harn 1:99 verdünnt. Die Verdünnung ist später bei der Berechnung zu berücksichtigen. Die Bestimmung erfolgt zumeist nach der Methode nach Conway. Das Prinzip der Bestimmung besteht darin, daß NH_4^+ bei alkalischem pH NH_3 freisetzt, das in Borsäure aufgenommen und titrimetrisch bestimmt wird.

Normalbereich
30-50 mmol/Tag

Normalbereich

pH-Wert	5,0-5,5 (4,5-8,0)
titrierbare Azidität	10-30 mmol/Tag
Ammonium	30-50 mmol/Tag
H^+-Ausscheidung insgesamt in 24 Stunden	50-80 mmol/Tag

Anleitung zur Beurteilung des Säure-Basenhaushaltes

Zur Beurteilung des Säure-Basenhaushaltes werden pH und pCO_2 gemessen und von diesen ausgehend, aktuelles Bikarbonat, Standardbikarbonat und Base excess entweder nomographisch oder rechnerisch ermittelt. Zur Interpretation kann herangezogen werden:

Säure-Basendiagramm

Dieses vor allem in den USA angewandte Verfahren zieht pH, pCO_2 und aktuelle Bikarbonatkonzentration heran und setzt sie in Vergleich zu 95% der Population mit entsprechenden Störungen des Säure-Basenhaushaltes. Auf diese Weise lassen sich zumeist Kompensationsmechanismen und bei Abweichungen der Bikarbonatkonzentration zusätzliche Störungen des Säure-Basenhaushaltes erkennen, z.B. zusätzlich metabolische Azidose bei respiratorischer Azidose (Abb. 5).

Siggaard-Andersen-Nomogramm

a) Standard-Bikarbonatkonzentration ist das Maß für die metabolische Komponente einer Säure-Basenstörung.

Normalbereich

22-26 mmol/l

Erhöht bei metabolischer Alkalose, verringert bei metabolischer Azidose.

b) Pufferbasen

Darunter versteht man die Summe aller Anionen des Blutes. Ähnlich dem Standardbikarbonat ermöglicht ihre Bestim-

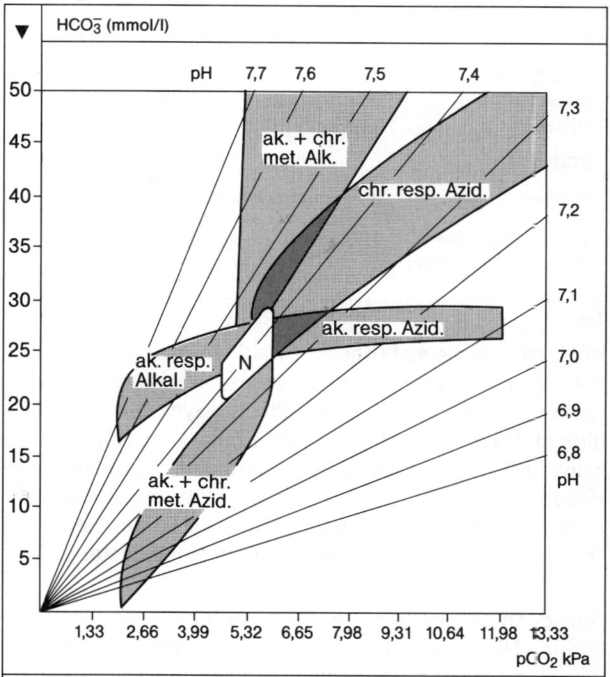

ak. + chr. met. Alk. = akute und chronische metabolische Alkalose
chr. resp. Azid. = chronische respiratorische Azidose
ak. resp. Alkal. = akute respiratorische Alkalose
ak. + chr. met. Azid. = akute und chronische metabolische Azidose
ak. resp. Azid. = akute respiratorische Azidose

Abb. 5: Säure-Basendiagramm zur Beurteilung der Kompensationsmechanismen, wie sie bei 95% der Patienten beobachtet werden.

mung die Beurteilung metabolischer Komponenten einer Säure-Basenstörung.

Normalbereich

46-50 mmol/l

c) Basenüberschuß (base excess)

Er besagt, wieviel mmol Base pro Liter Blut zuviel oder zuwenig vorhanden sind. Er kann entweder aus dem Siggaard-Andersen-Diagramm, oder (zumeist) direkt von den Analysengeräten abgelesen werden.

Normalbereich

–3 bis + 2,5 mmol/l.

Metabolische Azidose

Die metabolische Azidose ist insbesondere gekennzeichnet durch eine Verminderung der Plasmabikarbonatkonzentration, des Blut-pH, sowie einer kompensatorischen Verminderung des pCO_2.

Weitere typische Konstellationen sind in Tabelle 1 dargestellt.

Laborchemische Konstellationen bei metabolischer Azidose		
Blut	Harn	
pH ↓ (6,8-7,4)	pH ↓	(bis 4,4)
Gesamt CO_2 ↓	HCO_3^-	nicht nachweisbar
pCO_2 ↓	titrierbare Azidität	↑ (75-250 mmol/Tag)
HCO_3^- ↓	NH_4^+	↑ (bis 300-500 mmol/Tag)
Standardbikarbonat ↓	H^+ insgesamt	↑ (bis 375-750 mmol/Tag)
Vollblutpufferbasen ↓		
Chlorid normal, erhöht oder vermindert		

Tab. 1

Klinisch geht die metabolische Azidose im akuten Stadium mit einer auffallend tiefen Hyperventilation (Kußmaul-Atmung) einher, auch unspezifische Symptome wie Müdigkeit, Verwirrung, Stupor und Koma sind möglich. Die Kontraktilität des Herzens ist herabgesetzt. Es besteht eine Vasodilatation, welche zur Hypotonie führen kann. Bei der chronischen metabolischen Azidose ist in der Regel die Hyperventilation weniger ausgeprägt. Meist bestehen Müdigkeit und Appetitlosigkeit.

Bezüglich der Pathogenese der metabolischen Azidose können Hinweise aus der Messung der sogenannten Anionenlücke (anion gap) gewonnen werden. Darunter versteht man die Differenz zwischen der Natriumplasmakonzentration einerseits und der Summe der Chlorid-und Bikarbonatkonzentration andererseits (angegeben in mmol/l). Die Differenz beträgt im Normalfall 8-16 mmol/l. Die Elektroneutralität wird normalerweise durch die negativen Ladungen der Plasmaproteine (vor allem Albumin) sowie in geringem Maße durch Phosphate, Sulfate und verschiedene organische Säuren ausgeglichen (Abb. 6). Fällt nun bei der metabolischen Azidose die Plasmabikarbonatkonzentration, so steigt die Chloridkonzentration (hyperchlorämische Azidose), oder es finden sich primär erhöhte Konzentrationen nicht gemessener Anionen, was die Erweiterung der Anionenlücke zur Folge hat. Eine erweiterte Anionenlücke spricht entweder für eine vermehrte Produktion von Säure oder für eine verminderte Exkretion von Säure bei Niereninsuffizienz (Abb. 6).

Der Normalbereich der Anionenlücke liegt zwischen 8-16 mmol/l.

Ursachen der metabolischen Azidose sind in Tabelle 2 angeführt.

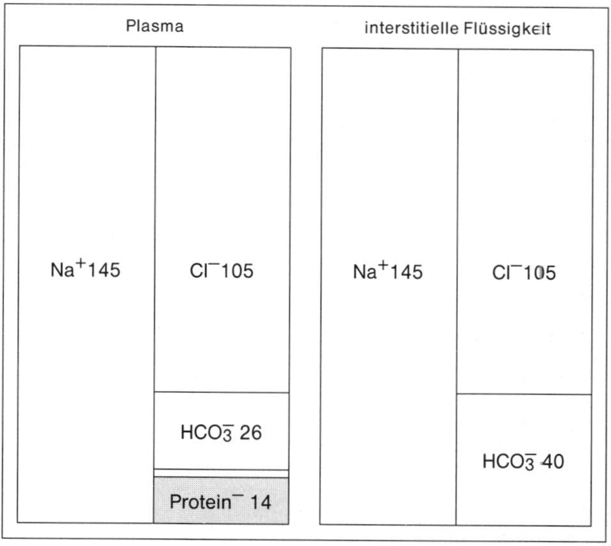

Abb. 6: Physiologische Elektroneutralität im Plasma durch gleiche Konzentration von Anionen und Kationen (mmol/l). Zunahme der Konzentration von anderen Anionen als HCO_3^- oder Cl^- führt zur Erweiterung der sogenannten Anionenlücke (anion gap).

Ursachen metabolischer Azidosen	
Erweiterte Anionenlücke	Normale Anionenlücke, hyperchlorämische Azidose
A) Ketoazidose (Diabetes mellitus, Hungerzustand, Alkohol) B) Laktatazidose (Ateminsuffizienz, Schock, Leberversagen, Leukämie, Tumoren) Medikamente wie Phenformin, Vergiftungen (Salizylate, Äthylenglykol) C) Niereninsuffizienz	A) Mit Hypokaliämie a) Diarrhö b) renale tubuläre Azidose c) Verwendung von Carboanhydrasehemmern B) Mit normalem oder erhöhtem Serumkalium a) Morbus Addison b) Aminosäureinfusionen (Arginin, Lysin, Histidin im Überschuß)

Tab. 2

Metabolische Alkalose

Die metabolische Alkalose ist insbesondere gekennzeichnet durch eine erhöhte Plasmabikarbonatkonzentration, ein erhöhtes pH im Blut, sowie einen Anstieg des pCO_2.

Die übrigen Auffälligkeiten sind in Tabelle 3 dargestellt. Die klinische Symptomatik ist nicht charakteristisch. Schwere Alkalose kann zu Apathie, Verwirrung und Stupor führen. Tetanie ist möglich.

Ursachen der metabolischen Alkalose sind in Tabelle 4 dargestellt.

Laborchemische Konstellationen bei metabolischer Alkalose

Blut		Harn	
pH	↑ (7,45-7,8)	pH	↑ (bis 8,0)
Gesamt CO_2	↑	HCO_3^-	vorhanden (ab pH 6,0)
pCO_2	↑ (4,7-7,3 kPa) (35-55 mmHg)	titrierbare Azidität	↓
HCO_3^-	↑ (28-55 mmol/l)		
Chlorid	↓	NH_4^+	↓
		H^+ insgesamt	negativ
		(bei Harn-pH-Werten über 7,4 tritt an Stelle titrierbarer Azidität titrierbare Alkalität. Sie wird ermittelt durch Titration mit Säure bis auf pH 7,4.)	

Tab. 3

Ursachen metabolischer Alkalose
1. In Verbindung mit Flüssigkeits-(Chlorid-)verlusten a) Erbrechen b) Gabe von Diuretika c) nach respiratorischer Insuffizienz (Andauern der erhöhten Harnaziditätsausscheidung)
2. Erhöhte Nebennierenrindenhormonaktivität a) Cushing-Syndrom b) Primärer Hyperaldosteronismus c) Barter-Syndrom
3. Schwerer Kaliummangel
4. Exzessive Alkalizufuhr (Milchalkalisyndrom)

Tab. 4

Respiratorische Azidose

Die respiratorische Azidose ist gekennzeichnet durch ein erhöhtes pCO_2, vermindertes Plasma-pH und erhöhte Plasmabikarbonatkonzentrationen.

Die übrigen Auffälligkeiten sind in Tabelle 5 dargestellt.

Klinisch können sie einhergehen mit Verwirrung, Papillenödem durch intrakraniale Drucksteigerung und Vasodilatation, Rötung der Konjunktiven und der Haut durch Gefäßdilatation. Die Ursachen sind in Tabelle 6 dargestellt.

Laborchemische Konstellationen bei respiratorischer Azidose			
Blut		Harn	
pH	↓ (7,0-7,35)	pH	↓ (5,0-6,0)
Gesamt CO_2	↑	HCO_3^-	nicht vorhanden
pCO_2	↑ (6-13,3 kPa) (45-100 mmHg)	titrierbare Azidität	↑
Bikarbonat	↑ (28-45 mmol/l)	NH_4^+	↑
Vollblutpuffer-basen	↑ (45-70 mmol/l)	H^+ insgesamt	↑
Chloride	↓		
Kalium	(↑)		

Tab. 5

Ursachen der respiratorischen Azidose
1. Akute respiratorische Insuffizienz (Zerebrale Erkrankungen, Medikamente, Herzkreislaufstillstand)
2. Chronische respiratorische Insuffizienz (Emphysem, Bronchitis, Pickwick-Syndrom)

Tab. 6

Respiratorische Alkalose

Die respiratorische Alkalose ist gekennzeichnet durch verminderten pCO_2, verminderte Plasmabikarbonatkonzentration sowie erhöhten Plasma-pH-Wert.

Andere Parameter sind in Tabelle 7 angeführt.

Laborchemische Konstellationen bei respiratorischer Alkalose			
Blut		Harn	
pH	↑ (7,45-7,7)	pH	↑ (bis 8,0)
Gesamt CO_2	↓	HCO_3^-	vorhanden (ab pH 6,0)
pCO_2	↓	titrierbare Azidität	↓
HCO_3^-	↓ (15-24 mmol/l)	NH_4^+	↓
Vollblutpuffer-basen	(40-52 mmol/l)	H^+ insgesamt	↓
Chlorid	↑	Chlorid	↓
Kalium	↓	Kalium	↑

Tab. 7

Der klinische Befund hängt ab vom Schweregrad und der Dauer der Hyperventilation. Bei der akuten respiratorischen Alkalose treten Parästhesien, Kopfschmerzen und Tetanie auf. Weiter kann Verwirrung oder Bewußtlosigkeit (durch Spasmus der intrazerebralen Gefäße) vorkommen.

Die Ursachen sind in Tabelle 8 dargestellt.

Ursachen der respiratorischen Alkalose
1. Hypoxie a) akut (Pneumonie, Asthma, Lungenödem) b) chronische (pulmonale Fibrose, Herzinsuffizienz)
2. Stimulation des Atemzentrums a) Angst b) Fieber c) Salizylatvergiftung d) zerebrale Erkrankungen (Tumoren, Enzephalitis)
3. Sepsis
4. Leberzirrhose

Tab. 8

Renale tubuläre Azidose

Es sind 4 Arten der renalen tubulären Azidose bekannt.

Typ I (distale tubuläre Azidose)

Bei dieser Form liegt eine Azidifizierungsstörung im Bereich des distalen Tubulus vor. Sie ist vergesellschaftet mit einer hyperchlorämischen Azidose, Hypokaliämie, Hyperkalziurie mit konsekutivem sekundären Hyperparathyreoidismus. Typischerweise ist die Harnzitratausscheidung stark vermindert.

Klinisch geht sie bei Kindern mit rachitisähnlichen Symptomen einher, bei Erwachsenen mit Osteomalazie. Weiter findet sich eine Polyurie.

Diagnose durch die Konstellation: Vermindertes Plasma-pH, vermindertes Plasmabikarbonat, normale Anionenlücke durch Anstieg der Chloridkonzentration im Plasma (hyperchlorämische Azidose), Hypokaliämie, Hyperkalziurie, verminderte Zitratausscheidung. Testnachweis durch Azidifizierung mit Ammoniumchlorid (NH_4Cl).

Säurebelastungstest

Als Vorwert werden 2 Einstundenharnperioden gesammelt, dann werden innerhalb 1 Stunde, aufgeteilt in Einzelportionen, 2-3 mmol Ammoniumchlorid/kg per os zusammen mit 1 Liter Wasser verabreicht.

Danach stündliche Harnsammlung. Im gesammelten Harn werden pH, titrierbare Azidität und NH_4^+ bestimmt.

Gleichzeitig im Blut Bestimmung der Blutgasparameter.

Test positiv, wenn trotz Blutazidose Harn-pH nicht unter 5,5 fällt und titrierbare Azidität und NH_4^+-Ausscheidung niedrig bleiben.

Typ II (proximale tubuläre Azidose)

Kommt als Erkrankung sui generis, sowie auch in Kombination mit anderen Erkrankungen mit Störung des proximalen Tubulus vor. Bei der proximalen tubulären Azidose liegt eine Störung der tubulären Bikarbonatrückresorption vor.

Im Plasma sind pH-Wert, Bikarbonatkonzentration sowie die Kaliumkonzentration vermindert, die Chloridkonzentration erhöht. Im Harn kann die Bikarbonatausscheidung nachweisbar sein, kann jedoch bei schwerer Azidose fehlen, wenn bei niedriger Konzentration im Primärharn die tubulären Rückresorptionsmechanismen ausreichend werden.

Der Säurebelastungstest mit Ammoniumchlorid ist unauffällig.

Typ III (Kombination von Typ I und Typ II)

Typ IV

geht mit Hyperkaliämie einher, zumeist hyporeninämischer Hypoaldosteronismus.

Literatur

1. Brenner BM, Rector FC: The Kidney. Philadelphia: Saunders Company, 1986. **2.** Deetjen P, Boylan JW, Kramer K: Niere und Wasserhaushalt. 2. Auflage, Verlag Urban und Schwarzenberg 1973. **3.** Documenta Geigy: Wissenschaftliche Tabellen 1982. **4.** Deutsch E, Geyer G: Laboratoriumsdiagnostik. Berlin: Steinkopf 1975. **5.** Franz HE, Schärer K: Praktische Nephrologie im Erwachsenen- und Kindesalter. Stuttgart: Enke 1975. **6.** Ganong WF, Auerswald W: Physiologie. Berlin Heidelberg New York: Springer 1972. **7.** Harrison TR: Principles of Internal Medicine. 11 th Edition. New York: Mac Graw Hill Book Company 1987. **8.** Reubi F: Nierenkrankheiten. 3. Auflage. Bern Stuttgart Wien: Huber 1982. **9.** Schmidt P: Nephrologie. Deutscher Ärzteverlag 1982. **10.** Thomas L: Labor und Diagnose. Mahrburg/Lahn: Medizinische Verlagsgesellschaft 1978. **11.** Truninger B, Richards P: Wasser und Elektrolythaushalt. 5. Auflage. Stuttgart New York: Thieme 1985. **12.** Zümkley H: Klinik des Wasser-, Elektrolyt- und Säure-Basenhaushalts. Stuttgart: Thieme 1977. **13.** Weidmann P: Amer J Nephrol (1988) Vol 8, No 1.

Kohlenhydratstoffwechsel

W. Waldhäusl

Einführung

Die Kontrolle des Kohlenhydratstoffwechsels erfolgt mittels eines komplexen kybernetischen Systems, dessen einzelne Stellglieder aus den Substraten, Enzymen und Stoffwechselprodukten des Kohlenhydrathaushaltes bestehen. Diese kontrollieren über Rückkopplungsmechanismen den Reaktionsablauf (Abb. 1), der durch die Einwirkung von Hormonen, wie Insulin, Glukagon, Adrenalin u.a., zusätzlich modifiziert wird (21, 33, 72).

Die anaerobe Glykolyse des Muskels wird im wesentlichen durch die enzymatische Aktivität der Phosphorylase, die Glukose aus Glykogen freisetzt und zu Glukose-1-P phosphoryliert (27), durch die Aufnahme von Glukose durch die Zellmembran und durch die weitgehend irreversible Wirkung von Hexokinase und Phosphofruktokinase überwacht. Letztere bewirken, unter Umwandlung von ATP in ADP, die Phosphorylierung von Glukose zu Glukose-6-P (Hexokinase) bzw. von Fruktose-6-P zu Fruktose-1,6-Bisphosphat (Phosphofruktokinase) (24). Die Aktivität der Hexokinase wird durch Glukose-6-P gehemmt, während die Aktivität der Phosphofruktokinase allosterisch durch ATP, Zitrat und langkettige Fettsäuren inhibiert wird (33). Andererseits ist mit Einschränkung eine Hemmung der Glukoseaufnahme in die Muskelzelle sowohl durch ein vermehrtes Angebot von freien, nichtveresterten Fettsäuren (FFS) als auch von Ketonkörpern und Brenztraubensäure möglich (46, 74). Der Gesamtanteil der Glukose an der Deckung des Energiebedarfs der Muskulatur ist mit etwa 10–15% anzusetzen. 70–90% der im Basalzustand benötigten Energie werden aus dem Pool der FFS gedeckt (49).

Der Transport von Glukose durch die Zellmembran, der den Glukoseverbrauch der Muskulatur und im Fettgewebe kontrolliert, wird durch Insulin wesentlich beschleunigt. Die Stimulation des Glukosetransportes durch Insulin erfolgt durch Aktivierung und Translokation von Glukosetransport-Proteinen aus dem intrazellulären Kompartment in die Plasmamembran (16). Bei erhöhtem Glukosebedarf infolge vermehrter Muskelarbeit oder Hypoxie (Pasteur-Effekt) kann Glukose unter anaeroben Bedingungen aber auch mittels des nichtenergieverbrauchenden Trägersystems, der „facilitated diffusion", in die Zelle eingeschleust werden (71).

Eine wesentliche Rolle für die Bewältigung von Notfallsituationen mit akutem Glukosebedarf kommt der Aktivierung der hepatischen Phosphorylase a durch die Ausschüttung von Glukagon und Adrenalin und der folgenden Mobilisierung von zyklischem 3'5'-AMP zu (62). Auf diese Weise werden eine rasche Aufspaltung von Glykogen und die Einschleusung von Glukose-1-P in die Glykolyse ermöglicht.

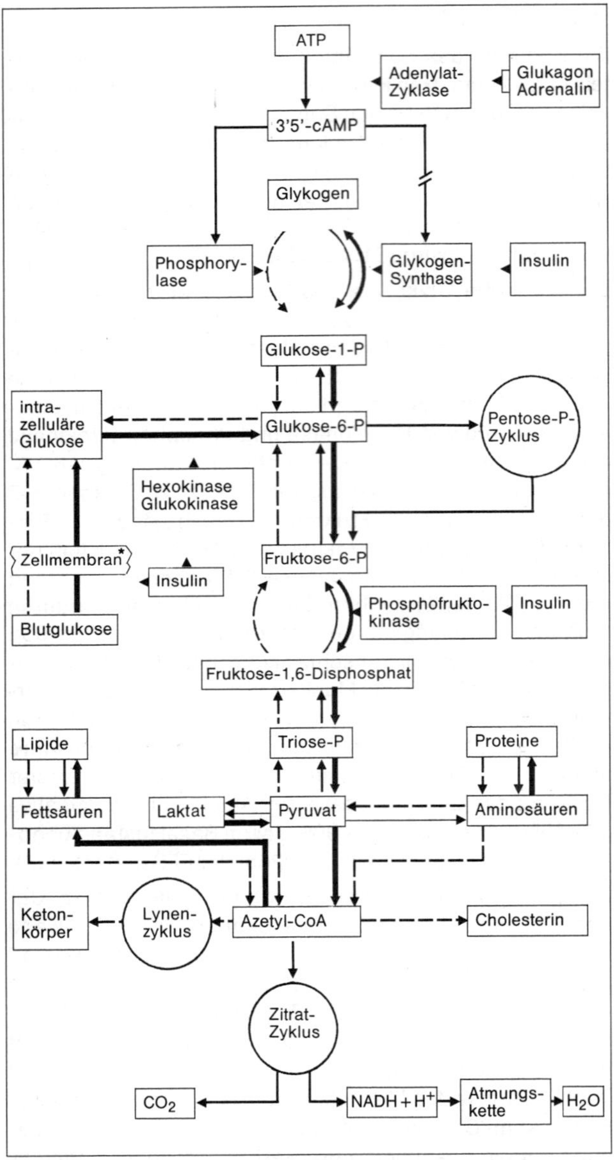

Abb. 1: Schema des Kohlenhydratstoffwechsels beim Menschen. Die Hauptrichtungen des Reaktionsablaufes bei Gesunden (⟶) und Diabetikern (- - →) sind eingezeichnet. *Bei Insulinmangel verminderter Glukoseeinstrom vor allem in periphere Muskelzellen.

Neben der hepatischen Glykogenolyse stellt die Glukoneogenese den wesentlichen Beitrag der Leber zur Dekkung des Glukosebedarfs unter Hungerbedingungen dar. Als Substrate der Glukoneogenese dienen sowohl Laktat als auch Aminosäuren, die nach Transaminierung bzw. oxidativer Desaminierung zunächst zu C_4-Dikarbonsäuren abgebaut werden können. C_4-Dikarbonsäuren sind

Zwischenglieder des Zitronensäurezyklus und können als solche über Oxalessigsäure in Phosphoenolpyruvat übergehen.

Die Wirkungen des aus den Betazellen des Pankreas freigesetzten Insulins sind vielfältig und nicht auf eine direkte Beeinflussung des Kohlenhydrathaushaltes beschränkt (Tab. 1). Die wesentliche Wirkung von Insulin auf den Kohlenhydrathaushalt besteht in der direkten Beinflussung des Glukosetransportes durch die Wand der Muskel- und Fettgewebszelle (41, 47) und aus der Steigerung der Glykogensynthese (34). Desgleichen wirkt Insulin als anaboles Hormon und induziert eine vermehrte Aufnahme von Aminosäuren in die Zelle (31). Die antilipolytische Wirkung von Insulin (29) wird wahrscheinlich durch die Hemmung der Triglyzeridlipase bedingt. Die insulinabhängige Steigerung der Proteinsynthese durch Zellorganellen ist unabhängig von der Insulinwirkung auf den Glukose- oder Aminosäuretransport. Diese Wirkung von Insulin erfolgt durch eine vermehrte Synthese von mRNA, d.h. auf der Stufe der Transkription. Die Translation der Proteinsynthese wird durch Insulin wahrscheinlich auch am stabilen rRNA-Molekül verändert. Dies geschieht durch Bildung eines spezifischen Proteins, das die Synthese weiterer Eiweißkörper und Enzyme beeinflußt (75, 76).

Akute Wirkungen von Insulin auf verschiedene Parameter des Muskelstoffwechsels

System	Wirkung	Literatur
Glukoseaufnahme und Glukosetransport	beschleunigt	(47)
Glykogensynthese	beschleunigt	(34)
Glykolyse	beschleunigt	(44)
Pyruvatoxidation	beschleunigt	(73)
Fettsäurenoxidation	gehemmt	(45)
Triglyzeridlipase (hormonsensitiv)	gehemmt	(61)
Aminosäurenaufnahme	beschleunigt	(31)
RNS-Synthese	beschleunigt	(74, 75)
Proteinsynthese	beschleunigt	(37)

Tab. 1

Störungen des Kohlenhydrathaushaltes sind eine verminderte Glukoseassimilation oder ein vermehrter Glukoseverbrauch. Erstere geht im manifesten Stadium mit einer Glukosurie und/oder Hyperglykämie, die zweite mit einem hypoglykämischen Syndrom einher. Die Differentialdiagnose der Melliturien, ohne und mit Hyperglykämie, ist Tabelle 2 zu entnehmen (14).

Die häufigste Störung des Kohlenhydrathaushaltes ist das Auftreten eines primären (oder essentiellen) Diabetes mellitus. Die Ätiologie des resultierenden hyperglykämischen Syndroms ist unbekannt und von einer verminderten Insulinsekretion (Diabetes mellitus Typ I = insulinabhängiger Diabetes mellitus = IDDM) und/oder -wirkung (Diabetes

Differentialdiagnose der Melliturien, nach Constam (14)

A. Normoglykämische Formen

1. Renale Glukosurie
   a) primär, familiär
   b) sekundär, renal
   c) Schwangerschaftsglukosurie
   d) Mellituria neonatorum
2. Glykurien
   a) Pentosurie (alimentär; essentiell; autosomal rezessiv)
   b) Fruktosurie (alimentär; essentiell; Fruktokinasemangel)
   c) Galaktosurie (physiologisch bei Säuglingen; Leberkrankheiten; hereditär-kongenitale Galaktosämie infolge Galaktose-1-P-Uridyltransferase-Defekt)
   d) Laktosurie (physiologisch 6 Wochen ante partum und während der Laktation)
   e) Saccharosurie (Disaccharidasestörung)
   f) Mannoheptulosurie (Avocadobirnen)

B. Hyperglykämische Formen

1. Primärer essentieller Diabetes mellitus (Typ I und Typ II)
2. Sekundärer Diabetes mellitus
   a) pankreatogen (akute Pankreatitis, Pankreasfibrose, Pankreatektomie; Hämochromatose; Hunger-Diabetes)
   b) extrapankreatisch (Streß; Akromegalie; Cushing-Syndrom; Hyperthyreose, Phäochromozytom)

C. Tachyalimentation; Pseudodiabetes

   a) beschleunigte Resorption
   b) verzögerte oder gestörte Glykogenbildung

Tab. 2

mellitus Typ II = nichtinsulinabhängiger Diabetes mellitus = NIDDM) begleitet. Eine Voraussetzung für die Erkrankung an Typ-I-Diabetes dürfte in einer im HLA-System genetisch verankerten Prädisposition gelegen sein, die bei Kaukasiern durch eine Häufung der Histokompatibilitätsantigene HLA-B8, B15, DR3 und DR4 gekennzeichnet ist (11, 15). Diese beeinträchtigt das Immunsystem und bahnt der Zerstörung der Betazellen den Weg. Die Autoimmunerkrankung Typ-I-Diabetes wird häufig von zirkulierenden Antikörpern gegen Inselzellen sowie einer positiven Familienanamnese begleitet (28).

Die Prävalenz eines Typ-I-Diabetes bei Personen unter 17 Jahren wird für beide Geschlechter mit 1 : 800 angegeben. Für ältere Personen ist eine Angabe über die Häufigkeit eines Typ-I-Diabetes nicht möglich, da eine genaue Differenzierung zwischen einem insulinabhängigen Typ-I-Diabetes und einem insulinpflichtig gewordenen normalgewichtigen Typ-II-Diabetes meist nicht gelingt. Die Gesamt-Diabetesmorbidität der in den westlichen Industriestaaten lebenden Bevölkerung wird auf 3% geschätzt, wobei die Häufigkeit in den USA bei Personen unter 45 Jahren mit 0,6% und bei Personen über 65 Jahren mit 8,3% angegeben wird (2).

Die derzeit diskutierte Einteilung des essentiellen Diabetes mellitus (70) wird in Tabelle 3 angegeben.

Neben den bekannten Symptomen der Hyperglykämie und Glukosurie, die bei Blutglukosewerten von >10 mmol/l (≙ 1,8 g/l) auftreten, ist der primäre essentielle Diabetes

Stadien des essentiellen Diabetes mellitus (D.m.)

A. Nomenklatur vor 1980:

Stadium	Bezeichnung	Nüchternblutzucker	oGTT[1)]	CGTT[2)]	Reaktion des IRI	Bemerkungen
Protodiabetes (50)	(I-III)					
I	potentieller D.m.	normal	normal	normal	+	*)
II	latenter D.m.	normal	normal	beeinträchtigt	+	vaskuläre Komplikationen
III	chemischer (subklinischer) D.m.	normal	beeinträchtigt	beeinträchtigt	+	möglich
IV	manifester (klinischer) D.m.	erhöht	beeinträchtigt	beeinträchtigt	–	diabetische Symptome und Komplikationen

B. WHO-Klassifikation 1985 (70):

A. Klinische Stadien

I. Diabetes mellitus
Insulinabhängig Typ I
Nicht insulinabhängig Typ II
a) normalgewichtig
b) übergewichtig

II. Pathologische Glukosetoleranz (oGTT: 75 g)
a) normalgewichtig
b) übergewichtig
c) in Verbindung mit bestimmten Bedingungen und Syndromen

III. Gestationsdiabetes

Andere Diabetesformen in Verbindung mit bestimmten Bedingungen und Syndromen finden sich bei (1) Pankreaserkrankungen, (2) hormonellen Erkrankungen, (3) medikamentös oder chemisch-toxisch bedingten Erkrankungen, (4) Insulin-Rezeptor-Defekt, (5) besonderen genetischen Syndromen und (6) aus verschiedenen Ursachen.

B. Statistische Risikogruppen umfassen Personen mit normaler Glukosetoleranz, aber erhöhtem Risiko, an Diabetes zu erkranken, d.h. mit
a) früher abnormer Glukosetoleranz
b) potentiell abnormer Glukosetoleranz

*) Vermutungsdiagnose bei Kindern von 2 diabetischen Eltern; bei Kindern mit einem diabetischen Elternteil und einem diabetischen Geschwisterteil oder Diabetikern in der direkten Verwandtschaft des gesunden Elternteiles; bei Frauen und Kindern über 4,5 kg Geburtsgewicht; bei eineiigen Zwillingen von Diabetikern.

1) Oraler Glukosetoleranztest (100 g)
2) Cortison-Glukose-Toleranztest

Tab. 3

mellitus von einer gestörten Insulinsekretion begleitet. Diese ist bei dem meist jugendlichen Typ-I-Diabetiker herabgesetzt und reagiert auch nicht auf Glukose- oder Aminosäurezufuhr, während die Nüchternwerte des Seruminsulins bei den meist über 40jährigen Patienten mit Typ-II-Diabetes oft im Normalbereich gelegen oder, abhängig vom Körpergewicht, überhöht sind (30). Bei Typ-II-Diabetes besteht zudem nach Setzen eines adäquaten Reizes eine Sekretionsstarre der Insulinausschüttung, die zeitlich verzögert erfolgt und schließlich auch überhöhte Werte erreichen kann (4, 58, 77). Als Ursachen der gestörten Insulinsekretion und Insulinwirkung wurden sowohl Insulinantagonisten (65) als auch diabetogene Hormone (Glukagon, STH und hypophysäre Polypeptide) diskutiert (7, 25). Keine dieser Annahmen konnte bisher im Sinne einer hauptverantwortlichen Noxe schlüssig bewiesen werden. Auslösend für die Manifestation eines Diabetes mellitus des Typs II sind, bei Vorliegen einer diabetischen Anlage, Fettsucht, mangelhafte körperliche Betätigung, Streß und die damit verbundene Ausschüttung von Adrenalin und Kortisol, sowie Pharmaka. In die zuletzt erwähnte Gruppe gehört vor allem die Verabreichung von Glukokortikoiden und hormonellen Kontrazeptiva (68) sowie von Diuretika vom Thiazidtyp (17). Spezifische Antikörper gegen Insulin sind bei einer großen Zahl insulinbehandelter Diabetiker radioimmunologisch im Serum nachweisbar. Hohe Insulinbindungskapazitäten von mehr als 68,9 pmol/l (400 µg/l) Serum finden sich jedoch nur bei weniger als 0,6% aller insulinbehandelten Diabetiker.

Beurteilung von Kohlenhydrathaushalt und Ketogenese

Klinisch werden der Kohlenhydrathaushalt und die Ketogenese durch die Erfassung der Harnausscheidung von Glukose und Ketonkörpern sowie durch die Bestimmung von Glukose und Glukosemetaboliten im Blut beurteilt. Die Bestimmung von Fruktose und Galaktose ist für die Diagnose angeborener Stoffwechselstörungen notwendig. Wegen der starken wechselseitigen Beziehung von Ketogenese und Kohlenhydrathaushalt ist es zudem nützlich, die freien Fettsäuren und Ketonkörper im Plasma zu bestimmen (3, 23, 50, 73),

Die Bestimmung von Glukose und Substraten des Kohlenhydrathaushaltes erfolgt mittels enzymatischer Methoden. Reduktionsverfahren werden jedoch nach wie vor überall dort angewendet, wo die Reagenzien für die Durchführung enzymatischer Methoden zu kostspielig sind. Da dies für viele Länder gilt, wird im folgenden die Auflistung der Reduktionsverfahren zur Glukosebestimmung beibehalten. Der Begriff „Zucker" wird immer dann verwendet, wenn

Übersicht über die Eigenschaften verschiedener Zucker

Zucker	chemische Zusammensetzung (M: Monosaccharid) (D: Disaccharid)	Reduktion	Osazonprobe	Gärung mit Hefe	spezifische Drehung [αD]	Nachweis	Melliturie
Dextrose	M/$C_6H_{12}O_6$ (Aldose)	+	+	+	+ 52,6°	enzymatisch	vgl. Tab. 2
Pentose	M/$C_5H_{10}O_5$ (Aldose)	±	+	–	+ 104,4°	nach Bial oder Tollens II	alimentär (Steinobst) oder essentiell
Fruktose (Lävulose)	M/$C_6H_{12}O_6$ (Ketose)	+	+	+	– 132,0°	nach Seliwanoff	alimentär (Fruchtzucker), Fruktokinasemangel essentiell
Galaktose	M/$C_6H_{12}O_6$	+	+	±	+ 83,8°	nach Tollens II	Säuglinge; sekundär bei Leberkrankheiten; hereditär
Laktose (Dextrose + Galaktose)	D/$C_{12}H_{22}O_{11}$	+	+	–	+ 52,3°	nach Wöhlk	6 Wochen vor der Geburt
Saccharose (Dextrose + Lävulose)	D/$C_{12}H_{22}O_{11}$	(+ nach Spaltung)	–	+ (nach Spaltung)	+ 66,5°	Polarimetrie nach Hydrolyse (Linksdrehung)	Disaccharidase-Defekt
Maltose	D/$C_{12}H_{22}O_{11}$	+	+	+	+ 138,3°	nach Wöhlk	
Glukuronsäure	Oxydationsprodukt der Hexosen	±	+	–	+ 19,2°	nach Tollens I	

Tab. 4

neben Glukose noch andere Zucker mitbestimmt werden und die verwendete Methode nicht ausreichend glukosespezifisch ist.

Harnuntersuchungen

Bestimmung des Harnzuckers (Tab. 4)

Die physiologische Harnzuckerausscheidung beträgt 0,28 - 0,83 mmol/l (≙ 50 - 150 mg/l). Die oberste Toleranzgrenze des normoglukosurischen Bereiches ist bei einer Diurese von 0,2 - 2,0 ml/min mit 1,5 mmol/l (≙ 270 mg/l) anzusetzen. Der Begriff „Glukosurie“ ist pathologischen Verhältnissen vorbehalten.

In der klinischen Praxis erfolgt der qualitative Harnzuckernachweis nahezu ausschließlich mit Teststreifen enzymatisch. Die verläßlichste Aussage über das Vorliegen einer Glukosurie besteht ein bis zwei Stunden nach Einnahme einer kohlenhydratreichen Mahlzeit (oder nach oraler Glukosebelastung), da unter diesen Bedingungen auch bei einer nur geringen Störung des Kohlenhydrathaushaltes die Nierenschwelle für Glukose überschritten wird. Die Untersuchung des Nachtharns ist wegen des Fehlens jeglicher Nahrungsbelastung für die Erfassung einer grenzwertigen Glukosurie ungeeignet. Glukose-positive Harnproben werden stets einer quantitativen Bestimmung mittels Hexokinasemethode oder allenfalls durch Polarimetrie zugeführt.

Die Reduktionsmethoden besitzen heute, mit Ausnahme der in Entwicklungsländern nach wie vor für die semiquantitative Bestimmung des Harnzuckers eingesetzten Benedict-Methode, nur noch für die Diagnose der nicht durch Glukose verursachten Melliturien Bedeutung. Die Identifikation der durch eine positive Reduktionsprobe bei negativem enzymatischem Harnglukosetest aufgedeckten Melliturie erfolgt entweder qualitativ (Tab. 4), oder besser durch einen chromatographischen Zuckernachweis (60).

Die Sammlung des Harns für die quantitative Harnzuckerbestimmung wird bei insulinabhängigen Diabetikern fraktioniert durchgeführt (z.B. I: 6–12 Uhr, II: 12–18 Uhr und III: 18–6 Uhr). Auf diese Weise lassen sich starke Schwankungen der Harnzuckerausscheidung im Tagesverlauf am ehesten erkennen. Bei ausreichender Blutglukoseselbstkontrolle durch den Patienten kann auf die Harnzuckermessung verzichtet werden.

Für die Beurteilung der Glukosurie von nichtinsulinabhängigen diabetischen Patienten genügt der nichtfraktioniert gesammelte 24-Stunden-Harn.

Qualitativer Harnzuckernachweis

- *Metallreduktionsverfahren (23)*

Prinzip

Das Verfahren beruht auf der Reduktion von Cu^{++} in erhitzter alkalischer Lösung zu Cu^{+} durch den Aldehydalkohol Glukose. Das ausfallende gelbliche Kupfer-I-Oxid (63) wird durch Kochen in die rote Form übergeführt. Die Enteiweißung erfolgt, wenn notwendig, vor der Bestimmung, zweckmäßigerweise durch Kochen mit Essigsäure und anschließendes Filtrieren. Die Entfernung anderer interferierender Substanzen erfolgt mittels Adsorption an Tierkohle, wobei $^{1}/_{10}$ Volumen Alkohol die Adsorption von Zucker verhindert.

Beurteilung

Das Metallreduktionsverfahren ist unspezifisch und zeigt eine positive Reaktion bei Vorliegen von reduzierenden Pentosen, Hexosen und Disacchariden. Interferierende Substanzen sind zudem Eiweiß 2 g/l (> 2⁰/oo), Harnsäure, Kreatinin, Glukuronsäure; Askorbinsäure, Penizillin, Salizylate, Barbiturate, Phenolderivate, Antipyrine, Menthol, Sulfonal, Benzoesäure, Senna, Rheum und Hydrochinonderivate. Von allen Metallreduktionsmethoden wird heute nur noch das Benedict-Verfahren klinisch verwendet.

Methode nach Fehling (19)

Fehling I (7% Lösung $CuSO_4 \cdot 5H_2O$ in Wasser) und Fehling II (Seignettesalz 35 g, NaOH 10,0 g, Aqua dest. ad 100 ml) werden zu gleichen Teilen gemischt, mit Aqua dest. 1:1 verdünnt und zum Sieden erhitzt. Der Zusatz einiger Tropfen glukosehaltigen Harns führt zum Auftreten eines orangeroten Niederschlags (Kupfer-I-Oxid).

Methode nach Nylander

Basisches Wismutnitrat wird in alkoholischer Lösung zu metallischem Wismut-1-Oxid reduziert. Die Methode ist sehr empfindlich.

- *Phenylhydrazinprobe*

Phenylhydrazinchlorid (2 Teile) und Natriumazetat (3 Teile) ergeben beim Kochen mit 10 ml Harn bei Anwesenheit von Zucker 1,7 mmol/l (> 0,03%) einen gelben Niederschlag von Phenylglukosazonkristallen.

- *Enzymatisches Verfahren (57)*

Methodische Details (s. Enzymatische Bestimmung der Blutglukose, S. 723). Das Verfahren wird in der Praxis auf Filterstreifen, die mit Glukoseoxydase (GOD), Peroxydase (POD) und einem Chromogen imprägniert sind (Clinistix®, Glukotest®, Tes Tape®, Keto-Diabur-Test® 5000), durchgeführt. Der untere Grenzbereich für den Glukosenachweis im Harn liegt zwischen 0,56 und 5,6 mmol/l (0,01 – 0,1%) (51). Falsch-negative Ergebnisse sind durch die Unterdrückung der Farbenentwicklung infolge hoher Askorbin- und Harnsäurekonzentrationen gegeben. Rückstände von Peroxidbildnern in den Reaktionsgefäßen können falschpositive Werte verursachen.

- *Nachweis verschiedener Zucker (23)*

Pentosen (Methode nach Bial)

Pentosen bilden beim Erhitzen mit Mineralsäuren Furfurole, die mit Orzin farbige Verbindungen bilden.

Durchführung

5 ml Bial-Reagens (Orzin 1,0 g, HCl 30% 500 ml, 10% Eisenchloridlösung 25 gtt) werden zum Sieden erhitzt und anschließend tropfenweise dem Harn zugesetzt. Pentosen verursachen eine olivgrüne, mit Alkohol extrahierbare Färbung.

Fruchtzucker (Methode nach Seliwanoff)

Fruchtzucker bildet mit konzentrierter HCl ein Oximethylfurfurol, das mit Resorzin eine rote Verbindung eingeht.

Durchführung

Einige Resorzinkörnchen werden mit 3 ml konz. HCl gelöst und mit 6 ml Harn vermischt. Fruchtzucker verursacht im siedenden Wasserbad eine orangerote Färbung.

Glukuronsäure (Methode nach Tollens I)

Harn (5 ml) wird mit 0,5–1,0 ml einer 1%igen alkoholischen Naphtoresorzinlösung und mit konz. HCl (5 ml) versetzt und die Mischung aufgekocht. Ein Ätherextrakt des Gemisches färbt sich bei Anwesenheit von Glukuronsäure blaurot bis violett.

Pentosen und Galaktose (Methode nach Tollens II)

Harn (3 ml) wird mit dem gleichen Volumen konz. HCl vermischt und der Lösung etwas Phlorogluzin beigemengt. Nach Erwärmen im kochenden Wasserbad wird ein Niederschlag gebildet, der sich in absolutem Alkohol mit roter Farbe löst. Diese zeigt bei Vorliegen von Galaktose keine Absorption bei den Natriumlinien D und E. Pentosen verursachen hingegen Absorption im Bereich der Natriumlinien.

Laktose und Maltose (Methode nach Wöhlk)

Diese Bestimmungsmethode erfaßt Laktose oder Maltose, nicht aber Monosaccharide.

Durchführung

5 ml Harn werden mit 2,5 ml Ammoniaklösung und 5 gtt Kalilauge versetzt und im Wasserbad erwärmt. Bei Anwesenheit von Laktose oder Maltose tritt Rotfärbung auf.

Quantitativer Harnzuckernachweis

Trotz der hohen Empfindlichkeit der heute verwendeten, auf enzymatischer Basis arbeitenden Papierstreifenmethoden können diese die genaue quantitative Harnzuckerbestimmung nicht ersetzen. Diese erfolgt derzeit noch in manchen Laboratorien polarimetrisch (s. Polarimetrie, unten), doch können Fehlmessungen nur mittels der analytisch verläßlichen enzymatischen Verfahren [Hexokinase/Glukose-6-P-Dehydrogenase-Methode (3, 56)] vermieden werden. Eine semiquantitative Aussage über die Harnzuckerausscheidung erlaubt das Metallreduktionsverfahren nach Benedict.

- *Metallreduktionsverfahren (Methode nach Benedict)*

Prinzip

Hier handelt es sich um eine Modifikation der Fehling-Methode, wobei blaues Kupfersulfat (II) in alkalischem Milieu zu rotem (gelbem) Kupfer (I) reduziert wird. Die Methode ist als semiquantitativer Nachweis reduzierender Zucker (also nicht nur von Glukose) einzustufen und wird, vor allem für die Selbstkontrolle der Patienten, auch als Clinitest® in Tabletten angeboten. Für die Bestimmung verwendet wird Benedict-Reagens: $CuSO_4 \cdot 5H_2O$ 17,2 g, Na_2CO_3 100,8 g, Na_3-Citrat 172,8 g, Aqua dest. ad 1000 ml.

Durchführung

Benedict-Reagens 25 ml + 25 ml Aqua dest. + 3–5 g Na_2CO_3 + etwas Talkum mischen und aufkochen und Harn tropfenweise zusetzen, bis die blaue Farbe in kalkweiß umschlägt. Da 25 ml Benedict-Reagens 0,05 g Glukose reduzieren, ist der Gehalt an reduzierendem Zucker in %

$$= \frac{\cdot 5}{\text{ml Harnverbrauch}}$$

Beurteilung

Falsch-positive Werte können durch Laktose, Galaktose, Fruktose, Askorbinsäure, Salizylate, Streptomyzin, INH und PAS hervorgerufen werden.

- *Polarimetrie*

Prinzip

Die polarimetrische Bestimmung von Glukose im Harn beruht auf der optischen Aktivität der Glukose. Die spezifische Drehung von Glukose für das gelbe Natriumlicht $^{\alpha}d_{20}$ beträgt +52,8°. Die Konzentration (c) von Glukoselösungen läßt sich, unter Berücksichtigung des Drehwinkels (α) und der Schichtdicke (L = dm), aus der Gleichung

$$c = \frac{100 \cdot \alpha}{52{,}8\ L}$$

berechnen. Die geeignete Wahl der Schichtdicke (Ärztepolarimeter 190,09 mm) ermöglicht eine direkte Ablesung der Glukosekonzentration (g/l). Voraussetzung ist stets die Verwendung gereinigter und mit Bleiazetat enteiweißter Harne. Letzteres sollte durch Aufkochen nach Zusatz von Essigsäure erfolgen. Die Verwendung von Kohlefiltern ist nicht ratsam, da bei dieser Methode durch Adsorption möglicherweise geringe Glukosemengen verlorengehen.

Störfaktoren der polarimetrischen Harnzuckerbestimmung		
Tetrazyklin	(αD)	–278 °
Chlortetrazyklin	(αD)	–228 °
L-Zystin	(αD)	–214 °
Dihydrostreptomyzin	(αD)	– 82 °
Eiweiß	(αD)	– 53 ° bis –80 °
L-Phenylalanin	(αD)	– 35 °
Beta-Hydroxybuttersäure	(αD)	– 24 °
Dextran	(αD)	+161 ° bis +194,8 °
Penizillin V	(αD)	+220 °
Ampizillin	(αD)	+240 °
Penizillin G	(αD)	+305 °

Tab. 5

Beurteilung

Störfaktoren der polarimetrischen Bestimmung der Harnglukose sind eine Reihe von optisch aktiven Zuckern (s. Tab. 4, S. 715), die entweder die Drehung der Glukose aufheben (linksdrehende Substanzen) oder verstärken (rechtsdrehende Substanzen). Bedeutsame Störfaktoren sind Aminosäuren und Antibiotika (Tab. 5). Die Empfindlichkeit der polarimetrischen Glukosebestimmung ist für Meßbereiche unter 5 g/l großen Schwankungen unterworfen.

- *Enzymatische Verfahren (57)*

Die Verwendung von Glukoseoxidase (GOD) und Peroxidase (POD) hat sich für die quantitative Bestimmung der Harnglukose infolge des störenden Einflusses der Harnchromogene wenig bewährt. Diesen Methoden überlegen ist die Anwendung der spezifischen Hexokinasereaktion (s. auch Enzymatische Bestimmung der Blutglukose, S. 723). Die untere Nachweisgrenze dieses optischen Tests beträgt etwa 0,14 mmol/l (≙ 25 mg/l) Glukose.

Die Hexokinasemethode erlaubt die spezifische Bestimmung der physiologischen Glukosurie [0,28–0,83 mmol/l (50–150 mg/l oder 25–150 mg/24 h)] und ermöglicht dadurch, neben Diagnose und Verlaufskontrolle eines Diabetes mellitus, auch die Erfassung einer renalen Glukosurie sowie der Aglukosurie bei Bakteriurie (55). Erwähnenswert ist zudem die Beobachtung, daß die Harnzuckerkonzentration bei gegebener Glukosurie umgekehrt proportional dem Harnfluß ist und somit bei starker Diurese eine relativ niedrigere Harnzuckerkonzentration besteht.

Bestimmung von Ketonkörpern im Harn (23)

Azetonkörper (Ketonkörper) sind im klinischen Sprachgebrauch Azetazetat und seine Metaboliten 3-OH-Butyrat und Azeton. Azetazetat und Azeton treten im Harn stets gemeinsam auf. Der Nachweis von 3-OH-Butyrat ist Ausdruck einer schwersten Säureintoxikation. Quantitativ erfolgt die Messung einer gesteigerten Ketogenese am besten durch den Nachweis von Azetazetat und 3-OH-Butyrat im Plasma (s. 3-OH-Butyrat-Nachweis, S. 721).

Nitroprussid-Methode (nach Legal)

Prinzip

Azeton und Azetazetat reagieren mit Natriumnitroprussid in alkalischer Lösung mit der Bildung eines purpurnen Farbkomplexes. Für die Bestimmung wird Nitroprussidreagens [$(NH_4)_2 \cdot SO_4$ 100 g + Na_2CO_3 50 g + Na-Nitroprussid 3 g mischen und bei Raumtemperatur lagern] verwendet.

Durchführung

0,5–1 g Nitroprussidreagens mit 1 Tropfen Harn versetzen. Farbumschlag nach 1 Minute beurteilen [keine Farbänderung: negativ; helle (+) bis tiefpurpurrote Verfärbung (++++)].

Beurteilung

Die Methode mißt ausschließlich Azetazetat und Azeton, nicht aber 3-OH-Butyrat, und kann zudem durch L-Dopa und Bromsulphthalein verfälscht werden.

- *Acetest®*

Das Verfahren verwendet gleichfalls Natriumnitroprussid. Die violette Verfärbung der Testtablette ist eine semiquantitative Schätzung und kann an einer Farbskala abgelesen werden.

- *Teststreifen*

Das Testprinzip beruht auch hier auf der Natriumnitroprussid-Methode nach Legal, d.h., daß Azetazetat und Azeton mit Nitroprussidnatrium und Glyzin im alkalischen Medium zu einem violetten Farbkomplex reagieren (z.B. Keto-Diabur-Test® 5000). Die Nachweisgrenze liegt bei 0,49–0,98 mmol Azetazetat (5–10 mg Azetazetat) bzw. 6,8–11,9 mmol Azeton/l Harn (400–700 mg Azeton/ Harn). 3-OH-Butyrat wird auf diese Weise nicht erfaßt.

3-OH-Butyrat-Nachweis

Der Nachweis dieser Verbindung im Harn erfolgt polarimetrisch nach Vergärung des beigemengten Zuckers. 3-OH-Butyrat (αD −24,8°) dreht links. Die quantitative Berechnung erfolgt aus dem Brechungswinkel, wobei 1° Linksdrehung 2,07% 3-OH-Butyrat entsprechen.

Blutuntersuchungen

Bestimmung der Blutglukose

Die Bestimmung des „Blutzuckers" ist für die Beurteilung des Kohlenhydrathaushaltes von zentraler Bedeutung. Methodisch stehen dafür die Bestimmung der reduzierenden Stoffe, der Gesamtkohlenhydrate sowie die spezifische enzymatische Erfassung der Blutglukose zur Verfügung. Der Vorzug ist dabei den enzymatischen Verfahren zu geben, da nur sie eine spezifische Bestimmung der wahren Blutglukose unter Ausschluß interferierender Substanzen ermöglichen.

Reduktionsmethode

Prinzip

Die Grundlage des Verfahrens bildet die leichte Oxidierbarkeit der Aldehydform der Glukose, die bei Erhitzung mit dem gelben Ferrizyanidion in alkalischer Lösung zur Bildung von farblosem Ferrozyanid führt. Ebenso läßt sich zweiwertiges Kupfer durch Glukose zu einwertigem Kupfer reduzieren. Die Reduktionsmethoden sind nicht stöchiometrisch, doch ist die vorgelegte Glukosemenge unter streng standardisierten Bedingungen dem gebildeten Reaktionsprodukt proportional.

Beurteilung

Mit der Reduktionsmethode werden neben Glukose auch alle anderen reduzierenden Zucker sowie Kreatin, Kreatinin, Harnsäure, Glutathion und Askorbinsäure (12) erfaßt. Bei der Durchführung von Reduktionsproben ist zudem die Interferenz von Medikamenten, wie Askorbinsäure, Thiamin, Penizillin, PAS, Streptomyzin, INH und Tetrazyklin zu berücksichtigen, wodurch die klinische Brauchbarkeit des Verfahrens außerordentlich beeinträchtigt wird.

- *Titrimetrische Bestimmung nach Hagedorn-Jensen (22)*

Durchführung

Die Methode beruht auf der Reduktion von Ferrizyankalium durch Glukose beim Kochen in alkalischer Lösung. Der Überschuß an Ferrizyankalium wird jodometrisch bestimmt. Es ist zu beachten, daß die Reduktionswerte der Methode mit zunehmender Glukosekonzentration nicht linear ansteigen, sondern eine Parabel bilden. Werte über 18,9 mmol/l (3,4 g/l) und unter 2,8 mmol/l (0,5 g/l) sind daher großen Schwankungen unterworfen. Doppelwerte sind erforderlich. Eine Modifikation der Methode mit verkürzter Reduktionszeit ist für die Verwendung am Autoanalysator entwickelt worden. Sie ergibt Werte, die etwa jenen der enzymatischen Methode entsprechen, wird jedoch kaum mehr verwendet.

Normalbereich

3,6–6,7 mmol/l (650 mg–1,2 g/l) im Kapillarblut (nüchtern).

Bestimmung der Gesamtkohlenhydrate

Prinzip

Bei diesem Bestimmungsverfahren entsteht aus Glukose, unter Einwirkung einer starken Säure, durch Wasserabspaltung das Furanderivat Hydroxymethylfurfurol, das bei Erhitzen mit Phenolen, wie Anthron (42), kondensiert und zur Bildung intensiv gefärbter Farbstoffe führt, die photometrisch bestimmt werden können.

Beurteilung

Das Verfahren ist für Glukose nicht spezifisch, da auch andere Hexosen, wie Fruktose und Galaktose, Furfurole bilden können. Eine weitere Chromogenmethode ist die Bestimmung des Blutzuckers mit Hilfe von aromatischen Aminen, wie Anilin (36) oder o-Toluidin (1).

- *Ortho-Toluidinblau-Methode (26)*

Prinzip

Diese Methode beruht auf der Bildung eines photometrisch meßbaren Farbkomplexes nach Reaktion von Aldosezucker und o-Toluidin in Eisessig bei höherer Temperatur. Das Verfahren ist für Aldosezucker relativ spezifisch und hat eine geringe Störanfälligkeit.

Durchführung

0,1 ml Blut wird mit Trichloressigsäure enteiweißt und 5 Minuten bei 3000 rpm zentrifugiert. 0,5 ml des Überstandes werden mit Farbreagens (60 ml o-Toluidin 6% w/v und 1,5 g Thioharnstoff 0,15% w/v, Eisessig 940 ml) versetzt. Anschließend wird das Gemisch 8 Minuten im siedenden Wasserbad erhitzt und sofort abgekühlt. Die entstehende blaugrüne Farbe ist eine Stunde stabil. Die Extinktion wird bei 630 nm gegen den Reagenzienleerwert gemessen. Eine Modifikation des Verfahrens ist für die Verwendung am Autoanalysator geeignet.

Normalbereich

3,6–6,7 mmol/l (650 mg–1,2 g/l) im Kapillarblut (nüchtern).

Beurteilung

Ein Nachteil des Verfahrens, das auch ohne Enteiweißung durchgeführt werden kann (26), besteht darin, daß neben Glukose auch Mannose, Galaktose und Fruktose zur Chromogenbildung führen und somit das Meßergebnis verfälschen.

Enzymatische Bestimmung der Blutglukose

Das Verfahren bestimmt Glukose ausschließlich enzymatisch und hat die historisch älteren Verfahren abgelöst. Der auf enzymatische Weise erfaßte „Normalbereich" der Blutglukose liegt allgemein 10–15% unter jenem der Reduktionsmethoden. Die zur Verfügung stehenden Verfahren umfassen die am längsten bekannte Glukoseoxidase/Peroxidase- (GOD-POD) Methode (53) sowie die Glukosebestimmung mittels Hexokinase (48) oder Glukosedehydrogenase (35). Bei der Entnahme von Blutproben für die Bestimmung von Glukose ist zu beachten, daß im Vollblut stets die Gefahr eines glykolytischen Abbaus der Glukose durch Erythrozyten und Leukozyten besteht, der unter anderem bei myeloischer Leukämie 0,6–1,1 mmol/l/h (100–200 mg/l/h) betragen kann. Diesem kontinuierlichen Glukoseabbau kann entweder durch Abtrennen der zellulären Elemente des Blutes binnen 30 Minuten oder durch den Zusatz eines Glykolysehemmers und eines Antikoagulans (Fluorid-EDTA-Lösung, Boehringer Mannheim, 1 gtt/ml Blut) vorgebeugt werden.

Das Ergebnis einer Blutglukosebestimmung wird wesentlich durch den Ort der Probenentnahme, die Art des Probenmaterials und den Funktionszustand des Organismus mitbeeinflußt, so daß es stets erforderlich ist anzugeben, ob ein Wert im venösen oder kapillären (arteriellen) Blut, Plasma oder Serum bestimmt worden ist. Grundlagen für die unterschiedlichen Meßwerte sind 1. der verschiedene Wassergehalt von Blut (79%) und Plasma (91%), 2. der gegenüber Plasma geringere Glukosegehalt der Erythrozyten [0,6–1,1 mmol/l (Δ 100 bis 200 mg/l)] und 3. die Utilisation von Glukose im postarteriellen kapillären Abschnitt des Gefäßsystems. Diese ist abhängig von der verfügbaren Insulinaktivität, der Glukosekonzentration sowie der metabolischen Aktivität des glukoseverbrauchenden Gewebes. Wird die zu untersuchende Probe enteiweißt, so liegen die Glukosewerte der wäßrigen Überstände um etwa 5% höher als jene der nichtenteiweißten Plasmaproben.

Insgesamt ist aus den diskutierten Gründen ersichtlich, daß Normalbereiche für die Glukosekonzentration von der Probengewinnung und -aufarbeitung abhängig sind.

Richtwerte

Richtwerte der Nüchternblutglukose sind für Kohlenhydratstoffwechselgesunde, unabhängig von der Methode, 2,8–5,6 mmol/l (500 mg–1,0 g/l); (1 mmol entspricht 180 mg/l). Werte $<$2,8 mmol/l ($<$500 mg/l) sind als Hypoglykämie, Nüchternwerte $>$6,7 mmol/l ($>$1,2 g/l) als Hyperglykämie aufzufassen. Werte zwischen 5,6–6,7 mmol/l (1,0–1,2 g/l) entsprechen einer diagnostischen Grauzone, die allenfalls einer genauen Abklärung bedarf.

Als Referenzwerte ($\bar{x} \pm SD$; Bereich = $\bar{x} \pm 2SD$) der Nüchternglukosekonzentration werden im Plasma des Kapillarblutes 4,6 ± 0,4 mmol/l (830 ± 70 mg/l) und in jenem des Venenblutes 3,9 ± 0,3 mmol/l (700 ± 50 mg/l) angegeben (9).

- *Glukoseoxidase (GOD)-Peroxidase (POD)-Verfahren (3)*

Prinzip

Die Reaktion besteht aus einer Hauptreaktion von Glukose mit GOD (Phase 1) und einer Indikatorreaktion, die das stöchiometrisch entstandene H_2O_2 mittels POD und einem passenden Chromogen als Akzeptor unter Farbstoffentwicklung und Wasserfreisetzung umsetzt (Phase 2). Als Sauerstoff-Akzeptoren werden verwendet: o-Toluidin, o-Dianisidin oder o-Kresol. Die Reaktion umfaßt zwei Phasen:

1. Phase: Glukose + H_2O + $O_2 \xrightarrow{GOD}$ Glukonsäure + H_2O_2
2. Phase: H_2O_2 + o-Toluidin $\xrightarrow{POD}$ Chinonimin + H_2O

Der enzymatische Glukosenachweis ist neben dem Farbtest auch mittels UV-Test möglich. Bezüglich der Reagenzien ist man auf den Hersteller angewiesen, der systembezogene Arbeitsanweisungen zur Verfügung stellt.

Durchführung

(s. Enzymatische Bestimmung der Blutglukose, S 723).

Beurteilung

Während die GOD weitgehend spezifisch für Glukose ist, muß die relative Unspezifität der Indikatorreaktion mit POD als ein Nachteil des Verfahrens angesehen werden, da diese Nebenreaktion durch Askorbinsäure, Glutathion, Harnsäure, Kreatinin, Glukuronsäure und Monosaccharide gestört werden kann, was insbesondere bei saurer Enteiweißung der Probe der Fall ist. Die Enteiweißung hat daher mit $ZnSO_4/Ba(OH)_2$ oder $ZnSO_4$/NaOH oder Uranylazetat oder $HClO_4$ zu erfolgen.

Das GOD/POD-Prinzip wird auch für den qualitativen Harnzuckernachweis eingesetzt, eignet sich aber, da störanfällig, nur für die Verlaufskontrolle bekannter Diabetiker.

Hexokinase-Verfahren (48, 52)

Prinzip

Dieses Verfahren besitzt eine hohe Spezifität und Sensitivität bei weitem Meßbereich und rascher Durchführbarkeit und dient daher heute allgemein als Referenzmethode. Die Methode beruht auf der Reaktion von Glukose mit ATP in Anwesenheit von Hexokinase, Glukose-6-phosphat-Dehydrogenase und NADP unter Bildung von 6-P-Glukonolakton + NADPH + H^+. Die Methode ist spezifisch für Glukose; optimale Meßbedingungen für das gebildete NADPH + H^+ bestehen bei 340 nm und pH 7,5–8,0, wobei ein Molekül NADPH + H^+ einem Molekül Glukose entspricht.

$$\text{Glukose} + \text{ATP} \xrightarrow{\text{Hexokinase}} \text{Glukose-6-phosphat} + \text{ADP}$$

$$\text{Glukose-6-phosphat} + \text{NADP}^+ \xrightarrow[\text{Dehydrogenase}]{\text{Glukose-6-P-}} \text{6-Phosphoglukonolakton} + \text{NADPH} + \text{H}^+$$

Durchführung

(s. Enzymatische Bestimmung der Blutglukose, S. 723).

Beurteilung

In der Primärreaktion des Verfahrens werden auch Fruktose und Mannose phosphoryliert, doch wird im Rahmen der Indikatorreaktion über die Glukose-6-P-Dehydrogenase (GDH) nur das Glukose-6-P erfaßt. Die Methode ergibt auch ohne Enteiweißung gute Resultate in Plasma, Serum, Liquor, Harn, Hämolysat und Exsudat. Doppelbestimmungen sind nur für wissenschaftliche Zwecke erforderlich.

- *Glukose-Dehydrogenase-(G-DH)-Verfahren*

Prinzip

Bei dieser Methode wird α-D-Glukose durch Mutarotase in β-D-Glukose und diese anschließend durch G-DH in D-Glukonolakton + NADH + H^+ übergeführt.

Durchführung

(s. Enzymatische Bestimmung der Blutglukose, S. 723).

Beurteilung

Der Vorteil der gleichfalls sehr spezifischen Methode gegenüber dem Hexokinaseverfahren liegt darin, daß die Hilfsreaktion wegfällt.

• *Papierstreifentests*

Papierstreifentests bedienen sich des Glukoseoxidase/Peroxidase-Verfahrens unter Verwendung besonderer Farbindikatoren. Die Filterpapiere (Dextrostix®, Haemo-Glukotest® 20–800, Reflotest-Glukose®) sind mit den entsprechenden Reagenzien imprägniert und luftdicht sowie vor Feuchtigkeit geschützt, aufzubewahren. Die Filterpapierstreifen werden in der klinischen Praxis meist für die Schätzung der Glukose im Kapillarblut eingesetzt. Dieses wird dabei gleichmäßig auf die Reaktionsfläche aufgetragen und die Reaktion nach genau 60 Sekunden durch Abspülen (Dextrostix®) oder Abwischen (z.B. Reflotest-Glukose®) des Blutes beendet. Die Ablesung der Farbtönung erfolgt anhand einer beigegebenen, von 2,5–13,9 mmol/l (450 mg–2,5 g/l) reichenden Farbskala bei Tageslicht. Die Verkürzung der Expositionszeit auf 30 oder 15 Sekunden erlaubt eine grobe Schätzung überhöhter Blutglukosewerte $>$11,1 mmol/l ($>$2,0 g/l). Das Ergebnis der Ablesung ist in diesem Fall mit 2 bzw. 4 zu multiplizieren. Eine rasche und verhältnismäßig genaue Schätzung der Glukosekonzentration erlaubt die Verwendung der Filterteststreifen in Verbindung mit einem entsprechenden Photometer (z.B. Eyetone, Ames; Reflolux II, Boehringer Mannheim). Zur Entnahme der Blutprobe aus der Fingerbeere stehen dem in der Technik der Blutglukoseselbstkontrolle unterwiesenen Patienten entsprechende Nadeln (z.B. Autolet - Lancets oder Monolet) zur Verfügung.

Bestimmung von Fruktose

Fruktose (Lävulose) ist eine in Rohrzucker enthaltene Hexose, die im Darm enzymatisch freigesetzt wird. Der Anteil der Fruktose an der Gesamtzuckeraufnahme des Organismus kann bis zu 30% betragen. Die Bestimmung von Fruktose erfolgt nach Enteiweißung von Vollblut enzymatisch (5) mittels Hexokinase, wobei Fruktose in einer dreischrittigen Reaktion in 6-Phosphoglukonat umgewandelt wird. Normalerweise finden sich nur geringe Konzentrationen von Fruktose in Blut und Harn, da 70% dieser Hexose in der Leber in Glukose umgewandelt werden. Überhöhte Werte finden sich nur bei *angeborenen Enzymdefekten* (Fruktose-1,6-Diphosphatase-Mangel, Fruktose-1-Phosphat-Aldolase-Mangel). Klinisches Hauptsymptom derartiger Enzymmangelsituationen sind postprandiale Hypoglykämien.

Bestimmung von Galaktose (3)

Galaktose ist eine Hexose, die in Milchzucker, Glykoproteinen und Glykolipiden vorkommt und in der Leber über Galaktose-1-P in den Glukosestoffwechsel eingeschleust wird. Erhöhungen der Galaktosekonzentration im Blut (normal <240 µmol/l oder 43 mg/l) finden sich bei angeborenen Enzymdefekten des Galaktosestoffwechsels. Die Bestimmung erfolgt mittels Galaktosedehydrogenase und enzymatischer Umwandlung von Galaktose in D-Galaktonolakton. Das gebildete NADPH + H^+ ist proportional der Galaktosemenge und wird photometrisch bestimmt. Erhöhte Werte finden sich bei *Galaktosämie* und vereinzelt bei Hepatopathien.

Bestimmung von HbA_1 (8)

Prinzip

Glukose ist in der Lage, durch eine enzymunabhängige Reaktion eine kovalente Bindung mit Proteinen einzugehen. Diese Reaktion beruht auf der chemischen Umsetzung der Aldehydgruppe der Glukose mit den Aminogruppen von Proteinen und Bildung einer labilen Aldiminform, die letztlich in die stabile Ketoaminform übergeführt werden kann (Abb. 2). Das bekannteste Beispiel für eine derartige Glykosylierung sind die glykosylierten Hämoglobine A_{1a-c} (HbA_{1a-c}). Da glykosyliertes Hämoglobin eine höhere Affinität zu Sauerstoff besitzt als normales Hämoglobin, kann auf diesem Weg möglicherweise durch erschwerte Sauerstoffabgabe eine Gewebshypoxie begünstigt werden. Auf die gleiche Art können aber auch andere Proteine, wie Albumin, Linsenkristallin oder Enzyme, kovalent glykosyliert werden, was möglicherweise ebenfalls Rückwirkungen auf die Funktionsfähigkeit dieser Proteine hat. Durch die Bestimmung von glykosylierten Proteinen können, unter Berücksichtigung der biologischen

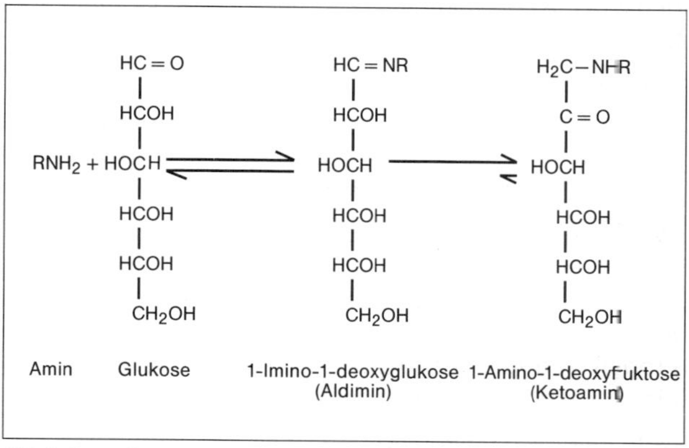

Abb. 2: Darstellung der Ketoaminbildung aus Glukose und Aminen als Modell für die Glykosylierung von Hämoglobin.

Halbwertszeit der betroffenen Proteine (Hb 40 d, Albumin 15 d), Aussagen über die Art und Dauer von Blutzuckerveränderungen während eines längeren Zeitraumes gemacht werden. Der Anteil von HbA_{1c} am Gesamthämoglobin des Blutes beträgt bei Gesunden 3–5,8%, jener von HbA_{1a} und HbA_{1b} etwa 1,6 bzw. 0,8%. Bei Hyperglykämie ist der Anteil aller drei Hämoglobinfraktionen am Gesamthämoglobin bis maximal zu einem Fünftel (= 20%) des Gesamthämoglobins erhöht.

Durchführung

Die Bestimmung der glykosylierten Hämoglobinfraktion erfolgt aus Heparin- oder Fluorid-EDTA-Blut (0,5 ml) nach Hämolyse der Erythrozyten und chromatographischer Abtrennung (Säulenchromatographie oder HPLC) von $HbA_{1a\text{-}c}$, wobei darauf zu achten ist, daß die labile Aldiminform vor der Messung von $HbA_{1a\text{-}c}$ allenfalls mittels Dialyse abgetrennt wird. Die Messung der optischen Dichte von $HbA_{1a\text{-}c}$ erfolgt bei 415 nm. Bei hohen Lipidwerten ist eine Lipidextraktion vorzunehmen.

Beurteilung

Ein Relativanteil der glykosylierten HbA_1-Fraktionen am Gesamthämoglobin von >8,0% ist als pathologische Folge einer Hyperglykämie einzustufen. Verminderte Werte finden sich bei der Hämolyse. Die Obergrenze des Normalbereiches von HbA_{1c} beträgt 5,8%.

Laktat

Laktat ist das Endprodukt des anaeroben Stoffwechsels; seine Plasmakonzentration hängt von der jeweiligen O_2-Verfügbarkeit ab und steigt mit zunehmendem O_2-Mangel. Als Endprodukt der Glykolyse kann Laktat bei O_2-Überschuß jederzeit in der Leber wieder in Pyruvat zurückverwandelt werden und als Substrat der Glukoneogenese dienen. Beim Vorliegen hoher Laktatkonzentrationen ist eine Oxidation auch durch Herz- und Skelettmuskulatur möglich.

Prinzip

Die Bestimmung des Laktats erfolgt enzymatisch mittels Laktat-Dehydrogenase (LDH). Dabei wird L(+)-Laktat durch LDH und NAD zu Pyruvat oxidiert (69).

Durchführung

Fluorid-EDTA-Lösung (2 gtt) mit 2 ml Vollblut mischen, ins Eiswasser geben und sofort zentrifugieren. Das Blut ist einer ungestauten Vene zu entnehmen. Nur hämolysefreie Proben sind verwendbar. Laktat ist bei Einfrieren (–20°C) bis zu 8 Wochen aus Plasma bestimmbar.

Normalbereich (nüchtern)

0,3–1,1 mmol/l (30–110 mg/l) (38).

Beurteilung

Überhöhte Werte finden sich nach schwerer körperlicher Belastung sowie im Schock, bei Lebererkrankungen, Neoplasien, diabetischer Ketoazidose, bei kongenitalem Glukose-6-Phosphatase- und Fruktose-1,6-Diphosphatase-Mangel sowie nach Einnahme von Pharmaka (Biguanide, Sorbitol, Fruktose, Äthanol, Azetaminophen).

Beurteilung der Ketogenese

Freie, nichtveresterte Fettsäuren (FFS, NEFA) und Ketonkörper sind energiereiche Substrate, die insbesondere während Hunger und kohlenhydratarmer Ernährung sowie bei Insulinmangel als Energielieferanten dienen. Der Transport der FFS, die an sich nicht wasserlöslich sind, erfolgt in enger Bindung an Albumin. Ketonkörper entstehen in der Leber durch Oxidation von FFS, wobei das Angebot letzterer wesentlich das Ausmaß der hepatischen Ketogenese bestimmt. Der Nachweis der Ketonkörper Azetazetat und 3-OH-Butyrat erfolgt ebenso wie jener der FFS im Plasma.

Freie Fettsäuren

Prinzip

Die Bestimmung der FFS erfolgt nach Extraktion mit 1 n H_2SO_4:n-Heptan: Isopropanol = 1:10:40 titrimetrisch nach Trout et al (64).

Durchführung

Heparinblut (1 gtt Heparin/5 ml Vollblut) im Eisbad kühlen und sofort zentrifugieren und abseren. Plasma nicht einfrieren. Die Probe muß kurzfristig aufgearbeitet werden.

Normalbereich (nüchtern)

$<$ 700 µmol/l ($<$ 180 mg/l)

Beurteilung

Hohe Werte finden sich bei gesteigerter Lipolyse infolge Insulinmangel und Katecholaminausschüttung. Die klinische Bedeutung der Bestimmung ist u.a. wegen der hohen biologischen Störanfälligkeit der FFS-Konzentration im Plasma durch Streß gering.

3-OH-Butyrat

Prinzip

3-OH-Butyrat wird in Gegenwart von NAD^+ durch die 3-Hydroxybutyratdehydrogenase (3-HBDH) in Azetazetat + NADH + H^+ überführt, wobei das Gleichgewicht der Reaktion durch NAD^+-Überschuß in alkalischem Milieu auf die Seite des Azetazetates verschoben wird (73).

Durchführung

Fluorid-EDTA-Lösung (2 gtt) mit 2 ml Vollblut mischen, ins Eiswasser geben und sofort zentrifugieren. Nur hämolysefreie Proben sind verwendbar. 3-OH-Butyrat ist im Blut und in enteiweißten Proben stabil und aus eingefrorenem Plasma (−20°C) bis zu 8 Wochen bestimmbar.

Normalbereich (nüchtern)

58–170 µmol/l (5,8–17,0 mg/l)

Beurteilung

Überhöhte Werte bei Hunger und diabetischer Ketoazidose.

Azetazetat

Prinzip

Azetazetat wird in Gegenwart von NADH + H^+ durch 3-Hydroxybutyratdehydrogenase (3-HBDH) zu >98% zu 3-OH-Butyrat reduziert (40).

Durchführung

Fluorid-EDTA-Lösung (2 gtt) mit 2 ml Vollblut mischen, ins Eiswasser geben und sofort zentrifugieren. Das Blut ist einer ungestauten Vene zu entnehmen und sofort zu enteiweißen, um eine Umwandlung von Azetazetat in Azeton zu verhindern. Die Stabilität der ungekühlten Probe ist so gering, daß bei 37°C je Stunde mit 40% Verlust zu rechnen ist. Hingegen ist Azetazetat in enteiweißter Lösung bei 0–4°C relativ stabil.

Normalbereich (nüchtern)

18–78 µmol/l (1,8–7,8 mg/l)

Beurteilung

Überhöhte Werte finden sich bei Hunger und diabetischer Ketoazidose.

Bestimmung von pankreatischen Hormonen

Die Bestimmung der außerordentlich niedrigen Hormonkonzentrationen im Serum (10^{-11}–10^{-9} g/ml) wurde durch die Entwicklung radioimmunologischer Methoden (76) und durch die Anwendung des Verfahrens der kompetitiven Proteinbindung (43) ermöglicht (s. auch Saturationsanalyse, S. 1038). Beide Methoden beruhen auf der kompetitiven Hemmung der Bindung eines radioaktiv markierten Hormons an ein entsprechendes spezifisches Bindungsprotein (Antikörper oder physiologisches Trägerprotein) durch „kaltes", nicht radioaktiv markiertes Hormon und auf der Annahme eines gleichartigen Verhaltens von endogenem und radioaktiv markiertem, exogenem Hormon. Die gleichen Verfahren können auch für die Titration der Trägerproteine, z.B. von Antikörpern, verwendet werden. Das Vorliegen von endogenen Antikörpern gegen das jeweils zu bestimmende Hormon führt infolge der zusätzlichen

Bindung des markierten Antigens an das endogene Trägerprotein zu falsch-hohen Werten der radioimmunologisch gemessenen Hormonkonzentration.

Die sinngemäße Anwendung der erwähnten Methoden ermöglicht die Bestimmung von Insulin und Glukagon sowie von diabetogenen Hormonen, wie Kortisol, STH und Katecholaminen (s. auch Radioimmunoassay, S. 583 ff.). Die Bestimmung des in den Langerhans-Inseln auch vorkommenden Somatostatins und pankreatischen Polypeptides besitzt nur für die Diagnose eines Somatostatinoms oder eines PP-oma klinische Bedeutung. Die Versendung von Proben für die Bestimmung von Polypeptidhormonen erfolgt zweckmäßigerweise in Kühlbehältern bei –20°C oder in Trockeneis.

Immunologisch reagierendes Insulin (IRI)

Prinzip

Die radioimmunologische Erfassung des IRI erfolgte erstmals durch Yalow und Berson 1960 (77). Eine einfache und auch kommerziell erhältliche Modifikation des Verfahrens stellt die Doppelantikörpermethode dar.

Durchführung

1 ml Serum

Normalbereich (nüchtern)

34,4–138 pmol/l (5–20 mE/l)

Beurteilung

Überhöhte Werte bis 276 pmol/l (bis 40 mE/l) finden sich bei adipösen Personen und Patienten mit Inselzelladenom [>620 pmol/l oder >90 mE/l (54)]. Nach Stimulation mit Tolbutamid oder durch Glukose werden bei Insulinomen IRI-Werte bis 5648 pmol/l (820 mE/l) beobachtet. Verminderte Seruminsulinkonzentrationen bestehen bei insulinabhängigem Diabetes mellitus. Einzelwerte des Seruminsulins erlauben keine diagnostischen Schlüsse, sondern bedürfen stets der Ergänzung durch gezielte Funktionstests (oGTT, Arginin- und Leuzininfusionstest; Hungerversuch). Insulinantikörper verfälschen bei insulinbehandelten Patienten die Meßergebnisse. Bei Typ-II-Diabetes geht die Insulinsekretion nach Glukosezufuhr vor jener nach Arginingabe verloren.

Insulinantikörper

Prinzip

Die Methode beruht auf der Bestimmung der Insulinbindungskapazität des Serums (pmol/l bzw. µg/l) durch Einbringung einer gewichtsmäßig konstanten Menge radioaktiv markierten Hormons in den Bestimmungsansatz. Die

Verwendung von Tierkohle zur Trennung von freiem und antikörpergebundenem Insulin hat sich in meinem Laboratorium bewährt. Als Alternative kann auch ein elektrophoretisches Trennverfahren eingesetzt werden (10).

Durchführung

2 ml Serum

Beurteilung

Eine gering erhöhte Insulinbindungskapazität [IBK $>$0,34 bis $<$4,3 pmol/l ($>$2 µg bis $<$25 µg/l) Serum] findet sich bei der Mehrzahl (90%) der mit Insulin behandelten Diabetiker. Doch dürften für das Auftreten einer antikörperbedingten Insulinresistenz Bindungskapazitäten $>$17,2 pmol/l Serum ($>$100 µg/l Serum = $>$2,5 E/l) erforderlich sein. Die Häufigkeit dieser Komplikation der Insulinbehandlung ist jedoch gering und findet sich nur bei weniger als 0,6% aller mit Insulin behandelten Diabetiker.

C-Peptid

Prinzip

C-Peptid entsteht äquimolar mit Insulin aus Proinsulin. Die Messung des Polypeptides erfolgt radioimmunologisch (39).

Durchführung

2 ml Serum

Normalbereich (nüchtern)

497 $\pm$ 132 pmol/l (1,5 $\pm$ 0,4 (SD) µg/l) (67)

Beurteilung

Die Bestimmung von C-Peptid erfaßt die Insulinsekretion auch in Anwesenheit von exogenem Insulin, z.B. bei insulinbehandelten Diabetikern. Überhöhte Werte finden sich bei Adipositas, Insulinom und (fälschlich) beim Vorliegen von kreuzreagierenden Antikörpern. In der forensischen Medizin erlaubt die Bestimmung von C-Peptid die Differenzierung von endogener und exogener Hyperinsulinämie. Dies geschieht bei letzterer durch den Nachweis einer exzessiven Hyperinsulinämie bei gleichzeitiger Verminderung der C-Peptidkonzentration im Plasma.

Glukagon

Durchführung

5 ml Blut + 2000 KIE Trasylol + 1 gtt Heparin. Die entnommene Probe ist unmittelbar im Eisbad zu kühlen und sobald wie möglich zu zentrifugieren. Die Bestimmung erfolgt radioimmunologisch (32).

Normalbereich (nüchtern)

22,4–33,6 pmol/l (80–120 ng/l)

Beurteilung

Überhöhte Glukagonwerte finden sich bei diabetischer Ketoazidose, Glukagonom, Niereninsuffizienz und schwerer Hepatopathie.

Funktionstests

Diese Untersuchungsmethoden sind für die Abklärung unklarer Störungen des Kohlenhydrathaushaltes dann erforderlich, wenn noch im Normalbereich gelegene Kapillarnüchternblutglukosewerte [<6,7 mmol/l (<1,2 g/l)] vorliegen, aber erhöhte postprandiale Blutglukosewerte [>7,8 bis <11,1 mmol/l (>1,4 bis <2,0 g/l)] gefunden werden. Desgleichen bedarf die Diagnose der Hypoglykämie, mit und ohne Hyperinsulinismus (Tab. 6), einer Reihe zusätzlicher Funktionstests (Tab. 7). Zu beachten ist, daß bei gesunden Personen Glukose die stärkste stimulierende Wirkung auf die Insulinsekretion, gefolgt von Tolbutamid und Leuzin, ausübt. Beim Vorliegen eines Inselzelladenoms zeigen hingegen möglicherweise Tolbutamid und Leuzin eine stärkere Wirkung auf die Insulinsekretion als Glukose. Die größte diagnostische Bedeutung kommt in diesem Fall jedoch dem Hungerversuch und dem Nachweis einer Fastenhypoglykämie mit Hyperinsulinämie zu. Diese Befundkonstellation ermöglicht bei etwa zwei Drittel der Patienten die Diagnose eines organischen Hyperinsulinismus.

Mögliche Ursachen einer Hypoglykämie	
mit Hyperinsulinämie	ohne Hyperinsulinämie
A. Fastenhypoglykämie	
organischer Hyperinsulinismus (Betazelladenom oder -karzinom)	extrapankreatische Tumore
	Glykogenosen
extrapankreatische Tumore (?)	
	adrenale und hypophysäre Insuffizienz
	schwere Leberinsuffizienz
B. Reaktive Hypoglykämie	
Leuzin	Fruktoseintoleranz
Gastrektomie	Galaktosämie
insulinotrope Pharmaka und Insulin	Alkohol
	Hypoglyzin

Tab. 6

Funktionstests bei Hypoglykämie
1. Hungerversuch
2. Oraler Glukose-Toleranztest
3. Tolbutamidtest
4. Leuzin-Infusionstest
5. Intravenöser Glukose-Toleranztest
6. Glukagontest

Tab. 7

Indirekte Erfassung der Insulinsekretion

Glukose-Toleranztests

„Klassischer“ oraler Glukose-Toleranztest (oGTT)

Dieser Test ist von diagnostischer Bedeutung für die Abgrenzung eines Diabetes mellitus oder einer „pathologischen Glukosetoleranz“ von den verschiedenen Formen der Glukosurie, für die Diagnose des subklinischen (chemischen) Diabetes mellitus und für die Beurteilung der Stoffwechsellage bei noch grenzwertigem Nüchternblutzucker. Der wesentliche Vorteil des oGTT liegt in der Möglichkeit, anhand der induzierten Veränderungen der Blutglukose den Summeneffekt einer oral verabreichten Kohlenhydratmenge auf den gesamten Kohlenhydrathaushalt, einschließlich der durch die Stimulation verschiedener hormoneller intestinaler Faktoren bedingten Veränderungen, zu erfassen. Wesentlich ist, daß Erwachsenen an den drei dem Test vorausgehenden Tagen mindestens 250 g Kohlenhydrate (20 BE) bei normaler Kalorienzufuhr verabreicht werden, da eine verminderte Kohlenhydratzufuhr an den Tagen vor dem Test eine diabetische Kurve des oGTT als Ausdruck eines sogenannten Hungerdiabetes vortäuschen kann. Die für den „klassischen“ oGTT zu verabreichende Glukosemenge beträgt 100 g. Die Menge wird dem nüchternen Patienten in 500 ml Tee verabreicht.

Abbildung 3 zeigt den Verlauf der Blutglukose während des oGTT (100 g) bei gesunden Personen im Alter von 20

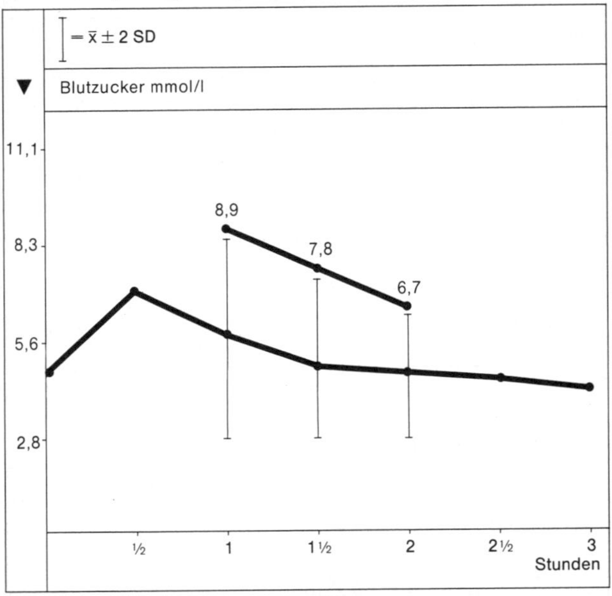

Abb. 3: Verhalten des Blutzuckers während des „klassischen“ oralen Glukose-Toleranztests (oGTT: 100 g) bei gesunden Personen (nach Fajans & Conn, 17).

bis 39 Jahren (17). Oberhalb der doppelten Standardabweichung gelegene Werte der Blutglukose sind als diabetisch aufzufassen. Für eine diagnostische Aussage ist es jedoch erforderlich, stets alle bei 60, 90 und 120 Minuten erhobenen Meßwerte zu beurteilen, da nur eine Erhöhung aller drei Meßpunkte als pathologische Abweichung gilt. Die Häufigkeit diabetischer Befunde ist altersabhängig und steigt mit zunehmendem Lebensalter. Patienten mit organischem Hyperinsulinismus zeigen in 50% der Fälle eine paradoxe diabetische Reaktion des oGTT. Der diagnostische Wert der Insulinbestimmung ist hier gering, da beim Inselzelladenom neben erhöhten Werten vorübergehend auch erniedrigte und normale Werte des IRI zur Beobachtung kommen.

Standardisierter oraler Glukose-Toleranztest (75g)

Klinische Überlegungen und epidemiologische Beobachtungen haben dazu geführt, 75 g Glukose als Standarddosis für den oGTT einzuführen und den oGTT neu zu definieren (70). Der Test wird nach 12–14stündigem Fasten durchgeführt. Der Vorteil dieser Vorgangsweise liegt in einer besseren individuellen Verträglichkeit der verabreichten Glukosemenge und in der epidemiologischen Definition der sogenannten „pathologischen Glukosetoleranz" [Kapillarblutglukose nüchtern <6,7 mmol/l (<1,2 g/l), 2 Stunden nach 75 g Glukose >7,8–<11,1 mmol/l (>1,4–<2,0 g/l)], die nur selten mit der Entwicklung diabetischer Spätkomplikationen vergesellschaftet ist und daher eher Warn- als Krankheitscharakter besitzt. Festzuhalten ist jedoch, daß die Grenzwerte des „standardisierten oGTT" (Tab. 8) ebenfalls nur eine willkürliche Übereinkunft darstellen und keinen Anspruch auf eine absolute Aussage erheben.

Kortison-Glukose-Toleranztest (oCGTT)

Dieser funktionelle Test ermöglicht es, bereits frühzeitig eine diabetische Anlage (latenter Diabetes mellitus) zu

tandardisierter" oraler Glukose-Toleranztest

	Blutglukose		
	Gesamtblut		Plasma
	venös	kapillar	venös
betes mellitus			
chtern	≥7,0 mmol/l (> 1,2 g/l)	≥7,0 mmol/l (> 1,2 g/l)	≥8,0 mmol/l (> 1,4 g/l)
l/oder			
tunden nach kosebelastung	≥10,0 mmol/l (> 1,8 g/l)	≥11,0 mmol/l (> 2,0 g/l)	≥11,0 mmol/l (> 2,0 g/l)
hologische Glukosetoleranz			
chtern	<7,0 mmol/l (< 1,2 g/l)	<7,0 mmol/l (< 1,2 g/l)	<8,0 mmol/l (< 1,4 g/l)
tunden nach kosebelastung	≥7,0–<10,0 mmol/l (≥1,2–< 1,8 g/l)	≥8,0–<11,0 mmol/l (≥1,4–< 2,0 g/l)	≥8,0–<11,0 mmol/l (≥1,4–< 2,0 g/l)

: Grenzwerte der enzymatisch bestimmten Blutglukose vor und nach Belastung mit 75 g Glukose)–350 ml H_2O (Erwachsene) oder mit 1,75 g/kg Körpergewicht (Kinder). Das Maximum beträgt in diesem Fall 75 g (70). (Konzentrationsangaben in mmol/l sind gerundet.)

demaskieren. Zu diesem Zweck werden dem Patienten 8½ und zwei Stunden vor der Verabreichung von 100 g Glukose je 50 mg Kortisonazetat (17) oral verabreicht. Die Blutabnahmen nach der Testmahlzeit erfolgen in 30-Minuten-Abständen. Oberer Grenzwert des Normalbereiches ist eine Blutglukose von 8,9 mmol/l (1,6 g/l) 1 Stunde und von 7,8 mmol/l (1,4 g/l) 2 Stunden nach Untersuchungsbeginn. Die Methode besitzt keine klinische Bedeutung.

Postprandiale Blutglukose

Eine einfache Suchmethode für die Prüfung des Kohlenhydrathaushaltes stellt die Bestimmung der Blutglukose zwei Stunden nach Einnahme einer Probemahlzeit, die einer Kohlenhydratmenge von 100 g entsprechen soll, dar. Ein Blutglukosewert $>$7,8 mmol/l ($>$1,4 g/l) zwei Stunden nach der Mahlzeit spricht ebenfalls für das Vorliegen einer pathologischen Glukosetoleranz oder eines Diabetes mellitus, wobei bei letzterem 2 Stunden nach der Probemahlzeit eine Blutglukose $>$11,1 mmol/l ($>$2,0 g/l) zu fordern ist.

Intravenöser Glukose-Toleranztest

Dieser Test ist, da Glukose parenteral verabreicht wird, unphysiologisch und von geringerer Aussagekraft als der oGTT. Die intravenöse Gabe von Glukose umgeht jedoch die gastrointestinalen Beschwerden des oGTT und die unbestimmte Absorptionsdauer oral zugeführter Glukose, die bis zu 5 h beträgt. Grundbedingung ist auch hier die tägliche Gabe von wenigstens 250 g Kohlenhydraten (20 BE) über drei Tage vor der Untersuchung. Der i.v. GTT wird morgens am nüchternen Patienten durchgeführt. Die verabreichte Glukosemenge beträgt 0,33 g/kg Körpergewicht und wird in 33%iger Lösung (1 ml/kg) während einer Minute injiziert. Kapillarblut für die Bestimmung des Blutzuckers wird vor sowie 10, 20, 30, 40, 50 und 60 Minuten nach Beendigung der Glukosezufuhr kontralateral entnommen. Die Berechnung des Glukoseassimilationskoeffizienten K_G erfolgt aus der biologischen Halbwertszeit ($t^{1/2}$ min):

$$K_G = \frac{0{,}693}{t^{1/2}} \cdot 100\ (\%/\text{min})$$

Die Halbwertszeit wird mittels eines semilogarithmischen Diagramms aus Blutzucker (log, Ordinate) und Zeit (lin, Abszisse) bestimmt. Die Normalwerte für verschiedene Altersgruppen sind wenig standardisiert; folgende Durchschnittswerte von K_G (%/min) wurden beschrieben ($\bar{x} \pm$ SD) (13, 50):

gesunde Nichtdiabetiker (11–60 Jahre)	1,74 ± 0,34 %/min
gesunde Nichtdiabetiker (23–27 Jahre)	2,4 ± 0,85 %/min

gesunde Nichtdiabetiker (63–88 Jahre)	0,99	± 0,21 %/min
Diabetiker	0,54	± 0,20 %/min
Inselzelladenome	≫ 2,4	± 0,20 %/min

Die Beeinflussung des IRI während eines i.v. GTT erreicht bei Gesunden 1–5 Minuten p.i. einen Höchstwert von 344–689 pmol/l (50–100 mE/l) und sinkt nach 40 Minuten wieder in den Bereich des Ausgangswertes ab.

Hungerversuch

Durchführung

Der Versuch einer absoluten Nahrungskarenz sollte zum sicheren Ausschluß eines Hyperinsulinismus für 72 Stunden geplant werden, wobei Blutproben für die simultane Bestimmung von Insulin und Blutglukose 2–3stündlich abzunehmen sind. Bei dieser Vorgangsweise werden bei mehr als zwei Drittel aller Patienten mit Inselzelladenomen binnen 12–36 Stunden hypoglykämische Anfälle beobachtet. Bei Glukosewerten unter 2,2–1,7 mmol/l (400–300 mg/l) soll die Untersuchung abgebrochen werden. Wegen der Gefahr schwerer Hypoglykämien ist eine genaue, auch nächtliche Überwachung der Patienten erforderlich. Stets ist ein venöser Zugang für eine rasche Glukosezufuhr offen zu halten.

Beurteilung

Das immunologisch reagierende Insulin sinkt bei Gesunden während des Hungerversuchs parallel der Blutglukose kontinuierlich ab, bleibt jedoch beim Vorliegen eines Inselzelladenoms konstant oder steigt sogar an. Meßbare Insulinserumspiegel [>34,4 pmol/l (>5 mE/l)] bei gleichzeitigen Blutglukosewerten <1,7 mmol/l (<300 mg/l) sind beim Ausschluß exogener Insulinzufuhr für organischen Hyperinsulinismus diagnostisch.

Tolbutamid-Stimulationstest

Die Verabreichung von Sulfonylharnstoffen führt im akuten Versuch bei Gesunden zu einer raschen Stimulation der Insulinsekretion und konsekutiv zu einem Blutzuckerabfall.

Durchführung

Vor der Durchführung eines Tolbutamidtests ist während drei Tagen eine Kohlenhydratzufuhr von mindestens 250 g erforderlich. Am Untersuchungstag wird dem nüchternen Patienten intravenös 1 g Tolbutamid (Rastinon®) innerhalb von zwei Minuten verabreicht. Kinder erhalten 20 mg je kg Körpergewicht. Blutzuckerbestimmungen erfolgen aus dem Kapillarblut vor sowie 20, 30, 40, 60, 90 und 120 Minuten nach Injektionsbeginn.

Beurteilung

Gesunde Personen reagieren 20 Minuten nach Gabe von Tolbutamid mit einem Blutzuckerabfall auf 80% des Ausgangswertes. Nach 30 Minuten soll die Blutglukose unter 75% des Vorwertes liegen. Bei Diabetikern wird der Tiefstwert der Glukosekonzentration erst nach 60 Minuten oder noch später erreicht. Ein 30-Minuten-Wert über 75% des Ausgangswertes ist mit Sicherheit pathologisch. Bei Verdacht auf Inselzelladenom darf der Tolbutamid-Stimulationstest nur bei einem Nüchternblutzucker über 2,8 mmol/l (500 mg/l) durchgeführt werden, da selbst höhere Ausgangswerte beim Vorliegen eines Inselzelladenoms 30 bis 60 Minuten nach Untersuchungsbeginn auf Werte unter 1,7 mmol/l (300 mg/l) abfallen können. Beim Bestehen eines organischen Hyperinsulinismus wird ferner eine protrahierte Hypoglykämie mit Blutzuckerwerten unter 2,2 mmol/l (400 mg/l) drei Stunden nach Gabe von Tolbutamid beobachtet. Die Insulinwerte müssen vor (–15 und 0 min) sowie 2,5 und 10 Minuten nach i.v. Tolbutamidgabe gemessen werden und erreichen bei Inselzelladenomen Werte >1378 pmol/l (>200 mE/l). Die diagnostische Bedeutung des Tolbutamidtests für den Nachweis eines organischen Hyperinsulinismus ist selbst bei gleichzeitiger Bestimmung von Glukose und immunologisch reagierendem Insulin jener des Hungerversuches nachgeordnet.

Leuzin-Infusionstest (20)

Leuzin, 0,2 g/kg/30 min i.v., führt bei Gesunden zu einem Anstieg des Seruminsulins um 0–193 pmol/l (0–28 mE/l). Die Blutabnahmen für die Bestimmung von Insulin und C-Peptid erfolgen vor (–15 und 0 min) sowie 15, 30, 45, 60 und 90 Minuten nach Infusionsbeginn. 80% der Patienten mit Inselzelladenom zeigen unter diesen Bedingungen ein Ansteigen des IRI bis zu 1378 pmol/l (200 mE/l).

Arginin-Infusionstest (18)

Arginin, 0,5 g/kg/30 min i.v. (maximale Dosis 30 g), führt bei Gesunden sowohl zu einem Anstieg der Serumkonzentration von Insulin um 138–276 pmol/l (20–40 mE/l) als auch von C-Peptid um 0,66–1,66 nmol/l (2–5 µg/l). Die Blutabnahmen für die Bestimmung von Insulin und C-Peptid erfolgen vor (–15 und 0 min) sowie 15, 30, 45, 60 und 90 Minuten nach Beginn der Arginininfusion. Der Test ist auch für die Überprüfung der Insulinrestsekretion bei insulinbehandelten Diabetikern geeignet. Durch Kreuzreaktion des Antikörpers mit allfällig vorhandenem endogenen Proinsulin sind falsch-hohe Werte möglich.

Insulin-Toleranztests (ITT)

Diese Methode ermöglicht die Feststellung einer Unter- und Überempfindlichkeit gegenüber Insulin. Die Verabreichung von wenigstens 250 g Kohlenhydraten je Tag während drei Tagen ist auch hier vor dem Test erforderlich. Die Normalinsulindosis beträgt bei Verdacht auf Überempfindlichkeit (z.B. M. Addison, Hypopituitarismus etc.) 0,05 E/kg und bei Insulinresistenz (z.B. Akromegalie, Hyperkortizimus etc.) 0,3 E/kg Körpergewicht und wird i.v. verabreicht. Blutglukosebestimmungen werden vor sowie 20, 30, 45, 60, 90 und 120 Minuten nach der Insulininjektion durchgeführt. Bei Gesunden (Dosis 0,1 E/kg) sinkt unter diesen Bedingungen die Blutglukose nicht unter 50% des Ausgangswertes ab. Schwere Hypoglykämien infolge Insulinüberempfindlichkeit sind bei M. Addison, Hypopituitarismus und bei herabgesetzter Glukoneogenese (M. Gierke, Leberinsuffizienz) zu erwarten. Eine erhöhte Insulintoleranz besteht bei Diabetes, Akromegalie, Cushing-Syndrom und Phäochromozytom.

Clamp-Untersuchungen

Informationen über das Ausmaß der Glukoseutilisation und der hepatischen Glukoseproduktion werden durch die angegebenen herkömmlichen Funktionstests jedoch nicht gewonnen. Um diesem Mangel abzuhelfen, wurden verschiedene „Clamp-Techniken“ entwickelt. Die Verfahren setzen entweder eine konstante Hyperinsulinämie bei Aufrechterhaltung einer normalen Blutglukose-Konzentration („euglykämische Clamp-Technik“) oder eine künstliche, konstante Hyperglykämie („hyperglykämische Clamp-Technik“) ein, um zu standardisierten Aussagen zu kommen. Genaue Beschreibungen der Methodik liegen vor (6). Beide Techniken dienen im wesentlichen der Beantwortung wissenschaftlicher Fragestellungen und werden in der klinischen Diagnostik nicht verwendet.

Euglykämische Clamp-Technik

Dieses Verfahren hebt die Insulinkonzentration im Blut durch exogene Insulinzufuhr (z.B. 1 mE/kg · min) akut an und hält die Hyperinsulinämie während der gesamten Untersuchungsdauer aufrecht. Parallel dazu wird die Nüchtern-Plasmaglukosekonzentration im arterialisierten Blut einer retrograd punktierten Handrückenvene bestimmt und durch diskontinuierliche Glukoseinfusion innerhalb einer engen Bandbreite (±10%) aufrechterhalten. Während des „steady state“ entspricht die infundierte plus der endogen (hepatisch) produzierten Glukosemenge dem Glukosegesamtverbrauch des Organismus („M“: mg/kg · min). Dieser Wert ist eine Meßgröße der Insulinsensitivität des Organismus (normal: 7 mg/kg · min). Die Bestimmung der hepatischen Glukoseproduktion (HGP, normal: 2 mg/kg · min) erfolgt mittels Tracer-Technik und ist stets dann erforderlich, wenn die induzierte Anhebung der Insulinkonzentration im Serum kleiner als 344 pmol/l (50 mE/l) ist oder eine Insulinresistenz vorliegt, da in diesen Fällen eine inkomplette Unterdrückung der endogenen Glukoseproduktion durch Insulin erfolgt.

Hyperglykämische Clamp-Technik

Dieses Verfahren hebt die aktuelle Blutglukosekonzentration durch exogene Glukosezufuhr um +6,9 mmol/l (1,25 g/l) über den Ausgangswert an und hält die so hervorgerufene Hyperglykämie während des gesamten Untersuchungszeitraums konstant. Während der Untersuchung werden die Insulinkonzentrationen im Plasma als Maß der Insulinsekretion, und die Glukoseutilisationsrate „M" erfaßt. Dies ermöglicht eine Schätzung der endogenen Insulinsekretion unter standardisierten Bedingungen.

Glukagon-Test

Diese Methode erlaubt eine Prüfung der hepatischen Glykogenreserve durch i.v. Verabreichung von 1 mg Glukagon. Blutproben für die Blutzuckerbestimmung werden vor sowie 20, 30, 45, 60, 90 und 120 Minuten p.i. abgenommen. Gesunde Personen zeigen binnen 30 Minuten einen Blutzuckeranstieg von 1,7–5,0 mmol/l (300–900 mg/l). Patienten mit Cirrhosis hepatis oder M. Gierke haben einen verminderten Blutzuckeranstieg. Die Methode ist der Adrenalinbelastung überlegen, die neben Leberglykogen auch Muskelglykogen mobilisiert.

Die Ausschüttung von Insulin wird durch Glukagon stark stimuliert. Der Test eignet sich daher auch für den Nachweis eines organischen Hyperinsulinismus, da in diesem Fall eine stärkere Stimulation erfolgt als bei Gesunden (21).

Diabetikerbetreuung

Der Diabetiker leidet an einer chronischen Erkrankung, die einer ständigen Kontrolle bedarf und entsprechend betreut werden muß. Diese ständige Überwachung darf durch den Patienten nicht nur passiv erfahren werden, sondern er muß durch den Arzt nach Möglichkeit in die Lage versetzt werden, sich selbst zu kontrollieren (59). Dazu gehört, neben einem grundsätzlichen Verständnis der Zusammenhänge zwischen Diät, Nahrungsaufnahme, körperlicher Bewegung und Medikamenten (Insulin und orale Antidiabetika) (66), auch das Wissen um die richtige Durchführung der Bestimmung von Harnzucker (z.B. Clinitest®, Tes Tape®) (s. Bestimmung des Harnzuckers, S. 716), Ketonkörpern im Harn (s. Acetest®, S. 721) und Blutglukose (s. Papierstreifentests, S. 726). Zusätzlich sind regelmäßige Kontrollen von Augenhintergrund, Blutdruck und Eiweißausscheidung im Harn (s. S. 191 ff.) vorzusehen.

Entscheidend für den Erfolg einer Selbstkontrolle durch den insulinabhängigen Diabetiker ist jedoch vor allem die richtige Bestimmung der Blutglukose mehrmals täglich (4×) mittels Teststreifen, allenfalls mit Hilfe eines tragbaren Glukometers. Die Blutglukosemessung sollte dabei stets dann von einer unmittelbaren Korrektur gefolgt sein, wenn der erhobene Wert von dem vom Arzt vorgegebenen Zielbereich abweicht. Entsprechende Richtwerte sind vom ausbildenden Arzt vorzugeben (66). Der Zweck einer derartigen Vorgangsweise ist es, 1. dem insulinabhängigen Patienten eine situationsgerechte und selbständige Änderung der laufenden Therapie anhand aktueller Blutglukosewerte im Sinne einer Selbsttherapie zu ermöglichen und 2. dem Arzt durch Vorlage eines entsprechenden metabolischen Langzeitprotokolls die Beratung des Patienten zu erleichtern. Blutglukosemessungen ohne entsprechende Schlußfolgerungen durch den Patienten sind kostspielig, aber nicht zweckmäßig.

Literatur

1. Abraham CV: Clin Chim Acta (1976) 70: 209. **2.** Bennett PH, in: Rifkin H, Raskin P (eds): Diabetes mellitus. Bowie, Md: Brady Co 1981, Vol V (p 87). **3.** Bergmeyer HU (ed): Methoden der enzymatischen Analyse. Weinheim/Bergstraße: Verlag Chemie 1974, Bd I/II, 3. Aufl. **4.** Beringer A, Waldhäusl W: Acta Diabet Lat (1968) 5: 566. **5.** Bernt E, Bergmeyer HU: Methoden der enzymatischen Analyse. Weinheim/Bergstraße: Verlag Chemie 1974, Vol 2, 3. Aufl (p 1349). **6.** Bratusch-Marrain P: Infusionstherapie und Klinische Ernährung (1984) 11: 4. **7.** Bratusch-Marrain P, Waldhäusl W, Grubeck-Loebenstein B, Korn A, Vierhapper H, Nowotny P: Diabetologia (1981) 21: 387. **8.** Bunn HF, Gabbay KH, Gallop PM: Science (1978) 200: 21. **9.** Bürgi W, Richterich R, Mittelholzer ML, Monstein S: Schweiz Med Wochenschr (1967) 97: 1721. **10.** Christiansen AaH: Horm Metab Res (1973) 5: 147. **11.** Christy M, Green A, Christian B, Kromon H, Nerup J, Platz P, Thomsen M, Ryder LP, Svejgaard A: Diabetes Care (1979) 2: 209. **12.** Colombo JP, Richterich R: Die einfache Urinuntersuchung. Bern: Huber 1977. **13.** Conard V: Acta Gastro Ent Belg (1955) 18: 655, 727, 803. **14.** Constam GR, in: Labhart A (ed): Klinik der inneren Sekretion. Berlin Heidelberg New York: Springer 1971 (p 763). **15.** Cudworth AG: Brit Med Bull (1978) 34: 285. **16.** Cushman SW, Wardzala LJ: J Biol Chem (1980) 255: 4758. **17.** Fajans SS, Conn JW, in: Leibel BS, Wrenshall GA (eds): On the Nature and Treatment of Diabetes. Excerpta Medica 1965 (p 641). **18.** Fajans SS, Floyd JC, Knopf RF, Conn JW: Recent Progr Horm Res (1967) 23: 617. **19.** Fehling H: Arch Physiol Heilk (1848) 7: 64. **20.** Floyd JC, Fajans SS, Knopf RF, Conn JW: J Clin Endocrinol (1964) 24: 747. **21.** Froesch ER, in: Labhart A (ed): Klinik der inneren Sekretion. Berlin Heidelberg New York: Springer 1971 (p 767, 845). **22.** Hagedorn HC, Jensen BM: Biochem Z (1923) 135: 46. **23.** Hallmann L: Klinische Chemie und Mikroskopie. Stuttgart 1966. **24.** Helmreich E, Karpatkin S, Corti CF, in: Whelan NJ, Cameron MF (eds):

Control of Glycogen Metabolism. Ciba Found Symp London 1964 (p 211). **25.** Houssay BA, Biasotti OA, Rietti OD: CR Soc Biol (Paris) (1932) 111: 479. **26.** Hultmann E: Nature (London) (1959) 183: 108. **27.** Illingworth B, Brown DH, Cori CF, in: Whelan WJ, Cameron MP (eds): Control of Glycogen Metabolism. Ciba Found Symp London 1964 (p 107). **28.** Irvine WJ: Recent Prog Horm Res (1980) 36: 509. **29.** Jungas RL, Ball EG: Biochemistry (1963) 2: 383. **30.** Karam JH, Grodsky GM, Forsham PA: Diabetes (1963) 12: 197. **31.** Krahl ME: The Action of Insulin on Cells. New York: Academic Press 1961. **32.** Kuku SF, Jaspan JB, Emmanouel DS, Zeidler A, Katz AI, Rubenstein AH: J Clin Invest (1976) 58: 742. **33.** Labhart A: Klinik der inneren Sekretion. Berlin Heidelberg New York: Springer 1978, 3. Aufl. **34.** Larner J, Rossell-Perez M, Friedman DL, Craig JW, in: Whelan WJ, Cameron MP (eds): Control of Glycogen Metabolism. Ciba Found Symp London 1964 (p 273). **35.** Leybold L, Rick W: Z Klin Chem Klin Biochem (1975) 13: 101. **36.** Lorenz K: Z Klin Chem (1963) 1: 127. **37.** Manchester KL, in: Leibel BS, Wrenshall GA (eds): On the Nature and Treatment of Diabetes. Excerpta Medica 1965 (p 101). **38.** Maurer C, Poppendiek B, in: Bergmeyer HU (ed): Methoden der enzymatischen Analyse. Weinheim/Bergstraße: Verlag Chemie 1974, Bd II, 3. Aufl (p 1518). **39.** Melani F, Rubenstein AH, Oyer PC, Steiner DF: Proc Nat Acad Sci US (1970) 67: 148. **40.** Mellanby J, Williamson DM, in: Bergmeyer HU (ed): Methoden der enzymatischen Analyse, Weinheim/Bergstraße: Verlag Chemie 1974, Bd II, 3. Aufl (p 1887). **41.** Morgan HE, Regen DM, Park CR: J Biol Chem (1964) 239: 369. **42.** Morris DL: Science (1948) 107: 254. **43.** Murphy BEP: Recent Progr Horm Res (1969) 25: 563. **44.** Newsholme CEA, Randle PJ: Biochem J (1969) 80: 655. **45.** Olson RE, Piatnek DA: Ann NY Acad Sci (1959) 72: 466. **46.** Opie LH, Evans JR, Shipp JC: Amer J Physiol (1963) 205: 1203. **47.** Park CR, Morgan HE, Henderson MJ, Regen DM, Cadenas E, Post RL: Recent Progr Horm Res (1961) 17: 493. **48.** Passey RB, Gillum RL, Fuller JB, Urry FM, Giles ML: Clin Chem (1977) 23: 131. **49.** Paul P, Issekutz B: J Appl Physiol (1967) 22: 615. **50.** Pfeiffer EF: Handbuch des Diabetes mellitus I/II. München 1969, 1971. **51.** Richter RHH: Röntgen- und Lab.-Praxis (1961) 14: 103. **52.** Richterich R, Dauwalder H: Schweiz Med Wochenschr (1971) 101: 615. **53.** Richterich R, Colombo JP: Klin Wochenschr (1962) 40: 1208. **54.** Samols E, Marks V: Brit Med J (1963) 5329: 507. **55.** Scherstén B, Fritz H: J Amer Med Ass (1967) 201: 949. **56.** Schmidt FH: Deut Klin Wochenschr (1967) 92: 2025. **57.** Schmidt FH, in: Pfeiffer EF (ed): Handbuch des Diabetes mellitus II. München 1971 (p 913). **58.** Seltzer HS, Allen EW, Herron AL, Brennan MT: J Clin Invest (1967) 46: 323. **59.** Sönksen PH, Judd SL, Lowy C: Lancet (1978) I: 729. **60.** Stahl E: Dünnschichtchromatographie. Berlin Heidelberg New York: Springer 1967. **61.** Steinberg D, in: Rodahl K, Issekutz B (eds). New York: McGraw Hill 1964 (p 127). **62.** Sutherland EW, Øye I, Butscher RW: Recent Progr Horm Res (1955) 21: 623. **63.** Trommer CA: Justus Liebigs Ann Chem (1841) 39: 360. **64.** Trout DL, Estes HE Jr, Friedberg SJ: J Lipid Res (1960) 1: 199. **65.** Vallance-Owen J, in: Leibel BS, Wrenshall GA (eds): On the Nature and Treatment of Diabetes. Excerpta Medica 1965 (p 340). **66.** Waldhäusl W: Diabetologia (1986) 29: 837. **67.** Waldhäusl WK, Bratusch-Marrain P, Gasic S, Korn A, Nowotny P: Diabetologia (1979) 17: 221. **68.** Waldhäusl WK, Beringer A, Schneider W: Geburtsh Frauenheilk (1969) 29: 611. **69.** Westgard JV, Lahmayer BL, Birnbaum ML: Clin Chem (1972) 18: 1334. **70.** WHO Expert Committee on Diabetes mellitus. World Health Organ Tech Rep Ser

727 (1985). **71.** Wilbrandt W, Rosenberg T: Pharmacol Rev (1961) 13: 2. **72.** Williams RH: Textbook of Endocrinology, Philadelphia London Toronto: Saunders 1981, 6. Aufl. **73.** Williamson DH, Mellanby J, in: Bergmeyer HU (ed): Methoden der enzymatischen Analyse. Weinheim/Bergstraße: Verlag Chemie 1974, Bd I, 3. Aufl (p 1883). **74.** Williamson JR: J Biol Chem (1965) 240: 2308. **75.** Wool IG, Gavicchi PH: Proc Nat Acad Sci US (1966) 56: 991. **76.** Wool IG, Stirenalt WS, Kurihara K, Low RB, Bailey Ph, Oyer D: Recent Progr Horm Res (1968) 24: 139. **77.** Yalow RS, Berson SA: Diabetes (1960) 9: 254.

Lipoproteinstoffwechsel

K. Widhalm

Einführung

Hyperlipidämien (Synonym: Hyperlipoproteinämien) sind Zustände, bei denen ein oder mehrere Anteile der Serumlipide (Cholesterin, Triglyzeride oder beide) und ein oder mehrere der diese Lipide transportierenden Lipoproteine vermehrt sind. Ein derartiger Zustand kann durch eine Reihe von verschiedenen metabolischen Veränderungen zustande kommen: Bei den meisten Zuständen sind multiple genetische und/oder exogene Faktoren kausal beteiligt, bei manchen wird die Hyperlipoproteinämie durch einen ganz bestimmten Gendefekt, der den Lipidmetabolismus beeinflussen kann, verursacht. Darüber hinaus haben epidemiologische Studien klar den Beweis erbringen können, daß ein direkter Zusammenhang zwischen der Serum-Cholesterinkonzentration und der Häufigkeit des Auftretens von atherosklerotischen Gefäßveränderungen besteht.

Weiterhin können Abnormalitäten der Plasmalipoproteine mit einer Prädisposition zu neurologischen Erkrankungen und Erkrankungen des Gastrointestinaltraktes (vor allem des Pankreas) assoziiert sein.

Fortschritte der letzten Jahre, die vor allem die Erforschung des Stoffwechsels der Lipoproteine betrafen, haben zu einem besseren Verständnis der verschiedenen Stoffwechselstörungen und somit zu einer verbesserten Diagnose und Therapie der verschiedenen Anomalien beigetragen.

In Mitteleuropa stellen Erkrankungen der Herzkranzgefäße in über 50% der Fälle die Ursache für Todesfälle dar. Beweise für den ursächlichen Zusammenhang zwischen der Koronargefäßerkrankung und der Höhe der Serum-Cholesterinkonzentration sind auf mehreren Ebenen erbracht worden: durch histochemische Befunde an atherosklerotischen Plaques, durch tierexperimentelle Studien, insbesondere an Primaten, durch klinische Beobachtungen bei verschiedenen Formen der familiären Hypercholesterinämie und epidemiologische Daten (4, 5). Die Bedeutung der Hyperlipoproteinämien wurde in den letzten Jahren auch dadurch erheblich unterstrichen, als groß angelegte Interventionsstudien des Lipid Research Clinics Coronary Prevention Trial (LR-CCPPT) klar zeigen konnten, daß eine langfristige Senkung der Gesamtcholesterin- und LDL-Cholesterinkonzentration bei unsymptomatischen Patienten mit Hypercholesterinämie durch diätetische und medikamentöse Maßnahmen mit einer signifikanten Reduktion des kardiovaskulären Risikos verbunden ist. Als Konklusion dieser Studien kann gefolgert werden, daß eine Senkung der Blut-Cholesterinkonzentration um 1% mit einer Reduktion des kardiovaskulären Risikos um etwa 2% einhergeht (7, 8). Diese und andere Befunde bilden

den Grund dafür, daß die für die Entstehung der Atherosklerose erkannten Risikofaktoren im Sinne einer in Richtung Präventivmedizin orientierten Medizin so früh als möglich erkannt werden sollen, um durch eine suffiziente Therapie eine Senkung dieser Risikofaktoren möglichst früh zu erreichen (2).

Physiologie der Plasmalipoproteine (1, 6)

Sowohl Cholesterin als auch Triglyzeride sind als hydrophobe Lipide wasserunlöslich und können somit nur an einen Lösungsvermittler gebunden im Blutplasma transportiert werden. Das Cholesterin wird für den Transport mit langkettigen Fettsäuren verestert, und diese Ester werden im hydrophoben Kern der Plasmalipoproteine verpackt.

Die Hauptlipoproteinklassen werden entsprechend ihrer Mobilität in der Elektrophorese in Chylomikronen, „very low density"-Lipoproteine (VLDL), „low density"-Lipoproteine (LDL), „high density"-Lipoproteine (HDL) unterteilt. Ihre Zusammensetzung ist aus Tabelle 1 ersichtlich. Im Nüchternplasma des Gesunden sind alle Lipoproteine, ausgenommen die Chylomikronen, nachweisbar. Ein Zwischenprodukt zwischen VLDL und LDL stellen die IDL („intermediate density"-Lipoproteine) dar, die beim Gesunden in nur sehr geringen Mengen nachweisbar sind. Hinsichtlich einer potentiellen Atherogenität ist heute gesichert, daß einer erhöhten Gesamtcholesterin- und LDL-Konzentration die größte Bedeutung zukommt. Für VLDL und Triglyzeride (TG) ist dieser Zusammenhang – wenn überhaupt – wesentlich geringer ausgeprägt. Den HDL kommt hingegen eine Schutzfunktion gegen die Atherogenese zu, so daß nur niedrigen HDL-Werten eine Risikoindikatorfunktion zugeschrieben werden kann. Diese Tatsache unterstreicht jedoch ganz besonders die Bedeutung der Bestimmung der einzelnen Lipoproteinfunktionen, um eine individuelle Risikobeurteilung vornehmen zu können.

Charakteristika der Lipoproteine

Zusammensetzung	Chylomikronen	VLDL	LDL	HDL
Protein %	0,5–2,0	12	25	50
Lipid %	98–99,5	88	75	50
Hauptlipidkomponente	TG	TG	Cholesterin	Cholesterin u. Phospholipide
Syntheseort	Darm	Leber und Darm	Endprodukt von VLDL	Leber und Darm
Elektrophoretische Mobilität	Start	Prä-β	β	α
Funktion	Transport exogener TG	Transport endogener TG	Cholesterintransport zu peripheren Geweben	Transport von Cholesterin von der Peripherie zur Leber

Tab. 1

Lipoproteinstoffwechsel

Ein vereinfachtes Schema des Lipoproteinstoffwechsels ist auf Abbildung 1 dargestellt. Zunächst werden im Dünndarm als Folge der Fettresorption große triglyzeridreiche Partikel (Chylomikronen) produziert. Diese Partikel finden sich – wie erwähnt – normalerweise nicht im Nüchternplasma (12-14-stündiges Fasten erforderlich) und werden durch Einwirkung der Lipoproteinlipase, die durch Apolipoprotein C II aktiviert wird und die hepatische Lipase zu Chylomikron-Remnants abgebaut. Während dieses Prozesses werden Triglyzeride von den Chylomikronen durch Lipolyse abgespalten und zu freien Fettsäuren abgebaut. Manche Bestandteile der Chylomikronen (Apolipoprotein A I und A II, C-Apolipoproteine und Phospholipide) werden zu HDL-Partikeln transferiert und manche HDL-Bestandteile (Apolipoprotein E und Cholesterinester) werden umgekehrt zu den Chylomikronen transferiert. Die Chylomikronen-Remnants enthalten Apolipoprotein B 48 und E und werden von der Leber mit Hilfe der B-/E-Rezeptoren aufgenommen. Diese Rezeptoren werden wahrscheinlich durch Art und Menge der zugeführten Nahrungsfette bzw. der zugeführten Cholesterinmenge reguliert; ihre Aktivität nimmt mit zunehmendem Alter ab. Apo E ist zur Aufnahme der Chylomikronen-Remnants notwendig, wohingegen Apolipoprotein C 3 diesen Prozeß hemmen kann.

Die Synthese von VLDL erfolgt in der Leber, ist bei übergewichtigen Personen erhöht und wird ebenso teilweise durch Diät und Hormone beeinflußt, jedoch durch die Aufnahme der Chylomikronen-Remnants in der Leber gehemmt. VLDL, Triglyzeride und Phospholipide werden durch Einwirkung der Lipoproteinlipase und der hepatischen Lipase hydrolysiert, wobei einige VLDL-Bestandteile (Apo E und Apo C) zu HDL transferiert werden, während Apoprotein B 100 im Partikel verbleibt. Das Endprodukt des Stoffwechsels der VLDL stellen die LDL-Partikel, Haupttransportvehikel für Cholesterin, dar. Der Hauptproteinbestandteil der LDL ist Apolipoprotein B 100; LDL können sowohl durch rezeptorabhängige als auch durch rezeptorunabhängige Mechanismen abgebaut werden. Nach Bindung von LDL an den Apo-B-Rezeptor werden LDL in die Zelle aufgenommen und abgebaut, worauf das freiwerdende Cholesterin die Aktivität der 3-Hydroxy-3-Methylglutarylcoenzym-A-Reduktase, die ihrerseits die intrazelluläre Cholesterinsynthese limitiert, hemmt.

Die Produktion der HDL erfolgt sowohl in der Leber als auch im Darm. HDL fungieren als Akzeptoren für Lipidbestandteile, speziell für freies Cholesterin aus verschiedenen Geweben. Ferner stellen die HDL das Substrat für die Lezithin-Cholesterolazyltransferase dar, die den Umbau

Schema des Cholesterinstoffwechsels beim Menschen

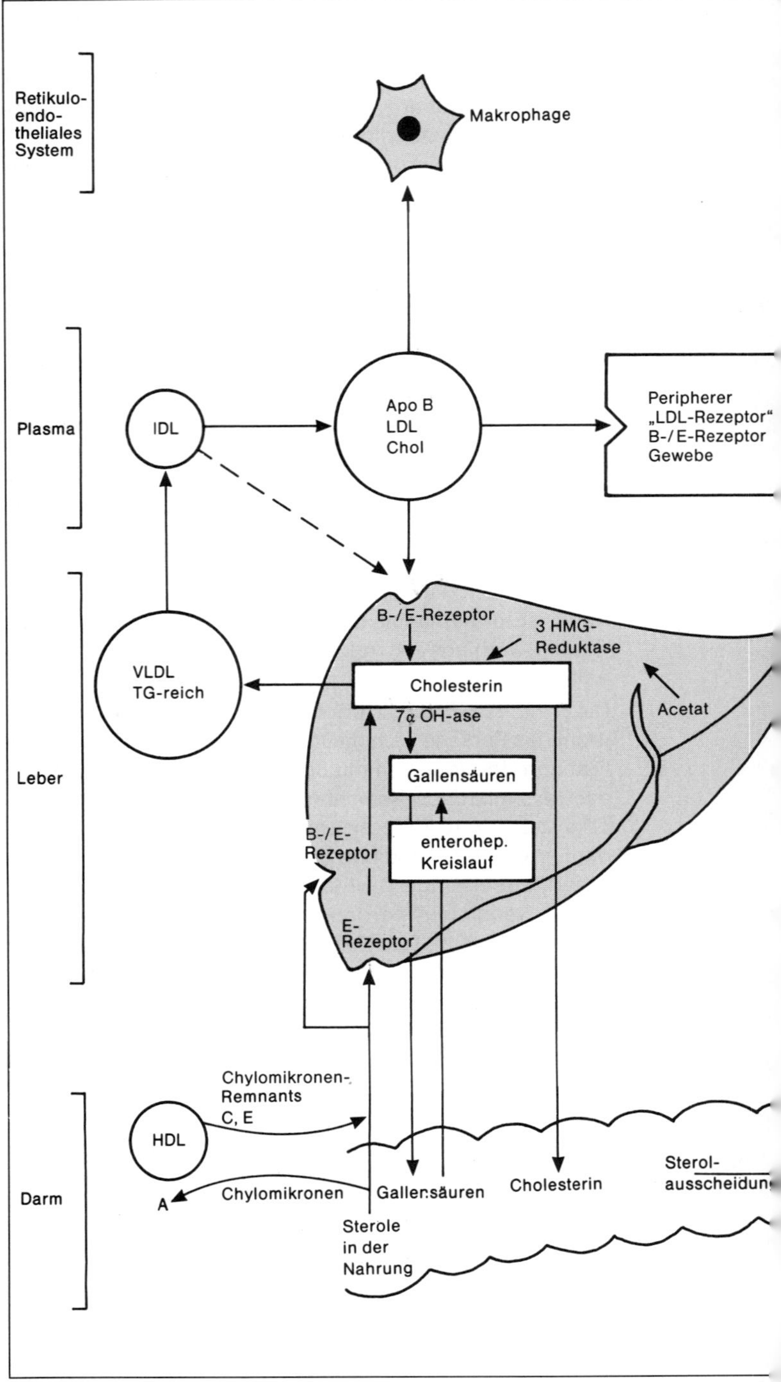

Abb. 1: Modifiziert nach Packard und Sheperd (1985).

von freiem Cholesterin zu Cholesterinestern und von Lezithin zu Lysolezithin bewerkstelligt. Cholesterinester werden von den HDL zu anderen Lipoproteinen transferiert, teilweise unter Einwirkung eines Cholesterinestertransferproteins. Dieser Prozeß wiederum stellt Partikel für triglyzeridverarmte Bestandteile – wie für Chylomikronen-Remnants – dar.

Die Hauptproteinbestandteile der HDL sind Apolipoprotein A I und A II. Apo-A-I wird bei Frauen in höherem Maße als bei Männern produziert und kann durch Verabreichung von Östrogenen weiter erhöht werden. Die höheren HDL-Konzentrationen bei Frauen kommen vorwiegend durch eine vermehrte HDL_2-Fraktion zustande. Sowohl die Leber als auch die Niere stellen Hauptabbauorte für HDL dar, überdies wird ein HDL-Rezeptor in verschiedenen Geweben vermutet. Sind nun Plasmalipoproteine vermehrt oder in abnormer Zusammensetzung vorhanden, werden sie von verschiedenen „Scavenger"-Zellen in verschiedenen Geweben aufgenommen, wodurch die Entstehung von Xanthomen, Lymphknotenvergrößerungen oder Hepatosplenomegalie hervorgerufen werden kann. Charakteristika und Funktionen der wichtigsten Apolipoproteine sind in der Tabelle 2 dargestellt.

olipo-tein	Molekulargewicht · 10^{-3}	Syntheseort	Serumkonzentration (mg/dl)	Funktion
	28,3	Darm, Leber	100–150	Kofaktor der Lezithin-Cholesterin-Acyltransferase; Strukturprotein von HDL
	17	Darm, ? Leber	30– 50	Phospholipid-bindende Eigenschaften; Strukturprotein von HDL
V	~ 46	Darm	15	unbekannt
00	549	Leber	80–100	intrazellulärer Aufbau oder transzellulärer Transport von VLDL; Rezeptorinteraktion (LDL) mit „Apoprotein B-/E-Rezeptorzellen"
8	~265	Darm, ? Leber	?	intrazellulärer Aufbau oder transzellulärer Transport von Chylomikronen und VLDL; Rezeptorinteraktion mit „Apoprotein B-/E-Rezeptorzellen"?
	6,5	Leber	< 10	Kofaktor der Fettgewebslipoproteinlipase (insbesondere gesättigte Fettsäuren)
	8,8	Leber	3– 8	Kofaktor der Fettgewebslipoproteinlipase
$I_{0,1,2}$	8,9	Leber	8– 15	unbekannt
	20	?	10	unbekannt; fragliche Rolle in LCAT-Reaktion und Cholesterinester-Stoffwechsel
	~ 34	Leber	3– 5	Rezeptorinteraktion mit „Apo B-/E-Rezeptorzellen" und mit hepatischem Apo-E-Rezeptor; Inhibitor der Fettgewebslipoproteinlipase?

2

Untersuchung des Patienten

Für die Untersuchung von Cholesterin, Triglyzeriden und HDL-Cholesterin aus Blutproben sollte der Patient im Falle von Screening-Untersuchungen 12-14 h nüchtern sein.

Hat der Patient in einem kürzeren Abstand vor der Blutabnahme eine Mahlzeit zu sich genommen, sind Cholesterin und HDL-Cholesterin kaum verändert, Triglyzeride jedoch meist deutlich höher als beim fastenden Patienten.

Hyper- oder Hypolipidämien werden üblicherweise dann diagnostiziert, wenn die entsprechenden Werte über der 90. oder unterhalb der 10. Percentile für das entsprechende Alter liegen. Die altersentsprechenden Referenzwerte für Cholesterin, Triglyzeride und Lipoprotein-Cholesterin und die Angaben für die 10., 50. und 90. Percentile in Abhängigkeit vom Lebensalter sind in der Tabelle 3 dargestellt.

Für die approximative Berechnung der LDL-Cholesterinkonzentration ist in vielen Fällen (sofern Triglyzeride unterhalb 400 mg/dl liegen) die Anwendung der sogenannten Friedewald-Formel geeignet: Dabei werden zunächst VLDL-Cholesterin als Triglyzeride/5 berechnet, danach, nach Bestimmung von HDL-Cholesterin, die LDL-Cholesterinkonzentration; LDL-Chol = Gesamt-Chol-(VLDL-Chol + HDL-Chol).

Referenzwerte für Plasmalipide und Lipoprotein-Cholesterin-Konzentration (mg/dl)

	Chol.			TG			VLDL			LDL			HDL		
	10	50	90	10	50	90	10	50	90	10	50	90	10	50	90
♂ 0–14	127	155	190	33	55	90	2	7	15	70	90	120	40	55	70
15–19	120	146	183	43	69	120	3	12	23	68	93	123	34	46	59
20–24	130	165	204	50	86	165	5	12	24	73	101	138	32	45	57
25–29	143	178	227	54	95	199	6	15	31	75	116	157	32	44	58
30–34	148	190	239	58	104	213	8	18	36	88	124	166	32	45	59
35–44	160	200	250	62	115	250	8	20	45	95	133	175	31	43	60
45–54	170	210	260	68	124	250	10	20	45	106	142	185	32	45	60
55–64	170	210	260	68	120	235	5	17	36	105	144	190	33	47	67
65–70 u. darüber	170	210	258	64	112	210	3	15	35	104	145	190	33	48	72
♀ 0–14	130	160	190	40	60	100	2	10	20	73	95	125	40	52	66
15–19	126	154	190	44	66	107	4	11	20	67	93	127	38	51	68
20–29	134	165	205	42	65	115	4	11	22	68	100	138	38	52	70
30–34	139	172	213	44	69	123	2	9	20	76	108	142	40	50	71
35–39	147	182	225	46	73	137	3	13	26	81	116	161	38	52	74
40–44	154	191	235	51	82	155	5	12	26	89	120	164	39	55	78
45–49	161	199	247	53	87	171	4	14	32	90	127	173	39	56	78
50–54	172	215	268	59	97	186	4	14	32	102	141	192	40	59	77
55–64	185	228	281	64	105	204	4	15	35	104	150	203	40	59	84
65–	183	228	280	68	112	204	3	14	35	105	150	200	38	60	80

Umrechnungsfaktor für Cholesterin mg/dl → mmol/l · 0,259
Umrechnungsfaktor für Triglyzeride mg/dl → mmol/l · 0,0114

Tab. 3

Bei der Interpretation von individuellen Patientendaten muß darauf hingewiesen werden, daß epidemiologische Untersuchungen eindeutig zeigen, daß die optimale Cholesterinkonzentration unter einem Wert von 200 mg/dl liegt. Erhöhte Werte (wenn sie auch in der durchschnittlichen Bevölkerung häufig vorkommen) sind eindeutig mit einem erhöhten Risiko für Koronargefäßerkrankungen etc. assoziiert. Darüber hinaus konnte gezeigt werden, daß erhöhte LDL-Chol- und erniedrigte HDL-Chol-Konzentrationen unabhängige Risikofaktoren für die frühzeitige Koronargefäßerkrankung darstellen. Neuere Daten weisen darauf hin, daß Apo-A-I-Konzentrationen und Apo-B-Konzentrationen bessere Indikatoren für die Beurteilung der Risikokonstellation darstellen als HDL- und LDL-Cholesterin. Somit kann gefolgert werden, daß in Zukunft die Messung dieser Apolipoproteine die Lipoprotein-Cholesterinbestimmungen bei der Beurteilung des kardiovaskulären Risikos ersetzen kann. In jedem Fall muß vor der Diagnose einer primären Lipoproteinstoffwechselstörung eine *Ursache für eine sekundäre Hyperlipoproteinämie* ausgeschlossen werden.

Hypercholesterinämien können sowohl durch die Ernährungsgewohnheiten, bei denen große Mengen von Cholesterin und gesättigtem Fett zugeführt werden, als auch durch Hypothyreose, Lebererkrankungen, Nierenerkrankungen, Porphyrien, Dysproteinämien verursacht werden. Hypertriglyzeridämien kommen häufig bei Übergewicht, schlecht eingestelltem Diabetes mellitus, Alkoholabusus, eingeschränkter Nierenfunktion, Lupus erythematodes, Glykogenspeicherkrankheiten und als Nebeneffekte zahlreicher medikamentöser Therapie (Kontrazeptiva, Östrogene, Betablocker etc.) vor.

Lipoproteinstoffwechselstörungen (1,3,6).

Lipoproteinanomalien können grundsätzlich in folgende Kategorien unterteilt werden: Hypercholesterinämie und Hypertriglyzeridämie, milde Hypertriglyzeridämie, schwere Hypertriglyzeridämien (über 1000 mg Triglyzeride/dl), Hypolipidämien und HDL-Defizienzen.

Eine isolierte Hypercholesterinämie ist meist durch erhöhte LDL-Werte (klassische II A-Hyperlipoproteinämie nach Fredrickson) verursacht, kann jedoch manchmal auch mit einer erhöhten HDL-Konzentration (Hyper-Alpha-Lipoproteinämie) verbunden sein. Die Kombination zwischen Hypercholesterinämie und Hypertriglyzeridämie ist meist durch eine Vermehrung von VLDL und LDL bedingt (Typ II-B-Hyperlipoproteinämie) und kann gelegentlich durch erhöhte Mengen von abnorm wandernden β-VLDL (Typ III-Hyperlipoproteinämie) oder vermehrte VLDL-Konzentrationen (Typ IV-Hyperlipoproteinämie) verursacht sein.

Mäßige Hypertriglyzeridämien sind fast ausschließlich bedingt durch Erhöhung von VLDL (Typ IV-HLP), während *schwere Hypertriglyzeridämien* meist durch eine Vermehrung von Chylomikronen und VLDL (Typ V) oder durch alleinige Vermehrung von Chylomikronen (Typ I) oder durch Vermehrung von Beta-VLDL (Typ III) zustandekommen.

Hypolipidämien sind meistens dadurch gekennzeichnet, daß sowohl VLDL als auch LDL vermindert sind; sie können jedoch auch durch eine deutliche Verminderung von

HDL gekennzeichnet sein. Durch Fortschreiten der Kenntnisse auf dem Gebiet des Lipoprotein- und Apoproteinstoffwechsels kann die Diagnostik von seltenen Lipoproteinstoffwechselstörungen heute in Speziallaboratorien durchgeführt werden. Dazu sind meist spezielle Labormethoden (Ultrazentrifugation, isoelektrische Fokussierung, DNA-Analysen etc.) notwendig. Für die *Klinik* und *Routinediagnostik* ist in den meisten Fällen *die Bestimmung* von *Gesamtcholesterin, Gesamttriglyzeriden* und *HDL-Cholesterin* und allenfalls die Anwendung einer Lipoproteinelektrophorese (zum Nachweis von Chylomikronen bzw. abnorm wandernden Lipoproteinen) gut geeignet. Bei auffälliger Familienanamnese (kardiovaskuläre Erkrankungen vor dem 55. Lebensjahr) und bei mit den vorgenannten Methoden bestimmten normolipämischem Lipoproteinmuster ist die Suche nach seltenen Lipoproteinstoffwechselstörungen (Hyperapo-B-Lipoproteinämie etc.) angezeigt.

Hyperchylomikronämie (Typ I-bzw. Typ V-Hypercholesterinämie)

Erhöhte Plasmatriglyzeridkonzentrationen (> 1000 mg/dl) bei fastenden Patienten können mit rezidivierenden Pankreatitiden, Hepatosplenomegalie, Augenhintergrundveränderungen und eruptiven Xanthomen verbunden sein. Schwere Hypertriglyzeridämien (hervorgerufen durch Chylomikronen) beim Kind oder beim normalgewichtigen, nichtdiabetischen jungen Erwachsenen, können durch eine familiäre Defizienz des die Lipoproteinlipase aktivierenden Apolipoprotein C II bedingt sein. Die Behandlung dieser seltenen Fettstoffwechselstörungen besteht in einer extremen Fettrestriktion unter 10-20% der Gesamtenergiezufuhr; gelegentlich kann die Verabreichung von mittelkettigen Triglyzeriden von Nutzen sein.

Schwere Hypertriglyzeridämien, die durch Vermehrung von VLDL und Chylomikronen (Typ V-HLP) bedingt sind, kommen beim Erwachsenen nicht selten vor, sofern hochgradiges Übergewicht bzw. Hyperurikämie oder Diabetes mellitus vorliegen. Übermäßiger Alkoholkonsum, die Verabreichung von Östrogenen und eine eingeschränkte Nierenfunktion können diesen Zustand verstärken. Häufig treten Pankreatitis und eruptive Xanthome auf, viele Patienten mit Typ V-HLP weisen ein seltenes Apo-E-Lipoproteinmuster (E 4-Konstellation) auf.

Die *Behandlung* der *Typ V-HLP* besteht in Alkoholentzug und *strenger Fettrestriktion*. Als Medikament werden Nikotinsäure und gelegentlich Gemfibrozil eingesetzt.

Typ III-Hyperlipoproteinämie

Bei der Typ III-HLP sind sowohl Cholesterin als auch Triglyzeride erhöht; die Ursache ist die Vermehrung eines cholesterinreichen, pathologisch zusammengesetzten VLDL-Partikels. Diese ß-wandernden VLDL können in der Lipoproteinelektrophorese entdeckt werden; die Labordiagnose erfolgt dadurch, daß das Verhältnis VLDL-Chol/Triglyzeriden größer als 0,3 ist (üblicherweise niedriger als 0,25). Solche Patienten haben eine deutlich verstärkte Rate an kardiovaskulären Erkrankungen und peripheren Gefäßerkrankungen, weisen oft eine gestörte Glukosetoleranz oder eine Hyperurikämie auf. Die meisten Patienten mit Typ III-HLP sind homozygot für Apolipoprotein E 2; eine isoelektrische Fokussierung und die Bestimmung des Apo-E-Isomusters sind zur Diagnostik der Typ III-HLP heute praktisch unerläßlich.

Die Therapie der Typ III-HLP besteht in einer Energierestriktion, Vermeidung von Alkohol und Cholesterinrestriktion. Medikamentös wird häufig mit Nikotinsäure oder Fibraten behandelt.

Typ IV-Hyperlipoproteinämie (VLDL ↑)

Die Typ IV-HLP ist häufig und erscheint erst meist im Erwachsenenalter. Viele Patienten mit dieser Erkrankung sind übergewichtig, Diabetiker oder haben eine Hyperurikämie; sie weisen jedoch meist keine Xanthome auf. Diese Lipoproteinstoffwechselstörung kann durch mäßigen Alkoholkonsum hervorgerufen, aber auch durch Streß, Östrogene und andere Medikamente induziert werden. Vom genetischen Standpunkt können 2 Typen unterschieden werden:

Die *familiäre, kombinierte Hyperlipidämie* und die *familiäre Hypertriglyzeridämie*. Die familiäre Hypertriglyzeridämie ist eine häufige, autosomal dominante Erkrankung mit mäßiger Hypertriglyzeridämie (durch erhöhte VLDL-Konzentrationen, normale LDL-Werte und meist erniedrigte HDL-Werte). Der molekulare Defekt ist bis heute unbekannt, das Risiko für koronare Gefäßerkrankungen scheint relativ gering zu sein. Metabolisch ist sowohl eine erhöhte VLDL-Synthese als auch ein verminderter VLDL-Abbau festzustellen.

Die Behandlung besteht in einer Energieeinschränkung, Reduktion von Übergewicht, Vermeidung von Alkohol, Restriktion der Kohlenhydrate, des Cholesterins und der gesättigten Fette. Gelegentlich werden bei sehr niedrigen HDL-Werten auch Nikotinsäurederivate und Fibrate angewandt.

Typ II-Hyperlipoproteinämie (LDL ↑)

Eine Hypercholesterinämie, die durch Vermehrung von LDL-Partikeln zustande kommt, kann sekundär (z. B. bei Hypothyreose) vorkommen oder durch eine *familiäre kombinierte Hyperlipidämie* oder die *familiäre Hypercholesterinämie (FH)* bedingt sein.

Die *familiäre kombinierte Hyperlipidämie* ist eine relativ häufige, autosomal dominant vererbte Erkrankung, bei der in einer Familie verschiedene Lipoproteinmuster vorkommen können. Etwa ein Drittel der Erkrankten weist lediglich eine Hypercholesterinämie auf, ein Drittel eine Hypertriglyzeridämie und ein weiteres Drittel eine Hypercholesterinämie und eine Hypertriglyzeridämie (Typ II b). Patienten mit kombinierter HLP können LDL-Partikel aufweisen, die einen erhöhten Apo-B-Gehalt haben, so daß die Apo-B-Messung zur Diagnose dieser Erkrankung von großem Vorteil ist.

Patienten mit familiärer kombinierter Hyperlipidämie weisen ein eindeutig erhöhtes kardiovaskuläres Risiko auf, können fallweise übergewichtig sein, haben jedoch selten Xanthome. Die Therapie besteht in einer fettarmen, cholesterinarmen Diät, gelegentlich werden Nikotinsäure und Fibrate eingesetzt.

Patienten mit *familiärer Hypercholesterinämie* (eine häufige, autosomal kodominante Stoffwechselstörung, die bereits im frühen Kindesalter manifest wird) haben ausschließlich vermehrte LDL-Werte (Typ II A). Nur gelegentlich sind dabei auch VLDL-Partikel (Typ II B) anzutreffen. Die heterozygote FH ist mit einer Inzidenz von 1 auf 500 die häufigste Stoffwechselerkrankung überhaupt, wohingegen die homozygote FH mit einer Inzidenz von 1:1 000 000 extrem selten ist. Die Koronargefäßerkrankung bei Heterozygoten wird meist ab der 3. bis 5. Lebensdekade manifest, etwa 5% der Myokardinfarkte vor dem 60. Lebensjahr sind auf eine FH zurückzuführen. Gelegentlich sind ein Arcus lipoides corneae bzw. tendinöse Xanthome bei Heterozygoten anzutreffen. Die Erkrankung kommt durch einen defekten LDL-Rezeptor, eine Verarmung an LDL-Rezeptoren oder eine Störung bei der LDL-Internalisation zustande.

Heterozygote Patienten für familiäre Hypercholesterinämie können mit einer strengen Diät (cholesterinarm, fettarm) oder mit medikamentöser Therapie (Harze, wie Cholestyramin, Cholestipol oder Niacin) behandelt werden. Neuerdings sind beeindruckende Therapieerfolge mit einer Substanz, die direkt in die Synthese des intrazellulären Cholesterinstoffwechsels eingreifen kann, berichtet worden (Lovastatin, Mevacor).

Die Behandlung der homozygoten FH ist meist schwierig, da diese Patienten auf Diät und Medikamente kaum ansprechen. So werden heute aggressive Therapieverfahren (portokavaler Shunt, wiederholte Plasmapheresen bzw. LDL-Apheresen) angewandt. In seltenen Fällen kann eine Lebertransplantation unumgänglich werden.

Hypolipidämien

Sehr niedrige Plasmawerte für Cholesterin und Triglyzeride können bei Patienten mit Malabsorption, Kachexie, aber auch bei angeborenen Stoffwechselstörungen vorkommen. Deren wichtigste ist die sogenannte *A-Beta-Lipoproteinämie* (autosomal rezessiv) oder die *homozygote Hypo-Beta-Lipoproteinämie* (autosomal kodominant). Bei diesen Erkrankungen findet man meist eine Akanthozytose und eine Malabsorption für Fette; im Plasma sind Apo-B-haltige Lipoproteine (VLDL und LDL) praktisch nicht nachweisbar. Darüber hinaus sind Ataxien, eine Retinitis pigmentosa und Augenveränderungen bekannt. Der zugrundeliegende Defekt bei diesen Erkrankungen liegt in der Unfähigkeit des Stoffwechsels, Apolipoprotein B 100 und B 48 zu synthetisieren. Die Behandlung derartiger Patienten beinhaltet die Verabreichung von großen Mengen von Vitamin A bzw. Vitamin E, um die Entwicklung bzw. das Fortschreiten von neurologischen Symptomen hintanzuhalten.

HDL-Defizienzen

Verminderte Werte von HDL sind als genetisch bedingte Defizienzen von HDL bekannt geworden; die häufigste ist die sogenannte *familiäre Hypo-Alpha-Lipoproteinämie*, die durch eine sehr niedrige HDL-Cholesterinkonzentration (unterhalb der 10. Percentile) und eine autosomal dominante Vererbung gekennzeichnet ist. Der genetische Defekt ist bis heute unbekannt.

Literatur

1. Assmann G: Lipidstoffwechsel und Atherosklerose. Stuttgart: Schattauer Verlag 1982. **2.** Consensus Conference. Lowering blood cholesterol to prevent heart disease. JAMA (1985) 253: 2080. **3.** Hoeg JM, Gregg RE, Brewer HB: An approach to the management of hyperlipoproteinemia. JAMA (1966) 255: 512. **4.** Keys A, Aravanis C, Blackburn H et al: Probability of middle-aged men developing coronary heart disease in five years. Circulation (1972) 45: 815. **5.** Pooling Project Research Group: Relationship of blood pressure, serum cholesterol, smoking habit, relative weight and ECG abnormalities to incidence of major coronary events: Final report of the pooling project. J Chron Dis (1978) 31: 201. **6.** Schaefer EJ, Levy R J: Pathogenesis and management of lipoprotein disorders. N Engl J Med (1985) 312: 1300. **7.** The Lipid Research Clinics Coronary Primary Prevention Trial Results I. Reduction in incidence of coronary heart disease. JAMA (1984) 251: 351. **8.** The

Lipid Research Clinics Coronary Primary Prevention Trial Results II. The relationship of reduction in incidence of coronary heart disease to cholesterol lowering. JAMA (1984) 251: 365.

Porphyrinstoffwechsel

P. Pils

Einführung

Porphyrine sind ubiquitär in der Natur vorkommende, zyklische Tetrapyrrole, die sich durch chelatgebundene Metalle und die Wandlungsfähigkeit der Elektronenverteilung maßgeblich an der biologischen Oxydation und dem Sauerstofftransport beteiligen (Häm, Chlorophyll, Zytochrome etc.). Aus einfachen Bausteinen des Intermediärstoffwechsels wird das Porphyringerüst des Hämmoleküls vorwiegend in der Leber und den Blutzellen des Knochenmarks synthetisiert (Abb. 1). Der Syntheseweg kann durch eine Reihe von primären, vorwiegend hereditären Störungen (Porphyrien im engeren Sinn) oder von exogenen Noxen dergestalt verändert werden, daß vermehrt physiologisch vorkommende Zwischenprodukte oder fehlsynthetisierte Vorstufen im Rahmen der Krankheit anfallen.

Der qualitative und/oder quantitative Nachweis dieser Porphyrinstoffwechselprodukte in Harn, Stuhl und Blut stellt die Grundlage der laborchemischen Diagnostik der Porphyrien dar.

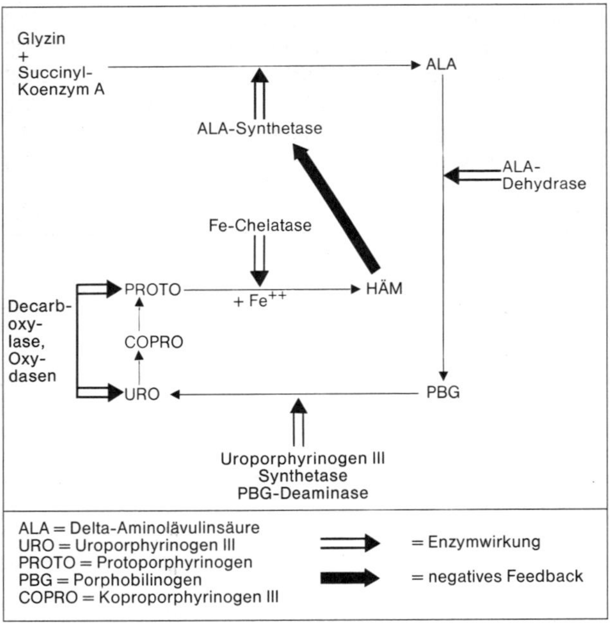

Abb. 1: Synthese des Porphyrin- bzw. Hämmoleküls.

Systematik und Klinik der Porphyrien

Nach dem hauptsächlichen Bildungsort der vermehrten Porphyrinvorstufen werden hepatische und erythropoietische Porphyrien unterschieden (Tab. 1). Klinisch manifestieren sich die Störungen des Porphyrinstoffwechsels vorwiegend durch bullöse Hautveränderungen mit narbiger, mutilierender Abheilung und/oder durch sogenannte „akute Porphyrieattacken“ mit heftigen, abdominellen Krämpfen, Lähmungen oder psychischen Alterationen.

Symptomatik der Porphyrien

	Akute Porphyrieattacke	Hautveränderung
Erythropoietische Porphyrien		
Günthersche Erkrankung	0	+
Erythropoietische Protoporphyrie[1]	0	+
Erythropoietische Koproporphyrie	0	+
Hepatische Porphyrien		
Akute intermittierende Porphyrie[1]	+	0
Porphyria variegata	+	+
Hereditäre Koproporphyrie[1]	+	+
Porphyria cutanea tarda[1]	0	+
Sekundäre Porphyrien		
Plumbismus[1]	+	0

[1] für Mitteleuropa relevante Erkrankungen

Tab. 1

Eine besondere Bedeutung kommt der chronischen Bleivergiftung aus arbeitsmedizinischer Sicht zu: die regelmäßige Kontrolle der Porphyrinausscheidung im Harn bleiexponierter Personen erlaubt die rechtzeitige Erkennung der drohenden Intoxikation, deren Symptome der Porphyrieattacke ähneln.

Laboratoriumsdiagnostik

Ziel der laborchemischen Untersuchungen ist die Feststellung bzw. der Ausschluß der in Tabelle 2 angeführten klinisch relevanten Störungen des Porphyrinstoffwechsels.

sscheidungsmuster der Metaboliten bei klinisch relevanten, manifesten Störungen des rphyrinstoffwechsels
gen der Bedeutung der Familienuntersuchung bei akuter intermittierender Porphyrie wurde die ente Phase gesondert aufgeführt [modifiziert nach Meyer (6) und Tschudy (7)].

rankung	Harn				Stuhl			Erythrozyten
	ALA	PBG	URO	COPRO	URO	COPRO	PROTO	PROTO
thropoietische toporphyrie	N	N	N	N	N	N-+	+++	+++
ute intermittierende phyrie latent	(+)	+	+	+	N	(+)	(+)	N
manifest	+++	+++	++	+	(+)	(+)	(+)	N
editäre oroporphyrie	+++	+++	++	+++	N	+++	N	N
phyria cutanea da	N	N	+++	+++		+++	N	N
mbismus	+++	N		+++	N	N	N	+++

= normal +-+++ = leicht bis stark erhöht ( ) = gelegentlich
A = Delta-Aminolävulinsäure PBG = Porphobilinogen URO = Uroporphyrin
PRO = Koproporphyrin PROTO = Protoporphyrin

2

Porphobilinogen im Harn mittels des Screening-Tests nach Watson und Schwartz

Dieser besonders in der angelsächsischen Literatur empfohlene Schnelltest zum Nachweis der erhöhten Harnporphobilinogenkonzentration erlaubt mit geringem Aufwand und hoher Treffsicherheit die Diagnose der akuten Porphyrieattacke im Rahmen einer hepatischen Porphyrie und hilft damit, bei dramatischer klinischer Symptomatik therapeutische Fehlentscheidungen zu vermeiden.

Die hier empfohlene Modifikation (7) dürfte sich bewährt haben: 1 ml Frischharn wird mit 1 ml Ehrlichs Reagens (0,24 g Ehrlichs Aldehyd / 100 ml 7 M HCl) versetzt. Die Probe ist *positiv*, wenn in 5–15 Sekunden bereits die charakteristische Farbe, helles Kardinalsrot, auftritt.

Positives Ergebnis

Akute intermittierende Porphyrie
Porphyria variegata
Hereditäre Koproporphyrie

Achtung: Zum Ausschluß anderer, lediglich mit Säure reagierender Chromogene sollte als Vergleich eine Frischharnprobe des Patienten mit 7 M HCl versetzt und die eventuell auftretende Farbreaktion der ersten Probe gegenübergestellt werden.

Gesamtporphyrine

Quantitative Bestimmung der Gesamtporphyrine im Harn

Hier hat sich besonders die Methode der Anionen-Austauscher-Chromatographiesäulen (Bio-Rad®, München) bewährt. Die Einmal-Harzsäule wird mit der Harnprobe beschickt, die Porphyrine mit Salzsäure eluiert und spektrophotometrisch quantitativ bestimmt. Durch Beurteilung des Extinktionsmaximums kann zusätzlich ein qualitativer Hinweis für das Überwiegen der Uro- oder Koproporphyrinkomponente erlangt werden. Die Methode ist für Serienuntersuchungen geeignet.

Ergebnis

Normalbereich bis 366 nmol/l (0,15 mg/l) Frischharn

Qualitative Auftrennung der Porphyrine im Harn (1, 2)

Die Porphyrine in 100 ml Harn werden bei pH 3,5 an Talk adsorbiert, verestert, mit Essigsäureäthylester und Chloroform extrahiert und dünnschichtchromatographisch durch ein Kerosen-Chloroform-Gemisch nach Anzahl der COOH-Gruppen der jeweiligen Synthesezwischenstufen getrennt.

Ergebnis

Diese zeitaufwendige, aber präzise Methode erlaubt die Darstellung sämtlicher sogenannter „Zwischenporphyrine", wie sie besonders bei der Porphyria cutanea tarda nachzuweisen sind. Im Harn von Normalpersonen ist üblicherweise keine Rotfluoreszenz nachweisbar, doch wird gelegentlich eine zartrosa Fluoreszenz im Koproporphyrinbereich beobachtet, ohne daß diesem Befund ein Krankheitswert beigemessen werden kann.

Delta-Aminolävulinsäure (ALA) und Porphobilinogen (PBG)

Quantitative Bestimmung im Harn. Hier setzte sich die Methode mit Einmal-Chromatographiedoppelsäulen (Bio-Rad®, München) durch. ALA und PBG im Frisch- oder Sammelharn (gekühlt gesammelt) werden an Dowex-Harz gebunden und sodann eluiert. ALA wird mit Azetyl azeton bei 100°C zyklisiert und ebenso wie PBG mit Ehrlichs Reagens versetzt und kolorimetrisch bestimmt. Auch diese Methode ist für Reihenuntersuchungen geeignet.

Ergebnis

Normalbereich: ALA 0,8–34 μmol/l (0,1–4,5 mg/l) Frischharn
PBG 0–8,8 μmol/l (0–2,0 mg/l) Frischharn

ALA erhöht, PBG normal: Plumbismus
ALA normal oder erhöht, PBG erhöht: akute intermittierende Porphyrie, hereditäre Koproporphyrie, Porphyria variegata.

Wie aus Tabelle 2 rückgeschlossen werden kann, genügt die Untersuchung des Harnes, um die Diagnose einer hepatischen Porphyrie oder einer Bleiintoxikation zu stellen. Zur Differentialdiagnose allerdings zwischen manifester akuter intermittierender Porphyrie und hereditärer Koproporphyrie muß die Koproporphyrinbestimmung (qualitativ und semi-quantitativ) im Stuhl angestrebt werden.

Koproporphyrinbestimmung (qualitativ und semi-quantitativ) im Stuhl

Die Porphyrine im gefriergetrockneten Stuhl werden mit Methanolschwefelsäure verestert, sodann auf Silica-Gel-Platten dünnschichtchromatographisch getrennt und durch entsprechende Referenzsubstanzen charakterisiert. Die viel deutlichere Fluoreszenz der Koproporphyrinbande erlaubt die Diagnose der hereditären Koproporphyrie.

Protoporphyrin

Die qualitative (und semi-quantitative) Bestimmung von Protoporphyrin im Stuhl *und* in Erythrozyten hingegen erlaubt die Diagnose dieser für Mitteleuropa relevanten erythropoietischen Porphyrinstoffwechselstörung. Die Erythrozyten werden gewaschen, gefriergetrocknet und bei Raumtemperatur mit Methanolschwefelsäure versetzt. Die somit gebildeten Porphyrinester werden mit Chloroform extrahiert und dünnschichtchromatographisch getrennt (2). Ist eine Protoporphyrinbande im langwelligen UV-Licht nachweisbar, sollte zusätzlich zur laborchemischen Differenzierung eine Harnprobe auf ALA oder Koproporphyrin zum Ausschluß der Bleiintoxikation untersucht werden. Die genaue Quantifizierung, die nur in wenigen europäischen Laboratorien durchgeführt wird (z. B. bei M. Doss, Universität Marburg/Lahn, Bundesrepublik Deutschland), dürfte weniger für die Diagnosestellung als für die Verlaufskontrolle der Krankheit von Bedeutung sein.

Die Aufarbeitung des Stuhles ist wie oben durchzuführen.

Seltene Porphyrinstoffwechselstörungen

Die zuvor angegebenen Laboratoriumsmethoden erlauben auch die Diagnose seltener Porphyrien.

Erythropoietische kongenitale Porphyrie Günther

Die Diagnose dieser im frühen Kindesalter bereits manifesten Erkrankung wird durch die Klinik erleichtert: Erythrodontie, bullöse Hautveränderungen mit mutilierenden Vernarbungen und portweinfarbener Harn. Laborchemisch gelingt der Nachweis von deutlich vermehrtem Uro- und Koproporphyrin in Harn, Stuhl und Erythrozyten. Da die Ursache der Krankheit eine fehlgesteuerte Uro- und Koproporphyrinsynthese ist (Isomer I anstelle von III) sind ALA und PBG im Normbereich, der Watson-Schwartz-Test ist somit negativ.

Erythropoietische Koproporphyrie Heilmeyer

Die Diagnose dieser überaus seltenen Erkrankung, deren Klinik der Protoporphyria erythropoietica ähnelt, gelingt durch den Nachweis von Koproporphyrin in den gewaschenen und gefriergetrockneten Erythrozyten (s. Protoporphyrin, oben).

Porphyria variegata, „südafrikanische Porphyrie“

Die laborchemische Unterscheidung dieser Erkrankung von der akuten intermittierenden Porphyrie gestaltet sich schwierig, da sich während der akuten Porphyrieattacke ALA, PBG, Uro- und Koproporphyrin im Harn, Uro- und Koproporphyrin im Stuhl gleichförmig verhalten. Lediglich die Protoporphyrinausscheidung im Stuhl ermöglicht die Unterscheidung: so findet sich im manifesten Schub der jeweiligen Erkrankung eine viel deutlichere Stuhlausscheidung von Protoporphyrin bei der Porphyria variegata als bei der akut intermittierenden Porphyrie.

Sekundäre Porphyrinurien

Vermehrte Ausscheidung von Koproporphyrin im Harn wurde bei zahlreichen Erkrankungen als Begleiterscheinung festgestellt: bei Intoxikationen mit Alkohol, Benzol, Tetrachlorkohlenstoff, Gold, Arsenik etc. (auf die Bleivergiftung wurde gesondert hingewiesen); außerdem bei hämatologischen Erkrankungen (hämolytischen Anämien, Perniziosa, aplastischen Anämien, Leukämien und M. Hodgkin) sowie bei Hepatopathien.

Literatur

1. Chu TC, Chu EJH: J Chromatogr (1967) 28: 475. **2.** Doss M in: Curtius M, Roth M (eds): Clinical Biochemistry, Principles and Methods. Berlin: de Gruyter 1974. **3.** Elder GH in: Goldberg A, Moore MB (eds): Clinics in Haematology. London: WB Saunders 1980, Vol 9, no 2. **4.** Gaydos A, Gaydos M: Porphyrines et Porphyries. Paris: Masson 1969. **5.** Harrison's Principles of Internal Medicine. Hamburg: McGraw-Hill Book Co 1987. **6.** Meyer UA, Schmid R in: Stanbury JB, Wyngaarden JB, Fredrickson DS (eds): The Metabolic Basis of Inherited Disease. New York: McGraw-Hill Book Co 1978. **7.** Tschudy DP in: Brown SS, Mitchell FL, Young DS (eds): Chemical Diagnosis of Disease. Amsterdam: Elsevier 1979.

Eisenstoffwechsel

W. Linkesch

Einführung

Eisen stellt für lebende Organismen ein essentielles Element dar, kann jedoch im Reaktionsmilieu des Plasmas (pH 7,4) oxydieren, hydrolysieren und wasserunlösliche Eisen-III-Oxydpräzipitate bilden. Spezifische Moleküle verhindern diese Superoxyd-Niederschlagsbildung, sie binden die Fe III-Ionen so, daß keine Hydrolyseprodukte mehr entstehen: das sind Transferrin und Ferritin.

Eisenbestand des Organismus

Im menschlichen Organismus sind etwa 4–5 g Eisen enthalten. Davon stellt Hämoglobineisen den größten Anteil des Eisenbestandes des Körpers (62% bei Frauen, 66% bei Männern oder 2,1–2,8 g Eisen). Sogenanntes „Speichereisen" (Ferritin, Hämosiderin) ist mit 19% (0,8g) am Körpereisen beteiligt. Das in allen Zellen als Baustein von Enzymen erforderliche Eisen macht etwa 11% (0,4g) aus; im Myoglobin sind 4–5% (0,2 g) enthalten, und schließlich beträgt der im Plasma vorhandene Transferrin-gebundene Eisenanteil nur 0,2% (5–7 mg) des Körpereisens; die diagnostische Analytik des Plasmas hat daher nur zu einem kleinen Anteil Zugang zum Eisenbestand des Körpers.

Die *Eisenabsorption* ist eine Funktion der Menge und der Bioverfügbarkeit des Nahrungseisens sowie der intestinalen Mukosa: Aus einer durchschnittlichen Mahlzeit werden 6 mg Eisen pro 1000 Kalorien absorbiert. Die Bioverfügbarkeit des Nahrungseisens kann gesteigert (durch Askorbinsäure, Fisch, Fleisch) oder gehemmt (durch Tannate, Eidotter, Antazida) werden. Das lipophile Häm wird als intaktes Metalloporphyrin absorbiert und weist daher die beste Bioverfügbarkeit auf. Ein gerichtetes Eisentransfersystem in der Mukosa, das stoffwechselabhängig ist und einen hohen Spezifitätsgrad für Eisen aufweist, dient der optimalen Nutzung der in der Nahrung vorhandenen relativ geringen Eisenmenge.

Die *Eisenausscheidung* erfolgt zu zwei Drittel über den Gastrointestinaltrakt (0,6 mg/die). Der Verlust durch die Haut (Desquamation der Epidermis, Schweiß) beträgt 0,2–0,3 mg/die. Der Verlust bei Menstruation (30 ml) beträgt 0,4–0,5 mg/die, kann aber bis auf 1 mg/die ansteigen. Weniger als 0,1 mg/die werden im Urin ausgeschieden (9).

Der klinische Begriff des *Eisenmangels* bezieht sich auf den Gesamtbestand des Eisens im Organismus. Eine verminderte Eisenkonzentration im Plasma kann – aus verschiedenen Ursachen – durchaus auch bei normalem Gesamteisenbestand in den Geweben vorkommen (z. B. kann das Retikulum Eisen für bestimmte Funktionen an sich gezogen haben). Eine Hyposiderinämie (Hypoferrämie) soll deshalb nicht ohne weitere Diagnostik als Symptom eines „Eisenmangels“ bewertet werden (und sie allein rechtfertigt noch keine Eisentherapie). Zur Beurteilung der Eisenverteilung im Organismus stehen aber weitere Laborparameter zur Verfügung (s. unten).

Chemische Untersuchungen des Plasmas

Serumeisen

Bei der Bewertung sind zirkadiane Schwankungen des Eisenspiegels (der morgendliche Wert kann 30% über dem Abendwert liegen), sowie Variationen von Tag zu Tag zu berücksichtigen. Die Verwendung von eisenfreien Röhrchen und Einmalstahlkanülen ist obligat, jede Hämolyse soll vermieden werden. Die Bestimmung in frischem Serum ist oft zweckmäßig.

Bestimmungsmethoden

Photometrisch mit Chelatbildern

Eisen wird aus einer Eiweißbindung freigesetzt, in die zweiwertige Form übergeführt, es bildet mit Bathophenantrolindisulfonat oder Ferrozin Farbkomplexe, deren Farbintensität spektralphotometrisch gemessen wird.

Atomabsorptionsspektroskopie

Normalbereich

Neugeborene:	63-200 mg/l (11,2–35,8 μmol/l)
Erwachsene:	75-155 mg/l (13,4–27,7 μmol/l)
Männer:	60-185 mg/l (10,7–33,1 μmol/l)
Frauen:	55-175 mg/l (9,8–31,3 μmol/l)

Veränderungen des Serumeisens

Hypoferrämie	Hyperferrämie
Erschöpfung	Hepatitis
Schlafmangel	Lebernekrose
	Leberzirrhose
Eisenmangel	
Entzündung	Porphyria cutanea tarda
Malignom	
chron. Polyarthritis	Hämochromatose
Trauma	Transfusionssiderose
chirurg. Eingriff	Urämie
	aplast. Anämie
Askorbinsäuremangel	hämolyt. Anämie
verminderte Transferrin-	ineffektive Erythropoese
konzentration	Vit. B_{12}-Mangel
(nephrot. Syndrom	Folsäuremangel
Kwashiorkor)	Di Guglielmo-Syndrom
	Bleiintoxikation
Atransferrinämie	Pyridoxinmangel
	Thalassämie
	Orotazidurie
	Hyperthyreose
	Hypertransferrinämie (Östrogene)
	Cis-Platin-Therapie

Tab. 1

Der Serumeisenspiegel bei der Frau liegt um etwa 10–20% tiefer als beim Mann (18). In anderen Untersuchungen wurde aber ein solcher Geschlechtsunterschied nicht beobachtet (3).

Transferrin

Transferrin ist ein Glykoprotein mit einem MG von 76000 mit 2 Bindungsstellen für Fe $^{+++}$. Fast alles Eisen im Blutplasma ist an Transferrin gebunden, der Rest entfällt auf Ferritin und auf das Haptoglobin- und Hämopexin-gebundene Hämoglobin, die zusammen mit weniger als 100 µg/l am Plasmaeisen beteiligt sind (14-16).

Die Berechnung des Transferrins erfolgt traditionell über die totale Eisenbindungskapazität (TEBK) nach einer der folgenden Formeln:

$$\text{Transferrin (g/l)} = \text{TEBK (mg/l)} \cdot 0{,}7$$

oder

$$\text{Transferrin (g/l)} = \frac{1000 \cdot \text{TEBK (mg/l)} - 63}{918}$$

Heute hat der direkte immunologische Transferrinnachweis (Immunelektrophorese, radiale Immundiffusion und Immunnephelometrie) die älteren, relativ unbefriedigenden Methoden der indirekten Bestimmung der TEBK verdrängt. Bei direkter Transferrinbestimmung:

Normalbereich

2,0–4,0 g/l

Der Grad der *Sättigung des Transferrins mit Eisen* kann berechnet werden als:

$$\text{Transferrinsättigung \%} = \frac{\text{Serumeisen} \cdot 100}{\text{Transferrin}}$$

Normalbereich

20–55% Sättigung

Klinische Wertung

s. Tabelle 2

Veränderungen des Transferrins	
Verminderung	Vermehrung
Hypalbuminämie nephrot. Syndrom Thalassämie perniziöse Anämie hämolytische Anämie Entzündung Leberzirrhose Hämochromatose Hypothyreose	Eisenmangel Schwangerschaft Östrogentherapie nach Thyroxingabe Kontrazeptiva

Tab. 2

Ferritin

Ferritin ist ein ubiquitär vorkommendes Eisenspeicherprotein (Molekulargewicht 460000). Ferritin dient dem

Schutz vor der potentiellen Toxizität der Eisen-III-Ionen durch Bindung größerer Mengen löslichen Eisens in rasch wieder verfügbarer Form. 24 strukturell gleichwertige Untereinheiten formen in kubischer Symmetrie eine Schale in Form eines pentagonalen Dodekahedrons (4). Im Innern des von Kanälen durchzogenen Ferritinmoleküls können bis zu 4500 Atome Eisen-III-Hydroxyd gespeichert werden. Polymere von Ferritin sind aus zwei getrennten Untereinheiten, einer H- und einer L-Form, aufgebaut. Die H-reichen, sauren Isoferritine (Molekulargewicht 21000) dominieren in Herzmuskel, Karzinomen und fetalem Gewebe, sie weisen einen höheren Eisengehalt und eine höhere Eisenabgabe auf als die L-Formen (17, 19). Isoferritine mit einem hohen Anteil an L-Formen (Molekulargewicht 19000) werden in Geweben mit Eisenspeicherfunktion gefunden (Milz, Leber).

Serumferritin stammt hauptsächlich aus Zellen des retikuloendothelialen Systems. Jede Verschiebung des Eisens von der Erythropoese in das retikuloendotheliale System oder vice versa wird durch eine Änderung der Serumferritinkonzentration widergespiegelt (6). So besteht eine direkte positive Korrelation zwischen der Höhe der Serumferritinwerte und dem Gehalt an Depoteisen (2). Die klinische Bewertung des Serumferritinwertes sollte aber nicht nur in dieser Sicht, sondern stets im Zusammenhang mit der klinischen Situation des Patienten erfolgen, da die numerische quantitative Beziehung zwischen Serumferritin und dem Füllungszustand der Eisenspeicher durch bestimmte klinische Situationen (die eine nicht mehr nur für das Speichereisen repräsentative Hyperferritinämie bewirken können) gestört sein kann (10, 11). Serumferritin wird erfolgreich bei der Erfassung eines Eisenmangels, einer Eisenüberladung, bei Hämodialysepatienten, in der Schwangerschaft und zur Erfassung eines echten Eisenmangels bei chronischer Polyarthritis zur Differentialdiagnose der hypochromen Anämie eingesetzt. Außerdem eignet sich Serumferritin auch für die Verlaufskontrolle maligner Erkrankungen, besonders hämatologischer Neoplasien (Leukosen, maligne Lymphome), weil ein Großteil des dabei erhöhten Serumferritins aus den Tumorzellen selbst stammen dürfte (12) (s. S. 918).

Nachweismethoden

Für die Bestimmung stehen Radioimmunoassay, immunoradiometrischer Assay, 2-Phasen-radiometrischer Assay und Enzymimmunoassay zur Verfügung (1). Als internationaler Standard wurde mittlerweile von der WHO das Reagens 80-602, ein Leberferritin, verbindlich festgelegt.

Normalbereich (WHO-Standard)

Frauen:	prämenopausal	7– 90 µg/l
	postmenopausal	14–130 µg/l
Männer:		20–285 µg/l

Ursachen einer Hyperferritinnämie	
Hyperferritinämie	
für Eisenspeicher	
Repräsentativ	**Nicht repräsentativ**
Transfusionssiderose Hämochromatose	Leberparenchymschäden Infekt (Sepsis) chronische Polyarthritis (Schub) Malignom Eisentherapie p.o. (Tage) Eisentherapie i.v. (Wochen) dilatative Kardiomyopathie

Tab. 3

Differentialdiagnose der Anämie mittels Serumferritin und Serumeisen
1. Hyposiderämie + Hypoferritinämie bei Anämie Eisenmangel-A. (Blutung) Paroxysmale nächtliche Hämoglobinurie Marsch-Hämoglobulinurie Künstliche Herzklappen
2. Hyposiderämie + Hyperferritinämie bei Anämie bei chronischen Erkrankungen (Infekte, Entzündungen, Tumore, chronische Polyarthritis) Kongenitale sideroachrestische hypochrome Mikrozyten-A. Atransferrinämie Transferrin-Autoantikörper Rezeptordefekt (Shahidi-Diamond)
3. Hypersiderämie + Hyperferritinämie bei Anämie hyperplastische ineffektive Erythropoese Sideroblasten-A. Thalassämia major Megaloblasten-A. Dyserythropoetische A. Präleukämien

Tab. 4

Histochemische Nachweismethoden

Hämosiderin im Knochenmarksaspirat

(Berlinerblaufärbung)

Luftgetrocknete Knochenmark- oder Blutausstriche werden in absolutem Methanol fixiert, gewaschen und wieder getrocknet. Sogenannte „Berlinerblaufärbung" mit K-Ferrocyanid Gebrauchslösung, die frisch aus gleichen Teilen von K_4 [Fe^{II} $(CN)_6$] 20 g/l Aqua dest. und 1 ml 37% HCl hergestellt wird. Färbung der Striche anschließend im Brutschrank bei 37 °C 4 Minuten lang. Spülen 10 Minuten mit Leitungswasser, 20 Minuten mit destilliertem Wasser. Ge-

genfärbung mit wäßrigem 1,0 g/l Safranin oder wäßrigem, 1% Eosin für 10–15 Sekunden.

In den Markstrichen (evtl. Quetschpräparat) findet sich bei Normalpersonen eine diskrete Anfärbung der Eisenspeicherung in einzelnen Retikulumzellen. Für klinische Zwecke ist eine Graduierung in: „fehlend, reduziert, normal oder verstärkt" ausreichend. Diese Untersuchung des Knochenmarks erlaubt eine rasche grobe Orientierung über die Eisendepots. Wesentlich ist dabei auch die Erfassung der *Sideroblasten*, Erythroblasten, die in der Berlinerblaufärbung positive Eisengranula aufweisen. Auftreten von pathologischen „Ringsideroblasten" bei sideroachrestischen Anämien: Durch Eiseneinlagerung in die Mitochondrien bilden sich grobkörnige Eisengranulationen, die ringförmig um den Kern gelagert sind.

Normalbereich

Die Zahl der Sideroblasten im Knochenmark ist vom Eisenspiegel abhängig; bei normalem Serumeisen beträgt sie 20-40% (der Erythroblasten).

Siderozyten: Erythrozyten, die berlinerblaupositive Fe-Granula enthalten. Bei Normalpersonen oder sideroachrestischer Anämie fast fehlend, dagegen nicht selten nach Splenektomie oder bei hämolytischer Anämie.

Normalbereich

Im peripheren Blut 0–3‰ (im Knochenmark höher, stark vermehrt bei Hämolyse und bei Bleivergiftung).

Hämosiderin im Urin (5,8)

24 h-Harn oder Morgenharn [bei Verdacht auf paroxysmale nächtliche Hämoglobinurie (PNH)] 15 Minuten bei mindestens 1200 g zentrifugieren, Sediment ausstreichen, mit Methanol fixieren; Färbung wie für Hämosiderin im Knochenmark.

Hämosiderin liegt in Form von blauen Granula (Größe 1–3 µm, einzeln oder gruppiert) oder in Schollen vor.

Die tägliche *Eisenausscheidung im Harn* bei Normalpersonen liegt unter 0,1 mg/d (= 1,8 µmol/d), kann aber bei PNH durch eine Hämosiderinurie bis auf 10–15 mg Fe/d ansteigen. Eine Hämosiderinurie ist Ausdruck einer verstärkten intravasalen Hämolyse, bei der die tubuläre Rückresorptionskapazität für Hämoglobin überschritten wird (paroxysmale nächtliche Hämoglobinurie, Herzklappenersatz, medikamentös, z. B. Tetrazykline).

Desferrioxamin-Test

Der Test mißt die Ausscheidung von chelatierbarem Eisen im Harn nach Injektion eines eisenmobilisierenden Chelatbildners. Je höher die Eisenablagerung in den Eisendepots zur Verfügung und kann durch den Chelatbildner komplexiert und ausgeschieden werden.

Methode

Nach Injektion von Desferrioxamin (10mg/kg KG) wird das Harnvolumen in eisenfrei gewaschenen Gefäßen über 24h gesammelt und darin die ausgeschiedene Eisenmenge spektralphotometrisch oder mittels Atomabsorptionsspektroskopie bestimmt.

Ausscheidung bei Normalpersonen nach Injektion von Desferrioxamin

bis 4 mg (72μmol) Fe/24h

Klinische Wertung

Die Aussagekraft des Tests ist bei erhöhtem Füllungszustand der Eisenspeicher (Transfusionssiderose, Hämochromatose) am deutlichsten (Ausscheidung nach Desferal dann > 8mg Fe/24h).

Ferrokinetik

Ziel der ferrokinetischen Untersuchung ist die Quantifizierung und Beurteilung der Bewegungen des Eisens zwischen Plasma, Knochenmark, zirkulierenden Erythrozyten, der Milz und der Leber (7, 13).

Plasmaeisen-Clearance

Die initiale, exponentiell verlaufende Verschwinderate von injiziertem radioaktivem Eisen (^{59}Fe) wird durch mehrmalige Blutabnahme innerhalb der ersten 2 Stunden nach i.v. Injektion bestimmt und die Halbwertszeit berechnet.

Normalbereich, Halbwertszeit ^{59}Fe

75 – 125 Minuten

Verkürzung: z.B. bei Eisenmangel, Infekten und bei Polycythaemia vera.

Verlängerung: bei aplastischer Anämie, Hämochromatose, nach Eisenmedikation.

Plasmaeisenumsatz

Der Plasmaeisenumsatz (PEU) gibt die in 24 h insgesamt aus dem Plasma abwandernde Eisenmenge an. Diese verteilt sich auf unreife Zellen der Erythropoese, diffundiert in den extravasal-extrazellulären Raum und erreicht ein Gleichgewicht mit dem Funktionseisen (Enzyme) und dem Speichereisen.

Normalbereich

270 – 420 mg/l

Verminderung: bei Eisenmangel, aplastischer Anämie.

Steigerung: bei Hämochromatose, bei megaloblastärer Anämie, hämolytischer Anämie, Thalassämie, Myelofibrose, myelodysplastischem Syndrom.

Erythrozytäre Eisenutilisation

Ab dem 2. Tag nach der Injektion von radioaktivem Eisen erscheint der Indikator in den zirkulierenden Erythrozyten. Um den 10. Tag erreicht der Eiseneinbau in die Erythrozyten seinen Maximalwert. Die effektive Erythrozyten-Eisenutilisation beträgt normalerweise 75-100%, der Erythrozyten-Eisenumsatz liegt bei 20-40 mg/d.

Verminderung: bei aplastischer Anämie, sideroblastischer Anämie, hämolytischer Anämie.

Eisen-Oberflächenaktivität

Radioaktives Eisen tritt im Knochenmark, im intrakardialen Blutvolumen, in der Milz und in der Leber in erhöhter Konzentration auf und kann von außen mittels Sonden gemessen werden (Körperoberflächenmessung). Es ist zweckmäßig, die jeweils vorhandene Körperoberflächenaktivität über Sakrum, Leber und Milz als relatives Vielfaches der jeweils zum gleichen Zeitpunkt meßbaren Bezugsaktivität des kardialen Blutpools auszudrücken.

Klinische Wertung

Die Oberflächenaktivitätsmessung trägt bei zur Diagnostik von:
extramedullärer (lienaler) Hämolyse,
Eisenverwertungsstörung bei aplastischem Syndrom,
sekundärer Hämosiderose und primärer Hämochromatose,
intramedullärer und intravasaler Hämolyse,
lienaler Sequestration der Erythrozyten,
erythrozytären Doppelpopulationen,
verkürzter Erythrozytenüberlebenszeit.

Literatur

1. Addison G, Beamish M, Hales C et al: J chir Path (1972) 25: 326. **2.** Bentley D, Jacobs A: Brit med J (1975) II: 64. **3.** Bothwell T, Charlton R, Cook J, Finch C: Iron metabolism in man. Oxford: Blackwell 1979. **4.** Crichton R: In: Iron metabolism and its disorders (ed. H Kief) 81-89, American Elsevier Publishing 1975. **5.** Dacie J, Lewis S: Practical Haematology 4th Ed. London: Churchill Ltd 1968. **6.** Editorials Serumferritin, Lancet I (1974) 1263-1265. **7.** Finch C A, Huebers H: N Engl J Med (1982) 306: 1520. **8.** Finch S, Finch C: Medicine (1955) 34: 381-430. **9.** Hershko C: Prog Hematol (1977) 10: 105. **10.** Linkesch W: Wr Med Wschr (1984) 3: 59-63. **11.** Linkesch W: Acta med Austriaca (1984) 11: 79-84. **12.** Linkesch W: Ferritin bei malignen Erkrankungen. Wien New York: Springer 1986. **13.** Pollycove M, Tono M: Seminars in Nuclaer Medicine (1975) 5: 11. **14.** Schmidt H, Ebeling H, Kraft D: Z klin Chem (1975) 13: 117-121. **15.** Statland B, Winkel P: Amer J clin Path (1977) 67: 84-90. **16.** Torrance J, Bothwell T: S Afr J Med Sci (1968) 33: 9-11. **17.** Turnbull A: In: Iron in Biochemistry and Medicine (Eds A. Jacobs, M. Worwood). London: Academic Press 1974. **18.** Vahlquist B: Blood (1950) 5: 874. **19.** Worwood M: Seminars Hemat (1977) 14: 3.

Enzymaktivitä

H. Pointner

Einführung

Enzyme sind Eiweißkörpe
Art von Katalysatoren
len Geweben de
Reaktionen
Zwecke la
Plasm
d

…, die chemische Reaktionen nach … beeinflussen. Sie finden sich in al- … Organismus und sind für die meisten … es Körpers verantwortlich. Für klinische … ssen sich die Enzyme gliedern in

…aenzyme (z. B. Cholinesterase, Gerinnungsfaktoren), … s. Enzyme mit einer funktionellen Bedeutung im Plasma,
Sekretenzyme (z. B. Pepsin des Magensafts, Pankreasenzyme), d. s. Enzyme mit einer funktionellen Bedeutung in Körpersekreten und
Zellenzyme (z. B. ASAT, CK, LDH etc.), d. s. Enzyme mit funktioneller Bedeutung im Zellstoffwechsel.

Dieses Kapitel behandelt die diagnostische Bedeutung der Enzymaktivitäten von Zellenzymen im Plasma; hinsichtlich der Bedeutung der Gerinnungsfaktoren und der Sekretenzyme wird auf die entsprechenden Kapitel verwiesen. Dasselbe gilt für die speziellen Zellenzyme der Blutkörperchen (Glukose-6-phosphatdehydrogenase, Glutathionreduktase, Pyruvatkinase, alkalische Leukozytenphosphatase, s. S. 260).

Enzymaktivitäten der Zellenzyme sind in normalem Plasma nachweisbar; sie üben aber dort keine spezifische Funktion aus, sondern sind gewissermaßen als *Überschuß* aus den Zellen anzusehen. Bei Zerstörung der Zellen werden sie freigesetzt und sind dann im Plasma vermehrt nachweisbar. Für die klinische Laboratoriumsdiagnostik ist die physiologische Funktion der einzelnen Enzyme ohne Bedeutung. Wesentlich ist die Kenntnis des Bildungsorts der Enzyme, da dies den Rückschluß von den im Plasma gemessenen Enzymaktivitäten auf das erkrankte Organ erlaubt.

Der *Abbaumechanismus* der Enzyme ist unklar. Wenige Enzyme werden renal ausgeschieden, da die meisten ein Molekulargewicht von mehr als 65000 haben. Manche werden biliär ausgeschieden (z. B. alkalische Phosphatase), einzelne sind im Harn nachweisbar (z. B. GGT, Amylase). Es gibt Hinweise dafür, daß der Katabolismus der Enzyme im Plasma selbst stattfindet.

Enzymaktivitäten werden zum überwiegenden Teil entweder in der Zweipunkttechnik oder kontinuierlich-kinetisch gemessen. Es kann entweder der Substratverbrauch oder die Produktentstehung gemessen werden. Im Detail soll hier auf methodische Fragen nicht eingegangen werden. Es befinden sich für alle klinisch relevanten Enzymmessungen einfache Testkombinationen im Handel. Im übrigen soll noch auf die Empfehlungen der Deutschen Gesellschaft für Klinische Chemie verwiesen werden (3). In den letzten Jahren konzentrieren sich die Bemühungen der klinischen Chemiker auf die Entwicklung sog. optimierter Methoden, wobei das Ziel die Vereinheitlichung der Technik und damit die bessere Vergleichbarkeit der Resultate von Laboratorium zu Laboratorium ist.

Die moderne *Klassifikation* der Enzyme erfolgt mittels der E.C. Nummern, welche die Enzyme zweifelsfrei identifizieren. Es ist dies die *Enzyme Classification* nach den *Recommendations of the International Union of Pure and Applied Chemistry and the International Union of Biochemistry, Elsevier Amsterdam 1973.*

Die von der International Union of Biochemistry empfohlene *Einheit* für die katalytische Aktivität ist das Katal. 1 Katal ist die Menge Enzym, welche 1 Mol Substrat pro Sekunde umsetzt bzw. 1 Mol Produkt pro Sekunde bildet. Diese Einheit hat sich nicht durchgesetzt, da sie für klinische Zwecke unpraktisch, weil zu groß ist. Die gängige Angabe für Enzymaktivitäten erfolgt in Internationalen Einheiten (IE). 1 IE ist definiert als die Menge Enzym, welche pro Minute 1 μmol Substrat umsetzt. Daraus ergibt sich: 1 Katal $= 6 \cdot 10^7$ IE/l.

Isoenzyme sind definiert als Enzyme, welche die gleiche chemische Reaktion katalysieren, sich aber in ihren physikochemischen Eigenschaften voneinander unterscheiden. Sie haben insofern Bedeutung, als sie gewissen Organen zugeordnet werden können und durch diese Organspezifität Rückschlüsse auf Erkrankungen dieser Organe ermöglichen. Isoenzyme lassen sich gliedern in genetisch determinierte und genetisch nichtdeterminierte Isoenzyme.

Zu den *genetisch determinierten Isoenzymen* zählen 3 Hauptgruppen:

Isoenzyme, welche sich durch verschiedene Kombinationen der konstituierenden Polypeptide von deutlich differenter Aminosäurezusammensetzung formieren. Diese werden von verschiedenen Genen an differenten Loci gesteuert.

Sogenannte gedoppelte Isoenzyme (duplicate isoenzymes), welche durch geringe Variationen in der Struktur einer oder mehrerer Polypeptide entstehen. Sie scheinen an differenten Loci durch Gene gesteuert, welche untereinander in gewisser Beziehung stehen.

Isoenzyme auf Basis mutierender Allele an einem einzigen Genlocus, wobei jedes Allel eine strukturell distinkte Version des Polypeptids bestimmt.

Nicht genetisch determinierte Isoenzyme entstehen z. B. durch Polymerisation von Molekülen oder durch Komplexbildung mit Immunglobulinen. Beispiele hierfür sind Makro-CK-BB, Makroamylase, verschiedene molekulare Formen der Cholinesterase.

Enzyme lokalisieren sich in den verschiedensten Strukturen der Zelle, in welcher sie ihre Funktion ausüben:

Zellmembran, Zytoplasma, Mikrosomen, Mitochondrien, Zellkern.

Die Kenntnis dieser Lokalisation hat deshalb Bedeutung, weil bei Enzymerhöhung im Serum gewisse Rückschlüsse auf die Art und Intensität des Zellschadens möglich sind. So ist z. B. die Erhöhung von mitochondrialen Enzymen im Plasma ein Hinweis auf Nekrose der Zelle; die Erhöhung zytoplasmatischer Enzyme deutet nur auf eine Zellpermeabilitätsstörung hin. Mikrosomale und membrangebundene Enzyme wiederum sind induzierbar und steigen im Serum an, ohne daß eine Zellschädigung vorliegen muß.

Enzyminduktion ist definiert als ein adaptativer Anstieg der Zahl von Enzymmolekülen entweder infolge gesteigerter Enzymsynthese oder verringerten Enzymabbaus. Ob ein induktiver Mechanismus im Sinne einer Aktivitätssteigerung ohne Vermehrung der Enzymmoleküle möglich ist, ist nicht definitiv geklärt. Enzyminduktion erfolgt durch verschiedene Agenzien. Enzyminduktoren sind u. a. Barbiturate, Gluthetimid, Meprobamat, Hydantoine, Phenylbutazon, Rifampicin, Äthanol. Von Bedeutung ist das Wissen um Enzyminduktion nicht nur in diagnostischer Hinsicht zur richtigen Interpretation von erhöhten Serumenzymwerten, sondern ebenso in therapeutischer, da Enzyminduktion zur Intensivierung des metabolischen Abbaus anderer Pharmaka führen kann (z. B. Antikoagulantien, Kortikoide, hormonelle Antikonzeptiva).

Zum *Anstieg der Serumenzymaktivität* führen *Zellproliferation* und /oder gesteigerte *Enzymsynthese* (z. B. alkalische Phosphatase im Wachstum oder nach Knochenbrüchen, saure Phosphatase bei Prostatakarzinom, GGT unter Enzyminduktoren), erhöhte *Permeabilität* der Zellmembran (z. B. CK und Aldolase nach Muskelanstrengung oder Hypoxie, ALAT bei Fettleber) und *Zellnekrose* und *Zellyse* (CK bei Myokardinfarkt, ASAT bei akuter Hepatitis, LDH bei Hämolyse).

Zellproliferation, gesteigerte Enzymsynthese und erhöhte Membranpermeabilität führen zu einer Erhöhung zytoplasmatischer, mikrosomaler oder membrangebundener Enzyme im Serum, bei Zellnekrose steigen auch mitochondriale Enzyme im Serum an. Die Höhe der Enzymaktivität ist proportional der Intensität des Gewebsschadens. Auch dies hat Bedeutung in der Interpretation der Befunde (ein CK-Wert von über 2000 IE/l kann kaum myokardialer Genese allein sein, ein LDH-Wert von über 5000 IE/l nicht aus Lunge und Herz allein und ein ASAT-Wert von über 5000 IE/l ist kaum Ausdruck einer Hepatitis, sondern eher einer toxischen Lebernekrose). Die Dauer der Enzymerhöhung hängt ab von der Dauer des pathologischen Prozesses und von der biologischen Halbwertszeit des Enzyms.

Serumenzyme im einzelnen

Alanin-Aminotransferase (ALAT)

(Glutamat-pyruvat-transaminase; GPT)
E.C. 2.6.1.2.
l-alanin + α-ketoglutarat ⇄ l-glutamat + pyruvat

Lokalisation

Zytoplasma

Biol. Halbwertszeit

50 h (47 ± 10 h)

Normalbereich (optimierte Methode)

Männer 5–22 IE/l
Frauen 5–18 IE/l

Organe

Der weitaus überwiegende Teil findet sich in der Leber, Aktivität findet sich aber auch in der Niere und in geringen Mengen in folgenden Organen (in fallender Aktivität): Herzmuskel, Skelettmuskel, Pankreas, Milz, Lunge, Erythrozyten.

Klinische Bedeutung

Die ALAT hat zusammen mit der ASAT (s. S. 778) überragende Bedeutung in der Leberdiagnostik. Bei der akuten Hepatitis werden Werte von 1500 IE/l selten überschritten. Werte über 2000 IE/l finden sich zwar bei fulminanter Hepatitis im Frühstadium massiver Nekrose, derartige Erhöhungen sollen aber eher an Intoxikationen denken lassen (CCl_4, Knollenblätterpilz). Bei chronisch-aggressiver Hepatitis liegen die Werte selten über 300 IE/l, außer es liegt ein akut entzündlicher Schub vor. Die chronisch-persistierende Hepatitis zeigt Werte unter 100 IE/l. Auch hier liegen die Werte in akuten Schüben u. U. höher. Bei Gallenwegserkrankungen und extrahepatischem Verschluß werden 200 IE/l selten überschritten. Grundsätzlich finden sich Erhöhungen der ALAT bei allen Lebererkrankungen, wobei die Höhe dem Ausmaß des Leberzellschadens proportional ist.

Bei *Fehlen einer Lebererkrankung* finden sich Erhöhungen der ALAT bei progressiver Muskeldystrophie im Frühstadium (im Spätstadium ist der Wert normal); bei akuter Dermatomyositis; bei großen Myokardinfarkten; in Schockzuständen mit und ohne Leberstauung (Hypoxie!); bei Niereninsuffizienz und Niereninfarkten.

Unter der Therapie mit Kortikoiden kann es zu einem Absinken der ALAT und der ASAT kommen. Dies ist ein uncharakteristisches Phänomen ohne prognostische Aussagekraft. Als Erklärung wird ein nicht näher charakterisierter membrandichtender Effekt der Kortikoide herangezogen. Nach Absetzen der Kortikoide steigen die Enzyme wieder an.

Erniedrigte Werte (unter 5 IE/l) werden gelegentlich in der Gravidität gefunden.

Aspartat-Aminotransferase (ASAT)

(Glutamat-oxalazetat-transaminase; GOT)
E.C. 2.6.1.1.
l-aspartat + α-ketoglutarat $\rightleftarrows$ l-glutamat + oxalazetat

Lokalisation

Mitochondrien, Zytoplasma

Biol. Halbwertszeit

18 h (17 ± 5 h)

Normalbereich (optimierte Methode)

Männer 5–18 IE/l
Frauen 5–15 IE/l

Organe

Der überwiegende Teil findet sich in Leber, Herz- und Skelettmuskel; geringere Mengen in Niere, Pankreas, Milz, Lunge, Gehirn und Erythrozyten.

Isoenzyme

Es ist ein mitochondriales und ein zytoplasmatisches Isoenzym bekannt ohne klinische Bedeutung.

Klinische Bedeutung

Lebererkrankungen: Bei allen Lebererkrankungen mit Zellnekrosen ist die ASAT erhöht. Die höchsten Werte finden sich bei Intoxikationen (CCl_4, Knollenblätterpilz) und bei fulminanter Hepatitis im Frühstadium. Bei akuter Hepatitis werden Werte von 1500 IE/l selten überschritten. Bei chronischen Lebererkrankungen hängt die Höhe der ASAT vom Ausmaß der Lebernekrosen ab. Das Enzym verhält sich ähnlich der ALAT, liegt aber im allgemeinen unter dem ALAT-Wert. Bei Gallenwegserkrankungen sind die ASAT-Werte meist gering erhöht und übersteigen nur ausnahmsweise 200 IE/l. Bei Leberzirrhosen ohne entzündliche Aktivität können normale Werte vorliegen.

Myokardinfarkt: Innerhalb von 6–8 Stunden nach dem Infarkt kommt es zum Anstieg der ASAT, sie erreicht nach etwa 24 Stunden den Höchstwert und fällt im Durchschnitt bis zum 5. Tag auf Normalwerte ab. Ein Wert von 150 IE/l wird kaum je überschritten.

Andere Erkrankungen: Muskelerkrankungen wie progressive Muskeldystrophie, Myositis; nach Muskelanstrengungen geringer Anstieg möglich; Hämolyse; Neoplasien; Lymphome, Leukosen; Pulmonalembolie.

Erniedrigte Werte (unter 5 IE/l) finden sich gelegentlich in der Gravidität.

Alkalische Phosphatase (aP)

E.C. 3.1.3.1.

aP katalysiert die Hydrolyse von Phosphatestern im alkalischen Milieu.

Lokalisation

Mikrosomen, von dort Transport über das mikrotubuläre System der Zelle zur Zellmembran (Bürstensaum)

Biol. Halbwertszeit

6 Tage

Normalbereich (optimierte Methode)

Erwachsene	60–170 IE/l

Normalbereich für Kinder

Neugeborene	bis 450 IE/l
Säugling (10–30 Tage)	bis 580 IE/l
Kleinkind (2–12 Monate)	bis 720 IE/l
2. Lebensjahr	bis 630 IE/l
3–9 Jahre	bis 550 IE/l
10–17 Jahre	bis 700 IE/l

Organe

aP findet sich in sehr vielen Geweben. Von Bedeutung sind Knochen, Leber (Gallengänge), Dünndarm, Plazenta und Nieren.

Isoenzyme

Es ist eine große Anzahl von Isoenzymen beschrieben. Von gewisser klinischer Bedeutung sind die Isoenzyme aus Knochen, Leber und Darm, seltener jene aus Nieren (erhöht bei Abstoßung von Transplantaten), der Plazenta (erhöht ab dem 2. Trimenon bis 1 Monat post partum) und Ne[illegible] rakterisiert durch Hitze-
sta[illegible]

Kli[illegible]

Kn[illegible]

ge[illegible]
W[illegible]
de[illegible]
hö[illegible]
ra[illegible]
o[illegible]
b[illegible]
D[illegible]
d[illegible]

biliärer Zirrhose, in der späten Phase der akuten Hepatitis und bei den sog. cholestatischen Verlaufsformen der Hepatitis, selten beim Ikterus in graviditate ist die aP erhöht. Die höchsten Werte werden bei der Cholangitis gefunden (über 10faches der Norm). Bei chronischem Alkoholismus finden sich Erhöhungen des Leber-Isoenzyms bei normaler Gesamtaktivität. Unter der Therapie mit Enzyminduktoren (s. S. 776) und in der späten Gravidität finden sich gering erhöhte Werte.

Darmerkrankungen: Bei diffusen Darmerkrankungen kommt es entweder zum Anstieg des intestinalen Isoenzyms oder sekundär durch einen Vitamin-D-Mangel zum Anstieg der Knochen-Phosphatase. Erhöhungen finden sich bei Morbus Whipple, nicht tropischer Sprue, Colitis ulcerosa, Morbus Crohn, Dünndarmatrophien bei Immunglobulinmangel und postprandial nach fettreichen Mahlzeiten.

Neoplasien: Bei manchen Tumoren werden atypische Isoenzyme gefunden.

Eine *Verminderung* der aP findet sich bei der Hypophosphatasie, einer genetisch bedingten Stoffwechselstörung.

Saure Phosphatase (sP)

E.C. 3.1.3.2.

sP katalysiert die Hydrolyse von Phosphatestern im sauren Milieu.

Lokalisation

Mitochondrien

Biol. Halbwertszeit

4 h

Normalbereich

Erwachsene	bis 11 IE/l
Kinder	16–20 IE/l

[illegible]ostata-Phosphatase (Tartrat-hemmbar) bis 4 IE/l.

[illegible]ne

[illegible] Leber, Milz, Erythrozyten, Thrombozyten, Kno-
[illegible]nflüssigkeit (forensisch bedeutsam), geringe
[illegible]nkreas, Herzmuskel, Skelettmuskel, Dünn-
[illegible]t

[illegible]tung ist die Tartrat-hemmbare
[illegible]

[illegible]ierenden Prostatakarzi-
[illegible]ten mit nichtmetasta-
[illegible]t sich somit nicht
[illegible]s! Geringe An-
[illegible]uchung der

Weitere Erhöhungen finden sich bei Lebernekrosen (akute Hepatitis oder toxisch); Knochenmetastasen verschiedener Tumoren (Mamma, Bronchus); Morbus Paget; Hyperparathyreoidismus; hämatologischen Systemerkrankungen wie CML; Hämolysen; Morbus Gaucher (charakteristisch die isolierte Erhöhung der sP; sP wird von den Gaucher-Zellen gebildet).

Bei benigner Prostatahypertrophie ist die sP normal.

Kreatinkinase (CK)

E.C. 2.7.3.2.

Kreatin + ATP $\longleftrightarrow$ Kreatinphosphat + ADP

Lokalisation

Zytoplasma (in funktionellen Zellteilen, nicht im Cytosol), Mitochondrien.

Biol. Halbwertszeit

18 h

Normalbereich (optimierte Methode, NAC-aktiviert)

Männer 10–80 IE/l
Frauen 10–70 IE/l
Säuglinge bis 150 IE/l

Organe

Skelettmuskel, Herzmuskel, Gehirn, Darm, Lunge, Harnblase. Hingegen findet sich praktisch keine CK in der Leber!

Isoenzyme

Man unterscheidet typische Isoenzyme (CK-MM, -MB, -BB), atypische Isoenzyme (Makro-CK) und sog. abnorme CK (mitochondriale CK).

- *Typische Isoenzyme*

CK bildet 3 Isoenzyme durch Kombination von 2 Untereinheiten, welche sich jeweils paarweise gruppieren. Die Untereinheiten werden mit M (muscle) und B (brain) bezeichnet. Elektrophoretisch wandert CK-BB am raschesten, ist somit die am nächsten zur Anode liegende Fraktion, CK-MM wandert am langsamsten, liegt daher am nächsten zur Kathode. CK-MB liegt zwischen den beiden. Im Serum findet sich nur CK-MM und CK-MB, nicht aber CK-BB. Die Bestimmung von CK-MB erfolgt nach Immuninhibition der M-Untereinheit an Protein-A-Sepharose. Da CK-BB in normalem Serum nicht vorhanden ist, wird die CK-MB Aktivität durch Verdoppeln des nach Inhibition der M-Untereinheit gemessenen CK-Werts errechnet. (*Rechenfehler* bei Makro-CK-BB, s. unten).

- *Atypische Isoenzyme*

Dabei handelt es sich um CK-Immunglobulin-Komplexe, weshalb diese Formen auch als Makro-CK bezeichnet werden. Die Veränderung wird auch als Makro-CK-BB-ämie bezeichnet, da diese Komplexe fast immer mit CK-BB gebildet werden. Träger ist IgG, die Bindung erfolgt an $F(ab)_2$ im Verhältnis 2:1. Elektrophoretisch ist eine abnorme Bande zwischen CK-MM und CK-MB charakteristisch. An das Vorliegen von Makro-CK-BB sollte man denken, wenn die CK-Aktivität vor und nach Immuninhibition der M-Untereinheit gleich hoch ist, bzw. wenn bei der üblichen Ermittlung der CK-MB-Aktivität diese durch den *„Rechenfehler"* 200 % der CK-Gesamtaktivität ergibt.

- *Abnorme CK*

Dabei handelt es sich wahrscheinlich um mitochondriale CK, ein dimeres Molekül aus 2 identischen Untereinheiten, das nicht mit CK-Antikörpern M oder B reagiert und nicht mit MM, MB oder BB hybridisiert. Das Molekül wird als CK-Mt oder CK-MiMi bezeichnet und wandert elektrophoretisch knapp kathodisch.

Klinische Bedeutung

Erhöhungen der Gesamt-CK finden sich bei Erkrankungen der Skelettmuskulatur; Myokardinfarkt; Kardiomyopathien; nach Kardioversion, Koronarangiographie und Herzoperationen; maligner Hypertonie; Hypothyreose; neurologischen Erkrankungen wie Subarachnoidalblutung, zerebralem Insult, zerebralen Tumoren, Meningoenzephalitis, Sonnenstich und Schädelverletzungen (auch dabei handelt es sich um CK-MM und nicht um CK-BB!).

Erniedrigte CK-Werte werden bei Patienten unter chronischer Hämodialyse beobachtet (Werte unter 10 IE/l).

Da die Bestimmung der Isoenzyme der CK zur klinischen Routine geworden ist, soll die klinische Bedeutung anhand der einzelnen Isoenzyme besonders abgehandelt werden.

- *CK-MM*

Die intensivsten Erhöhungen finden sich bei generalisierten Muskelerkrankungen wie progressive Muskeldystrophie, Myositis und Myolysen (Crush-Syndrom). Hierbei werden Werte bis über 10000 IE/l gemessen. Nicht so hohe Werte finden sich nach i.m. Injektionen, nach Muskelanstrengungen (Sport), nach Alkoholkonsum (direkt toxische Alkoholwirkung auf den Muskel), bei Hypothyreose und vielen neurologischen Erkrankungen (s. oben). Schließlich steigt die CK-MM natürlich auch beim Myokardinfarkt an, wobei die CK-MM-Fraktion noch erhöht bleibt, wenn sich die MB-Fraktion bereits normalisiert hat (4–6 Tage nach dem Infarkt).

- *CK-MB*

Beim Normalen findet sich ein Wert von unter 6 % der Gesamt-CK im Serum. Bei Kindern und Jugendlichen liegt dieser Prozentsatz höher (Säuglinge bis zu 25 %). Beim

[...] um eine Variation ohne Krankheitswert. Sie findet sich meist bei älteren Patienten, häufiger bei Frauen als bei Männern in einem Prozentsatz von 0,3 % aller erhöhten CK-Fälle.

- *Abnorme CK*

Abnorme CK wurde bei verschiedenen Tumoren beobachtet (Mamma-, Ovarial-, Prostatakarzinom, gastrointestinale Karzinome), ist aber als Tumormarker für Screeningzwecke ungeeignet.

Laktatdehydrogenase (LDH)

E.C. 1.1.1.27.

Pyruvat + NADH $\longleftrightarrow$ Laktat + NAD^+

Lokalisation

Zytoplasma

Biol. Halbwertszeit

unterschiedlich nach Isoenzym
LDH_1: 110 h
LDH_5: 10 h

Normalbereich

120–240 IE/l

Organe

LDH findet sich ubiquitär, besonders aber in Herzmuskel, Skelettmuskel, Leber, Lunge, Niere und Erythrozyten.

Isoenzyme

LDH-Moleküle sind Tetramere aus 2 differenten Polypeptid-

…us

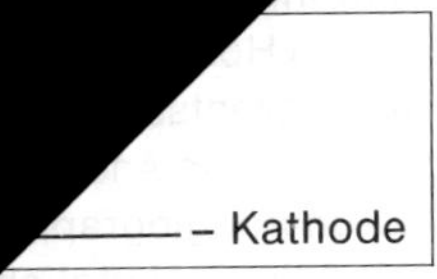

…ne wesentliche klinische … nicht stabil sind. Bei Mi- … d LDH_5 formieren sich alle 5 … soenzym hat die α-HBDH (LDH_1) … e Bedeutung in der Diagnose des … angt (s. unten).

…tung

… der LDH finden sich bei

…kungen: Myokardinfarkt. Der Anstieg erfolgt … Stunden nach dem Ereignis, erreicht nach 24–72 … den den Gipfel und kehrt nach 8–12 Tagen zur Norm … rück. Werte von 1000 IE/l werden nur selten überschritten. Es handelt sich vorwiegend um LDH_1 mit einer langen biologischen Halbwertszeit. Gelegentlich steigt die LDH auch bei Herzinsuffizienz gering an, in 25 % der Fälle findet sich ein Anstieg nach Angina-pectoris-Anfällen.

Lunge: In etwa 1/4 der Fälle von Lungeninfarkt kommt es zu einem Anstieg.

Hämatologische Erkrankungen: Die höchsten Werte finden sich bei der perniziösen Anämie (über 2000 IE/l), da die Megaloblasten sehr LDH-reich sind. Der Verlauf des LDH-Werts ist gut für die Therapiekontrolle geeignet. Bei Hämolysen, Leukämien, Lymphomen und bei Thalassämien können auch beträchtliche LDH-Erhöhungen gefunden werden.

Lebererkrankungen: Hohe Werte finden sich bei der akuten Hepatitis und bei allen schweren toxischen Leberzellschäden (CCl_4, Knollenblätterpilz), wobei letztere besonders hohe Werte aufweisen (über 2000 IE/l).

Andere Ursachen: Maligne Tumoren zeigen variable LDH-Erhöhungen, weshalb die LDH als Tumor-Screening wenig geeignet ist. Bei Muskelerkrankungen verhält sich die LDH analog der CK oder der ASAT. Hämorrhagische Infarzierungen (Leber, Milz, Mesenterium) bewirken, entsprechend ihrem Ausmaß, Erhöhungen der LDH.

Alpha-Hydroxybutyratdehydrogenase (α-HBDH)

Das Enzym entspricht der LDH_1 und findet sich vor allem im Herzmuskel, in der Niere und den Erythrozyten. Die biologische Halbwertszeit ist mit 110 Stunden die längste aller LDH-Isoenzyme. Der Normalbereich liegt unter 140 IE/l. Erhöhungen finden sich beim Myokardinfarkt, bei Leberzellschäden und bei Skelettmuskelerkrankungen.

Beim Myokardinfarkt beträgt der Prozentsatz an α-HBDH im Verhältnis zur Gesamt-LDH mehr als 50 %, bei Muskel- und Lebererkrankungen weniger als 50 %. Die praktische Bedeutung hat mit der Entwicklung der Bestimmung der CK-MB abgenommen, da diese in der Diagnose des Myokardinfarkts überlegen ist.

Gammaglutamyltransferase (GGT)

(Gammaglutamyltranspeptidase)

E.C. 2.3.2.2.

Das Enzym katalysiert den Transfer einer Gammaglutamylgruppe von einem Peptid auf ein anderes Peptid oder eine Aminosäure.

Lokalisation

Mikrosomen, von dort Transport über den Golgi-Apparat und das mikrotubuläre System der Zelle zur Membran und zum Bürstensaum.

Biol. Halbwertszeit

3–4 Tage

Normalbereich

Männer 5–28 IE/l
Frauen 5–20 IE/l

Organe

GGT findet sich in Niere, Pankreas, Leber (Membran der Gallencanaliculi), Milz, Dünndarm, Plazenta und Herzmuskel in den Konzentrationsverhältnissen 10:9:4:1,5:1:1:0,5. In ihrer biologischen Funktion scheint die GGT am Transport von Aminosäuren oder Peptiden durch die äußere Zellmembran beteiligt zu sein.

Isoenzyme

Chromatographisch läßt sich eine fetale und eine adulte Form trennen. Beim Erwachsenen findet sich überwiegend die adulte Form. Bei Lebererkrankungen mit starken regeneratorischen Vorgängen überwiegt die fetale Form (alkoholische Fettleberhepatitis, Lebertumoren). Hingegen liegt bei alkoholischer Zirrhose vorwiegend die adulte Form vor. Die Bestimmung der Isoenzyme hat bislang keinen Eingang in die klinische Routine gefunden.

Klinische Bedeutung

Die Niere ist zwar das Organ mit der höchsten GGT-Konzentration, es finden sich jedoch bei Nierenerkrankungen keine erhöhten Werte im Serum. GGT hat große Bedeutung in der Erfassung hepatobiliärer Erkrankungen. Das Enzym ist der empfindlichste Cholestase-Parameter. Somit sind die Werte bei allen Erkrankungen des Gallensystems erhöht. Als mikrosomales Enzym ist die GGT induzierbar und dient so der Erfassung von Alkoholismus und alkoholinduzierten Leberschäden. Bei isolierter Erhöhung der GGT ist aber auch an Enzyminduktion aus anderer Ursache zu denken (Barbiturate, Hydantoine, Rifampicin). Gelegentlich finden sich erhöhte Werte in der Erholungsphase des Myokardinfarkts. Schließlich gibt es selten auch familiäre GGT-Erhöhungen ohne Krankheitswert.

Leuzinaminopeptidase (LAP)

E.C. 3.4.1.1.

LAP spaltet N-terminales Leuzin von Peptiden ab.

Lokalisation

Zytoplasma

Biol. Halbwertszeit

8–9 Tage

Normalbereich (optimierte Methode)

6–35 IE/l

Organe

Leber, Gallensystem, Pankreas, Plazenta; grundsätzlich aber in fast allen Geweben des Organismus.

Isoenzyme

ohne klinische Bedeutung

Klinische Bedeutung

Die LAP ist ein typisches Cholestase-Enzym und findet sich bei allen Erkrankungen des Gallensystems erhöht. Als Suchtest für das Pankreaskarzinom ist sie nicht geeignet, da viele Pankreaskarzinome ohne Erhöhung der LAP einhergehen. In der 2. Hälfte der Gravidität ist die LAP erhöht. Diese Erhöhung beruht auf einer Ausschüttung von Plazenta-Isoenzym. Deutliche Erhöhungen finden sich bei Schwangerschaftsikterus und bei manchen Frauen unter hormonellen Antikonzipienzien. Die LAP dient zur Differenzierung der Ursache einer erhöhten alkalischen Phosphatase (Knochen oder Leber). Da dies aber auch mit der GGT gelingt, ist die praktische Bedeutung der LAP gering.

5′-Nukleotidase (5′-NT)

E.C. 3.1.3.5.

5′-NT katalysiert die Abspaltung einer Phosphatgruppe vom 5′-C-Atom des Riboserings von Nukleotiden (z. B. AMP).

Lokalisation

Mikrosomen, von dort Transport wie GGT zur Zellmembran.

Normalbereich

2–11 IE/l

Organe

Ubiquitär, vor allem aber in den Gallengängen der Leber.

Klinische Bedeutung

Erhöhungen finden sich bei Gallenwegserkrankungen mit starker Zellproliferation. 5′-NT ist ein Cholestase-Enzym, welches wie die GGT (oder die LAP) zur Differenzierung ossär oder hepatal bedingter Erhöhung der alkalischen Phosphatase dient. Die klinische Bedeutung ist gering.

Glutamatdehydrogenase (GLDH)

E.C. 1.4.1.3.

α-ketoglutarat + NADH + NH_4^+ $\rightleftarrows$ l-glutamat + NAD^+ + H_2O

Lokalisation

Mitochondrien

Biol. Halbwertszeit

18–20 h

Normalbereich (optimierte Methode)

Männer bis 4 IE/l
Frauen bis 3 IE/l

Organe

Leber (fast organspezifisch), Herzmuskel (gering).

Klinische Bedeutung

Das Enzym steigt bei Leberparenchymerkrankungen stark an, wobei die Erhöhung so gut wie spezifisch für das Vorliegen von Lebernekrosen ist (mitochondriales Enzym!). Da die Bestimmung der ASAT zusammen mit der ALAT gleichwertige Resultate erbringt, ist die praktisch-klinische Bedeutung der GLDH gering.

Malatdehydrogenase (MDH)

E.C. 1.1.1.37.
Malat + NADH $\rightleftarrows$ Oxalazetat + NAD

Lokalisation

Mitochondrien, Zytoplasma, Mikrosomen.

Biol. Halbwertszeit

18 h

Normalbereich

50–100 IE/l

Organe

Herzmuskel, Skelettmuskel, Leber, Niere, Erythrozyten.

Klinische Bedeutung

Erhöhungen finden sich bei Myokardinfarkt, Muskelerkrankungen, nach Muskelanstrengung, Lebererkrankungen, Hämolyse, perniziöser Anämie und Neoplasmen. Die praktische Bedeutung ist gering.

Isozitratdehydrogenase (ICDH)

E.C. 1.1.1.42.
l-isozitrat $\rightleftarrows$ α-ketoglutarat

Das Enzym findet sich in der Leber und im Herzmuskel. Erhöhungen finden sich bei akuter Hepatitis und anderen Lebererkrankungen, nicht jedoch bei Myokardinfarkt. ICDH hat kaum praktische Bedeutung.

Sorbitdehydrogenase (SDH)

E.C. 1.1.1.14.
d-Fruktose + $NADH_2$ $\rightleftarrows$ d-Sorbit + NAD

Lokalisation

Zytoplasma

Normalbereich

unter 0,4 IE/l

Organe

Überwiegend Leber, geringe Mengen in Prostata, Niere, Testes und Skelettmuskulatur.

Klinische Bedeutung

Bei massiven Leberschäden steigt die SDH im Serum an, wobei Werte bis 20 IE/l gefunden werden. Die praktisch-klinische Bedeutung ist gering.

Aldolase (ALD)

(Fruktose-1,6-diphosphataldolase)
E.C. 4.1.2.13.
Fruktose-1,6-diphosphat $\rightleftarrows$ dihydroxyazetonphosphat + d-glyzerinaldehyd-3-phosphat

Lokalisation

Zytoplasma, Zellkern

Biol. Halbwertszeit

21 h

Normalbereich

bis 3 IE/l

Organe

Das Enzym ist höchst ubiquitär, vor allem aber in Skelettmuskel, Herzmuskel (1/10 von Skelettmuskel) sowie Leber, Milz, Niere, Gehirn, Dünndarm.

Klinische Bedeutung

Das Enzym hat seine Hauptbedeutung in der Erfassung von Muskelerkrankungen und neuromuskulären Störungen. Bei der progressiven Muskeldystrophie tritt die Erhöhung der ALD vor dem Erscheinen klinischer Symptome auf. Die höchsten Werte finden sich bei Myositiden.

Weiterhin ist die ALD erhöht bei Lebererkrankungen (Lebernekrosen, Hepatitis); Neoplasien (Bronchus, Mamma, gastrointestinal, gynäkologi… (verhält sich parallel zur A… men; Hämolysen; akuter Pa…

Cholinesterasen (CH…

(Pseudocholinesterasen o…

Die Serumcholinesterasen u… bisher erörterten Enzymen dadur… synthetisiert ins Plasma abgegeben w… physiologische Funktion ausüben. Der N… tivität im Serum ist somit nicht Ausdruck ein… gung, sondern der normalen Syntheseleistung … Als pathologische Reaktion ist somit für diese Choli… asen eine Abnahme und nicht Steigerung der Aktivitä… Serum anzusehen. Von den Serumcholinesterasen zu trennen ist die spezifische Azetylcholinesterase, welche sich nur an der motorischen Endplatte findet und im Serum nicht nachweisbar ist.

E.C. 3.1.1.8.

Funktion

Hydrolyse von Cholinestern im Serum.

Biol. Halbwertszeit

10 Tage

Normalbereich

1800–3500 IE/l (Substrat: Azetylthiocholin)
3000–9000 IE/l (Substrat: Butyrylthiocholin)

Organ

von der Leber synthetisiert.

Klinische Bedeutung

Erhöhte Werte weisen auf Enzyminduktion in der Leber hin (Alkohol, Barbiturate, Hydantoine).

Verminderung

Der Grad der Verminderung der CHE ist ein gutes Maß für die Einschränkung der Syntheseleistung der Leber. Erniedrigte Werte finden sich bei Leberzirrhose, chronisch aggressiver Hepatitis und fulminanter Hepatitis; weiterhin nach Gabe von Cyclophosphamid (Endoxan®), wobei sich der Wert etwa 1 Woche nach Applikation normalisiert, und bei Tetanus (eine Wirkung des Tetanustoxins). Bei Alkylphosphatvergiftungen (Insektizide, wie E 605, Systox) kann die CHE-Aktivität auf Null fallen. Verminderungen finden sich auch bei Eiweißverlustsyndromen, wie nephrotischem Syndrom und exsudativer Enteropathie (Sprue, Morbus Whipple, Morbus Crohn, Colitis ulcerosa, intestinale Tuberkulose). Die Verminderung der CHE verläuft im allgemeinen parallel zur Serumalbuminkonzentration. Schließlich ist noch wichtig zu wissen, daß es einen genetisch

HE gibt. Dies kann postoperativ relaxantien (Succinylcholin) zu Zwi- (Apnoe!).

ase

ung der α-Amylase und der im folgenden Ab- eführten Lipase für die Pankreasdiagnostik wird sprechenden Kapitel abgehandelt (s. S. 99). Die n Enzyme werden hier nur wegen ihrer Bedeutung in e zur Komplettierung charakterisiert werden.

C. 3.2.1.1.

as Enzym spaltet 1–4 Bindungen im Inneren von Stärkemolekülen zu Dextrinen.

Lokalisation

Zymogengranula

Biol. Halbwertszeit

3–6 h

Normalbereich

bis 300 IE/l (Serum)
bis 1500 IE/l (Harn)
Substrat: PNP-Maltoheptaosidpentaosid
bis 120 IE/l (Serum)
bis 560 IE/l (Harn)
Substrat: lösliches Oligosaccharid-PNP (p-Nitrophenol)

Organe

Pankreas, Parotis, Leber, Ovar, Skelettmuskel, Fettgewebe, Niere, Gehirn, Lunge, Tube, Dünndarm, Milz, Herz.

Isoenzyme

Bedeutsam sind die Isoenzyme aus Pankreas und Parotis.

Klinische Bedeutung

α-Amylase ist im Serum erhöht bei akuter und chronischer Pankreatitis, Ulkusperforation, Ileus, Peritonitis, Mesenterialinfarkt, akuter Cholezystitis, Parotitis, akuter und chronischer Niereninsuffizienz, Extrauteringravidität, Neoplasmen (paraneoplastisch), Opiatapplikation, diabetischer Azidose, akuter Hepatitis, akuter Alkoholintoxikation (auch ohne Pankreatitis), Appendizitis, Aortenaneurysma, Leberzirrhose, Gravidität, Verbrennungen, Crush-Syndrom und Makroamylasämie; außerdem in Ergüssen bei akuter Pankreatitis und in Ergüssen maligner Prozesse (s. auch S. 99).

Lipase

(Glyzerinesterhydrolase, Triacylglyzerinlipase)

E.C. 3.1.1.3.

Das Enzym spaltet von Triglyzeriden eine Fettsäure ab.

Lokalisation
Zymogengranula

Biolog. Halbwertszeit
15 h

Normalbereich
bis 22 IE/l (Substrat: Triolein, ACA)
bis 200 IE/l (turbidimetrisch)
bis 56µg/l (ELISA)

Organe
Pankreas; geringste Mengen in Magen, Dünndarm, Leber (lysosomal), Herz, Gehirn, Skelettmuskel, Arterien, Niere und Fettgewebe.

Klinische Bedeutung
Erhöhung im Serum bei akuter und chronischer Pankreatitis (spezifischer als Amylase), aber auch bei perforiertem Ulkus, Ileus, Peritonitis, Mesenterialinfarkt, akuter Cholezystitis, Parotitis mit Pankreasbeteiligung, Niereninsuffizienz, nach Opiaten. Seltene extrapankreatische Ursachen sind Knochenbrüche, Leberzirrhose, Zertrümmerung von Fettgewebe (Crush-Syndrom) und Fettembolien (s. auch S. 103).

Enzymquotienten

In der Absicht, die diagnostische Aussagekraft von Serumenzymbestimmungen zu verbessern, wurde die Bildung von Quotienten aus den Aktivitäten verschiedener Enzyme empfohlen. Sie reflektieren die differentialdiagnostischen Erwägungen des Klinikers am Krankenbett. Sie haben sich in der Praxis nicht so richtig durchsetzen können und sind als starre mathematische Formeln kaum imstande, die differentialdiagnostische Entscheidung wirklich zweifelsfrei herbeizuführen. Die wichtigsten dieser Quotienten werden in der Tabelle 1 mit kurzer Angabe ihrer Anwendung angeführt.

Enzyme und Gravidität

Die normale Gravidität führt beim überwiegenden Teil der Serumenzyme zu keiner Abweichung von den Normalwerten. Manche Enzyme zeigen gegen Ende der Schwangerschaft einen Anstieg (Tab. 2).

Enzymquotienten	
ASAT/ALAT (De Ritis-Quotient)	Differentialdiagnose von Lebererkrankungen
ASAT + ALAT/GLDH	Diagnose der akuten Hepatitis
GGT/ASAT	Differentialdiagnose von Leber- und Gallenerkrankungen
LDH/ASAT	Differentialdiagnose von hämolytischem und hepatalem Ikterus
GGT/aP	Differentialdiagnose alkoholischer und nichtalkoholischer Lebererkrankung
ICDH/ALAT	Differenzierung periportaler und azinozentraler Lebernekrose (?)
α-HBDH/LDH	Differenzierung von Herzinfarkt und Lebererkrankungen
CK/ASAT	Differentialdiagnose von Herz- und Skelettmuskelerkrankungen

Tab. 1

Enzyme und Gravidität	
ALAT	normal (manchmal vermindert unter 5 IE/l)
ASAT	normal (manchmal vermindert unter 5 IE/l)
GGT	normal
aP	erhöht gegen Ende der Gravidität (aus Plazenta)
LAP	erhöht gegen Ende (aus Plazenta)
GLDH	normal
MDH	normal (eventuell gering erhöht)
CHE	normal
CK	erhöht in den letzten Wochen der Gravidität, normalisiert sich 5–7 Tage post partum
LDH	normal
α-Amylase	normal (eventuell gering erhöht)

Tab. 2

Literatur

1. Adolph L, Lorenz R: Enzymdiagnostik bei Herz-, Leber- und Pankreaserkrankungen. Basel: Karger 1978. **2.** Bayer PM: Wien Klin Wochenschr (1978) 90: Supp 91. **3.** Empfehlungen der Deut Ges f Klin Chem: J Clin Chem Clin Biochem (1972) 10: 182–192. **4.** Friedman RB, Anderson RE, Entine StM, Hirshberg SB: Clin Chem (1980) 26: 1D–476D. **5.** Hørder M, Wilkinson JH, in: Brown SS, Mitchell FL, Young DS (eds): Chemical Diagnosis of Disease. Amsterdam: Elsevier/North Holland 1979. **6.** Lang H (ed): Creatine Kinase Isoenzymes. Berlin: Springer 1981. **7.** Lang H, Würzburg U: Clin Chem (1982) 28: 1439–1447. **8.** McGowan GK, Walters G (eds): Enzyme Assays in Medicine. J Clin Pathol (1970) 24, Supplementum.**9.** Meyer-Bertenrath JG: Enzymdiagnostik. Marburg/Lahn: Med Verlagsges 1976. **10.** Moss DW, Butterworth PJ: Enzymology and Medicine. London: Pitman Medical Ltd 1974. **11.** Nishimura M, Teschke R: Klin Wochenschr (1983) 61: 265–275. **12.** Schmidt E, Schmidt FW: Kleine Enzym-Fibel. Mannheim: Diagnostica Boehringer 1976. **13.** Wissenschaftliche Tabellen Geigy. Basel: Ciba-Geigy 1979.

Plasmaproteine und Proteinabbauprodukte

K. Bauer und F. Gabl

Einführung

Das menschliche Blutplasma enthält weit über eintausend verschiedene Proteine in unterschiedlichsten Konzentrationen, Molekulargewichten und Funktionen.
Albumin könnte man beispielsweise als „Strukturprotein" des Plasmas verstehen; für Immunglobuline, Komplementfaktoren, sowie die Gerinnungsfaktoren stellt das Plasma zugleich Reservoir und Transportvehikel dar. Die Transportfunktion ist beim Transferrin, als dem typischen Eisentransportprotein, besonders ausgeprägt, es gibt daneben noch viele andere Transportproteine. Haptoglobin z.B. bewahrt freies Hämoglobin im Plasma bis zur Sättigungsgrenze vor der glomerulären Filtration, und somit den Körper vor ständigem Eisenverlust. Dies sind nur einige Beispiele von Proteinen, deren physiologische Funktion bekannt und mit einem bestimmten Plasmaspiegel verknüpft ist.

Das Plasma hat darüber hinaus aber auch die Aufgabe, Proteine (neben anderen Substanzen) aus nekrotischen Zellen der verschiedensten Organe abzutransportieren. Auf diese Weise gelangt unter anderem auch eine große Zahl von Enzymen in das Plasma. Auch diese Enzyme stellen „Plasmaproteine" dar, auch wenn sie aufgrund ihrer geringen Konzentration üblicherweise nicht als Proteine, sondern als *Enzymaktivität* quantifiziert werden.

Die Erforschung der einzelnen Plasmaproteine folgt im wesentlichen stets demselben Schema, wenn auch die Gewichtung der angeführten Punkte von Fall zu Fall unterschiedlich sein wird:

1.1. Isolierung und Reinigung des betreffenden Proteins bis zur Homogenität.
1.2. Feststellung der physikochemischen Eigenschaften (Molekulargewicht, isoelektrischer Punkt etc.).
1.3. Aminosäurensequenz, Analyse des Kohlenhydratanteils und allfälliger Metallionen, Aufklärung der dreidimensionalen Struktur (Kristallisierung).
1.4. Untersuchung genetischer Varianten.

2.1. Etablierung einer verläßlichen quantitativen Bestimmungsmethode (z.B. Immunoassay auf der Basis des hochreinen Materials nach Punkt 1.1.).
2.2. Bestimmung der Referenzintervalle, sowohl alters- als auch geschlechtsspezifisch.
2.3. Prüfung der diagnostischen Einsatzmöglichkeit für: Screening, Differentialdiagnose oder Verlaufskontrolle. Abgrenzung des pathologischen Bereichs vom Referenzbereich (methodische Sensitivität/Spezifität).

3.1. Klärung der physiologischen Funktion des Proteins.
3.2. Aufklärung der Organstrukturen und Mechanismen, die für Synthese und Abbau des Proteins verantwortlich

sind (Präkursor-Moleküle, Halbwertszeit im Plasma, Inaktivatoren, Ausscheidungsweg; sowohl unter physiologischen, als auch unter pathologischen Bedingungen, diagnostische Sensitivität/Spezifität).

3.3. Interaktion mit anderen Plasmaproteinen ?

3.4. Interaktion mit zellulären Systemen (Rezeptoren) ?

Angesichts der großen Zahl der verschiedensten Plasmaproteine ist es nicht verwunderlich, daß lediglich für einen geringen Teil davon alle die oben erwähnten Punkte aufgeklärt sind. Für die weitaus überwiegende Anzahl von Plasmaproteinen sind lediglich Teilaspekte oder noch gar nichts Näheres bekannt (112).

Die größten Fortschritte in der Plasmaprotein-Chemie haben in den letzten 20 Jahren einerseits die physikochemischen Analysenmethoden mit der isoelektrischen Fokussierung und der zweidimensionalen Elektrophorese auf Polyakrylamid gebracht, andererseits die quantitative Analytik mit Immunoassays unter Verwendung von polyklonalen, insbesondere aber von monoklonalen Antikörpern.

Aus diesem Umstand ist erklärlich, daß es eine Anzahl von Plasmaproteinen gibt, von denen alle physikochemischen Parameter und selbst die Aminosäurensequenz bekannt sind, die auch mit einiger Genauigkeit in den verschiedensten Körperflüssigkeiten durch Immunoassays nachgewiesen werden können, von deren Funktion aber noch immer praktisch nichts bekannt ist.

Die verfeinerten qualitativen und quantitativen Nachweismethoden (Tab. 1) haben daneben auch die Grenzen zur klassischen klinischen Enzymologie verwischt. So können einzelne Isoenzyme mittels Immunoassay quantitativ als *Protein* bestimmt werden. Die direkte Messung der *Enzymmenge* (in µg/l) stellt für spezielle Fragestellungen eine interessante Alternative zur üblichen Bestimmung der Konzentration von Enzymen als *Enzymaktivität* (in U/l) dar. Für klinisch-chemische Routinebestimmungen wäre die-

Quantitative analytische Verfahren zur Bestimmung von Proteinen in Körperflüssigkeiten und ihre Empfindlichkeit

Methoden	Untere Nachweisgrenze	Beispiele der Anwendung
Biuret	g/l	Gesamteiweiß in Serum, Plasma
Farbbindung:		
Bromcresol-grün	g/l	Serumalbumin
Coomassie-Blau	10 mg/l	Proteinurie
Radiale Immundiffusion	20 mg/l	div. Proteine
Turbidimetrie	mg/l	div. Proteine
Nephelometrie	mg/l	div. Proteine
Immunoassays (IA)		
Radio-IA	µg/l	spezifische
Enzym-IA	µg/l	Antikörper-Sub-
Fluoreszenz-IA	µg/l	Fraktionen

Tab. 1

ser Weg aus Kostengründen nicht gangbar. Typische Beispiele dafür sind die CK-B Untereinheit der Kreatinkinase und das Prostata-spezifische Isoenzym der sauren Phosphatase (PAP).

Analytik des Eiweiß-Gesamtstoffwechsels

Analyse von Gesamteiweiß

Gesamteiweiß im Serum

Routinemäßig wird das Gesamteiweiß im Serum chemisch mittels der Biuret-Methode bestimmt. Das Prinzip beruht darauf, daß Stoffe mit mindestens zwei Peptidbindungen im Molekül mit Kupfersalzen in alkalischer Lösung eine Violettfärbung ergeben. Die Namensgebung erfolgte nach dem einfachsten Molekül, das diese Reaktion noch hervorrufen kann, dem Biuret. Eine große Anzahl von Modifikationen dieser Methode wurde beschrieben (10, 55, 102, 103, 121, 126), für die klinische Anwendung ist eine mögliche Medikamenteninterferenz mit Dextran bedeutsam (124). Für wissenschaftliche Zwecke sind auch noch die Farbreaktionen nach Folin bzw. Lowry (79), die Coomassie-Blau-Absorption (26), sowie die Stickstoffbestimmung nach Kjeldahl gebräuchlich. Die sehr einfache refraktometrische Bestimmungsmethode hat sich in der klinischen Chemie nicht etablieren können, da sie nicht gut mechanisierbar und sehr störungsanfällig ist (trübe und lipämische, extrem ikterische sowie hämolytische Seren sind nicht verwendbar).

Referenzbereiche (86, 138)

Neugeborene	46 – 70 g/l
2 – 6 Monate	43 – 61 g/l
6 – 12 Monate	51 – 73 g/l
Erwachsene und Kinder ab 1 Jahr	66 – 79 g/l

- *Indikationen für die Bestimmung von Gesamteiweiß im Serum*

Voraussetzung für die Beurteilung von Serumelektrophoresen und die weiterführende Proteindiagnostik.
Schwere Eiweißmangelzustände bzw. Exsikkosen.

Beurteilung

Die Bestimmung von Gesamteiweiß im Serum allein ist nur von mäßigem diagnostischen Wert, sie ist aber Voraussetzung für jede Beurteilung von Serumelektrophoresen (insbesondere für die Quantifizierung der einzelnen Fraktionen). Die Resultate verschiedener Methoden sind nicht immer miteinander vergleichbar, daher sind exakte Methodenangaben unerläßlich!

Beurteilung pathologischer Werte	
Hypoproteinämie *Serumprotein < 60 g/l*	Hyperproteinämie *Serumprotein > 80 g/l*
Nephrosen bzw. nephrotisches Syndrom chronischer Blutverlust nach Verbrennungen exsudative Enteropathie („enteraler Eiweißverlust") Durchfallserkrankungen (Zöliakie, Amöbiasis, Colitis ulcerosa, regionale Enteritis, Morbus Crohn) konsumierende Erkrankungen (Karzinom, Lymphome, Tbc etc.) nach großen Operationen Schwangerschaftstoxikosen fortgeschrittene Leberzirrhose Agammaglobulinämie	Paraproteinämien (Myelom, Morbus Waldenström, Lymphome) Leberzirrhose Hypergammaglobulinämie aus anderer Ursache Exsikkose

Der Gesamteiweißspiegel zeigt ausgeprägte zirkadiane Rhythmik und ist darüber hinaus auch von der Körperlage des Patienten bei der Probengewinnung abhängig. Bei Probennahme in aufrechter Körperhaltung sind bis zu 10% höhere Werte an Gesamteiweiß im Serum zu erwarten. Die Referenzwerte sind für *liegende* Patienten angegeben.

Gesamteiweiß im Harn

Semiquantitativer Nachweis

1. Teststreifen (49)

Das Prinzip beruht auf dem „Proteinfehler" von pH-Indikatoren. (Proteine können eine Farbänderung des Indikators bewirken, ohne daß eine adäquate pH-Änderung vorliegt). Vorteil ist die einfache Anwendbarkeit; Nachteil das unterschiedliche Ansprechen des Indikators auf verschiedene Proteine. So wird Bence-Jones-Protein schlecht bis gar nicht erfaßt, im Gegensatz dazu kann stark alkalischer Urin zu falsch-positiven Resultaten führen.

2. Sulfosalizylsäure

Präzipitation von Protein im Harn durch tropfenweise Zugabe von 20 %iger Sulfosalizylsäure. Sehr empfindliche und verläßliche Methode, allerdings ist das Reagens stark ätzend und giftig. Störreaktionen: verschiedene Medikamente im Urin (z.B. Röntgenkontrastmittel) können zu falsch-positiven Ergebnissen führen.

Quantitativer Nachweis

1. Biuret-Methode (55)

Das Nachweisprinzip entspricht dem oben beschriebenen. Die geringe Empfindlichkeit der Methode macht einen Anreicherungsschritt notwendig. Dazu wird das Protein im Harn mit Trichloressigsäure gefällt und anschließend mit einem geringeren Flüssigkeitsvolumen wieder aufgelöst. Sehr genaue Methode für höhere Konzentrationen von Eiweiß im Harn, annähernd gleich empfindlich für alle Serumproteine. Weniger genau im Bereich niedriger Konzentrationen. Größter Nachteil ist die aufwendige Probenvorbereitung mit dem stark ätzenden Reagens.

2. Coomassie-Blau-Methode (26)

Durch Bindung an Eiweiß ändert sich die Farbe des Reagens. Sehr genaue Methode für den Bereich niedriger Konzentrationen, einfache und rasche Durchführung der Analysen, jedoch nichtlinearer Verlauf der Reaktion im Bereich höherer Eiweißkonzentrationen (>1,0 g/l). Der Farbstoff zeigt unterschiedliche Bindungsaffinität zu verschiedenen Proteinen (z.B. zu Albumin gegenüber Bence-Jones-Protein).

3. Sulfosalizylsäure (121)

Turbidimetrische Messung des gefällten Proteins im Harn. Einfaches Meßprinzip, allerdings relativ ungenau durch geringe Extinktionen (ätzendes Reagens).

Referenzbereich

bis 150 mg/Tag

Erhöhung der Proteinausscheidung infolge orthostatischer Proteinurie bei Kindern, Anstrengungsproteinurie, Nephropathie, Bence-Jones-Proteinurie etc. Zur Differentialdiagnose der Proteinurie siehe S. 839.

Analyse der Eiweiß-Abbauprodukte in Serum und Harn

Proteine werden zu einer großen Zahl verschiedener Zwischen- und Endprodukte abgebaut. Unter diesen sind folgende stickstoffhaltige Nicht-Eiweiß-Substanzen von klinischer Bedeutung:

1. Harnstoff
2. Kreatin und Kreatinin
3. Harnsäure
4. Ammoniak
5. Aminosäuren

Die angeführten Substanzen machen bis auf geringe Bruchteile zusammen den „Reststickstoff" (= RN, der Stickstoffgehalt des eiweißfreien Serumfiltrates) aus.

Harnstoff

Hauptsächliches Endprodukt des Protein- und Aminosäuren-Stoffwechsels, entsteht in der Leber im Harnstoffzyklus. Da Harnstoff frei durch nahezu alle Membranen diffundieren kann, verteilt er sich in allen intra- und extrazellulären Räumen der Gewebe. Der größte Teil des gebildeten Harnstoffes wird durch die Nieren ausgeschieden, ein Teil auch durch den Schweiß. Die Harnstoffkonzentration im Blut wird gewöhlich als Harnstoffstickstoff (= BUN, *B*lood *U*rea *N*itrogen) angegeben, obwohl üblicherweise nur Serum oder Plasma für die Analyse verwendet wird.

Analysenmethoden

1. Kolorimetrische Messung eines Komplexes aus Diacetyl-Monoxim und Harnstoff.

2. Spaltung des Harnstoffes durch das Enzym Urease und Messung des entstehenden Ammoniaks.

Der *Referenzbereich* wird zwischen 5 und 23 mg/dl Harnstoffstickstoff (= BUN) angegeben (126).

Für die Angabe als Harnstoff wird der BUN-Wert mit dem Faktor 2,14 multipliziert (*Referenzbereich:* 10-50 mg/dl bzw. 1,7-8,2 mmol/l).

Erhöhte Werte finden sich unter anderem bei:

katabolen Stoffwechselerkrankungen
konsumierenden Erkrankungen (Malignome)
Hormon-Nebenwirkungen (Schilddrüsenhormone, Glukokortikoide)
Störungen des Wasser- und Elektrolythaushaltes
Nierenschädigungen
 prärenal: Blutdruckabfall, Dehydration, Schock
 renal: verminderte glomeruläre Filtrationsrate infolge vielfältiger Nierenschädigungen
 postrenal: Obstruktion der ableitenden Harnwege.

Kreatin und Kreatinin

Kreatin ist ein bedeutendes Zwischenglied im Muskelstoffwechsel, da es als Kreatinphosphat einen wichtigen Energiespeicher des Muskels darstellt. *Kreatinin* ist das Kreatin-Anhydrid, es entsteht durch spontane und irreversible Reaktion. Kreatinin kann nicht mehr in den Stoffwechsel eingebunden werden und ist daher ein reines Abfallprodukt. Sowohl Kreatin als auch Kreatinin werden glomerulär filtriert, allerdings wird anschließend praktisch alles Kreatin tubulär rückresorbiert. Kreatinin kann hingegen nicht mehr rückresorbiert werden.

Kreatin ist in Blut und Harn bei Erkrankungen des Skelettmuskels vermehrt nachweisbar.

Der *Referenzbereich* für Kreatin liegt bei Frauen (0,6-1,0 mg/dl bzw. 46-76 µmol/l) höher als bei Männern (0,2-0,6 mg/dl bzw. 15-46 µmol/l) (55). Analysenmethoden für Kreatin sind ähnlich der für Kreatinin gebräuchlichen Jaffé-Reaktion. Neuerdings wurde eine enzymatische Bestimmungsmethode ähnlich der enzymatischen Kreatininbestimmung beschrieben (91). Es dürfte damit eine verläßliche und praktikable Routinemethode zur Bestimmung von Kreatin im Serum verfügbar sein.

Kreatinin wird relativ unabhängig von Faktoren wie Diät, Wasser- und Elektrolythaushalt, sowie dem Eiweißstoffwechsel mit konstanter Rate gebildet und ausgeschieden. Aus diesem Grund gibt der Serumkreatininspiegel auch bedeutend bessere Anhaltspunkte für die Beurteilung der Nierenfunktion als vergleichsweise der Harnstoff-, bzw. BUN-Spiegel.

Analysenmethoden (102)

1. Kolorimetrische Messungen durch Bildung eines gefärbten Komplexes mit alkalischem Pikrat. Wegen der großen Zahl von möglichen Interferenzen durch andere Chromogene im Serum ist die Präzision und Richtigkeit der Methode im Bereich niedriger Kreatininspiegel beeinträchtigt.

2. Enzymatische Reaktion mit Kreatinin-Amidohydrolase gibt die Möglichkeit, über einige Hilfsreaktionen das „wahre" Kreatinin exakt zu bestimmen. Der gesteigerten analytischen Präzision stehen allerdings erhöhte Kosten gegenüber, so daß sich diese Methode für die breite Routineanalytik noch nicht durchgesetzt hat.

Referenzbereiche

Männer 0-1,2 mg/dl bzw. 0-106 µmol/l, Frauen 0-1,0 mg/dl bzw. 0-88 µmol/l, gemessen mit der spezifischen enzymatischen Methode. Die kolorimetrischen Methoden können, je nach Modifikation (d.h. Ausschaltungsgrad der mitreagierenden Chromogene), bis zu 0,3 mg/dl bzw. 27 µmol/l höhere Referenzwerte ergeben.

Harnsäure

Harnsäure stellt das wichtigste Endprodukt des Purinstoffwechsels dar. Sie stammt im wesentlichen aus drei Quellen:

1. Abbau von Nukleoproteinen aus der Nahrung
2. Katabolismus von endogenen Nukleoproteinen
3. Umwandlung von endogenen Nukleoproteinen

Ca. 60 % der Harnsäure im Körper wird täglich neu gebildet bzw. ausgeschieden. Hauptsyntheseort ist die Leber. Die Ausscheidung erfolgt auf sehr komplexem Wege durch die Nieren (104). Entsprechend den Quellen der Harnsäure im Körper, können erhöhte Serumspiegel ebenfalls unterschiedliche Ursachen haben:

Wichtigste Ursache ist die Gicht, eine genetisch bedingte Stoffwechselstörung, bei der neben exzessiv hohen Harnsäurespiegeln in allen Körperflüssigkeiten auch Ablagerungen von Harnsäure in kristalliner Form in verschiedenen Körpergeweben auftreten können. Erhöhte Harnsäurespiegel im Serum treten weiter auf bei sehr stark vermehrtem Anfall von Purinmetaboliten, wie z.B. im Rahmen von Leukosen und anderen Neoplasmen, insbesondere im Gefolge einer zytostatischen Therapie, aber auch bei eingeschränkter Nierenfunktion. Bei Stoffwechselgesunden wirkt sich eine erhöhte Aufnahme von Nukleoproteinen mit der Nahrung (z.B. Innereien) eher in einer Zunahme der Harnsäure-Exkretion durch die Niere aus, als in einer Erhöhung des Serumspiegels über den oberen Referenzwert hinaus.

Im Rahmen von Diabetes oder verschiedener Formen von Lipidstoffwechselstörungen kann es ebenfalls zu erhöhten Harnsäurespiegeln im Serum kommen (4).

Analysenmethoden (102, 126)

1. Reduktion eines Phosphorwolframsäure-Komplexes ohne enzymatische Reaktion (ohne Leerwert).

2. Reduktion eines Phosphorwolframsäure-Komplexes unter Mitführung eines Serum-Leerwertes. In diesem Leerwert wird die Harnsäure durch Vorinkubation mit dem Enzym Uricase abgebaut, so daß unspezifische Störreaktionen eliminiert werden können.

3. Vollenzymatischer UV-Test.

Von den verschiedenen Testprinzipien gibt es eine große Anzahl von Modifikationen, die manuell oder auch mechanisiert durchgeführt werden können.

Referenzbereiche

Für die Methode 1 (Phosphorwolframsäure-Komplex ohne Uricase Leerwert) 2,5-8,0 mg/dl bzw. 149-476 μmol/l.

Für die Methode 2 und 3 ergeben sich etwas geringere Werte:

Frauen: 2,4-5,7 mg/dl bzw. 143-329 μmol/l, Männer: 3,4-7,0 mg/dl bzw. 202-416 μmol/l.

Alle bisher beschriebenen Parameter können für besondere Zwecke (z.B. Stoffwechseluntersuchungen, Überwachung von parenteraler Ernährung, Nierendiagnostik etc.) auch im Harn mit geeigneten Methoden durchgeführt werden. Allerdings ist hier meist eine spezielle Justierung sowie genaue Kontrolle der entsprechenden Methoden und Geräte erforderlich, da die Harnkonzentration von Harnstoff, Harnsäure und Kreatinin in sehr weiten Bereichen schwanken können, und insbesondere unspezifische Farbreaktionen durch verschiedene chromogene Substanzen im Harn in nicht vorhersehbarer Weise gestört werden können.

An *Referenzwerten* gibt es lediglich für Kreatinin im Harn brauchbare Werte (55):

Männer
21–26 mg/kg/24 Std. bzw. 186-230 μmol/kg/24 Std.

Frauen
16–22 mg/kg/24 Std. bzw. 142-195 μmol/kg/24 Std.

Harnstoff und Harnsäure sind in ihrer Ausscheidung so stark von Art und Menge der aufgenommenen Nahrung abhängig, daß generell verwertbare Referenzwerte nicht erstellbar sind. Dies gilt natürlich nicht für Patienten, die standardisiert ernährt werden (z.B. standardisierte parenterale Ernährung). In diesen Fällen müssen die Referenzbereiche laborintern für definierte Ernährungsregime erstellt werden.

Ammoniak

Ammoniak wird im Körper einerseits durch Desaminierung von Aminosäuren in der Leber gebildet, andererseits als Stoffwechselprodukt der Darmflora aus dem Intestinaltrakt resorbiert. Die Ausscheidung erfolgt zum überwiegenden Teil in der Form von Harnstoff, aber auch als Ammonium-Ion durch die Niere. Bei schwerer Beeinträchtigung der Leber kann der gebildete oder absorbierte Ammoniak nicht mehr weiter metabolisiert werden und akkumuliert daher im Blut.

Analysenmethoden (102, 126)

Eine enzymatische Methode verwendet die Kondensation von Ammoniak und alpha-Ketoglutarat zu l-Glutamat unter gleichzeitiger Umwandlung von NADPH zu $NADP^+$. Als Enzym wird Glutamat-Dehydrogenase eingesetzt. Die Mikrodiffusionsmethode nach Conway ist heute wohl als veraltet und obsolet anzusehen.

Probennahme: Blut wird in spezielle Röhrchen abgenommen, die eine adäquate Menge an Natrium-EDTA enthalten, um eine Gerinnung zu verhindern. Das Röhrchen muß vollständig gefüllt, unverzüglich luftdicht verschlossen und im Eisbad gekühlt werden. Die Bestimmung erfolgt nach spätestens 20 Minuten aus dem Plasmaüberstand nach Zentrifugation.

Referenzwerte

Männer 16,6 – 47,3 μmol/l
Frauen 11,5 – 38 μmol/l

Eine leicht modifizierte Methode gibt einen Bereich von 11 – 35 μmol/l an (ACA DuPont).

Qualitative und quantitative Bestimmung von Aminosäuren in Serum und Harn

Die Gesamtanalyse des Aminosäurenmusters in Serum und Harn erfolgt im Aminosäuren-Analysator, durch

Hochdruck-Flüssigkeitschromatographie oder mittels Gaschromatographie, kombiniert mit einem Massenspektrographen. Für einzelne spezielle Aminosäuren gibt es darüber hinaus noch einfachere qualitative und quantitative Analysenmethoden (z.B. Screening-Tests in der Neonatologie).

In der Diagnostik der Aminosäuren-Stoffwechselerkrankungen hat die *Aminoacidurie* eine wesentliche Bedeutung. Die vermehrte Ausscheidung von Aminosäuren kann prinzipiell zwei Ursachen haben:

1. Erhöhter Blutspiegel der betreffenden Aminosäure („overflow aminoaciduria").

Ursachen:
Genetisch bedingte Stoffwechselstörungen
Intoxikationen
Lebererkrankungen

Krankheit	**Betroffene Aminosäure in Blut und Harn**	**Enzymdefekt**
Genetisch bedingte Aminoacidurien infolge eines erhöhten Aminosäuren-Blutspiegels		
Phenylketonurie	Phenylalanin	Phenylalaninhydroxylase
Tyrosinose	Tyrosin	p-Hydroxyphenylpyruvatoxydase
Histidinämie	Histidin	Histidase
Ahornsirupkrankheit	Valin, Leucin, Isoleucin	– Ketosäure-Decarboxylasen
Hypervalinämie	Valin	Valin-Transaminase
Hyperglycinämie	Glycin	Nicht einheitlich, zusammen mit Carbamylphosphatsynthetase-Mangel u
Hyperprolinämie		
Typ I	Prolin	Prolinoxydase
Typ II	Prolin und Pyrrolin-5-carboxylsäure	Pyrrolin-5-carboxylatdehydrogenase
Hydroxyprolinämie	Hydroxyprolin	Hydroxyprolinoxydase
Homocystinurie	Methionin, Homocystin	Serinhydrolase (Cystathionin-Synthetas
Hyperlysinämie	Lysin	Lysin-Alpha-Ketoglutarat-Reduktase
Citrullinämie	Citrullin	Argininosuccinat-Synthetase
Alkaptonurie	Homogentisinsäure	Homogentisinsäureoxydase
Argininsuccinaturie	Argininsuccinat	Argininosuccinase
Cystathionurie	Cystathionin	Cystathioninase
Aminoacidurien aufgrund eines genetisch bedingten Defekts, der primär den tubulären Transportmechanismus betrifft		
Cystinurie	Cystin und andere Aminosäuren mit zwei Aminogruppen	Renales Transportsystem für Cystin, Lysin, Arginin und Ornithin
Hartnup-Syndrom	Alle neutralen Aminosäuren, ausgenommen Glycin, Prolin, Hydroxyprolin	Renales Transportsystem für neutrale Aminosäuren
Glycinurie (Familiäre Iminoglycinurie)		Tubuläre Rückresorption von Glycin und Iminosäuren
Aminoacidurien aufgrund eines genetischen Defekts, der erst sekundär zu einer Schädigung des tubulären Transportmechanismus führt		
M. Wilson	Generalisiert, vielfach dominieren Cystin und Threonin	Caeruloplasmin
Galaktosämie	Generalisiert	Galaktose-1-phosphat-Uridyl-Transfera
Cystinose/ Fanconi-Syndrom	Generalisiert	unbekannt

Tab. 2

2. Primär renale Schädigungen bewirken vermehrte Aminosäuren-Ausscheidung trotz normalen Blutspiegels („renal aminoaciduria").

Ursachen:

Defekt der Nierentubuli (primär genetisch, sekundär genetisch)

Vergiftungen

Verbrennungen

In der Tabelle 2 kann lediglich ein kurzer tabellarischer Abriß der wichtigsten Aminosäuren-Stoffwechselerkrankungen gegeben werden (36, 42, 85).

Analytik spezieller Proteine

Zur Analytik einzelner Proteine bzw. Proteingruppen in biologischem Material steht eine Vielzahl von qualitativen bzw. semiquantitativen und quantitativen Methoden zur Verfügung. Da diese zum Teil einen großen Aufwand an Kosten und Zeit bedingen, muß eine den Fragestellungen und dem zu erwartenden Resultat adäquate Methodik ausgewählt werden.

Qualitative bzw. semiquantitative Methoden

Zonenelektrophorese [Abb. 1]

Als Elektrophorese bezeichnet man die Trennung verschiedener Proteine im elektrischen Feld. Laufrichtung und Laufgeschwindigkeit werden von der Aminosäuren- und Pufferzusammensetzung sowie der Temperatur und, je nach Trägermedium, in unterschiedlichem Ausmaß auch von der Molekulargröße des betreffenden Proteins beeinflußt. Routinemäßig erfolgt die Serumelektrophorese bei pH 8,6. Unter diesen Bedingungen wandern nahezu alle Proteine in Richtung Anode (= positiver Pol).

Als Trägermedium wird vorwiegend Zelluloseazetat verwendet, allerdings erlangt auch die Elektrophorese in Agarosegel zunehmende Verbreitung. Polyakrylamidgel hat sich als Trägermedium für Routineuntersuchungen nicht durchgesetzt, es wird aber häufig für Spezialuntersuchungen (88) und zu Forschungszwecken eingesetzt (3, 90).

Prinzip der Zelluloseazetatfolien-Elektrophorese (103, 126)

Eine bestimmte Menge Serum wird mittels eines Auftragsstempels auf die mit Puffer angefeuchteten Streifen von Zelluloseazetat aufgebracht und in einer feuchten Kammer durch konstanten Gleichstrom aufgetrennt. Nach erfolgter Trennung werden die Proteinbanden mit Ponceau S oder Amidoschwarz gefärbt, und die Folie in einem Klärbad transparent gemacht.

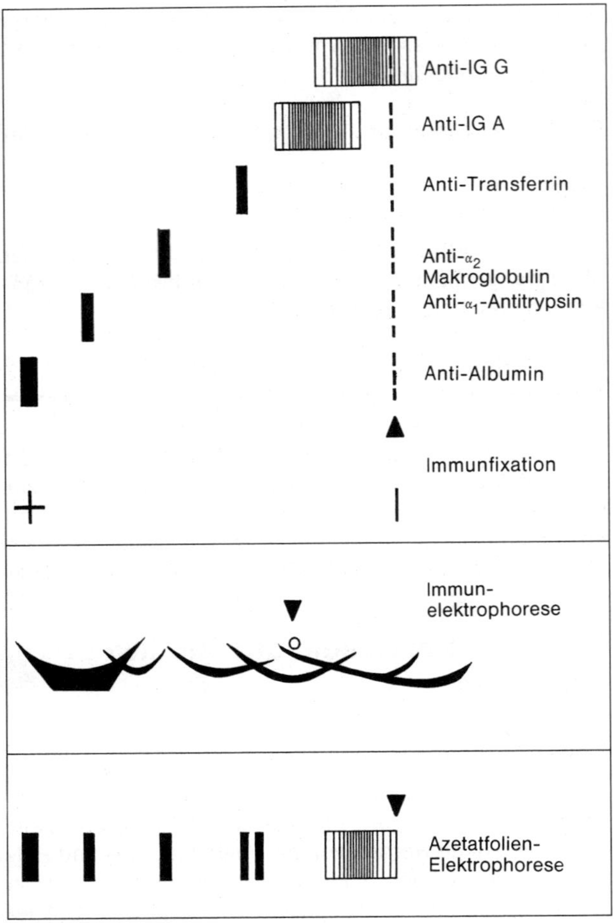

Abb. 1:
Zonen-Elektrophorese (unten)
Serum wird auf inertem Trägermaterial (Zelluloseazetatfolie, Agarosegel) entsprechend der elektrischen Ladung seiner Proteinkomponenten in einem elektrischen Gleichstromfeld aufgetrennt. Je nach verwendeter Technik entstehen typische Bandenmuster, wobei jede Bande aus einer Vielzahl von verschiedenen Proteinen besteht.

Immunelektrophorese (Mitte)
Kombination von Agarosegel-Elektrophorese und Doppeldiffusion. Das Serum wird zunächst elektrophoretisch grob in seine Komponenten aufgetrennt. Durch nachfolgende Doppeldiffusion gegen mono- oder polyspezifische Antisera entstehen charakteristische Linienmuster.

Immunfixation (oben)
Kombination von hochauflösender Agarosegel-Elektrophorese mit direkter Immunpräzipitation. Nach erfolgter elektrophoretischer Trennung der Probe werden Zelluloseazetatstreifen, die mit mono-spezifischem Antiserum getränkt worden waren, direkt auf die Elektrophoresebahnen gelegt. An denjenigen Stellen, wo im Pherogramm das entsprechende Antigen vorhanden ist, entstehen scharf begrenzte Präzipitate.

Auswertung

Zelluloseazetat-Pherogramme werden routinemäßig in einem Densitometer photometrisch vermessen. Die Zelluloseazetatfolien-Elektrophorese ergibt aus Serum üblicherweise die dominierende Albuminbande und 5 Globulinbanden (α_1, α_2, β_1, β_2 und γ). Jede dieser Globulinbanden ist in sich aber inhomogen und besteht aus einer Vielzahl von verschiedenen Proteinen (die Trennung der β-Fraktion in zwei mehr oder weniger deutlich getrennte Banden ist ein Maß für die methodisch-technische Qualität der Auftrennung). Veränderungen in einer der oben beschriebenen Banden sind daher a priori nicht mit Veränderungen eines bestimmten Serumproteins gleichzusetzen. Dies wäre erst nach exakter Quantifizierung aller in Frage kommenden Proteine der betreffenden Fraktion möglich (z.B. Veränderung der β-Globuline: β-Lipoprotein, C3-Komplementfraktion, Transferrin etc.). Die Konzentrationsverschiebungen einzelner Banden lassen daher nur in sehr begrenztem Umfang diagnostische Rückschlüsse zu (126).

Agarosegel-Elektrophoresetechniken sind für die densitometrische Quantifizierung nicht immer geeignet, da sich die einzelnen Proteine mit dem verwendeten Farbstoff zu unterschiedlich anfärben. Die besten derartigen Techniken erlauben eine Auflösung von 15, visuell einwandfrei abgrenzbaren Globulinbanden. Qualitative und quantitative Veränderungen eines Patientenserums werden im Vergleich zu einem „Normalpherogramm" beschrieben. Naturgemäß ist diese Auswertung weitgehend von der Erfahrung des Gutachters abhängig.

Die aus dem Gesamteiweiß und relativer prozentueller Verteilung im Elektropherogramm ermittelten Albuminwerte sollten regelmäßig mit den chemisch bestimmten Albuminwerten aus demselben Serum korreliert werden, um zu große Diskrepanzen zwischen beiden Bestimmungen zu vermeiden. (Bezüglich der chemischen Bestimmung von Albumin, siehe Kapitel Albumin, S. 821). Wirklich exakte Übereinstimmung ist allerdings schwer zu erreichen, da die Anfärbung der Proteinbanden von vielen Faktoren (z.B. Folienmaterial, Puffer, Färbelösung, Entfärber) abhängt. Serienanalysen zur quantitativen Albuminbestimmung können sowohl chemisch als auch immunologisch auf mechanisierten Analysensystemen durchgeführt werden (25, 64, 108). Demgegenüber wird die elektrophoretische Analytik meist nur teilmechanisiert durchgeführt, was in bezug auf die Quantifizierung von Albumin größere analytische Ungenauigkeiten ergibt. Die Quantifizierung erfolgt nach folgendem Rechenschema:

1. Messung der Gesamteiweißkonzentrationen im Serum in g/l (z.B. mittels der Biuret-Methode, siehe S. 797).

2. Densitometrische Quantifizierung der Albuminbande in der Elektrophorese. Daraus ergibt sich der prozentuale Anteil des Albumins an den Serumproteinen.

3. Aus den Punkten 1. und 2. läßt sich die Albuminkonzentration im Serum berechnen:

$$\frac{\text{Albumin (Relativ\%)} \cdot \text{Gesamteiweiß (g/l)}}{100} = \text{Albumin (g/l)}$$

Die Beurteilung von Serumelektrophoresen sollte generell nicht nach den Relativprozenten der einzelnen Banden erfolgen.

Die *quantitative Beurteilung* erfolgt anhand der absoluten Proteinkonzentration der einzelnen Pherogrammfraktionen. (Die Berechnung erfolgt analog zum Beispiel „Albumin", moderne Densitometer berechnen die Werte nach Eingabe der Gesamteiweißkonzentration automatisch.) Bei ausschließlicher Betrachtung der Relativprozente würde ein Pherogramm mit stark verminderter Albuminfraktion automatisch sämtliche Globulinfraktionen pathologisch erhöht zeigen, obwohl diese Fraktionen in absoluten Konzentrationen im Referenzbereich gelegen wären!

Neben der densitometrischen Auswertung ist unbedingt eine *qualitative, visuelle Beurteilung* der Pherogramme vorzunehmen. Dazu legt man die klaren Azetatfolien mit den gefärbten Pherogramm-Bahnen am besten auf eine fleckenlose weiße Unterlage (z.B. Milchglas).

Prinzipiell sollte für die Elektrophorese immer nur klares, hämolysefreies Serum verwendet werden. Fibrinogenhaltiges Material (Plasma, aber auch „Serum" bei pathologischer oder therapeutisch induzierter Gerinnungsstörung) oder stark lipämisches Serum kann die Beurteilung stark erschweren bzw. überhaupt unmöglich machen!

Referenzbereiche

Für die Trennung auf Zelluloseazetatfolien (Färbung mit Ponceau S)

	Relativ %	Konzentration (g/l)
Albumin	56,0 – 66,0	38,0 – 50,0
α_1-Globuline	2,5 – 4,5	2,3 – 3,5
α_2-Globuline	6,5 – 10,6	5,0 – 7,5
β-Globuline	8,5 – 14,0	6,0 – 10,0
γ-Globuline	11,0 – 19,0	7,0 – 15,0

Die Relativprozente und absoluten Eiweißkonzentrationen hängen stark von der Art der verwendeten Folie und der Färbemethode ab!

Doppeldiffusion in Agarosegel (136)

(Ouchterlony-Technik, Abb. 2)

Prinzip

Unbekanntes Protein in der Probe (Serum, Harn etc.) und sein spezifisches Antiserum (z.B. aus Kaninchen) diffundieren in Agarosegel gegeneinander. Treffen Antigen und Antikörper in geeigneten Konzentrationsverhältnissen aufeinander, bildet sich im Gel eine charakteristische Präzipitationslinie.

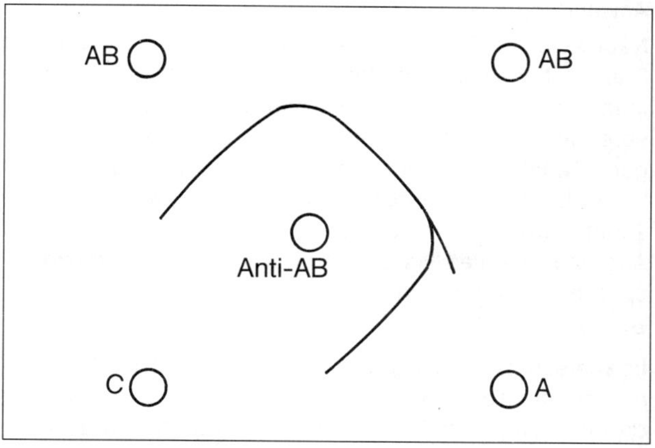

Abb. 2: Doppeldiffusion
Diffundieren in einem grobporigen Gel (z. B. 1 % Agarose) Antigen und Antikörper in geeigneten Konzentrationsverhältnissen gegeneinander, so entstehen typische Präzipitationslinien am Ort des Aufeinandertreffens. Durch die Wahl geeigneter Antikörper kann die vollständige, teilweise oder fehlende Identität verschiedener Antigene geprüft werden. Antikörper (Anti-AB) gegen das Antigen AB erkennt nur teilweise Antigen A (→ charakteristische Spornbildung) präzipitiert aber überhaupt nicht mit Antigen C.

Anwendung

Vergleichende Untersuchungen von verwandten Antigenen (genetische Varianten, Abbauprodukte). Vergleich von Antigen in verschiedenen Körperflüssigkeiten und Gewebsextrakten (Prüfung auf Identität).

Beurteilung

Technisch einfache Methode, die bei exakter Durchführung und kritischer sorgfältiger Beurteilung sehr weitreichende Schlüsse über die Art des eingesetzten Proteins zuläßt. Dies gilt z.B. für den Nachweis gemeinsamer antigener Determinanten in verschiedenen Materialien. Die Methode ist allerdings stark abhängig von der Qualität der eingesetzten Antisera.

Immunelektrophorese (52, 58, 136) [Abb. 1 Mitte]

Prinzip

Kombination einer physikalisch-chemischen und immunologischen Methode. Erweiterung der Doppeldiffusionstechnik, da vor der Zugabe von Antiserum die Probe im elektrischen Feld in einzelne Komponenten aufgetrennt wird. Auf einem Glas- oder Kunststoffträger wird Agarosegel aufgebracht, und in dieses ein Loch zur Aufnahme der Probe eingestanzt. Nach erfolgter elektrophoretischer Auftrennung der Proteine in der Probe wird ein poly- oder monospezifisches Antiserum in eine Rinne parallel zur Laufrichtung der Probe eingebracht. Aufgetrennte Proteine und Antiserum diffundieren gegeneinander und bilden beim Zusammentreffen charakteristisch gekrümmte Präzipitationslinien. Mit der Immunelektrophorese lassen sich in menschlichem Serum bis zu 30 verschiedene Fraktionen nachweisen.

Anwendung

Nachweis von Paraproteinen durch abnorm verlaufende Präzipitationslinien (Napfbildung) der entsprechenden Immunglobuline. Parallel dazu kann der Nachweis der entsprechenden leichten Kette (Kappa oder Lambda) erfolgen. Daneben ist auch noch der Nachweis *qualitativer* Veränderungen anderer Serumproteine, etwa bei genetischen Varianten, möglich. Agammaglobulinämien und Atransferrinämien lassen sich durch das Fehlen der entsprechenden Bande nachweisen.

Beurteilung

Im klinisch-chemischen Labor sehr weit verbreitete immunologische Technik, deren einwandfreie Beherrschung durch Verfügbarkeit vorgefertigter und standardisierter Komponenten stark erleichtert wird.

Zur schlüssigen Diagnose muß das Probenmaterial oftmals in mehreren verschiedenen Verdünnungen nacheinander zur Immunelektrophorese eingesetzt werden, wodurch die Methode zeitaufwendig wird. Quantitative Aussagen sollten aufgrund der Immunelektrophorese nur mit größter Zurückhaltung gemacht werden, sie können jedenfalls nur einer groben Schätzung entsprechen.

Immunfixation (16, 105) [Abb. 1 oben]

Prinzip

Die Immunfixation stellt eine Fortentwicklung der Immunelektrophorese dar. Anstelle eines Stanzloches zur Einbringung der Probe wird das Material (Serum, Plasma, Urin etc.) durch eine spezielle Schlitzmaske strichförmig in das unverletzte Gel eingebracht. Dadurch erhöht sich die lineare Auflösung in der Elektrophoreserichtung auf ca. 1 mm Bandenbreite (gegenüber ca. 5 mm bei der Immunelektrophorese).

Nach erfolgter elektrophoretischer Auftrennung wird ein Zelluloseazetatstreifen mit dem gewünschten Antiserum getränkt und auf das native Pherogramm gelegt. In der Praxis werden Mehrfachauftrennungen aus demselben Serum parallell nebeneinander durchgeführt und verschiedene Antisera auf diese identischen Pherogramme appliziert. Dies erleichtert den direkten Vergleich von Banden, insbesondere bei der Paraproteindiagnostik, beträchtlich. Nach etwa 30 Minuten Inkubation ist der Antikörper in die dünne Gelschicht eingedrungen und hat mit dem Antigen – wo vorhanden – ein spezifisches Präzipitat gebildet. Dieses ist zwar bereits nativ beurteilbar, dennoch wird das Pherogramm aber stets gewässert, getrocknet und gefärbt.

Alternative Techniken benutzen agarosebeschichtete Kunststoff-Folien als Trägermaterial und applizieren die Antisera mittels einer speziellen Maske (z.B. kommerzielle Kits von Beckman, Helena oder Immuno).

Anwendung

Identisch mit der Immunelektrophorese.

Beurteilung

Durch die gesteigerte Schärfe der einzelnen Banden ist eine weitaus präzisere Diagnose von Paraproteinämien, aber auch anderen abnormen Proteinen (genetische Varianten, Abbauprodukte, z.B. von Komplementfaktoren) unter der Voraussetzung möglich, daß die abnormen Proteine eine gegenüber den normalen Proteinfraktionen veränderte Laufgeschwindigkeit in der Elektrophorese aufweisen. Das gute Auflösungsvermögen und die hohe Empfindlichkeit erlauben exakte Beurteilungen auch bei geringfügigen (z.B. benignen) Paraproteinämien, insbesondere bei Bence-Jones-Proteinen, in Serum und Harn.

Isoelektrische Fokussierung (88, 136) [Abb. 3]

Prinzip

In gelförmigen (Polyakrylamid, Agarose) oder flüssigen (Sucrose) Trägermedien werden Ampholyte so eingebracht, daß über die vorgesehene Trennstrecke ein gleichmäßiger pH-Gradient entsteht, der auch während des Trennvorganges der Proteine im elektrischen Feld unverändert bestehen bleibt. Aus der eingebrachten Probe (Proteingemisch) wandern die einzelnen Komponenten im angelegten Gleichstrom solange, bis sie im pH-Gradienten an ihrem isoelektrischen Punkt angekommen sind. An dieser Stelle bleiben sie schließlich als scharfe Bande immobilisiert und können durch Färbung nachgewiesen werden.

Anwendung

Als Säulenmethode in flüssiger Phase zur präparativen Trennung, als Säulenmethode im Mikromaßstab, in Gel als Trägermedium, Slab-Gel oder Flachgelmethode mit höchster Auflösung zu analytischen Zwecken.

Beurteilung

Zum Teil technisch sehr anspruchsvolles Verfahren, das großen apparativen Aufwand (extrem leistungsstarkes Netzgerät, höchste Kühlleistung der Trennapparatur) erfordert, um sämtliche Möglichkeiten der Trennung auszuschöpfen. Relativ teure Reagenzien, insbesondere wenn Fertiggele benutzt werden, die andererseits aber gleich-

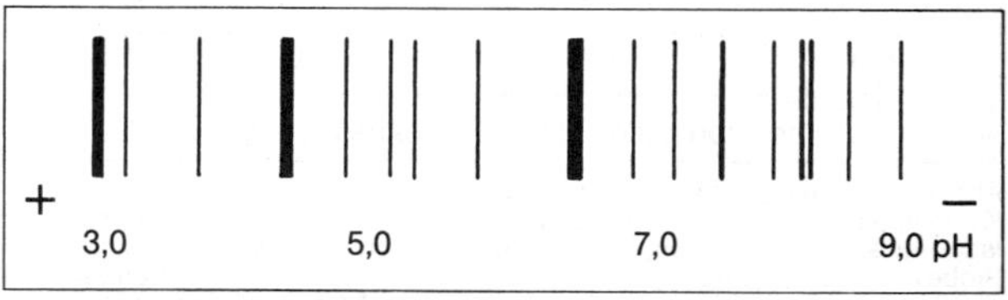

Abb. 3: Isoelektrische Fokussierung
Auftrennung der Probe in einem Gel, das einen durch Ampholyte stabilisierten pH-Gradienten enthält. Proteine wandern bis zu ihrem isoelektrischen Punkt, wo sie als scharf begrenzte Bande immobilisiert werden.

mäßigere Resultate garantieren, da die Präparation der Trenngele technisch schwierig ist. In der Trennleistung ist die isoelektrische Fokussierung bei exakter Technik allerdings unerreicht. Hauptsächlich für wissenschaftliche Zwecke angewandt, hat diese Technik zunehmend auch Bedeutung für klinisch-chemische Spezialuntersuchungen. Typische Anwendungen sind: Nachweis von oligoklonalen Immunglobulin-Banden im Liquor cerebrospinalis, Diagnose von Hämoglobinopathien, sowie Nachweis von Proteinvarianten in der Genetik.

Zweidimensionale Elektrophorese (3, 71, 90) [Abb. 4]

Prinzip

Konsekutive Kombination von zwei verschiedenen elektrophoretischen Trennmethoden in Polyakrylamidgel. In der 1. Dimension wird die Probe durch isoelektrische Fokussierung aufgetrennt, die Proteine wandern im Gel bis zu ihrem isoelektrischen Punkt. In der 2. Dimension werden die bereits vorgetrennten Proteine quer zur Laufrichtung der 1. Dimension unter denaturierenden Bedingungen (z.B. Natriumdodecylsulfat als Detergens) in einem Flachgel mit steigender Polyakrylamidkonzentration wei-

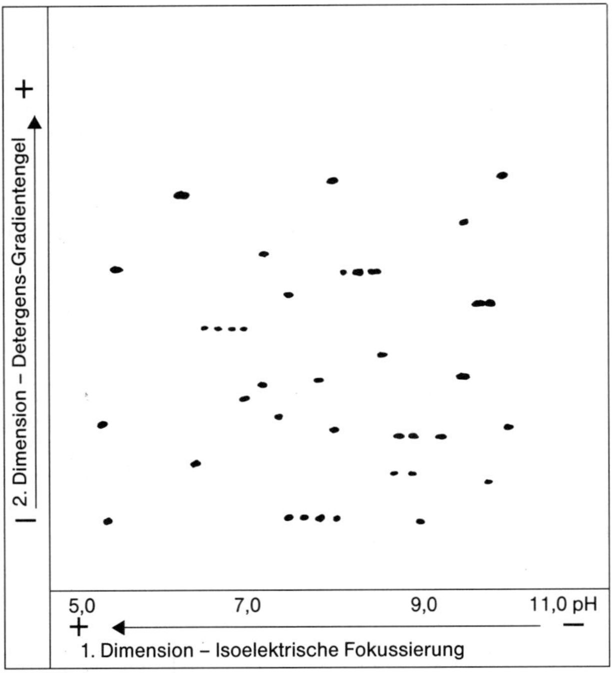

Abb. 4: Zweidimensionale Elektrophorese
Kombination zweier hochauflösender Protein-Trennmethoden. 1. Dimension: Isoelektrische Fokussierung in einem Rundgel (Polyakrylamid). Auftrennung der Probe nach dem isoelektrischen Punkt der einzelnen Proteine. Das Rundgel wird anschließend an ein flächenhaftes Polyakrylamid-Gradientengel anpolymerisiert und die Stromrichtung um 90° gedreht. Das Gradientengel enthält Detergens (z.B. Na-Dodecylsulfat) und trennt die Proteine in der Probe nach ihren Molekulargewichten.

ter aufgetrennt. Trennkriterium der 2. Dimension ist das Molekulargewicht, da mit steigender Polyakrylamidkonzentration die Porengröße des Gels abnimmt, und die Proteine nur soweit wandern können, bis sie im Gel „stecken“-bleiben. Die kleinsten Moleküle wandern daher am weitesten.

Anwendung

Genetische und zellphysiologische Studien, experimentelle Krebsforschung, Harnproteine, Liquorproteine etc.

Beurteilung

Sehr aufwendige und anspruchsvolle Technik, die derzeit für Routineuntersuchungen nicht anwendbar ist. Die Auswertung der äußerst komplizierten Pherogramm-Muster wird bereits mit Computerunterstützung durchgeführt.Für wissenschaftliche Fragestellungen bedeutet das einzigartige Auflösungsvermögen dieser Methode einen wichtigen technischen Fortschritt. Eine einzige Probe kann in mehrere hundert einzelne Proteine und Polypeptide aufgetrennt werden.

Quantitative Methoden

Radiale Immundiffusion (RID) (63, 84) [Abb. 5]

Prinzip

Immunpräzipitation in Agarosegel. Der spezifische Antikörper gegen das zu untersuchende Protein wird vor dem Gießen der Gelplatte der Agarose beigemischt. Die in ein Stanzloch des erstarrten Gels eingebrachte Probe diffundiert kreisförmig in das antikörperhaltige Gel. Es kommt so lange zur Präzipitation von Antigen durch den Antikörper und somit zur Vergrößerung des Präzipitationsringes, als noch freies Antigen vorhanden ist. Sobald alles freie Antigen durch den spezifischen Antikörper gebunden ist, kommt die Diffusion zum Stillstand. Der Flächeninhalt des Präzipitationsringes ist der Antigenkonzentration in der Probe proportional.

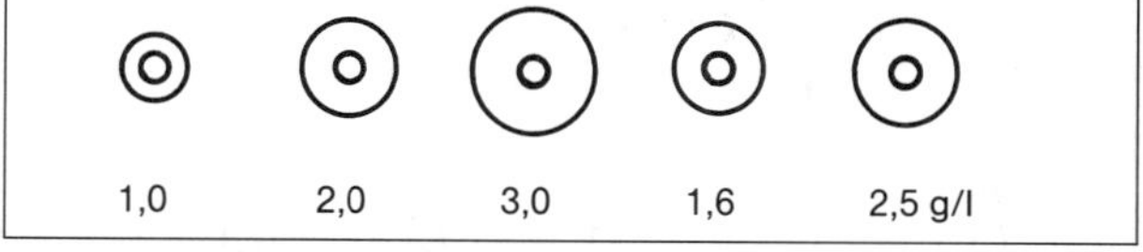

Abb. 5: Radiale Immundiffusion (RID)

Agarosegel wird spezifischer Antikörper gegen das zu bestimmende Protein (=Antigen) beigemischt. Die Probe wird in kleine Stanzlöcher in die Agarose eingebracht. Das Protein diffundiert in das umgebende Gel und wird dort vom spezifischen Antikörper präzipitiert. Es entsteht ein typischer Präzipitationsring, der seinen Durchmesser so lange vergrößert, bis alles Antigen aus der Probe vom Antikörper gebunden ist. Das *Quadrat* des Durchmessers korreliert mit der Konzentration des Antigens in der Probe. Die Quantifizierung erfolgt über eine Eichkurve durch Lösungen bekannter Konzentrationen.

Anwendung

Weit verbreitete Standardmethode zur Quantifizierung von Proteinen in biologischen Flüssigkeiten. Durch kommerzielle Verfügbarkeit von geeichten Platten ist die Routinearbeit mit der RID noch beträchtlich vereinfacht worden.

Beurteilung

Die Methode ist für kleine Serien ohne zeitliches Limit hervorragend geeignet. Vielfältiges Angebot von industriell hergestellten Platten für die Bestimmung praktisch aller klinisch relevanten Proteine in Konzentrationen größer als 50 mg/l, in Einzelfällen auch für niedrigere Konzentrationen.

Für größere Serien ist die RID arbeitstechnisch und kostenmäßig weniger geeignet, die Mindestinkubationsdauer von 24 Stunden ist ebenfalls ein gewisser Nachteil.

Elektroimmunoassay (Rocket-Immunelektrophorese, Laurell-Technik) (6) [Abb. 6]

Prinzip

Ähnlich der RID, allerdings wird der Kontakt zwischen Antigen und Antikörper durch ein angelegtes elektrisches Feld beträchtlich beschleunigt. Die Elektrophoresebedingungen werden so gewählt, daß der Antikörper praktisch ortsfest im Gel liegenbleibt (isoelektrischer Punkt des Immunglobulins!), das Antigen hingegen eine deutliche Wanderung zu einem elektrischen Pol, meist zur Anode aufweist. Am Ende der Prozedur sind im Gel spitz ausgezogene Präzipitate sichtbar. Die Länge dieser Spitzen (= „Rockets") ist der Antigenkonzentration in der Probe proportional.

Anwendung

Hauptsächlich für wissenschaftliche Fragestellungen, aber auch für spezielle Routineuntersuchungen dann, wenn aus Zeit- und Kostengründen die RID nicht angewandt werden kann, oder keine Fertigprodukte verfügbar sind.

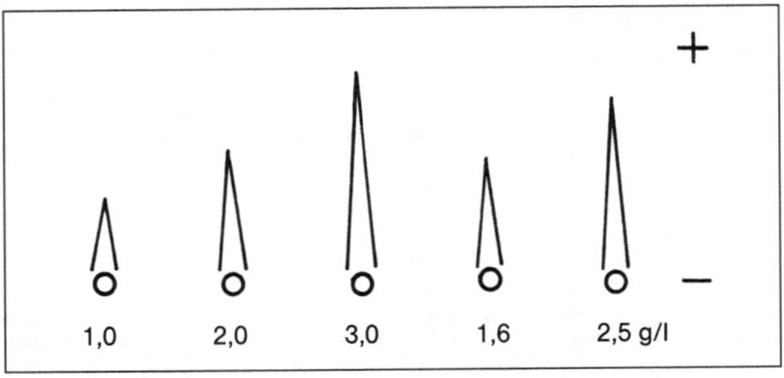

Abb. 6: Elektroimmunoassay
Im Prinzip ähnlich der RID, allerdings wird an die fertig beschickte Platte Gleichstrom angelegt. Das Antigen wandert in Richtung Anode und wird auf seinem Weg durch den Antikörper im Gel präzipitiert. Es entstehen spitz ausgezogene Präzipitationslinien („Rockets"), deren Länge *linear* mit der Konzentration in der Probe korreliert. Quantifizierung wiederum über eine Eichkurve.

Besonders geeignet für Proteine, die in der Zonenelektrophorese rasch wandern (Albumin α_1-, α_2- und β-Globuline). Für Immunglobuline ist die Methode ohne zusätzliche Modifikationen schlecht geeignet.

Beurteilung

Zur Zeit ist kein praktikables Fertigprodukt auf dem Markt erhältlich. Die Präparation der Platten im eigenen Labor bedingt gewisse technische Probleme, besonders in der Reproduzierbarkeit der Resultate. Daher ist die Methode in Routinelabors nicht verbreitet.

Zweidimensionale Immunelektrophorese

(6, 88, 136) [Abb. 7]

Prinzip

Weiterentwicklung des Elektroimmunoassays. In einer 1. Dimension wird die Probe einer konventionellen Agarose-Elektrophorese unterworfen, danach läßt man die so aufgetrennten Proteine, quer zur Laufrichtung der 1. Dimension, wiederum durch Elektrophorese in ein angegossenes

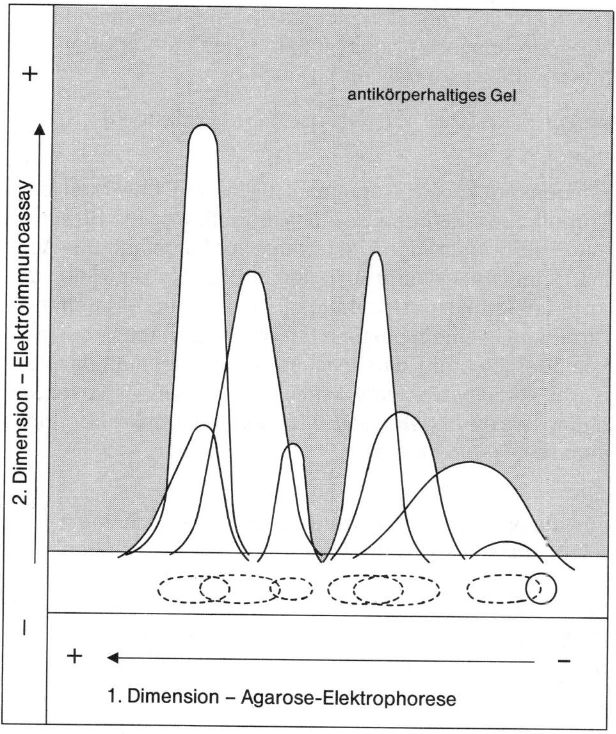

Abb. 7: 2-D-Immunelektrophorese
Kombination von Agarosegel-Elektrophorese (1. Dimension) und Elektroimmunoassay (2. Dimension). In der 1. Dimension wird die Probe nach Größe der Ladung der einzelnen Proteine grob aufgetrennt. Der Elektrophorese-Gelstreifen wird anschließend seitlich an ein antikörperhaltiges Flachgel anpolymerisiert. Nach Drehung der Stromrichtung um 90° wandern die einzelnen Proteinfraktionen in dieses antikörperhaltige Flachgel, es entstehen charakteristische „Rocket-Muster", je nach eingesetztem mono- oder polyspezifischem Antikörper.

Agarosegel einwandern, das einen entsprechenden mono- oder polyspezifischen Antikörper enthält (ähnlich der Technik des Elektroimmunoassays). Es resultiert je nach verwendetem Antikörper ein mehr oder weniger kompliziertes Muster von über- und nebeneinander projizierten „Rockets".

Anwendung

In der ursprünglichen Konzeption war vorgesehen, mit Hilfe der Technik gleichzeitig mehrere Serumproteine quantitativ zu erfassen, da die Höhe der Präzipitatspitzen den Konzentrationen an Antigen proportional ist. Wegen der Kompliziertheit der Methode, der hohen technischen Anforderungen an das Personal und der schwer zu verwirklichenden Standardisierung hat sich die zweidimensionale Immunelektrophorese nur in wenigen Laboratorien durchgesetzt. Die quantitative Auswertung dieser Pherogramme mit Computerunterstützung wird in den einzelnen Laboratorien routinemäßig betrieben.

Beurteilung

Für spezielle Fragestellungen sehr rationelle quantitative Methode. Insgesamt aber für den Routinebetrieb in den meisten Fällen zu aufwendig.

Nephelometrie, Turbidimetrie (49) [Abb. 8]

Prinzip

Antigen-Antikörper-Komplexe in Lösung bewirken eine Trübung des Mediums (Tyndall-Effekt), was die Streuung eines durchtretenden Lichtstrahls zur Folge hat. Das Ausmaß der Lichtstreuung korreliert mit der Konzentration der Antigen-Antikörper-Komplexe. Wird das entstehende Streulicht in einem bestimmten Winkel zur Achse des einfallenden Lichtes gemessen, so bezeichnet man das Verfahren als *Nephelometrie*. Mißt man hingegen die Abschwächung des durchgetretenen Lichtes im Hauptstrahl, spricht man von *Turbidimetrie*.

Anwendung

Für die Nephelometrie werden spezielle Photometer benötigt, turbidimetrische Messungen sind in Routinephotometern und mechanisierten Analysensystemen möglich. Zur Bestimmung von Proteinen in größeren Serien von Proben hervorragend geeignet und insbesondere in teil- oder vollmechanisierten Geräten zunehmend verbreitet.

Beurteilung

Der größere apparative Aufwand der Nephelometrie ist ein gewisses Hindernis bei der Verbreitung dieser Methode, es gibt aber bereits vollmechanisierte Geräte, die aus der Probe selbständig ein vorwählbares Muster an Proteinen bestimmen. Die Turbidimetrie kann prinzipiell auf allen hochwertigen Photometern durchgeführt werden. Ratio-

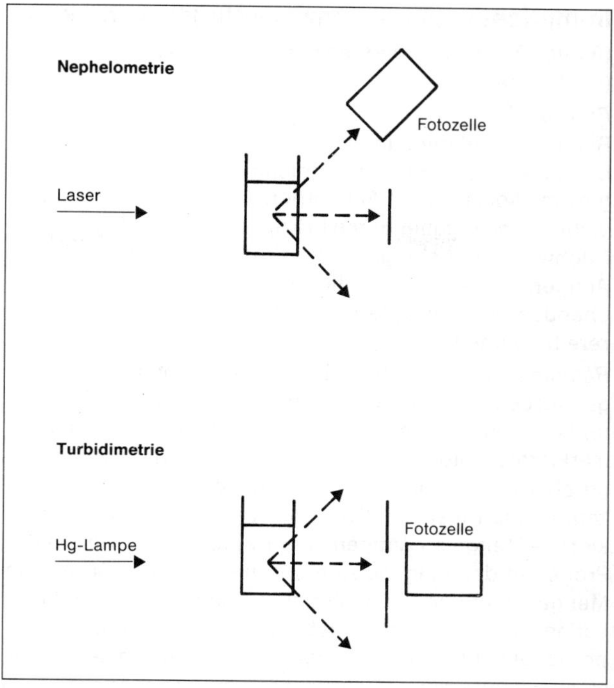

Abb. 8: Nephelometrie und Turbidimetrie
Treffen Antigen und spezifischer Antikörper in adäquatem Verhältnis in flüssiger Phase aufeinander, entstehen Immunkomplexe, die durch den Tyndall-Effekt durchtretendes Licht streuen. Bei der Nephelometrie wird ein scharf gebündelter Laserstrahl verwendet, man mißt die Zunahme des entstehenden *Streulichts* (unter Ausblendung des Zentralstrahls). Bei der Turbidimetrie genügt der Lichtstrahl eines üblichen Photometers, man mißt die Extinktion des Zentralstrahls durch die erfolgte Lichtstreuung (unter Ausblendung des Streulichts).

nell ist der Einsatz dieser Methode allerdings nur dann, wenn das betreffende Gerät auch die der Turbidimetrie eigentümliche nichtlineare Eichkurve selbständig auswerten kann. Entsprechende Rechenprogramme werden für einzelne Analysengeräte bereits angeboten.

Für beide Techniken dürfen nur speziell präparierte Antikörperlösungen benutzt werden. Dasselbe gilt für Puffer, Küvetten etc., da bereits feinste Trübungen und Verunreinigungen der Lösungen die Meßvorgänge beeinträchtigen. Trübe, etwa lipämische Seren können in der Serie unter Umständen zu Problemen führen.

Einschränkungen: Zu hohe Konzentrationen an Antigen bewirken eine Auflösung der Antigen-Antikörper-Komplexe, was zu einem falsch-niedrigen Meßsignal führt. Die Gefahr einer derartigen Fehlanalyse ist insbesondere bei Paraproteinen gegeben,wenn deren Konzentration weit über dem Referenzbereich des betreffenden Immunglobulins liegt. (Über die Problematik der immunologischen Quantifizierung von Paraproteinen im allgemeinen, siehe Kapitel Paraproteine, S. 836). Auf meßtechnische Feinheiten einzelner Geräte kann hier nicht eingegangen werden.

Immunoassays mit spezieller Indikatorreaktion

(Radio-, Enzym-, Fluoreszenz-Immunoassay)

(49, 136) [Abb. 9]

Prinzip

Reagieren Antigene in extrem niedrigen Konzentrationsbereichen, oder Haptene in nichtpräzipitierenden Systemen mit spezifischen Antikörpern, so kommt es zu keiner sichtbaren oder meßbaren Präzipitation in der Probe. Zum Nachweis einer stattgehabten Bindung (von Hapten oder Antigen an den spezifischen Antikörper) ist ein entsprechendes Indikatorsystem notwendig; dafür gibt es mehrere Methoden:

Radioimmunoassay (RIA): Das Reaktionsgemisch enthält genau definierte Mengen von spezifischen Antikörpern und Antigen bzw. Hapten. Letztere enthalten ein radioaktiv markiertes Isotop (^{125}J, ^{14}C, ^{3}H) und sind daher mit Meßgeräten für Gamma- bzw. Beta-Strahlen in geringsten Konzentrationen meßbar. Diese bekannte – radioaktiv markierte – Menge an Antigen oder Hapten konkurriert in der Probe um den eingesetzten spezifischen Antikörper. Die Menge an markiertem Material, die nach Ablauf der Inkubation am Immunglobulin gebunden bleibt, ist indirekt proportional der Menge an Antigen oder Hapten in der Probe.

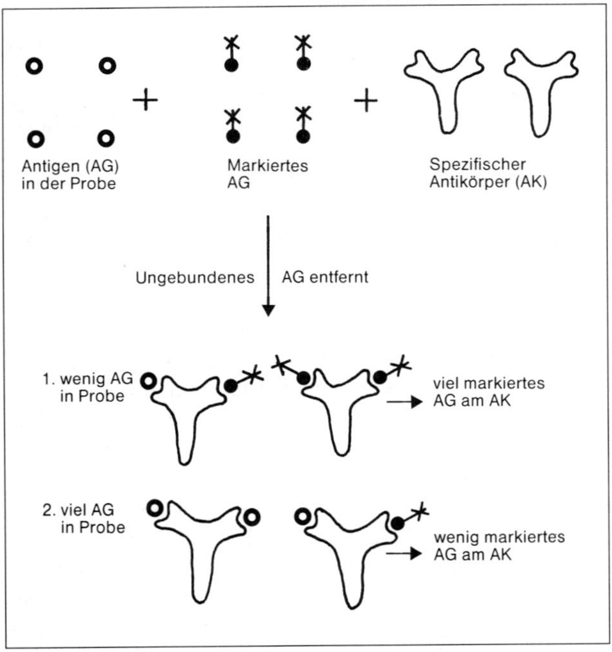

Abb. 9: Immunoassay
Einer Probe mit unbekannter Menge an Antigen werden beigemischt: 1. spezifischer Antikörper, 2. bestimmte Menge an markiertem Antigen. Das unmarkierte Antigen aus der Probe konkurriert mit dem markierten Antigen um den für beide spezifischen Antikörper. Die Menge an markiertem Antigen, das an den Antikörper gebunden ist, erlaubt die Berechnung der Antigenkonzentration der Probe. Zur Markierung des Antigens werden radioaktive Isotope, Enzyme oder Fluorochrome verwendet.

Enzymimmunoassay (EIA): Das Hapten oder Antigen wird mit einem Enzym anstelle eines radioaktiven Isotops markiert, etwa mit Peroxydase oder alkalischer Phosphatase. Der Nachweis der Reaktion erfolgt durch Messung der entsprechenden Enzymreaktion. Ansonsten ähnlicher Aufbau wie beim RIA.

Fluoreszenzimmunoassay: Antigen oder Hapten nach dem oben beschriebenen Reaktionsschema sind mit einem fluoreszierenden Farbstoff gekoppelt, die Messung erfolgt mittels eines speziellen Fluorometers.

Anwendung

Breiteste Anwendung dieser Techniken in den vielfältigsten Variationen zur Messung von niedrigsten Proteinkonzentrationen (Enzyme als Protein, Ferritin, Myoglobin), Hormonen (Trijodthyronin, Kortikosteroide) sowie Medikamenten. Die verschiedenen Immunoassays können hier nicht näher beschrieben werden. Sie sind aus der Labormedizin nicht mehr wegzudenken, erlauben sie doch quantitative Bestimmungen von Proteinen und Haptenen bis in den Bereich von µg/l. Insbesondere die Medikamentenspiegel-Bestimmung (Drug-Monitoring) gewinnt zunehmende Bedeutung.

Beurteilung

Die radiometrischen Methoden benötigen einen speziell ausgerüsteten und kommissionierten Arbeitsplatz, das Labor muß von einem amtlich zugelassenen Strahlenschutzbeauftragten geleitet werden, das Personal muß sich regelmäßig Strahlenuntersuchungen unterziehen. Die Entsorgung der Isotope muß über eine dafür befugte Organisation erfolgen. Einfache Meßapparaturen (insbesondere für ^{125}Jod) und preisgünstige Reagenzien sprechen aber immer noch für die RIA-Methoden. Besonders geeignet für große Probenserien. Die Enzymimmunoassays haben sich wegen der geringeren Umweltbelastung in den letzten Jahren zunehmend durchgesetzt, da sie in jedem Laboratorium ohne die Auflage des Strahlenschutzes durchgeführt werden können. Sie benötigen allerdings ein besonders genaues Photometer, da bei verschiedenen Tests die Meßsignale sehr klein sind. Zum Teil besondere Vorbereitung der Probe zur Medikamentenspiegelbestimmung. Semiquantitativ in vereinfachter Form auch in der Toxikologie.

Unter den fluoreszenzimmunologischen Methoden hat eine Sonderform, der Fluoreszenz-Polarisations-Immunoassay für das Drug monitoring, bereits weite Verbreitung gefunden (89). Aus technischen Gründen ist diese Methode allerdings für die Quantifizierung von Proteinen nicht geeignet. Die übrigen Fluoreszenz-Immunoassays haben in Europa wenig Verbreitung gefunden. All diesen Systemen ist gemeinsam, daß spezielle Meßapparaturen verwendet werden müssen, mit denen ausschließlich die Reagenzien der Herstellerfirma zu benutzen sind (sogenannte „geschlossene" Systeme).

Agglutinationsassays (136)

Prinzip

Durch immunchemische Veränderung der Oberfläche von Partikeln kann deren Agglutination als Indikatorreaktion für eine Antigen-Antikörper-Reaktion benutzt werden. An menschlichen oder tierischen Erythrozyten, Bakterien oder Latexpartikeln werden entweder Hapten, Antigen oder auch Antikörper gebunden. Durch Zusatz der Probe wird entweder Agglutination ausgelöst (eigentlicher Agglutinationstest) oder aber verhindert (z.B. Hämagglutinations-Hemmtest).

Anwendung

Hauptsächlich in der Serologie zur Erfassung von Antikörpertitern gegen infektiöse Keime oder Viren, sowie in der Rheumaserologie.

Beurteilung

Die quantitative Auswertung in Form von Titerstufen ist mit absoluten Meßwerten von Antigenen oder Antikörpern, wie sie durch andere Methoden gewonnen werden können, nur schwer vergleichbar. Wegen der einfacheren Handhabung und durch preisgünstige Reagenzien für Routineanalysen gut geeignet.

Hochdruck-Flüssigkeitschromatographie

Prinzip

Die Proteine oder Polypeptide in der Probe werden in flüssiger Phase durch eine Säule gepumpt, welche mit speziell reaktionsfähigem Material gefüllt ist. Je nach Bedarf ist die Oberfläche des Füllmaterials so modifiziert, daß die einzelnen Bestandteile des Probengemisches unterschiedliche Interaktionen mit diesem Füllmaterial während des Durchtrittes durch die Säule eingehen. Dadurch erfolgt eine sehr effiziente und hochauflösende Trennung des Gemisches in seine Bestandteile. Durch die Verwendung hoher Arbeitsdrücke (bis zu 10 MPa) und Gerätekomponenten höchster mechanischer Präzision und analytischer Empfindlichkeit sind sehr kleine Probenmengen und kurze Meßzeiten möglich.

Anwendung

Hauptsächlich zu Forschungszwecken, in letzter Zeit zunehmend auch für spezielle Fragestellungen in der klinisch-chemischen Routine [z.B. glykosilierte Hämoglobine (96), Hämoglobinopathien (77, 111)].

Beurteilung

Apparativ sehr aufwendige, technisch anspruchsvolle

Methode, Standardisierung zu Routinezwecken schwierig. Ermöglicht rasche Durchführung der Analysen (wenige Minuten) bei äußerst geringen Probenmengen (Mikrogrammbereich).

Besprechung der wichtigsten Serum- und Plasmaproteine

Die angegebenen Meßwerte und Daten stammen größtenteils aus den folgenden Publikationen: 55, 57, 63, 99, 121, 133, 138.

Präalbumin

Syntheseort: Leber, MG 54980
Serumspiegel: 0,1 – 0,4 g/l
Halbwertszeit im Blut: 1,9 Tage
Quantifizierung: immunologisch mittels RID oder Immunoassays (82).

Präalbumin bildet Komplexe mit retinolbindendem Protein und Vitamin A. Wegen seiner kurzen Halbwertszeit im Plasma ist Präalbumin ein guter Indikator für eine negative Stickstoffbilanz bei Kachexie, chronischen Infekten, Lebererkrankungen, aber auch Mangelernährung (46).

Albumin

Syntheseort: Leber, MG 66500
Serumspiegel: 35 – 55 g/l
Halbwertszeit im Blut: 15 bis 19 Tage

An genetischen Variationen sind die Analbuminämie und die Doppelalbuminämie (2) interessant.

Quantifizierung: Die Albuminbestimmung im Serum wird routinemäßig mit einer Farbstoff-Adsorptionsmethode (z.B. Bromkresolgrün) durchgeführt. Bei Albuminwerten weit unterhalb des Referenzbereiches ergeben sich allerdings falsch-hohe Meßwerte, da in geringem Ausmaß auch einige Globuline den Farbstoff binden, was naturgemäß bei niedrigen Albuminwerten stärker ins Gewicht fällt. Hier ist besonderes Augenmerk auf den Einsatz geeigneter Standards zu legen (130). Die immunologische Bestimmung (z.B. durch die radiale Immundiffusion nach Mancini, siehe S. 813, Radiale Immundiffusion) läßt demgegenüber genaue Albuminmessungen in allen Konzentrationsbereichen und Körperflüssigkeiten (Serum, Harn, Liquor, Exsudate, Transsudate etc.) zu.

Indikationen zur Bestimmung von Albumin im Serum

Beurteilung, Erfassung und Verlaufskontrolle chronischer Lebererkrankungen (Leberzirrhose, chronische Hepatitis), Nephrosen und anderer chronischer Nierenerkrankungen, Eklampsie und chronischer Durchfallserkrankungen. Bei größeren Operationen bedeutet ein Albuminspiegel unter 30 g/l im Serum ein erhöhtes Operationsrisiko wegen verzögerter Wundheilung. Chronische Mangelernährung manifestiert sich in deutlich herabgesetzter Albuminsynthese in der Leber, was wiederum erniedrigte Serumspiegel und, insbesondere bei Kindern, ausgeprägte Ödeme zur Folge hat.

Beurteilung

Der Albuminspiegel im Serum zeigt ausgeprägte zirkadiane Rhythmik und ist darüber hinaus auch von der Körperlage des Patienten bei der Probengewinnung abhängig (s. Gesamteiweiß im Serum, S. 797). Albumin ist für viele Medikamente, aber auch z.B. Bilirubin, Trägerprotein im Serum. Bei hochdosierter medikamentöser Therapie, etwa besonders von Penicillin, kann es zur Aufsplitterung der Albuminbande in der Zelluloseazetat-Folienelektrophorese kommen: Pseudo-Doppelalbuminämie.

Vorkommen abnormer Werte der Albuminkonzentration im Plasma. – Beurteilung pathologischer Werte.

Werte $<$ 30 g/l	*Werte $>$ 50 g/l*
Leberzirrhose Nephrose exsudative Enteropathie	relativ häufig bei Hyperbilirubinämie (vornehmlich Icterus juvenilis Meulengracht)
konsumierende Erkrankungen (Malignome, chronische Tbc)	
Darmerkrankungen (Colitis ulcerosa, regionale Enteritis, Amöbiasis, Zöliakie, Darmfisteln) Osteomyelitis, Stauungsleber.	in der Rückbildungsphase nach akuter Hepatitis
Bei Werten unter 25 g/l ist das Auftreten von Ödemen und Aszites wahrscheinlich!	bei Exsikkose
Geringgradige Verminderung chronische kardiale Insuffizienz postinfektiös nach Magenresektionen bei chronischen Nierenerkrankungen in der normalen Schwangerschaft	

α_1-saures Glykoprotein (Orosomucoid)

Syntheseort: Leber, MG 40000
Serumspiegel: 0,55 – 1,4 g/l
Halbwertszeit im Blut: 5,2 Tage
Quantifizierung: immunologisch (RID, etc.)

Wegen seines hohen Kohlenhydratanteils nimmt dieses Protein Eiweißfarbstoffe nur schwer an und wird daher, z.B. in der Zonenelektrophorese, densitometrisch zu niedrig quantifiziert. Typisches *Akutphasenprotein* (s. S. 846), dessen Serumspiegel etwa 4 – 5 Tage nach dem akuten Ereignis (z.B. Operation, Verletzung, Infarkt) wieder abfällt.

α_1-Antitrypsin

Syntheseort: Leber, MG 54000
Serumspiegel : 1,5 – 3,2 g/l
Halbwertszeit im Blut: 3,9 Tage
Quantifizierung: immunologisch (RID, etc.)

Semiquantitative Bestimmung: densitometrisch aus der Zonenelektrophorese, da α_1-Antitrypsin das Hauptprotein der α_1-Bande darstellt (Screening bei Verdacht von Mangelzuständen). Stärkster Proteaseninhibitor des Serums, Akutphasenprotein. Genetischer Polymorphismus. Eine Variante (ZZ-Phänotyp) bedeutet für den Träger eine Prädestination für Lungen- und Leberaffektionen (zystische Fibrose). In diesen Fällen ist der Serumspiegel an α_1-Antitrypsin zu gering, um die proteolytischen Enzyme aus den Phagozyten in den Alveolen zu antagonisieren. Die Leberaffektionen stehen in Zusammenhang mit der Sekretionsstörung des ZZ-Phänotyps aus den Hepatozyten. Die Phänotypen werden am besten durch Immunfixation bestimmt (106).

α_1-Mikroglobulin

Syntheseort: Leber (?), Lymphozyten (?), MG 26000
Serumspiegel: 40 – 90 mg/l
Ausscheidung im Harn: bis 10 mg/24 Std.

α_1-Mikroglobulin (α_1-M) liegt im Serum sowohl als Komplex mit IgA und Albumin vor, als auch in freier Form (21).

Aufgrund des geringen Molekulargewichts wird freies α_1-M glomerulär filtriert. Bei intaktem Tubulusepithel wird der Großteil davon wiederum rückresorbiert, so daß im Durchschnitt lediglich 5,7 mg/24 Std. im Harn ausgeschieden werden (125). α_1-M ist kein Akutphasenprotein. Es ist bisher nicht gelungen, eine spezifische Funktion für dieses Protein nachzuweisen, auch konnte der Syntheseort nicht eindeutig identifiziert werden. Deutlich erhöhte Serumspiegel an α_1-M werden bei chronischer Niereninsuffizienz gefunden, was auf eine wichtige Rolle der Niere beim Katabolismus dieses Proteins hinweist.

Ist die Rückresorptionsfunktion der Nierentubuli gestört, kommt es zu vermehrter Ausscheidung von α_1-M im Harn. Dabei werden Werte bis ca. 200 mg/24 Std. erreicht. Ein Einfluß des Harn-pH auf die Bestimmung von α_1-M ist, im Gegensatz zu β_2-Mikroglobulin, nicht bekannt. Die Quantifizierung erfolgt entweder durch radiale Immundiffusion, Nephelometrie oder Immunoassays. So wurde neuerdings die Entwicklung eines hochempfindlichen Radioimmunoassays unter Verwendung monoklonaler Antikörper beschrieben (127).

α_1-Antichymotrypsin

Syntheseort: unbekannt, MG 68000
Serumspiegel: 0,4 – 0,6 g/l
Quantifizierung: immunologisch (RID, etc.)

Akutphasenprotein, dessen Serumspiegel innerhalb von wenigen Stunden auf den doppelten Wert ansteigen kann. Relativ schwacher Chymotrypsininhibitor.

Caeruloplasmin

Syntheseort: Leber, MG 132000
Serumspiegel: 0,15 – 0,45 g/l
Halbwertszeit im Blut: 4,3 Tage
Quantifizierung: immunologisch (RID, etc.) oder durch Messung der enzymatischen Aktivität von Caeruloplasmin (z.B. am Substrat Paraphenylendiamin).

Genetischer Polymorphismus.

Kupfertransportprotein, dessen Funktion aber noch nicht restlos geklärt ist. Es ist bei der Wilson-Krankheit (hepatolentikuläre Degeneration) stark vermindert.

Caeruloplasmin ist ein Akutphasenprotein, dessen Serumspiegel bei Infekten, Malignomen und Nekrosen erhöht ist.

Antithrombin III

Syntheseort: Leber, MG 58000
Serumspiegel: 0,2 – 0,4 g/l
Quantifizierung: a) immunologisch (RID, etc.)
b) funktionell (Gerinnungstest) (74)

Antithrombin III inaktiviert die proteolytische Funktion von Thrombin und anderen Serinproteasen, wodurch Fibrinpolymerisation und Gerinnselbildung kontrolliert werden.

Antithrombin-III-Mangel ist häufig mit gesteigerter Thromboseneigung verknüpft, daher ist die Bestimmung dieses Parameters bei der Prophylaxe und Therapie von Thrombosen von großer Bedeutung (s. S. 438).

Haptoglobin

Syntheseort: Leber, MG (Hp 1-1) 86000, (Hp 2-1) 200000, (Hp 2-2) 400000
Serumspiegel: 0,4 – 1,8 g/l in Abhängigkeit vom Phänotyp.
Halbwertszeit im Blut: 2 – 4 Tage

Haptoglobin liegt normalerweise in 3 genetischen Varianten vor (Hp 1-1, Hp 2-1, Hp 2-2), es gibt daneben aber noch relativ seltene Atypien, wie z.B. die Anhaptoglobinämie (Hp 0). Haptoglobin bindet intravasal freies Hämoglobin und bewahrt dieses damit vor der sonst unvermeidlichen renalen Elimination, was aber auch einen ständigen Eisenverlust durch die Niere zur Folge hätte. Die Haptoglobin-Hämoglobin-Komplexe werden im retikuloendothelialen System abgebaut und das Häm-Eisen dadurch für die Hämoglobin-Neusynthese erhalten. Die Halbwertszeit der Komplexe im Blut beträgt etwa 9 min. (138).

Die Phänotyp-Diagnose erfolgt durch elektrophoretische Trennung (Stärkegel-Elektrophorese, Immunfixation).

Quantifizierung: immunologisch, allerdings ist zu beachten, daß die verschiedenen Phänotypen stark unterschiedliche Molekulargewichte haben. Durch diesen Umstand sind passive Geldiffusionstechniken (RID) allein a priori zur Quantifizierung ungeeignet. Erst nach Kenntnis des Phänotyps und einer entsprechenden mathematischen Korrektur des Meßresultates kann die RID zur quantitativen Bestimmung benutzt werden.

Immunpräzipationstechniken, wie Turbidimetrie und Nephelometrie, werden durch die verschiedenen Molekulargewichte der Haptoglobin-Phänotypen nicht beeinflußt.

Als typisches Akutphasenprotein (s. S. 846) wird Haptoglobin bei den entsprechenden Krankheitsbildern vermehrt synthetisiert, was erhöhte Blutspiegel zur Folge hat. Die diagnostische Wertigkeit als Akutphasenprotein wird allerdings durch den Umstand beeinträchtigt, daß durch eine gleichzeitige, wenn auch minimale Hämolyse, der Blutspiegel von Haptoglobin wiederum vermindert wird (134).

α_2-Makroglobulin

Syntheseort: Leber, MG 725000
Serumspiegel: 1,5 – 3,5 g/l
Halbwertszeit im Blut: 7 – 8 Tage
Quantifizierung: immunologisch (RID, etc.)
Inhibitor von proteolytischen Enzymen.

Große individuelle, alters- und geschlechtsabhängige Streuung der Serumspiegel.

Fibrinogen

Syntheseort: Leber, MG 340000
Plasmaspiegel: 1,8 – 4,2 g/l
Halbwertszeit im Blut: 3,1 Tage
Quantifizierung: a) immunologisch (RID, Turbidimetrie)
b) funktionell (z.B. Gerinnungsmethode nach Clauss) (74).

Wichtigstes *Plasma*protein, das als Ausgangsmaterial für das Fibringerinnsel dient. Seltene, aber vielfältige genetische Varianten beschrieben.

Die Zonenelektrophorese kann durch Fibrinogen im Material (Plasma statt Serum) verfälscht werden, da die scharfe Fibrinogenbande im Bereich der β_2-Globuline durchaus mit einem Paraprotein verwechselt werden kann. Plasma sollte daher nicht routinemäßig für die Zonenelektrophorese verwendet werden (Vorsicht auch bei „Serum" von Patienten mit pathologischer oder therapeutisch induzierter Verzögerung der Gerinnung).

Der Fibrinogenspiegel hat wesentlichen Einfluß auf die Geschwindigkeit der Blutsenkung. Bei extrem erniedrigten Fibrinogenspiegeln (Verbrauchskoagulopathie, Leberathrophie) kann es zu starker Verlangsamung der Blutsenkung kommen, was unter Umständen fälschlich als „normales" Resultat mißdeutet werden könnte.

C-reaktives Protein

Syntheseort: Leber, aber auch in anderen Geweben, MG 105000
Serumspiegel: 0,07 – 8,2 mg/l
Quantifizierung: a) immunologisch (RID, etc.)
b) semiquantitativ im Latex-Test.

Sensitives Akutphasenprotein, dessen Serumspiegel bei rheumatischem Fieber, Pneumonien, Myokardinfarkt und anderen akut-entzündlichen Prozessen bis zum Tausendfachen des normalen Wertes ansteigen kann (93).

C-reaktives Protein (CRP) interferiert mit verschiedenen Abwehrmechanismen des Körpers („klassischer" Weg der Komplementaktivierung, Immunglobuline, Lymphozyten), besonders bei bakteriellen Infekten, wie z.B. Pneumokokkensepsis.

Agglutination und Opsonierung von Bakterien.Bei extremer Erhöhung kann die scharfe CRP-Bande im γ-Bereich der Zonenelektrophorese eine Paraproteinbande vortäuschen.

Der diagnostische Wert der Bestimmung von CRP im Liquor cerebrospinalis ist umstritten (129).

β_2-Mikroglobulin

Syntheseort: praktisch alle normalen Zellen, MG 11700
Serumspiegel: ca. 2,0 mg/l
Harnausscheidung: ca. 0,1 mg/24 Std.
Syntheserate: 0,13 mg/h/kg Körpergewicht

β_2-Mikroglobulin (β_2-M) läßt sich an der Oberfläche fast aller nichtmalignen Zellen nachweisen (Ausnahmen sind lediglich die Erythrozyten und die Zellen der Trophoblastenschale der Plazenta). β_2-M ist identisch mit einem Teil des HLA-Systems, einem Genprodukt des „Major Histocompatibility Complex". Es zeigt darüber hinaus auch bemerkenswerte Homologien mit Abschnitten des IgG-Moleküls (20). β_2-M wird aufgrund seines geringen Molekulargewichts nahezu ungehindert durch die Basalmembran der Nierenglomerula filtriert. Etwa 100 – 200 mg β_2-M gehen so pro Tag in den Primärharn über, werden allerdings bei intaktem tubulären Reabsorptionsmechanismus praktisch vollständig rückresorbiert. Ist das Tubulusepithel geschädigt, so wird diese Rückresorption beeinträchtigt bis verhindert, so daß dann große Mengen an β_2-M im Endharn ausgeschieden werden. Die Tagesausscheidung an β_2-M kann daher als Maß für eine allfällige Tubulusschädigung benutzt werden (62, 139).

Limitationen: Im sauren Milieu (Harn, pH kleiner als 5,5) zerfällt β_2-M offenbar irreversibel, so daß es bereits nach wenigen Stunden auch immunologisch nicht mehr nachweisbar ist. In einer Lösung mit pH 5 gehen bei 37° C innerhalb von 2 Stunden 80 % des eingesetzten β_2-M verloren. Da diese Bedingungen durchaus physiologischen Verhältnissen in der Blase entsprechen, ist der Nachweis von β_2-M im Harn ohne Beachtung des Harn-pH als obsolet zu betrachten (22)! Der Serumspiegel von β_2-M soll sehr gut mit der Tumormasse beim Multiplen Myelom korrelieren, so daß mit Hilfe dieses Parameters eine exaktere Stadieneinteilung möglich sein könnte als mit anderen Methoden (9, 92); dies wird allerdings von anderen Autoren bestritten (34).

Quantifizierung: immunologisch mittels Immunoassays. Ein Radioimmunoassay, der monoklonale Antikörper einsetzt, wurde beschrieben (123).

Retinolbindendes Protein

Syntheseort: Leber, MG 21000
Serumspiegel: 30 – 60 mg/l
Harnausscheidung: 0,1 mg/24 h
Halbwertszeit im Blut: 12 h bzw. 3,5 h (s. unten)
Syntheserate: 190 mg/Tag/m^2 Körperoberfläche

Retinolbindendes Protein (RBP) ist das Transportprotein für Vitamin A, es bildet im Serum einen Komplex mit Präalbumin. Der Serumspiegel von RBP ist mit dem Serumspiegel von Vitamin A korreliert. RBP, das *nicht* an Präalbumin gebunden ist, hat im Blut eine beträchtlich kürzere Halbwertzeit (3,5 h) als gebundenes (12 h), (101).

Physiologischerweise ist RBP im Harn nur in geringsten Spuren nachweisbar. Bei tubulärer Nierenschädigung steigt die Ausscheidung dieses Proteins durch den Harn stark an: 20 – 150 mg/24h (19, 23, 95). Vermehrte Ausscheidung von retinolbindendem Protein im Urin findet sich auch in der normalen Schwangerschaft (44).

Der Serumspiegel von RBP reagiert, wie auch der von Präalbumin, sehr rasch auf Eiweißmangelzustände, da beide Proteine eine sehr kurze Halbwertszeit im Blut besitzen. Die Serumspiegelbestimmung von RBP läßt daher verläßliche Rückschlüsse auf einen allfälligen Eiweißkatabolismus zu, wie er etwa bei konsumierenden Erkrankungen, unzureichender parenteraler Ernährung oder Eiweißmangelernährung auftritt (46).

Quantifizierung: immunologisch entweder durch direkte Präzipitation (RID, Nephelometrie etc.) oder mittels Immunoassays (22, 80).

C3-Komplementfaktor

Syntheseort: Leber, Makrophagen, MG 185000
Serumspiegel: 0,55 – 1,20 g/l
Quantifizierung: a) immunologisch (RID, etc.)
b) funktionell (Hämolyseassay).

Höchste Konzentration aller Komplementfaktoren im Plasma. Zerfällt in vitro in Anwesenheit von Ca^{++}-Ionen relativ rasch, wobei C3c als wichtigstes Spaltprodukt entsteht.

Wegen der variablen Verhältnisse von intaktem und bereits gespaltenem C3-Protein im Serum erfolgt die immunologische Quantifizierung nur über das C3c-Teilstück.

Bei Abwesenheit von Ca^{++}-Ionen im EDTA-Plasma erfolgt kein spontaner Zerfall von C3 in vitro. Mit Hilfe der Immunfixation (137) oder der zweidimensionalen Immunelektrophorese kann im EDTA-Plasma daher eine allfällige *intravasale* C3-Aktivierung, z.B. bei Kollagenosen, zur Abschätzung der Krankheitsaktivität nachgewiesen werden.

C1-Inaktivator

Syntheseort: Leber, retikuloendotheliales System, MG 104000
Serumspiegel: 150 – 350 mg/l
Quantifizierung: a) immunologisch (RID, etc.)
b) funktionell (72).

Antagonisiert die Wirkung von C1-Esterase, der ersten Aktivierungsstufe der klassischen Komplementkaskade. Bei hereditären Mangelzuständen (autosomal dominant vererbt) zeigen heterozygote Träger das sogenannte „Angioneurotische Ödem“, wogegen die Homozygotie ein Letalfaktor zu sein scheint. Ca. 20 % der Patienten mit angioneurotischem Ödem zeigen normale bis leicht erhöhte Spiegel an C1-Inaktivator-Protein, allerdings ist dieses funktionell defekt. Die immunologische (nicht funktionelle) Quantifizierung ist daher von zweifelhaftem Wert für die Differentialdiagnose des Angioneurotischen Ödems. Mittels Inhibition von C1-Esterase durch Patientenserum in vitro kann der darin befindliche C1-Inhibitor verläßlich *funktionell* quantifiziert werden.

C4-Komplementfaktor

Syntheseort: Makrophagen, MG 200000
Serumspiegel: 200 – 500 mg/l
Quantifizierung: a) immunologisch (RID, etc.)
b) funktionell (Hämolyseassay).

Der C4-Komplementfaktor ist eine wesentliche Komponente des „klassischen" Aktivierungsweges der Komplementkaskade. Ein erniedrigter Plasmaspiegel spricht daher für eine Beteiligung dieses Teils des Komplementsystems an einem Krankheitsgeschehen.

Transferrin

Syntheseort: Leber und retikuloendotheliales System, MG 79500
Serumspiegel: 2,0 – 4,0 g/l
Halbwertszeit im Blut: 8,5 Tage
Quantifizierung: a) immunologisch (RID, Turbidimetrie, etc.)
b) funktionell (totale Eisenbindungskapazität des Serums).

Bedeutendstes Eisentransportprotein, Hauptbestandteil der β_1-Fraktion in der Zonenelektrophorese.

Der Serumspiegel von Transferrin ist weitgehend von der oralen Eisenaufnahme abhängig. Hohe Transferrinspiegel findet man z.B. bei jugendlichen Eisenmangelanämien. Bei Proteinmangelzuständen ist die Synthese von Transferrin besonders stark beeinträchtigt. Eine Vielzahl von genetischen Varianten ohne besondere praktische Bedeutung sind beschrieben. Die sehr seltene *Atransferrinämie* führt zu schweren Eisentransportstörungen. Neben dem Eisentransport dürfte Transferrin noch eine wichtige Rolle in der Abwehr bakterieller Infektionen spielen. „Negatives Akutphasenprotein", da der Transferrinspiegel bei akuten Infektionen erniedrigt ist (s. S. 846, Akutphasenproteine).

Hämopexin

Syntheseort: Leberzelle, MG 60000
Serumspiegel: 0,5 – 1,0 g/l
Halbwertszeit im Blut: 9,5 Tage
Quantifizierung: immunologisch (RID, etc.)

Hämopexin bindet intravasal Häm, ein Spaltprodukt des Hämoglobins. Im Gegensatz zu Haptoglobin ist Hämopexin allerdings kein Akutphasenprotein.

Ferritin

Syntheseort: Ferritin ist das Eisenspeicherprotein in der Zelle schlechthin, daher wird es in praktisch allen Organen gebildet. Höchste Konzentrationen in der Leber und Milz, aber auch in Malignomen (76); MG 460000.
Serumspiegel: 30 – 300 µg/l
Quantifizierung: Radio- und Enzymimmunoassays.

Das Ferritinmolekül besteht aus 24 Subunits, von denen es mehrere „Typen" gibt. Daraus resultiert eine Vielzahl von „Isoferritinen", die sich durch ein untereinander unterschiedliches Verteilungsmuster der Subunit-Typen auszeichnen. Einigen Organen sind spezielle Isoferritine immunologisch exakt zuzuordnen (z.B. Leber, Milz), (54).

Serum-Ferritin ist immunologisch am ehesten mit dem Proteinanteil des Leberferritins (= Leber-Apoferritin) verwandt. Es hat keine Eisentransportfunktion wie Transferrin, seine echte Funktion im Körper ist noch ungeklärt. Der Serumferritinspiegel korreliert beim normalen Erwachsenen gut mit der Menge an gespeichertem Eisen im retikuloendothelialen System (RES). Diese Korrelation ist allerdings bei entzündlichen Erkrankungen gestört, da hier offenbar vermehrt Isoferritine aus anderen Zellen bzw. Organen in das Blut abgegeben werden, die mit der Serumferritinbestimmung von Fall zu Fall unterschiedlich stark interferieren.

Erniedrigte Ferritinspiegel weisen immer auf Eisenmangel hin. Als Kontrollparameter für eine eventuelle Eisenüberlastung bei polytransfundierten Patienten ist die Ferritinbestimmung im Serum ebenfalls gut geeignet (11).

Lipoproteine

Die Lipoproteine bestehen aus Komplexen von Lipiden (Triglyzeride, Cholesterinester und Phospholipide) und den *Apolipoproteinen*. Letztere lassen sich durch immunologische und physikochemische Methoden in mehrere Hauptgruppen unterteilen (z.B. A1, A2, B, etc.), die aber jeweils noch weiter differenzierbar sind.

In der üblichen Serumelektrophorese („Zonenelektrophorese") imponieren zwei distinkte Lipoproteinbanden bei der Verarbeitung von *frischem* Serum:

Im α_1-Bereich das „High Density Lipoprotein" (HDL), dessen Proteinanteil aus Apoprotein A (ca. 95%) und Apoprotein C (ca. 5%) besteht, während sich sein Lipidanteil hauptsächlich aus Cholesterinester und Phospholipiden zusammensetzt. Im β-Bereich das „Low Density Lipoprotein" (LDL); es besteht hauptsächlich aus Apoprotein B und Cholesterinester, sowie Phopholipiden.

Durch Frieren von Serum kommt es offenbar zur Desintegration der Lipoproteine, so daß in einem einmal gefroren gewesenen Serum keine scharfen Lipoproteinbanden mehr gefunden werden können.

Bedeutung

Diagnostik von Fettstoffwechselstörungen (4, 17).

Quantifizierung

Lipoproteine als solche sind aufgrund ihrer heterogenen Struktur nicht exakt quantifizierbar. Die einzelnen Apoproteine werden immunologisch (RID, Turbidimetrie, etc.) bestimmt. Der Cholesteringehalt der LDL- und HDL-Fraktion wird mit Hilfe von Differentialpräzipitation des Serums und nachfolgender Messung des Cholesteringehalts im jeweiligen Überstand bestimmt. Es stellt einen charakteristischen Parameter des Fettstoffwechsels dar. Die relative Verteilung der Lipoproteinfraktionen wird am exaktesten durch Ultrazentrifugation des Serums in einem Dichtegradienten bestimmt. Entsprechend ihrer Dichte werden dadurch 4 Fraktionen getrennt: HDL, LDL, VLDL (= „Very Low Density Lipoprotein") und Chylomikronen.

Die einzelnen Lipoproteinfraktionen kann man spezifisch durch die Lipidelektrophorese darstellen. Hier lassen sich ebenfalls im wesentlichen 4 Fraktionen nachweisen:

α-Lipoproteine entsprechen der HDL-Fraktion
Prä-β-Lipoproteine der VLDL-Fraktion
β-Lipoproteine der LDL-Fraktion
Chylomikronen bleiben am Start der Elektrophorese liegen.

Die Banden der Lipidelektrophorese werden entweder durch einen Lipidfarbstoff wie Sudan-Schwarz oder durch Präzipitation durch Polyanionen sichtbar gemacht. Die Auswertung erfolgt densitometrisch. Als diagnostisches Hilfsmittel hat die Lipidelektrophorese stark an Bedeutung verloren, da die dadurch erreichbare „Typeneinteilung nach Fredrickson" nicht den tatsächlichen pathophysiologischen Gegebenheiten der Fettstoffwechselstörungen entspricht (4). Die Quantifizierung der diversen Apoproteine hat sich bisher in der Diagnostik der Fettstoffwechselstörungen nicht entscheidend durchgesetzt. Ein schlüssiger Beweis ihres diagnostischen Nutzens steht noch aus.

Immunglobuline (7, 52, 109, 136)

Syntheseort: Plasmazellen, vorwiegend des Knochenmarks.

Insgesamt sind im Blut fünf verschiedene Immunglobulin-Klassen nachweisbar, von denen drei in größeren Konzentrationen (IgG, IgA, IgM) vorhanden sind, die beiden restlichen lediglich in Spuren (IgD, IgE). Allen Immunglobulinen gemeinsam ist der Aufbau aus „schweren" und „leichten" Ketten, die sich primär durch die Länge der Aminosäurenketten (bzw. dem Molekulargewicht) voneinander unterscheiden. Die Klassenspezifität ist in den verschiedenen Schwerketten (α, γ, δ, ε, μ) begründet, während die zwei möglichen Formen von Leichtketten (κ, λ) mit allen Schwerkettenklassen assoziiert sein können. Jede Polypeptidkette besteht aus einem *konstanten* und einem *variablen* Teil. Im *konstanten* Teil ist die Aminosäurensequenz innerhalb aller Immunglobulinmoleküle einer Klasse (z.B. IgG) praktisch gleich. Demgegenüber sind im *variablen* Teil die Aminosäurensequenzen all dieser Moleküle zumindest in bestimmten Teilen unterschiedlich. Diese Diversifizierung der Polypeptidkette bedingt den Unterschied der einzelnen Immunglobulintypen in der Affinität zu den verschiedenen antigenen Strukturen. Die eigentliche Antigenbindungsstelle des Immunglobulins wird von den variablen Anteilen je einer Schwer- und Leichtkette gebildet. Nach Barrett (7) sind etwa eine Million verschiedene antigene Strukturen denkbar. Dies entspricht in der Größenordnung auch der Zahl der verschiedenen Immunglobulintypen innerhalb einer Immunglobulinklasse.

Diese verschiedenen Typen innerhalb einer Immunglobulinklasse nennt man *Idiotypen*.Die Vielzahl der verschiedenen Idiotypen im normalen Plasma bedingt eine große Streuung der elektrophoretischen Wanderungsgeschwindigkeit innerhalb jeder Immunglobulinklasse (z.B. IgG oder IgA, etc.). Deshalb sind alle Immunglobulinklassen im Bereich der γ-Globulinbande in der Zonenelektrophorese als breite, unscharfe Bande nachweisbar (= „Polyklonale Immunglobulinbande"). Falls aber eine der vielen Immunglobulin-Idiotypen durch überproportionale Proliferation ihres Zellklons in extrem hoher Konzentration im Serum auftritt, ist dieser Idiotyp als „Monoklonale Immunglobulinbande" im Elektropherogramm als scharf abgegrenzte Bande sichtbar (s. auch Paraproteine, S. 836).

Wird die Gesamtkonzentration an Immunglobulinen durch ein Paraprotein erhöht, so steigert sich der Katabolismus aller Immunglobuline, was zu einer deutlichen Reduktion der Halbwertszeit auch der normalen Immunglobuline im Serum führt.
Dadurch läßt sich unter anderem die regelmäßige, auch pathognomisch bedeutsame Begleit-Hypogammaglobulinämie bei der malignen Paraproteinämie erklären.

IgG

Syntheseort: Plasmazellen im Knochenmark, MG 150000
Serumspiegel: 8,0 – 16,0 g/l (entsprechend ca. 80% der Serum-Immunglobuline)
Syntheserate: etwa 28 mg/Tag/kg Körpergewicht
Halbwertszeit im Blut: ca. 20 Tage
Quantifizierung: Immunologisch (RID, Turbidimetrie, etc.).

IgG kommt stets nur als Monomer vor und besteht aus zwei Schwerketten (γ) und zwei Leichtketten (entweder κ oder

λ). IgG ist qualitativ und quantitativ das wichtigste Immunglobulin im menschlichen Blut.

4 IgG-Subklassen sind beschrieben, von denen folgende mittlere relative Serumkonzentrationen angegeben werden:

IgG-1 – 66%; IgG-2 – 23%; IgG-3 – 7,3%; IgG-4 – 4,3%.

Die Subklassen sind immunologisch durch spezielle Antisera differenzierbar, unterscheiden sich zum Teil auch wesentlich in ihren funktionellen Eigenschaften. Beispielsweise zeigt einzig IgG-4, im Gegensatz zu allen anderen IgG-Subklassen, keine Reaktion mit dem Komplementsystem.

In der Zonenelektrophorese reicht die IgG-Fraktion von α_1 bis γ_2, allerdings mit der weitaus größten Konzentration im γ_1-Bereich. Dies ist in der Vielfalt an Idiotypen und deren unterschiedlichen elektrophoretischen Wanderungsgeschwindigkeiten begründet. Entsprechend können IgG-Paraproteine in seltenen Fällen sogar noch im α_1-Bereich der Elektrophorese gefunden werden.

Weitere typische Eigenschaften von IgG:
Passiert das Plazentarfilter; maternale IgG-Antikörper schützen daher das Neugeborene in den ersten Lebenswochen. Diffundiert relativ leicht aus dem intra- in den extravasalen Raum und bindet allenfalls dort befindliche Fremdantigene. Besitzt am Fc-Fragment (im konstanten Teil des Moleküls) Rezeptoren, die von Makrophagen gebunden werden. Nach einer Reaktion von spezifischen IgG-Molekülen, z.B. mit einem Bakterium, erleichtert dieser Rezeptor die Phagozytose des Antigen-Antikörper-Komplexes durch die Makrophagen (Opsonierung).

Der Nachweis von IgG in den verschiedensten Körperflüssigkeiten erfolgt immunologisch durch direkte Immunpräzipitations-Techniken (RID, Turbidimetrie, etc.) Dabei wird IgG ausschließlich anhand der Schwerkette quantifiziert, da die $\varkappa$- und-λ-Ketten auch an anderen Immunglobulinen gefunden werden. Demgegenüber werden spezifische IgG-Fraktionen (z.B. Antikörper gegen Pertussis, Diphterie, virale Hepatitis, HIV, etc.) durch Immunoassays (Enzym-oder Radioimmunoassay) oder Hämagglutinationstests quantifiziert. Als wesentliches Element dieser Analysentechnik fungiert dabei die Bindung des jeweiligen Antigens durch die dafür spezifischen IgG-Idiotypen. Besonders in Differentialdiagnose und Verlaufskontrolle viraler und nichtviraler Hepatitiden werden derartige Untersuchungen routinemäßig benutzt. Große Bedeutung hat der Nachweis von Antikörpern gegen Hepatitis-B-Virus und HIV in Blutkonserven und bei Plasmaspendern, um eine Übertragung von Hepatitis B und AIDS durch Blutprodukte zu verhindern.

IgM

Syntheseort: Plasmazellen im Knochenmark, MG 950000
Serumspiegel: 0,6 – 2,5 g/l
Syntheserate: 27 mg/Tag/kg Körpergewicht
Halbwertszeit im Blut: 5 -6 Tage
Quantifizierung: immunologisch (RID, Turbidimetrie etc.). Bei der Quantifizierung durch die RID ist der verlängerten Diffusionsdauer durch das große Molekulargewicht Rechnung zu tragen (72 h Inkubation).

IgM besteht üblicherweise aus 10 schweren μ-Ketten und 10 leichten Ketten (κ- oder λ-Typ), letztere jedoch in einem Molekül immer uniform! Dazu kommt noch eine Verbindungskette, die alle μ-Ketten miteinander verknüpft (J-Chain), so daß vereinfacht betrachtet, ein Pentameres im Vergleich zu IgG besteht. Die einzelne Antigen-Bindungsstelle hat (wieder im Vergleich zu IgG) relativ geringe Affinität (Bindungsstärke) zum Antigen, dafür besitzt sie aber sehr breit gestreute Kreuzreaktionen. Durch positive Kooperation der 10 Antigen-Bindungsstellen eines IgM-Moleküls untereinander (12) hat der gesamte IgM-Antikörper dennoch eine beträchtlich höhere Affinität zu komplexen Antigenen (z.B. Bakterienmembranen), als es der Anzahl und Einzelaffinität der Antigen-Bindungsstellen entspräche. Durch ihre polyvalente Struktur zeigen IgM-Antikörper stark ausgeprägte Agglutinations- und Komplementbindungsreaktionen.

IgM ist der erste spezifische Antikörper, der nach einer Infektion im Serum erscheint, der Titer von IgM-Antikörpern sinkt nach Abklingen der Infektion aber im Gegensatz zu IgG relativ rasch wieder ab.

Diesen Umstand macht man sich bei der Differentialdiagnose zwischen akuter und chronischer Infektion zunutze, indem man die Titer von spezifischem IgM mit denen von spezifischem IgG vergleicht. Überwiegt IgM, so ist die Infektion akut, überwiegt dagegen IgG, so handelt es sich um eine eher chronische Infektion (z.B. bei Rubeolen, Virushepatitis).

IgA

Syntheseort: Plasmazellen im Knochenmark, in der Darmwand, MG (je nach Polymerisierungsgrad) 160000 – 450000
Serumspiegel: 0,9 – 4,5 g/l
Syntheserate: 5,7 mg/Tag/kg Körpergewicht
Halbwertszeit im Blut: 5 – 6 Tage
Quantifizierung: immunologisch (RID, etc.); IgA ist das Immunglobulin der Körpersekrete, es wird zum Teil auch direkt in der Darmwand durch Plasmazellen gebildet (sekretorisches IgA).

IgA kommt in 2 Subklassen vor, deren funktionelle Bedeutung allerdings nicht völlig geklärt ist.

Im Serum findet man IgA als Mono-, Di- oder Trimer, während es in den Körpersekreten ausschließlich als Dimer vorliegt, das noch eine zusätzliche Kette („Secretory Component") trägt.

IgA-Mangel (IgA-Agammaglobulinämie) als genetischer Defekt ist relativ häufig (1-2 Promille der Erwachsenen), vielfach aber ein Zufallsbefund bei immunologisch sonst gesunden Personen. Mit besonders empfindlichen Methoden ist bei vielen dieser Personen dennoch ein – wenn auch extrem verminderter – IgA-Spiegel im Serum nachweisbar. Bei *völligem* Fehlen von IgA im Serum kann es nach wiederholten Injektionen von IgA (etwa intramuskulär als Verunreinigung von Gammaglobulin-Präparaten oder intravenös in Bluttransfusionen) zu schweren anaphylaktischen Reaktionen kommen, da das Immunsystem des Patienten das homologe IgA als Fremdantigen ansieht und entsprechende Antikörper bildet.

IgD

Syntheseort: Plasmazellen des Knochenmarks,
MG 175000
Serumspiegel: bis 150 mg/l
Syntheserate: 0,4 mg/Tag/kg Körpergewicht
Halbwertszeit im Blut: ca. 2,8 Tage

Quantifizierung: Aufgrund des niedrigen Serumspiegels bei normalen Spiegeln an der unteren Nachweisgrenze für Methoden der direkten Immunpräzipitation (RID, etc.).

IgD liegt immer als Monomer im Plasma vor. Es ist das Immunglobulin der B-Lymphozyten-Oberfläche. Es dürfte mit der spezifischen Immunantwort auf antigene Stimulation eng verknüpft sein.

IgE

Syntheseort: Plasmazellen des Knochenmarks,
MG 190000
Serumspiegel: bis 600 μg/l
Syntheserate: 3 μg/Tag/kg Körpergewicht
Halbwertszeit im Blut: ca. 2,3 Tage
Quantifizierung: spezielle Immunoassays (RIST = Radioimmunosorbent-Test).

Stark erhöhte Spiegel können auch durch die RID erfaßt werden. Spezifische Fraktionen gegen einzelne Allergene werden durch höchstsensitive Methoden (RAST = Radioallergosorbent-Test) nachgewiesen. Große Bedeutung bei der Allergietestung. IgE liegt im Serum als Monomer vor. Die physikochemischen Daten stammen meist von IgE-Paraproteinen, da die physiologischen Serumspiegel für die Gewinnung von größeren Mengen gereinigtem IgE zu niedrig sind.

IgE-Spiegel sind erhöht bei parasitären oder atopischen Erkrankungen.

Der genaue Wirkungsmodus ist unbekannt, der Antikörper dürfte aber in seiner Funktion eng mit den Mastzellen verknüpft sein (75). Die Bindung von Antigen-beladenem IgE über dessen Fc-Fragment an Mastzellen führt zu rascher Degranulation der basophilen Granulozyten (dadurch wiederum kommt es zum urtikariellen Exanthem bei der Überempfindlichkeitsreaktion).

Paraproteine (58, 136)

Paraproteine sind Immunglobuline, die von einem benignen oder malignen, jedenfalls autochthon und überproportional proliferierenden Zellklon der lymphatischen Reihe produziert werden (56, 117). Anstelle des Ausdruckes „Paraprotein" ist auch „Monoklonales Immunglobulin" und anstelle von „Paraproteinämie" der Ausdruck „Gammapathie" gebräuchlich.

Paraproteine können jeder der normalen Immunglobulinklassen angehören (G, A, M, D, E), die relative Häufigkeit ihres Auftretens in einer genügend großen Fallstatistik entspricht etwa der prozentualen Verteilung der normalen Immunglobuline im Serum. Dasselbe gilt auch für die leichten Ketten Kappa und Lambda mit 60-65% bzw. 35-40% der jeweiligen Immunglobulinklasse (58).

Darüber hinaus gibt es seltene Fälle, bei denen lediglich die leichte Kette („Leichtkettenmyelom") oder die schwere Kette („Schwerkettenmyelom") im Serum nachweisbar ist. Offenbar wird von dem betreffenden Zellklon nur eine bestimmte Kette ohne deren jeweiligen Schwer- bzw. Leichtkettenanteil produziert bzw. sezerniert. Im Falle des sogenannten „Nicht sezernierenden Myeloms" ist der Export des produzierten Paraproteins derart gestört, daß überhaupt kein Paraprotein im Serum nachweisbar ist, oder allenfalls mit sehr empfindlichen Methoden nur geringste Spuren zu finden sind (z.B. mit der Immunfixation). In den Fällen von gestörter Immunglobulinsynthese oder -sekretion sind Untersuchungen der intrazellulären Immunglobuline in den pathologischen Plasmazellen durch Immunfluoreszenzmikroskopie von Knochenmarkspräparaten notwendig, um die Diagnose zu erhärten. In seltenen Fällen ist es möglich, einem Paraprotein als monoklonalem Immunglobulin (= Antikörper!) ein passendes Antigen zuzuordnen. Typische Beispiele sind: Albumin, IgG, Streptolysin O, Kardiolipide, Flavin, Dinitrophenyl-Gruppen, Phosphorylcholin, Dextrane, Insulin und Röntgenkontrastmittel (35, 40, 51, 113, 119). Dies kann unter Umständen zu überraschenden Laborbefunden führen, weil die Bindung des betreffenden Moleküls als Antigen oder Hapten an das Paraprotein entweder zu seiner Kumulation im Blut in vivo führen kann oder durch Reaktionen mit einem Reagens in vitro den betreffenden Labortest stören kann. So sind Antistreptolysin-O-Titer von bis zu 1 Mill. Einheiten/ml bei einem Myelom beschrieben, dessen Paraprotein Streptolysin O zu binden vermochte. Die Bindung von divalentem Röntgenkontrastmittel an einem IgM-Paraprotein führte bei Patienten mit Morbus Waldenström zum akuten Kreislauftod, da das Plasma des Patienten infolge dieser Reaktion zu einer gelartigen Masse polymerisierte (12, 13, 51).

Für den Patienten ist die Unterscheidung zwischen *benigner* und *maligner* Paraproteinämie von entscheidender Bedeutung, da Prognose und Therapie davon abhängen. In der Literatur werden unterschiedlich umfangreiche Kriterien zur Differentialdiagnose der benignen und malignen Paraproteinämie angegeben (8, 24, 69, 81). Paraproteine finden sich bei zunehmendem Alter in steigendem Prozentsatz: bei 90-100jährigen wurden bis zu 9% Paraproteinämien in einer „normalen" Population gefunden (5, 118). In allen Altersstufen ist das Verhältnis von benignen zu malignen Paraproteinämien etwa 100 zu 1 (siehe Abb. 10).

Die wichtigsten *Kriterien für eine benigne Paraproteinämie* sind:

1. Konstante Blutspiegel des Paraproteins über mindestens *zwei Jahre* hinweg.
2. Keine Skeletläsionen.
3. Keine nennenswerte Ausscheidung von Bence-Jones-Protein (116).
4. Blutspiegel der übrigen (normalen, polyklonalen, physiologischen) Immunglobuline im Normbereich.

Wird auch nur eines dieser Kriterien nicht erfüllt, ist der dringende Verdacht auf das Vorliegen einer malignen Paraproteinämie gegeben.

Aus der vorgestellten Aufzählung ist klar ersichtlich, daß die Diagnose einer *benignen Paraproteinämie* aus einer einmaligen Untersuchung nicht gestellt werden kann. Kyle (70) spricht von „Monoclonal Gammopathy of Undetermined Significance", solange der Zeitfaktor (Punkt 1. der obigen Aufstellung) nicht zu beurteilen ist. In einer großen prospektiven Studie (über mehr als 10 Jahre) konnten 37 % der Fälle als benigne klassifiziert werden, 5 % der Fälle zeigten eine steigende Konzentration an monoklonalem Immunglobulin im Serum bzw. das Auftreten von Bence-Jones-Protein im Harn, während 19 % der Fälle in ein Myelom, eine Makroglobulinämie, Amyloidose oder in eine ähnliche Erkrankung übergingen. Der Rest der Patienten verstarb aus anderen Ursachen. Insgesamt ist aus dieser

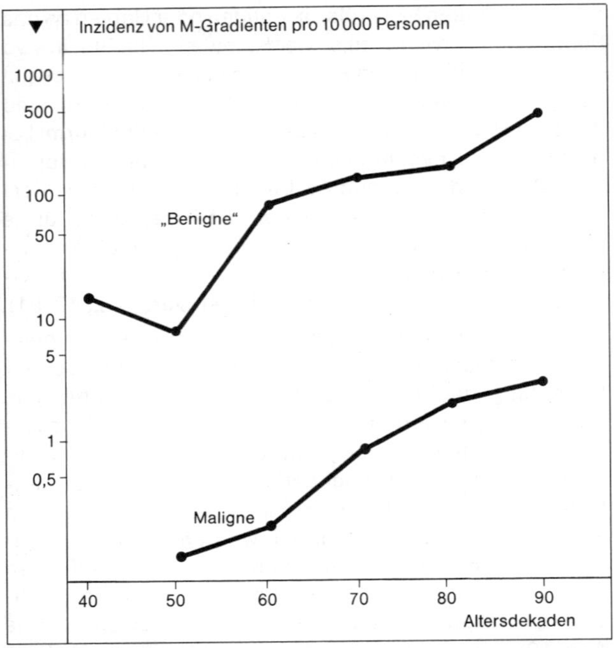

Abb. 10: Inzidenz von malignen und „benignen" M-Gradienten in Abhängigkeit des Alters. Die „benignen" Fälle entsprachen zum Zeitpunkt der Untersuchung nicht den Kriterien einer malignen Paraproteinämie (z. B. Knochenläsionen, hohe Paraproteinkonzentrationen im Serum, progressiver Verlauf etc.), die Möglichkeit einer späteren Malignisierung kann aber nicht ausgeschlossen werden. (Adaptiert nach 90, 91).

Studie zu ersehen, daß das Auftreten eines Paraproteins im Serum ein schwerwiegendes Symptom darstellt, da sich bei einem großen Prozentsatz der betroffenen Patienten im Laufe von Jahren doch ein maligner Prozeß als Ursache für die Paraproteinämie nachweisen läßt.

Folgende proteinchemischen Untersuchungen werden zur Abklärung einer Paraproteinämie empfohlen:

Nachweis im Serum

1. Zonenelektrophorese.

Aus dem Gesamteiweiß im Serum (chemisch bestimmt) und den densitometrisch gemessenen Relativprozenten des M-Gradienten (=Paraprotein) läßt sich die Serumkonzentration des Paraproteins am genauesten quantifizieren.

2. Immunologische Typisierung des Paraproteins.

Immunelektrophorese und Immunfixation (16, 58, 105) lassen exakte Bestimmungen der Schwer- und Leichtkettenkomponenten des betreffenden Paraproteins zu.

3. Immunologische Quantifizierung.

Diese Methode gibt theoretisch und praktisch unrichtige Werte, da das monoklonale Paraprotein nur mit einem Teil des eingesetzten Antiserums reagieren kann (15). Die Radiale Immundiffusion ergibt dabei besonders abberrante Resultate (97).

Wird die Quantifizierung stets mit der gleichen Methode, und wenn möglich auch mit der gleichen Charge Antiserum durchgeführt, läßt sich der Verlauf der Erkrankung anhand der (zwar falsch aber dennoch konstant zu hoch gemessenen) Konzentration der Paraproteine relativ exakt verfolgen, sofern sich der Typ des Paraproteins nicht im Krankheitsverlauf ändert.

Das Verhältnis zwischen der Menge an Kappa- und Lambda-Leichtketten im Serum, der sogenannte Kappa-Lambda-Quotient beträgt normalerweise 0,6 – 1,4. Eine Verschiebung dieses Quotienten aus dem Referenzbereich findet man nur bei ausgeprägten Paraproteinämien.

Eine Leichtketten-Erkrankung liegt dann vor, wenn der Vermehrung einer der beiden Leichtkettentypen keine Vermehrung einer schweren Kette gegenübersteht. Dazu ist aber unbedingt der Spiegel an Delta- und Epsilon-Ketten zu ermitteln, um ein eventuell vorliegendes IgD- oder IgE-Myelom auszuschließen.

Cave: Polyvalentes Antiserum für die Immunelektrophorese hat meist derart niedrige Titer gegen IgD und IgE, daß es mit diesem Antiserum zu keiner sichtbaren Präzipitation mit IgD oder IgE kommt. In der Radialen Immundiffusion ist bei der Bestimmung von IgD und IgE zum Ausschluß eines Myeloms das Serum prinzipiell unverdünnt *und* 1+100 verdünnt mit 0,9 % NaCl einzusetzen. Die kommerziell verfügbaren RID-Platten sind für sehr niedrige (physiologische!) Serumspiegel ausgelegt. Im Falle eines IgD- oder IgE-Myeloms kann die Konzentration des betreffenden Paraproteins im Serum derart hoch sein, daß sich in der RID keine typischen Präzipitationsringe mehr ausbilden. Dadurch könnte ein falsch-negatives Resultat vorgetäuscht werden.

Nachweis im Harn

1. Quantitativer Nachweis von Protein im Nativharn durch die Biuret- oder die Coomassie-Blau-Methode.

Cave: Harnteststreifen zur Feststellung einer Proteinurie sind für die Quantifizierung von Bence-Jones-Protein *prinzipiell ungeeignet*, da isolierte Leichtketten mit dem Streifen meistens *keine Reaktion* zeigen.

2. Quantitativer Nachweis der Leichtketten, z.B. durch RID im Nativharn. Obwohl auch Bence-Jones-Proteine dadurch nicht exakt quantifiziert werden können (siehe oben), ergibt ein extremes Ungleichgewicht zwischen Kappa- und Lambda-Typ eine verwertbare Aussage (Kappa-Lambda-Quotient).

3. Die früher gebräuchliche sogenannte „Bence-Jones-Probe" ergibt zu viele falsch-negative Resultate, sie ist daher als obsolet abzulehnen (120). Es sind damit nur etwa 25 % der Bence-Jones-Proteinurien erfaßbar.

4. Je nach Proteinkonzentration wird entweder mit nativem oder eingedicktem Harn parallel zum Serum die Zonenelektrophorese bzw. Immunfixation durchgeführt, um eine exakte Diagnose (z.B. intaktes Paraprotein neben dem Bence-Jones-Protein im *Harn*, aber auch Spuren von Bence-Jones-Protein neben dem Paraprotein im *Serum*) zu ermöglichen.

5. Isoelektrische Fokussierung (s. S. 811) von Bence-Jones-Protein im Harn. Johns et al. (61) fanden einen Zusammenhang zwischen isoelektrischem Punkt des Bence-Jones-Proteins und dessen Nephrotoxizität.

Einfache Methoden der Eiweißanreicherung im Harn:

a) Harn wird in Dialysierschlauch gefüllt und dieser mit trockenem Gelfiltrationsmedium (z.B. Sephadex, Pharmacia) bedeckt. Das hygroskopische Pulver zieht das Wasser durch die semipermeable Membran des Schlauches hindurch an. Je nach Porengröße („Ausschlußgrenze") des verwendeten Dialysierschlauches werden dabei auch kleinere Moleküle bis zu dieser Grenze mitgerissen. Empfehlenswert sind Ausschlußgrenzen von etwa 10000 Dalton Molekulargewicht.

b) Vorgefertigte Konzentrierkammern (z.B. Amicon).

Sonderform der obigen Methode mit exakt definierten Ausschlußgrenzen und selbstständiger Beendigung des Konzentriervorganges nach Erreichen eines bestimmten Minimalvolumens.

Cave: Derart eingedickter Harn darf prinzipiell nur zu *qualitativen* nicht aber zu *quantitativen* Untersuchungen eingesetzt werden, da bei den oben beschriebenen Einengungsvorgängen eine undefinierbare Menge an Proteinen an die semipermeablen Membranen adsorbiert wird!

Kryoglobuline (48, 55, 60)

Kryoglobuline sind abnorme Immunglobuline, die unterhalb der normalen Körpertemperatur präzipitieren. Sowohl Blutspiegel als auch Fällungstemperatur können stark variieren. Das Kryoglobulin selbst kann mono- oder polyklonal sein und isoliert oder zusammen mit anderen, an sich normalen Immunglobulinen ausfallen. Es werden 3 Typen der Kryoglobulinämie unterschieden:

Typ I: Monoklonale Kryoglobulinämie: IgM, IgG, IgA oder Bence-Jones-Protein. Hohe Serumkonzentration bei Myelom, Morbus Waldenström, chronischer lymphatischer Leukämie.

Typ II: Gemischte Kryoglobulinämie: Monoklonale Immunglobuline (*) mit Antikörper-Aktivität gegen normale Immunglobuline, z.B. IgM* – IgG, IgG* – IgG, IgA* – IgG. Hohe Serumkonzentrationen bei rheumatoider Arthritis, Sjögren-Syndrom, gemischter essentieller Kryoglobulinämie. Auch „essentiell" bei benigner Paraproteinämie.

Typ III: Gemischte polyklonale Kryoglobulinämie: IgM-IgG, IgM-IgG-IgA. Niedrige Serumkonzentrationen, Immunkomplexe? Bei Lupus erythematodes, rheumatoider Arthritis, Hepatitis und anderen viralen Infektionen.

Bei allen qualitativen und quantitativen Untersuchungen ist streng auf die kritische Präzipitationstemperatur zu achten, da sonst falsch-negative Resultate bzw. grobe Fehlbestimmungen durch verschleppte Präzipitate oder verstopfte Pipetten die Folge sind. Soll Kryoglobulin quantitativ erfaßt werden, ist das Blut sofort nach der Abnahme bei 37° C aufzubewahren, bis es geronnen ist, anschließend sind *alle* Manipulationen bei 37° C durchzuführen (insbesondere auch die Zentrifugation und die Pipettierschritte). Dies gilt z.B. für die Bestimmung von Gesamteiweiß im Serum, die Zonen- und Immunelektrophorese, sowie für die Immunfixation und alle quantitativen Bestimmungsmethoden für die Immunglobuline. Durch Aufbewahrung des Serums bei 0° C über Nacht präzipitiert das Kryoglobulin meist vollständig, so daß es durch Zentrifugation bei 0° – 4° C vom Überstand abgetrennt werden kann. Dieser Überstand kann für die routinemäßige Bestimmung aller anderen klinisch-chemischen Parameter außer den obengenannten benutzt werden, ohne daß weitere Präzipitationen oder Verstopfungen zu befürchten sind.

Der Serumspiegel an Kryoglobulin ergibt sich aus der Differenz der Bestimmungen von Gesamteiweiß:

1. Natives Serum bei 37° C gewonnen, Messung *mit* Kryoglobulin.

2. Überstand nach Kryopräzipitation, Messung *ohne* Kryoglobulin.

Zur Erfassung eventueller minimaler Kryopräzipitate muß das Serum ca. 7 Tage bei 0° inkubiert werden.

Pyroglobuline

Monoklonale Immunglobuline, die bei 56° C irreversibel präzipitieren (121).

In seltenen Fällen tritt ein Pyroglobulin ohne nachweisbare Paraproteinämie auf, es wird dann meist zufällig entdeckt. Im Gegensatz zu den Kryoglobulinen kommt den Pyroglobulinen nach derzeitigem Wissen keine zusätzliche diagnostische oder pathognomonische Bedeutung zu.

Immunkomplexe (107, 132, 135)

Bei verschiedenen Erkrankungen treten im Blut zirkulierende Antigen-Antikörper-Komplexe auf, die direkt für einen Teil der betreffenden klinischen Symptome verantwortlich sind. Als Antigen werden in diesem Zusammenhang genannt:

Infektiöse Antigene (Viren, Membranteile von Bakterien), Medikamente, Tumorantigene, Nahrungsmittelbestandteile, aber auch körpereigene Substanzen (=Autoantigene wie Ribo- und Desoxyribonukleinsäuren, IgG, etc.).

Der Nachweis von Immunkomplexen erfolgt meist über ihre Fähigkeit, Komplementfaktoren zu binden (C1q) oder zu aktivieren (C3, Properdin).

Große Bedeutung hat die Bestimmung der Immunkomplexe bei Diagnose und Verlaufskontrolle von Vaskulitiden und Kollagenosen (SLE), sowie bei der Glomerulonephritis.

Amyloid und Amyloidose

Unter den Krankheitsbegriff „Amyloidose" werden Ablagerungen von proteinhaltigem Material in verschiedenen Organen zusammengefaßt. Diese Ablagerungen zeigen mit Kongorot eine charakteristisch homogene Färbung, bei deren Betrachtung mit polarisiertem Licht wird eine typische, rotgrüne Doppelbrechung sichtbar (66).

Das Amyloidprotein zeigt proteinchemisch engste Verwandtschaft, wenn nicht Identität mit Bruchstücken von verschiedenen Serumproteinen: Serum-Amyloid A (SAA), Immunglobulin-Leichtketten ($\varkappa$ bzw. λ), Präalbumin.

In abgelagertem Amyloid ist in Konzentrationen von 10-15 % ein weiteres charakteristisches Protein nachweisbar, die Amyloid-P-Komponente. Sowohl die physiologische als auch die pathophysiologische Rolle dieses Proteins ist noch weitgehend unbekannt (114).Pathogenese und Systematik der Amyloidose sind Gegenstand eingehender proteinchemischer und tierexperimenteller Forschungsarbeiten.

Cohen et al. (30, 31) geben folgende Klassifizierung und Konzepte bzw. Hypothesen für die Genese der wichtigsten Amyloidosetypen an:

AA-Amyloidose

(Sekundäre Amyloidose): Das Amyloid besteht ausschließlich aus Amyloid-A-Protein. Unter dem Einfluß von aktivierten Makrophagen wird Interleukin-1 gebildet, daraus resultiert eine stark vermehrte Synthese von Serum-Amyloid A (SAA). Bei einem Fall von Amyloidose bei zystischer Fibrose wurde ein stark erhöhter SAA-Spiegel im Blut gefunden (128). Durch Serin-Proteasen aus Makrophagen kann SAA in Amyloid umgewandelt werden, das sich dann in typischer Weise im Gewebe ablagert.

AF-Amyloidose

(Familiäre Amyloidose): Diesem Krankheitsbild liegt eine genetische Variation von Präalbumin zugrunde. Das modifizierte Protein neigt unter bestimmten Voraussetzungen zusammen mit SAA zur Bildung von Amyloid-Ablagerungen.

AL-Amyloidose

(Primäre Amyloidose, Myelom-assoziiert): Im Rahmen von Paraproteinämien, bei denen es zum Auftreten von freien leichten Immunglobulinketten (i.e. Bence-Jones-Protein) im Serum kommt (41). Das Amyloid entsteht durch Polymerisation der Leichtketten, möglicherweise nach vorheriger, enzymatischer Spaltung. Am häufigsten sind die Subtypen Lambda IV und Kappa I davon betroffen.

AH-Amyloidose

(Dialyse-assoziiert): Bei Patienten mit Langzeitdialyse kommt es zu Akkumulation von β_2-Mikroglobulin in der Blutbahn, da dessen physiologischer Abbaumechanismus über die Niere blockiert ist. Das Auftreten dieser Amyloidoseform ist von der Art der verwendeten Dialysemembran abhängig (29, 53, 87, 131).

AS-Amyloidose

(Senile Amyloidose): Mit zunehmendem Alter kommt es zu häufigerem Auftreten von „senilen Plaques" oder „kongophiler Angiopathie" im Gehirn (122). Präalbumin, Immunglobuline und/oder andere, noch nicht näher definierte Proteine werden zusammen mit Amyloid A in diesen Läsionen gefunden.

Serum-Amyloid-A-Protein (SAA) liegt im Serum als Komplex mit einem Molekulargewicht von 160000 – 200000 vor, assoziiert mit HDL-3, einer Subfraktion des High-Density-Lipoproteins (38). Experimentelle Befunde sprechen aber eher gegen eine integrale Beteiligung von SAA am Aufbau des HDL-Partikels (18). Ein weiterer Befund weist auf strukturelle Beziehungen hin zwischen SAA und Proteinen aus dem Gehirn von Patienten mit Alzheimer-Krankheit und Mongolismus (37, 43, 98, 122).

SAA ist ein Akutphasenprotein, dessen Konzentration im Serum binnen 24 Stunden von 1 mg/l bis auf 1 g/l ansteigen kann. Die Synthese erfolgt höchstwahrscheinlich in der Leber, die Produktion wird durch Interleukin 1 stimuliert. SAA wirkt unter anderem auf Zellen des retikuloendothelialen Systems, fixierte Makrophagen und Endothelzellen.

Obwohl SAA mit dem unlöslichen Amyloid-A-Protein (AA) über weite Strecken der Aminosäurensequenz identisch ist, steht der endgültige Nachweis dafür noch aus, daß SAA der Vorläufer von AA ist. Amyloid-P-Protein (SAP) zeigt große strukturelle Ähnlichkeit mit dem Akutphasenprotein CRP, ist allerdings selbst kein Akutphasenprotein (93).

Myoglobin im Serum

Syntheseort: Muskelzelle, MG 18000 als Monomer
Serumspiegel: bis 85 µg/l (138)
Halbwertszeit im Blut: ca. 10 Stunden
Quantifizierung: Radioimmunoassay, semiquantitativer Latextest.

Myoglobin wird bei Schädigung von Muskelfasern (Crush-syndrom, Hyperthermie, Verbrennungen, Myokardinfarkt, Myolyse) freigesetzt. Da für Myoglobulin kein intravasaler Bindungsmechanismus wie für das Hämoglobin (= Haptoglobin, Hämopexin) existiert, und Myoglobin zudem rasch in seine Monomere zerfällt, wird Myoglobin vollständig über die Niere ausgeschieden. Wie bei exzessiver Hämoglobinurie, kann es auch bei starker Myoglobinurie zu Oligo-Anurie infolge mechanischer Verstopfung der Nephronen kommen.

Myoglobinurien sind ab einem Serumspiegel von 3 mg/l feststellbar.

Der semiquantitative Latextest wird zur Frühdiagnose des Myokardinfarktes eingesetzt, da Myoglobin in der Frühphase des Infarktgeschehens deutlich vermehrt im Serum auftritt.

Hämoglobin (Hb, freies im Serum)

Syntheseort: Erythroblasten, MG 64500 (als Tetramer), bzw. 32250 (als Dimer)

Serumspiegel: 5 – 50 mg/l

Halbwertszeit im Blut: Konzentrationsabhängig, übersteigt die Konzentration an freiem Hb die Bindungsfähigkeit des Haptoglobin-Hämopexin-Systems, wird das *nicht* gebundene freie Hb mit einer Halbwertszeit von ca 30 Min. durch die Nieren ausgeschieden (78).

Quantifizierung: enzymatisch als Pseudoperoxidase (10, 14) oder durch Differentialspektrometrie nach Harboe (50).

Hämoglobin wird physiologischerweise im Rahmen des Erythrozytenabbaues freigesetzt. Zu seiner Bindung im Serum sind spezielle Proteine (Haptoglobin, Hämopexin) vorhanden. Die daraus resultierenden Komplexe werden in der Leber katabolisiert. Verstärkte Hämolyse kann auftreten u.a. bei einem akuten Schub einer hämolytischen Anämie, Vergiftungen, Transfusions- und Infusionszwischenfällen durch falsche Blutkonserven bzw. hypotone Infusionslösungen, sowie traumatisch durch künstliche Organe und extrakorporalen Kreislauf.

Ein normaler Spiegel an Haptoglobin im Serum ermöglicht die Bindung von bis zu 1500 mg/l Hämoglobin. Sobald diese Bindungskapazität erschöpft ist, tritt *ungebundenes* freies Hämoglobin im Serum auf, das in einem Gleichgewicht zwischen Tetrameren und Dimeren vorliegt Diese Dimeren werden aufgrund ihres niedrigen Molekulargewichts durch die Basalmembran der Glomerula in den Primärharn filtriert und im Harn ausgeschieden. Lediglich ein geringer Teil des Hämoglobins im Harn kann noch tubulär rückresorbiert werden. Die Bestimmungsmethoden für freies Hb im Serum erfassen sowohl an Haptoglobin gebundenes, als auch ungebundenes freies Hb.

Cave: Kritisch ist bei dieser Bestimmung die *Probennahme*, da durch fehlerhafte Venenpunktion bzw. unsachgemäße Handhabung der gewonnenen Probe eine zusätzliche Hämolyse *in vitro* auftreten kann, die den tatsächlichen Spiegel an freiem Hb in der Probe unter Umständen weit übertrifft. Empfohlen wird eine rasche und saubere Venenpunktion mit einer dicken Kanüle, Verwerfen eines Vorlaufs von ca. 3 ml und vorsichtiges Auffangen der Blutprobe in einem Glasröhrchen. Nach ca. 30 Minuten Gerinnung wird die Probe ohne Zentrifugierhilfe (Granulat, Gel etc.) zentrifugiert und das überstehende Serum vorsichtig abpipettiert.

Fibronektin

Dimeres Glykoprotein, MG ca. 440000

Syntheseort: Fibroblasten, Astrogliazellen, Endothelzellen (aus diesen stammt möglicherweise auch das Plasma-Fibronektin), Makrophagen, Mastzellen.

Plasmaspiegel: stark von der benutzten Bestimmungsmethode abhängig, sowie von den Bedingungen, unter denen die Proben von der Gewinnung bis zur Analyse gelagert wurden (47).

1. Immunologische Konzentrationsbestimmungen mittels Festphasen-Enzymimmunoassays (1, 27, 39, 47, 73). Es werden Werte von 264 $\pm$ 65 mg/l (47) bis 353 $\pm$ 82 mg/l (39) angegeben. Da eine gewisse Geschlechts- und Altersabhängigkeit der Referenzwerte besteht, geben einige Autoren weitergehend spezifizierte Referenzwerte an:

1.1. In Form von mathematischen Funktionen, nach Geschlecht getrennt, Plasmaspiegel gegen Alter (39, 47).

1.2. Nach Geschlecht und Altersdekaden tabellarisch geordnet (47).

2. Funktionelle Analytik (67).

Gemessen wird die Bindungskapazität von intaktem Fibronektin z.B. gegen Fibrin, Heparin, Kollagen oder chemisch modifiziertem IgG. Da diese Methode ausschließlich funktionell intaktes Fibronektin mißt, soll sie spezifischere Resultate ergeben als die Mengenmessungen (s. unter 1.), die auch funktionell nichtintakte Spaltprodukte miterfassen können.

Vorkommen: Plasma, aber auch in anderen Körperflüssigkeiten (Aszites, Bronchialsekret, Liquor cerebrospinalis, Synovia). Da bei der Blutgerinnung Fibronektin mitinvolviert ist, kann Serum nicht als Spezimen benutzt werden.

Der Plasma-Fibronektinspiegel wird von den verschiedensten Erkrankungen beeinflußt (1, 73):

Karzinome
diverse Lebererkrankungen
Verbrennungen
Diabetes
Verbrauchskoagulopathie
hämatologische Erkrankungen
Sepsis
Mangelernährung
Präeklampsie

Definitive Aussagen über die Wertigkeit der Fibronektin-Spiegelbestimmung in den verschiedensten Körperflüssigkeiten wird wohl erst dann möglich sein, wenn sich eine allgemein anerkannte und standardisierte Bestimmungsmethode etabliert hat.

Akutphasenproteine

Der menschliche Organismus reagiert auf akute Gewebebeschädigungen der unterschiedlichsten Genese und bestimmte andere Noxen mit einer Erhöhung bzw. Verminderung der Plasmaspiegel einzelner Proteine. Diese Reaktion stellt allerdings lediglich einen Teilaspekt dar im Rahmen einer gesamten Antwort des Körpers auf akute schädigende Einflüsse. Der überwiegende Teil dieser akuten Reaktion wird durch das Lymphokin Interleukin-1 (IL-1) und damit verwandte Proteine, wie dem Cachectin/Tumor Necrosis Factor (TNF), ausgelöst (33, 94). Derart werden die folgenden bekannten unspezifischen Reaktionen des Organismus in Gang gesetzt: Fieber, metabolische Veränderungen, Anstieg der Proteinsynthese in der Leber, vermehrte Synthese verschiedener Hormone (z.B. Insulin, Glukagon, ACTH, Vasopressin), Neutrophilie im peripheren Blut, Stimulation der immunkompetenten Zellen.

IL-1 wird hauptsächlich von mononukleären Phagozyten synthetisiert, aber auch in einer Reihe anderer Zellen (32). Beim Menschen wurden bisher 4 verschiedene Spezies von IL-1 bekannt, die sich in den isoelektrischen Punkten unterscheiden. Das Molekulargewicht beträgt 12000-17000 Dalton, in der Zelle wird ein Präkursor-Molekül von ca. 30000 Dalton synthetisiert. IL-1 besitzt keinen Kohlenhydratanteil (100). Genauere biochemische und gentechnologische Studien werden eine Klärung bezüglich der Heterogenität der IL-1-Spezies bringen, funktionell sind alle 4 IL-1-Moleküle sehr ähnlich.

Die Stimulierung der hepatalen Proteinsynthese durch IL-1 und TNF läßt sich auch experimentell im Tierversuch (100) und in Hepatomzellen (94) zeigen, wobei es schon innerhalb einer Stunde zur Induktion von spezifischer Messenger-Ribonukleinsäure kommt und die entsprechenden Proteine, wie z.B. Serum-Amyloid-A oder CRP, bereits 2 Stunden nach Setzen der Noxe vermehrt im Serum nachzuweisen sind.

Je nach Ausmaß der Konzentrationssteigerung kann man beim Menschen 3 Gruppen von Plasmaproteinen unterscheiden (68, 93):

1. Steigerung um Faktor 1,5

Caeruloplasmin
Komplementfaktor C3

2. Steigerung um Faktor 2 -4

α_1-saures Glykoprotein
α_1-Antitrypsin
α_1-Antichymotrypsin
Fibrinogen
Haptoglobin

3. Steigerung um Faktor bis zu 1000

C-reaktives Protein (CRP)
Serum-Amyloid (SAA)
Plasma-Ferritin

Neben den Unterschieden in der erreichten absoluten Plasmakonzentration gibt es auch noch große Differenzen in der Kinetik der Konzentrationsanstiege. So steigen die Werte für CRP und SAA bereits innerhalb weniger Stunden nach erfolgter Schädigung stark an, während andere Parameter, wie C3 oder Caeruloplasmin, viel langsamer ansteigen. Die Funktion einiger der genannten Akutphasenproteine ist bekannt. Gerade von den Proteinen mit den stärksten Konzentrationssteigerungen (CRP, SAA, Ferritin) sind aber nur Teilbereiche der Funktion bekannt.

Im Gegensatz dazu ist die Synthese von Albumin, Transferrin, Präalbumin, sowie von den Lipoproteinen HDL und LDL in der Akutphase vermindert.

Glykosylierung von Proteinen

Mit Ausnahme von Albumin und CRP besitzen sämtliche Plasmaproteine einen jeweils definierten und charakteristisch komplexen Kohlenhydratanteil, welcher an einer bestimmten Stelle der Polypeptidkette mit dem Protein verknüpft ist. Die Glykosylierung des Proteins erfolgt posttranslationell durch die Übertragung eines Oligosaccharids im endoplasmatischen Retikulum oder durch schrittweise Anlagerung von Zuckerresten im Golgi-Apparat.

Mit entsprechend sensitiven Methoden (z.B. zweidimensionale Polyakrylamid-Elektrophorese) sind geringfügige Unterschiede im Glykosylierungsmuster einzelner Proteine festzustellen, die dann als „Mikroheterogenität" (3) bezeichnet werden.

Bei den einzelnen Glykoproteinen spielt der Kohlenhydratanteil eine individuell unterschiedliche Rolle in den verschiedensten Teilaspekten von Synthese, Struktur, Funktion und Abbau des betreffenden Proteins.

Insbesondere wurden in folgenden Bereichen definierte Einflüsse des Oligosaccharidanteils einzelner Glykoproteine gefunden:

1. Sekretion aus der synthetisierenden Zelle
2. Stabilität der Proteinstruktur
3. Sensitivität gegen Proteasen
4. Funktion des Proteins
5. Affinität zu Zellmembranrezeptoren (Katabolismus)
6. Spezifität für Lektine im Plasma

Eine einheitliche Hypothese für alle Teilaspekte der Glykosylierung von Plasmaproteinen gibt es zur Zeit nicht. Die Einflüsse der Glykosylierung auf einzelne der oben genannten Aspekte differieren zu stark von einem Protein zum anderen. Detaillierte Darstellungen aller hier besprochenen Aspekte geben Sharon und Lis in einem Review (115), sowie Hughes in einer Monographie (59).

Proteindiagnostik in anderen Körperflüssigkeiten

Prinzipiell sind die meisten Methoden, die zur Proteindiagnostik in Serum oder Plasma geeignet sind, auch für andere Körperflüssigkeiten, wie Liquor cerebrospinalis, Harn, Aszites, Pleuraergüsse, Synovia etc. anwendbar. Einschränkungen ergeben sich dann, wenn besondere Eigenschaften der Matrix die eigentliche Bestimmung stören, etwa stark gefärbter Harn bei Porphyrie oder Hämoglobinurie und chylöser Aszites im Falle von photometrischen Meßmethoden. Weiter ist zu beachten, daß die kommerziell verfügbaren Meßprinzipien meist auf die Serum- bzw. Plasmakonzentration der betreffenden Analyse ausgelegt sind, in anderen Körperflüssigkeiten demgegenüber Konzentrationsunterschiede bis zu mehreren Zehnerpotenzen bestehen können. Diesem Umstand ist durch geeignete Verdünnung bzw. Erweiterung des Eichbereiches Rechnung zu tragen.

Die Proteindiagnostik im Liquor wurde anhand entzündlicher Erkrankungen ausführlich von Maida (83) dargestellt. Killingsworth (65) gibt eine umfassende Darstellung der Proteindiagnostik in anderen Körperflüssigkeiten.

Zur Differentialdiagnose der glomerulären und tubulären Proteinurie benutzt man die Tatsache, daß Serumproteine mit niedrigem Molekulargewicht (α_1-Mikroglobulin, β_2-Mikroglobulin, retinolbindendes Protein, etc.) beim Gesunden glomerulär filtriert und tubulär reabsorbiert werden. Sie sind im normalen Harn nur in geringsten Spuren nachweisbar. Serumproteine mit höherem Molekulargewicht, wie etwa Albumin, Transferrin und Immunglobuline hingegen passieren beim Gesunden die Basalmembran der Glomerula nur in geringsten Spuren. Bei der *tubulären Proteinurie* ist der physiologische Rückresorptionsmechanismus der Nierentubuli geschädigt, so daß die niedermolekularen Proteine nicht mehr reabsorbiert werden und daher in teilweise hohen Konzentrationen im Endharn auftreten.

Die *glomeruläre Proteinurie* beruht auf einer Schädigung der Basalmembran der Glomerula, so daß hochmolekulare Proteine aus dem Serum auch im Endharn entsprechend nachzuweisen sind. Zwischen den beiden Extremen gibt es verschiedene Misch- und Übergangstypen.

Die Differentialdiagnose der Proteinurie erfolgt häufig durch Molekulargewichtsbestimmung der Harnproteine mittels Polyakrylamid-Gradientengel-Elektrophorese (28). Das Prinzip der Methode beruht darauf, daß die Proteine zunächst durch Einwirkung eines Detergens (Natriumdodecylsulfat = SDS) denaturiert werden und dann durch Elektrophorese in ein Polyakrylamidgel einwandern, dessen Konzentration kontinuierlich ansteigt. Bei jeweils typischer Polyakrylamidkonzentration entspricht die Porengröße des Gels der Größe des betreffenden Proteinmoleküls: seine Wanderung im elektrischen Feld kommt zum Stillstand. Anhand von Eichstandards (Proteine mit definiertem Molekulargewicht) kann so das Molekulargewicht von Proteinen in einer Probe bestimmt werden (45, 110).

Alternativ dazu können die oben erwähnten typischen Proteine für den Nachweis der tubulären und glomerulären Proteinurie auch in Agarosegel aufgetrennt und anschließend durch Immunfixation mit spezifischen Antisera nachgewiesen werden. Mit Ausnahme von Albumin liegen die Konzentrationen aller anderen „Markerproteine" im normalen Harn unter der Nachweisgrenze der Immunfixation auf Agarosegel (entsprechend etwa 10 mg/l des betreffenden Proteins in der Probe).

Pathologische Erhöhungen der Konzentration einzelner Proteine sind daher leicht als zusätzliche Banden zu identifizieren.

Mittels Nephelometrie können die verschiedenen Markerproteine bereits auch *quantitativ* im Harn erfaßt werden, was natürlich weitaus genauere Angaben ermöglicht als es die – höchstens semiquantitativen – elektrophoretischen Methoden erlauben.

Literatur

1. Allard D, Rapin J, Jacqueson A, Freund M, Coulaud JM, Labrousse J: Thromb Res (1986) 43: 375. **2.** Amitkhan JN, Ritzman SE: Clin Chem (1981) 27: 1085. **3.** Anderson NL, Anderson NG: Proc Natl Acad Sci USA (1977) 74: 5421. **4.** Assmann G: Lipidstoffwechsel und Atherosklerose. Stuttgart New York: Schattauer 1982. **5.** Axelsson U, Bachmann R, Hallen J: Acta Med Scand (1966) 179/II, 235. **6.** Axelsson NH, Kroll J, Weeke B (Hrsg): A manual of quantitative Immunoelectrophoresis, methods and applications. Scand J Immunol 2, Suppl 1. Universitetsforlaget Oslo 1973. **7.** Barrett JT: Textbook of Immunology. St. Louis: CV Mosby Comp 1974. **8.** Bartl R, Frisch B, Fateh-Moghadam A, Kettner G, Jaeger K, Sommerfeld W: Amer J Clin Pathol (1987) 87: 342. **9.** Bataille R, Durie BGM, Grenier J: Brit J Haematol (1983) 55: 439. **10.** Bauer JD, Ackermann PG, Toro G: Clinical Laboratory Methods. 8. Auflage. St. Louis: CV Mosby Comp 1974. **11.** Bauer K, Neumann E, Burger E, Zyman H, Lochs H, Gabl F: Acta med Austriaca (1979) 6: 363. **12.** Bauer K: Molec Immunol (1980) 17: 1181. **13.** Bauer K: Molec Immunol (1980) 17: 1189. **14.** Bauer K: J Clin Chem Clin Biochem (1981) 19: 971. **15.** Bauer K, Gabl F: Identifizierung und Charakterisierung von Paraproteinen. In: „Aktuelles aus Diagnostik und Therapie" Band 1980, Behring-Institut Wien 1982 (p.83). **16.** Bauer K, Molinari E: Immunfixation/Immunofixation. Stuttgart New York: Thieme 1989. **17.** Bauer K: Fettstoffwechsel. In: Klinische Pharmakologie (Hrsg. K.H. Kuemmerle, G. Hitzenberger, K.H. Spitzy) III-2,8, 1. Landsberg München: Ecomed 1984. **18.** Bausserman LL, Herbert PN, Rodger R, Nicolosi RJ: Biochim Biophys Acta (1984) 792: 186. **19.** Beetham R, Silver A, Dawnay A: Clin Chem (1987) 33: 713. **20.** Berggard B, Björck L, Cigèn R, Lögdberg L: Scand J Clin Lab Invest (1980) 40, Suppl. 154: 27. **21.** Berggard B, Eckström B, Akerström B: Scand J Lab Invest 40, Suppl. (1980) 154: 63. **22.** Bernard AM, Lauwerys RR: Clin Chem (1981) 27: 1781. **23.** Bernard AM, Vyskocil AA, Mahieu P, Lauwerys RR: Clin Chem (1987) 33: 775. **24.** Bernett A, Allerhand J, Efremides AP, Clejan S: Clin Biochem (1986) 19: 244. **25.** Biou D, Thèrond P, Israel A, Demelier JF: Clin Chem (1984) 30: 985. **26.** Bradford MM: Anal Biochem (1976) 72: 248. **27.** Brubaker DB, Blick KE, Romine M: Clin Chem (1987) 33: 126. **28.** Cachera C, Mizon Ch, Fruchart JCh, Mizon J, Tacquet A: Clin Chem (1980) 26: 1588. **29.** Chanard J, Lavaud S, Toupance O, Melin JPl, Gillery P, Revillard JP: Lancet I (1986): 1212. **30.** Cohen AS, Shirama T, Sipe J, Sinner M: Lab. Invest (1983) 48: 1. **31.** Cohen AS, Conners LH: J Pathol (1987) 151: 1. **32.** Dinarello CA: Rev Infect Diseases (1984) 6: 51. **33.** Dinarello CA: The multiple biological properties of Interleukin-1 influencing immunocompetent cells. In: Mechanisms of lymphocyte activation and immune regulation (Ed. Gupta S, Paul WE, Fauci AS). New York London: Plenum Press 1987 (p 103). **34.** Dobbenburgh van OA, Marrink J: Brit J Haematol (1986) 63: 895. **35.** Duggan DB, Schattner A: Amer J Med (1986) 81: 864. **36.** Elfron ML: N Engl J Med (1965) 272: 1060. **37.** Elovaara I, Maury CPJ, Palo J: Acta Neurol Scand (1986)

74: 245. **38.** Erikson N, Benditt EP: Clin Chem Acta (1984) 140: 139. **39.** Eriksen HO, Clemmensen I, Hansen MS, Ibsen KK: Scand J Clin Lab Invest (1982) 42: 291. **40.** Farhangi M, Osserman EF: N Engl J Med (1976) 294: 177. **41.** Fielder K, Durie BGM: Amer J Med (1986) 80: 413. **42.** Gartner LI: Endocrine and genetic diseases of childhood and adolescence. 2. Auflage. Philadelphia: WB Saunders 1975. **43.** Genner GG, Wong CW: Biochem Biophys Res Commun (1984) 122: 1131. **44.** Gero G, Anthony F, Rowe DVF, Dennis KJ: Clin Chem (1986) 32: 916. **45.** Görg A, Postel W, Weser J, Schiwara HW, Boesken WH: Science Tools (1985) 32: 5. **46.** Gofferje H: Laboratoriumsblätter (1977) 27: 160. **47.** Gomez-Lechon MJ, Gastell JV: J Clin Chem Clin Biochem (1986) 24: 333. **48.** Grey HM, Kohler PF: Semin Haematol (1973) 10: 87. **49.** Haeckel R: Rationalisierung des medizinischen Laboratoriums. Darmstadt: Giebeler 1979. **50.** Harboe M: Scand J Lab Invest (1959) 11: 66. **51.** Harboe M, Fölling I, Haugen OA, Bauer K: Lancet (1976) II: 285. **52.** Harboe M, Natvig JB: Medizinische Immunologie. Stuttgart: Enke 1981. **53.** Hauglustaine D, Waer M, Michielsen P, Goebels J, Vandeputte M: Lancet I (1986): 1211. **54.** Hazard JT, Yokota M, Arosio E, Drysdale LW: Blood (1977) 49: 139. **55.** Henry JB (Hrsg): Clinical Diagnosis and Management by Laboratory Methods, 16. Auflage. Philadelphia: WB Saunders 1979. **56.** Heriot K, Hallquist AE, Tomar RH: Clin Chem (1985) 31: 1224. **57.** Hitzig WH: Plasmaproteine, Pathophysiologie und Klinik, 2. Auflage. Berlin: Springer 1977. **58.** Huber H, Pastner D, Gabl F: Hämatologie und Immunhämatologie (Laboratoriumsdiagnose hämatologischer Erkrankungen, Band 1), 2. Auflage. Berlin Heidelberg: Springer 1983. **59.** Hughes RC: Glycoproteins. London New York: Chapman and Hall 1983. **60.** Jørgensen M, Clemmensen I, Wiik A: Europ J Clin Invest (1984) 14; 135. **61.** Johns EA, Turner R, Cooper EH, MacLennan ICM: J Clin Pathol (1986) 39: 833. **62.** Karlsson FA, Wibell L, Evrin PE: Scand J Clin Lab Invest (1980) 40, Suppl. 154, 27. **63.** Keller H: Die Analyse des Serumeiweißbildes mit Hilfe der immunchemischen Untersuchungsmethode nach Mancini. Bern: Huber 1980. **64.** Keyser JW, Filfield R, Watkins GL: Clin Chem (1981) 27: 736. **65.** Killingsworth LM: Clin Chem (1982) 28: 1093. **66.** Kisilevsky R: Lab Invest (1983) 49: 381. **67.** Köttgen E, Hoeft S, Müller Ch, Heil B: J Clin Chem Clin Biochem (1986) 24: 541. **68.** Kushner J: Ann N Y Acad Sci (1982) 389: 39. **69.** Kyle RA, Bayrd ED: The Monoclonal Gammopathies. Multiple myeloma and related plasma-cell disorders. Springfield: Charles C. Thomas 1976. **70.** Kyle RA: J Am Med Assn (1984) 251: 1849. **71.** Lapin A, Endler AT, Ogunyemi EO, Gabl F: J Clin Chem Clin Biochem (1984) 22: 53. **72.** Laurell AB, Lindgren J, Malenros I, Martensson H: Scand J Clin Lab Invest (1969) 24: 221. **73.** Lazarchick J, Stubbs TM, Romein L, Van Dorsten JP, Loadholt CB: Am J Obstet Gynecol (1986) 154: 1050. **74.** Lechner K: Blutgerinnungsstörungen (Laboratoriumsdiagnose hämatologischer Erkrankungen, Band 2). Berlin Heidelberg: Springer 1982. **75.** Leung DY, Geha RS: J Clin Immunol (1986) 6: 273. **76.** Linkesch W: Ferritin bei malignen Erkrankungen. Wien New York: Springer 1986. **77.** Lischka A, Pollak A, Bauer K, Aschauer H, Braunitzer G: Hemoglobin (1984) 8: 353. **78.** Losert U, Bauer K, Horcher E, Eckersberger R, Riss T, Stellwag F, Stöhr H, Thoma H, Wolner E: Artificial Organs (1981) 5 (Suppl): 231. **79.** Lowry OH, Rosebrough NJ, Farr AL, Randal RJ: J biol Chem (1951) 193: 265. **80.** Lucertini S, Valcavi P, Mutti A, Franchini I: Clin Chem (1984) 30: 149. **81.** Ludwig H: Multiples Myelom. Diagnose, Klinik, Therapie. Berlin Heidelberg: Springer 1982. **82.** McCarthy RC, Fetterhoff TJ, Luckey DW: Clin

Chem (1987) 33: 1430. **83.** Maida EM: Liquorproteinprofile bei entzündlichen Erkrankungen des Nervensystems. Wien: Maudrich 1983. **84.** Mancini G, Vaerman JP, Carbonara AO, Heremans JF: A single radial diffusion method for the quantitation of proteins. In: Peeters, H. (Hrsg) Protides of the biological fluids, Proceedings of the 11th Colloquium, Bruges 1963, 370. Amsterdam: Elsevier 1964. **85.** Mehnert H, Förster H: Stoffwechselkrankheiten, 2. Auflage. Stuttgart: Thieme 1975. **86.** Meites S (Hrsg): Pediatric Clinical Chemistry. Washington: Am Ass Clin Chem 1977. **87.** Nakazawa R, Hamaguchi K, Hosaka E, Yokoyama T: Nephron (1986) 44: 379. **88.** Oehlenschläger G, Berger I, Depner W: Synopsis der Elektrophoresetechniken. Darmstadt: Giebeler 1980. **89.** Oeltgen PR, Shank WA, Blouin RA, Clark T: Ther Drug Monit (1984) 6: 360. **90.** O'Farell PH: J biol Chem (1975) 250: 4007. **91.** Oversteegen HJ, de Boer J, Bakker AJ, van Leeuwen C: Clin Chem (1987) 33: 720. **92.** Pasquini E, Tiraferri E, Fattori PP, Fabbri I, Gobbi M: Haematologica (1987) 72: 17-21. **93.** Pepys MB, Baltz ML: Adv Immunol (1983) 34: 141. **94.** Perlmutter DH, Dinarello CA, Punsal PI, Colten HR: J Clin Invest (1986) 78: 1349. **95.** Peterson PA, Berggard I: J biol Chem (1971) 246: 25. **96.** Pollak A, Lischka A, Bauer K, Ogunyemi O, Brehm R, Aschauer H, Braunitzer G: Wien Klin Wschr (1983) 95: 781. **97.** Pontet F, Auget JL, Rousselet F: Clin Chem (1984) 30: 774. **98.** Prusiner SB: N Engl J Med (1984) 310: 661. **99.** Putnam FW: Alpha, beta, gamma, omega – the structure of the plasma proteins. In: The Plasma Proteins, Vol. IV. (Ed. Putnam FW) Orlando: Academic Press 1984. **100.** Ramadori G, Rieder H, Meuer S, Meyer zum Büschenfelde KH: Dtsch med Wschr (1986) 111: 1032. **101.** Rask L, Anundi H, Böhme J, Erikson U, Fredriksson A, Nilsson SF, Ronne H, Vahlquist A, Peterson PA: Scand J Clin Lab Invest (1980) 40, Suppl. 154, 45. **102.** Richterich R, Colombo JP: Klinische Chemie: Theorie, Praxis, Interpretation, 4. Auflage. Basel: Karger 1978. **103.** Rick W: Klinische Chemie und Mikroskopie, 4. Auflage. Berlin: Springer 1976. **104.** Rieselbach RE: Adv Exp Med Biol (1977) 76B: 1. **105.** Ritchie RF, Smith R: Clin Chem (1976) 22: 497. **106.** Ritchie RF, Smith R: Clin Chem (1976) 22: 1735. **107.** Ritzman StE, Daniels JC: Clin Chem (1982) 28: 1259. **108.** Robertson WS: Clin Chem (1981) 27: 144. **109.** Roitt I: Essential Immunology, 5th Edition. Oxford: Blackwell Scientific Publications 1984. **110.** Schiwara HW: Lab Med (1987) 11: 244. **111.** Schroeder WA, Shelton JB, Shelton JR, Powars D, Friedmann S, Baker J, Finklestein JZ, Miller B, Johnson CS, Sharpsteen JR, Sieger L, Kawaoka E: Biochemical Genetics (1982) 20: 133. **112.** Schwick HG, Haupt H: Human plasma proteins of unknown function. In: The Plasma Proteins, Vol.IV (Ed.Putnam FW) Orlando: Academic Press 1984. **113.** Seligman M, Brouet JC: Semin, Haematol (1973) 10: 163. **114.** Serban D, Rordorf-Adam C: Scand J Immunol (1987) 25: 275. **115.** Sharon N, Lis H: Molec Cell Biochem (1982) 42: 167. **116.** Sinclair D, Dagg JH, Smith JG, Scott DI: Brit J Haematol (1986) 62: 689. **117.** Sinclair D, Dragg JH, Dewar AE, Mowat AMcl, Parrott DMV, Stockdill G, Stott DI: Brit J Haematol (1986) 64: 725. **118.** Sinclair D, Sheehan T, Parrott DMV, Stott DI: Brit J Haematol (1986) 64: 745. **119.** Sluiter WJ, Marrink J, Houwen B: Brit J Haematol (1986) 62: 679. **120.** Sölling K: Scand J Clin Lab Invest (1981) 41, Suppl. 157, 1. **121.** Sonnenwirth AC, Jarett L (Hrsg): Gradwohl's Clinical Laboratory Methods and Diagnosis, 8. Auflage. St. Louis: CV Mosby Comp 1980. **122.** Stam FC, Wigboldus JM, Smeulders AWM: PathResPract (1986) 181: 558. **123.** Swanson RA, Tracy RP, Katzmann JA, Wilson DM, Young DS: Clin Chem (1982) 28: 2033. **124.** Sykes E,

Grzych C, Epstein E, Kiechle FL: Clin Chem (1987) 33: 1073-1074. **125.**Takagi K, Kin K, Itoh Y, Enomoto H, Kawai I: J Clin Path (1980) 33: 786. **126.**Thomas L: Labor und Diagnose, 3. Auflage. Marburg/ Lahn: Med Verlagsges 1988. **127.** Tracy RP, Peck K, Kathmann JA, Young DS: Clin Chem (1984) 30: 988. **128.**Travis WD, Castile R, Vawter G, Shwachman H, Warwick W, Burke BA, Skinner M: Amer J Clin Pathol (1986) 85: 419. **129.** Trienekens PH, Willems FThC, Zanen HC: Clin Chem (1985) 31: 345. **130.** Turley ChP, Andries LA, Arnold WA: Clin Chem (1985) 31: 336. **131.** Vandenbroucke JM, Jadoul M, Maldague B, Huaux JP, Noel H, Van Ypersele de Strihou C: Lancet I (1986): 1210. **132.** Vaughan JH: Postgrad Med (1973) 54: 129. **133.** Vorlaender KO: Diagnostik unter Verwendung immunologischer Methoden. Stuttgart: Thieme 1980. **134.** Warkentin DL, Marchand A, Van Lente F: Clin Chem (1987) 338: 1265. **135.** Webb J, Whaley K: Aus NZ J Med (1986) 16: 268. **136.** Weir DM (Hrsg): Handbook of Experimental Immunology, 3. Auflage. Oxford: Blackwell Scientific Publications 1978. **137.** Whicher JT, Higginson J, Riches PG, Radford S: J Clin Pathol (1980) 33: 781. **138.** Wissenschaftliche Tabellen Geigy, 8. Auflage. Basel: Ciba-Geigy 1979. **139.** Woo J, Floyd M, Cannon D: Clin Chem (1981) 27: 709.

Klinische Immunologie

C. Zielinski und C. Steffen †

Einführung

Die rasche Entwicklung der Immunologie und Immunpathologie und die Anwendung der dabei gewonnenen Erkenntnisse für die klinische Diagnostik hat zu der Entstehung des Arbeitsgebiets der klinischen Immunologie geführt, die die Methoden und Untersuchungen der humoralen und zellulären Immunität in verschiedenen Fächern der Humanmedizin zur Erstellung und Erhärtung von Diagnosen einsetzt. Bevor aber auf die einzelnen Untersuchungen eingegangen wird, sollen dem Leser einige Grundtatsachen der Immunologie in Erinnerung gerufen werden: Der unmittelbare Zusammenhang zwischen der zellulären Immunlage, deren Funktion unter der Kontrolle von verschiedenen T-Lymphozyten-Subpopulationen steht, und humoralen Immunphänomenen ist Ausdruck von Regulationsmechanismen, unter denen die Produktion von Antikörpern durch B-Lymphozyten stattfindet. Grob umrissen, werden Antigene nach Phagozytose durch Makrophagen und nachfolgender intrazellulärer „Verarbeitung" („processing") gemeinsam mit HLA-DR-Antigenen an der Makrophagenmembran präsentiert. Dieser Vorgang führt zur Aktivierung von T-Helferzellen, die wiederum die B-Zellen zur Produktion spezifischer, gegen das jeweilige Antigen gerichteter Antikörper anregen. T-Suppressorzellen unterdrücken hingegen die Antikörperproduktion durch B-Zellen. Mit eingebaut in diese Interaktionsmechanismen, die in die spezifische Immunantwort münden, sind hormonähnliche Substanzen, die Cytokine (Interleukine), die Signalwirkungen auf verschiedene Zellpopulationen ausüben und zu ihrer Aktivierung führen. Im folgenden wollen wir nun die Prinzipien der diversen Untersuchungen besprechen.

Untersuchungen der humoralen Immunität

In der klinischen Immunologie wird entweder mit Hilfe eines bekannten und definierten Antiserums ein Antigen bestimmt oder mit Hilfe eines bekannten Antigens das Auftreten eines bestimmten Antikörpers im Serum festgestellt. Obwohl für die diagnostische Routine besonders der zweite Fall in Frage kommt, wird bei manchen Erkrankungen auch nach einem Antigen im Serum gesucht. Dank moderner und einfacher Methoden können manche Untersuchungen, z.B. die Latex-Schnelltests, in orientierender Weise auch in der ärztlichen Praxis durchgeführt werden; die Ergebnisse sollten aber durch ein dafür eingerichtetes Laboratorium überprüft werden. Antikörper gehören in die Klasse der Immunglobuline (Ig). Es handelt sich dabei um eine extrem heterogene Gruppe von Glykoproteinen. Sie bestehen aus Paaren von jeweils zwei Polypeptidketten unterschiedlicher Länge (den leichten – Kappa und Lambda – und den schweren Ketten – Gamma, My, Alpha, Delta, Epsilon), die durch nichtkovalente Kräfte und durch Disulfidbrücken zusammengehalten werden. An den Ig-Molekülen finden sich Teile geringerer (die sog. konstanten Regionen) und ausgeprägterer (variable und hypervariable Regionen) Heterogenität der sie aufbauenden Aminosäuresequenzen. Durch die zuletzt genannten Domänen ausgeprägter Variabilität unterscheiden sich die Antikörper voneinander. Diese Variabilität macht die Antikörper gleichzeitig zu Antigenen, gegen die wiederum Antikörper produziert werden; dadurch kommt es schließlich zu einem Sistieren der ursprünglichen Antikörperantwort [Netzwerk-Theorie (34)].

Je nach der Art der sie aufbauenden schweren Ketten können Immunglobuline in fünf Klassen eingeteilt werden:

IgG: Das IgG stellt 85% des gesamten Pools an Ig und Antikörpern im Blut dar. Elektrophoretisch: Gamma 1/Gamma 2-Globulin, Sedimentationskoeffizient 7S. Vier Subklassen, IgG1-IgG4, Molekulargewichte s. Tabelle 1.

IgM: (ursprünglich Makroglobulin): Elektrophoretisch: Gamma IM (Beta 2M)- Globulin, Sedimentationskoeffizient 19S. Molekulargewicht ca. 970000.

IgA: 3 Formen: monomeres IgA, polymeres IgA, sekretorisches IgA (hauptsächliches Ig in Speichel, Tränenflüssigkeit, Sekretionen im Gastrointestinal- und Respirationstrakt). Elektrophoretisch: Gamma IA (Beta/2A)-Globulin, Sedimentationskoeffizient 7-15S, Molekulargewichte s. Tabelle 1.

IgD: IgD ist in nur geringer Konzentration im menschlichen Serum vorhanden, seine biologische Wertigkeit wird derzeit noch untersucht. Es gibt experimentelle Hinweise auf eine Rolle von membranständigem IgD in der Regulation der B-Zell-Funktion (89); Autoantikörper können vom IgD-Typ sein, eine Funktion des IgD als sekretorisches Ig wird diskutiert (89). Elektrophoretisch: Gamma 1-Globulin, Sedimentationskoeffizient 7S, Molekulargewicht 170-200000.

IgE: IgE hat die niedrigste Syntheserate aller Ig-Klassen, und ist der wichtigste antigenspezifische Mediator der Überempfindlichkeitsreaktion vom Soforttyp. Die molekulare Basis dieses Effekts beruht auf der Bindung des IgE an spezifische Rezeptoren auf Mastzellen und basophilen polymorphonukleären Zellen und der Freisetzung von Histamin und anderen vasoaktiven Substanzen bei Antigenkontakt des membranständigen IgE. Elektrophoretisch: Gamma 1-Globulin, Sedimentationskoeffizient 8S, Molekulargewicht 180000.

Eigenschaften der bekannten Immunglobuline				
Ig	MG $\cdot 10^{-3}$	Sedimentations-koeffizient (S)	Halbwertszeit (Tage)	Komplement-bindung
IgG1	146	7	21	+
IgG2	146	7	20	±
IgG3	165	7	7	+
IgG4	146	7	21	–
IgA	160	7	6	–
sIgA	380–390	11–15		–
IgM	970	19	5	+
IgD	170–200	7	3	–
IgE	180	8	2,3–4	–

Tab. 1

Die Serumkonzentration von Ig kann mittels der radialen Diffusion, der Immunelektrodiffusion, mit Hilfe eines Radioimmunoassays, eines Enzyme-Linked Immunosorbent Assay (ELISA) oder nephelometrisch (s. S. 862) bestimmt werden. Referenzpräparate für die jeweilige Ig-Klasse können über die WHO bezogen werden. Die Angabe von verbindlichen Normalbereichen ist für die Immunglobuline ebenso wie für die Komplementkomponenten wegen der von Labor zu Labor unterschiedlichen Methoden und der dabei verwendeten verschiedenen Produkte derzeit noch nicht möglich.

Bei serologischen Methoden und der Bewertung ihrer Resultate ist daran zu denken, daß die Antikörper wohl eine spezifische (d.h. durch bestimmte Strukturen des Antigens bedingte) Reaktionsfähigkeit mit dem Antigen besitzen, diese Reaktionsfähigkeit jedoch nicht durch jede serologische Methode erfaßt werden muß: So gibt es präzipitierende und nichtpräzipitierende Antikörper, komplementbindende und nichtkomplementbindende Antikörper (Tab. 1) sowie Antikörper, die nur im Kochsalzmilieu oder nur im Serummilieu reagieren. Es scheint daher gut verständlich, daß ein nichtpräzipitierender Antikörper durch die Präzipitationsreaktion nicht erfaßt werden kann, hingegen aber z.B. durch die Komplementbindungsreaktion, wenn er eine komplementbindende Eigenschaft besitzt. Ein negativer Befund bei Verwendung einer einzelnen serologischen Methode muß daher noch nicht zwangsläufig bedeuten, daß kein spezifischer Antikörper vorhanden ist.

Der Antikörpergehalt eines Serums kann entweder rein qualitativ, semiquantitativ als Antikörpertiter oder quantitativ in Mikrogramm Antikörperprotein/ml ermittelt werden. Als Titer eines Antiserums bezeichnet man jene Verdünnung des zu untersuchenden Serums, mit der gerade noch eine positive Reaktion erzielt werden kann (z.B. Titer von 1:1024, d.h. positive Reaktion bis zu einer Serumverdünnung von 1:1024).

Die Genauigkeit der Ergebnisse immunologischer Untersuchungen und die Verminderung unspezifischer Reaktionen hat durch den vor nur relativ kurzer Zeit erfolgten Einzug hochspezifischer, monoklonaler (im Gegensatz zu den früher üblichen polyklonalen) Antikörper bedeutend zugenommen. In ihrer pionierhaften Leistung haben Köhler und Milstein erstmals eine Hybridisierung einer Antikörper produzierenden B-Zelle mit einer Myelomzellinie erreicht, woraus eine quasi „immortalisierte" Zellinie, die permanent einen klar definierten Antikörper bekannter Immunglobulinklasse und Spezifität – eben einen monoklonalen Antikörper – sezerniert, resultierte. Wenn nur irgend möglich, werden monoklonale Antikörper heute wegen ihrer hohen Spezifität in fast allen immunologischen Untersuchungsmethoden verwendet. Der Vollständigkeit halber werden in der vorliegenden Besprechung der serologischen Methoden sowohl moderne als auch hauptsächlich früher in Verwendung stehende Verfahren angeführt.

Untersuchungen der zellulären Immunität

Dem eingangs Gesagten entsprechend, basiert die zelluläre Immunität auf der Interaktion zwischen verschiedenen Lymphozyten-Subpopulationen, von denen eine – die B-Zellen – zur Immunglobulin- bzw. Antikörperproduktion und -sekretion befähigt ist. Die reguläre zelluläre Interaktion kann in funktionellen Assays durch Stimulation peripherer mononukleärer Zellen mit pflanzlichen Lektinen, die als Mitogene fungieren, mit Antigenen oder mit allogenen mononukleären Zellen untersucht werden (siehe S. 875).

Die absolute und relative Zahl der immunkompetenten Zellen kann als zusätzliches Kriterium erfaßt werden: Durch die Verschiedenartigkeit der membranständigen Antigene bei Zellen mit verschiedener immunologischer Funktion können mittels monoklonaler Antikörper verschiedene Lymphozytenpopulationen charakterisiert und erfaßt werden, wobei die Analyse einer relativ großen Zellzahl mit Hilfe des Fluorescence Activated Cell Sorter (FACS, s. S. 869) möglich ist.

Wegen der Komplexität der Methoden sollten die Ergebnisse der Untersuchungen der zellulären Immunität nur in Zusammenarbeit mit einem erfahrenen klinischen Immunologen durchgeführt und interpretiert werden.

Die häufigsten Untersuchungsmethoden der humoralen und zellulären Immunität

1. Untersuchungen der humoralen Immunität: Als Untersuchungsmaterial kommt durchwegs Serum in Frage. Im Falle der Versendung von Proben empfiehlt es sich, das abgenommene Vollblut gerinnen zu lassen, und den Blutkuchen nachher abzuzentrifugieren. Wenn keine Zentrifuge greifbar ist, kann der Blutkuchen vorsichtig mit einem Glas- oder Holzstäbchen von der Röhrchenwand abgelöst und das Serum abpipettiert werden.

2. Untersuchungen der zellulären Immunität: Zur Bestimmung der zellulären Immunität sollte unter sterilen Kautelen Vollblut in eine mit konservansfreiem Heparin durchgezogene sterile Spritze abgenommen, und danach zur Vermeidung einer Koagulation die Spritze mehrmals geschwenkt werden. Die Laboruntersuchung sollte möglichst rasch nach der Blutabnahme eingeleitet werden.

Präzipitation, Nephelometrie, Gelpräzipitation, Immunelektrophorese

Prinzip

Die Reaktion kann in einem flüssigen Reaktionsmedium qualitativ (Ringtest) sowie quantitativ (z. B. Immunpräzipitatanalyse, Nephelometrie) erfolgen oder im Gelmilieu durchgeführt werden. Im flüssigen Reaktionsmedium bildet das lösliche Antigen mit dem Antikörper ein unlösliches Präzipitat, das ausfällt und als Anzeichen der eingetretenen spezifischen Reaktion bewertet wird. Im Gelmilieu diffundieren Antigen- und Antikörpermoleküle von zwei verschiedenen Ausgangspunkten aufeinander zu. Dort, wo sie zusammentreffen, entsteht ein Präzipitat, das am Ort der Reaktion liegenbleibt und im Gel als weißliche Schliere oder Linie zu erkennen ist (Abb. 1). Die quantitative Bestimmung der Immunglobuline und anderer Plasmaproteine nach Mancini beruht ebenfalls auf der Anwendung des Präzipitationsprinzips (Tab. 2).

Flüssiges Reaktionsmilieu

Grob qualitativer Test: Wenn ein Antiserum mit der Antigenlösung vorsichtig überschichtet wird, bilden sich in der Grenzzone Präzipitate, die als weißlicher Ring zu erkennen sind (Ringtest).

Semiquantitativer Test: Gleiche Volumina von geometrisch progredienten Antiserumverdünnungen werden in Röhrchen mit einer konstanten Antigenmenge versetzt und vermischt. Jene Antiserumverdünnung, durch die noch eine sichtbare Präzipitation erfolgt, wird als Titer des Serums bezeichnet.

Die quantitative Präzipitation weist Mengen von 4-20 Mikrogramm Antikörper-N/ml nach und arbeitet mit der Genauigkeit der N-Bestimmung. Sie ist weniger sensitiv als die modernen Trägerreaktionen. Identische Antiserumvolumina werden in einer Röhrchenreihe mit ansteigenden Antigenmengen versetzt und durchmischt. Die Gemenge bleiben zuerst bei 37°C eine halbe Stunde und dann bei 4°C 24 bis 48 Stunden stehen. Die Präzipitate werden abzentrifugiert, gewaschen und auf ihren N-Gehalt untersucht. Drei Reaktionsbereiche treten auf: Antikörperüberschuß, Äquivalenzzone (der gesamte Antikörper fällt mit dem gesamten Antigen aus), Antigenüberschußbereich. Der Antikörpergehalt des Serums in Mikrogramm N wird dadurch ermittelt, daß vom N-Wert des im Äquivalenzbereich ausgefällten Präzipitats der N-Wert der zugesetzten Antigendosis abgezogen wird [nähere Einzelheiten bei Kabat (35)].

Präzipitationsreaktion (Gelpräzipitation, Immunelektrophorese)		AG  Präz.-Linie 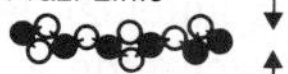 AK 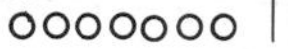		lösliche Antigene
Klassische Agglutination		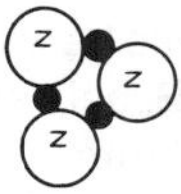	Agglutination	zelluläre Antigene (Z)
Trägerreaktion (passive Hämagglutination, Latextest, Bentonittest usw.)		AK AG 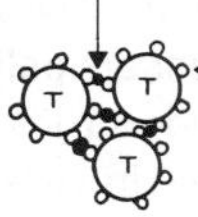	Mitagglutination des Trägers (T)	vorwiegend lösliche Antigene
Antiglobulin-Konsumption	Zelle AK 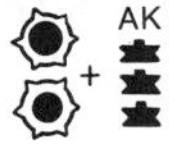 Antigene Determinante	Antiglobulinserum 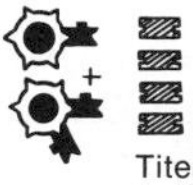 Titer 1:1024	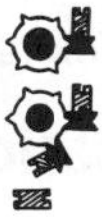 Titer 1:32	partikuläre Antigene (Blut-Gewebszellen)
Immunofluoreszenztechnik	Antigene Determinante 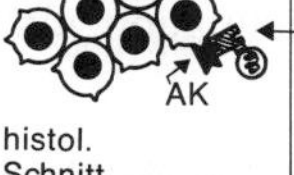 AK histol. Schnitt	FL. = fluorochromiertes Antiglobulinserum		lösliche und partikuläre Antigene

Abb. 1: Schematische Darstellung verschiedener serologischer Methoden, nach Steffen C: Deut Med Wochenschr (1965) 16:465.

Nephelometrie

Sensitiver quantitativer Test, in breiter Verwendung zur Bestimmung der Konzentration gelöster Proteine.

Prinzip

Bei Reaktion gelöster Proteine mit spezifischen Antikörpern kommt es zur Trübung des Flüssigkeitsmilieus, in dem die Reaktion stattfindet. Das Ausmaß der Trübung entspricht der Konzentration des vorhandenen Antigens, die mittels automatisierter Nephelometer genau und nach einer relativ kurzen Inkubationszeit bestimmt werden kann. Eine Erhöhung der Sensitivität der Methode kann durch den Einsatz von Laserlicht und durch die Verwendung von Polyäthylenglykol zur Erhöhung der Aggregatgröße erzielt werden. Diese Methode eignet sich gut zur raschen quantitativen Bestimmung von Ig-Konzentrationen, Komplementkomponenten, Akutphasenproteinen etc. (Tab. 2).

Gelmilieu (Immundiffusion)

Ouchterlony-Test (Gelpräzipitation, Immundiffusion). Von zwei oder mehreren Aussparungen einer Agarplatte diffundieren die Moleküle der Antigenlösung und die Antikörper des Serums aufeinander zu. Dort, wo sie zusammentreffen, bildet sich eine weißliche Präzipitationslinie (Abb. 1), die dort am stärksten ist, wo Antigen und Antikörper in äquivalenter Menge vorhanden sind (57).

Der Ouchterlony-Test findet wegen seiner einfachen Durchführbarkeit weite Verwendung (Tab. 2): Er kann zum Antigennachweis, z.B. bei der Bestimmung von Makroglobulinfraktionen im Serum (M. Waldenström) und zur Bestimmung der Immunglobulinklassen bei Myelomen, aber auch zum Antikörpernachweis, z.B. von Thyreoglobulin-Autoantikörpern, verwendet werden. Die Antigene, die hier eingesetzt werden, müssen löslich sein und dürfen nicht in partikulärer Form vorliegen. Das zu untersuchende Serum wird als Vollserum bzw. in verschiedenen Verdünnungen verwendet. Eine grobe Titerangabe wird dadurch möglich.

Die Immunelektrophorese beruht auf einer Kombination zwischen Elektrophorese und Ouchterlony-Test (27).

Agglutination

Prinzip

Wenn zellgebundene Antigene (z.B. Antigene der Erythrozyten, Leukozyten oder Spermatozyten) mit spezifischen Antiseren in Reaktion gebracht werden, tritt eine Zusammenballung der Zellen, die Agglutination, ein (Abb. 1).

Anwendung

Nachweis bakterieller Antigene; Nachweis von Antikörpern gegen Erythrozyten-assoziierte Antigene, von Histokompatibilitätsantigenen durch Leukozytenagglutination, von posttransfusionellen Antikörpern gegen Leukozyten und Thrombozyten (17-19) und von Spermaagglutininen bei Azoospermie [(67), zu allen diesen Methoden siehe die betreffenden Kapitel; Tab. 2)].

Klinische Bedeutung verschiedener serologischer Methoden		
Methode	**Mögliche Verwendung bei**	**Nachweis von**
Präzipitation	Hashimoto-Thyreoiditis	Thyreoglobulin-AAK*
Gelpräzipitation	M. Waldenström Hashimoto-Thyreoiditis	Gamma-Globulinnachweis; Thyreoglobulin-AKK
Nephelometrie	Nachweis einer Vielzahl gelöster Proteine	
Agglutination	Transfusionsvorbereitung; posttransfusionell auftretende Zytopenien Azoospermie	Erythrozyten-, Leukozyten- und Thrombozytenagglutinine; Spermatozoen-AAK
Latextest	chron. Polyarthritis Lupus erythematodes Hashimoto-Thyreoiditis	Rheumafaktor; Zellkern-AAK; Thyreoglobulin-AAK
Waaler-Rose-Test	chron. Polyarthritis	Rheumafaktor
Passive Hämagglutination	Hashimoto-Thyreoiditis	Thyreoglobulin-AAK
Immunfluoreszenz	Hashimoto-Thyreoiditis Lupus erythematodes prim. bil. Zirrhose andere Autoimmunerkrankungen unter Verwendung des jeweiligen Antigens	Schilddrüsen-, Zellkern-AAK; Mitochondr. AAK
Komplementbindungsreaktion	Hashimoto-Thyreoiditis Lupus erythematodes virale und parasitäre Infektionen unter Verwendung des jeweiligen Antigens	Schilddrüsen-, Zellkern-AAK
Antistreptolysintiterbestimmung	Streptokokkeninfekte Scharlach, Glomerulonephritis rheum. Fieber	Streptokokken-O-Antikörper
* AAK = Autoantikörper		

Tab. 2

Das Ergebnis wird als Agglutinationstiter (höchste Serumverdünnung, die noch eine Agglutination hervorruft) angegeben.

In Tabelle 3 sind einige der für die hier beschriebenen serologischen Methoden praktisch interessanten Daten, wie geringstes benötigtes Serumvolumen, die Art der erfaßbaren Antigene und die untere Empfindlichkeitsgrenze, zusammengestellt.

Serummengen, Antigene und Empfindlichkeitsgrenzen bei der Verwendung verschiedener serologischer Methoden			
Methode	**Serumvol./ Untersuchung (ml)**	**Antigen**	**Untere Grenze* (µg AK-N/ml)**
Präzipitation			
qualitativ	0,5–1,0	löslich	3–5
quantitativ	3,0–5,0	löslich	20
Gelpräzipitation (Ouchterlony-Test)	0,1–0,2	löslich	6–35**
Agglutination			
Titration	0,5–1,0	zellgebunden	0,05-0,2
quantitativ	6,0–8,0	zellgebunden	2–4
Trägerreaktionen	0,5-1,0	löslich	0,005
Komplementbindungsreaktion	1,0–2,0	löslich und partikulär	0,1
Antiglobulinkonsumption	4,0	partikulär	0,5
Nephelometrie	1,0–2,0	löslich	>10
Radioimmunoassay	0,1-0,2	Antigene und Antikörper, löslich oder in fester Phase	Pikogramm

* der Empfindlichkeit
** geringere Empfindlichkeit bei Kohlenhydratantigenen

Tab. 3

Trägerreaktionen: Latextest, Waaler-Rose-Test, passive Hämagglutination

Prinzip

Die Antigene werden an einen für die geplante Untersuchung serologisch inerten Träger (z.B. Latexpartikel, Schaferythrozyten, mit Tannin beladene humane Erythrozyten) adsorptiv oder chemisch gebunden. Bei Reaktion der Antigene mit den entsprechenden Antikörpern werden die Trägerpartikel in die sich bildenden Antigen-Antikörper-Komplexe einbezogen und verleihen dem Immunaggregat durch ihre Größe eine erhöhte Sichtbarkeit (Abb. 1). Jene Antiserumverdünnung wird ermittelt, bei der die Antikörperkonzentration gerade ausreicht, um noch eine sichtbare Agglutination herbeizuführen (Titerbestimmung). Die Methode ist sehr sensibel (Tab. 3) und wird je nach Wahl des Trägers in verschiedener Form durchgeführt.

Latextest

Prinzip

Lösliche Antigene können an Latexpartikel (Träger) adsorptiv gebunden werden. In der Originalmethode (72) werden Antigen-Latex-Suspensionen in einer Röhrchenreihe mit Verdünnungen des zu prüfenden Serums in Reaktion gebracht. Jene Verdünnung wird ermittelt, die noch eine Agglutination der mit Antigen beladenen Latexpartikel herbeiführt. Kontrollen mit Normalserum müssen angesetzt werden, um eine Spontanagglutination der Latexpartikel auszuschließen.

- *Latex-Schnelltests*

Durch die kommerzielle Herstellung moderner Reagenzien ist der Test zu einer für die klinische Praxis verwendbaren Orientierungsmethode geworden. Es liegen kommerziell erhältliche Latexsuspensionen vor, bei denen die Partikel mit dem Antigen bereits beladen sind und nur mehr dem zu prüfenden Serum zugesetzt werden müssen. Die Bestimmungen können qualitativ mit dem Vollserum oder grob semiquantitativ mit ansteigenden Serumverdünnungen durchgeführt werden. Anwendungsbeispiele: Nachweis von Rheumafaktoren (Antikörper gegen aggregiertes Humanimmunglobulin), von Antikörpern gegen Nukleoprotein und DNS, von Thyreoglobulin-Antiköpern und in der Mikrobiologie (vgl. auch Tab. 2).

- *Nachweis des C-reaktiven Proteins*

Prinzip

Im akuten Stadium von Entzündungen, bei Gewebsnekrosen oder Neoplasmen (51, 100) tritt im Serum ein pathologisches Protein auf, das mit dem somatischen C-Polysaccharid von Pneumokokken eine Präzipitation ergibt (daher der Name C-reaktives Protein). Es besitzt antigene Eigenschaften und führt im Kaninchen zur Bildung eines spezifisch präzipitierenden Antikörpers. Dieser kann an Latexpartikel absorbiert werden. Das C-reaktive Protein im Patientenserum reagiert mit dem Antikörper, die Latexpartikel werden in die Reaktion mit einbezogen und agglutinieren.

Anwendung

Der Test kann qualitativ oder semiquantitativ durch Titration des Patientenserums durchgeführt werden. Eine deutliche Verbesserung der Genauigkeit des Nachweises kann mittels nephelometrischer Methoden (s. S. 862) erzielt werden, mit deren Hilfe eine genaue quantitative Bestimmung möglich ist (Tab. 3).

Normalbereich

Keine Agglutination

Waaler-Rose-Test

Der Waaler-Rose-Test in der Modifikation von Svartz und Schlossmann (75).

Prinzip

Die Methode dient im wesentlichen zum Nachweis jener Rheumafaktoren bei chronischer Polyarthritis, die mit heterologem Gammaglobulin reagieren. Schaferythrozyten (Träger) werden mit einer nichtagglutinierenden Dosis von Kaninchenambozeptor (Antikörper des Kaninchens gegen Schaferythrozyten) spezifisch beladen. Die Rheumafaktoren eines mit Erythrozyten adsorbierten Patientenserums reagieren mit dem heterologen Gammaglobulin des Kaninchenantikörpers. Die Schaferythrozyten werden in die Reaktion mit einbezogen und agglutinieren (Tab. 2).

Ergebnis

Jene Verdünnung des Patientenserums wird ermittelt, die noch eine Agglutination herbeiführt (Titerbestimmung). Normalseren werden als Kontrolle mituntersucht.

Normalbereich

Im Normalserum ist häufig eine unspezifische Agglutination bis zu einem Titer von 1:16 – 1:32 festzustellen. Titerwerte über diesem Grenzbereich werden als eindeutig positiv bewertet.

Passive Hämagglutination (8, 79, 83)

An tannierte Erythrozyten (Träger) werden lösliche Antigene (z.B. Serumproteine, Nukleoproteine, Thyreoglobulin, extrahierte Gewebsantigene, etc.) adsorbiert. Die Antigene können auch durch bidiazotiertes Benzidin an Erythrozyten als Träger chemisch gebunden werden. Spezifische Antiseren führen im Verlauf ihrer Reaktion mit den Antigenen eine passive Hämagglutination der Trägererythrozyten herbei.

Mögliche Anwendung (vgl. auch Tab. 2): Nachweis von Autoantikörpern gegen Thyreoglobulin bei Hashimoto-Thyreoiditis, Nachweis von Autoantikörpern gegen Muskelproteine bei Myasthenie, Nachweis von Autoantikörpern gegen Nukleoproteine bei Lupus erythematodes, Nachweis von Rheumafaktoren bei chronischer Polyarthritis, die mit homologem Gammaglobulin reagieren. Nachweis von agglutinierenden Antikörpern bei verschiedenen Allergien, z.B. Pollenallergie.

Antiglobulin-Konsumptionstest

Prinzip

In diesem von Steffen entwickelten Test (81-83) werden Zellen oder Gewebshomogenate als Antigen zuerst mit den Antikörpern des Patientenserums in Reaktion gebracht. Der Antikörper (Gammaglobulin) fixiert sich am korpuskulären Antigen im Sinne eines Antigen-Antikörper-Komplexes. Diese Komplexe werden mit einem antihuman IgG-Antiserum (von Kaninchen) mit bekannter Titerstärke (z.B. 1:1024) in Reaktion gebracht. Die antihuman IgG-Antikörper binden sich an die am korpuskulären Antigen fixierten Antikörper. Dadurch tritt eine Verminderung der antihuman IgG-Antikörper ein, die durch Rücktitration bestimmt werden kann (Titerverminderung z.B. auf 1:32). Diese Titerverminderung wird als Zeichen eines spezifischen Verbrauchs (Konsumption) aufgefaßt. Als Indikatorsystem für die Bestimmung des antihuman IgG-

Antikörpertiters vor und nach der Konsumption kann der Coombs-Test oder der Boyden-Test (passive Hämagglutination) verwendet werden (Abb. 1). Als Kontrolle wird der gleiche Versuch mit Normalserum durchgeführt.

Ergebnis

Die Titerdifferenz zwischen der Konsumption des Patientenserums und der Basiskonsumption der Normalserumkontrolle wird als Resultat angegeben. Beispiel: Antihuman IgG-Antikörpertiter 1:1024; Konsumption bei Normalserumkontrolle 1:512 (Basiskonsumption); Konsumption im Versuch mit Patientenserum 1:32. Resultat: Konsumption von drei Titerstufen.

Beurteilung

Konsumption von einer halben Titerstufe unspezifisch, eine Titerstufe schwach positiv oder noch nicht beweisend; zwei bis drei Titerstufen deutlich positiv; vier Titerstufen und mehr: stark positiv.

Anwendung

Moderne Methoden haben diesen Test zum Teil verdrängt. Früher häufige Anwendung zum Nachweis von Leukozyten- und Thrombozyten-Autoantikörpern bei Immunogranulozytopenie und Immunothrombozytopenie, von Zellkernantikörpern bei Lupus erythematodes, zum Nachweis verschiedener Antikörper gegen gefäßgebunden vorliegende Antigene, z.B. Kollagen, Herz-, Schilddrüsen-, Parotishomogenat.

Bestimmung des Antistreptolysintiters

Prinzip

Beta-hämolysierende Streptokokken der Gruppen A, C und G bilden ein Antigen, das Streptolysin-O, das humane Erythrozyten aufgrund seiner toxischen Wirkung lysiert. Durch Anti-Streptolysin-O-Antikörper kann die hämolytische Wirkung verhindert werden.

In der Laboruntersuchung wird Streptolysin-O mit geometrisch progredienten Verdünnungen des zu prüfenden Serums (ein Standardserum als Kontrolle) inkubiert. Dann werden Humanerythrozyten (evtl. auch Erythrozyten von Kaninchen oder Schafen) zugesetzt. Wenn im Patientenserum keine Antikörper vorhanden sind, dann führt das Streptolysin eine Hämolyse der Erythrozyten herbei. Wenn im Serum Antikörper vorhanden sind, dann blockieren sie das Streptolysin und verhindern dessen hämolysierende Wirkung. Die Menge des vorhandenen Antistreptolysins im Serum wird im Vergleich mit einem Standardserum ermittelt und in IE/ml angegeben (83).

Normalbereich

Da jedes Normalserum eine geringe Menge Antistreptolysin besitzt, ist mit beträchtlichen individuellen Unterschieden zu rechnen (52, 90). Resultate von 200–300 IE sollten durch Wiederholung nach jeweils einer Woche daraufhin überprüft werden, ob eine Änderung des Titers eintritt. Eindeutig positive Werte: 300–400 IE.

Positive Reaktionen findet man bei Scharlach, rheumatischem Fieber (s. S. 886) und akuter Post-Streptokokken-Glomerulonephritis. Unspezifisch erhöhte Titerwerte können bei Tuberkulose, Lebererkrankungen, Adipositas (77, 90) vorliegen.

Immunfluoreszenz

Prinzip

Diese erstmals von Coons 1941 beschriebene Methode dient zum Nachweis von Antigenen in histologischen Schnitten oder auf Zellmembranen. Das Prinzip der Immunfluoreszenz beruht auf der Absorption und der Emission von Licht verschiedener Wellenlänge durch Substanzen (Fluorochrome) mit charakteristischen Absorptions- und Emissionsspektren. Eine wichtige Voraussetzung besteht darin, daß Fluorochrome an Antikörper gekoppelt werden können, ohne deren Spezifität zu verändern. Als Fluorochrome werden meist Fluorescein-Isothiozyanat (FITC; Absorptionsmaximum bei 490-495 nm, grüne Lichtemission bei 517 nm) oder Tetramethylrhodamin-Isothiozyanat (Absorptionsmaximum bei 550 nm, rote Lichtemission bei 580 nm) verwendet. Mit dieser Methode können daher Strukturen (Antigene), an die die fluorochromierten Antikörper fixiert wurden, durch das bei fluoreszenzmikroskopischer Untersuchung charakteristische Aufleuchten (bei FITC grün, bei Rhodamin rot) dargestellt werden (Tab. 2). Indem zwei gegen verschiedene Antigene gerichtete Antikörper mit jeweils einem der Fluorochrome gekoppelt werden, können bei Verwendung von Licht unterschiedlicher Wellenlänge auf dem gleichen histologischen Schnitt auch zwei verschiedene Antigene gleichzeitig dargestellt werden. Eine in letzter Zeit beliebte Modifikation der Methodik besteht darin, Biotin an das zu verwendende Antiserum zu koppeln und mit fluoreszierendem Avidin, das sich an Biotin bindet, das jeweilige Antigen in der Immunfluoreszenz nachzuweisen.

- *Direkte Methode*

Bei dieser Methode werden die Antikörper (bzw. die Autoantikörper im Patientenserum) direkt fluorochromiert und mit zellulär gebundenen Antigenen (histologischer Schnitt oder Ausstrich isolierter Zellen) in Kontakt gebracht (16, 49).

- *Indirekte Methode*

Prinzip

Man läßt Antigen und Antikörper wie bereits beschrieben miteinander reagieren, ohne daß die Antikörper (bzw. Autoantikörper im Patientenserum) fluorochromiert wären. Die Antikörper fixieren sich in den antigenen Bereichen des Gewebes. Als zweiter Schritt wird die Präparation mit einem fluorochromierten Anti-Immunglobulinserum in Reaktion gebracht. Dabei reagieren die fluorochromierten Anti-Immunglobulin-Antikörper mit den zellgebundenen Antikörpern, wodurch indirekt das Antigen nachgewiesen werden kann (Abb. 1). Die indirekte wird gegenüber der direkten Methode der Immunfluoreszenz unter anderem wegen der Geschwindigkeit der Präparationsmöglichkeit (Wegfallen des langen Fluorochromierens des jeweiligen Antikörpers) bevorzugt.

Fluorescence Activated Cell Sorter (FACS)

Prinzip

Die Zahl von in Suspension befindlichen, einen fluorochromierten Antikörper bindenden Zellen kann mit Hilfe eines die Fluoreszenz aktivierenden Laserstrahls untersucht werden. Die die Ergebnisse auswertende Elektronik erlaubt es, nicht nur die Zahl der fluoreszierenden Zellen, sondern auch die Fluoreszenzintensität (d.h. indirekt die Dichte des Antigens auf der Zelloberfläche) und die Größenverteilung der zu untersuchenden Zellen abzuschätzen. Darüber hinaus können mit Hilfe des FACS Zellen eines gewissen Phänotyps von solchen, die diesen Phänotyp nicht exprimieren, abgetrennt und weiteren Untersuchungen zugeführt werden. Verschiedene Färbeverfahren, die auch andere als die hier angesprochenen Fragen beantworten sollen (z.B. die Untersuchung des Mitosezyklus) sowie laufende Modifikationen an der Elektronik und am Lasersystem ermöglichen darüber hinaus auch die Beantwortung einer Reihe komplexerer Fragestellungen als die hier erwähnten.

Eine Weiterentwicklung der angeführten Technik besteht in der Markierung der Antikörper-Präparationen mit Enzymen (z.B. Peroxidase, Phosphatase), deren Lokalisation durch gängige histochemische Verfahren dargestellt und im Licht- oder Elektronenmikroskop untersucht werden kann. In der klinischen Anwendung können dadurch ebenso wie mit der Fluoreszenztechnik nicht nur im Patientenserum vorhandene Autoantikörper indirekt dargestellt, sondern auch bei der Untersuchung des Phänotyps immunologisch relevanter Zellpopulationen deren membrangebundene Antigene nachgewiesen werden. Der Vorteil dieser Technik gegenüber der Immunfluoreszenz besteht unter anderem in der Möglichkeit der Verwendung normaler Lichtmikroskope und der einfacheren Präservation der Präparate.

Komplementbindungsreaktion

Prinzip

Die Komplementbindungsreaktion (KBR) dient zum Nachweis komplementbindender Antikörper im Patientenserum. Die Bindung von Komplement an einen Antigen-Antikörper-Komplex wird mit Hilfe eines Indikatorsystems untersucht (48). Als Indikator dienen Hammelerythrozyten, die mit einer nichtagglutinierenden Ambozeptordosis beladen worden sind. Es werden verschiedene Verdünnungen des Patientenserums (Titer) mit einer definierten Menge Antigen und einem Serum von bekannter Komplementkonzentration inkubiert; die nichtverbrauchte Komplementmenge bleibt im Überstand und wird mit der Indikatorreaktion gemessen: Wenn im zu untersuchenden Patientenserum keine Antikörper gegen ein definiertes Antigen vorhanden sind, bleibt das Komplement verfügbar, wodurch es zur Hämolyse der zugesetzten Indikator-Erythrozyten kommt (= negativer Befund). Wenn aber im Gegenteil in einer vorhergehenden Antigen-Antikörperreaktion Komplement abgebunden wurde, so findet keine Hämolyse statt (= positiver Befund). Zur Durchführung der Untersuchung muß das Komplement des zu untersuchenden Patientenserums inaktiviert werden. Bakterielle Verunreinigungen der Seren und Reagenzien sowie aggregierte Gammaglobulinmoleküle im Serum können durch Komplementaktivierung störend wirken und so zu falschen Ergebnissen führen.

- *Automatisierte Untersuchung der Komplementbindungsreaktion*

Prinzip

Prinzipieller Untersuchungsvorgang wie zuvor beschrieben, jedoch mit photometrischer Trübungsmessung bei 660 nm: Bei Hämolyse kommt es zu keiner Abschwächung der durchtretenden Strahlung, während nichtlysierte Zellen durch Strahlungsstreuung eine hohe Extinktion produzieren. Durch diese Methode kann eine Erhöhung der Sensitivität des Assays und eine Objektivierbarkeit der Ergebnisse erzielt werden.

Anwendung

Immunpathologische Fragestellungen (Tab. 2), Nachweis von Antikörpern gegen virale und parasitäre Antigene.

Radioimmunologische Methoden

Eine radioimmunologische Labormethode zur Beantwortung einer klinischen Fragestellung wurde erstmals 1960 angewendet, als Berson und Yalow damit Plasmakonzentrationen von Insulin gemessen haben. Seitdem hat die Popularität dieser Methodik wegen ihrer relativen Einfachheit und dem durch sie möglichen äußerst exakten, spezifischen und reproduzierbaren Nachweis auch kleinster Mengen (bis Pikogramm) der zu untersuchenden Substanzen ständig zugenommen. Heute werden mittels Radioimmunoassays (RIAs) nicht nur die Serumkonzentrationen von in der Immunologie relevanten Proteinen wie IgD, IgE (im Radioallergosorbent-Test, RAST), (Auto-) Antikörpern und Antigenen untersucht, sondern auch die Konzentrationen von solchen Substanzen wie Steroiden, Hormonen, Enzymen, Vitaminen, Tumorantigenen und Medikamenten routinemäßig bestimmt. Radioimmunologische Untersuchungen beruhen auf dem Prinzip einer Antigen-Antikörperreaktion, in der einer der Reaktionspartner mit einer radioaktiven Substanz (meist ^{125}J) markiert ist. Durch Messung der Radioaktivität kann auf die Konzentration der zu messenden Substanz rückgeschlossen werden.

Bestimmung von Antikörpern

Prinzip

Die Konzentrationen von Antikörpern werden über ihre Eigenschaft, sich an spezifische Antigene zu binden, untersucht. Dabei können die radioaktiv markierten Antigene entweder in Lösung oder in unlöslicher Form vorliegen.

Antigene in unlöslicher Form: Das jeweilige Antigen wird an die Wand von Plastikröhrchen oder an ein Immunoadsorbens gebunden, und die Menge der sich anlagernden Antikörper über die Abbindung von radioaktiv markiertem (meist ^{125}J) Anti-Immunglobulin gemessen.

Antigene in Lösung: Bei dieser Methode wird abgebundenes von nichtabgebundenem Antigen entweder mit 50%igem Ammonsulfat ausgefällt oder mit Anti-Immunglobulin-Antiserum, das sich mit den an das Antigen angelagerten Antikörpern verbindet, präzipitiert.

Bestimmung von Antigenen

Prinzip

Die Bindung eines radioaktiv markierten Antigens an seinen Antikörper wird kompetitiv durch nichtmarkiertes Antigen gehemmt, wobei mit Hilfe einer Kalibrierungskurve aus dem Grad der Hemmung Rückschlüsse auf die Menge des zugesetzten unmarkierten Antigens gezogen werden können.

Die hier beschriebene Methode des RIA kann in folgender Weise modifiziert werden: Antikörper werden z.B. an die Wand von Plastikröhrchen abgebunden und die Antigenlösung zugesetzt. Ein im Überschuß vorhandener, radioaktiv markierter zweiter Antikörper, der sich an das Antigen bindet, läßt seine Menge abschätzen (eine Abwandlung dieser Methode wird z.B. für den Nachweis von IgE im Radioimmunosorbent-Test – RIST – angewendet).

Enzymatische Methoden

Prinzip

Durch Ersatz radioaktiver Substanzen durch Enzyme (z.B. Peroxidase, Phosphatase), die bei der In-vitro-Untersuchung zu einer Farbreaktion führen, wurden neue Untersuchungsmethoden – die Enzyme-Linked Immunosorbent Assays, ELISAs – entwickelt, die auf dem Prinzip radioimmunologischer Techniken beruhen und ihren Vorteil in der hohen Sensitivität besitzen, ohne aber den Nachteil des Hantierens mit radioaktiven Substanzen zu haben.

Bestimmung von Immunkomplexen

Lösliche Immunkomplexe – d.h. Antigen-Antikörperkomplexe – entstehen in physiologischer Weise bei bakteriellen, viralen und parasitären Infekten, wobei ihnen eine wesentliche Rolle in der Regulation immunologischer Vorgänge zukommt (43). Auch bei Autoimmunerkrankungen kann es zur Immunkomplexbildung zwischen Autoantikörpern und dem jeweiligen Antigen kommen. Größe, Struktur und Ladung eines Antigens beeinflussen die Löslichkeit von Immunkomplexen. Neben den Eigenschaften der an der Immunkomplexformation beteiligten Antigene und Antikörper (z.B. Anzahl von Antigendeterminanten und Antikörperbindungsstellen, Avidität der Antikörper, etc.), spielen auch ihre Absolutmengen und die Konzentrationsverhältnisse eine wichtige Rolle, da Immunkomplexe bevorzugt bei Antigenüberschuß entstehen; für das Auftreten zirkulierender Immunkomplexe ist auch ihr gestörter Abbau bei Überbelastung des phagozytären Systems mitverantwortlich (43). Pathogenetisch wichtig ist die Tatsache der Abbindung von Komplement (meist klassischer Weg der Komplementaktivierung) an Immunkomplexe mit der nachfolgenden Aktivierung seiner Enzymkaskade (s. auch Tab. 1). Dadurch kommt es bei Rezeptor-mediierter (97) oder von der Organfunktion abhängiger Anlagerung von Immunkomplexen an Gewebe zur Schädigung von Gewebestrukturen und damit potentiell zur Einschränkung der Organfunktion.

Um die Aktivität der Erkrankungen – z.B. der Entstehung von Autoantikörpern bei Autoimmunkrankheiten – zu erfassen, besteht von klinischer Seite häufig das Interesse, die

Immunkomplexformation sowohl qualitativ als auch quantitativ zu erfassen. Dafür stehen eine Reihe von Assays zur Verfügung, die in Tabelle 4 angeführt sind, wobei die Clq-Binding- und Rajizell-Assays am häufigsten verwendet werden. Wegen der Variabilität der an der Immunkomplexformation beteiligten Faktoren und ihrer unterschiedlichen Erfassung in den angeführten Assays empfiehlt es sich allerdings, nicht ausschließlich eine der angeführten Untersuchungsarten für den Immunkomplexnachweis anzuwenden.

Als Folge der Abbindung von Komplement bei der Formation von Immunkomplexen kommt es dabei durch Konsumption zu einer Reduktion in der Serumkonzentration von Komplementkomponenten, so daß eine indirekte Aussage über die Tatsache einer Immunkomplexbildung gemacht werden kann: So liegt bei Aktivierung des „classical pathway" eine Reduktion in den Serumkonzentrationen von C1, C3 und C4 vor, während bei der Aktivierung des „alternate pathway" nur das C3 vermindert ist. Bei der Aktivierung beider „pathways" findet sich eine Reduktion der hämolytischen Komplementaktivität (CH50). Bestimmungen der Komplementkomponenten (hauptsächlich von C3, C4 und CH50) sollten daher als zusätzliche Information bei der Laboruntersuchung von Patienten, bei denen die Bildung von Immunkomplexen vermutet wird, nicht fehlen.

Beim Gesunden können üblicherweise keine zirkulierenden Immunkomplexe nachgewiesen werden.

Untersuchungsmethoden zum Nachweis von Immunkomplexen im Serum oder in Körperflüssigkeiten (26)
Antikomplementäre Serumaktivität
Clq binding assays: a) Clq-Gelpräzipitation b) radioaktiv markiertes (^{125}J) Clq, C1g Solid phase test (Sensitivität: 3–5 mg/l)
Rajizell-Assay (Sensitivität: 5–25 mg/l)
Thrombozytenaggregation
Hemmung der Aufnahme von ^{125}J durch Meerschweinchen-Makrophagen
Bindung an bovines Konglutinin (K) (Sensitivität: 5 mg/l)
Rheumafaktor
Formation von Kryoglobulin oder Kryopräzipitation (als Screening-Methode)
Bioassay
Veränderung der Molekulargröße (Gelfiltration, Ultrazentrifugation)
Komplexbildung mit Protein A
Agglutinationsinhibition von mit Immunglobulin beschichteten Latexpartikeln

Tab. 4

Untersuchung der Antikörperproduktion

Prinzip

Die humorale Immunität kann mittels des Nachweises von Antikörpern gegen weitgehend verbreitete Antigene und nach aktiver Immunisierung untersucht werden. Solche Untersuchungen finden besondere Anwendung bei der Untersuchung von Patienten, bei denen eine Immundefizienz vermutet wird.

Cave: Lebendvakzine (BCG, Impfungen gegen Pocken, Poliomyelitis, Masern, Röteln, Mumps) dürfen bei Verdacht auf eine Immundefizienz nicht verabreicht werden!

Von einer von der WHO gebildeten Arbeitsgruppe, die sich mit primären Immundefizienzen beschäftigt hat, wurden Untersuchungen folgender Antikörper zur Beurteilung der humoralen Immunität empfohlen (66):

Natürliche Antikörper: Isohäm- und Heteroagglutinine, Heterolysine, Antistreptolysin, bakterizide Antikörper gegen E. coli.

Messung der Antikörperantwort nach Immunisierung mit üblichen Vakzinen: Untersuchung der Antikörperproduktion nach Impfungen (bzw. Boosterung) gegen Diphterie/Tetanus oder Diphterie/Pertussis/Tetanus.

Messung der Antikörperantwort nach zusätzlichen aktiven Immunisierungen: Die Antikörperantwort kann auch nach aktiven Immunisierungen mit folgenden Antigenen untersucht werden: Bakteriophage OX 174, Haemophilus influenzae Polysaccharid, Pneumokokken Polysaccharid, FSME-Virus, Keyhole Limpet Hemocyanin (KLH).

Isolation mononukleärer Zellen aus Vollblut

Prinzip

Zellen des peripheren Blutes können dank ihrer unterschiedlichen Dichte über Gradienten [es wird meist eine Mischung aus Ficoll und Isopaque® der Dichte 1077 g/ml verwendet (95)] voneinander abgetrennt werden. Dazu hat sich die Methode nach Böyum (7) mit Modifikationen der verwendeten Lösungsmengen sowie der Dauer und Geschwindigkeit der Zentrifugation (95) gut bewährt. Kommerziell erhältliche Präparationen von bekannter und konstanter Dichte (z.B. Ficoll-Paque® oder Lymphoprep®) erlauben zudem den routinemäßigen Einsatz dieser Zellauftrennungsmethode. Nach erfolgter Zentrifugation sind Erythro- und Granulozyten am Röhrchenboden sedimentiert, während Lympho- und Monozyten auf der Trennungsflüssigkeit flottierend vorgefunden werden. Die dadurch isolierten mononukleären Zellen können mittels einer Pasteurpipette abgehoben und die Kontamination mit Monozyten eventuell über Adhärenz auf Plastikoberflächen beseitigt werden.

Stimulation peripherer mononukleärer Zellen mit Mitogenen, Antigenen und allogenen Lymphozyten

Prinzip

Wie in der Einleitung zu diesem Kapitel ausgeführt, kann die Funktion (bzw. Dysfunktion) immunologisch relevanter peripherer mononukleärer Zellen (PMNZ) mittels Stimulation mit pflanzlichen Lektinen (Phytohämagglutinin – PHA; Concanavalin A – ConA; Pokeweed Mitogen – PWM), die als Mitogene fungieren, untersucht werden. Bei erfolgter In-vivo-Exposition gegenüber Antigenen kann auch in vitro die durch diese Antigene (z.B. Tetanus-Toxoid, Purified Protein Derivative – PPD, Candidin, SK-SD) hervorgerufene Reaktivität der PMNZ gemessen werden. Schließlich können auch allogene PMNZ als Stimulatoren in vitro fungieren. Alle diese Assays haben als gemeinsames Prinzip die durch den Einbau von ^{3}H- oder ^{14}C-Thymidin meßbare Induktion der DNS-Synthese und die Mitose jener immunkompetenten Zellen, die das jeweils verwendete Agens zu stimulieren vermag. Der letztere Aspekt ist besonders wegen der unterschiedlichen Fähigkeit der Lektine, verschiedene Zellpopulationen (eher T- oder eher B-Zellen oder beide) zur Mitose zu stimulieren, hervorzuheben. In der Stimulation von PMNZ mit allogenen PMNZ in der gemischten Lymphozytenkultur (Mixed Lymphocyte Reaction, MLR) reagieren die zu untersuchenden T-Zellen auf die in den allogenen Stimulator-B-Zellen oder -Monozyten vorhandenen Antigene des Major Histocompatibility Complex (MHC) (66).

Alle diese Untersuchungen sollten in dreifachen Ansätzen und unter Verwendung von zwei gesunden Tageskontrollen durchgeführt werden (66). Die Ergebnisse der Stimulationen können erheblichen Schwankungen, die eine Interpretation erschweren, unterliegen. Eine Reduktion der Ergebnisse unter 50% des bei den Tageskontrollen gefundenen Wertes wird jedoch als pathologisch angesehen. Die klinische Auslegung der Resultate der Untersuchungen sollte aber in jedem Fall nur durch einen erfahrenen klinischen Immunologen erfolgen.

Charakterisierung von B- und T-Zellen

Prinzip

Eine Vielzahl von Zellen des Immunsystems kann durch die Expression von membranständigen Antigenen charakterisiert werden. Diese Antigene erlauben häufig eine Unterscheidung zwischen Zellen mit verschiedener immunologischer Funktion (Tab. 5). Eine klare Unterscheidung kann unter Verwendung membranassoziierter Charakteristika zwischen den Antikörper-produzierenden B-Zellen und den sie in ihrer Funktion regulierenden T-Zellen gemacht werden. Eine Darstellung der Monozyten kann schließlich auch mittels immunchemischer Methoden (Peroxidase- oder Esterasefärbung) erfolgen.

Charakterisierung von B-Zellen: B-Zellen können über ihre Eigenschaft der Immunglobulin-Expression auf der Zelloberfläche charakterisiert werden. Dazu werden meist fluochromierte Anti-Immunglobulin-Antisera verwendet, deren Abbindung auf der B-Zellmembran mittels Immunfluoreszenz leicht nachgewiesen werden kann. Eine andere Methode zur Charakterisierung von B-Zellen benutzt monoklonale Antikörper, die gegen auf B-Zellmembranen vorkommende antigene Determinanten gerichtet sind (CD-Antigene; Tab. 5). Auch in diesem Fall wird die Immunfluoreszenz zum Nachweis verwendet.

Charakterisierung von T-Zellen: T-Zellen können durch ihre Eigenschaft, spontan Schaferythrozyten in Form von Rosetten zu binden (42) oder mittels des Nachweises von CD-Antigenen (Tab. 5) auf ihrer Zelloberfläche charakterisiert werden.

Rosettierung mit Schaferythrozyten

Prinzip

Aus Vollblut isolierte PMNZ werden mit (eventuell zur besseren Adhärenz an T-Zellen mit Neuraminidase vorbehandelten) Schaferythrozyten bei 4° C inkubiert; dabei kommt es zur Rosettierung der Schaferythrozyten mit T-Zellen, nicht aber mit anderen Zellen des peripheren Blutes. Nach vorsichtiger Aufwirbelung kann die Zellsuspension (zur Ermittlung des Prozentsatzes vorhandener T-Zellen) entweder auf einem Objektträger in einem Lichtmikroskop ausgezählt oder die rosettierten T-Zellen von den (nicht-rosettierten) B-Zellen dank ihrer unterschiedlichen Dichte über Ficoll-Isopaque (s.oben) abgetrennt werden.

Membranantigene (CD-Antigene)

Während alle T-Zellen das CD3-Antigen als gemeinsames Merkmal tragen, unterscheiden sie sich – meist in Abhängigkeit von ihrer Funktion – hinsichtlich der Expression anderer Antigene: In der Frühphase der T-Zellentwicklung werden sowohl CD4- (definiert z. B. mit monoklonalen OKT4- von Ortho oder Leu-3-Antiseren von Becton-Dickinson) als auch CD8- (z. B. OKT8 von Ortho oder Leu-2 von Becton-Dickinson) Antigene auf der Zellmembran exprimiert. In der Reifephase der T-Zellen findet sich hingegen nur eines dieser beiden Antigene auf der Zelloberfläche: So werden mit dem CD3+CD4+ Phänotyp T-Helferzellen, mit dem CD3+CD8+ Phänotyp T-Suppressorzellen bzw. zytotoxe T-Zellen assoziiert. Obwohl eine grobe Einteilung damit möglich ist, kann der Phänotyp von T-Zellen nicht ohne Vorbehalt mit definierten Funktionen in Zusammenhang gebracht werden: So müssen CD4+ T-Lymphozyten nicht ausschließlich Helferzellen sein, da unter Umständen auch zytotoxe T-Zellen, Suppressor-Inducer- oder Suppressor-Effektor-Zellen diesen Phänotyp haben können; in ähnlicher Weise können CD8+ T-Zellen auch andere Funktionen als die der Suppression oder Zytotoxizität haben (66). Eine Aufstellung der auf der Oberfläche von meist Zellen des Immunsystems gefundenen Antigene findet sich in Tabelle 5.

Verteilung von CD-Antigenen (31)

Antigen	Vorkommen auf	Antigen	Vorkommen auf
CD1a	Thymozyten (Langerhans-Zellen)	CDw26	aktivierte T-Lymphozyten
CD1b	Thymozyten	CD27	T-Zellen, Plasmazellen
CD1c	Thymozyten	CD28	Subklassen von T-Lymphozyten
CD2	T-Zellen	CDw29	Subklassen von T-Lymphozyten
CD3	T-Zellen	CD30	aktivierte T- und B-Lymphozyten
CD4	Subklassen von T-Zellen	CD31	Monozyten, Granulozyten, Thrombozyten (T-Zellen) (Knochenmark)
CD5	T-Zellen	CDw32	Monozyten, Granulozyten, Thrombozyten, B-Zellen
CD6	T-Zellen	CD33	myeloische Leukämie
CD7	T-Zellen	CD34	myeloische und lymphoblastische Leukämie
CD8	Subklassen von T-Zellen	CD35	Granulozyten, Monozyten, FDRC
CD9	Monozyten, Prä-B-Lymphozyten, Thrombozyten	CD36	Monozyten, Thrombozyten
CD10	Prä-B-Lymphozyten, CALL*	CD37	B-Zellen
CD11a	Leukozyten	CD38	beschränkt multiple Zellinien
CD11b	Monozyten, Granulozyten	CD39	B-Zellen, Makrophagen, Gefäße
CD11c	Monozyten, (Granulozyten)	CDw40	B-Zellen, Karzinome, IRC***
CDw12	Monozyten, Granulozyten, Thrombozyten	CDw41	Thrombozyten
CD13	Granulozyten, Monozyten	CDw42	Thrombozyten
CD14	Monozyten, (Granulozyten), FDRC**	CD43	T-Zellen, Granulozyten, Erythrozyten, Gehirn
CD15	Granulozyten, (Monozyten)	CD44	T-Zellen, Prä-B-Lymphozyten, Gehirn, Granulozyten
CD16	Granulozyten	CD45	Leukozyten
CD17	Granulozyten, Monozyten, Thrombozyten	CD45R	B-Zellen, Subklassen von T-Lymphozyten, Granulozyten, Monozyten
CD18	Leukozyten		
CD19	B-Zellen		
CD20	B-Zellen, FDRC		
CD21	B-Zellen, FDRC		
CD22	B-Zellen		
CD23	Subklassen von B-Zellen, FDRC		
CD24	B-Zellen, Granulozyten		
CD25	aktivierte T-Lymphozyten		

* CALL...common type acute lymphoblastic leukaemia
** FDRC...follicular dendritic reticulum cells
*** IRC....interdigitating reticulum cells

Tab. 5

Das Ergebnis der phänotypischen Untersuchung kann sowohl in Prozent- als auch in Absolutzahlen angegeben werden, wobei die Angabe einer Absolutzahl/mm^3 zur Beurteilung einer tatsächlichen Reduktion einer T-Zell-Subpopulation notwendig ist (eine Angabe des Prozentsatzes allein ist in diesem Fall für eine klare Beurteilung nicht ausreichend).

Untersuchung der zellulären Immunität im Hauttest

Die „Delayed Cutaneous Hypersensitivity, DCH" ist eine lokalisierte immunologische Reaktion, die von der intakten Funktion der T-Lymphozyten abhängt, so daß die Untersuchung der DCH zur Abklärung von T-Zelldefizienzen eingesetzt wird. Bei allen Hauttests wird 0,1 ml des Antigens in entsprechender Verdünnung intradermal injiziert und die Hautreaktion (lokale Verhärtung) nach 48-72 Stunden abgelesen (66). Als Antigene werden meist Tuberkulin, Mumps, Trichophyton, Tetanus und Diphtherie-Toxoid, Candida oder Monilia und KLH verwendet (66). Eine Verhärtung an der Applikationsstelle des Antigens von 5 mm oder mehr gilt als positive Reaktion und wird als Hinweis auf eine normale T-Zellfunktion gewertet. Eine Rötung allein bedeutet jedoch keine (!) positive Reaktion.

Polymorphonukleäre Zellen

Polymorphonukleäre Zellen (PMN) stellen einen wesentlichen Bestandteil unspezifischer Abwehrmechanismen gegen eindringende Mikroorganismen dar. Ihre Dysfunktion (z.B. bei Chronic Granulomatous Disease, Chediak-Higashi- und Schwachman-Syndrom, Defizienzen der Myeloperoxidase oder Glukose-6-Phosphat-Dehydrogenase) führt zu Infektionen mit Staphylokokken, E. coli oder opportunistischen Keimen, die sich an Haut und Schleimhäuten (Gingiva, Darm, etc.), aber auch in Form von chronischen Granulomen in Lymphknoten, Leber und Lunge manifestieren können. Die Funktionen der PMN bestehen in der Lokomotion (gerichtete Wanderung entlang eines chemotaktisch wirkenden Gradienten), Adhärenz, Endozytose und schließlich Abtötung des aufgenommenen Mikroorganismus. Einige dieser Funktionen können in vitro untersucht werden.

Isolation polymorphonukleärer Zellen (PMN)

Prinzip

PMN können aus heparinisiertem Vollblut unter Ausnutzung der relativ raschen Sedimentation von Erythrozyten isoliert werden. Dabei bleiben die PMN im an Erythrozyten armen Überstand und können zur weiteren Verarbeitung abgehoben werden. Die rasche Sedimentation der Erythrozyten kann durch Zugabe von Dextran verstärkt werden, so daß nach einer kurzen Inkubationszeit der Überstand meist relativ frei von kontaminierenden Erythrozyten ist (99).

Lokomotion

Prinzip

Die Lokomotion – d.h. die gerichtete Wanderung von PMN entlang eines chemotaktischen Gradienten – kann entweder mittels Migration in Agarose (55) oder in sogenannten Boyden-Kammern (9) untersucht werden. In der letzteren Methode wird das chemotaktisch wirkende Agens (Casein, mit Zymosan aktiviertes Serum, f-Met-Leu-Phe) in den unteren Teil, die Suspension der zu untersuchenden PMN in den oberen Teil der Kammer pipettiert, wobei die beiden Kompartments durch ein Filter mit einer Porengröße von 3 Mikrometer getrennt sind. Nach einer definierten Inkubationszeit wird entweder die Zahl der durch das Filter migrierten PMN/Gesichtsfeld ausgezählt („lower surface count") oder – von deutlich besserer Aussagekraft - die Penetrationstiefe der schnellsten PMN in das Filter mittels der Mikrometerschraube am Mikroskop gemessen („leading front count"). Beide Methoden , besonders aber letztere Art der In-vitro-Untersuchung, korreliert mit der In-vivo-Aktivität der PMN. Auch die Existenz von die Lokomotion inhibierenden Serumfaktoren kann durch vorhergehende Inkubation von PMN mit dem in Frage kommenden Serum in einer entsprechenden Verdünnung untersucht werden. Bei allen diesen Bestimmungen sind zumindest zwei Tageskontrollen von gesunden Probanden parallel durchzuführen. Eine Reduktion der Penetrationstiefe in der Leading Front Count um mehr als ein Drittel ist hinweisend für das Vorliegen einer Lokomotionsstörung.

Phagozytose

Prinzip

Bei der Phagozytose von Partikeln durch PMN kommt es zum „respiratory burst", indem eine Reduktion von Sauerstoff zu O_2^- und eine Produktion von H_2O_2 sowie von NADPH stattfindet (14). Die Untersuchung der Phagozytosefähigkeit von PMN in vitro benutzt nun diese biochemischen Vorgänge: So wurde die bei der Phagozytose stattfindende Reduktion von in vitro zugesetztem Nitroblau-Tetrazolium (NBT) als Parameter für eine intakte Funktion des „respiratory burst“ allgemein akzeptiert, doch können empfindlichere Methoden das entstehende O_2^- selbst oder mit Hilfe der Chemolumineszenz messen.

Klinisch-diagnostische Verwendung der Untersuchungsmethoden

Die Anwendung der Untersuchungsmethoden der humoralen und zellulären Immunität bei Erkrankungen, bei denen aus klinischen Beobachtungen und theoretischen Überlegungen eine Beteiligung des Immunsystems angenommen wurde, hat bei einer Vielzahl von Krankheitsbildern neue Aspekte ihrer Pathogenese zu Tage gefördert: So sind im Bereich der Immundefizienzen bisher völlig unbekannte Defekte beschrieben, bei Autoimmunerkrankungen Autoantikörper, die häufig zugleich mit einer Störung zellulärer Kontrollmechanismen auftreten, gefunden, und bei einer Reihe anderer Erkrankungen offensichtlich sekundäre Defekte (z.B. durch eine Störung des Stoffwechsels) unspezifischer und spezifischer Abwehrmechanismen berichtet worden. Manche dieser Defekte können aus uns noch unklaren Gründen entstehen, während die Genese anderer – z.B. in Form viraler oder bakterieller Infekte oder aber anderer Umweltnoxen – schon weitgehend geklärt ist. Im zweiten Teil dieses Kapitels sollen nun einige ausgewählte Kapitel dieser Störungen des Immunsystems besprochen werden.

Chronische Polyarthritis

Folgende serologische Methoden wären (zusätzlich zu den üblichen Methoden der Labordiagnostik) von klinisch-immunologischer Seite zur Erstellung der Diagnose einer chronischen Polyarthritis (cP) und zum differentialdiagnostischen Ausschluß einer Gelenkserkrankung anderer Genese in Betracht zu ziehen: Nachweis von Rheumafaktoren, Nachweis von antinukleären Antikörpern und von Anti-DNS-Antikörpern, Nachweis von antibakteriellen Antikörpern bzw. von Antikörpern gegen bakterielle Produkte (Streptolysin), Untersuchung der Serumkonzentrationen der Immunglobuline (IgG, IgA, IgM) und Komplementkomponenten C3 und C4 (eventuell CH50), Untersuchung auf das Vorliegen des HLA-B27-Antigens.

Rheumafaktoren (RF)

Unter RF versteht man Antikörper (meist IgM, aber auch IgG oder IgA), die gegen Immunglobuline von verschiedener Herkunft gerichtet sind (83): Während RF generell mit mit dem Fc-Stück von autologem IgG [Nachweis im Latextest, s. S. 864 (72)] nach dem Muster von Autoantikörpern reagieren, zeigt ein Teil auch Spezifität für heterologes IgG [Nachweis im Waaler-Rose-Test, s. S. 865 (75)]. RF der IgM-Klasse sind nicht cP-spezifisch (RF finden sich bei systemischem Lupus erythematodes – SLE, Sklerodermie, Mixed Connective Tissue Disease – MCTD, Sjögren-Syndrom), sondern können auch bei einer Vielzahl bakterieller, viraler und parasitärer Infekte, bei Hypergammaglobulinämie sowie bei chronischen entzündlichen Erkrankungen, manchmal sogar in niedriger Konzentration bei Gesunden gefunden werden. Die Spezifität des RF-Nachweises für cP nimmt mit der Titerhöhe aber zu (13).

Ergebnisse

Bei einer Serumverdünnung, die positive Ergebnisse bei 95% der Normalpopulation ausschließt, zeigen etwa 70% (13) bis 77% (53), bei manchen Autoren sogar bis 92% (85) der Patienten mit cP eine positive Reaktion im Latextest, 68% (53) bis 85% (85) eine positive Reaktion im Waaler-Rose-Test. Der Rest der Patienten, die aber im Verlauf ihrer Erkrankung noch seropositiv werden können, wird als seronegativ angesehen (*cave:* juvenile Verlaufsform!). Einschränkend ist zu erwähnen, daß im Frühstadium der cP eine Seropositivität seltener (30-40% der Patienten), bei Progredienz hingegen häufig [77-92% der Patienten, (53, 85)] gefunden wird.

Antinukleäre Antikörper (ANA)

Bei (meist progredienter, eventuell zur Vaskulitis und viszeraler Beteiligung neigender) cP können im Patientenserum manchmal gegen Kernnukleoproteine gerichtete ANA gefunden werden. In Differentialdiagnose zum SLE treten bei der cP jedoch keine Anti-DNS-Antikörper auf.

Antistreptolysintiter (ASLO)

Die Untersuchung des ASLO-Titers hat bei der cP zum Unterschied vom rheumatischen Fieber keine besondere Bedeutung. Die Bestimmung verläuft in ca. 82% der Fälle von chronischer Polyarthritis negativ (53, 85).

- *Zusätzliche Ergebnisse der klinisch-immunologischen Untersuchung*

Zusätzlich zu den beschriebenen Untersuchungsergebnissen können bei der cP (besonders bei ihrer progredienten Form) Kollagenantikörper (84), eine Erhöhung der Immunglobulinkonzentrationen (IgG, IgA, IgM) sowie der Konzentrationen der Akutphasenproteine und eine Erhöhung der Zahl zirkulierender Immunkomplexe bei gleichzeitiger Reduktion der Komplementkomponenten im Serum gefunden werden. Zur Differentialdiagnose gegen andere Erkrankungen des rheumatischen Formenkreises ist die Bestimmung von antibakteriellen Antikörpern (z.B. Salmonellen, Yersinien, Brucellen, Borrelien, etc.) von Interesse.

- *Günstigste Untersuchungskombination*

a) Bei einfachen Mitteln: Latex-Schnelltest zum RF-Nachweis.

b) Bei erreichbarem Laboratorium: Latex-Test, modifizierter Waaler-Rose-Test, Untersuchung auf ANF und Anti-DNS-Antikörper, Untersuchung der Serumkonzentrationen von IgG, IgA, IgM sowie von C3, C4.

Der systemische Lupus erythematodes (SLE)

Der SLE stellt in Hinblick auf seine Pathogenese, die diese Erkrankung begleitenden Immunphänomene und nicht zuletzt seine klinische Präsentation (86) eine äußerst komplexe Krankheitsentität dar. Es ist unmöglich, in der hier notwendigen Kürze alle beim SLE auftretenden Immunphänomene zu besprechen, so daß der Leser auf ausführlichere Quellen verwiesen werden muß (74). Kurz subsummiert, findet sich von immunologischer Seite beim SLE als eines der hauptsächlichen Phänomene eine im Endeffekt erhöhte Aktivität der B-Zellen. Als Konsequenz dieser veränderten B-Zellfunktion können im Patientenserum einerseits eine Vielfalt von Autoantikörpern variabler Spezifität (33) und damit von zirkulierenden und sessilen Immunkomplexen, andererseits auch eine Hypergammaglobulinämie gefunden werden. Durch den Nachweis von Autoantikörpern im Serum und den mit ihrer Existenz verbundenen serologischen Veränderungen kann die Diagnose des SLE gestellt werden. Bei den Routinemethoden der Labordiagnostik ist eine hämatologische Untersuchung wichtig. Eine hämolytische Anämie mit Retikulozytose oder eine Leukopenie von $< 4000/mm^3$ oder eine Lymphopenie von $< 1500/mm^3$ oder eine Thrombozytopenie von $< 100\,000/mm^3$ stellen Kriterien für die Diagnose eines SLE dar (86). Eine Harnanalyse zur Feststellung einer Proteinurie und zur Untersuchung des Harnsediments (86) ist auch von besonderer Bedeutung. Zusätzlich zu diesen üblichen Methoden der Labordiagnostik können folgende klinisch-immunologische Untersuchungen durchgeführt werden: Antinukleäre Antikörper (ANA) mit ihren Subfraktionen, Anti-DNS-Antikörper (Antikörper gegen doppel- und einsträngige DNS), Konzentrationen von Immunglobulinen und Komplementkomponenten (C3, C4, CH50), Menge der zirkulierenden Immunkomplexe, RF. Von etwas geringerem, unmittelbar diagnostischem Interesse sind Untersuchungen der zellulären Immunität.

Antinukleäre Antikörper (ANA) und Subfraktionen der ANA

Bei Verdacht auf das Vorliegen eines SLE sollte diese Untersuchung als erste veranlaßt werden. Sie ist bei knapp 99% aller Patienten mit SLE positiv, wobei die Titer meist über 1:320 liegen (74). Die ANA werden mit Hilfe der indirekten Immunfluoreszenz (68, 69) auf Kältegefrierschnitten von Ratten- oder Mäuselebern nachgewiesen, das Muster der daraus resultierenden Immunfluoreszenz kann durchaus verschieden sein: Der Kern kann sich in der Fluoreszenz homogen (bedingt durch Antikörper gegen Nukleoproteinkomplexe), gesprenkelt (bei Antikörpern gegen Sm, RNP, Ro/SSA und La/SSB Autoantigene), nur am Rand fluoreszierend („rim pattern"; bei Antikörpern gegen doppelsträngige DNS) und mit selektiver Anfärbung des Nukleolus darstellen. Die Aussagekraft des Anfärbungsmusters des Kerns ist heute – nachdem Antikörper gegen ANA-Subfraktionen bestimmt werden können – deutlich in den Hintergrund getreten. Der Nachweis von ANA-Subfraktionen ist wegen ihrer Assoziation mit definierten klinischen Verlaufsformen von besonderer Bedeutung (63). Die Existenz von ANA ist jedoch nicht beweisend für SLE, da auch bei anderen Erkrankungen (z.B. cP, Infektionen und Entzündungen mit polyklonaler B-Zellaktivierung) und sogar bei Gesunden eine positive Reaktion gefunden werden kann.

Antikörper gegen doppelsträngige DNS (ds-DNS)

Anti-ds-DNS-Antikörper stellen eine gute und verläßliche diagnostische Methode bei SLE dar: Sie treten bei etwa 90% aller Patienten mit SLE auf (74, 85), während sie äußerst selten bei anderen Erkrankungen (z.B. chronisch-aktive Hepatitis mit Autoimmunphänomenen) beobachtet werden, was sie zu einem wertvollen differentialdiagnostischen Kriterium macht. Anti-ds-DNS-Antikörper können mittels indirekter Immunfluoreszenz auf Crithicia luciliae oder in einem Radioimmunoassay nachgewiesen werden. Nachdem die Existenz von Anti-ds-DNS-Antikörpern häufig mit der Entstehung von Immunkomplexen verbunden ist (98), korreliert ihr Titer sowohl mit der Krankheitsaktivität als auch mit der Nierenbeteiligung (78, 91) und stellt damit einen wichtigen Parameter für therapeutische Überlegungen dar. Ein negatives Ergebnis bei der Suche nach Anti-ds-DNS-Antikörpern kann jedoch einen SLE nicht völlig ausschließen.

Antikörper gegen einsträngige DNS (ss-DNS) können mittels Radioimmunoassay oder mit Hilfe der Hämagglutination nachgewiesen werden. Sie treten nicht nur bei SLE, sondern bei einer Reihe verschiedener Bindegewebserkrankungen auf und besitzen daher – bis auf die Bestätigung der Diagnose – eine nur geringe Bedeutung in der Diagnose des SLE (74).

- *Zirkulierende Immunkomplexe*

Die Präsenz zirkulierender Immunkomplexe (Methodik s. S. 872) ist typisch – wenn auch keineswegs beweisend oder spezifisch – für den SLE. Die Immunkomplexe können ds-DNS, Ro oder andere Autoantigene und die entsprechenden Autoantikörper enthalten. Sie korrelieren schwach mit der Krankheitsaktivität (101) und damit mit der Gefährdung vitaler Organfunktionen, wenn auch erhöhte Spiegel an zirkulierenden Immunkomplexen sowohl nach längerer Behandlung als auch nach Abnahme der Krankheitsaktivität beobachtet werden können (74).

- *Komplement*

Als indirekter Hinweis für die Formation von Immunkomplexen kann die Verminderung der Komplementkomponenten C3 und C4 und der hämolytischen Komplementaktivität (CH50) dienen. Nachdem die Formation von Immunkomplexen einerseits mit der Krankheitsaktivität des SLE zusammenhängt, andererseits aber auch durch Komplementaktivierung eine Destruktion von Organstrukturen erfolgen kann, ist die periodische Untersuchung der Serumkonzentrationen von C3, C4 und CH50 von klinischer Relevanz. Darüber hinaus sollte aber auch bei der Anfangsdiagnostik des SLE das Komplement genau untersucht werden, um eine genetische Komplementdefizienz, die sich in Form eines SLE manifestieren kann (87), auszuschließen.

- *Zusätzliche Ergebnisse der klinisch-immunologischen Untersuchung*

Ein wesentliches Merkmal des SLE stellt – wie eingangs erwähnt – nicht nur die Produktion von Autoantikörpern, sondern auch von Immunglobulinen durch B-Zellen dar. Diese Erhöhung beinhaltet meist deutlich angehobene Serumkonzentrationen an IgG und IgA. Im Rahmen der B-Zellaktivierung kommt es auch zur Produktion von RF [bei etwa 30% aller Patienten mit SLE (74)], Anti-Lymphozyten-Antikörpern (Helfer- und Suppressor-T-Zellen), Anti-NK-Zell-Antikörpern, Anti-Erythrozyten-Antikörpern, Anti-Thrombozyten-Antikörpern, etc. Von besonderer Bedeutung sind Autoantikörper gegen Phospholipide (33), die mit Cardiolipin reagieren, und eine falsch-positive Syphilis-Reaktion verursachen können.

- *Günstigste Untersuchungskombinationen*

a) Verdacht auf SLE: ANA, Komplementkomponenten C3, C4, CH50.

b) Erhärtung der Diagnose: Anti-ds (evtl. ss)-DNS-Antikörper, Subfraktionen der ANA, Immunglobulinkonzentrationen.

c) Verlaufsbeobachtung: Anti-DNS-Antikörper, Komplementkomponenten, evtl. zirkulierende Immunkomplexe.

Sjögren-Syndrom

Klinisch bestehen hauptsächlich eine Keratoconjunctivitis sicca (Xerophthalmie), eine Xerostomie und meist eine Arthritis, wobei aber auch andere Organsysteme betroffen sein können. Neben einer Reihe anderer, im klinischen Labor nachweisbarer Veränderungen (z. B. einer meist geringgradigen Anämie, einer Leukopenie, Kryoglobulinämie und Makroglobulinämie), finden sich von immunologischer Seite bei Patienten mit Sjögren-Syndrom – allerdings abhängig in ihrer Häufigkeit vom gleichzeitigen Bestehen einer Arthritis – häufig RF, ANA, Anti-SS-A- und Anti-SS-B-Antikörper und eine Vielfalt von Autoantikörpern verschiedener Spezifität. Gleichzeitig können die Immunglobulin-Serumkonzentrationen (meist das IgG) erhöht sein und zirkulierende Immunkomplexe vorliegen.

Felty-Syndrom

Klinisch imponieren Arthritis, Splenomegalie und Granulozytopenie. Bei klinisch-immunologischen Untersuchungen finden sich in fast allen Fällen (98 %) RF von hohem Titer, während die Inzidenz von ANA variiert (Anti-DNS-Antikörper sind nicht erhöht), besonders häufig werden aber Granulozyten-Autoantikörper beobachtet. Darüber hinaus finden sich eine Erhöhung der Immunglobulin-Serumkonzentrationen, eine Erniedrigung der Komplementkomponenten und zirkulierende Immunkomplexe.

Sklerodermie, Dermatomyositis, Mixed Connective Tissue Disease (MCTD)

Zusätzlich zur klinischen Diagnostik und der verschiedenen Erscheinungsformen lassen sich von klinisch-immunologischer Seite bei allen diesen Erkrankungen bei einem Teil der Patienten RF, ANA, bei MCTD auch Anti-DNS-Antikörper, eine Reduktion der Komplementkomponenten C3 und C4 sowie zirkulierende Immunkomplexe finden.

HLA-B27 bei rheumatischen Erkrankungen

Das HLA-B27-Antigen ist bei annähernd 90% aller Patienten mit M. Bechterew anzutreffen. Ähnliches gilt auch für den M. Reiter und die reaktive postinfektiöse Arthritis. Die Bestimmung des HLA-B27-Antigens kann unter Berücksichtigung der Klinik und zusätzlich zu anderen einschlägigen Untersuchungen bei seronegativen Gelenkserkrankungen daher von diagnostischer Bedeutung sein.

Rheumatisches Fieber

Das rheumatische Fieber stellt eine mehrere Organsysteme betreffende entzündliche Erkrankung dar, die in enger zeitlicher Assoziation zu einer Infektion mit Streptokokken der Gruppe A steht. Die klinischen Kriterien nach Jones (36) bei gleichzeitigem anamnestischen Verdacht auf eine Infektion mit Streptokokken erleichtern die Diagnosestellung.

92% aller Patienten mit akutem rheumatischen Fieber haben Antikörper gegen Antigene von Streptokokken oder gegen ihre Produkte (36). Keine der zur Verfügung stehenden Methoden kann jedoch als eindeutig diagnostisch für rheumatisches Fieber angesehen werden.

Neben dem klinischen Bild, mikrobiologischen Befunden (z.B. aus dem Rachenabstrich) und Veränderungen in den routinemäßig durchgeführten Laboruntersuchungen (Erhöhung der Blutsenkungsgeschwindigkeit, geringe Leukozytose und Anämie) können folgende klinisch-immunologischen Untersuchungen zur Diagnosestellung beitragen:

Antistreptolysintiter

Der Antistreptolysintiter [ASLO, s. S. 867 (52, 53, 92, 93)] fällt bei etwa 80% – 85% der Patienten mit akutem rheumatischen Fieber positiv aus (36), wobei auf die Titerbewegung zu achten ist. Die Zahl falsch-negativer Befunde kann durch die Suche nach Antikörpern gegen Hyaluronidase, Streptokinase, Desoxyribonuklease B und das M-Protein reduziert werden (36, 53).

- *Kreuzreagierende Antikörper*

Als diagnostische Hilfsmaßnahme bei rheumatischem Fieber wurde früher der Nachweis von Autoantikörpern gegen Herzgewebe, die bei rund 80% aller Patienten gefunden wurden, verwendet. Zum Nachweis solcher Antikörper sind der Konsumptionstest (11, 25, 62, 80), die Immunfluoreszenz (29, 37, 102), die Komplementbindungsreaktion und die Hämagglutination tannierter Erythrozyten (23) verwendet worden. Experimentelle Studien und klinische Beobachtungen (38, 44) haben das Phänomen des Auftretens von Autoantikörpern insofern erklären können, als sie eine Kreuzreaktivität zwischen Antikörpern gegen auf der Zelloberfläche von Streptokokken befindliche Antigene einerseits und Herzgewebe, Nervengewebe und Knorpel (d.h. Gewebestrukturen, die bei rheumatischem Fieber mitbeteiligt sein können) andererseits nachgewiesen haben.

- *Andere klinisch-immunologische Laboruntersuchungen*

Als Zeichen der floriden Entzündung finden sich bei rheumatischem Fieber eine Erhöhung des C-reaktiven Proteins, der Serumkonzentrationen der Komplementkomponenten und der Immunglobuline (IgG, IgA). Die Untersuchung auf ANA ergibt ein negatives Resultat.

- *Günstigste serologische Untersuchungskombination*

ASLO (eventuell auch Anti-Hyaluronidase-, Anti-Streptokinase-, Anti-Desoxyribonuklease B-, Anti-M-Protein-Antikörper). Eventuell Untersuchung der Serumkonzentrationen an C-reaktivem Protein, von Immunglobulinen sowie von C3 und C4.

Perniziöse Anämie

Bei dieser Erkrankung führt die Zerstörung der Säure- und Intrinsic-factor-produzierenden Parietalzellen des Magens zu einem Mangel an Vitamin B12 und damit zu der typischen Anämieform. Das Bestehen von Autoantikörpern gegen Parietalzellen und Intrinsic factor suggeriert eine autoimmunologische Pathogenese. Zusätzlich zu den hämatologischen Methoden und den Untersuchungen des Magensaftes können auch immunologische Labormethoden zur Diagnosestellung beitragen: Autoantikörper (meist IgG-, seltener der IgA-, selten der IgM-Klasse) gegen Parietalzellen können in der Immunfluoreszenz oder der Komplementbindungsreaktion im Serum von 70–90% der Patienten mit perniziöser Anämie nachgewiesen werden, während Autoantikörper (davon bestehen 2 Typen, meist IgG) gegen Intrinsic factor insgesamt bei etwa 60–70% der Patienten bestehen. In manchen Fällen gelingt der Nachweis von Anti-Parietalzell-Antikörpern (meist IgG, seltener sIgA) auch aus dem Magensaft. Darüber hinaus können bei Patienten mit perniziöser Anämie häufig mikrosomale Antikörper und Autoantikörper gegen Thyreoglobulin gefunden werden. Hingegen haben Patienten mit verschiedenen Schilddrüsenerkrankungen (in 25–30%) Anti-Parietalzell-Antikörper, deren Nachweis aber auch – allerdings viel seltener als bei Patienten mit perniziöser Anämie- bei Verwandten von Patienten mit perniziöser Anämie, bei Diabetes mellitus, M. Addison auf autoimmunologischer Basis, Vitiligo und sogar bei der Eisenmangelanämie gelingt.

Autoimmune Lebererkrankungen

Für die Differentialdiagnose von Lebererkrankungen spielt die Bestimmung von eventuell dabei auftretenden Autoantikörpern eine wesentliche Rolle. So können die primär biliäre Zirrhose (PBZ) und die chronisch-aktive Hepatitis (CAH) mit Autoimmunphänomenen mittels immunologischer Methoden gut von anderen hepatischen Erkrankungen differenziert werden.

Primär biliäre Zirrhose

Neben blutchemischen und histopathologischen Befunden können auch die Ergebnisse klinisch-immunologischer Untersuchungen bei der PBZ wesentlich zur Diagnosestellung beitragen: So finden sich im Serum von etwa 99% aller Patienten mit PBZ in der Immunfluoreszenz, der KBR, in der Immundiffusion sowie im ELISA antimitochondriale Antikörper (21, 58). Der Nachweis des ATPase-assoziierten Antigens M2 im ELISA dürfte aber derzeit die beste immunologische Methode zur Diagnose der PBZ darstellen (4). Bei aktiven Verlaufsformen der PBZ können zugleich mit den Anti-M2-Antikörpern auch Anti-M4- und Anti-M8-Antikörper auftreten, während bei Frühformen Anti-M9-Antikörper gefunden werden. Darüber hinaus haben Patienten mit PBZ erhöhte IgM-Serumkonzentrationen bei gleichzeitig defekter Konversion der Antikörperantwort von IgM zu IgG. Für die reduzierte Konzentration der Komplementkomponenten (C3 und C4) wird als Ursache die Formation von Immunkomplexen vermutet.

Außer Autoantikörpern und Veränderungen in der humoralen Immunität findet sich von zellulärer Seite eine Verminderung von sowohl der Suppressor-T-Zellfunktion als auch der Suppressor-T-Zellzahl, was Anlaß zu Spekulationen über eine Störung der Immunregulation als möglichen Faktor in der Immunpathogenese der PBZ gibt. Schließlich findet sich bei Patienten mit PBZ in Hauttests eine Anergie.

Chronisch-aktive Hepatitis mit Autoimmunphänomenen

Bei der CAH mit Autoimmunphänomenen (47) werden bei 60-70% der Patienten ANA gefunden (59), weshalb auch die Bezeichnung „lupoide Hepatitis" geprägt wurde (46). Antikörper gegen ds-DNS werden in wechselnder Häufigkeit (30, 88), solche gegen denaturierte ss-DNS fast regelmäßig gefunden (30). Häufig bestehen Autoantikörper gegen glattes Muskelgewebe, daneben aber auch antimitochondriale Antikörper [die bei 11–29% aller Patienten positiv sind (47)], Anti-Gammaglobulin-Antikörper (d.h. Rheumafaktoren), mikrosomale Antikörper, ein positiver Coombs-Test [bei 12% aller Patienten, (47)] sowie eine Hypergammaglobulinämie, die eine Erhöhung von IgG, IgA und IgM einschließt. Immungenetisch findet sich eine Assoziation zwischen dem Auftreten der lupoiden Hepatitis und einer Häufung der HLA-Antigene B8 und Dw3. Das Auftreten verschiedener Autoantikörper bei der CAH hat zu ihrer Einteilung in vier Gruppen geführt:

1. CAH mit ANA und Antikörpern gegen glatte Muskulatur.

2. CAH mit Antikörpern gegen glatte Muskulatur.

3. CAH mit Antikörpern gegen zytoplasmatisches Antigen aus Leber und Pankreas (LP).

4. CAH mit Antikörpern gegen Mikrosomen aus Leber und Niere (LKM).

Hashimoto-Thyreoiditis und Morbus Basedow

Das Auftreten von Autoantikörpern gegen Schilddrüsengewebe, eine Assoziation mit anderen Autoimmunerkrankungen [SLE, cP, perniziöse Anämie, M. Addison, Diabetes mellitus, hämolytische Anämie, Sjögren-Syndrom, (1, 3, 6, 12, 32)], eine familiäre Häufung, die Assoziation mit dem gehäuften Auftreten bestimmter HLA-DR-Antigene (DR 3 bzw. DR 5) und experimentelle Modelle lassen bei der Hashimoto-Thyreoiditis und beim M. Basedow eine Autoimmunpathogenese vermuten. Die immunologische Situation bei chronischen Schilddrüsenerkrankungen ist besonders seit den ersten Beschreibungen der gegen Thyreoglobulin (Kolloid-Antigen I) und der gegen das mikrosomale Antigen gerichteten Antikörper (64) intensiv erforscht worden. Ferner wurden Antikörper gegen ein sog. Kolloid-Antigen II und gegen ein Zelloberflächenantigen beschrieben, die man mittels einer Agglutinationsreaktion immunfluoreszenzoptisch, aber auch in einem Radioassay und in einem Hämabsorptionstest nachweisen kann (76).

Prinzipiell sprechen hohe Antikörpertiter gegen Thyreoglobulin und Schilddrüsenmikrosomen in erster Linie für eine Autoimmunthyreoiditis; beim M. Basedow findet sich ein Überwiegen der mikrosomalen Autoantikörper, aber auch Antikörper gegen den TSH-Rezeptor (s. unten).

Nachweis von Thyreoglobulin-Autoantikörpern: Für den diagnostischen Nachweis von Thyreoglobulin-Autoantikörpern, die der IgG-, IgA- oder IgM-Klasse angehören können, stehen als Methoden ein Radioimmunoassay (50), ein immunoradiometrischer Assay oder ein ELISA zur Verfügung; zur Antikörperdiagnostik eignet sich auch der relativ sensitive Hämagglutinationsassay mit Thyreoglobulin-beladenen tannierten Erythrozyten [passive Hämagglutination (26)]. Thyreoglobulin-Antikörper können darüber hinaus immunfluoreszenzoptisch (5, 54) und prinzipiell auch – in allerdings eher insensitiven – Latex- oder Präzipitationsassays nachgewiesen werden. Während niedrige Titer dieser Antikörper bei etwa 25% der Patienten mit Schilddrüsenkarzinomen gefunden werden, sind hohe Titer fast ausschließlich auf Hashimoto-Thyreoiditis oder M. Basedow beschränkt. Anti-Thyreoglobulin-Antikörper können auch im Serum von Patienten mit perniziöser Anämie,

M. Addison und Sjögren-Syndrom (*cave:* hier auch in hohen Titern!) nachgewiesen werden.

Nachweis von mikrosomalen Antikörpern: Das mikrosomale Antigen ist im Zytoplasma der Schilddrüsenepithelzellen lokalisiert. Mikrosomale Antikörper können in einem Radioimmunoassay, mittels immunoradiometrischer Methoden, in einem ELISA und in der Immunfluoreszenz dargestellt werden. Ihre Fähigkeit, Komplement zu binden, ermöglicht die Antikörperdiagnostik mittels KBR, ihre zytotoxen Eigenschaften ihren Nachweis an kultivierten Schilddrüsenzellen. Schließlich kann auch ein Hämagglutinationsassay verwendet werden. Der Nachweis mikrosomaler Antikörper gelingt außer bei Autoimmunthyreoiditiden auch bei 20% aller Patienten mit anderen Schilddrüsenerkrankungen (allerdings in niedrigeren Titern) und in einem geringen Prozentsatz bei Verwandten von Patienten mit Thyreoiditis.

TSH-Rezeptorantikörper: Die Stimulation des TSH-Rezeptors und damit der Schilddrüsenhormonsynthese und -sekretion kann durch TSH-Rezeptorantikörper erfolgen, deren In-vitro-Nachweis durch mehrere Methoden möglich ist: Es können der Anstieg des cAMP in Schilddrüsenpräparaten oder die Zunahme des Thyroxin, Trijodthyronin oder Thyreoglobulin nach Serumzugabe eines Patienten mit M. Basedow gemessen werden; darüber hinaus gelingt der Nachweis von TSH-Rezeptorautoantikörpern auch über Verwendung von Thyreozytenmembranen, an denen diese Antikörper mit zugesetztem, radioaktiven TSH um ihre Bindung konkurrieren (73). Die Antikörper werden auch als Thyreoidea-stimulierende Immunglobuline (TSI), Thyrotropin Displacing Activity (TDA) oder als TSH-Bindung inhibierende Antikörper (TBIAb) bezeichnet. Zum Antikörpernachweis stehen derzeit zwei kommerziell erhältliche Assays zur Verfügung, die aus Schweineschilddrüsen extrahierte, lyophilisierte TSH-Rezeptorpräparationen und radioaktiv markiertes Rinder-TSH verwenden (40, 71).

Morbus Addison

Eine autoimmunologische Genese des M. Addison kann von anderen Ursachen der Nebenniereninsuffizienz (Tuberkulose, Metastasierung, Amyloidose) serologisch differenziert werden. Zum Nachweis von Nebennieren-Autoantikörpern kann die Immunfluoreszenztechnik eingesetzt werden, in der sich die sekretorischen Zellen der Zona glomerulosa, Zona fasciculata und Zona reticularis darstellen. Eine weitere Methode zum Nachweis von Nebennieren-Autoantikörpern bedient sich einer ELISA-Technik. Insgesamt werden zwischen 50% (65) und – insbesondere im ELISA – 70–80% der Fälle (6, 31) mit „idiopathischem" Morbus Addison Nebennieren-Autoantikörper gefunden. Zusätzlich zu diesen Autoantikörpern können bei Patienten mit einer autoimmunologischen Genese des Morbus Addison manchmal auch Antikörper gegen das mikrosomale Antigen der Schilddrüse, Thyreoglobulin, gegen Belegzellen der Magenschleimhaut und den Intrinsic factor nachgewiesen werden. Bei gesunden Kontrollpersonen [in 5% (65)] oder bei Patienten mit anderen Erkrankungen sind Nebennieren-Autoantikörper relativ selten [bei Patienten mit tuberkulösem M. Addison in ca. 18% (65)] nachweisbar. Eine Assoziation zwischen dem M. Addison und dem gehäuften Auftreten von HLA-DR3-Antigenen ist beschrieben worden.

Diabetes mellitus

Der insulinabhängige Diabetes mellitus Typ I (IADM) erfüllt einige wesentliche Kriterien einer immunologisch mediierten Erkrankung: So wurden dabei einerseits häufig Autoantikörper gegen Inselzellen, Insulin, den Insulinrezeptor und andere Pankreas-assoziierte (61) und -nicht-assoziierte Antigene (z.B. Schilddrüsenmikrosomen, Magenbelegzellen, etc.) gefunden, andererseits besteht eine Assoziation mit dem HLA-System [vor allem HLA-DR3 und/oder HLA-DR4 bei etwa 80% aller Patienten mit IADM (41), auch HLA-B8 und B15 (61)]; darüber hinaus ist es auch gelungen, mehrere Tiermodelle des IADM auf immunologischer Basis zu produzieren [Zusammenfassung in (56)]; schließlich bestehen manchmal gleichzeitig mit dem IADM andere Autoimmunerkrankungen (z.B. M. Addison, perniziöse Anämie, Schilddrüsenerkrankungen).

In der möglichen Immunpathogenese des IADM spielen die Anti-Inselzell-Antikörper insofern eine besondere Rolle, als sie bei genetischer Prädisposition den einmal durch Umweltfaktoren (41) begonnenen Prozeß der Zerstörung der pankreatischen B-Zellen im Sinne einer Insulitis in Gang zu halten vermögen (22), bis das Vollbild des IADM entsteht. Anti-Inselzell-Antikörper (meist sind es IgG2 oder IgG4) werden in der indirekten Immunfluoreszenz bei etwa 70–85% der Patienten zu Beginn des IADM nachgewiesen (65). Zu diesem Zeitpunkt haben etwa 70% dieser Autoantikörper komplementbindende Eigenschaften. Der Nachweis von sowohl Anti-Inselzell-Antikörpern als auch anderer Autoantikörper bei IADM ist derzeit jedoch hauptsächlich von wissenschaftlichem Interesse bzw. wesentlich für die Planung und Auswertung klinischer Studien.

Myasthenia gravis

Die neurologischen Manifestationen dieser Erkrankung beruhen auf einer verminderten Zahl der Rezeptoren für Azetylcholin, die durch das Auftreten von Autoantikörpern gegen den Azetylcholinrezeptor (AChR) bedingt ist. Die Erkrankung kann experimentell im Tiermodell durch IgG von Patienten mit Myasthenie hervorgerufen werden. Die Autoantikörper interagieren mit dem AChR am oder nahe dem Ort der Azetylcholin-Bindungsstelle, wodurch es zu einer Blockade der Rezeptoren, zu ihrer Endozytose und schließlich zur komplementmediierten Zerstörung kommt. Die Autoantikörper gegen den AChR können diagnostisch mittels der Präzipitation von ^{125}J-konjugiertem AChR bei etwa 90% aller Patienten mit Myasthenie nachgewiesen werden. Gleichzeitig mit der Myasthenia gravis können sowohl klinisch manifeste Autoimmunerkrankungen (z.B. SLE, cP, Sjögren-Syndrom, Thyreoiditis) auftreten als auch rein serologisch andere Autoantikörper (gegen Muskelgewebe, ANA und gegen Schilddrüsenantigene) gefunden werden. Hervorzuheben sind häufig bestehende (bei etwa 80% aller Patienten) Thymusveränderungen in Form von Thymomen oder Thymushyperplasien. Ein Hinweis auf eine gewisse genetische Prädisposition findet sich durch eine Assoziation des Auftretens der Myasthenie und HLA-DR3 [relatives Risiko: 2.5 (20)].

Immunkomplex-mediierte Glomerulonephritis

Diese Form der Glomerulonephritis wird allgemein mit einer granulären, in der Immunfluoreszenz in den Glomerula darstellbaren Ablagerung von zirkulierenden Immunkomplexen in Verbindung gebracht. Daraus resultiert eine breite Palette von histologischen Veränderungen (15), deren Aufarbeitung die pathohistologische Einteilung und Diagnose liefert. In der Immunpathogenese der Erkrankung stellen unter anderem die Immunkomplexe mit den physikalischen und immunchemischen Eigenschaften der sie aufbauenden Komponenten und ihr Verhältnis zueinander, die an der Reaktion beteiligten vasoaktiven Substanzen sowie die Charakteristika des Gewebes, an dem die Ablagerung stattfindet, wesentliche Faktoren dar. Verschiedene Antigene, einschließlich Bakterien (z.B. Streptococcus pneumoniae, Staphylococcus albus, Treponema pallidum, Salmonella typhi, etc.), Viren (z.B. Zytomegalievirus, Epstein-Barr-Virus, Hepatitis-B-Virus, Human-Immunodeficiency-Virus, etc.), Parasiten (z.B. Plasmodien, Toxoplasma gondii, Schistosoma mansoni, etc.) Pilze (Candida albicans), aber auch Autoantigene (z.B. Zellkernmaterial, Immunglobulin, Thyreoglobulin, etc.) und Medikamente können zur Immunkomplex-Formation führen, und so den Prozeß in Gang setzen.

Die Diagnose einer Immunkomplex-mediierten Glomerulonephritis beruht auf dem immunfluoreszenzoptischen (eventuell elektronenmikroskopischen) Nachweis granulärer, morphologisch variabler Immunglobulin- (meist IgG, seltener IgA oder IgM) und Komplementablagerungen in den Glomerula. Serologisch ist der In-Vitro-Nachweis zirkulierender Immunkomplexe (s.oben) von besonderer Bedeutung, wobei weitere Untersuchungen, wie die Bestimmung der Serumkonzentrationen von C3 und C4 (bei erniedrigten Werten), einen indirekten Hinweis auf die Existenz von Immunkomplexen geben können; bei den oben erwähnten, ebenfalls zur Immunkomplex-mediierten Glomerulonephritis führenden Autoimmunerkrankungen ist zur Abschätzung der Krankheitsaktivität die Veranlassung der für die jeweilige Erkrankung spezifischen Untersuchungen unbedingt notwendig. In der Beurteilung der klinisch-immunologischen Laborergebnisse ist allerdings auch die Möglichkeit sekundärer Phänomene zu bedenken: So können z.B. bei nephrotischem Syndrom im Rahmen des Eiweißverlustes natürlich auch die immunologisch relevanten Proteine in ihrer Serumkonzentration vermindert sein.

Die hier angeführten klinisch-immunologischen Untersuchungen dienen aber nicht nur zur Erstellung der Diagnose, sondern können auch wesentliche Parameter für den therapeutischen Erfolg darstellen.

Goodpasture-Syndrom

Bei dieser Erkrankung kommt es durch gegen die Basalmembran von Glomerula und der Alveolen gerichteten Antikörper (meist sind es IgG, seltener IgM oder IgA) zur Zerstörung dieser Strukturen, einer Beeinträchtigung der Organfunktionen und zu den typischen klinischen Manifestationen. Die klinisch-immunologische Diagnose kann durch den Nachweis zirkulierender Antikörper mit Hilfe der indirekten Immunfluoreszenz (60-80% der Patienten positiv), der Hämagglutination oder in einem Radioimmunoassay, der zu Beginn der Erkrankung bei nahezu allen Patienten Anti-Basalmembran-Antikörper nachweisen kann, gestellt werden. In der Immunfluoreszenz reichern sich die Antikörper sowie Komplementkomponenten (C3 und Komponenten des „classical pathway“) linear entlang der Basalmembran an. Darüber hinaus können Anti-Basalmembran-Antikörper auch aus Nierengewebe von Patienten eluiert werden. Eine immungenetische Assoziation zwischen dem HLA-DR2-Antigen und dem Auftreten des Goodpasture-Syndrom ist beschrieben worden [relatives Risiko: 15 (20)].

Die primären Immundefizienzen

Die primären Immundefizienzen (ID) können sowohl Antikörper und Lymphozyten als auch unspezifische Faktoren, wie Komplement oder die Funktion polymorphonukleärer Zellen, betreffen. Als Folge der ID treten mehr oder weniger schwere, in jedem Fall aber wiederholte Infektionen mit Bakterien, Viren oder Pilzen auf. Die potentielle Gefährdung des an einer ID erkrankten Patienten und die Notwendigkeit einer dieses Risiko vermindernden Therapie erfordert eine genaue Abklärung des zugrundeliegenden Defekts. Bei klinischem Verdacht auf eine ID [bezüglich der neuesten Klassifikationen der IDs siehe (10, 66)] sollten daher einschlägige klinisch-immunologische Methoden (s. S. 856 ff. und 874) Verwendung finden. Um den bei einem Patienten vorliegenden Defekt innerhalb der breiten Palette der Ursachen für eine ID weitgehend abzuklären, sind von klinisch-immunologischer Seite neben den Laboranalysen (Blutbild einschließlich eines Differentialblutbilds, Serumelektrophorese, etc.) und der Durchführung klinischer Untersuchungen zum differentialdiagnostischen Ausschluß anderer Erkrankungen oder Ursachen für eine sekundäre oder erworbene Immundefizienz (z.B. Infekte, Malignome, iatrogene Maßnahmen, etc.) folgende Untersuchungen zu empfehlen (66):

1. Untersuchung der Serumkonzentrationen der Immunglobuline
2. Untersuchung der Antikörperbildung nach Immunisierung (s. S. 874 bezüglich der empfohlenen Antigene)
3. Eine Untersuchung der zellulären Immunität einschließlich der Zahl der B-Zellen, der Analyse des Phänotyps der T-Zellen und ihrer wesentlichsten Subfraktionen (CD4, CD 8) sowie eine Untersuchung der In-vitro-Stimulierbarkeit der Lymphozyten mit Mitogenen, Antigenen und in der MLR.
4. Hauttests (DCH, s. S. 878)
5. Untersuchung der Komplementkomponenten
6. Untersuchung der Funktion polymorphonukleärer Zellen
7. Besondere Untersuchungen: Adenosindesaminase (ADA), Purinnukleosid-Phosphorylase (PNP), Transcobalamin-2 (TC2), etc.

Zum genaueren Studium dieser Problematik muß der Leser wegen der hier notwendigen Kürze auf weiterführende Literatur verwiesen werden (24, 28, 94). Die Auswertung der Ergebnisse der angeführten Untersuchungen, die Erstellung der definitiven Diagnose und die Einleitung adäquater therapeutischer Maßnahmen erfordert besonders bei dieser Gruppe der Erkrankungen in jedem Fall eine enge Kooperation mit einem klinischen Immunologen.

Klinisch-immunologische Aspekte hämatologischer Erkrankungen

Die enge Beziehung zwischen pathologischen Veränderungen der Hämopoese und der Rolle der Lymphozyten im Immunsystem macht es nur allzu leicht verständlich, daß die Untersuchung immunologischer Parameter bei hämatologischen Erkrankungen von Vorteil sein kann: So gibt z.B. bei multiplem Myelom – neben den Ergebnissen der bekannten klinischen Untersuchungsmethoden – eine exzessive Erhöhung einer Immunglobulinklasse bei gleichzeitig ausgeprägter Erniedrigung der anderen Immunglobulinklassen einen zusätzlichen Hinweis auf die Richtigkeit der Diagnose (45); bei Lymphomen und Leukämien resultiert eine phänotypische Charakterisierung des pathologischen Zellklons (Tab. 5) in relevanten Kriterien für Klinik und Prognose (s. S. 274); schließlich können aber auch Antikörper gegen Bestandteile des peripheren Blutes vorhanden sein, deren Nachweis Aufschluß über die jeweils einzuschlagende Therapie geben kann. Wegen der Weite des Gebietes der Hämatologie sollen hier nur einige Beispiele der dabei angewendeten klinisch-immunologischen Vorgangsweisen herausgegriffen werden, wobei der Leser sowohl auf die einschlägigen Kapitel in diesem Buch als auch auf andere Lehrbücher verwiesen wird (60, 96).

Eine Reduktion in der Zahl der korpuskulären Elemente des peripheren Blutes kann im allgemeinen durch das Auftreten von Autoantikörpern – unter anderem auch bei systemischen Autoimmunerkrankungen – verursacht sein (74, 101). Davon können Granulozyten, Lymphozyten (z.B. bei SLE), Erythrozyten und Thrombozyten betroffen sein.

Immunhämolytische Anämien: Die Einteilung dieser Anämien wird nach den Eigenschaften der dabei auftretenden Autoantikörper und nach der etwaigen Existenz einer Grunderkrankung vorgenommen. Die (Labor-)Untersuchungen konzentrieren sich daher einerseits auf die Charakterisierung dieser Autoantikörper, andererseits auf die Aufdeckung einer eventuell zugrundeliegenden (meist autoimmunologischen oder neoplastischen) Erkrankung. Im letzteren Fall können ANA, Anti-DNS-Antikörper und/oder RF nachgewiesen werden, während weitere klinische Untersuchungen die bei dieser Erkrankung eventuell bestehenden Lymphome ausschließen müssen. Der Antiglobulintest (Coombs-Test), der bereits in einem anderen Kapitel beschrieben wurde (s. S. 293), wird unter Verwendung von Anti-Immunglobulin- oder Anti-C3- bzw. Anti-C4-Antiseren und unter verschiedenen Temperaturbedingungen (37° C, 20° C, 4° C) durchgeführt, um die maximale Aktivität (bei Wärme bzw. bei Kälte) der Autoantikörper zu ermitteln (100). Die Antikörper können auch nach Elution von Erythrozyten nachgewiesen werden.

Kälteagglutininerkrankung: Bei dieser Erkrankung werden hohe Serumkonzentrationen agglutinierender, hingegen meist nur gering hämolysierender Antikörper der IgM-Klasse gefunden. Diese Antikörper entfalten ihre Aktivität optimal bei Kälte, doch werden manchmal Reaktionen bis 37° C beobachtet.

Idiopathische thrombozytopenische Purpura (ITP): Die ITP ist eine Autoimmunerkrankung, bei der die Thrombozyten durch Anti-Thrombozyten-Autoantikörper zerstört werden. Gleichzeitig liegt eine deutlich verkürzte Lebensdauer der Thrombozyten vor. Im Gegensatz zu früheren Untersuchungen (Agglutination, KBR) können die modernen Methoden [z.B. Freisetzung von Thrombozytenfaktor 3, Freisetzung von 14C-Serotonin, Messung des an Thrombozyten gebundenen IgG in einer kompetitiven Bindungsreaktion, Antiglobulinassays, ELISA, RIA, etc. (96)] bei etwa 65 – >90% der Patienten mit ITP Anti-Thrombozyten-Autoantikörper nachweisen. Darüber hinaus können Kinetikstudien mit radioaktiv markierten Thrombozyten die Herabsetzung der intravaskulären Thrombozyten-Halbwertszeit untersuchen.

Literatur

1. Ardeman S, Chanarin I, Krafchick B, Singer W: Q J Med (1966) 35: 421. **2.** Beall GN, Solomon DH: Immunological Diseases (Hrsg: Samter M) 1261. Boston: Little Brown & Comp 1978. **3.** Becker KL, Ferguson RH, McConahey WM: N Engl J Med (1963) 268: 277. **4.** Berg PA, Klein R, Lindenborn-Fotinos J, Klöppel G: Lancet (1982) II: 1423. **5.** Beutner E, Witebsky E: J Immunol (1963) 91: 204. **6.** Blizzard RM, Chee D, Davis W: Clin Exp Immunol (1967) 2: 19. **7.** Böyum A: Scand J Lab Clin Invest 21, Suppl.(1968) 97: 77. **8.** Boyden S: J Exp Med (1951) 93: 107. **9.** Boyden S: J Exp Med (1962) 3: 453. **10.** Buckley RH: Clin Immunol Immunopathol (1986) 40: 13. **11.** Burgio G, Severi F, Vaccaro R, Rossoni R: Schweiz Med Wochenschr (1966) 196: 431. **12.** Carpenter CCJ, Solomon N, Silverberg SG, Bledsoe T, Northcutt RC, Klinenberg JR, Bennett IL, Harvey AM: Medicine (1964) 43: 153. **13.** Carson DA: Textbook of Rheumatology (Hrsg: Kelley WN, Harris ED, Ruddy S, Sledge CB) 677. Philadelphia-London-Toronto: WB Saunders 1981. **14.**Cheson BD, Curnutte JT, Babior BM: Progr Clin Immunol (Hrsg: RS Schwartz) 3: 2. (1977). **15.** Churg J: Renal disease: Classification and atlas of glomerular diseases. Tokyo-New York: Igaku-Shoin 1982. **16.** Coons H: Fluorescent Antibody Methods. General Cytochemical Methods (Hrsg: Danielli J) 399. New York: Academic Press 1958. **17.** Dausset J, Colin M: Rev Franc Et Clin Biol (1958) 3: 60. **18.** Dausset J Colombani J, Colombani M: Blood (1961) 18: 672. **19.** Dausset J: Leukozytenagglutination. Methoden immunhämatologischer Forschung. (Hrsg: Steffen C) Basel: Karger 1963. **20.** Dausset J, Contu L: Progr Immunol (1980) 513. **21.** Doniach D, Roitt I, Walker J, Sherlock S: Clin Exp Immunol (1966) 1: 237. **22.** Dobersen MJ, Scharff JE: Diabetes (1982) 31: 459. **23.** Ehrenfeld EN, Gery I, Davies AM: Lancet (1961) I: 1138. **24.** Eibl MM, Rosen FS

(Hrsg): Primary immunodeficiency diseases. Amsterdam-New York-Oxford: Excerpta Medica 1986. **25.** Felsch G: Dtsch Med Wochenschr (1966) 91: 2197. **26.** Fulthorpe AJ, Roitt IM, Doniach D, Couchman KG: J Clin Pathol (1961) 14: 654. **27.** Grabar P, Burtin P: Analyse immuno-lectrophor-tique. Paris: Masson 1960. **28.** Griscelli C, Vossen J (Hrsg): Progress in Immunodeficiency research and therapy I. Amsterdam-New York-Oxford: Excerpta Medica 1984. **29.** Hess EV, Fink CW, Taranta A, Ziff M: J Clin Invest (1964) 43: 86. **30.** Hinz CF, Perlmann P, Hammarstrom S: J Lab Clin Med (1967) 70: 752. **31.** Irvine W, Stewart A, Scarth L: Clin Exp Immunol (1967) 2: 31. **32.** Irvine WJ: Proc R Soc Med (1968) 61: 271. **33.** Isenberg D, Shoenfeld Y, Schwartz RS: Systemic Lupus Erythematosus (Hrsg: Smolen JS, Zielinski CC) 88 Berlin-Heidelberg-New York-London-Paris-Tokyo: Springer 1987. **34.** Jerne NK: Ann Immunol (Paris) (1974) 125 C: 373. **35.** Kabat E: Experimental Immunochemistry 2. Aufl. (1961). Springfield, Ill: Thomas, pp 22, 88, 106, 108, 300. **36.** Kaltreider HB, Caldwell JL, Ayoub EM: Basic and Clinical Immunology (Hrsg: Stites DP, Stobo JD, Fudenberg HH, Wells JV) 554. Los Altos: Lange Medical Publications 1984. **37.** Kaplan MH, Meyeserian M, Kushner I: J Exp Med (1961) 113: 17. **38.** Kaplan MH: J Immunol (1963) 90: 595. **39.** Kaplan MH, Rakita L: Immunological Diseases (Hrsg: Samter M) 1502. Boston: Little Brown & Comp 1978. **40.** Kotulla P, Schleusener H: J Endocrin Invest (1981) 4: 155. **41.** Krolewski AS, Warram JH, Rand LI, Kahn CR: N Engl J Med (1987) 317: 1390. **42.** Krüger G: Klinische Immunpathologie, 170. Stuttgart-Berlin-Köln-Mainz: W Kohlhammer 1985. **43.** Krüger G: Klinische Immunpathologie, 418. Stuttgart-Berlin-Köln-Mainz: W Kohlhammer 1985. **44.** Lebowitz WB: Geriatrics (1966) 21: 194. **45.** Ludwig H: Multiples Myelom. Berlin-Heidelberg-New York-London-Paris-Tokyo: Springer 1983. **46.** Mackay IR, Taft LI, Cowling DC: Lancet (1956) II: 1323. **47.** Mackay IR: Immunological Diseases (Hrsg: Samter M) 1454. Boston: Little Brown & Comp 1978. **48.** Mayer M, Kabat E: Experimental Immunochemistry, 2. Aufl. (1961) 209 Springfield Ill: Thomas. **49.** Mayersbach H: Handbuch der Histochemie (Hrsg.: Graumann W, Neumann K) 599. Stuttgart: Thieme 1958. **50.** Mori T, Kriss JP: Clin Endocrinol Metab (1971) 33: 688. **51.** Morley JJ, Kushner I: Ann N Y Acad Sci (1982) 389: 406. **52.** Müller W: Klin Wochenschr (1956) 34: 1057. **53.** Müller W: Die Serologie der chronischen Polyarthritis. Heidelberg: Springer 1962. **54.** Nastuk W, Plescia O, Osserman K: Proc Soc Exp Biol Med (1960) 105: 177. **55.** Nelson RD, Simmons RL, Quie PG: In vitro Methods in Cell-Mediated and Tumor Immunity (Hrsg: Blom BR, David JR) 663. New York-San Francisco-London: Academic Press 1976. **56.** Nerup J, Christy M, Deckert T, Egeberg J: Immunological Diseases (Hrsg: Samter M) 1330. Boston: Little Brown & Comp 1978. **57.** Ouchterlony Ö: Progr Allergy 5: 1 Basel: Karger 1958. **58.** Paronetto F, Schaffner F, Popper H: N Engl J Med (1964) 271: 1123. **59.** Perlmann P, Holm G: Adv Immunol (1969) 2: 117. **60.** Petz LD, Garratty G: Laboratory diagnosis of immunologic disorders (Hrsg: Vyas GN, Stites DP, Brecher G) 139. Baltimore: Grune & Stratton 1975. **61.** Platz P, et al: Diabetologia (1981) 21: 108. **62.** Polzer K, Steffen C: Klin Wochenschr (1958) 36: 711. **63.** Reichlin M, Harley JB: Systemic Lupus Erythematosus (Hrsg: Smolen JS, Zielinski CC) 105. Berlin-Heidelberg-New York-London-Paris-Tokyo: Springer 1987. **64.** Roitt JM, Doniach D, Campbell RN, Hudson RV: Lancet (1956) II: 820. **65.** Rose NR, Lorenzi M, Lewis M: Basic and Clinical Immunology (Hrsg: Stites DP, Stobo JD, Fudenberg HH, Wells JV) 646. Los Altos: Lange Medical Publications 1984. **66.**

Rosen FS, Wedgwood RJ, Eibl M, et al: Clin. Immunol. Immunopathol (1986) 40: 166. **67.** Rümke Ph: Ann N Y Acad Sci (1965) 124: 696. **68.** Seligmann M, Cannat A, Hammard M: Ann. N Y Acad Sci (1965) 124: 817. **69.** Seligmann M, Cannat A: Sem Hop (1965) 41: 1090. **70.** Shaw S: Immunol Today (1987) 8: 2. **71.** Shewring G, Rees Smith B: Clin Endocrin (1982) 17: 409. **72.** Singer J, Plotz Ch: Am J Med (1965) 21: 888. **73.** Smith Rees B, Hall R: Lancet (1974) II: 427. **74.** Smolen JS: Systemic Lupus Erythematosus (Hrsg: Smolen JS, Zielinski CC) 170. Berlin-Heidelberg-New York-London-Paris-Tokyo: Springer 1987. **75.** Svartz N, Schlossmann K: Acta med Scand (1952) 142: 20. **76.** Schatz H: Schilddrüse 1983 (Hrsg: Pickardt CR, Schleusener H, Weinheimer B) 76. Stuttgart-New York: Georg Thieme 1985. **77.** Scheiffarth F, Berg G, Legler F, Roller E, Schön H: Klin Wochenschr (1959) 37: 1037. **78.** Schur P, Sandsor J: N Engl Med (1968) 278: 533. **79.** Stavitsky A: J Immunol (1954) 72: 360. **80.** Steffen C: Wien Zschr inn Med (1957) 38: 287. **81.** Steffen C: J Lab Clin Med (1960) 55: 9. **82.** Steffen C: Methoden der immunhämatologischen Forschung 66. Basel: Karger 1963. **83.** Steffen C: Allgemeine und experimentelle Immunologie und Immunpathologie. Stuttgart: Thieme 1968. **84.** Steffen C: Studies in joint diseases (Hrsg: Maroodas Holborow). Pitman Medical LTD 1980. **85.** Steffen C: Immunologie für die ärztliche Praxis. Dtsch Ärzte Verlag 1982. **86.** Tan EM, Cohen AS, Fries JF, Masi AT, McShane DJ, Rothfield NF, Schaller JG, Talal N, Winchester RJ: Arthritis Rheum (1982) 25: 1271. **87.** Tappeiner G: Systemic Lupus Erythematosus (Hrsg: Smolen JS, Zielinski CC) 124. Berlin-Heidelberg-New York-London-Paris-Tokyo: Springer 1987. **88.** Taylor KB, Thomas HC: Basic and Clinical Immunology (Hrsg: Stites DP, Stobo JD, Fudenberg HH, Wells JV) 536. Los Altos: Lange Medical Publications 1984. **89.** Thorbecke GJ, Leslie GA: Ann N Y Acad Sci (1982) 399. **90.** Tichy H: Z Rheumaforsch (1961) 20: 21. **91.** Tron F, Bach JF: Clin exp Immunol (1977) 28: 426. **92.** Vorländer KO: Verhandl dtsch Ges inn Med (1959) 65: 69. **93.** Vorländer KO: Ursachen rheum Krankheiten (Hrsg: Belart W) 16. Bern: Huber 1965. **94.** Wedgwood RJ, Rosen FS, Paul NW (Hrsg: Primary immunodeficiency diseases. New York: Alan R Liss 1983. **95.** Weir DM: Cellular Immunology, 3rd edition 23: 6, Blackwell Scientific Publications 1979. **96.** Wells JV, Isbister JP, Ries CA: Basic and Clinical Immunology (Hrsg: Stites DP, Stobo JD, Fudenberg HH, Wells JV) 452. Los Altos: Lange Medical Publications 1984. **97.** Williams RC: Immune Complexes in Clinical and Experimental Medicine 188. Cambridge Mass: Harvard University Press 1980. **98.** Winfield JB, Faiferman I, Koffler D: J Clin Invest (1977) 59: 90. **99.** Zielinski CC, Pehamberger H, Endler AT, Knapp W: Clin exp Immunol (1979) 38: 92. **100.** Zielinski CC, Preis P, Aiginger P, Eibl M: J Cancer Res Clin Oncol (1985) 110: 65. **101.** Zielinski CC: Systemic Lupus Erythematosus (Hrsg: Smolen JS, Zielinski CC) 300. Berlin-Heidelberg-New York-London-Paris-Tokyo: Springer 1987. **102.** Zitnan D, Bosmansky K: Acta Rheum Scand (1966) 12: 267.

Tumormarker

J. Spona und R. Kuzmits

Einführung

Tumormarker sind Makromoleküle, die bei malignen Prozessen im peripheren Blut entweder erstmals nachgewiesen oder im zeitlichen Verlauf des Tumorwachstums in ansteigenden Konzentrationen gemessen werden können. Tumormarker zählen entweder zu den Substanzklassen der Enzyme, Proteine, Glykoproteine, Glykolipide oder Peptide. Es kann sich dabei um physiologisch vorkommende Substanzen handeln, die einen strukturellen Zellbestandteil oder ein Sekretionsprodukt darstellen. Zu den Tumormarkern zählen auch antigene Strukturen, die auf der Tumorzelloberfläche nachweisbar sind; diese Tumormarker werden mit spezifischen Antikörpern nachgewiesen. Man bezeichnet sie daher auch als Tumorantigene. Es kann sich auch um onkofetale Produkte handeln, die von den Tumorzellen vermehrt gebildet werden. Da die meisten Tumormarker auch bei Gesunden, nicht Tumorkranken nachweisbar sind und somit mit wenigen Ausnahmen nicht völlig tumorspezifisch sind, werden sie auch als „tumorassoziierte Antigene“ bezeichnet.

Die Konzentration eines Tumormarkers im Serum unterliegt individuellen Schwankungen. Der Serumwert ist abhängig von Tumormasse, Tumorausbreitung und Tumorstadium. Sie ist weiterhin abhängig von der Syntheserate und Abbaurate des betreffenden Tumormarkers, wobei auch Ausscheidungsstörungen, z.B. durch schwere Leberinsuffizienz oder obstruktive Gallenwegserkrankungen, zu einer überproportional ansteigenden Konzentration des Tumormarkers im Serum führen können. Eine verminderte Konzentration des Tumormarkers kann durch eine herabgesetzte Freisetzungsrate des Tumorantigens aus der Tumorzelle oder von der Zelloberfläche zustandekommen. Bei einigen Tumoren tritt ein Anstieg des Tumormarkers nicht auf, weil der individuelle Tumor den Marker nicht trägt oder deshalb, weil der Tumormarker von der betreffenden Tumorzelle wohl exprimiert, aber nicht an die Körperflüssigkeiten abgegeben wird.

Infolge ungenügender diagnostischer Sensitivität und Spezifität kann keiner der derzeit bekannten Tumormarker als Screening für asymptomatische Patienten empfohlen werden.

Die Indikationen der Tumormarkerbestimmung sind die posttherapeutische Überwachung (durch Verlaufskontrollen der Serumspiegel von Tumormarkern), die Einschätzung des Tumorstadiums und prognostische Aussagen. Voraussetzung für die posttherapeutische Tumorüberwachung ist die mehrmalige Untersuchung von Serumspiegeln der Tumormarker vor der Therapie. Die Überwachung soll zumindest bei jeder klinischen Kontrolle erfolgen. Die

Verlaufsbeurteilung kann eine Aussage über den Erfolg einer therapeutischen Maßnahme erlauben. Ein Ansteigen des Tumormarkers kann für die Erkennung eines Tumorrezidivs von Wichtigkeit sein. Dieses muß durch Messungen in kurzen Abständen (zwei- bis dreiwöchig) bestätigt werden, um eine passagere Erhöhung durch ein entzündliches Geschehen auszuschließen. Bei einigen Tumoren besteht eine Korrelation zwischen Tumormarkerkonzentration und dem Tumorstadium. Im allgemeinen haben metastasierende Karzinome höhere Tumormarkerwerte als organbegrenzte Malignome. Niedrige präoperative Tumormarker-Serumspiegel können auf ein längeres rezidivfreies Intervall und daher auf eine längere Überlebenszeit hinweisen.

Aus den erwähnten Gründen ist die individuelle Beurteilung von Tumormarkern für den einzelnen Patienten emp-

Indikationen für die Bestimmung von Tumormarkern und ihre Unspezifität bei benignen Erkrankungen

Tumormarker	Indikation	
	Maligne Erkrankungen	Benigne Erkrankungen
Tissue Polypeptide Antigen (TPA)	Bei allen aktiven Tumoren, besonders Urogenital-, Bronchial- und Gastrointestinalkarzinomen, sowie Mammakarzinomen	Infektion und Prozesse mit schneller Zellteilung, sowie Hepatitis und Leberzirrhose
Carcinoembryonales Antigen (CEA)	Besonders bei Kolorektal- und Mammakarzinomen sowie Bronchialkarzinomen	Leber-, Lungen- und Darmerkrankungen
Alpha-Fetoprotein (AFP)	Beim primären Leberzellkarzinom, sowie Leberzirrhose (Verdacht auf Carcinoma in situ) und Hodenkarzinom	Alle Lebererkrankungen und fetale Mißbildungen (vom Neuralrohr ausgehend)
Ferritin	Bei Leukämien und malignen Lymphomen sowie Nierenkarzinomen	Gestörter Eisenstoffwechsel, Entzündungen
Beta-Human-Choriongonadotropin (β-HCG)	Besonders bei trophoblastischen Tumoren, aber auch bei anderen Karzinomen, wenn eine Schwangerschaft ausgeschlossen werden kann	
Saure Prostata-Phosphatase (PAP)	Prostatakarzinom	
Kalzitonin	C-Zellkarzinome der Schilddrüse	
Humanes Thyreoglobulin (hTG)	Differenzierte Karzinome der Schilddrüse	Erhöhte hTG-Spiegel bei Hyperthyreose und blander Struma
CA 19-9	Gastrointestinale Karzinome und Pankreaskarzinom	
CA-125	Ovarialkarzinom	
CA 15-3	Mammakarzinome. Auch Ovarialkarzinome ergeben Werte über den Referenzbereich, Bronchialkarzinom und gastrointestinale Karzinome	Benigne Erkrankungen der Brustdrüse und benigne Lebererkrankungen
Mucin-like Carcinoma associated Antigen (MCA)	Mammakarzinome	Benigne Erkrankungen der Brustdrüse und der Leber

Tab. 1

fehlenswert. Eine kombinierte Bestimmung von mehreren Tumor-einschlägigen Markern erhöht meistens die diagnostische Sensitivität. Unter der *diagnostischen Sensitivität* versteht man die Wahrscheinlichkeit, mit der bei einem Karzinom der Serumspiegel des Tumormarkers oberhalb des Referenzbereiches liegt. Die *diagnostische Spezifität* ist die Wahrscheinlichkeit, mit der bei Nichtkarzinomträgern der Tumormarkerwert im Normalbereich liegt.

Vorkommen und Einsatz von Tumormarkern bei den verschiedenen Krebslokalisationen ist in der Tabelle 1 zusammengefaßt. Darin ist auch die Unspezifität gegenüber benignen Erkrankungen angegeben. Tabelle 2 gibt Auskunft, welche Tumormarker bei bekanntem Tumor zur Kontrolle des Verlaufes – und eventueller Metastasierung – eingesetzt werden können.

Wahl klinisch brauchbarer Tumormarker bei (bekannter) maligner Erkrankung

Tumorart	Tumormarker
Gastrointestinale Tumoren	CEA, CA 19-9
Pankreaskarzinom (Adeno-Ca)	CEA, CA 19-9
Hepatozelluläres Karzinom (Hepatom)	AFP
Bronchialkarzinom (bevorzugt kleinzellige)	NSE, CEA, ektope Hormonbildung
Mammakarzinom	CEA, CA 15-3, MCA
Keimzelltumoren:	
Seminom	HCG, NSE, h-PLAP
Nichtseminomatöse Hodentumoren	AFP, HCG
Prostatakarzinom	PAP, PSA
Uteruskarzinom	CEA, HCG
Ovarialkarzinome	CEA, CA-125, HCG, h-PLAP
Medulläres Schilddrüsenkarzinom	CEA, Kalzitonin
Differenziertes Schilddrüsenkarzinom	Thyreoglobulin
Hämatologische Malignome:	
Leukämien, Lymphome	Ferritin, ß2-M
Plasmozytom	Paraproteine, ß2-M

Tab. 2

Bestimmungsmethoden für Tumormarker

Zur Untersuchung von Tumormarkern werden Radioimmunoassay (RIA), immunoradiometrische Methoden (IRMA) bzw. die nichtradioaktiven Verfahren Enzymimmunoassay (EIA) oder „Enzyme-Linked Immunosorbent Assay“ (ELISA) eingesetzt. Das Prinzip und die Grundlagen sind in der Abbildung 1 dargestellt. Radioimmunologische Methoden werden zunehmend durch immunoradiometrische Verfahren verdrängt.

IRMA, EIA und ELISA werden für die Untersuchungen der Tumormarker aus den Substanzklassen der Proteine, Gly-

Prinzip der radioimmunologischen Untersuchungsmethode (RIA)

$AK + {}^{+}H \longrightarrow AK \genfrac{}{}{0pt}{}{{}^{+}H}{{}^{+}H}$

$AK + H + {}^{+}H \longrightarrow AK \genfrac{}{}{0pt}{}{H}{{}^{+}H}$

freies Hormon — gebundenes Hormon (Antigen-Antikörper-Komplex)

AK = Antikörper
^{+}H = radioaktiv markiertes Hormon
H = unmarkiertes Hormon

Prinzip des IRMA (Sandwich-Methode)

$I - AK_1 + H \longrightarrow I - AK_1 - H \xrightarrow{+\,{}^{+}AK_2}$

$I - AK_1 - H - {}^{+}AK_2$

AK_1 = erster Antikörper, der an feste Phase (Kunststoff) immobilisiert ist
H = Hormon
$^{+}AK_2$ = zweiter Antikörper, radioaktiv markiert

Prinzip des ELISA

$I - AK_1 + H \longrightarrow I - AK_1 - H$

$I - AK_1 - H + AK_2 - \text{Enzym} \longrightarrow I - AK_1 - H - AK_2$ (| Enzym)

$I - AK_1 - H - AK_2$ (| Enzym) + Substrat ⟶ Farbe, spektralphotometrische Messung der Farbintensität

AK_1 = erster Antikörper, der an feste Phase (Kunststoff) immobilisiert ist
H = Hormon
$^{+}AK_2$ = zweiter Antikörper, an den ein Enzym (Peroxidase) gekoppelt ist

|
Enzym

Abb. 1: Untersuchungsmethoden für Tumormarker.

koproteine und Peptide eingesetzt. Die Beschreibung der Untersuchungsmethoden für Enzyme sind bei den betreffenden Tumormarkern angeführt.

Menge und Art des Untersuchungsmaterials für RIA, IRMA, EIA und ELISA: 100 bis 400 µl Serum. Die Serumproben dürfen maximal nur 24 Stunden im Kühlschrank bei 2° bis 8°C gelagert werden. Sie müssen tiefgefroren werden, wenn die Untersuchung später als einen Tag nach der Blutentnahme erfolgt. Das Ergebnis der Untersuchung liegt nach 1 bis 24 Stunden vor.

Tumormarker mit klinischer Bedeutung

Karzinoembryonales Antigen (CEA)

Das karzinoembryonale Antigen (CEA) ist ein Glykoprotein mit einem Molekulargewicht von 180 000 Dalton, dessen Kohlenhydratanteil zwischen 45 und 60% beträgt. Aufgrund von Unterschieden im Kohlenhydratanteil kommt es zu einer biochemischen Heterogenität von CEA-Präparationen (91). Antikörper gegen CEA zeigen mit verschiedenen normalen und tumorassoziierten Glykoproteinen eine Kreuzreaktion. Dazu zählen u.a. NCA-50 und NCA-100 (13) sowie die Antigene PA-114 und PA-85 (61). Dies führt dazu, daß mit verschiedenen Kits oftmals deutlich unterschiedliche CEA-Serumspiegel bestimmt werden.

Die biologische Funktion von CEA ist nicht bekannt. Es wird in der Leber abgebaut. Während der Schwangerschaft nimmt die CEA-Synthese in der kolorektalen Schleimhaut zu. Die Gewebskonzentrationen von CEA beim primären Kolon-Rektum-Karzinom und seinen Lebermetastasen können bis zu 500mal größer sein als im normalen Kolon. Es besteht keine direkte Korrelation zwischen Tumorgröße und den CEA-Serumkonzentrationen. Die biologische Halbwertszeit von CEA beträgt 2 Tage.

Normalbereich

Die Obergrenze des Normalbereichs ist methodenabhängig und beträgt bis zu 5µg/l Serum. Werte zwischen 5 – 10µg/l stellen grenzwertige Befunde dar. Serumspiegel über 10µg/l können eine maligne Erkrankung anzeigen.

Diagnostische Wertung

Bei benignen Erkrankungen überschreiten die CEA-Serumkonzentrationen nur vereinzelt die vierfache Grenze des Referenzbereichs. Falsch-positive CEA-Serumspiegel, d.h. ohne Vorliegen eines Malignoms, werden am häufigsten bei entzündlichen Lebererkrankungen gefunden; bei einer aktiven alkoholischen Leberzirrhose kann die diagnostische Spezifität der CEA-Untersuchung auf bis zu 30% absinken. Falsch-positive CEA-Serumspiegel können auch bei Pankreatitis sowie entzündlichen Erkrankungen des Gastrointestinaltraktes und der Lunge gefunden werden.

Maligne Erkrankungen

- *Kolon-Rektum-Karzinome*

Aufgrund der geringen Sensitivität und Spezifität eignet sich die Bestimmung von CEA-Serumspiegeln nicht für Screening-Untersuchungen. Bei Tumoren, die auf die Schleimhaut begrenzt sind (Dukes A), findet man bei bis zu 20% der Patienten pathologisch erhöhte CEA-Serumspiegel. Bei Einbruch in die Submukosa (Dukes B) werden bei 40 bis 60%, bei regionärer Lymphknotenmetastasierung (Dukes C) bei 60% bis 80% und bei Patienten mit Fernmetastasierung (Dukes D) bei bis zu 85% pathologisch erhöhte CEA-Werte gefunden. Zur Abschätzung der Tumorprogredienz sollte eine postoperative Verlaufskontrolle durch Untersuchung der CEA-Serumspiegel auch bei Patienten durchgeführt werden, die präoperativ keine erhöhten CEA-Serumspiegel zeigten. Die Verlaufskontrolle sollte in den beiden ersten postoperativen Jahren in dreimonatigen Abständen durchgeführt werden. Bei einem Anstieg der CEA-Serumkonzentrationen ist eine engmaschigere Verlaufskontrolle wünschenswert. Die prädiktive Diagnose einer Tumorprogredienz durch CEA-Untersuchungen liegt bei 65 bis 70%, der negative prädiktive Wert beträgt 85 bis 90%. Beim Ansteigen der CEA-Konzentrationen bei Verlaufskontrollen oder bei Werten, die über der achtfachen Obergrenze des Referenzbereiches liegen, kann eine maligne Erkrankung als praktisch gesichert gelten (84, 87).

- *Mammakarzinom*

Erhöhte CEA-Serumspiegel werden bei 10% von Patientinnen mit lokalisierten Tumoren und bei 50 bis 60% von Patientinnen mit Metastasen gefunden. CEA-Untersuchungen können nicht als Screening-Tests und für differentialdiagnostische Erwägungen herangezogen werden, da die Bestimmung bei lokalisierten Tumoren eine zu geringe Sensitivität aufweist. CEA-Werte, die über dem Fünffachen der Obergrenze des Referenzbereichs liegen, weisen auf eine Generalisierung hin. Nach einer Ablatio soll das weitere therapeutische Vorgehen nicht allein von einem Konzentrationsanstieg des CEA abhängig gemacht werden, da der prädiktive Wert eines CEA-Konzentrationsanstieges mit 50% zu gering ist. Im Rahmen der Kontrolle einer Chemotherapie findet man bei steigender bzw. fallender Serumkonzentration des CEA in jeweils 85% der Patientinnen eine Tumorprogression bzw. eine Tumorregression (8, 19, 71).

Magen-, Pankreas-, Bronchial-, Ovarial- und Zervixkarzinom zeigen nur in fortgeschrittenen Tumorstadien erhöhte CEA-Serumspiegel.

CA-125

Der Tumormarker CA-125 ist ein Tumor-assoziiertes Antigen, das mit einem hochmolekularen Glykoprotein assoziiert ist. Dieses wird während der embryonalen Entwicklung im Zölomepithel exprimiert (42). Ein Antikörper für die immunologische Untersuchung von CA-125 (6) wurde durch Immunisation mit einer Zellinie eines epithelialen Ovarialkarzinoms (OVCA 433) erhalten (5). Die antigene Determinante dieses Antikörpers wurde mit CA-125 bezeichnet. Die hohe Spezifität des Antikörpers wurde durch immunhistochemische Untersuchungen bewiesen (43). Die biologische Halbwertszeit von CA-125 beträgt 5 Tage.

Normalbereich

CA-125-Serumspiegel bis zu 35 kE/l sind als normal zu beurteilen, Serumspiegel zwischen 35 und 65 kE/l gelten als grenzwertig. Werte über 65 kE/l Serum sind als pathologisch zu beurteilen. Die diagnostische Sensitivität und Spezifität hängt von der oberen Grenze des Referenzbereiches (35 oder 65 kE/l Serum) ab (81).

Diagnostische Wertung

Die Untersuchung von CA-125 kann als Screening-Test für das Ovarialkarzinom nicht eingesetzt werden. Der klinische Wert von CA-125-Untersuchungen liegt in der Verwendung dieses Tumormarkers bei der Diagnose von Ovarialtumoren, zur Erfassung von Rezidiven oder Metastasen, zu Verlaufskontrollen von Ovarialkarzinompatientinnen und als diagnostische Hilfe bei der Entscheidung zu einer Second-look-Operation.

Diagnostische Wertigkeit des CA-125 vor der Erstoperation in Abhängigkeit des Grenzwertes (81)

	CA – 125			
	> 35 kE/l		> 65 kE/l	
	n/n	%	n/n	%
Sensitivität	102/111	91,9	97/111	85,4
Spezifität	142/174	81,6	161/174	92,5
Prädiktiver Wert:				
positiv	102/134	76,0	97/110	88,2
negativ	142/152	94,0	161/175	92,0

Tab. 3

Die diagnostische Wertigkeit von CA-125 ist in der Tabelle 3 dargestellt (81). In 63% der Patientinnen mit Ovarialkarzinomen in den Stadien I und II werden CA-125-Serumspiegel über 65 kE/l gefunden. Bei 93,3% aller Patientinnen in den Stadien III und IV liegen die CA-125-Werte über 65 kE/l Serum (Abb. 2) (81). Bei 83% der Patientinnen wird eine gute Übereinstimmung der CA-125-Serumspiegel mit dem Tumorwachstum gefunden (81). Die prädiktive

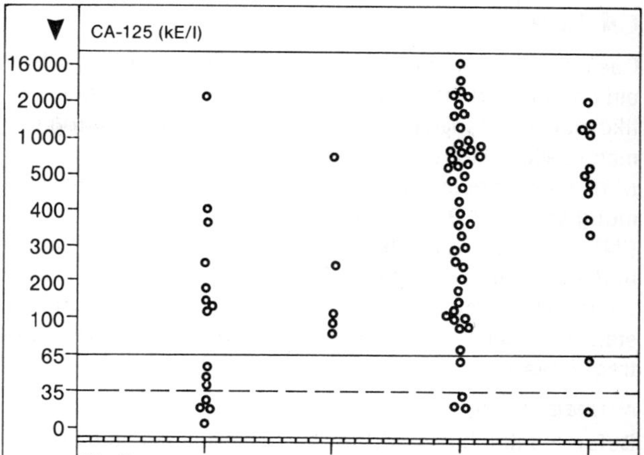

Stadium	I	II	III	IV
n =	17	5	76	13
<35 kE/l	5	0	3	1
35-65 kE/l	5	0	1	1
>65 kE/l	9	5	72	11

Abb. 2: CA-125-Serumspiegel bei malignen Ovarialtumoren in Abhängigkeit vom histopathologischen Tumorstadium (FIGO).

Diagnostische Wertigkeit des CA-125 vor einer Second-look-Laparotomie in Abhängigkeit von der Wahl des Grenzwertes (81)

	Grenzwert CA-125			
(n = 29)	> 35 kE/l		> 65 kE/l	
	absolut	%	absolut	%
Sensitivität	13/23	(57,0)	10/23	(43,0)
Spezifität	6/6	(100)	6/6	(100)
Prädiktiver Wert:				
positiv	13/13	(100)	10/10	(100)
negativ	6/16	(37,5)	6/19	(31,6)

Tab. 4

positive diagnostische Wertigkeit von CA-125 ist sehr hoch (Tab. 4). Die prädiktive negative diagnostische Wertigkeit erlaubt jedoch nicht die Terminierung einer Second-look-Operation in Abhängigkeit von CA-125-Untersuchungen allein (63, 80, 81, 95).

Bei benignen Ovarialtumoren werden bei einer oberen Grenze von 35 kE CA-125/l Serum des Normalbereiches in 80% der Patientinnen richtig-negative Befunde erhoben. Setzt man die obere Grenze des Normalbereiches mit 65 kE CA-125/l Serum an, dann werden bei 91% der Patientinnen mit benignen Ovarialtumoren korrekte negative Befunde gefunden. Patientinnen mit Pelveoperitonitis zeigen falsch-positive Befunde. Bei Patientinnen mit Mamma- oder Uteruskarzinom werden in einer sehr geringen Inzidenz positive CA-125-Befunde festgestellt (81).

CA 19-9

Das Gastrointestinaltumor-assoziierte Antigen CA 19-9 ist ein hochmolekulares Glykoprotein. Es wird von einem Antikörper erfaßt, der durch Immunisierung gegen eine humane Zellinie eines kolorektalen Karzinoms erhalten wurde (23). Eine immunoradiometrische Methode zur Bestimmung von CA 19-9 in Serumproben wurde beschrieben (24). Ca 19-9 leitet sich vom Lewis-Blutgruppensystem ab und kann als Glykolipid oder Muzin auftreten. Ca 19-9 enthält Neuraminsäure und Fukose als Kohlenhydratbestandteile. Die biologische Halbwertszeit von CA 19-9 beträgt 8 bis 10 Tage.

Normalbereich

Befunde mit 0 bis 25 kE CA 19-9/l Serum sind als negativ zu beurteilen. Als grenzwertig werden Befunde zwischen 26 und 37 kE CA 19-9/l Serum angesehen. Werte über 37 kE CA 19-9/l Serum sind als pathologisch zu beurteilen.

Diagnostische Wertung

Die meisten benignen Erkrankungen führen nicht zu einer Erhöhung der CA 19-9-Konzentrationen, ausgenommen davon sind akute und aktive Erkrankungen des Leber-Gallen-Pankreas-Systems. Bei diesen Erkrankungen kann es in Abhängigkeit von Aktivität und Ausmaß der Erkrankungen in 10 bis 30% der Fälle zu einem passageren Anstieg kommen. Bei klinischer Besserung wird eine Normalisierung beobachtet. Es sind Verlaufskontrollen in zweiwöchigen Abständen erstrebenswert. Bei Cholezystitis und obstruktivem Ikterus findet man positive Befunde in 20% der Fälle, bei Cholelithiasis in 22% der Fälle, bei toxischer Hepatitis in 14%, bei chronisch-aktiver Hepatitis in 33%, bei Leberzirrhose in 19%, bei primär biliärer Leberzirrhose in 16% und bei massiven Leberzellnekrosen in 60% der Fälle. Bei der akuten Pankreatitis und beim akuten Schub einer chronischen Pankreatitis können in 15 bis 50% der Fälle erhöhte CA 19-9-Werte gefunden werden (58, 73, 77, 78).

Bei den malignen Erkrankungen eignet sich CA 19-9 insbesondere für Untersuchungen beim Pankreaskarzinom. Die wichtigste Indikation ist das exkretorische Pankreaskarzinom, bei dem es mit hoher Spezifität und Sensitivität in Abhängigkeit vom Tumorstadium und der Ausdehnung zu erhöhten CA 19-9-Serumspiegeln kommt. Die diagnostische Sensitivität und Spezifität des CA 19-9-Tests liegt zwischen 70 und 95% (23, 44, 76). Eine weitere Indikation maligner Erkrankungen ist das hepatobiliäre Karzinom und das Magenkarzinom. Für das Magenkarzinom wurde eine diagnostische Sensitivität zwischen 26 und 60% gefunden, während für das kolorektale Karzinom eine Sensitivität von 18 bis 58% angegeben wird (23, 85). Die Sensitivität zeigt eine deutliche Abhängigkeit vom Tumorstadium. Die diagnostische Sensitivität des CA-19-9-Tests beträgt für das Leberkarzinom 22 bis 49% und für Gallenwegskarzinome liegt sie zwischen 55 und 79% (85).

Ein Abfall der CA 19-9-Werte in den Normalbereich erfolgt nach vollständiger Tumorresektion innerhalb von 2 bis 4 Wochen. Wie bei anderen Tumormarkern sind Verlaufsbestimmungen einer einmaligen Untersuchung vorzuziehen. Ein Rezidiv oder eine Metastasierung wird oft vorzeitig durch ein Wiederansteigen oder durch einen weiteren Anstieg der CA 19-9-Serumspiegel angezeigt.

CA 15-3

Der Tumormarker CA 15-3 ist ein Mammatumor-assoziiertes Antigen. Es ist ein hochmolekulares Glykoprotein. Das Tumor-assoziierte Antigen CA 15-3 wird von einem Antikörper, der gegen eine Membranfraktion von Lebermetastasen eines Mammakarzinoms entwickelt wurde (47), nachgewiesen. Mit diesem Antikörper und mit einem zweiten Mamma-spezifischen Antikörper wurde eine immunoradiometrische Methode entwickelt (39, 88). Die biologische Halbwertszeit von CA 15-3 beträgt 5 bis 7 Tage.

Normalbereich

Die obere Grenze des Normalbereichs liegt bei 30 kE CA 15-3/l Serum.

Diagnostische Wertung

Die Untersuchung von CA 15-3 kann nicht zum Screening von asymptomatischen Patienten verwendet werden. Der Tumormarker CA 15-3 kann zur Überprüfung des Therapieerfolges und zum Aufdecken von Rezidiven bzw. Metastasen bei Mammakarzinomen eingesetzt werden. Die diagnostische Sensitivität von CA 15-3 liegt bei 80%, während die diagnostische Spezifität dieses Tumormarkers bei 85% liegt (17, 31, 71). Patientinnen mit benignen Mammatumoren haben in 4% und Frauen mit Endometrium- bzw. Ovarialkarzinom in 14 bzw. 67% erhöhte Serumspiegel von CA 15-3 (66). Die Inzidenz von präoperativ positiven CA 15-3 Befunden beim operablen Mammakarzinom liegt um 20% (66). Erst bei Metastasierung kommt es zu einem deutlichen Anstieg (17, 31, 89). Die diagnostische Sensitivität und Spezifität hängt auch beim CA 15-3 vom Cut-off-Punkt des Referenzbereiches ab (74).

Mucin-like Carcinoma associated Antigen (MCA)

Das muzinähnliche Karzinom-assoziierte Antigen ist ein Glykoprotein mit einem Molekulargewicht von 350 000 Dalton. MCA besteht aus einer Proteinkette mit einer großen Zahl von kurzen Kohlenhydratseitenketten. Dies ist für muzinähnliche Glykoproteine eine charakteristische Eigenschaft. Ein monoklonaler Antikörper, der gegen Mammakarzinomzellinien gerichtet ist (82), wird für die Untersuchung von MCA-Serumspiegel in einem ELISA-System verwendet. Immunhistochemische Untersuchungen haben gezeigt, daß nur epitheliale Tumoren MCA produzieren.

Normalbereich

Die obere Grenze des Normalbereiches wurde zwischen 11 bis 17 kE MCA/l angegeben. Bisherige Erfahrungen zeigen, daß die diagnostische Sensitivität von MCA ähnlich hoch ist wie von CA 15-3, während die diagnostische Spezifität dieses Tumormarkers größer ist als diejenige von CA 15-3 (71). MCA kann nicht zum Screening verwendet werden. Es ist allerdings eine wichtige diagnostische Maßnahme bei der Therapiekontrolle des Mammakarzinoms und für die Früherkennung von Metastasen (Tab. 5) (71).

Tumormarker-Serumspiegel bei Patienten mit fortgeschrittenem Mammakarzinom (71)

	CEA µg/l	MCA kE/l	CA 15-3 kE/l
Fortgeschrittene Metastasierung			
Knochenmetastasen	41,0 ± 2,8	39,3 ± 1,9	103,2 ± 5,8
Viszerale Metastasen	6,0 ± 0,3	49,4 ± 2,8	72,3 ± 3,7
Generalisierte Metastasen	118,0 ± 13,9	123,8 ± 12,2	556,0 ± 41,4
Stagnierende Metastasierung			
Knochenmetastasen	8,0 ± 0,4	21,0 ± 1,0	43,9 ± 2,3
Viszerale Metastasen	3,0 ± 0,1	19,8 ± 0,8	60,7 ± 4,8
Generalisierte Metastasen	48,0 ± 9,7	127,2 ± 22,4	392,0 ± 60,0

Tab. 5

Die gleichzeitige Untersuchung von CEA und MCA erhöhte die diagnostische Sensitivität im Vergleich zur alleinigen Untersuchung von CEA. Eine weitere Steigerung der diagnostischen Sensitivität wird durch die simultane Untersuchung von CEA, MCA und CA 15-3 erreicht (Tab. 6).

Alpha-1-Fetoprotein (AFP)

Alpha-1-Fetoprotein (AFP) ist ein Glykoprotein mit einem Molekulargewicht von 70 000 Dalton. AFP besitzt Ähnlichkeit mit Albumin, von dem es sich durch etwa 4% Kohlenhydratanteile unterscheidet. Die Halbwertszeit des AFP liegt bei 5 Tagen (75). Physiologisch wird AFP vom Fetus erst im Dottersack und später in der Leber und im Gastrointestinaltrakt synthetisiert. AFP scheint im Fetalleben die erst anlaufende Albuminbildung zu ersetzen, und seine Östrogenbindung dürfte einen Schutzmechanismus des Feten gegenüber mütterlichen Östrogenen repräsentieren. Weiterhin bestehen Hinweise, daß dem AFP auch eine immunsuppressive Wirkung zukommt. Um die 14. Schwangerschaftswoche werden im fetalen Serum AFP-Spitzen-

Erhöhung der diagnostischen Sensitivität durch die simultane Untersuchung von CEA, MCA und CA 15-3 (71)		
Knochenmetastasen		
	CEA	57,57 %
	MCA	+ 3,03 %
	CA 15-3	+ 9,09 %
	CEA + MCA	+ 15,15 %
	CEA + CA 15-3	+ 18,18 %
	CEA + MCA + CA 15-3	+ 24,24 %
Viszerale Metastasierung		
	CEA	19,44 %
	MCA	+ 38,89 %
	CA 15-3	+ 47,22 %
	CEA + MCA	+ 41,67 %
	CEA + CA 15-3	+ 50,00 %
	CEA + MCA + CA 15-3	+ 52,78 %
Generalisierte Metastasierung		
	CEA	66,66 %
	MCA	+ 23,81 %
	CA 15-3	+ 28,57 %
	CEA + MCA	+ 28,57 %
	CEA + CA 15-3	+ 33,34 %
	CEA + MCA + CA 15-3	+ 33,34 %

Tab. 6

werte bis zu 3 mg/l erreicht; ein geringer Teil des fetalen AFP tritt auch in Fruchtwasser sowie ins mütterliche Blut über. Bei pathologischen Schwangerschaften und manchen fetalen Mißbildungen kann es zu Veränderungen der AFP-Spiegel kommen, die dann für eine pränatale Diagnostik herangezogen werden können. Während der Schwangerschaft steigen die mütterlichen AFP-Serumspiegel bis zur 34. Schwangerschaftswoche an. Bei der Geburt betragen die mittleren AFP-Werte im Nabelvenenblut 70 mg/l. Mit einer Halbwertszeit von ca. 5 Tagen fallen die kindlichen AFP-Serumspiegel mit großen individuellen Schwankungen allmählich ab und errechen erst ab dem 10. Lebensmonat normale Erwachsenenwerte (51).

Normalbereich

Die obere Grenze des Normalwertes für Erwachsene ist für AFP, enzymimmunologisch gemessen, bei 20 μg AFP/l Serum anzusetzen. Gelegentlich wird neben der Angabe in Maßeinheiten die AFP-Konzentration auch in internationalen Einheiten (IE) angegeben, wobei 1 IE 1, 21 μg/l AFP entspricht.

Diagnostische Wertung

Pathologisch erhöhte AFP-Serumspiegel kommen vor allem beim primären Leberzellkarzinom (Hepatom) sowie bei Keimzelltumoren mit Dottersackkomponenten vor. Auch bei nichtmalignen Erkrankungen können abnorm hohe AFP-Konzentrationen im Serum beobachtet werden, vor allem, wenn es nach einer Leberschädigung zu einer hepatozellulären Proliferation kommt, wie z. B. nach einer Virushepatitis, nach toxischen Leberzellnekrosen und bei Leberzirrhosen (93). Gelegentlich werden auch bei einigen anderen seltenen Erkrankungen wie Hämochromatose, Ataxia teleangiectatica, beim Down-Syndrom sowie bei hereditärer Tyrosinämie pathologische AFP-Serumspiegel gefunden.

Über 80% der Patienten mit primärem Leberzellkarzinom zeigen erhöhte AFP-Konzentrationen im Serum, bei der Hälfte der Hepatompatienten werden exzessiv hohe Werte (zwischen 7 500 und mehreren Hunderttausend µg/l) erreicht. AFP-Serumkonzentrationen über 7 500 µg/l sind als pathognomonisch für das Vorliegen eines Hepatoms anzusehen (69).

Bei Patienten mit Hodentumoren stellt das AFP und das humane Choriongonadotropin (s. unten) einen nahezu idealen Tumormarker dar. In dieser Krankheitsgruppe kommt dem AFP auch eine diagnostische Wertigkeit zu: Bei Patienten mit Hodentumoren ist für die weitere Therapie die Unterscheidung des reinen Seminoms von den nichtseminomatösen Hodentumoren von entscheidender Bedeutung; das reine Seminom ist immer AFP-negativ. Ein Patient mit einem pathologischen AFP-Befund sollte deshalb immer wie ein Patient mit einem nichtseminomatösen Hodentumor behandelt werden (selbst wenn histologisch nur ein reines Seminom nachgewiesen werden konnte). Es ist bei dieser Erkrankung somit möglich, mit diesem Tumormarkerbefund eine histologische Diagnose zu korrigieren.

Etwa 70% der Patienten mit nichtseminomatösen Hodentumoren weisen erhöhte AFP-Serumspiegel auf (49); liegen im Tumor Dottersackkomponenten vor, so produzieren diese immer AFP (Tab. 7). Die Bestimmung der AFP-Serumkonzentrationen ist bei Patienten mit Hodentumoren zur Therapiekontrolle und Therapieplanung von großem klinischen Wert (41). Vor allem ist die Bestimmung des AFP in der Verlaufsbeobachtung der Patienten nach abgeschlossener Therapie obligat, da ein Rezidiv in über 80% der Fälle durch einen Anstieg des Tumormarkers signalisiert wird, noch bevor die Lokalisation der Metastase mittels bildgebender Verfahren erfaßt werden kann (Tab. 8) (21). Zusätzlich kommt der Höhe des AFP-Serumspiegels vor Beginn der Therapie prognostische Bedeutung zu (2, 46, 72).

Da Hodentumoren vor allem bei jungen Männern um das 30. Lebensjahr gehäuft auftreten, ist die Spezifität der

Häufigkeit erhöhter AFP- und HCG-Serumspiegel bei Patienten mit Hodentumoren vor Therapie (50)			
Histologie	AFP %	HCG %	AFP + HCG %
Seminom	0	27	27
alle nichtseminomatösen Hodentumoren	67	75	89
Nichtseminomatöse Hodentumoren (unterteilt nach Histologie)			
Malignes Teratom:			
intermediär	60	75	83
undifferenziert	85	68	96
trophoblastisch	48	100	100

Tab.7

Häufigkeit erhöhter AFP- und HCG-Serumspiegel beim Rezidiv eines Hodentumors (50)			
Histologie des Tumors	AFP %	HCG %	AFP + HCG %
Seminom	0	18	18
Malignes Teratom:			
intermediär	58	75	83
undifferenziert	67	50	83
trophoblastisch	67	100	100

Tab. 8

Bestimmung ausgezeichnet; denn in dieser Altersgruppe sind andere Erkrankungen, die mit einer Erhöhung der AFP-Serumkonzentrationen einhergehen können, selten, die Differentialdiagnose (etwa der erhöhte Wert nach einer Hepatitis) bietet daher in der Regel keine Schwierigkeiten.

Hohe AFP-Serumkonzentrationen können auch bei Patienten mit gastrointestinalen Karzinomen gemessen werden. Vor allem bei gleichzeitigem Vorliegen von Lebermetastasen weisen über ein Drittel aller Patienten mit extrahepatischen Karzinomen pathologisch erhöhte AFP-Werte im Serum auf.

Humanes Choriongonadotropin (HCG)

Humanes Choriongonadotropin (HCG) ist ein Glykoprotein mit einem Molekulargewicht von 38 000 Dalton, bestehend aus 2 Ketten, der α-und der β-Kette. Die α-Kette besitzt Ähnlichkeit mit den α-Ketten des luteinisierenden Hormons (LH), des follikelstimulierenden Hormons (FSH) und des thyreoideastimulierenden Hormons (TSH) während die β-Kette von LH, FSH und TSH unterschiedlich ist. Durch die Entwicklung entsprechender Radioimmunoassays sowie Enzymimmunoassays mit Spezifität zur β-Kette ist eine Bestimmung des HCG ohne Mitreaktion der anderen Peptidhormone möglich geworden. Heute sind praktisch nur mehr Assays für β-HCG in Anwendung, wobei mit diesen Methoden sowohl die freie β-Kette als auch das holo-HCG-Molekül gemessen werden. Die freie α-Untereinheit geht in die Bestimmung nicht ein. Experimentelle Untersuchungen an Zellinien und auch erste klinische Beobachtungen bei Patienten mit trophoblastischen Tumoren haben gezeigt, daβ es bei manchen Tumoren sehr früh zu einer Sekretion der α-Untereinheit allein kommt und erst viel später eine Sezernierung des holo-HCG-Moleküls und der β-Kette folgt (79). Weitere Untersuchungen werden erforderlich sein, um die Wertigkeit der α-Untereinheit des HCG als Tumormarker zu klären.

Physiologisch wird HCG während der Schwangerschaft in der Plazenta synthetisiert, die endokrine Funktion besteht in der Umwandlung des Corpus luteum zum Corpus luteum graviditatis. Die Halbwertszeit des HCG beträgt etwa 30 Stunden, die Halbwertszeit der einzelnen Ketten ist jedoch wesentlich kürzer: 20 Minuten für die α-Kette und etwa 45 Minuten für die β-Kette (7). HCG wird über den Harn ausgeschieden und kann dort mit den üblichen Graviditätstests nachgewiesen werden (s. S. 596).

Normalbereich

Der Normalbereich des HCG im Serum liegt bei Männern und jungen Frauen unter 1 kE/l; bei Frauen, älter als 45 Jahre, können HCG-Werte bis 5 kE/l gemessen werden. Im Rahmen einer Gravidität kommt es zu einem Anstieg des HCG im Serum; die höchsten HCG-Spiegel mit Werten zwischen 80 und 180 kE/l werden in der 10. Schwangerschaftswoche erreicht.

Der Nachweis des HCG im Harn mittels enzymimmunologischer Schnelltests ist ab einer HCG-Konzentration von 50 kE/l möglich.

Diagnostische Wertung

HCG hat sich als verläßlicher Parameter bei trophoblastischen Tumoren, wie etwa dem Chorionkarzinom der Frau, erwiesen. Die klinische Bedeutung des HCG in der Diagnostik, Therapiekontrolle und Verlaufsbeobachtung von Patienten mit Hodentumoren, bei denen synzitiotrophoblastische Tumoranteile für die HCG-Produktion verantwortlich sind, ist ebenfalls gut belegt. Etwa 70% der Patienten mit malignen nichtseminomatösen Hodentumoren zeigen erhöhte HCG-Serumspiegel und Chorionkarzinome sind immer HCG-positiv. Bei etwa 20% der Patienten mit reinem Seminom werden pathologische HCG-Serumwerte ermittelt (49). Ähnlich dem AFP kommt auch dem HCG große Bedeutung bei der Therapieplanung und Kontrolle von Patienten mit malignen Hodentumoren zu und seine Bestimmung ist im Rahmen der Verlaufsbeobachtung dieser Tumoren obligat (Tab. 2). Neben trophoblastischen Tumoren ist auch eine ektope Produktion des HCG durch verschiedene andere Karzinome bekannt (14). Bis zu 30%

der Patienten mit Ovarialkarzinomen, Bronchialkarzinomen, gastrointestinalen Tumoren und Mammakarzinomen können abnorm erhöhte HCG-Spiegel im Serum aufweisen.

Prostataspezifische saure Phosphatase (PAP), prostataspezifisches Antigen (PSA)

Der Zusammenhang zwischen pathologisch erhöhter Serumkonzentration der „sauren Phosphatase" und dem Vorliegen eines Prostatakarzinoms wurde schon 1938 erstmals beschrieben (35); die „saure Phosphatase" stellt somit historisch gesehen den ältesten Tumormarker dar.

In die Bestimmung der Gesamtaktivität der sauren Phosphatase im Serum gehen fünf Isoenzyme ein, die vorwiegend aus der Prostata, aus Thrombozyten, Erythrozyten, der Leber, Milz und den Knochen stammen. Das Isoenzym „prostataspezifische saure Phosphatase" (PAP) entspricht dem Isoenzym 2 der sauren Phosphatase und wird vor allem in der Prostata, zu einem geringen Teil auch in Granulozyten und im Pankreas synthetisiert. Dieses Isoenzym ist ein Glykoprotein mit einem Molekulargewicht von 102 000 Dalton, seine Halbwertszeit liegt bei 24 Stunden.

Durch die Einführung radioimmunologischer Nachweismethoden zur Bestimmung der PAP (94) wurden die früher gebräuchlichen kolorimetrischen Methoden (45, 52), wie etwa die Bestimmung der tartratlabilen sauren Phosphatase, verdrängt.

Das „prostataspezifische" Antigen (PSA) ist eine Serinprotease, die zur Gruppe der glandulären Kallikreine gehört, von Epithelzellen der Prostata gebildet und vorwiegend in die Samenbläschen sezerniert wird. Die Sequenz der aus 240 Aminosäuren aufgebauten Polypeptidkette des PSA ist bekannt (92), ihre Halbwertszeit liegt bei 2,2 Tagen (83).

Normalbereich

Die obere Grenze des Normalbereiches im Serum liegt für die prostataspezifische saure Phosphatase (PAP, enzymimmunologisch gemessen) bei 1 IE/l und für das prostataspezifische Antigen (PSA, enzymimmunologisch gemessen) unter 4 μg/l.

Diagnostische Wertung

Bei Patienten mit Prostatakarzinom kommt es zu einem vermehrten Übertritt der PAP in die Blutbahn und zu einem Anstieg der PAP-Konzentrationen im Serum (28). Allerdings wird die klinische Brauchbarkeit der Bestimmung dadurch beeinträchtigt, daß die Sensitivität der PAP in den Frühstadien der Erkrankung gering ist (33): Nur etwa 10 bis 30% der Patienten mit Prostatakarzimon im Stadium A und B weisen erhöhte PAP-Serumkonzentrationen auf, weshalb die Bestimmung zur Früherkennung des Prostatakarzinoms wenig brauchbar ist. Erst in den metastasierenden Spätstadien der Erkrankung (Stadium C und D) zeigen etwa 80% der Patienten abnorm hohe PAP-Konzentrationen im Serum.

Neuere Untersuchungen haben gezeigt (83), daß die Sensitivität des PSA bei Patienten mit Prostatakarzinom jener der PAP deutlich überlegen ist. Allerdings ist das PSA auch bei über 80% der Patienten mit benigner Prostatahypertrophie pathologisch erhöht, während die PAP bei nur etwa 15% dieser Patienten über dem Normbereich liegt. Bei Patienten mit nachgewiesenem Prostatakarzinom scheint jedoch die Bestimmung des PSA zur Therapiekontrolle und Verlaufsbeobachtung der PAP überlegen zu sein. Falsch-positive Befunde der PAP und des PSA können nach vorangegangener Prostatamassage im Rahmen rektaler Untersuchungen, bei Patienten mit perirektalen Abszessen sowie mit Niereninsuffizienz beobachtet werden (94).

Neuronspezifische Enolase (NSE)

Enolasen sind Enzyme des Glukoseabbaues, welche die Umwandlung des 2-Phosphoglyzerats zum 2-Phosphoenolpyruvat katalysieren. Sie sind aus 3 Untereinheiten zusammengesetzt (α-, β- und γ-Untereinheit), wobei je nach Zusammensetzung der Dimere 5 Isoenzyme unterschieden werden. Die α-Untereinheit ist hauptsächlich in Form des $\alpha\alpha$-Isoenzyms praktisch in allen Geweben nachweisbar. Die β-Untereinheit findet sich hauptsächlich als $\alpha\beta$- und $\beta\beta$-Enolase vorwiegend im Herz- und Skelettmuskel. Die γ-Untereinheit liegt in hoher Konzentration als $\alpha\gamma$- und vor allem als $\gamma\gamma$-Dimer als neuronspezifische Enolase in Neuronen und in neuroendokrinen Zellen, die sich von der Neuralleiste herleiten, vor.

Normalbereich

Die obere Grenze des Normalbereiches der NSE im Serum liegt, radioimmunologisch gemessen, bei 12 µg/l.

Diagnostische Wertung

Die Bestimmung der NSE stellt einen wertvollen Tumormarker bei Patienten mit neuroendokrinen Tumoren dar. APUD (amine precursor uptake and decarboxylation) -Zelltumoren, wie Inselzellkarzinome, Glukagonome, Phäochromozytome, Neuroblastome u.a. enthalten hohe Konzentrationen der NSE im Tumor und geben das Enzym an das Blut ab (40, 86, 96, 97). NSE wurde als brauchbarer Tumormarker auch beim kleinzelligen Bronchialkarzinom erkannt; etwa 70% der Patienten zeigen pathologische NSE-Konzentrationen im Serum, wobei die Enzymspiegel mit dem Ausmaß der Erkrankung und dem Ansprechen auf Therapie eine gute Korrelation zeigen (3, 15, 20). Auch etwa 70% der Patienten mit Seminomen haben erhöhte NSE-Konzentrationen im Serum, wobei auch eine gute Korrelation mit dem Therapieerfolg besteht (50). Da bei Patienten mit Seminomen AFP immer negativ ist und HCG in nur etwa 15% der Fälle erhöht ist, stellt die NSE einen wertvollen Tumormarker für Patienten mit Seminomen dar. NSE wurde auch histochemisch in den Seminomzellen nachgewiesen.

Eine geringe Erhöhung der Serum-NSE kann auch bei Patienten mit nichtneuroendokrinen Tumoren gefunden werden: Etwa 15% der Patienten mit Prostatakarzinom, Morbus Hodgkin, multiplem Myelom, Hypernephrom und nichtseminomatösen Hodentumoren weisen geringgradig erhöhte NSE-Spiegel im Serum auf.

Humane plazentare alkalische Phosphatase (h-PLAP)

Alkalische Phosphatasen können in drei große Gruppen von Isoenzymen zusammengefaßt werden: die „gewebsunspezifischen" alkalischen Phosphatasen, die vorwiegend in Knochen und in der Leber vorkommen, die intestinale alkalische Phosphatase sowie die plazentare alkalische Phosphatase (h-PLAP). Das hitzestabile Isoenzym h-PLAP, früher auch als Regan-Isoenzym oder als Nagao-Isoenzym der alkalischen Phosphatase bezeichnet, wird im Unterschied zu den beiden anderen Isoenzymgruppen von einem anderen genetischen Locus codiert und im Synzitiotrophoblasten der Plazenta synthetisiert. Allerdings konnte h-PLAP histochemisch auch in normalem Lungengewebe und im Ovar dargestellt werden; geringe Mengen einer h-PLAP-like alkalischen Phosphatase, die zwar sehr ähnlich, jedoch nicht identisch mit der h-PLAP ist, wurden auch in normalem Hodengewebe nachgewiesen. Die Unterscheidung der h-PLAP von den anderen Isoenzymen, vor allem von der intestinalen alkalischen Phosphatase, bereitete methodisch sehr große Schwierigkeiten; erst mit der Etablierung monoklonaler Antikörper gegen h-PLAP und Einführung enzymimmunologischer Tests wurde eine genauere Bestimmung der h-PLAP möglich.

Normalbereich

Die obere Grenze des Normalwertes für h-PLAP im Serum ist, enzymimmunologisch gemessen, bei 0,1 IE/l anzunehmen.

Diagnostische Wertung

Bei verschiedenen malignen Erkrankungen kommt es zu einem Anstieg der h-PLAP-Aktivitäten im Serum. Über 80% der Patienten mit reinem Seminom, aber auch etwa 70% der Patienten mit nichtseminomatösen Hodentumoren zeigen pathologische h-PLAP-Serumaktivitäten (26). Zusätzlich wurden bei Patienten mit Ovarialkarzinomen, Bronchialkarzinomen und gastrointestinalen Tumoren erhöhte h-PLAP-Aktivitäten im Serum beobachtet (68). Der klinische Einsatz der h-PLAP wird jedoch dadurch beeinträchtigt, daß abnorm hohe Enzymaktivitäten (bis zu 0,5 IE/l) auch bei Rauchern auftreten. Deshalb wird empfohlen, bei Rauchern diese Bestimmung erst nach einwöchiger Nikotinabstinenz durchzuführen, wodurch die Praktikabilität des Tumormarkers deutlich eingeschränkt wird. Pathologisch erhöhte h-PLAP-Serumaktivitäten wurden auch bei Lungenerkrankungen, wie etwa Pneumonien, beim akuten Lungenversagen (ARDS) und bei Patienten, die künstlich beatmet werden, beobachtet.

Glykosyltransferasen

Glykosyltransferasen sind eine Gruppe von Enzymen, die am Aufbau von Zellmembranen beteiligt sind, wobei Kohlenhydratmoleküle in Glykoproteine eingebaut werden. Erhöhte Aktivitäten der Galaktosyltransferasen (67), Sialyltransferasen (29) und der Fukosyltransferasen (48) wurden im Serum von Patienten mit verschiedenen malignen Erkrankungen gemessen. Für die Zunahme dieser Enzymaktivitäten dürften neben dem Zelluntergang vor allem die gesteigerte Proliferationsrate sowie die verstärkte Sekretionsleistung der malignen Zellen verantwortlich sein. Bis zu 80% der Patienten mit malignen Erkrankungen weisen erhöhte Glykosyltransferase-Serumaktivitäten auf. Allerdings kommt es auch bei Infektionen, bei chronischen Entzündungen (wie etwa der chronischen Polyarthritis) und bei Lebererkrankungen zu einer erhöhten Aktivität dieser Enzyme im Serum, so daß die Spezifität dieser Bestimmung mangelhaft ist. Ihrer fehlenden Spezifität wegen haben sich diese Enzymbestimmungen in der onkologischen Diagnostik und Verlaufskontrolle nicht etablieren können.

Ferritin

Ferritin ist ein ubiquitär vorkommendes Eisenspeicherprotein, bestehend aus 24 Untereinheiten, die in Form eines pentagonalen Dodekahedrons im Apoferritin angeordnet sind. Das Molekulargewicht des Apoferritins beträgt etwa 450 000 bis 490 000 Dalton und kann bis zu 4 500 Fe^{III+}-Atome aufnehmen. Es können verschiedene Isoferritine unterschieden werden, die sich sowohl in normalen als auch in malignen Zellen finden (25).

Normalbereich

Der Normalbereich für Ferritin liegt zwischen 11 bis 132 µg/l, wobei Alters- und Geschlechtsunterschiede zu berücksichtigen sind: Die niedrigeren Ferritin-Serumspiegel bei Frauen im geschlechtsreifen Alter spiegeln den bekannten physiologischen Unterschied im Füllungsgrad der Eisenspeicher zwischen Männern und Frauen wider. Nach der Menopause verschwindet dieser Unterschied zu den Männern, was im wesentlichen durch das Sistieren der Menstruationsblutungen und Schwangerschaften erklärt werden kann (18). Über die Bedeutung des Ferritins als Indikator des Eisenstoffwechsels wird auf Seite 767 näher eingegangen.

Diagnostische Wertung

Bei verschiedenen malignen Neoplasien konnten pathologisch erhöhte Ferritin-Serumspiegel beobachtet werden. Zu dieser Hyperferritinämie könnte eine Vermehrung des Speichereisens (durch die blockierte Erythropoese) beitragen, zum Großteil wird Ferritin aber von Tumoren selbst produziert und ins Blut abgegeben. Erhöhte Ferritin-Serumkonzentrationen können deshalb als Tumormarker fungieren; sie wurden bei malignen hämatologischen Erkrankungen sowie bei zahlreichen soliden Tumoren nachgewiesen (34, 53, 54, 57, 62). Da aber auch bei infektiösen Erkrankungen, Leberschäden, bei Eisenüberladung sowie auch bei benignen hämatologischen Erkrankungen erhöhte Ferritinwerte im Serum auftreten (55, 70), ist aufgrund der limitierten Spezifität der Bestimmung die Differentialdiagnose oft schwierig. Vor allem bei malignen hämatologischen Erkrankungen (Leukämien, maligne Lymphome) dürfte Ferritin einen brauchbaren Tumormarker für die Verlaufskontrolle darstellen (65).

Kalzitonin

Kalzitonin wird von den C-Zellen der Schilddrüse produziert, die in der Embryonalphase aus der Neuralleiste in die Schilddrüse einwandern.

Normalbereich

Die obere Grenze des Normalwertes für Kalzitonin im Serum liegt, radioimmunologisch gemessen, bei 100 ng/l.

Diagnostische Wertung

Das C-Zellkarzinom stellt eine maligne Entartung der parafollikulären Zellen der Schilddrüse dar. Das medulläre Schilddrüsenkarzinom produziert in jedem Fall Kalzitonin [und auch fast immer das karzinoembryonale Antigen (CEA)] (22). Deshalb hat sich auch der Einsatz beider Tumormarker in der postoperativen Diagnostik bzw. bei der Suche nach Rezidiven oder Metastasen sehr bewährt (56). Präoperativ ist jedoch ein pathologischer Kalzitoninwert nicht als spezifisch für die Erkennung eines medullären Schilddrüsenkarzinoms anzusehen, da erhöhte Kalzitonin-Serumspiegel auch bei anderen malignen Erkrankungen, wie dem kleinzelligen Bronchialkarzinom, Mammakarzinom, Prostatakarzinom und bei gastrointestinalen Tumoren (Magenkarzinom, Pankreastumoren) sowie Lymphomen und Leukämien, beobachtet wurden (9, 38). Aber auch im Rahmen einer Gravidität und bei verschiedenen nichtmalignen Erkrankungen, wie Schilddrüsenentzündungen (Thyreoiditis Hashimoto), chronischer Urämie und hyperostotischen Knochenerkrankungen, können mäßig erhöhte Kalzitonin-Serumspiegel gemessen werden.

Da beim medullären Schilddrüsenkarzinom eine familiäre Häufung bekannt ist, wird bei der Diagnosestellung auch ein Screening der Familie empfohlen. Dabei können mittels Kalzitoninstimulationstests (37) Mikrokarzinome bereits im Frühstadium erkannt werden, noch bevor andere Hinweise auf das Vorliegen eines medullären Schilddrüsenkarzinoms bestehen.

Kalzitonin-Provokationstests

1. Kalzium
4 Stunden i.v. Infusion von Ca-Glukonat (15 mg/kg KG)
Maximalwert: 3 bis 4 Stunden nach Infusionsbeginn.

2. Pentagastrintest
i.v. Bolus von 0,5 µg/kg KG Pentagastrin
Maximalwert: 2 bis 8 Minuten nach Injektion.

3. Oraler Alkoholtest
50 ml Whisky p.o.
Maximalwert: 20 bis 30 Minuten nach Einnahme.

Thyreoglobulin

Thyreoglobulin ist ein großes 19S-Glykoprotein mit einem Molekulargewicht von 660 000 Dalton, dem eine Schlüsselrolle als Vorstufe der Schilddrüsenhormone zukommt (90).

Normalbereich

Der Normalbereich des Thyreoglobulins liegt, radioimmunologisch gemessen, bei 3 bis 60 µg/l Serum.

Diagnostische Wertung

Über 80% der Patienten mit differenziertem Schilddrüsenkarzinom weisen erhöhte Thyreoglobulin-Konzentrationen im Serum auf (4, 11). Bei der präoperativen Beurteilung eines „kalten Knotens" in der Schilddrüse ist die Thyreoglobulinbestimmung allerdings nur von beschränkter Aussagekraft, weil erhöhte Serumspiegel auch bei verschiedenen benignen Schilddrüsenerkrankungen (Thyreoiditis, Hyperthyreose, multinoduläre Struma) auftreten können (30). Nach totaler Thyreoidektomie wegen eines Schilddrüsenkarzinoms stellt hingegen das Thyreoglobulin einen gut brauchbaren Parameter zur Verlaufskontrolle bei Patienten mit differenziertem Schilddrüsenkarzinom dar, wobei ein Anstieg der Thyreoglobulinspiegel im Serum einen sicheren Hinweis für ein Lokalrezidiv oder eine Metastasierung des Tumors gibt (12, 27). Der Test ist jedoch nur von beschränkter Aussagekraft, wenn bei einem Patienten Thyreoglobulin-Antikörper vorliegen (59), wie dies bei anderen Schilddrüsenerkrankungen vorkommt.

Tissue Polypeptide Antigen (TPA)

Das Tissue Polypeptide Antigen (TPA) ist ein aus verschiedenen Karzinomgeweben isolierbares Polypeptid mit einem Molekulargewicht von 22 000 bis 25 000 Dalton. TPA ist vorwiegend in der Membranstruktur menschlicher Karzinomzellen lokalisiert, sein Vorkommen ist aber unabhängig vom Tumortyp oder der Lokalisation des Tumors.

Normalbereich

Die obere Grenze des Normalwertes für TPA im Serum beträgt, radioimmunologisch gemessen, 90 IE/l.

Diagnostische Wertung

Pathologisch erhöhte TPA-Konzentrationen wurden im Serum von bis zu 80% der Patienten mit verschiedenen malignen Erkrankungen gemessen, wobei für die Höhe der TPA-Serumspiegel die proliferative Aktivität des malignen Prozesses von wesentlicher Bedeutung ist (10). Trotz der ausreichenden Sensitivität wird die klinische Brauchbarkeit des TPA durch die geringe Spezifität der Bestimmung entscheidend eingeschränkt, so daß dieser Tumormarker keinen Eingang in die klinische Routine finden konnte. Die Unspezifität des Parameters, die generell mit proliferativen Prozessen verbunden sein dürfte, wird dadurch deutlich, daß fast 40% der Patienten mit benignen Tumoren gleichfalls erhöhte TPA-Serumspiegel aufweisen (60) und damit häufig falsch-positive Befunde erhoben werden.

β_2-Mikroglobulin (β2-M)

β_2-Mikroglobulin (β2-M) ist ein niedermolekulares Protein mit einem Molekulargewicht von 11800 Dalton, das in der Zellmembran normaler Zellen lokalisiert ist, wo es auch als Strukturmolekül der HLA-Transplantationsantigene eine Rolle spielt (32). β2-M ist auch in der Zellwand maligner Zellen nachweisbar. Im Serum, Harn, Liquor cerebrospinalis und in der Amnionflüssigkeit kann β2-M in freier Form nachgewiesen werden, wobei die β2-M-Serumkonzentrationen einerseits von der Proliferationsrate und Sekretionsleistung der Zellen (die bei Gesunden relativ konstant ist) und andererseits von der Ausscheidung, die praktisch ausschließlich renal erfolgt, abhängt. β2-M wird glomerulär filtriert und zum Großteil tubulär rückresorbiert.

Normalbereich

Der Normalwert für β2-M im Serum liegt, enzymimmunologisch gemessen, zwischen 1100 und 3000 μg/l; im Harn finden sich bei Normalpersonen Konzentrationen zwischen 50 und 300 μg/l.

Diagnostische Wertung

Bei Patienten mit Nierenerkrankungen kommt es zu einem Anstieg der β2-M-Konzentrationen im Serum, aber auch bei entzündlichen Erkrankungen werden abnorm hohe β2-M-Serumspiegel gemessen. Damit ist die Spezifität der Bestimmung als Tumormarker beträchtlich eingeschränkt und Untersuchungen bei Patienten mit soliden Tumoren zeigen, daß aufgrund der häufig falsch-positiven β2-M-Befunde bei Patienten mit benignen Erkrankungen diesem Tumormarker in der Onkologie keine wesentliche Bedeutung zukommt (1, 36). Klinisch brauchbarer dürfte β2-M als Tumormarker bei Patienten mit lymphoproliferativen Erkrankungen (16) und multiplem Myelom (64) sein, wo gezeigt werden konnte, daß die β2-M-Konzentrationen im Serum mit dem Krankheitsverlauf korrelieren.

Andere Tumormarker

Die Suche nach Indikatorsubstanzen maligner Erkrankungen während der letzten Jahrzehnte hat dazu geführt, daß eine Unzahl von Parametern als Tumormarker propagiert wurde. Allerdings stellten sich nur ganz wenige als klinisch brauchbar heraus, wofür vor allem die häufig mangelnde Spezifität der Bestimmungen verantwortlich ist.

Es ist lange bekannt, daß es im Rahmen maligner Erkrankungen zu Veränderungen der Serumproteine kommt, die mit einer Beschleunigung der Blutsenkungsgeschwindigkeit und Veränderungen der Elektrophorese korrelieren. Pathologisch erhöhte Enzymaktivitäten im Serum (Laktatdehydrogenase, alkalische Phosphatase, Kreatinphosphokinase, 5'-Nukleotidase u.v.a.) können bei verschiedenen malignen Erkrankungen nachgewiesen werden, finden sich aber auch bei zahlreichen nichtmalignen Erkrankungen. Zusätzlich kommt es zum Anstieg der Konzentrationen einer Reihe tumorassoziierter Produkte (Metabolite wie Polyamine, Neopterin) im Serum, die gleichfalls völlig unspezifisch sind. Es würde den Rahmen dieses Buches überschreiten, wenn auch auf diese unspezifischen, im Zusammenhang mit malignen Erkrankungen auftretenden Veränderungen der Serumproteine, näher eingegangen würde.

Verschiedene Substanzen, die ausgezeichnete Tumormarker darstellen, sind hier nicht erwähnt und werden in den entsprechenden Kapiteln ausführlich behandelt. Dazu gehören vor allem die Hormone bei hormonproduzierenden Tumoren; hier sei nur die Bestimmung der Nebennierenrindenhormone bei Tumoren der Nebenniere oder der Katecholamine beim Phäochromozytom erwähnt. Zusätzlich sei noch auf die Serotoninproduktion beim Karzinoid-Syndrom und die Bestimmung der Paraproteine als spezifische Tumormarker beim multiplen Myelom hingewiesen.

Literatur

1. Adami HO, Haellgren R, Lundquist G: Clin Chim Acta (1979) 93: 43-49. **2.** Aiginger P, Schwarz HP, Kolbe H et al: Verh Dtsch Ges Inn Med (1981) 87: 1111-1114. **3.** Akoun GM, Scarna HM, Milleron BJ, Benichou MP, Herman DP: Chest (1985) 87: 39-43. **4.** Barsano CP, Skosey C, De Groot LJ, Refetoff S: Arch Intern Med (1982) 142: 763-767. **5.** Bast RC jr, Feeney M, Lazarus H, Nadler LM, Colvin RB, Knapp RC: J Clin Invest (1981) 68: 1331-1337. **6.** Bast RC jr, Klug TL, St John E et al: N Engl J Med (1983) 309/15: 883-887. **7.** Bauer HW, Bohn H: Klin Wochenschr (1978) 56: 531-537. **8.** Beard DB, Haskell CM: Am J Med (1986) 80: 241. **9.** Becker KL, Nash D R, Silva OL, Snider RH, Moore CF: JAMA (1980) 243: 670-672. **10.** Bjoerklund B: Tumor Diagn & Ther (1980) 1:9-20. **11.** Black EG, Cassoni A, Gimlette TMD et al: Lancet (1981) ii: 443-445. **12.** Botsch H, Glatz J, Schulz E, Wenzel KW: Cancer (1983) 52: 1856-1859. **13.** Buchegger F, Schreyer M, Carrel S, Mach JP: Int J Cancer (1984) 33: 643. **14.** Canal P, Bugat R, Soula G, Combes PF: Pathol Biol (1981) 29: 150-154. **15.** Carney DN, Marangos PJ, Ihde DC et al: Lancet (1982) i: 583-586. **16.** Cassuto JP, Krebs BP, Viot G, Dujardin P, Masseyeff R: Lancet (1978) ii: 108-109. **17.** Colomer R, Ruibal A, Navarro M, Encabo G, Sole LA: Int J Biol Markers (1987) 1: 89-92. **18.** Cook JD, Finch CA, Smith NJ: Blood (1976) 48: 449-455. **19.** Coombes RC, Gazet JC, Ford HT et al: Lancet (1980) i: 296. **20.** Cooper EH, Splinter TAW, Brown DA, Muers MF, Peake MD, Pearson S L: Br J Cancer (1985) 52: 333-338. **21.** De Bruijn HWA, Sleijfer DTh, Koops HS, Suurmeijer AJH, Marrink J, Ockhuizer T: Cancer (1985) 55: 829-835. **22.** De Lellis RA, Rule AH, Spiler I, Nathanson L, Tashijan AT, Wolfe H J: Am J Clin Pathol (1978) 70: 587-594. **23.** Del Villano B C, Zurawski V R jr: Immunodiagnostics (1983) 269-282. **24.** Del Villano B C, Brennan S, Brock P et al: Clin Chem (1983) 29/3: 549-552. **25.** Drysdale JW, Adelmann TG, Arosio P et al: Sem Hematol (1977) 14: 71-88. **26.** Epenetos AA, Munro AJ, Tucker DF et al: Br J Cancer (1985) 51: 641-644. **27.** Falk U, Abel U, Schmidt-Gayk H, Hüfner M, Kimmig B: TumorDiagn & Ther (1984) 5: 139-143. **28.** Foti A G, Cooper J F, Herschman H, Malvaez RR: N Engl J Med (1977) 297: 1357-1361. **29.** Ganzinger U, Deutsch E: Cancer Res (1980) 40: 1300-1304. **30.** Gembicki M, Kosowicz J, Murawska M: Radiobiol Radiother (1981) 22: 238-242. **31.** Gion M, Mione R, Dittadi R, Fasan S, Pallini A, Bruscagnin G: J Nucl Med Allied Sci (1986) 30: 29-35. **32.** Grey HM, Kubo TM, Colon SM, Poulik MD: J Exp Med (1973) 138: 1608-1612. **33.** Griffith J C: Clin Chem (1980) 26: 433-436. **34.** Gropp C, Havemann K, Lehmann FG: Cancer (1978) 42: 2802-2808. **35.** Gutman AB, Gutman EB: J Clin Invest (1983) 17: 473-478. **36.** Haellgren R, Nou E, Lundquist G: Cancer (1980) 45: 780-785. **37.** Hennessy JF, Wells SA, Ontjes DA, Cooper CW: J Clin Endocrin Metab (1974) 39: 487-497. **38.** Heynen G, Franchimont P: Eur J Clin Invest (1974) 4: 213-222. **39.** Hilkens J, Kroezen V, Bonfrer I M G, Bruning P F, Hilghers J, Van Eijkeren A, in: Peeters H (ed): Protides of the Biological Fluids. 32nd Oxford Meeting, Pergamon press 1984, pp. 651-653. **40.** Iwase K, Nagasaka A, Kato K et al: J Clin Endocrinol Metab (1986) 63: 94-101. **41.** Javadpour N: Cancer (1980) 45: 1755-1762. **42.** Kabawat SE, Bast RC, Bhan AK, Welch WR, Knapp RB, Colvin RB: Lab Invest (1983) 48: 42A. **43.** Kabawat SE, Bast RC jr, Welch WR, Knapp RC, Colvin RB: Am J Clin Pathol (1983) 79: 98-104. **44.** Klapdor R, Lemann U, Bahlo M, v Ackeren H, Dallek U, Schreiber WH: TumorDiagn & Ther (1983) 5. **45.** Klein LA: N Engl J Med (1979)

300: 824-833. **46.** Kuehboeck J, Aiginger P, Kuzmits R, Spona J: Cancer Detect Prev (1987) 10: 389-392. **47.** Kufe D, Inghirami G, Abe M, Hayes P, Justi-Wheeler H, Schlom J: Hybridoma (1984) 3:223-232. **48.** Kuzmits R, Aiginger P: Eur J Cancer Clin Oncol (1984) 20: 667-672. **49.** Kuzmits R, Aiginger P, Schwarz HP, Spona J: Akt Diagn Ther (1983) 81: 45-50. **50.** Kuzmits R, Schernthaner G, Krisch K: Cancer (1987) 60: 1017-1021. **51.** Lamerz R, Fateh-Moghadam A: Klin Wochenschr (1975) 53: 147-170. **52.** Li CY, Chuda RA, Lam WKW, Yam LT: J Lab Clin Med (1973) 82: 446-451. **53.** Linkesch W: Ferritin. New York: Springer 1986. **54.** Linkesch W, Kuzmits R, Aiginger P: Proceedings 13th ICC (1983) 274: 33-36. **55.** Lipschitz DA, Cook JD, Finch CA: N Engl J Med (1974) 290: 1213-1218. **56.** Lloyd RV, Sisson JC, Marengos PJ: Cancer (1983) 51: 2234-2239. **57.** Luger TA, Linkesch W, Knobler R, Kokoschka EM: Oncology (1980) 40: 263-267. **58.** Magnani JL, Steplewski Z, Koprowski H, Ginsburg V: Cancer Res (1983) 43: 5489-5492. **59.** Mariotti S, Cupini C, Giani C et al: Clin Chem Acta (1982) 123: 347-355. **60.** Menendez-Botet CJ, Oettgen HF, Pinsky CM, Schwarz MK: Clin Chem (1978) 24: 868-872. **61.** Neumaier M, Fenger E, Wagener C: Molec Immunol (1985) 22:1273. **62.** Niitsu Y, Kohgo Y, Ohtsuka S et al: Academic Press (1976) 717-762. **63.** Niloff JM, Bast RC jr, Schaetzl EM, Knapp RC: Am J Obstet Gynecol (1985) 151: 981-986. **64.** Norfolk D, Child JA, Cooper EH, Kerruish S, Milford WA: Br J Cancer (1979) 39: 510-515. **65.** Patel AR, Shah PC, Vohra RM, Hart WL, Shah JR: Arch Path Lab Med (1980) 104: 509-512. **66.** Paulick R, Caffier H, Kaesemann H: TumorDiagn & Ther (1986) 7:85-87. **67.** Podolsky D K, McPhee M S, Alpert E, Warshaw A L, Isselbacher K J: N Engl J Med (1981) 304: 1313-1318. **68.** Pollet D E, Nouwen E J, Schelstraete J B, Renard J, Van de Voorde A, De Broe M E: Clin Chem (1985) 31: 41-45. **69.** Polterauer P, Horak W, Legenstein E, Müller M M: Wien klin Wochenschr (1979) 91: 201-204. **70.** Prieto J, Barry M, Sherlock S: Gastroenterol (1975) 68: 525-528. **71.** Rasoul-Rockenschaub S, Zielinski CC, Kubista E, Vavra N, Pospischil E, Staffen A, Spona J: Eur J Cancer Clin Oncol (im Druck) **72.** Report from the Medical Research Council Working Party on Testicular Tumours. Lancet (1985) i: 8-11. **73.** Ritts RE, Del Villano BC, Go VLW, Herberman RB, Klug TL, Zurawski VR jr: Int J Cancer (1984) 33: 339-345. **74.** Ruibal A, Genolla J, Rosell M, Gris JM, Colomer R: Int J Biol Markers (1986) 1/3: 159-160. **75.** Ruoslahti E, Terry WD: Nature (1976) 260: 804-805. **76.** Safi F, Beger HG, Bittner R, Büchler M, Krautzberger W: Cancer Res (1986) 57: 779-783. **77.** Satake K, Kanazawa G, Kho J, Chung Y, Umeygama K: Am J Gastroenterol (1985) 80: 8. **78.** Schmiegel WH, Kreiker C, Eberl W et al: GUT (1985) 26: 456-460. **79.** Schwarz S, Berger P, Wick G: Clin Chem (1985) 31: 1322-1328. **80.** Sevelda P, Genger H, Czerwenka K, Spona J: Gynaekol Rundsch (1986) 26: 297-299. **81.** Sevelda P, Salzer H, Dittrich Ch, Pateisky N, Spona J: TumorDiagn & Ther (1987) 8: 115-120. **82.** Staehli C, Takacs B, Miggiano V, Staehelin T, Carmann H: Experientia (1985) 41: 1377-1381. **83.** Stamey TA, Yang N, Hay AR, McNeal JE, Freiha FS, Redwine E: N Engl J Med (1987) 317: 909-916. **84.** Steele G, Ellenberg S, Ramming K et al: Ann Surg (1982) 196: 162. **85.** Stieber P, Lamerz R, Fateh-Moghadam A: Tumour Biol (1985) 6: 388. **86.** Tapia FJ, Polak JM, Barbosa AJA et al: Lancet (1981) i: 808-811. **87.** Tate H: Br J Cancer (1982) 46: 323. **88.** Tobias R, Rothwell C, Wagner J, Green A, Liu Y-SK: Proc Amer Ass Analitical Clin Chem, Atlanta 1985. **89.** Tommasi M, Fantappie B, Distante V et al: Int J Biol Markers (1984) 2: 81-84. **90.** Van Herle AJ, Vassart G, Dumont JE: N Engl J Med (1979) 301: 239-249. **91.** Wagener C,

Breuer H: J Clin Chem Clin Biochem (1982) 20: 705. **92.** Watt KWK, Lee PJ, M'Timkulu T, Chan W P, Loor R: Proc Nat Acad Sci USA (1986) 83: 3166-3170. **93.** Wepsic H T, Kirkpatrick A: Gastroenterol (1979) 77: 787-796. **94.** Wise WS, Kandaswamy K: Arch Path Lab Med (1981) 105: 622-625. **95.** Zanaboni F, Accinelli G, Colombo P et al: Int J Biol Markers (1987) 2/2: 105-108. **96.** Zeltzer PM, Marangos PJ, Evans AE, Schneider SL: Cancer (1986) 57: 1230-1234. **97.** Zeltzer PM, Marangos PJ, Parma AM et al: Lancet (1983) i: 361-363.

Liquor cerebrospinalis

E. Maida

Liquordynamik

Der Liquorraum umfaßt das Ventrikelsystem des Gehirns, das sich in den häufig streckenweise obliterierten Zentralkanal des Rückenmarks fortsetzt, sowie den Subarachnoidalraum des Gehirns und Rückenmarks (Abb.1). Sein Gesamtvolumen beträgt beim Erwachsenen 90-150 ml (29).

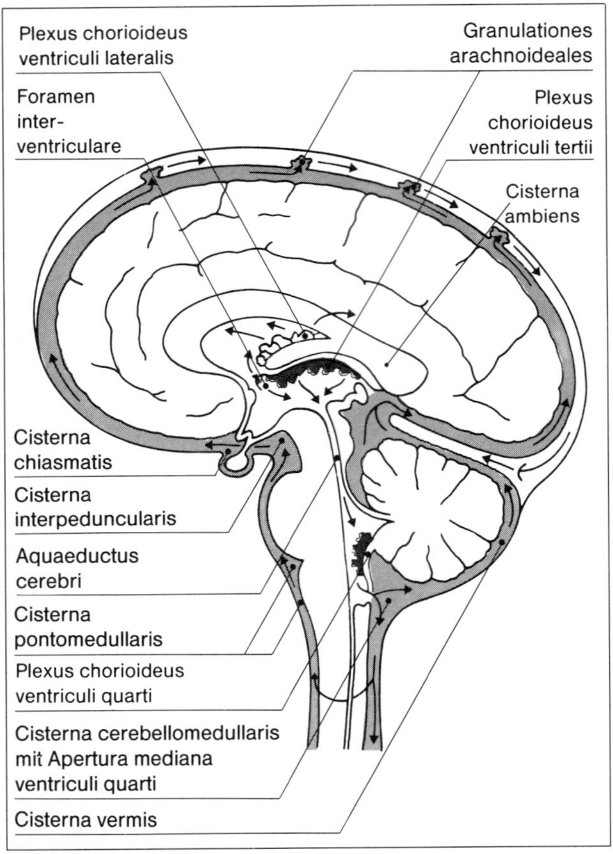

Abb. 1: Liquorzirkulation innerhalb der inneren und äußeren Liquorräume.

Etwa 60% des Liquors werden im Plexus chorioideus des Ventrikelsystems gebildet. 40% entstammen den subarachnoidalen und subpialen Gefäßen des Zentralnervensystems (ZNS) und dem Interzellulärraum auf dem Weg über das Ventrikelependym (2,12). In Form einer langsamen, pulsierenden Zirkulation breitet sich der Liquor vom Plexus chorioideus aus in die Ventrikel, die basalen Zisternen und den Subarachnoidalraum von Hirn und Rükkenmark und wird in den venösen Blutkreislauf über die Pacchioni-Granulationen (= arachnoidale Villi) des Sinus sagittalis superior, in geringem Umfang auch über das

Ventrikelependym, die meningealen und spinalen Venen und über die Lymphscheiden der Hirnnerven und Spinalwurzeln resorbiert (3,25). Die Liquorproduktion außerhalb des Plexus chorioideus und die Resorptionsvorgänge bewirken, daß sich die Zusammensetzung des Liquors in apiko-kaudaler Richtung ändert. Die Kenntnis der Liquorentnahmestelle ist daher für die Beurteilung der Liquorbefunde von großer praktischer Bedeutung.

Die täglich produzierte Liquormenge beträgt 500-600 ml; somit wird das gesamte Liquorvolumen im Laufe eines Tages etwa 5 mal ausgetauscht (5).

Die Liquorproduktion erfolgt aus dem Blut teils durch passive Diffusion, teils durch aktive Transportvorgänge im Plexus chorioideus. Von wesentlicher funktioneller Bedeutung für die Liquorproduktion ist die Ausbildung der sogenannten Blut-Hirn-Schranke, die durch besondere dichte Verbindungen der Gefäßkapillaren (tight junctions) (31), durch die Basalmembran der Gefäße und durch ein den Gefäßen sich anlagerndes Netz von Gliafasern bewirkt wird. Durch sie wird der Stoffaustausch nach Art eines „Molekülsiebs" eingeschränkt bzw. verhindert. Liquor und Blut sind außerdem noch getrennt durch die Tight junctions der Ependymzellen im Bereich des Ventrikelsystems sowie entlang der äußeren Liquorräume an der Grenze zwischen Arachnoidea und Dura mater. Hingegen ist ein Stoffaustausch möglich zwischen Ventrikeln, Interzellulärraum des ZNS und Subarachnoidalraum, und es findet eine Liquorbewegung statt zwischen den inneren und äußeren Liquorräumen. Somit liegt das Parenchym des ZNS im Liquormilieu. In bezug auf die Liquordiagnostik bedeutet dieser Umstand, daß die Liquorbefunde einen Rückschluß zulassen auf die Zusammensetzung der Interzellulärflüssigkeit des ZNS.

Normale Liquorzusammensetzung

Der normale Liquor enthält eine große Zahl an chemischen Inhaltsstoffen, die dem Stoffaustausch zwischen Blut und Liquor über die Blut-Hirn-Schranke einerseits und zwischen Parenchym, Interzellulärraum und Liquor andererseits entstammen, weiterhin eine kleine Zahl an Zellen, und zwar Lymphozyten und Monozyten. Die Zellen sind nach neueren Untersuchungen überwiegend hämatogenen Ursprungs (27), einzelne Makrophagen entstehen auch unter normalen Bedingungen durch lokale Umwandlung aus Piazellen (26).

Die chemische Zusammensetzung des Liquors umfaßt aus dem Blut über die Blut-Hirn-Schranke diffundierte Stoffe wie Proteine, Peptide, Aminosäuren, Lipide, Glukose und andere Kohlenhydrate, Elektrolyte und Spurenelemente, Bestandteile des Säure-Basen-Haushalts, xanthochrome

Substanzen, stickstoffhaltige Substanzen, Enzyme, Vitamine und Hormone.

Die Normalwerte der für die Klinik wichtigen Stoffe sind in Tabelle 1 aufgeführt. An der Blut-Hirn-Schranke wird ein sehr großer Teil der Stoffe an der Diffusion in den Liquorraum behindert, wobei eine Selektion der Übertrittsrate nach der Molekülgröße und nach der Lipidlöslichkeit stattfindet, d.h. kleinmolekulare und lipidlösliche Substanzen passieren die Blut-Hirn-Schranke leichter als großmolekulare und lipidunlösliche Stoffe. Einzelne, für die Versorgung und Funktion des ZNS wichtige Stoffe, wie Natriumionen, Glukose, essentielle Aminosäuren, Vitamine sowie die Serumproteine Präalbumin und Transferrin gelangen durch energieabhängigen, aktiven Transport aus dem Blut in den Liquorraum (4). Weiterhin finden sich im normalen Liquor dem Parenchym des ZNS entstammende Stoffe, wie Neurotransmitter, Neuropeptide, Neurohormone, zyklische Nukleotide und Hirnenzyme, deren Bestimmung zur Zeit noch keine wesentliche praktisch-klinische Bedeutung hat (15).

Normalwerte der wichtigsten Parameter der Liquoruntersuchung (Lumballiquor)

Druck	0,6-1,8 kPa
Farbe/Durchsichtigkeit	farblos/klar
Dichte	1,0062-1,0082
Zellzahl	bis 12/3
Zytologie	65-70% Lympho-, 30-35% Monozyten
Pándy-Reaktion	neg.
Gesamteiweiß[1])	180-420 mg/l
Liquor-/Serum-Albumin	0,0032-0,0060
Rel. % IgG[1])	6,5-10,3
IgA[1])	bis 0,7
IgM	0
intrathekale Produktion:	
IgG[1]), IgA[1]), IgM	0
Präalbumin[1])	14-32 mg/l
Zucker[1])	400-600 mg/l (50-70% des BZ)
Chloride	110-129 mmol/l
Kalium	2,64-3,36 mmol/l
Natrium	135-157 mmol/l
Osmolarität	306 mosm/kg H_2O
Bikarbonat	14,3-29,3 mmol/l
pO_2	5,8-6,4 kPa
pCO_2	7,8-8,9 kPa
pH	5,7 – 8,9
Laktat	1,4-1,8 mmol/l
Pyruvat	0,098-0,132 mmol/l
Bilirubin[1])	bis 0,5 mg/l
Hämoglobin (Benzidinprobe)	neg.
basisches Markscheidenprotein	bis 3 µg/l
oligoklonale Banden	keine intrathekale Produktion

[1]) bei normalen Serumwerten

Tab. 1

Pathophysiologie des Liquors

Pathologische Liquorveränderungen können bedingt sein durch eine Funktionsstörung der Blut-Hirn-Schranke mit verstärktem Übertritt von Proteinen und anderen Stoffen aus dem Blut und auch – je nach Ursache und Intensität der Störung – von Blutzellen (Tab. 2). Die pathophysiologische Grundlage der Schrankenfunktionsstörung (SST) ist eine Lockerung oder Ruptur der Tight junctions und Schrumpfung der Gefäßendothelzellen (4), sowie ein vermehrter pinozytotischer Stofftransport (38). Sie stellt eine unspezifische Reaktion auf verschiedene Noxen dar und ist umso ausgeprägter, je intensiver und ausgedehnter der pathologische Prozeß ist. Parallel zur vermehrten Durchlässigkeit der Blut-Hirn-Schranke kommt es auch zu einer Verminderung der aktiven Transportvorgänge im Plexus chorioideus (30).

Eine zweite Ursache von Liquorveränderungen ist eine Immunreaktion auf einen lokalen antigenen Reiz. Das ZNS ist zur autochthonen Immunreaktion fähig, die Folgen sind vermehrte Einwanderung von Entzündungszellen, lokale Proliferation und entzündliche Transformation der Liquorzellen einschließlich Differenzierung in Plasmazellen, intrathekale Synthese von Immunglobulinen und lokale Immunkomplexbildung (6,8,13,21). Weiterhin kann die Zusammensetzung des Liquors verändert werden durch die Folgen von Parenchymschäden des ZNS mit Änderung des Säure-Basenhaushalts (35), mit vermehrter Freisetzung von verschiedenen Zellbestandteilen, wie etwa Glukose, Hirnenzymen, -proteinen, – peptiden usw. (15,18) und entsprechend verstärktem Übertritt von Stoffen aus dem Interzellulärraum in den Liquor. Schließlich beeinflußt eine

Allgemeine Ursachen der wichtigsten pathologischen Liquorveränderungen
Zellvermehrung Einwanderung von Zellen aus dem Blut lokale Zellproliferation antigener Reiz chemotaktischer Reiz
Eiweißanstieg Störung der Funktion der Blut-Hirn-Schranke Liquorabflußstörung intrathekale Immunglobulinsynthese **Eiweißverminderung** Verminderung der Liquorproduktion beschleunigte Liquorresorption
Zuckeranstieg Freisetzung aus ZNS-Parenchym und Liquorzellen **Zuckerverminderung** verminderter Transport in den Liquorraum lokaler Verbrauch durch Erreger oder Tumorzellen

Tab. 2

Störung der Liquordynamik über ein verändertes Zusammenspiel von Liquorproduktion, -zirkulation und -resorption die Zusammensetzung des Liquors (39).

Bei der Interpretation pathologischer Liquorbefunde ist zu berücksichtigen, daß Änderungen der chemischen Stoffe im Blut, etwa des Gehalts an einzelnen Proteinen, Glukose, Bilirubin usw., im Rahmen der normalen Liquorproduktion zu einer veränderten Zusammensetzung des Liquors führen können, ohne daß ein pathologischer Prozeß im ZNS vorliegen muß. Um derartige falsch-pathologische Befunde von intrathekal entstandenen Veränderungen abgrenzen zu können, sind Vergleichsuntersuchungen des Blutes und entsprechende Berechnungen der Relationen der Stoffe im Liquor und Blut unerläßlich. Für die Klinik wichtig ist dies vor allem für die Erfassung der Funktion der Blut-Hirn-Schranke, für die Beurteilung und den Nachweis lokaler humoraler Immunreaktionen und für die Erfassung einer lokalen Veränderung des Glukosegehalts.

Technik der Liquoruntersuchungen

Methoden der Liquorentnahme

Liquor wird je nach den klinischen Gegebenheiten durch Lumbal-, Subokzipital- oder Ventrikelpunktion gewonnen.

Bei der selten durchgeführten Ventrikelpunktion erfolgt die Entnahme aus den inneren Liquorräumen. Sie stellt einen operativen Eingriff dar und sollte nur an einer neurochirurgischen Abteilung vorgenommen werden. Sie wird angewandt bei Prozessen mit Hirndrucksteigerung und bei Verlegung der Liquorabflußwege.

Bei der Lumbal- und Subokzipitalpunktion wird Liquor aus den äußeren Liquorräumen gewonnen.

Die Subokzipitalpunktion erfolgt im Sitzen oder Liegen. Die nachfolgende Liquordruckmessung ist nur beim Eingriff im Liegen verwertbar. Der Kopf des Patienten wird von einer Hilfsperson nach vorne gebeugt gehalten, wobei der Hals leicht nach dorsal gebogen wird. Die Nadel wird zwischen der Protuberantia occipitalis und dem Dornfortsatz des Epistropheus in Richtung auf die Hinterhauptschuppe eingebracht, bei Erreichen des Knochenrandes leicht zurückgezogen und entlang des Knochens durch die Membrana atlanto-occipitalis, die etwa 5 cm unter der Hautoberfläche liegt, geführt. Der Eingriff ist mit größeren Gefahren verbunden als die Lumbalpunktion, da eine Verletzung der Medulla oblongata möglich ist und sollte daher nur von Geübten durchgeführt werden. Der Vorteil liegt darin, daß die Patienten nach der Punktion nicht liegen müssen und daß sehr selten postpunktionelle Beschwerden auftreten.

Die Lumbalpunktion wird bevorzugt im Sitzen durchgeführt; falls dies nicht möglich ist, in Seitenlage. Der Patient muß eine Haltung einnehmen, in welcher der Lumbalbereich nach dorsal gekrümmt ist und die Dornfortsätze sich in einer geraden Linie befinden. Die Einstichstelle liegt zwischen dem 3. und 4. Lendenwirbel; sie entspricht der Verbindungslinie zwischen den Darmbeinkämmen. Die Punktion ist, wenn nötig, ein Segment höher noch ohne Gefahr der Rückenmarkverletzung möglich, da der Conus terminalis in Höhe des 1. Lendenwirbels liegt. Die Nadel wird in leichter Aufwärtsrichtung durch die Dura geführt, die als federnder Widerstand gefühlt wird.

Zur Punktion werden Nadeln mit Mandrin verwendet; dünnere Nadeln verringern die postpunktionellen Beschwerden, sind allerdings manchmal schwerer zu führen, vor allem bei degenerativen Wirbelsäulenveränderungen. Auf sorgfältige Hautreinigung und -desinfektion ist streng zu achten. Eine Lokalanästhesie vor der Punktion ist nicht nötig, da sie fast ebenso viel Schmerzen verursacht wie die Punktion selbst, der Patient aber länger in der fixierten Haltung verbringen muß, was seine psychische Anspannung fördert. Nach der Lumbalpunktion muß der Patient mindestens 24 Stunden liegen.

Die Kontraindikationen der Lumbal-und Subokzipitalpunktion (Tab. 3) sind hirndrucksteigernde Prozesse mit Stauungspapillen und (Verdacht auf) raumfordernde Prozesse im Bereich der hinteren Schädelgrube, da es in diesem Fall durch den Liquorabfluß zur Einklemmung der Kleinhirntonsillen im Foramen occipitale magnum und zur Kompression der Medulla oblongata kommen kann. Vor der Punktion muß daher der Augenhintergrund auf das Vorliegen einer Stauungspapille untersucht werden. Weitere Kontraindikationen sind Blutgerinnungsstörungen einschließlich Antikoagulantientherapie, eitrige Prozesse sowie Anomalien im Bereich der Punktionsstelle. Die Subokzipitalpunktion ist überdies noch kontraindiziert bei Patienten über 65 Jahren, bei schwerer Arteriosklerose und bei unruhigen oder verwirrten Patienten.

Es sollen, um die gesamte Routinediagnostik durchführen zu können, ca. 8 ml Liquor entnommen werden. Weitere Mengen sind nötig für zusätzliche Untersuchungen, je nach klinischer Fragestellung, wie etwa für mikrobiologische oder spezifische Antikörperbestimmungen oder spezielle Zellfärbungen.

Eine Blutprobe von 3-5 ml soll in jedem Fall parallel zum Liquor abgenommen werden, um die bereits erwähnten vergleichenden Berechnungen durchführen zu können, ohne die vor allem in bezug auf die Liquorproteindiagnostik und die Glukosebestimmung, eine exakte Beurteilung der intrathekalen Veränderungen nicht möglich ist.

Indikationen und Kontraindikationen der Liquorentnahme	
Indikationen	Kontraindikationen
Entzündliche Prozesse	Lumbal- und Subokzipitalpunktion
akute Meningoenzephalitis	Stauungspapille >2D
akute Myelitis	Tumor der hinteren Schädelgrube
akute Radikulitis	Blutgerinnungsstörung
Hirnnervenneuritis	Antikoagulantientherapie
Multiple Sklerose	eitrige Prozesse und Dekubitus
Neurolues	im Bereich der Punktionsstelle
Neuroborreliose	Anomalien im Bereich der
Optikusneuritis	Punktionsstelle
Guillain-Barré-Syndrom	
AIDS	
seltene chronische	Subokzipitalpunktion zusätzlich:
Entzündungen,	Alter >65 Jahre
z.B. Sarkoidose	schwere Arteriosklerose
Hirnabszeß	unruhige Patienten
entzündlicher Gefäßprozeß	verwirrte Patienten
Blutungen im ZNS	
falls CT negativ	
oder nicht möglich:	
Subarachnoidalblutung	
Hämorrhagia cerebri	
Hämatomyelie	
schweres Geburtstrauma	
Meningiosis blastomatosa	
evtl. zerebraler oder	
spinaler Tumor	
unklares Koma	
unklare psychiatrische	
Erkrankung	
evtl. Liquorzirkulationsstörung	

Tab. 3

Der Liquor sollte möglichst rasch zur Untersuchung gebracht werden, da sich schon nach sehr kurzer Zeit in vitro Veränderungen einstellen. Falls die Bearbeitung nicht gleich möglich ist, sollte der Liquor im Kühlschrank aufbewahrt werden.

Die für die Punktion verwendeten Röhrchen sollen sauber und frei von chemischen Verunreinigungen sein und einen nichtfasernden Verschluß haben (Plastikstöpsel oder Parafilm), da Beimengungen verschiedener Art die Bestandteile des Liquors soweit beeinflussen können, daß die Beurteilung ungenau wird.

Methoden der Liquordiagnostik

In den Anfängen der Liquordiagnostik wurde der Liquor grob orientierend beurteilt nach sichtbaren Veränderungen, wie Druck bei der Entnahme, Durchsichtigkeit und Farbe, später kamen die qualitativen Proteinbestimmungen mittels Fällungsreaktionen, z.B. die Pándy-Reaktion (28) hinzu. Auch heute werden diese Beurteilungen für einen raschen Überblick herangezogen.

Die Entwicklung chemischer, histologischer bzw. zytologischer und immunologischer Techniken brachte eine zunehmende Verbesserung der Liquordiagnostik. Da der Großteil der Stoffe im Liquor in äußerst geringen Konzentrationen vorliegt, ist die Bestimmung zahlreicher Liquorbestandteile, wie etwa der Neurotransmitter usw. an hochsensible und daher technisch aufwendige und teure Methoden gebunden, so daß viele Stoffe heute zwar für wissenschaftliche Fragestellungen, aber noch nicht für Routinezwecke bestimmt werden können. Sie werden hier nur überblickmäßig berücksichtigt.

Liquorzellen

Die Gesamtzellzahl wird mit Hilfe der von Fuchs und Rosenthal (9) eingeführten Zählkammer bestimmt. In einer Blutmischpipette zur Leukozytenzählung wird Liquor- (oder eventuell Leukozyten-) Zählflüssigkeit bis zur Marke 1, dann Liquor bis zur Marke 11 aufgezogen, kurz geschüttelt und nach 5 Minuten die Kammer gefüllt und unter dem Mikroskop ausgewertet. Liquorzellen und gegebenenfalls vorhandene Erythrozyten werden getrennt gezählt. Die ausgezählte Liquorzellzahl wird in Zellen/3 angegeben. Die Bezeichnung *Drittelzellen* ergibt sich aus dem Volumen der Kammer von 3 mm^3. In der anglo-amerikanischen Literatur ist die Angabe der Zellzahl pro µl üblich. Die Zählung der Zellen ist möglichst rasch nach der Punktion vorzunehmen. Die Kammer besteht aus je 16 waagerechten und senkrechten Quadraten auf einer Grundfläche von 4x4 mm (Abb. 2). Es ist nach Möglichkeit die gesamte Kammerfläche auszuzählen; nur bei sehr großer Zellzahl kann ein Teil der Quadrate durchgezählt und die Gesamtzellzahl durch entsprechende Multiplikation berechnet werden.

Liquorzytologische Untersuchungen werden durchgeführt, nachdem die Zellen in einem möglichst schonenden Verfahren angereichert und entsprechend gefärbt wurden. Zur Zellanreicherung am besten bewährt haben sich die Sedimentationstechnik in der von Sayk entwickelten Kammer (33) und die Zentrifugation in einer speziell für die Zytologie konstruierten Zytozentrifuge. Diese beiden Techniken zeigen die geringsten, prinzipiell unvermeidbaren Artefaktbildungen an den Liquorzellen bei gleichzeitig guter Zellausbeute.

Die gut getrockneten Liquorzellpräparate werden üblicherweise gefärbt nach May-Grünwald-Giemsa (5 min May-Grünwald-Lösung, abspülen mit Aqua dest., 3 min Giemsa-Lösung, frisch verdünnt 1:10, abspülen, lufttrocknen, eindecken). Die so erhaltenen Präparate sind lange Zeit unverändert haltbar.

Je nach klinischer Fragestellung kann eine ganze Reihe von Spezialfärbungen durchgeführt werden [Übersicht bei Schmidt (34)], z.B. die Papanicolaou-Färbung bei Tumo-

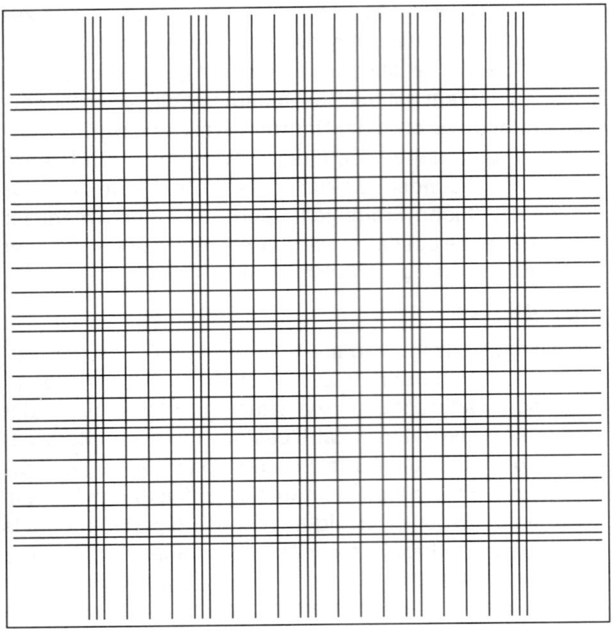

Abb. 2: Zählkammer nach Fuchs-Rosenthal (9).

ren, die Berliner-Blau-Reaktion zum Nachweis von Hämosiderin bei älteren Blutungen in den Liquorraum, die Melaninbestimmung bei Melanomen oder die PAS-Färbung zum Nachweis von mukopolysaccharidhaltigen Zellen, sowie Färbungen zur Darstellung von Oberflächenmarkern an Liquorzellen oder Tumorzellen.

Liquoreiweiß

Die bereits erwähnte Pándy-Reaktion kann zur raschen Orientierung über den Eiweißgehalt des Liquors am Krankenbett eingesetzt werden, ersetzt aber nicht die quantitative Untersuchung. Bei der Pándy-Reaktion wird ein Tropfen Liquor in ein mit Pándy-Reagens gefülltes Uhrglasschälchen getropft. Bei Eiweißwerten über 700 mg/l entsteht eine schlierig-opaleszierende bis deutlich weiße Trübung.

Die quantitative Eiweißbestimmung erfolgt durch photometrische Messung der Trübung nach Fällung der Proteine mit Trichloressigsäure oder Sulfosalizylsäure (11). 2 ml Trichloressigsäure 3% werden mit 0,4 ml Liquor versetzt, kurz geschüttelt und nach 10 min wird am Photometer bei 565 nm die Extinktion gegenüber Aqua dest. gemessen, wobei der abgelesene Wert, multipliziert mit 100 und mit 2,5, den Gesamteiweißwert des Liquors in g/l ergibt. Auch kolorimetrische Meßmethoden, z.B. nach Proteinfärbung mit Commassie-Blue oder mit Biuret-Reagens, haben sich bewährt.

Für die moderne Liquordiagnostik unerläßlich sind weitere Untersuchungen der Zusammensetzung der Liquoreiweißkörper. Die anfänglich verwendete Elektrophorese (1,13) wurde durch immunchemische Untersuchungen von Einzelproteinen verdrängt, da diese über den Vergleich mit den Serumproteinen die genaue Beurteilung der Funktion der Blut-Hirn-Schranke und gegebenenfalls einer intrathekalen Synthese von Immunglobulinen erlauben.

Die radiale Immundiffusion nach Mancini (24) wird am häufigsten eingesetzt. Die Technik ist genau; durch kommerziell erhältliche, für die Untersuchung niedriger Proteinkonzentrationen entwickelte Diffusionsplatten (z.B. LC-Partigen®-Platten der Fa. Behring), sind die Bestimmungen aus kleinen Mengen Nativliquors möglich; eine spezielle apparative Ausrüstung ist nicht erforderlich. Für manche klinische Fragestellungen ist von Nachteil, daß das Untersuchungsergebnis erst nach mindestens 48 Stunden erhalten werden kann, daß die im normalen Liquor sehr niedrig konzentrierten Proteine wie IgA und IgM nicht erfaßt werden können und auch bei geringer intrathekaler Produktion bei niedrigem Gesamteiweißwert noch unter der Nachweisgrenze liegen können.

Neuere Techniken, wie die Laser-Nephelometrie oder die ELISA-Methode befinden sich in der Entwicklung. Sie erlauben die Fertigstellung der Untersuchungen innerhalb von wenigen Stunden, sind allerdings an teure Apparate gebunden. Mit der Laser-Nephelometrie können IgA und IgM noch nicht befriedigend erfaßt werden. Die an sich sehr empfindliche ELISA-Technik benötigt aufwendige Vorarbeiten, so daß ihr Einsatz in großen Liquorlaboratorien zur Zeit noch nicht die radiale Immundiffusion ersetzen kann.

Die Beurteilung der Funktion der Blut-Hirn-Schranke erfolgt durch die Berechnung des Verhältnisses zwischen Liquor- und Serum-Albumin (10,36). Die Bestimmung von Proteinen mit größerem hydrodynamischen Radius bzw. höherem Molekulargewicht, wie α_2-Makroglobulin, erlaubt eine noch genauere graduelle Erfassung der Schrankenfunktion (7,21), ist aber für praktische Zwecke selten notwendig.

Der Nachweis einer intrathekalen Produktion von Immunglobulinen wird erbracht durch die Berechnung der Relation des Liquor-/ Serum-Quotienten des Immunglobulins zu jenem von Albumin, ausgehend von der Tatsache, daß die Immunglobuline unter normalen Bedingungen, bzw. bei Vorliegen einer SST, in entsprechendem Maße in den Liquorraum diffundieren. Gebräuchlich für die Berechnung der intrathekalen IgG-Produktion war lange Zeit der IgG-Index nach Link (17). Er bezieht sich auf eine lineare Relation der Diffusionsgrößen von Albumin und IgG. Da diese beiden Proteine keine identischen Molekülgrößen besitzen, trifft dies vor allem bei sehr „dichter" Schranke und bei sehr starker SST nicht zu, so daß sich in diesen Bereichen (bei besonders niedrigem und besonders hohem Gesamteiweißwert) falsch-positive bzw. falsch-negative Befunde ergeben können. Es hat sich daher die von Reiber (32) ausgearbeitete Berechnung durchgesetzt, welche die aktuelle Schrankenpermeabilitätsgröße für die Beurteilung der Diffusionsrate von IgG einbezieht auf der Basis der Korrelation zwischen den beiden Proteinen. Die Formel lautet:

$$IgG_p = \text{Liquor-IgG} - [(\text{Liquor-/Serum-Albumin}) \cdot 0{,}43 + 0{,}007] \cdot \text{Serum-IgG}$$

Das Ergebnis kann in ein graphisches Schema eingetragen werden, aus dem die Konstellation Normalbefund – SST – SST + IgG-Synthese – isolierte IgG-Synthese optisch ersichtlich ist (Abb.3). Für die Berechnung der intrathekalen Produktion von IgA und IgM, die aufgrund ihrer großen Differenz im Molekulargewicht gegenüber Albumin bei zunehmender SST nicht proportional zu Albumin in den Liquorraum diffundieren, kommt eine analoge Formel zur Anwendung, welche sich auf die Korrelationen der Durchtrittsraten in den steigenden Bereichen der SST bezieht und verschiedene Konstanten verwendet [Tab. 4; (21)].

Weitere Proteinbestimmungen im Liquor, z.B. der Komplementfaktoren, ebenfalls unter Berücksichtigung der Schrankenpermeabilität, d.h. im Vergleich zum Serum, sind für einzelne klinische Fragestellungen von Interesse (21). Die Immunglobulinzusammensetzung wird weiter untersucht mit Hilfe der isoelektrischen Fokussierung. Verwendet werden Polyacrylamid- oder Agarosegelplatten, danach wird gefärbt mit Blau- oder Silberfärbung; dadurch werden die nach ihren unterschiedlichen pH-Werten getrennten Proteine sichtbar gemacht. Im kathodischen Bereich finden sich die sogenannten oligoklonalen Banden (= Antikörper); mit Immunfixation können diese noch näher identifiziert werden (14, 16). Vergleichsuntersuchungen mit dem Serum sind notwendig, um festzustellen, ob sich im Liquor oligoklonale Banden finden, welche im Serum nicht vorhanden sind und daher intrathekal synthetisiert wurden. Speziell für Routinezwecke gut geeignet sind Testkits zur isoelektrischen Fokussierung, z.B. der Firmen Isolab und LKB. Durch den Nachweis oder das Fehlen der für Liquor typischen ß-Transferrinbande läßt sich mit dieser Methode auch feststellen, ob das untersuchte Material tatsächlich Liquor oder ein anderes biologisches Material ist, z.B. Nasensekret bei Verdacht auf Rhinoliquorrhö.

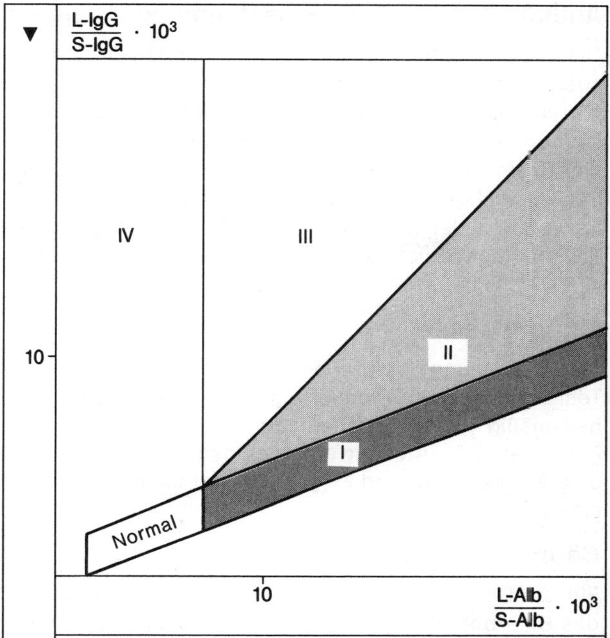

Interpretation:

Bereich I: geringgradige Schrankenfunktionsstörung (SST)

II: starke SST mit/ohne zusätzlicher intrathekaler (i.th.) IgG-Produktion oder leichter i.th. IgG-Produktion (nicht gesichert)

III: i.th. IgG-Produktion und SST

IV: i.th. IgG-Produktion ohne SST

Abb. 3: Graphische Darstellung der Albumin- und IgG-Relationen von Liquor und Serum [nach Reiber (32)].

Konstanten yx und $2s_{yx}$ für die Formel zur Berechnung der intrathekalen Produktion von Immunglobulinen durch Vergleich mit dem Serum unter Berücksichtigung der Schrankenpermeabilität für Albumin Ig_p = L-Ig – [(L-/S-Alb) · yx + $2s_{yx}$] · S-Ig

Immunglobuline *)	yx	$2s_{yx}$	für L-/S-Alb *)
IgG	0,43	0,007	alle Bereiche
IgM	0,22	0,005	0,02-0,049 **)
	0,27	0,006	0,05-0,074
	0,32	0,007	0,075-0,10
	0,37	0,02	>0,10
IgA	0,20	0,0005	bis 0,0059
	0,24	0,001	0,006-0,0099
	0,28	0,002	0,010-0,029
	0,32	0,004	0,03-0,059
	0,35	0,006	0,06-0,089
	0,38	0,008	0,09-0,12
	0,42	0,02	>0,12

*) gültig für Untersuchungen mit Partigen®-Platten der Fa. Behring

**) bei L-/S-Alb-Quotienten unter 0,02 ist mit Partigen®-Platten IgM nur im Meßbereich gelegen, wenn eine intrathekale Produktion vorliegt.

Tab. 4

Antikörper- und Antigenbestimmung im Liquor

Die üblichen serologischen Untersuchungen auf erregerspezifische Antikörper lassen sich auch mit Liquor durchführen, z.B. Komplementbindungsreaktionen oder Untersuchungen mittels ELISA-oder Blotting-Technik. Auch hierfür sind Vergleichsuntersuchungen des Serums unter Berücksichtigung der Schrankenfunktion zur richtigen Interpretation der Befunde notwendig. Die letztgenannte Technik eignet sich auch zum Nachweis von Antigenen, z.B. HIV, im Liquorraum.

Liquorglukose

Die Bestimmung erfolgt wie im Blut mittels enzymatischer Tests. Zur raschen Orientierung am Krankenbett kann behelfsmäßig die Teststreifenmethode eingesetzt werden. Zur genauen Beurteilung etwaiger lokaler Veränderungen des Liquorzuckers sind Vergleichsuntersuchungen im Blut erforderlich.

Säure-Basenhaushalt

Für die Bestimmung der Atemgase, des pH-Wertes und des Bikarbonatgehaltes im Liquor wird, wie im Blut, das Gerät nach Astrup verwendet; der Laktat- und Pyruvatspiegel wird mit Hilfe eines enzymatischen Tests bestimmt (35).

Elektrolyte im Liquor

Die heute nur mehr gelegentlich eingesetzte Chloridbestimmung erfolgt merkurometrisch, die anderen Elektrolyte werden photometrisch untersucht.

Hämoglobin, Bilirubin

Zur überblicksmäßigen Hämoglobinbestimmung werden heute bevorzugt Teststreifchen (wie zur Hämoglobinbestimmung im Harn) verwendet, da diese Bestimmung von ungefähr gleicher Aussagekraft und einfacher durchzuführen ist als die früher angewandte Benzidinprobe. Bei dieser wird ein Tropfen Liquor einer Mischung von Wasserstoffsuperoxyd und Eisessig zugesetzt, im positiven Falle kommt es zu einer Grünfärbung. Es ist darauf zu achten, daß wirklich Eisessig verwendet wird, d.h. die Reagenzien müssen frisch sein. Die Probe wird nach Zentrifugation des Liquors aus dem Überstand durchgeführt (vorher Liquor für die Zellzahlbestimmung und liquorzytologische Untersuchung entnehmen!).

Bilirubin wird photometrisch nach der gleichen Methode wie im Serum untersucht.

Erregernachweis

Bereits bei der routinemäßigen liquorzytologischen Untersuchung sind bakterielle Erreger und Sproßpilze sehr oft nachweisbar, eventuell nach zusätzlicher Anfertigung von Spezialfärbungen, z.B. Gram-Färbung, Ziehl-Neelsen-Färbung zum Nachweis von Tuberkelbazillen oder Tuschefärbung zur Darstellung von Cryptococcus neoformans. Zur weiteren Identifikation der Erreger und vor allem zur antibiotischen Austestung müssen Kulturen angesetzt werden, auch wenn mit dem Therapiebeginn auf das Ergebnis nicht gewartet werden kann. Zum raschen Nachweis der am häufigsten vorkommenden Erreger der bakteriellen Meningitis (Meningokokken, Pneumokokken, Hämophilus influenzae) gut geeignet ist ein Schnelltest auf Basis des Latextests der Fa. Bio-Merieux (Slidex-Meningitis-Kit). Bakterien- und Pilzkulturen werden aus steril entnommenem Nativliquor angesetzt. Zur Virusisolierung wird Liquor in ein steriles, mit fetalem Kälberserum gefülltes Röhrchen eingebracht.

Seltene Untersuchungen

Eine gewisse praktische Bedeutung kommt derzeit der Untersuchung des basischen Markscheidenproteins im Liquor mittels RIA-Technik zu, sowie der Bestimmung von nichtzellgebundenen Tumormarkern (z.B. Neuronen-spezifische Enolase, α-Fetoprotein), ebenfalls mittels RIA. Zu derzeit überwiegend wissenschaftlichen Zwecken kann, wie bereits erwähnt, eine Reihe von Stoffen im Liquor unter Einsatz von Mikromethoden nachgewiesen werden, wie z.B. der HPLC für Neurotransmitter, Katecholamine und ihre Metaboliten oder RIA bzw. ELISA zur Bestimmung von zyklischen Nukleotiden, Neuropeptiden, Hirnenzymen, diversen Pharmaka usw. Um In-vitro-Veränderungen zu vermeiden, sollten die Proben unmittelbar nach der Abnahme tiefgefroren werden.

Indikationen zur Liquoruntersuchung

Entzündliche Prozesse des Nervensystems stellen die Hauptindikation zur Liquorentnahme dar, da diese mit keiner anderen Methode nachgewiesen werden können. Das gilt für akute wie für chronische Entzündungen. Bei chronischen Entzündungen, z.B. multipler Sklerose, ist der Nachweis von intrathekal synthetisierten Immunglobulinen, besonders IgG, und oligoklonalen Antikörpern („Banden“) von ganz wesentlicher diagnostischer Bedeutung. Bei der akuten Meningitis bzw. Enzephalitis ist neben der Bestimmung der Zellzahl und des Gesamteiweißwertes die liquorzytologische Untersuchung besonders wichtig zur Differentialdiagnose zwischen den durch die verschiedenen Erregergruppen bedingten Meningitisarten. Sie wird ergänzt durch den Erregernachweis mittels Kultur bzw. spezifische Antikörperbestimmung. Die Liquorzytologie wird darüber hinaus zur Verlaufskontrolle eingesetzt, u.a. zur Therapiekontrolle, z.B. bei eitriger oder tuberkulöser Meningitis. Im Rahmen der Verlaufskontrolle dient die Bestimmung der Immunglobuline der Beobachtung der regelrechten humoralen Immunreaktion. Bei Neugeborenen, aber auch bei sehr schweren Meningoenzephalitiden, können sich daraus Hinweise ergeben auf eine verzögerte oder schwache oder fehlende Immunglobulinproduktion mit entsprechender therapeutischer Konsequenz. Persistierende Immunglobulinsynthesen können auf eine Antigenpersistenz weisen; der Nachweis kann für klinische Entscheidungen, etwa über den Zeitpunkt eines Therapieabbruchs, von wesentlicher Bedeutung sein (19). Der Nachweis erregerspezifischer Antikörper im Liquor ist wichtig zur Klärung der Frage, ob ein vorliegendes neurologisches Krankheitsbild im Zusammenhang steht mit einem Erreger, welcher multiple Organmanifestationen oder latente Infektionen verursacht, wie z.B. Lues-Spirochäten oder Borrelia burgdorferi.

Bei der eitrigen Meningitis ist die erste Kontrollpunktion nach etwa 3 Tagen angezeigt, bei den anderen Meningitiden nach etwa 10 Tagen. Die weiteren Kontrolluntersuchungen sollten, je nach dem klinischen Verlauf, alle 7-10 Tage in schwereren Fällen und alle 2-3 Wochen in leichteren Fällen oder bei subakut bis chronisch verlaufenden Fällen, z.B. bei tuberkulöser oder Pilzmeningitis oder Neuroborreliose, durchgeführt werden. Zu kurze Intervalle zwischen den Punktionen können durch die postpunktionellen Liquorveränderungen zu erschwerter Beurteilung führen und bringen daher keinen klinischen Vorteil, etwa für die Beobachtung einer Therapiewirkung.

Bei Polyradikulitis Guillain-Barré sind Kontrollpunktionen alle 2-3 Wochen ausreichend. Eine Kontrollpunktion nach Beendigung einer Behandlung bei einem akuten Schub von multipler Sklerose zeigt zwar in manchen Fällen eine Reduzierung der intrathekalen Synthese von IgG und oligoklonalen Antikörpern (37), jedoch ohne Korrelation zur klinischen Wirksamkeit der Therapie, so daß unter dieser Fragestellung darauf verzichtet werden kann. Auch eine Punktion zur Feststellung eines Schubes bei bereits bekannter und liquordiagnostisch gesicherter multipler Sklerose ist nicht notwendig, da sich kaum über die Klinik hinausgehende eindeutige Beweise eines Schubes durch die Liquorveränderungen finden.

Die zweite wesentliche Indikation zur Liquoruntersuchung sind Blutungen in den Liquorraum, speziell Subarachnoidalblutungen. Das gilt vor allem dann, wenn bei typischer klinischer Symptomatik keine CT-Untersuchung durchgeführt werden kann oder wenn diese negativ ist, besonders wenn der anamnestische Beginn der Symptomatik bereits einige Tage zurückliegt. Durch die Liquorzytologie kann über den Nachweis von Erythro- und Hämatophagen eine stattgefundene Blutung noch nach mehreren Tagen, selten bis zu 4 Wochen nach dem Ereignis festgestellt werden. Auch zum Nachweis einer kontinuierlichen Blutung bzw. Rezidivblutung ist die Liquorentnahme günstig.

Die dritte wichtige Indikation zur Liquoruntersuchung sind Tumoren des ZNS. Das gilt im besonderen für die Meningiosis blastomatosa bzw. leucaemica, die mit anderen Methoden nicht dargestellt werden kann, aber auch für die Differentialdiagnose zwischen primären ZNS-Tumoren und Metastasen. Allgemein ist zu sagen, daß Tumorzellen im Liquor umso eher gefunden werden, je maligner der Tumor ist und je näher er zu den Liquorräumen gelegen ist. Bei einem metastasierenden Karzinom oder Sarkom sind häufig Tumorzellen im Liquor zu finden; unter den primären ZNS-Tumoren sind positive liquorzytologische Befunde am häufigsten nachzuweisen bei Glioblastom, Medulloblastom und Ependymom, aber auch bei den an sich selten vorkommenden primären Lymphomen und Melanoblastomen des ZNS. In den letztgenannten Fällen sind Spezialfärbungen angezeigt (Lymphozyten-Oberflächen-Marker, Melaninfärbung).

Interpretation pathologischer Liquorveränderungen

Liquorzellen

Ein Anstieg der Gesamtzellzahl im Liquor läßt auf einen vermehrten Übertritt von Zellen aus dem Blut und/oder eine lokale Zellproliferation unterschiedlicher Ursache schließen. Mit Ausnahme der sehr hohen Zellzahlen bei der akuten bakteriellen Meningitis erlaubt die Bestimmung der Gesamtzellzahl allein noch keine artdiagnostische Zuordnung der Pleozytose. Sie kann von einem lokalen entzündlichen Prozeß herrühren, also einer Meningoenzephalitis, einem Abszeß, einer neuroallergischen Reaktion, z.B. einer multiplen Sklerose oder einem entzündlichen Gefäßprozeß, von einer entzündlichen Begleitreaktion im Rahmen einer Sepsis oder – seltener – einem fieberhaften Infekt oder von einer Entzündung in der Nachbarschaft der Liquorräume, z.B. einem Epiduralabszeß, einer Spondylitis, Sinusitis oder Osteomyelitis, ebenso wie von einer unspezifischen meningealen Begleitreaktion, z.B. bei Gewebsuntergang im ZNS nach apoplektischem Insult, hypoxischer Enzephalopathie, Tumorzellnekrose, Schädel-Hirn-Trauma oder schweren Intoxikationen.

Weitere Ursachen können sein: Blutungen in den Liquorraum, vorausgegangene Lumbalpunktion, Myelo- oder Ventrikulographie, intrathekale Therapie vor allem mit Zytostatika, Bestrahlungen des ZNS, sowie eine Liquorabflußstörung und schließlich auch eine Tumorzellinfiltration. Eine genaue Differentialdiagnose läßt sich nur durch die liquorzytologische Untersuchung treffen. Liquorzellzahl und liquorzytologischer Befund bilden einen wichtigen Teil der sogenannten Liquorsyndrome (s. S. 948).

Liquorzytologisch kann man in einer grobschematischen Einteilung zwischen einer entzündlichen Reaktion und einer unspezifischen Reaktion unterscheiden. Die entzündliche Reaktion ist prinzipiell gekennzeichnet durch aktivierte Lymphozyten und Plasmazellen, die unspezifische Reaktion durch Monozyten, Makrophagen und – je nach Ursache – einen mehr oder weniger hohen Anteil an Granulozyten.

Bei den akuten Entzündungen läßt sich im Rahmen der Verlaufsuntersuchungen ein phasentypisches liquorzytologisches Bild nachweisen: auf eine anfängliche exsudative Phase, welche gekennzeichnet ist durch Granulozyten und einzelne Makrophagen, folgt die proliferative Phase mit entzündlich aktivierten Zellen, vor allem der lymphozytären Reihe einschließlich unreifer Stammzellen und Plasmazellen, sowie einzelnen aktivierten Monozyten. Zuletzt folgt eine reparative Phase mit laufender Abnahme der entzündlichen Aktivationszeichen und Normalisierung der Zellverteilung. Die Dauer der einzelnen Entzündungsphasen ist unterschiedlich je nach Ursache der Entzündung, d.h. Erregertyp und je nach Therapiewirkung. Bei einer rasch und wirksam behandelten eitrigen Meningitis dauert die exsudative Phase etwa 3 Tage, die proliferative und reparative Phase je 10 Tage bis 3 Wochen. Bei der serösen Meningitis („Virusmeningitis") fehlt die exsudative Phase häufig oder ist nur während 1-2 Tagen in schwacher Ausprägung nachweisbar. Das liquorzytologische Bild ist von Beginn an meist gekennzeichnet durch Zellen der lymphozytären Reihe im Sinne der proliferativen Entzündungsphase. Die Dauer der proliferativen wie der reparativen Phase hängt ab vom Schweregrad der Entzündung und beträgt 10 Tage bis 3 oder selten mehrere Wochen, bei schweren Fällen, etwa einer Herpesenzephalitis, eventuell auch Monate. Virusenzephalitiden können in seltenen Fällen nur typische liquorzytologische Veränderungen ohne Pleozytose aufweisen.

Bei der tuberkulösen Meningitis findet sich typischerweise ein primär granulomatöses Zellbild, d.h., es bestehen exsudative Zeichen mit Granulozyten und proliferative Entzündungszeichen mit aktivierten Lympho- und Monozyten, Plasmazellen, Makrophagen und Riesenzellen nebeneinander, so daß ein „buntes Bild" entsteht, in dem üblicherweise die lymphozytären Zellen überwiegen. Es kann hier sekundär zu einer verstärkten Ausprägung einer exsudativen Reaktion, d. h. zu einem Ansteigen der Granulozytenzahl kommen, was als prognostisch ungünstig zu werten ist und zu einer Änderung oder Intensivierung der tuberkulostatischen Therapie Anlaß geben sollte.

Auch die Pilzmeningitis und die parasitäre Meningitis sind primär granulomatöse Entzündungen mit einem hohen Anteil an eosinophilen Granulozyten. Die unbehandelte Neuroborreliose weist ebenfalls ein granulomatös-entzündliches Liquorzellbild auf, wobei die lymphozytären Zellen auffällig stark aktiviert sind und ein besonders hoher Anteil an unreifen Stammzellen und Plasmazellen zu finden ist. Hirnabszesse zeigen ebenfalls eine hohe Zahl an Plasmazellen, daneben zahlreiche Makrophagen mit großtropfiger Speicherung („Schaumzellen") und basophile Granulozyten in einem granulomatösen Zellbild. Gelegentlich findet sich auch bei der Lues cerebrospinalis (Lues III) in der Liquorzytologie eine granulomatöse Entzündung.

Liquorgesamteiweiß, Liquor-/ Serum-Albumin-Quotient

Ein Anstieg des Gesamteiweißwertes im Liquor kann zurückgeführt werden auf eine SST mit verstärktem Einstrom von Plasmaproteinen, auf eine Blockierung der Liquorzirkulation („Stauungsliquor"), z.B. bei einer spinalen Raumforderung (Tumor, ausgeprägter Diskusprolaps) oder bei Hydrocephalus occlusus oder auf eine verzögerte Liquorresorption durch eine Verlegung der venösen Abflußwege (Sinusthrombose). Eine isolierte intrathekale Synthese von Immunglobulinen führt selten zu einer Vermehrung des Liquorgesamteiweißwertes.

Die Analyse des Liquoreiweißbildes allein erlaubt keine Differentialdiagnose zwischen SST, gestörter Liquorzirkulation und -resorption. Hierzu sind weitere Hilfsuntersuchungen nötig wie Myelographie und Liquorszintigraphie. Es findet sich in allen Fällen ein Anstieg des Liquor-/Serum-Albumin-Quotienten, eine Abnahme des Präalbumingehalts und eine Vermehrung großmolekularer Proteine (α_2-Makroglobulin, nicht lokal produziertes IgA und IgM).

Eine SST ist die unspezifische Reaktion auf jede, die Gefäße des ZNS schädigende Noxe, also Entzündungen, hypoxische Gefäßalterationen (Thrombose/Embolie, schwere Arteriosklerose, diffuse Hypoxie des ZNS), metabolisch bedingte Läsionen, Traumen, Tumoren und Intoxikationen, sowie manche degenerative Prozesse. Sie ist umso stärker, je ausgedehnter und ausgeprägter die Läsion ist.

Bei einer leichten SST mit Liquor-/Serum-Albumin-Quotienten unter 0,010 kann der Gesamteiweißwert normal sein. Eine massive SST zeigt Liquor-/Serum-Albumin-Quotienten von 0,10 oder höher.

Liquorimmunglobuline, oligoklonale Banden

Eine intrathekale Synthese von Immunglobulinen stellt die humorale Reaktion auf einen lokalen Antigenreiz dar. Üblicherweise deutet ihr Nachweis auf einen entzündlichen Prozeß hin; selten kann es als Reaktion auf Tumorantigene, sowie nach Freisetzung von Autoantigenen der Markscheide, z.B. bei Gefäßprozessen und schweren Schädel-Hirn-Traumen und bei Tumorinfiltration, zur Immunglobulinsynthese, meist von IgG, kommen. In Fällen von akuter Meningitis findet sich häufig ein Wechsel von einer anfänglichen Synthese von IgM auf das spezifischere IgG; nicht in allen Fällen und meist etwas später im Verlauf kann auch IgA lokal produziert werden.

Der Wechsel von IgM auf IgG findet sich meist nach 3-5 Tagen. Bei der eitrigen Meningitis besteht eine Korrelation zwischen der Dauer der IgM-Synthese und dem Schweregrad der Meningitis, gemessen an den Defektzuständen (22). Eine länger anhaltende IgM-Synthese läßt auf eine Antigenpersistenz schließen und ist daher ein prognostisch ungünstiges Zeichen. Außer bei der unzureichend anbehandelten eitrigen Meningitis findet man sie oft auch bei unreifem Immunsystem, z. B. bei Neugeborenen und bei schwer behandelbaren und zur Chronizität neigenden Meningitiden, z. B. bei der tuberkulösen Meningitis, Pilzmeningitis, Nokardiose des ZNS, parasitären Meningitis und manchen Fällen von schwerer Virusmeningoenzephalitis, z. B. Herpesenzephalitis, selten bei FSME, ferner bei Meningoenzephalitiden im Rahmen einer immunsuppressiven Behandlung.

Außerdem finden sich langanhaltende lokale IgM-Synthesen bei Infektionen durch Erreger, die primär zur Persistenz neigen, z. B. bei Neurolues, unbehandelter Neuroborreliose (23) und Mykoplasmeninfektionen (20). Eine lokale IgG-Produktion findet sich bei der akuten Meningitis meist ab dem 2.-3. (5.) Erkrankungstag und ist bis zum Abklingen der Pleozytose oder länger nachweisbar. Auch bei der Polyradikulitis Guillain-Barré ist eine intrathekale IgG-Synthese ab Erkrankungsbeginn oder nach 2-3 Tagen zu finden. Bei chronischen Entzündungen, z. B. bei Neurolues und multipler Sklerose, ist sie oft während der gesamten Erkrankungszeit vorhanden. Bei der multiplen Sklerose nimmt im Laufe von Jahrzehnten die Menge an intrathekal produziertem IgG ab, sie ist aber auch bei mehr als 20-jähriger Erkrankungszeit noch bei etwa der Hälfte der Patienten faßbar (21). In der Zeit der höchsten Krankheitsaktivität ist bei etwa 90% der Patienten eine lokale IgG-Produktion nachweisbar.

Eine lokale IgA-Synthese ist bei einem Teil der Fälle von akuter Meningitis zu finden, seltener bei Virusmeningitiden als bei den durch bakterielle und andere Erreger verursachten Meningitiden. Entzündliche Gefäßprozesse (Kollagenosen) gehen relativ häufiger als andere Entzündungen des ZNS mit einer intrathekalen IgA-Synthese einher (66%; 21). Insgesamt kommt dem Nachweis einer lokalen IgA-Synthese keine wesentliche differentialdiagnostische Bedeutung zu.

Der Nachweis von oligoklonalen Antikörpern („Banden") im Liquor deutet auf eine neuroallergische, demyelinisierende entzündliche Reaktion hin. Sie sind typischerweise bei nahezu allen Patienten mit multipler Sklerose zu finden, auch noch in Spätstadien, wenn eine intrathekale IgG-Produktion bereits nicht mehr nachweisbar ist. Es ist aber hervorzuheben, daß der Nachweis von oligoklonalen Banden im Liquor die Verdachtsdiagnose multiple Sklerose zwar besonders stützt, ein positiver Befund aber nicht gleichbedeutend ist mit MS. Oligoklonale Banden im Liquor finden sich ebenso häufig bei Neuroborreliose, ferner bei Neurolues, bei AIDS, bei Virusenzephalitiden, sowie bei nichtentzündlichen Erkrankungen, die mit einer sekundären Demyelinisierung einhergehen, z.B. bei apoplektischen Insulten, Tumoren, Schädel-Hirn-Traumen. An dieser Stelle sei angeführt, daß die isoelektrische Fokussierung auch gut geeignet ist zur Differenzierung zwischen Liquor und Nasensekret bei Verdacht auf Rhinoliquorrhö durch die Darstellung der β-Transferrinbande, welche sich nur im Liquor, nicht aber im Serum oder Nasensekret findet.

Liquorzucker

Eine Verminderung des Liquorzuckers findet sich besonders ausgeprägt bei der akuten eitrigen Meningitis, bei der tuberkulösen Meningitis und bei der Meningiosis blastomatosa bzw. leucaemica, in geringerem Umfang bei der Pilzmeningitis und manchen parasitären Meningitiden.

Ein Zuckeranstieg ist häufig, aber nicht immer, bei Virusmeningitiden zu finden, gelegentlich auch nach apoplektischen Insulten. Bei frischen Blutungen in den Liquorraum ist erwartungsgemäß durch den direkten Bluteintritt der Zuckergehalt des Liquors erhöht.

Liquorchloride

Eine Verminderung ist typisch für die tuberkulöse Meningitis, ein Anstieg findet sich bei der akuten eitrigen Meningitis.

Säure-Basenhaushalt im Liquor

Eine deutliche Verminderung von Bikarbonat ist zu finden bei der akuten eitrigen Meningitis, bei frischen Blutungen in den Liquorraum und bei schweren apoplektischen Insulten, eine leichte Verminderung zeigt sich gelegentlich auch bei nichtbakteriellen Meningitiden. Parallel zur Bikarbonatverminderung ist auch der pH-Wert des Liquors mehr oder weniger deutlich gesenkt, ebenso der pCO_2, gelegentlich und in geringem Maße auch der pO_2. Pyruvat kann bei schweren akuten Meningitiden und Blutungen leicht erhöht sein. Laktat im Liquor ist deutlich erhöht bei akuten eitrigen Meningitiden, tuberkulösen Meningitiden, akuten Blutungen, schweren apoplektischen Insulten, ein geringer Anstieg zeigt sich bei Virusmeningitiden und (unregelmäßig) bei den verschiedenen Formen von metabolischem Koma und bei schwerem Schädel-Hirn-Trauma.

Typische Liquorsyndrome

Verschiedene Erkrankungen des ZNS gehen mit jeweils ähnlichen und charakteristischen Veränderungen der einzelnen Liquorbestandteile einher, so daß sich fixe Einheiten pathologischer Liquorbefunde ergeben, die eine Zusammenfassung zu sogenannten „Liquorsyndromen" erlauben. Diese können als wesentliche Hilfsbefunde in die klinischen differentialdiagnostischen Überlegungen einbezogen werden. Die Feststellung eines bestimmten Liquorsyndroms gestattet eine ätiologische Grobzuordnung.

Entzündliches Liquorsyndrom

Die wesentlichen diagnostischen Kriterien des entzündlichen Liquorsyndroms sind:

- Nachweis der entzündlichen Zellveränderungen, vor allem Plasmazellnachweis
- Nachweis einer intrathekalen (i.th.) Produktion von Immunglobulinen.

Es umfaßt eine Reihe verschiedener Unterarten mit sehr unterschiedlichen Veränderungen der einzelnen Liquorparameter. Diese werden bestimmt von:

- Entzündungsphase (akut-exsudativ, -proliferativ, -reparativ)
- Dauer der Entzündung (akut – chronisch)

- Grad der meningealen Beteiligung
- Ausmaß der SST
- Anwesenheit eines virulenten oder avirulenten Erregers im ZNS
- Toxizität des Erregers
- Immunogenität des Erregers
- individuelle Immunreaktivität.

Liquorsyndrom bei akuter eitriger Meningitis

Zellzahl (Zz): >2000/3 bis 200 000/3.

Zytologie: Granulozyten, einzelne Makrophagen, meist sichtbare Bakterien.

Gesamteiweiß (GEW): stark erhöht, >1,0 g/l

Liquor-/Serum-Albumin-Quotient (L/S-Alb): stark erhöht, meist >0,02

Zucker: deutlich erniedrigt bis 0

Beginnende i. th. Immunglobulinsynthese nach 1 oder mehr Tagen nachweisbar (s. unter Liquorimmunglobuline, S. 946).

Oligoklonale Banden: neg.

Liquorsyndrom bei anbehandelter eitriger Meningitis

Zz: einige 100- mehrere 1000/3.

Zytologie: granulomatöses Zellbild (Granulozyten, Makrophagen, aktivierte Lympho- und Monozyten, unreife Zellen, Plasmazellen, oft noch Mikroorganismen).

GEW und L/S-Alb: stark erhöht

Zucker: leicht bis deutlich erniedrigt

i. th. Produktion von Immunglobulinen nachweisbar, meist IgM und IgG, gelegentlich JgA.

Oligoklonale Banden: üblicherweise neg.

Differentialdiagnose: Hirnabszeß, tuberkulöse oder andere granulomatöse Meningitis, eitriger Prozeß in der Nachbarschaft der Liquorräume.

Liquorsyndrom bei tuberkulöser Meningitis

Zz: mäßig bis deutlich erhöht, meist einige 100-<2000/3.

Zytologie: granulomatöses Zellbild, „buntes“ Bild mit vielen verschiedenen Zellformen, Riesenzellen, ausgeprägte lymphozytäre Zellreaktion.

GEW und L/S-Alb: stark erhöht, meist über 1,0 g/l bzw. 0,02.

Zucker: deutlich vermindert bis 0 vor Therapiebeginn, mit Therapiebeginn rasche Besserung bei anfänglich noch unverändertem Zellbild.

i. th. Produktion von Immunglobulinen (IgM und IgG, evtl. IgA) von Beginn an nachweisbar.

Oligoklonale Banden: gelegentlich pos.

Differentialdiagnose: andere granulomatöse Meningitis, Virusmeningitis, evtl. anbehandelte eitrige Meningitis.

Liquorsyndrom bei „seröser" Meningitis

Zz: gering bis mäßig erhöht, <100/3 bis <2000/3.

Zytologie: überwiegend aktivierte Zellen der lymphozytären Reihe, Plasmazellen oft ab Beginn.

GEW: normal bis leicht erhöht, meist <1,0 g/l (>1,0 g/l am ehesten bei FSME und Herpesenzephalitis).

L/S-Alb: fast immer leicht erhöht, auch bei normalem GEW, meist <0,02.

Zucker: normal bis leicht erhöht

i. th. Immunglobuline: entweder von Beginn an IgG-Produktion oder Wechsel von IgM auf IgG (meist bei serösen Meningitiden, bei denen ein Virus nachgewiesen werden kann, z. B. bei FSME, Herpesenzephalitis, Zostermeningitis – oder radikulitis).

Oligoklonale Banden: bei etwa der Hälfte der Fälle nachweisbar, am häufigsten bei klinisch schweren Fällen.

Differentialdiagnose: Begleitreaktion bei fieberhaftem Infekt und bei entzündlichem Prozeß in der Nachbarschaft der Liquorräume, evtl. tuberkulöse Meningitis, Neuroborreliose, Neurolues, entzündlicher Gefäßprozeß (vor allem bei hämmorrhagischer Komponente), multiple Sklerose.

Liquorsyndrom bei Neuroborreliose

Zz: mäßig bis deutlich erhöht, meist <2000/3.

Zytologie: überwiegend lymphozytäre Zellen mit besonders starken Aktivationszeichen, sehr zahlreich unreife Stammzellen und Plasmazellen, oft Mitosen, daneben bis zu 30% Granulozyten.

GEW und L/S-Alb: mäßig bis deutlich erhöht, oft >1,0 g/l bzw. 0,02.

Zucker: meist normal

i.th. Immunglobulinproduktion: typische langdauernde IgM-Synthese über den Beginn der Therapie hinaus, meist gleichzeitige IgG-Produktion, oft auch IgA-Synthese.

Oligoklonale Banden: deutlich pos.

Differentialdiagnose: granulomatöse Entzündung, Virusentzündung.

Liquorsyndrom bei multipler Sklerose

Zz: normal bis leicht erhöht, üblicherweise <100/3, Pleozytose eher im frischen Schub als im Intervall.

Zytologie: fast ausschließlich mäßig aktivierte Lymphozyten, Plasmazellen, meist einheitlicher Reifungsgrad der lymphozytären Zellen.

GEW und L/S-Alb: normal bis leicht erhöht, meist <1,0 g/l bzw. 0,012. L/S-Alb im Schub häufiger erhöht als im Intervall.

Zucker: immer normal

i.th. Immunglobulinsynthese: bei der Mehrzahl der Patienten (>90%) IgG-Produktion.

Oligoklonale Banden: bei fast allen Patienten nachweisbar, auch bei fehlendem Nachweis einer i.th. IgG-Synthese.

Differentialdiagnose: Virusentzündung, Neurolues, evtl. Neuroborreliose.

Liquorsyndrom bei Polyradikulitis Guillain-Barré

Zz: üblicherweise normal, sehr selten initial leichte lymphozytäre Pleozytose <100/3.

GEW und L/S-Alb: immer deutlich erhöht, meist >1,0 g/l bzw. 0,02.

Zucker: normal

i.th. Immunglobuline: IgG-Produktion nachweisbar

Oligoklonale Banden: neg.

Differentialdiagnose: „Stauungsliquor".

Liquorsyndrom bei unspezifischer Begleitreaktion

Zz: normal bis leicht erhöht, meist <100/3.

Zytologie: Monozyten, Makrophagen, einzelne Granulozyten. Lymphozyten gelegentlich leicht aktiviert, aber keine Plasmazellen (vor allem bei fieberhaftem Infekt oder entzündlichem Prozeß in der Nachbarschaft der Liquorräume).

GEW und L/S-Alb: je nach Ursache normal bis stark erhöht.

i.th. Immunglobuline: keine lokale Produktion

Oligoklonale Banden: neg.

Zucker: normal

Differentialdiagnose: evtl. ganz frühes Stadium be Virusentzündung und Guillain-Barré-Syndrom.

Liquorsyndrom bei Blutungen in den Liquorraum

Zz: je nach Erkrankungsdauer normal bis mäßig erhöht, meist <2000/3, dazu Erythrozyten.

Zytologie: je nach Dauer der Blutung bzw. Zeitspanne zwischen Beginn der Blutung und Punktion Erythrozyten nachweisbar. Ab dem 2. Tag Granulozyten, Makrophagen mit Abräumprodukten der Blutung (Erythrophagen ab 6-12

Stunden nach Blutungsbeginn, Phagozyten mit Hämosiderin ab dem 3. Tag, mit Hämatoidin ab 7-10 Tagen).

GEW und L/S-Alb: je nach Ausmaß der Blutung leicht bis massiv erhöht.

Zucker: bei frischer Blutbeimengung erhöht.

i.th. Immunglobuline: keine lokale Produktion

Oligoklonale Banden: Hämoglobinbande nachweisbar, sonst neg.

Benzidinprobe: pos. bis 2 Tage nach Ende der Blutung.

Bilirubin: erhöht ab dem 3. Tag nach Blutungsbeginn.

Differentialdiagnose: Blutung bei entzündlichem Gefäßprozeß, hämorrhagische Meningitis.

Liquorsyndrom bei Meningiosis blastomatosa/ leucaemica

Zz: leicht bis deutlich erhöht, evtl. bis mehrere 1000/3.

Zytologie: überwiegend Tumorzellen, daneben unspezifische meningeale Reaktion und/oder leichte Entzündungszeichen.

GEW und L/S-Alb: meist deutlich erhöht, >1,0 g/l bzw. 0,02.

Zucker: erniedrigt

i.th. Immunglobuline: gelegentlich lokale Produktion nachweisbar.

Oligoklonale Banden: gelegentlich pos.

„Stauungsliquor"

Zz: normal bis leicht erhöht, <100/3.

Zytologie: Makrophagen („Schaumzellen"), Monozyten, Granulozyten, gelegentlich Zeichen einer durch die SST bedingten Sickerblutung in den Liquorraum (einzelne Hämatophagen).

GEW und L/S-Alb: massiv erhöht, >2,0 bis >20 g/l bzw. 0,05 bis >0,10.

Zucker: normal

i.th. Immunglobuline: keine lokale Produktion

Oligoklonale Banden: neg.

Literatur

1. Bauer H: Dtsch Z Nervenheilk (1953) 170: 381-394. **2.** Bering EA: J Neurosurg (1955a) 12: 385-392. **3.** Bering EA: Arch Neurol Psychiat (1955b) 73: 165-171. **4.** Bradbury M: The concept of a blood-brain-barrier. Chichester New York Brisbane Toronto: John Wiley & Sons 1979. **5.** Cutler RWP, Watters E V, Hammerstad JP: J Neurol Sci (1970) 10: 259-268. **6.** Deicher H, Meyer zu Schwabedissen H, Liman W, Baruth B, Patzold U, Haller P, in: Bauer H J, Poser S, Ritter G (eds): Progress in Multiple Sclerosis Research. Berlin Heidelberg New York: Springer 1980. **7.** Felgenhauer K,

Schliep G, Rapic N: L Neurol Sci (1976) 30: 113-128. **8.** Frick E, Scheid-Seydel L: Klin Wochenschr (1958) 36: 857-863. **9.** Fuchs A, Rosenthal R: Wien med Presse (1904) 44/45: 2081-2094. **10.** Ganrot K, Laurell CB: Clin Chem (1974) 20: 571-573. **11.** Heepe F, Karte H, Lambrecht E: Z Kinderheilk (1951) 69: 331-337. **12.** Hochwald G M, Wallenstein M C: Am J Physiol (1967) 212: 1199-1207. **13.** Kabat E: J Clin Invest (1942) 21: 251-258. **14.** Kjellin KG, Vesterberg O: J Neurol Sci (1974) 23: 199-213. **15.** Kluge H, in: Schmidt RM (ed): Der Liquor cerebrospinalis. Stuttgart New York: Gustav Fischer 1987, Bd 2, Kap. 33. **16.** Laurenzi MA, Link H: Acta neurol scand (1978) 58: 141-147. **17.** Link H, Tibbling G: Scand J Clin Lab Invest (1977) 37: 397-401. **18.** Lowenthal A, in: Lajtha A (ed): Handbook of Neurochemistry. New York London: Plenum Press 1972, Vol 7, Chapter 18. **19.** Maida E, Summer K: Akt Neurol (1979) 6: 99-104. **20.** Maida E, Kristoferitsch W: Acta neurol scand (1982) 65: 524-538. **21.** Maida EM: Liquorproteinprofile bei entzündlichen Erkrankungen des Nervensystems. Wien München Bern, Wilhelm Maudrich 1983. **22.** Maida E M, Horvatits E: Eur Neurol (1986) 25: 110-116. **23.** Maida E, Kristoferitsch W, Spiel G: Nervenarzt (1986) 57: 149-152. **24.** Mancini G, Carbonara A O, Heremans J F: Immunochemistry (1965) 2: 235-254. **25.** Milhorat Th: J Neurosurg (1975) 42: 628-645. **26.** Morse D E, Low F N: Anat Res (1972) 174: 469-482. **27.** Oehmichen M: Cerebrospinal Fluid Cytology. Stuttgart: Thieme 1976. **28.** Pandy K: Neur Zbl (1910) 29: 915-924. **29.** Quadbeck G, in: Schmidt R M (ed): Der Liquor cerebrospinalis. Berlin: VEB-Verlag Volk und Gesundheit 1968. **30.** Rapoport S I: Blood-Brain-Barrier in Physiology and Medicine. New York: Raven Press 1976. **31.** Reese T S, Karnovsky M J: J Cell Biol (1967) 34: 207-217. **32.** Reiber H: J Neurol (1980) 224 89-99. **33.** Sayk J: Ärztl Wschr (1954) 9: 1042-1055. **34.** Schmidt R M: Der Liquor cerebrospinalis. Stuttgart New York: Gustav Fischer 1987, Bd 1, pp 176-182. **35.** Schnaberth G: Säure-Basen-Haushalt und Atemgase im Liquor cerebrospinalis. Stuttgart: Thieme 1977. **36.** Tibbling G, Link H, Öhmans S: Scand J Clin Lab Invest (1977) 37: 385-390. **37.** Tourtellotte WW, Baumhefner RW, Potvin A R, Ma B I, Potvin J H, Mendez M, Syndulko K: Neurology (1980) 30: 1155-1162. **38.** Westergard E, Brightman M W: J comp Neurol (1973) 152: 17-44. **39.** Wood J H: Neurobiology of cerebrospinal fluid. New York London: Plenum Press 1980.

Erkrankungen durch Mikroorganismen

G. Wiedermann, M. Rotter,
H. Hofmann und H. Stemberger

Allgemeiner Teil
Gewinnung und Einsendung des Untersuchungsmaterials

Grundsätzlich gibt es für den Laboratoriumsnachweis von Infektionskrankheiten zwei Möglichkeiten: einerseits der Nachweis des Erregers oder wesentlicher Anteile wie Antigene oder Nucleinsäure, andererseits der Nachweis der Immunreaktion des Makroorganismus. Dem Nachweis des ätiologischen Agens kommt größere Beweiskraft zu als dem Nachweis von Antikörpern. Er ist jedoch nicht immer möglich. Die Wahl der einen oder anderen Möglichkeit hängt von Faktoren wie Durchführbarkeit, Sicherheit und Schnelligkeit der einen oder anderen Beweismöglichkeit sowie vom günstigsten Entnahmezeitpunkt für Material ab. Diese Faktoren sind bei den einzelnen Infektionskrankheiten verschieden. Deshalb hat sich die Wahl der Nachweismethode und des Untersuchungsmaterials nach ihnen zu richten. Das falsch gewählte Untersuchungsmaterial und der falsche Zeitpunkt der Entnahme verzögern oder verhindern ebenso wie die unsachgemäße Gewinnung und Versendung des Materials die Diagnose.

Achtung

Jedes menschliche Untersuchungsmaterial ist potentiell infektiös!

Der direkte Nachweis

von Infektionskrankheiten ist der Erregernachweis.

Blut, Lymphe, Gewebssaft

Mikroskopie

Manche Erreger von Infektionskrankheiten lassen sich durch direkte mikroskopische Untersuchung von Blut oder Gewebssaft feststellen. Für diese Untersuchung wird peripheres Blut durch Punktion einer Fingerkuppe oder aus dem Ohrläppchen gewonnen. Dabei sind wie bei jeder Verletzung des Integuments die Regeln der Asepsis zu beachten. Besonders muß auf die Gefahr der Übertragung von Virushepatitis hingewiesen werden, wenn nicht durch geeignete Maßnahmen (z.B. Verwendung von Einmallanzetten oder -nadeln) diese Möglichkeit sicher ausgeschaltet wird. Gewebssaft wird entweder vom Rande offener Läsionen oder nach Skarifikation verdächtiger Hautbezirke durch Quetschen gewonnen. Bläschen- oder Pustelinhalt kann durch Punktion mit sterilen Glaskapillaren oder, nach Eröffnung, durch einen Stieltupfer abgenommen werden.

● *Ungefärbtes Blut (nativ)*

Zum Nachweis beweglicher Blutparasiten, wie Trypanosomen, Mikrofilarien, Borrelien; eventuell Nachweis von Leptospiren.

Prinzip

Blut wird in dünner Schicht unter einem Deckglas unmittelbar nach seiner Gewinnung ohne Zusatz im Phasenkontrast oder bei fast geschlossener Blende oder im Dunkelfeld mikroskopiert. Positive Befunde nur bei massivem Parasitengehalt.

● *Gefärbter Ausstrich*

Zum Nachweis und zur Identifizierung von Blutparasiten.

Prinzip

Dünner (einschichtiger) Blutausstrich wie für Differentialblutbild, anschließend Fixieren und Färben (z.B. Giemsa). Blutzellen und Erreger sind gefärbt.

● *Dicker Tropfen*

Zum Nachweis und zur Diagnose von Blutparasiten.

Prinzip

Ein Tropfen Blut auf ca. 10 Groschenstück-Größe verteilen und lufttrocknen. Nicht fixieren! Färben z.B. nach Giemsa. Die Methode stellt ein Anreicherungsverfahren dar, weil pro Gesichtsfeld ein größeres Volumen Blut untersucht werden kann. Die Blutzellen sind lysiert, so daß der Tropfen Blut durchsichtig ist. Der Anreicherungseffekt gegenüber dem dünnen Blutausstrich wird mit dem Faktor 25 angegeben.

Unterschiede zwischen gefärbtem Ausstrich und dickem Tropfen

Ausstrich	Dicker Tropfen
einschichtige Zellage	mehrschichtige Zellage
Blutzellen erhalten	Blutzellen lysiert
Parasiten und deren Lage in Blutzellen leicht erkennbar	Parasiten schwerer zu identifizieren. Anordnung in Zellen zerstört
viele Parasiten pro volE. für positiven Befund nötig	weniger Parasiten genügen für positiven Befund

Blutausstriche und dicke Tropfen werden dem Laboratorium unfixiert übersandt.

• *Zentrifugationsanreicherungsverfahren*

Prinzip

Parasiten können durch mehrmalige Zentrifugation bei verschiedener Geschwindigkeit von Blutbestandteilen abgetrennt werden.

• *Gewebsflüssigkeit*

Nativ (Dunkelfeld, Phasenkontrast) oder gefärbtes Präparat (z.B. Giemsa).

Kultur

Die Blutkultur erfordert die sterile Abnahme von Blut. Dieses eignet sich ohne Zusätze wegen seiner mikrobiziden Wirkung nicht als Nährboden. Die Mikrobizie läßt sich durch folgende Maßnahmen ausschalten: Verdünnung des Blutes mit flüssigen Nährmedien (Traubenzuckerbouillon oder anderes Optimalmedium) sowie Zusatz von dekomplementierenden Substanzen (z.B. Liquoid, Ionenaustauscher). Wenn es auch möglich ist, aus einem Serum und mit besserem Erfolg aus dem Blutkuchen Keime zu züchten, so ist die Erfolgsrate doch größer, wenn Blutkulturen aus nicht koaguliertem Blut angelegt werden. Man sollte sich deshalb nicht mit der Einsendung von Blut in einem sterilen Röhrchen für die Kultur begnügen, sondern die mit gerinnungshemmenden Zusätzen versehenen Spezialnährmedien, die von bakteriologischen Laboratorien für diesen Zweck abgegeben werden, verwenden. Zitrat- oder Oxalatzusätze sind kein Ersatz für diese Medien, da sie hemmend auf das Keimwachstum wirken können. Der Zusatz von Liquoid oder Ionenaustauscher verhindert die Gerinnung. Wird die Bakterizidie des Blutes nur durch Verdünnung mit Traubenzuckerbouillon oder einem anderen nicht gerinnungshemmenden Medium ausgeschaltet, kann die Verfestigung des Blutkuchens durch Defibrinieren (Schütteln des mit Medium und Glaskugeln versehenen Blutes 3 bis 5 Minuten) verhindert werden. Auf jeden Fall muß das Blut sofort nach Abnahme in die vom Laboratorium zur Verfügung gestellten Gefäße verbracht werden. Soll es in mit Durchstichstopfen verschlossene Fläschchen gespritzt werden, muß der Stopfen zuerst desinfiziert (z.B. Jodtinktur) werden. Erst dann wird die Kanüle der Spritze durch den Verschluß gestochen und das Blut in das Fläschchen injiziert. Ionenaustauscherhaltige Fläschchen müssen unbedingt mit der vorgeschriebenen Menge Blut gefüllt werden. Evakuierte Kulturflaschen sind oft mit sterilem Schlauch und Kanüle versehen, so daß nur die Verbindung der Vene mit dem Gefäß nötig ist. Es existieren auch evakuierte Venülen, deren Kanüle nur in die Vene eingestochen zu werden braucht, um nach leichtem Abknicken des Gefäßes gegenüber der Kanüle selbsttätig Blut anzusaugen. Kann die Kultur nicht gleich in das Laboratorium gebracht werden, empfiehlt sich die Bebrütung bei 37 °C bis zum Abtransport.

Bei septischem Fiebertyp wird der Abnahmezeitpunkt am besten kurz vor oder während des Fieberanstiegs gewählt. Die Chance, positive Kulturen aus dem Blut antibiotisch behandelter Patienten zu erhalten, ist gering, weshalb Blut vor einer Chemotherapie oder unmittelbar vor der nächsten Verabreichung abgenommen werden sollte.

Prinzipiell kommt jedem aus dem Blut gezüchteten Keim Bedeutung zu. Meistens ist jedoch die Interpretation positiver Befunde mit apathogen oder fakultativ-pathogen geltenden Keimen wegen der Kontaminationsmöglichkeit des Blutes vor allem mit Hautbakterien bei der Abnahme schwierig. Die Sicherung der ätiologischen Bedeutung eines derartigen Keimes erfordert daher seinen mehrmaligen Nachweis (mindestens zweimal) in Reinkultur.

Während positive Kulturen üblicherweise sofort dem einsendenden Arzt gemeldet werden, müssen negative Kulturen mindestens 10 Tage, im Falle von Bruzelloseverdacht sogar bis zu sechs Wochen beobachtet werden. Es ist daher sinnlos, früher (negative) Befunde zu erwarten.

Der Nachweis von Viren aus dem Blut ist nur dann möglich, wenn Blut während einer Virämie abgenommen wird. Bei vielen Infektionen wird dieser Zeitpunkt aber versäumt, weil Symptome oft erst später auftreten. Im Einzelfall empfiehlt sich Rücksprache mit dem virologischen Laboratorium, ob eine Einsendung zur Virusisolierung sinnvoll ist.

Wie für alle Einsendungen von Material für die Virusisolierung gilt auch hier der Grundsatz des gekühlten und möglichst raschen Transportes ins Laboratorium.

Liquor cerebrospinalis

Bei meningitischen und (oder) enzephalitischen Symptomen wird Liquor vor jeder antibiotischen Therapie durch Subokzipital- oder Lumbalpunktion gewonnen. Besonders bei Kleinkindern sind eingesandte Liquores oft mit Darm- oder Luftkeimen (aerobe Sporenbildner) verunreinigt, was die Laboratoriumsdiagnostik erheblich komplizieren kann. Auf eine gründliche Reinigung und Desinfektion der Punktionsstelle ist deshalb ebenso wie auf aseptische Technik zu achten. Reinigung der Haut mit Äther, Wundbenzin oder einfach Seife und anschließende Desinfektion mit einem alkoholischen Antiseptikum unter Einhaltung einer ausreichenden Einwirkungszeit (minimal drei Minuten) bedingen schnellere und sicherere Befunde.

Makroskopische Beurteilung

Aus der makroskopischen Beschaffenheit des Liquors lassen sich bereits wichtige Hinweise gewinnen. So ist ein trüber Liquor praktisch immer bakteriell, selten mykotisch (z.B. Cryptococcus neoformans) oder parasitär (Amöben) bedingt.

Wenn der Liquor klar ist, kommen folgende Noxen als Ursachen eines meningealen Zustandsbildes in Differentialdiagnose: Viren; Leptospiren und Mycobacterium tuberculosis; Cryptococcus neoformans und andere Pilze; Toxoplasmen, eventuell auch Amöben (Limaxgruppe); physikalische Noxen; allergische Noxen; toxische Noxen.

Die sogenannten „Spinnwebengerinnsel" bei tuberkulöser Meningitis können ebenfalls einen Hinweis geben.

Mikroskopie

Die Mikroskopie des Liquors kann oft schneller als jede andere Methode und oft als einzige Hinweise auf die Natur eines Entzündungserregers geben und damit die Frage nach einer sinnvollen Therapie beantworten, bis das Ergebnis einer Kultur und eventuell einer Resistenzprüfung vorliegt. Staphylokokken, Streptokokken, Pneumokokken, Neisserien und Haemophilus influenzae, die mit zu den häufigsten Meningitiserregern gehören, sind bakterioskopisch meist leicht zu diagnostizieren, so daß sofort eine gezielte Chemotherapie eingeleitet werden kann. Es muß deshalb dringend empfohlen werden, diese Untersuchung an Ort und Stelle durchzuführen und nicht erst auf den bakteriologischen Befund zu warten. Auch bei klarem Liquor soll diese Untersuchung durchgeführt werden.

Prinzip

Der Liquor wird zentrifugiert, danach wird je ein Tropfen vom Sediment auf zwei Objektträger gebracht. Nach dem Lufttrocknen der Tropfen werden sie durch dreimaliges langsames Vorüberziehen über einer Flamme fixiert. Nach dem Abkühlen wird das eine Präparat mit Methylenblau, das andere nach Gram gefärbt. Ohne Deckglas wird unter der Ölimmersion mikroskopiert.

Tabelle 1 gibt Auskunft über die Bewertung solcher Ausstriche. Liquor zur virologischen Untersuchung stellt kein Material für die Mikroskopie dar, sollte aber stets zum Ausschluß bakterieller Erreger als Färbepräparat und für Leptospiren im Dunkelfeld mikroskopiert werden.

Kultur

Manche Meningitis- und Enzephalitiserreger sind sehr empfindlich (Neisserien, Viren) gegen äußere Einflüsse (Kälte, Wärme). Dies erklärt bei bakteriell bedingten Meningitiden die häufig negativen kulturellen Befunde bei positivem bakterioskopischem Befund (Neisserien). Es wird deshalb empfohlen, möglichst sofort den Liquor direkt am Krankenbett auf Nährmedien zu bringen (einige Tropfen auf einen Nährboden) oder sofort ins Laboratorium zu transportieren. Wenn dies nicht möglich ist, sollte der Liquor bei 37°C bis zum Abtransport stehen und dann warmgehalten (Thermophor) ins Laboratorium gebracht werden. Postalischer Versand führt häufig zu negativen Kulturbefunden.

Identifizierung von Erregern in Ausstrichen des Zentrifugates von Liquor cerebrospinalis. Die häufigsten bakteriellen Meningitiserreger sind hervorgehoben.	
Grampositive Keime	
Morphologie	Verdachtsdiagnose
Kokken	
Haufen	Staphylokokken
Ketten	*Streptokokken*
Paare (Diplolanzettform)	*Pneumokokken* (selten Enterokokken)
Stäbchen	
kurz und sehr zart	Listeria monocytogenes
lang und zart (granuliert)	Tbc-Bakterien (durch Ziehl-Neelsen erhärten)
lang und plump eventuell mit Sporen	aerobe Sporenbildner (meist Verunreinigung, äußerst selten Infektion durch Bacillus anthracis oder cereus u.a.)
Sproßpilze	
(Cave! Verwechslung mit Lymphozyten)	
Hefeformen mit Kapsel (keine Pilzfäden)	Cryptococcus neoformans
Hefeformen und Pilzfäden	Candida (meist Kontamination, sehr selten im Rahmen einer generalisierten Candidiasis)
Andere Pilze	(Phycomycetes, Coccidiodes, Blastomyces) sehr selten Morphologie vgl. spezielle Literatur!
Gramnegative Keime	
Kokken	
Semmelform (Cave! Verwechslung mit Diplokurzstäbchen, s.u.)	*Neisserien* (meningitidis, flava, selten gonorrhoeae)
Stäbchen	
zart, länglich	*Haemophilus (influenzae u.a.)*
zart, ovoid	Pasteurella (multocida u.a.)
Diplokurzstäbchen	Moraxella spp. Acinetobacter
(Cave! Verwechslung mit Neisserien)	Kulturelle Differenzierung unbedingt nötig, weil therapeutische Konsequenzen!
plump	Enterobakterien (E. coli, Salmonella, Shigella, Klebsiella, Enterobacter, Proteus) Pseudomonas
kommaförmig	Campylobacter sp.

Tab. 1

Für die virologische Kultur muß der Liquor möglichst kalt und rasch dem Laboratorium zugeleitet werden. Meistens ist die Serologie der Viruszüchtung überlegen.

Harn

Dieses Material wird hauptsächlich auf Bakterien untersucht, um Anhaltspunkte für eine gezielte Chemotherapie von Harnwegsinfekten zu bekommen. Außerdem können Parasiten (z.B. Schistosomeneier) darin nachgewiesen werden. Nur selten wird der Harn virologisch (z.B. zum Nachweis des Zytomegalievirus) untersucht. Eine enge Zusammenarbeit von Klinikern und Bakteriologen ist unerläßlich, um die bakteriologische Untersuchung sinnvoll zu gestalten, da normale Darmkeime nicht nur die wichtigsten Infektionserreger, sondern auch die häufigsten Kontaminanten darstellen. Der bakteriologische Befund kann einen Keim nur dann als ätiologisch bedeutsam ausweisen, wenn die folgenden Grundsätze beachtet werden.

Harngewinnung

Je sauberer Urin gewonnen wird, um so leichter ist die Interpretation des Befundes.

Methode: Mittelstrahl (Katheter, Blasenpunktion).

Keimzahlbestimmung

Seit den Untersuchungen von Kass hilft man sich für die Unterscheidung zwischen ätiologisch bedeutsamen und kontaminierenden Keimen durch die Feststellung ihrer Menge pro Milliliter Harn. Beim unbehandelten Erwachsenen werden Zahlen von 100 000 und mehr Keimen/ml nicht mehr als Verunreinigung angesehen, wenn es sich dabei um potentielle Harntraktpathogene handelt. Bei Kindern nehmen viele Autoren schon Keimzahlen von 1000–10 000/ml als infektionsanzeigend an. Keimzahlbestimmungen im Mittelstrahlharn erleichtern die Interpretation positiver bakteriologischer Befunde und sollten

Methoden der Keimzahlbestimmung	
Kulturell	quantitativ semiquantitativ
Bakterioskopisch	Sediment nativ gefärbt nativ in Zählkammer Nativpräparat Färbepräparat (Gram, Methylenblau)
Chemische Methoden	TTC-Test Nitrit-Nachweis Katalase-Test

heute routinemäßig durchgeführt werden. Bei Katheter- und Punktionsharn kann aber darauf verzichtet werden. Bei chemotherapeutisch behandelten Patienten sind Keimzahlen unter 10^5/ml nicht unbedingt ein Beweis für die Ausheilung des Infektionsprozesses. Der Keimgehalt ändert sich natürlich auch nach der Gewinnung des Harns. Bei Zimmertemperatur kann er vor der bakteriologischen Verarbeitung deshalb nur vier Stunden, bei 4°C nur 18 Stunden aufbewahrt werden.

Von allen genannten Methoden sind die kulturellen die genauesten, weil sie die Zahl vermehrungsfähiger Bakterien nachweisen. Die quantitative Keimzählung (Gußplatte, Oberflächenkultur) muß wegen des damit verbundenen Aufwandes dem bakteriologischen Laboratorium vorbehalten bleiben. Eine semiquantitative Kultur (Eintauchkultur) kann direkt am Krankenbett angelegt werden. Man beschickt sie durch kurzes Eintauchen eines mit Nährboden beschichteten Trägers in den frisch gewonnenen Harn. Dieser wird dann in einem dazu bereitgestellten Gefäß gleich bebrütet oder an das Laboratorium versandt. Aus der Menge der gewachsenen Kolonien kann dann durch Vergleich mit einem Schaubild die Keimzahl pro Milliliter geschätzt werden. Das bakteriologische Laboratorium verwendet Kolonien dann zur Identifizierung der Keime und zur Erstellung von Antibiogrammen. Die geschilderten Nährbodenträger sind im Handel erhältlich. Andere kulturelle semiquantitative Verfahren (wie Kreuzstrichtechnik u.a.) sind heute durch diese Technik überholt.

Die bakterioskopischen Methoden können in der Hand des Geübten sehr wertvoll sein. Am einfachsten durchzuführen und am sichersten ist der an einen Objektträger angetrocknete gramgefärbte Tropfen unzentrifugierten Harns. Diese Methode empfiehlt sich für eine schnelle Orientierung über den Zustand des Harns oder wenn kulturelle Methoden nicht durchgeführt werden können. Derjenige, der solche Tropfen nicht selbst färben oder mikroskopieren möchte, sendet zugleich mit dem Harn das hitzefixierte Präparat ein. Auf diese Art kann trotz postalischen Versandes die Kultur mit einer bakterioskopischen Schätzung der Keimzahl ermöglicht werden. 20 Gesichtsfelder des gefärbten Tropfens werden bei 850facher Vergrößerung mikroskopiert und folgendermaßen interpretiert:

Keime pro 20 Gesichtsfelder	Geschätzte Keimzahl pro ml
0	$< 10^4$
1–2	$10^4 - 10^5$
3 und mehr	10^5 und darüber

Über die Bewertung einer Leukozyturie im Zusammenhang mit Harnwegsinfekten wird an anderer Stelle dieses Buches referiert.

Chemische Methoden zum Nachweis infektionsanzeigender Keimzahlen beruhen auf Äußerungen des Bakterienstoffwechsels, z.B. der Reduktion von farblosem Triphenyltetrazoliumchlorid (T TC) zum rot gefärbten Formazan, der Reduktion von Nitrat zu Nitrit usw. Diese Tests sind so eingestellt, daß sie erst bei hohen Keimzahlen (10^5–10^6/ml) positiv werden. Alle chemischen Tests haben den Nachteil, daß sie auch durch Bakterien, die nicht harntraktpathogen sind, beeinflußt werden und durch chemische Einwirkungen (z.B. im Harn ausgeschiedene Substanzen) verfälscht werden können, ohne eine entsprechende Korrekturmöglichkeit zu bieten. Von den drei Tests ist der TTC-Test die treffsicherste Methode (90% Treffsicherheit).

Qualitative Kultur

Die Identifizierung der Erreger ist für die endgültige Diagnose „Harnwegsinfektion" genauso wichtig wie die Keimzahl. Allein angewandt sagt sie aber ebenso wenig aus wie der quantitative Kulturbefund. Denn nur ein Befund, der einen potentiell harntraktpathogenen Keim in infektionsanzeigender Zahl (10^5/ml) aufweist, hat genügend diagnostisches Gewicht.

Als potentiell harntraktpathogen werden heute folgende Erreger betrachtet:

Kokken (grampositiv)
Staphylococcus saprophyticus
(Staphylococcus aureus)
Enterokokken

Stäbchen (gramnegativ)
Escherichia coli
Proteus-Providencia-Gruppe
Klebsiella-Enterobacter-Gruppe
(Salmonella)
Pseudomonas aeruginosa

Pilze
(Hefen)

Die in Klammern angeführten Keime sind seltener tatsächliche Erreger von Harnwegsinfekten, werden aber häufig als Kontaminanten in hohen Keimzahlen (Staphylococcus epidermidis und aureus, Enterokokken, Hefen) oder im Rahmen einer Grundkrankheit (Salmonella) gefunden. Die Interpretation von Befunden mit diesen Keimen erfordert daher Vorsicht. Meist ist eine zweite Untersuchung nötig. Diphtheroide Stäbchen und Sporenbildner sind immer Verunreinigungen.

Bei Verdacht auf tuberkulöse Prozesse der Harnwege wird dem Laboratorium Morgenharn für die Kultur übersandt, die dann sechs bis acht Wochen dauert. Leptospiren lassen sich ebenfalls am besten aus Morgenharn in der zweiten Krankheitswoche züchten. Brucella melitensis wird im Harn ausgeschieden.

Mikroskopie

Außer der schon besprochenen Bakterioskopie zur Keimzahlschätzung und der an anderer Stelle beschriebenen mikroskopischen Sedimentanalyse bietet die mikroskopische Betrachtung des Harnsediments die Möglichkeit, neben den erwähnten harntraktpathogenen Keimen folgende Erreger nachzuweisen:

Mykobakterien	Ziehl-Neelsen Auramin
Eier von Schistosoma haematobium	Nativpräparat
Pilze (Histoplasma, Blastomyces)	Nativpräparat

Bei Leukozyturie ohne Erregernachweis ist an tuberkulöse Prozesse zu denken.

Stuhl

Neben den im Verdauungstrakt parasitierenden Krankheitserregern können im Stuhl auch Erreger gefunden werden, die den Darm nur akzidentiell passieren (z.B. mit der Nahrung aufgenommene Eier des Leberegels, Eier des Lungenegels).

Stuhluntersuchung

Die Virusisolierung erfordert generell möglichst kurze Intervalle zwischen Abnahme und Verarbeitung des Materials. Allerdings sind die im Stuhl nachweisbaren Enteroviren gegen inaktivierende Einflüsse recht stabil, so daß sie selbst nach Postversand der Proben meist noch gefunden werden. Nur selten wird es möglich sein, das Material tiefgefroren (–70 °C) aufzubewahren und zu transportieren (z.B. Einsendung in Thermosgefäß mit Trockeneis).

Stuhlproben für bakteriologische Untersuchungen sollen zwar auch so rasch wie möglich untersucht werden. Die Keime aber sind mit Ausnahme von Shigellen und Choleravibrionen im allgemeinen nicht so empfindlich. Für erstere ist jedoch entweder die Verarbeitung am Krankenbett oder der Transport in Transportmedien (z.B. nach Amies) zu empfehlen. Die Stuhlgefäße werden mit dem beigegebenen Löffel nicht angefüllt, sondern es genügt ein ca. bohnengroßes Stück.

Für parasitologische Untersuchungen wird entweder das gesamte Volumen einer Entleerung (Wurmnachweis) oder ebenfalls nur ein bohnengroßes Stück (Wurmeier, Amöben) untersucht.

Die Untersuchung des Nativpräparates auf Amöbenruhr hat unbedingt noch vom warmen Stuhl zu geschehen. Wurmeier sind zwar auch in alten Stuhlproben noch gut nachweisbar, doch lassen sich manche (z.B. Hakenwürmer) wegen der Weiterentwicklung der Larven dann nicht mehr mit Sicherheit identifizieren. Hier kann die Entnahme der Probe aus der Tiefe des Stuhlballens nützlich sein, da sich die Eier unter verringerter Sauerstoffspannung nur langsam entwickeln.

Makroskopische Untersuchung

Zum Nachweis von Würmern wird eine ganze Portion Stuhl mit Wasser vermengt und durch ein Sieb gestrichen, wobei fallweise mit Wasser nachgespült wird.

Mikroskopie

Sie stellt die wichtigste Untersuchungsmethode für parasitologische Fragestellungen dar, wobei meist das Nativpräparat, fallweise aber auch Färbepräparate untersucht werden. Der Nachweis von Amöben aus dem noch warmen Stuhl wird am besten durch Betrachtung einer Schleimflocke auf dem eventuell beheizten Objektträger versucht. Es stehen für ihren Nachweis auch Färbemethoden zur Verfügung. Wurmeier oder Larven werden normalerweise im Nativpräparat nachgewiesen. Ohne Verwendung von Anreicherungsverfahren (Telemann, Fülleborn, Faust-Antoni, MIF-Verfahren) ist jedoch ein Ausschluß von Wurmeiern unzulässig. Manchmal werden Parasiteneier gefunden, die mit der Nahrung verschluckt worden sind. Sie beweisen nicht eine Infestation (z.B. Eier des Leberegels). Zu den diagnostischen Maßnahmen gehört es in diesen Fällen, sicherzustellen, daß der Patient einige Zeit vor der Untersuchung keine (rohe) Leber zu sich genommen hat. Rota- und Adenoviren sowie weitere seltene Erreger viraler Gastroenteritiden können mittels Elektronenmikroskop rasch und zuverlässig nachgewiesen werden.

Auf dem Gebiet der Bakteriologie wird die Mikroskopie des Stuhles nur zur Schnelldiagnose der Cholera und der Neugeborenenlisteriose verwendet. Im ersteren Fall stellt sie eine äußerst wichtige Maßnahme bei Verdachtsfällen dar. Im Gegensatz zur sonstigen Vielfalt des mikroskopischen Bildes der normalen Stuhlflora kann es sich beim Cholerakranken durch eine auffallende Homogenität durch die praktisch in Reinkultur vorkommenden Vibrionen auszeichnen. Im Nativpräparat (Stuhlaufschwemmung in isotoner Kochsalzlösung) finden sich stark bewegliche Bakterien, die durch Zugabe von spezifischem Choleraantiserum schlagartig unbeweglich werden. Die Sicherheit der auf diese Art gestellten Verdachtsdiagnose „Cholera" ist sehr hoch. Im Falle der Neugeborenenlisteriose läßt das Erscheinen von zarten(!), grampositiven Stäbchen im Mekonium den Verdacht fast schon bestätigen. Üblicherweise wird aber das Ergebnis der kulturellen Prüfung zur endgültigen Diagnosestellung abgewartet.

Für den Nachweis von Rotaviren, aber auch anderen darmpathogenen Viren wie Adeno-, Corona-, Caliciviren usw. ist die Elektronenmikroskopie ausgezeichnet geeignet.

Kultur

Die Virusisolierung aus dem Stuhl ist Sache von Speziallaboratorien. Im Einzelfall wird man besprechen, ob eine derartige Untersuchung sinnvoll ist. Man sollte jedoch beachten, daß die Isolierung der wichtigen neurotropen Enteroviren (Polio, Coxsackie und ECHO) wesentlich erfolgversprechender aus dem Stuhl als aus dem Liquor versucht wird.

Bakteriologische Befunde, die die Anwesenheit von Salmonellen, Shigellen, Campylobacter oder Vibrio cholerae beweisen, sind immer ernst zu nehmen – ob der Ausscheider nun Symptome zeigt oder nicht. Denn von solchen Personen können unter Umständen Epidemien ihren Ausgang nehmen. Clostridium difficile und resistente Staphhylococcus-aureus-Stämme müssen auch beim längere Zeit mit Breitbandantibiotika behandelten Erwachsenen für eventuell auftretende Colitiden bzw. Enteritiden verantwortlich gemacht werden. Bestimmte Serogruppen von E. coli werden für Säuglingsenteritis, Reisediarrhö oder ein Ruhr-artiges Krankheitsbild verantwortlich gemacht.

Listeria monocytogenes aus dem Mekonium des Neugeborenen, dem vielversprechendsten Untersuchungsmaterial bei angeborener Listeriose, sichert die Verdachtsdiagnose. Als potentiell pathogen müssen bei Säuglingen Pseudomonas aeruginosa und manchmal im Rahmen einer Grundkrankheit verschiedene Candida-Arten betrachtet werden.

Weitere Erreger von Darminfektionen sind Aeromonas hydrophila, Plesiomonas shigelloides und der im fernen Osten häufige Vibrio parahaemolyticus, außerdem Yersinia enterocolitica, Yersinia pseudotuberculosis und die heute zu den Salmonellen gerechnete Gruppe der Arizona-Keime. Mit entsprechender Methodik können auch Mykobakterien aus dem Stuhl kultiviert werden.

Der ursächliche Zusammenhang von lebensmittelvergiftenden Keimen im Stuhl mit einer Nahrungsmittelvergiftung ist nicht immer möglich, weil sie zum Teil normale Darmbewohner sind. Der Nachweis folgender Bakterien läßt aber meist den richtigen Schluß zu:

Salmonellen (wenn Patient nicht Dauerausscheider ist)
Shigellen
Campylobacter
(Vibrio cholerae)
(Vibrio parahaemolyticus – häufigste Ursache im Fernen Osten!)

Schwierig bis unmöglich ist der Beweis allein durch positive Stuhlbefunde mit folgenden Lebensmittelvergiftern:

Staphylococcus aureus
Enterokokken
Bacillus cereus
Clostridium perfringens

Eiter aus Hautläsionen

Geringe Mengen Eiter werden auf sterile Stieltupfer aufgenommen und in einem Transportmedium (z.B. nach Amies) versandt. Aus Empyemen lassen sich Proben auch mit der Spritze aspirieren und in sterilen Röhrchen einsenden.

Abgesehen von einigen Ausnahmen (Viren der Poxgruppe und einigen Pilzen), gehören die Eitererreger in das Gebiet der Bakteriologie. Sehr viele Bakterien, die sich im menschlichen Körper vermehren können – also apathogene Bakterien – sind unter Umständen imstande, Eiterbildung zu provozieren. Dementsprechend läßt sich eine Vielfalt von Eitererregern unterscheiden.

Normalerweise gestattet erst die Kultur eine endgültige Diagnosestellung. Bei Mischkulturen liegt häufig eine Kontamination vor, obwohl Mischinfektionen durchaus möglich sind. Die nur einmalige Züchtung von sonst apathogenen Keimen ist nicht beweisend für ihre ätiologische Bedeutung. Manchmal kann der Nachweis von spezifischen Antikörpern im Patientenblut diese Frage klären. Chronisch progrediente Eiterprozesse mit dauernden negativen Befunden müssen den Verdacht auf eine Infektion durch Mykobakterien oder Aktinomyzeten lenken. Bekanntlich erfordert der Nachweis von Mykobakterien (auch anderen als Tbc-Erregern) spezielle Kulturmethoden. Ebenso kann man mit den üblichen Verfahren Francisella tularensis und Pilze nicht anzüchten. Entsprechende Hinweise für das bakteriologische Laboratorium sind deshalb nötig.

Bei Hautläsionen mit Verdacht auf eine Herpes simplex – oder Varizellen-Zoster – Virusinfektion muß der Stieltupfer nach dem Abstrich kräftig an der Wand eines mit einem virusstabilisierenden Medium gefüllten Röhrchens ausgedrückt werden, um das Material darin zu suspendieren. Das Röhrchen, das vom Untersuchungsinstitut zur Verfügung gestellt wird, soll dann möglichst kühl und möglichst rasch (kein Postversand) ins Labor transportiert werden.

Sekrete des Respirationstraktes

Diese können entweder natürlich durch Husten (Sputum) oder durch Bronchoskopie, transtracheale Aspiration, Feinnadelbiopsie und Gurgeln gewonnen werden. Echtes, aus Bronchien und Trachea hochgehustetes Sputum wird der virologischen Verarbeitung sofort oder tiefgefroren, der bakteriologischen, mykologischen und parasitologischen Untersuchung nativ zugeführt. Im Mund gesammelter Speichel ist dagegen wertlos. Die Virologie bedient sich zum Nachweis von im Respirationstrakt angesiedelten Viren oft der Gurgelmethode, wobei der Patient mit einer vom Laboratorium bereitgestellten Flüssigkeit (Gewebekulturflüssigkeit mit Albumin) gurgelt. Besser bewährt sich aber die Untersuchung abgesaugten Nasensekrets, in dem virale Antigene mittels ELISA nachgewiesen werden.

Auf spezielle Methoden der Materialgewinnung für den Nachweis einzelner Erreger wird bei deren Besprechung eingegangen. Die Bakterioskopie des Sputums ist problematisch. Am ehesten findet sie nützliche Anwendung beim schnellen Nachweis von offenen tuberkulösen Prozessen des Respirationstraktes, obwohl betont werden muß, daß 50% kulturell positiver Proben negativ bleiben. Eine lege artis durchgeführte Untersuchung erfordert eine Anreicherung der Tbc-Bakterien aus Morgensputum und nachfolgende Färbung auf alkoholsäurefeste Stäbchen (Ziehl-Neelsen, Hallberg). Ein fluorochromiertes Präparat (Färbung mit Auramin u.a.) sollte zusätzlich im Fluoreszenzmikroskop betrachtet werden.

Präparate von Rachenabstrichen können den Verdacht auf Diphterie (Polkörperchenfärbung) oder Soormykose verstärken oder bestätigen, während die Plaut-Vincent-Angina praktisch nur bakterioskopisch (fusospirilläres Gemisch) diagnostiziert wird. Andere Erreger lassen sich wegen des vielfältigen Bildes der Mundflora nicht als solche erkennen. Bei Lepra lepromatosa kann man im Nasensekret säurefeste Stäbchen (Differenzierung beim Ziehl-Neelsen nur mit 5–10% H_2SO_4, kein Alkohol!) finden.

Es sei hier auf die in jüngerer Zeit häufiger verwendeten Methoden der Immunfluoreszenz und auf ELISA zum Nachweis von bakteriellen und viralen Antigenen hingewiesen. Ebenso wie bei der Bakterioskopie ist die Interpretation von bakteriologischen Sputumkulturen wegen der Vielfalt der Mundflora und der darin normalerweise vorkommenden potentiellen Krankheitserreger problematisch. So ist die ursächliche Bedeutung eines isolierten Keimes für einen infektiösen Prozeß im Bereich der Mundhöhle oder des Respirationstraktes ohne andere Hinweise meist nur dann klar, wenn der Erreger in Reinkultur oder quantitativ in großer Überzahl vorhanden ist. Die Erfolge der quantitativen Sputumkultur konnten aber bis jetzt noch nicht überzeugen. Auch die oft übliche Waschung des Sputums kann nur wenig an dieser unbefriedigenden Situation ändern. Zur normalen Mundflora rechnet man ebenfalls vergrünende Streptokokken, die apathogenen Neisserien und Haemophilus parainfluenzae.

Sekrete des Genitaltraktes (Tab. 2)

Der Erregernachweis in normalen oder pathologischen Genitalsekreten erfordert oft die sofortige Untersuchung des Materials. Die Abnahme erfolgt – häufig nach Provokation – durch Auffangen in sterilen Gefäßen, mit dem Stieltupfer, manchmal durch Schaben an Geschwüren mit der Öse oder Abklatsch der Läsion auf einen Objektträger.

Mikroskopie

Trichomonaden werden im frischen Vaginalsekret oder beim Mann im Urethralsekret – eventuell nach Prostatamassage – durch Mikroskopie des nativen Materials diagnostiziert. Färbungen können in älterem Material noch eine Diagnose ermöglichen. Die Immun-Bakterioskopie leistet wertvolle Hilfe, da einige im Genitaltrakt gefundene Erreger nicht oder schwer züchtbar sind (Haemophilus ducreyi, Calymmatobacterium granulomatis, Treponema pallidum, fusospirilläres Gemisch (Chlamydia trachomatis).

Kultur

Der kulturelle Nachweis von Neisseria gonorrhoeae ist manchmal zur Unterscheidung von anderen Neisserien nötig, da der mikroskopische Befund „gramnegative Diplokokken“ nicht mit der Diagnose „Gonorrhö“ gleichzusetzen ist. Spezielle Kulturmethoden sind erforderlich. Die pathogenen Neisserien sind gegen Umwelteinflüsse (Austrocknung, Säure) empfindlich. Die größte Erfolgsrate ist zu erwarten, wenn das Material unmittelbar nach Gewinnung auf den Nährboden gebracht wird. Es existieren auch Transportmedien, die einen postalischen Versand des Materials ermöglichen. Der kulturelle Nachweis sollte sich routinemäßig auf N. gonorrhoeae, Haemophilus ducreyi,

Die wichtigsten mikroskopisch nachweisbaren Krankheitserreger im Genitaltrakt

Keim	Morphologie	mikroskop. Nachweis-methode	Material
Staphylo-kokken	grampositive Haufenkokken	Gram	Lochialsekret
Strepto-kokken	grampositive Kettenkokken	Gram	Lochialsekret, Vaginal- und Zervix-sekret
Neisseria gonorrhoeae	gramnegative Diplokokken (extra- u. intrazellulär)	Gram Methylenblau Immun-fluoreszenz	Reizsekret aus Läsionen, Prostata-, Urethral-, eventuell Vaginalsekret
Haemophilus ducreyi	gramnegative schlanke Stäbchen (extra- u. intrazellulär)	Gram	Gewebsstückchen aus dem Ulkusgrund
Calymmato-bacterium granulomatosis	gramnegative, winzige ovoide Stäbchen, pleomorph (meist intrazellulär)	Giemsa	Abklatsch vom Rand des Ulkus
Gasbrand und Tetanuserreger	plumpe grampositive Stäbchen, eventuell mit Sporen	Gram	Lochialsekret
Mycobacterium tuberculosis u. bovis	grampositive säurefeste Stäbchen	Ziehl-Neelsen	Sperma, Menstrualblut (1. Tag) Zervixsekret (14. Tag) 6malige Wiederholung bei negativen Befunden
Gardnerella vaginalis	gramnegative typisch geformte Stäbchen	Gram	Vaginal- und Zervixsekret
Listeria mono-cytogenes	grampositive zarte Stäbchen	Gram Immun-fluoreszenz	Zervix-, Lochialsekret, Fruchtwasser, Plazenta
Coryne-bacterium diphteriae	grampositive Keulenstäbchen	Gram Polkörperchen-färbung	Abstrich von der Pseudomembran
Treponema pallidum	Schrauben beweglich	nativ (Dunkelfeld) Giemsa	Reizsekret
Fusospirilläres Gemisch	gramnegative Stäbchen Schrauben	Gram	Pseudomembran-abstrich
Chlamydia trachomatis	intrazellulär	Immun-fluoreszenz	Urethral-, Zervixsekret
Sproßpilze	grampositive Hefe- u. Fadenformen	Gram	Vaginalsekret
Trichomonas vaginalis	25 × 15 µm, birnenförmig beweglich	nativ Giemsa	Frau: Vaginalsekret Mann: Urethralsekret
Herpes simplex	intrazellulär	Elektronen-mikroskopie	Bläscheninhalt

Tab. 2

ß-hämolysierende Streptokokken, Gardnerella vaginalis, Mycoplasma hominis, Ureaplasma urealyticum, Chlamydia trachomatis und Sproßpilze erstrecken. Für die Isolierung von Herpes simplex wird wie an der äußeren Haut vorgegangen.

Untersuchungsmaterial vom Auge

Konjunktivalsekret, Tränenflüssigkeit und Eiter werden mit dem sterilen Stieltupfer abgenommen. Für bestimmte Fragestellungen (z.B. Herpes, Trachom) ist durch kräftigen Abstrich dafür zu sorgen, daß nicht nur Flüssigkeit, sondern auch Epithelzellen mitgenommen werden, um Einschlußkörper finden zu können. Der Erregernachweis erfolgt durch Mikroskopie, Kultur und Immunfluoreszenz.

Anderes Untersuchungsmaterial

Die bei der Untersuchung verschiedener anderer Materialien nachzuweisenden Erreger werden in Tabelle 3 erwähnt.

Indirekter Nachweis von Infektionskrankheiten (Antikörpernachweis)

Der Nachweis spezifischer Antikörper ist ein indirekter Beweis für eine Infektion. Als Material für den Versand zur serologischen Untersuchung kommt Vollblut (ohne gerinnungshemmende Zusätze) oder Serum in Frage. Vollblut soll in sterile Röhrchen gefüllt werden. Bei längerem Transport ist es günstig, Serum zu übersenden. Hierfür stehen auch geeignete Transportbehälter zur Verfügung. Für manche Reaktionen (z.B. Widal-Reaktion) ist die Verwendung steriler Röhrchen nicht unbedingt nötig.

In anderen Fällen (serologische Reaktionen bei Viruserkrankungen, Agglutinations-Lysis-Reaktion bei Leptospirosen) ist die Kontamination des zu prüfenden Serums mit Keimen ungünstig, es sollte daher nur steriles Material versandt werden. Die Entnahme von Blut kann auch mit Venülen (evakuierte Röhrchen mit Kanüle) erfolgen. Es ist darauf zu achten, daß die Übersendung einer einzigen Serumprobe meistens nicht genügt; vielmehr sollten in Zeitabständen von 10–14 Tagen mindestens zwei Proben versandt werden.

In der Serologie setzen sich immer mehr Methoden durch (z.B. ELISA), mit denen IgM-Antikörper nachgewiesen werden. IgM-Antikörper gegen einen bestimmten Erreger findet man nur im akuten Stadium; sie beweisen daher eine rezente Infektion, auch bei einmaligem Nachweis.

Der Zeitpunkt der Blutabnahme und der Krankheitstag sollen auf der jeweiligen Probe vermerkt sein. Ebenso wie beim Versand von Material zur virologischen Erregerisolierung ist auf eine klare Vermutungsdiagnose Wert zu legen. Eine Untersuchung auf „alles, was in Frage kommt" ist sinnlos und niemals zielführend. Absprachen zwischen Klinik und Laboratorium können wertvolle Hilfe bedeuten.

Diverses Untersuchungsmaterial, darin zu erwartende Mikroorganismen und Methoden für deren Nachweis		
Material	**Erreger/Krankheit**	**Bemerkungen**
Magensaft	Tbc	Ziehl-Neelsen, Kultur
Duodenalsaft	Salmonellen	Kultur, optimal bei Dauerausscheidern
	Strongyloides stercoralis (Eier, Larven) Clonorchis sinensis (Eier) Lamblia intestinalis	Mikroskopie nativ
	Rotaviren	Elektronenmikroskop
Analabstrich	Adenoviren Salmonellen Shigellen Campylobacter	Stieltupfer bis ins Rektum einführen (eventuell durch Katheter)
	Choleravibrionen	Kultur (eventuell Immunfluoreszenz), bei Cholera auch Immobilisierungstest
	Neisseria gonorrhoeae	Kultur auf Selektivmedium
	Oxyureneier	Mikroskopie des nativen Ausstrichs erfolgreicher als aus dem Stuhl (am günstigsten Tixobandmethode)
Punktate		
Knochenmark	Bruzellen	Kultur
	Listerien	Kultur
	Leishmania	Mikroskopie (Giemsa) Tierversuch
Leber	Gelbfieber	Züchtung, Histologie
	Zytomegalie	Histologie
	Bruzellen	Kultur
	Leishmania	Abklatschpräparat für Mikroskopie (Giemsa) Kultur, Tierversuch
	Toxoplasma	Abklatschpräparat für Mikroskopie (Giemsa, eventuell Immunfluoreszenz) Tierversuch, Histologie
Milz	Toxoplasma	Abklatschpräparat für Mikroskopie (Giemsa, eventuell Immunfluoreszenz) Tierversuch, Histologie
		Nicht bei Leishmaniaseverdacht punktieren!
Lymphdrüsen	Katzenkratzkrankheit	Mikroskopie (Giemsa) Histologie
	Tbc	Ziehl-Neelsen, Kultur Histologie
	Lepra	Ziehl-Neelsen, Histologie
	Pseudotuberkulose	Histologie
	Afrikanische Schlafkrankheit	Mikroskopie (Giemsa)
	Leishmania	Abklatschpräparat für Mikroskopie (Giemsa) Kultur, Tierversuch
	Aids	Virusisolierung
Biopsie und Obduktionsmaterial	Lyssa	Gehirn und Speicheldrüsen des verdächtigen Tieres oder gestorbenen Menschen Histologie (Immunfluoreszenz) Züchtung in Tieren
	Neurotrope Viren (FSME, Entero usw.)	Virusisolierung
	Influenza und andere respiratorische Viren	Virusisolierung
	Trichinose (Muskel)	Histologie
	Sparganose	exzidierter Lymphknoten (Histologie)

Tab. 3

Spezieller Teil
Erkrankungen durch Mikroorganismen. Diagnostische Untersuchungen und ihre Bewertung

Durch Bakterien bedingte Krankheiten

Aktinomykose

Erreger: Actinomyces israeli, aber auch andere Aktinomyzeten (A. naeslundii, A. odontolyticus, A. viscosus, Arachnia propionica) -Material: Eiter, Punktate, eventuell Sputum.

Mikroskopie

Verzweigte (!) grampositive (eventuell an den Enden gramnegative) Fäden.

Anaerobe Kultur

Auf Blut-, besser Serum- und Aszitesnährböden. Tägliche mikroskopische Kontrolle der Platten nötig. Myzelformen in den Kulturen nur in den ersten drei Tagen, dann diphtheroide Formen. Kultur praktisch immer mit anderen Keimen (Staphylokokken, Streptokokken, Actinobacillus actinomycetemcomitans, Fusobakterien) gemischt.

Identifizierung

Biochemisch

Serologie

Agglutination und KBR nur bedingt verwertbar, da Antikörper durch Zahngranulome (unter Actinomycesbeteiligung) gebildet werden können. Intrakutantest besser. Bei Kieferaktinomykose diagnostische Provokation einer Herdreaktion durch Injektion von Actinomycesantigen.

Bartonellose

s. Carrion-Krankheit, S. 978

Botulismus

Erreger: Clostridium botulinum.- Material: Magensaft, Erbrochenes, Speisereste, Nativblut, Stuhl.

Bei kindlichem Botulismus (<1a) nur aus Stuhl (Kultur und Toxinnachweis).

Kultur

Anaerobe Züchtung auf angereicherten Medien ist theoretisch möglich.

Differenzierung

Unterscheidung von Clostridium sporogenes nur im Tierversuch.

Toxinnachweis (Methode der Wahl)

In weißer Maus oder Meerschweinchen; Tod in zwei bis

vier Tagen. Toxintypbestimmung in Neutralisationstest (A, B, E für Menschen pathogen).

Brucellose

Erreger: Brucella spp. – Material: Blut (einige Monate positiv), Knochenmark (Material der Wahl), Harn (nur bei B. melitensis positiv), Liquor, Sputum, eventuell Duodenalsaft, Leber-, eventuell Lymphknotenpunktat.

Kultur

Schwierig, wiederholte Versuche nötig. Erfordert angereicherte Nährmedien(Dextrose, Serum, Blut, Aszites). B. abortus wird nur bei erhöhter CO_2-Spannung (10%) isoliert. Blutkultur muß sechs Wochen beobachtet werden. Methodik nach Castañeda oder mit Ionenaustauscher.

Differenzierung

Nur in Speziallaboratorien (spezifischer Phage, Warburg zur Erkennung der Utilisation verschiedener Substrate, Gruber-Reaktion mit monospezifischen Seren).

Serologie

Diagnostik mit Agglutinationsprobe nach Wright und Semple. Antigen = abgetötete Bakterien. Titerhöhe oft sehr schwankend, abhängig von Beschaffenheit des Antigens und technischer Durchführung. Bei chronischer Brucellose meist negativ. IgG-Nachweis mittels ELISA, Titer meist niedrig. Für Infektionen mit B. canis muß eigenes Antigen verwendet werden.

Nach Cholera-Impfung können Agglutinine gegen Bruzellen gefunden werden. Kreuzreaktion auch mit Francisella tularensis. Unspezifische Normalagglutination in manchen menschlichen und tierischen Seren; sie kann durch Ansäuern oder Erhitzen der Seren eliminiert werden. Ausbildung blockierender Antikörper, die ein Prozonenphänomen oder ein fälschlich negatives Resultat verursachen (Abklärung mit Coombs-Test, Blocking-Test, Konsumptionstest), ist möglich. In fraglichen Fällen kann auch eine KBR durchgeführt werden. Der Opsonozytophagietest ist genau, aber für die Routine zu umständlich. Die Intrakutanprobe ist von beschränkter diagnostischer Bedeutung.

Campylobacteriose

1) Enteritische oder 2) generalisierte Campylobacteriose-Erreger: 1) Campylobacter jejuni, C. coli, C. laridis und vermutlich andere spp. (häufiger als Salmonellen!); 2) C. fetus. – Material: 1) Stuhl, 2) Blut.

Kultur

Nachweisverfahren der Wahl. Spezialnährmedien in Atmosphäre von 5% O_2, 10% CO_2, 85% N_2 inkubieren.

Differenzierung

Biochemisch, serologisch

Carrion-Krankheit

Oroyafieber und Verruga peruviana. Erreger: Bartonella bacilliformis. – Nur in den Andengebieten. Eingeschleppte Fälle kommen vor. Deshalb gehört entsprechende Anamnese zur Diagnose. – Material: Blut.

Mikroskopie

Wichtigster Nachweis! Blutausstrich (Giemsa): intraerythrozytär bis zu 40 winzige kokkoide Stäbchen, bei Giemsa-Färbung leuchtend rot, sonst gramnegativ.

Kultur

Aerobe Züchtung bei 30 °C auf Kaninchen- oder Pferdeblutagar möglich. Eventuell auch im embryonierten Hühnerei und in der Gewebekultur.

Cholera

Erreger: Vibrio cholerae und Vibrio eltor, beide Serogruppe 01. – Material: Frischer (!) Stuhl, eventuell in Anreicherungsmedien (alkalisches Peptonwasser + 0,5% Na-Taurocholat). Anal-, besser Rektalabstrich. Bei Obduktion Dünndarminhalt.

Mikroskopie

Ausstrichpräparat (Gram) zeigt homogene Vibrionenflora. Immunfluoreszenz.

Immobilisationstest

Ein Tropfen Stuhlaufschwemmung unter dem Mikroskop (eventuell Dunkelfeld) – Immobilisation der stark beweglichen Keime durch Zugabe spezifischer O-Antiseren.

Kultur

In Anreicherungsmedien (alkalisches Peptonwasser + 0,5% Na-Taurocholat) und auf festen Selektiv-Indikatornährböden (TCBS u.a.).

Differenzierung

Biochemisch und serologisch (Gruber-Reaktion). Unterscheidung zwischen klassischer V. cholerae und V. eltor nur biochemisch.

Serologie

Agglutinationsreaktion und evtl. Vibriocidie-Test mit Lebendantigen (nur epidemiologische Bedeutung).

Coliinfektionen

Erreger: Escherichia coli. – Material: Eiter, Harn, Stuhl (bei Säuglingsenteritis), Blut, Sputum, Liquor usw.

Mikroskopie

Immunfluoreszenz zur schnellen Erkennung von säuglingspathogenen, enterotoxinogenen oder enteroinvasiven Enteritis-Coli im Stuhlausstrich.

Kultur

Anspruchslos

Differenzierung

Von anderen Enterobakterien biochemisch. Innerhalb der Spezies Sero-, Phagen- und Colicintypisierung. Nachweis der Enterotoxinbildung und Enteroinvasivität z. Zt. nur in Speziallaboratorien.

Serologie

Agglutination. Wegen der großen Zahl von Serotypen und wegen des Vorkommens von „normalen" positiven Reaktionen praktisch jedoch nicht durchführbar. Nachweis von Antikörpern mit Mischantigen bei chronischer Pyelonephritis (Agglutination, passive Hämagglutination). Viele andere Pyelonephritiserreger bleiben dabei aber unbeachtet.

Diphterie

Erreger: Corynebacterium diphteriae. – Material: Je nach Form Konjunktival-, Nasen-, Rachen-, Wundabstrich.

Mikroskopie

Gram- und Polkörperfärbung

Kultur

Auf Löffler- und Clauberg-(Tellurit-)Nährböden.

Nachweis der Toxinproduktion

Im Präzipitationstest auf Spezialnährböden mit Antitoxin oder im Tierversuch. Vor dem bakteriologischen Befund mit der Therapie beginnen!

Differenzierung

Von anderen Corynebakterien biochemisch und morphologisch (Ausstrich).

Enterobakterieninfektionen

Erreger: Enterobakterien wie E. coli (vgl. auch Coliinfektionen): Salmonella (vgl. auch Salmonellosen); Shigella (vgl. auch Shigellosen); Proteus-Providencia-Gruppe; Klebsiella-Enterobacter-Gruppe; Citrobacter u.a. – Material: je nach Symptomatik; prinzipiell jedes purulente Material, Harn, Sputum usw.

Mikroskopie

Bringt keine diagnostischen Vorteile, mit Ausnahme von Immunfluoreszenzmethoden (vgl. auch Coliinfektionen).

Kultur

Anspruchslos. Zahlreiche Selektiv- und Indikatornährböden existieren.

Differenzierung

Biochemisch, Sero-, Phagen- und Bacteriocintypisierung.

Serologie

Oft nicht möglich. Agglutinationsreaktionen nach Art einer Widal-Reaktion.

Erysipel(oid)

Erreger: echtes Erysipel beim Menschen durch Streptokokken (meist Gruppe A), Erysipeloid durch Erysipelothrix insidiosa. Erregeridentifizierung meist nicht nötig, da beide penizillinempfindlich. – Material: Eiter oder Biopsieprobe des betroffenen Hautareals.

Mikroskopie

Streptokokken oder coryneforme grampositive Stäbchen.

Kultur

Auf Blutnährböden

Serologie

Antikörpernachweis ist bedeutungslos.

Fleckfieber

s. Rickettsiosen, S. 991

Frambösie

Erreger: Treponema pertenue (nicht zu unterscheiden von Tr. pallidum und Tr. carateum). – Material: Reizsekret aus Primär- und Sekundärläsionen.

Mikroskopie, Kultur, Differenzierung, Serologie vgl. Lues, s. S. 985.

Fusospirochätose

Erreger: Fusospirilläres Gemisch. – Material: Abstriche von Belägen, Eiter, Sputum, eventuell Stuhl.

Mikroskopie

Wichtigste Nachweismethode! Gramfärbung: an den Enden zugespitzte, gramnegative, unregelmäßig gefärbte „Spieße" (Fusobakterien) und schraubenförmig gewellte, gramnegative Fäden (Borrelien).

Kultur

(anaerob) der Fusobakterien ist möglich, aber nicht üblich. Interpretation des Kulturergebnisses ist nur im Zusammenhang mit dem klinischen und mikroskopischen Bild möglich, da der Erreger zur normalen Mund-, Genital- und Darmflora gehört.

Serologie

Antikörpernachweis ist bedeutungslos.

Gasbrand

Erreger: Clostridium perfringens, Cl. oedematiens, Cl. septicum, Cl. histolyticum. – Material: Sekret, Eiter von Läsionen.

Mikroskopie

Grampositive plumpe Stäbchen. Sporen sind bei Clostridium perfringens nur ausnahmsweise zu sehen, bei den anderen Erregern meistens. Mischungen mit anderen Keimen sind häufig. Immunfluoreszenz.

Kultur

Anaerob (und zum Ausschluß anderer Erreger aerob) auf Blutnährböden mit und ohne Zusatz von 100 µg Neomycin pro Milliliter und in Na-Thioglykolat-, Fleisch- oder Leberbouillon. Material wird erhitzt (80 °C/10 min) und nicht erhitzt kultiviert.

Differenzierung

Biochemisch, Clostridium histolyticum und eventuell Cl. perfringens wachsen auch aerob. Diagnose von Cl. perfringens meist leicht (Doppelhämolyse), sonst schneller mit Immunfluoreszenz.

Tierversuch

Nicht zur Diagnose nötig.

Gonorrhö

Erreger: Neisseria gonorrhoeae. – Material: beim Mann frisches Urethralsekret (eventuell nach Provokation, z.B. Prostatamassage) und Rektalabstrich. Bei der Frau frisches Zervikal-, eventuell auch Vaginalsekret, Rektalabstrich.

Mikroskopie

Gram- und Methylenblaufärbung; (gramnegative) Diplokokken extra-und intraleukozytär, Immunfluoreszenz.

Kultur

Auf angereicherten Nährböden und Selektivmedien (z.B. Modifikation nach Thayer-Martin). Kultur zum Nachweis Penizillin-resistenter Stämme nötig.

Differenzierung

Biochemisch

Serologie

KBR bei chronischer Gonorrhö und bei Komplikationen; aber nicht empfehlenswert, da niedrige Spezifität.

Granuloma inguinale (Donovanosis)

Erreger: Calymmatobacterium granulomatis. – Material: Gewebsstückchen vom Ulkusgrund.

Mikroskopie

Kleine, kokkoide gramnegative Stäbchen. Oft intrazellulär gelagert (Donovan-Körperchen), dann besser mit Giemsa-Färbung zu sehen.

Kultur

Erstisolierung nur in embryonierten Hühnereiern (Dottersack).

Serologie

KBR mit Dottersackantigen. Hauttest.

Hämophilusinfektionen

Erreger: Haemophilus spp., am wichtigsten: H. influenzae, v.a. Typ b, vgl. Ulcus molle, S. 999. – Material: Liquor (!), Eiter, Sputum, Rachenabstrich, eventuell Blut.

Mikroskopie

Zarte, gramnegative Stäbchen, manchmal in Originalausstrichen „fischzugartig" angeordnet. Eventuell Verwendung von Immunfluoreszenzmethoden.

Kultur

Typische Hämophile benötigen mehr oder weniger V-(NAD) und X-(Hämatin) Faktor zum Wachstum. Ammenkultur mit Staphylococcus aureus auf Blutagar oder Züchtung auf Schokoladeagar. (Selektivmedium bei Sputumkulturen nötig!)

Differenzierung

Bedarf an V-, X- oder VX-Faktor(en) und einigen biochemischen Tests. Serologische Typenbestimmung.

Katzenkratzkrankheit

Erreger: Unbekannt (Chlamydia?)

Serologie

Antikörper können mit Ornithose-Antigen kreuzreagieren. Nachweismethode: KBR.

Legionellose

Legionärskrankheit und Pontiac-Fieber.- Erreger: Meist Legionella pneumophila, aber auch andere L.spp. – Material: Sekrete des Respirationstraktes (Sputum, besser aber transtracheales Aspirat), Bronchoskopiematerial, Feinnadelpunktat.

Mikroskopie

Direkte Immunfluoreszenz

Kultur

Auf Spezialmedien züchtbar.

Lepra

Erreger: Mycobacterium leprae. Material: Nasenschleim, „slit skin smear" aus Ohrläppchen, Jochbeingegend und Nasenflügel sowie aus der Haut im Bereich typischer Läsionen. Histologischer Nachweis aus intraläsionalen Hautpartien sowie Lymphknoten.

Mikroskopie

Einzige bakteriologische Methode zum Nachweis! Säurefeste Stäbchen (Achtung: Ziehl-Neelsen nur mit 5–10% H_2SO_4 differenzieren!); etwas schlanker als Tbc-Bakterien. Bei Lepra lepromatosa (LL) massenhaft zu finden (intra- und extrazellulär), bei tuberkuloidem (T) Typ nicht. Typische Histologie!

Kultur

Nicht züchtbar

Serologie

Lepraspezifische Antikörper (z.B. gegen phenolisches Glycolipid I) finden sich bei multibazillärer Form (BL, LL), haben aber in der Diagnostik keinen Stellenwert. Sie können aber zur Therapie-Erfolgskontrolle bestimmt werden.

Hauttest

Lepromin-Test dient nur zur Feststellung der zellulären Reaktivität gegen M.leprae; er hat keine diagnostische Bedeutung. Frühreaktion (nach Fernandez): positiv nach 48 h bei Patienten mit tuberkuloider Lepra und gesunden Kontaktpersonen.

Spätreaktion (nach Mitsuda): positiv nach 3–4 Wochen bei Patienten mit tuberkuloider Lepra, gesunden Kontaktpersonen aber auch praeexpositionell bei Personen mit zu erwartender guter Abwehrlage gegen M.leprae.

Leptospirose

Erreger: Leptospira interrogans. – Material: Blut, Liquor, Harn.

Mikroskopie

Blut nativ, Liquor oder Harn im Dunkelfeld; Immunfluoreszenz. Histologie (Versilberung oder Immunfluoreszenz).

Kultur

Aus Blut, Liquor (Fieberphasen) und Harn (ab 2. Woche) in Spezialnährböden. Eventuell Isolierung durch Tierversuch in jungen Meerschweinchen und Hamstern (i.p = intraperitoneale Injektion von verdächtigem Material zur Anreicherung).

Differenzierung

Nur serologisch (16 Serogruppen mit 119 Serotypen).

Serologie

Am besten mit der Agglutinations-Lysis-Reaktion. Auch frische Infektionen können bei frühzeitiger Antibiotikagabe Titerwerte von lediglich 1:100 bis 200 aufweisen. Mit Lebendantigenen überwiegt die Lyse, mit formalinisierten Antigenen die Agglutination. Lysereaktion ist unabhängig vom Komplement und stellt keine Immunlyse dar. Die Reaktion wird in der zweiten Woche positiv (3. und 4. Woche:

Maximum). Wegen der Vielfalt der Erregertypen hat sich ein Suchtest (Screening-Test) mit apathogenen Biflexa-Leptospiren (Patoc I) als Antigen bewährt. Diese Leptospiren haben nämlich mit den meisten pathologischen Interrogansstämmen Antigengemeinschaften.

Listeriose

Erreger: Listeria monocytogenes. – Material: Bei Erwachsenenlisteriose je nach Symptomen: Eiter, Liquor, Sputum, Stuhl, Harn, Blut, Knochenmark, Abstriche. Bei Neugeborenenlisteriose: Mekonium, Nabelschnurblut, Schleimhautabstriche, Organmaterial des Neugeborenen, Harn, Zervix-, und Lochialsekret, Fruchtwasser, Plazenta, eventuell Stuhl der Mutter.

Mikroskopie

Schlanke, grampositive Stäbchen. Eventuell Immunfluoreszenz.

Kultur

Auf angereicherten Nährböden. Eventuell Verwendung von Selektivnährböden für Isolierung aus Material mit stark gemischter Bakterienpopulation (z.B. Stuhl). Wachstum innerhalb weiterer Temperaturgrenzen (4–42 °C). Lange Lagerung von stark kontaminiertem Material bei 4 °C wirkt selektiv.

Differenzierung

Durch Nachweis der Beweglichkeit (optimal bei niederen Temperaturen: 4–22 °C!), biochemisch. Typisierung serologisch. Am häufigsten Typen 1 und 4b.

Serologie

Agglutinationsreaktion. Absolute Titerwerte für den Fall einer klinischen Erkrankung können nicht angegeben werden (eventuell sogar 0-Titerwerte von nur 1:100 bei gesicherter klinischer Erkrankung); steigende Titerwerte sind beweisend. O- und H-Agglutinationen sind anzusetzen, da die Keime begeißelt sind. Die H-Agglutinine dürften spezifischer und daher aussagekräftiger sein, können aber in manchen Fällen von gesicherter Erkrankung fehlen. Bei frühzeitiger Antibiotikatherapie sind Antikörper oft schwer nachweisbar. Als weitere serologische Tests kommen in Frage: KBR (ab 1:5 Serumverdünnung eventuell schon Listerioseverdacht). Kreuzreaktionen mit Staphylokokken und Enterokokken, deshalb serologisch kein Beweis für Vorliegen der Krankheit möglich. Der Test ist unempfindlicher als die Agglutination. Weitere Tests: Wachstumsprobe. Sie ist etwa mit dem Agglutinationstest vergleichbar; eventuell Intradermaltest als Spätreaktion (bestehende oder abgeheilte Listeriose).

Lues

Erreger: Treponema pallidum. – Material für bakteriologische Diagnostik der Lues I und II: Reizsekret aus Effloreszenzen.

Mikroskopie

Reizsekret im Dunkelfeld; Immunfluoreszenz.

Kultur

Keine diagnostische Bedeutung.

Serologie

Die Serologie ist die für alle Stadien der latenten Lues wichtigste (und einzige) Methode der Diagnostik.

Lyme-Borreliose

Durch Zecken, aber auch andere Arthropoden übertragene Krankheit mit 3 Stadien: 1) Erythema chronicum migrans, 2) neurologische Manifestationen, Polyarthritis, kardiale Beteiligung, 3) Mono- oder Oligoarthritis, Atrophia cutis benigna.-Erreger: Borrelia burgdorferi, vielleicht auch andere Borrelien. Material: (Hautbiopsien, Liquor), Blut.

Kultur

Die Erregerisolierung gelang aus Biopsiematerial von ECM und aus Liquor, keine Routinemaßnahme.

Serologie

Indirekte Immunfluoreszenz und ELISA. Beweisend ist Titeranstieg. Kreuzreaktion mit anderen Spirochäten!

Lymphogranuloma inguinale

Erreger: Chlamydia trachomatis, Serogruppen L-1, L-2, L-3. – Material: Eiter, Lymphdrüsenpunktat.

Mikroskopie

Einschlußkörper können lichtmikroskopisch mit Giemsa-Färbung und mit Immunfluoreszenz nachgewiesen werden.

Kultur

Im Dottersack embryonierter Hühnereier oder in Mäusen (intrazerebral). Antigennachweis mittels Immunfluoreszenz oder ELISA sind heute wichtige Ergänzungen!

Serologie

KBR mit gruppenspezifischem Antigen (auch bei anderen Chlamydieninfektionen positiv). Hauttest (Frei) im zweiten Stadium (eine bis sechs Wochen nach Infektion) positiv, auch bei Ornithose, nicht aber bei Katzenkratzkrankheit positiv.

Melioidosis

Erreger: Pseudomonas pseudomallei.- Material: Sputum, Eiter, Blut.

Kultur

Aerobe Züchtung auf einfachen Nährmedien.

Differenzierung

Typische Wachstumsformen (ähnlich jener von der apathogenen, im Boden vorkommenden Ps. stutzeri), biochemisch.

Serologie

Eventuell KBR und indirekte Immunfluoreszenz; Kreuzreaktion mit Ps. mallei (Erreger des Rotz!).

Meningokokkeninfektionen

Erreger: Neisseria meningitidis. – Material: Liquor, Abstriche von der Rachenmandel (zur Erkennung von Meningokokkenträgern), Blut in Blutkulturmedium. Für Abstriche nur angefeuchete Tupfer verwenden.

Mikroskopie

Gramnegativ, in der für Neisserien typischen Diplolagerung (Semmelform).

Kultur

Anspruchsvoll. Auf serum-, aszites- oder dextrosehaltigen Medien.

Differenzierung

Morphologie, Oxidasereaktion, Zuckerspaltung, Serotypbestimmung durch spezifische Agglutination. Antigennachweis aus Liquor, Blut und Harn durch Latex-und Koagglutination möglich.

Milzbrand

Erreger: Bacillus anthracis. – Material: Je nach Form: Eiter, Sekret, Sputum, Stuhl, Blut, Knochenmark, Liquor, Obduktionsmaterial.

Mikroskopie

Grampositive, bekapselte plumpe Stäbchen (keine Sporen im Organismus).

Kultur

Aerob (Wachstum auch anaerob!) auf einfachen Nährmedien.

Differenzierung

Biochemisch und morphologisch. Differentialdiagnose zu B. cereus (meist apathogen) kann große Schwierigkeiten bereiten. Jedoch hohe Pathogenität im Tierversuch (Mäuse i.p.).

Moraxelleninfektionen

Erreger: Moraxella spp. – Material: Liquor, Konjunktivalabstrich, Rachenabstrich.

Mikroskopie

Mit den Neisserien leicht zu verwechselnde Diplokurzstäbchen, die aber im Gegensatz zu jenen hintereinander und nicht breitseits aneinander gelagert sind. Morphologisch nicht von Acinetobacter spp. zu unterscheiden.

Kultur

Anspruchsvoll. Züchtung auf bluthaltigen Nährböden.

Differenzierung

Morphologie, Oxidasereaktion, Biochemie.

Serologie

Eventuell Agglutination mit patienteneigenem Stamm, um pathogenetische Bedeutung abzuklären.

Mykoplasmeninfektionen

1) Pneumonie, 2) Infektionen des weiblichen Genitaltraktes, 3) Urethritis. – Erreger: 1) Mycoplasma pneumoniae, 2) M. hominis, 3) Ureaplasma urealyticum.

Kultur

Auf Spezialnährböden können M. hominis und U. urealyticum leicht angezüchtet werden. Die Züchtung von M. pneumoniae gelingt selten.

Serologie

Zur serologischen Diagnostik stehen zur Verfügung: Indirekte Immunfluoreszenz, Hämagglutinations- und Präzipitationsreaktionen, KBR, Wachstumshemmungstest. Die genannten Reaktionen sind an Speziallaboratorien gebunden. Zur Unterstützung der Diagnose können Kälteagglutination und Agglutination von Streptococcus MG herangezogen werden.

Nocardiose

Pulmonale N. und Mycetom. – Erreger: Nocardia asteroides, N. caviae, N. brasiliensis. – Ähnlich der Aktinomykose, doch im Gegensatz zu dieser Monoinfektion; Lungen- und Hautbefall. – Material: Sputum, Eiter, Exzisionsmaterial für Histologie.

Mikroskopie

Schwach säure- doch gramfeste „Myzelien“ und echt verzweigte Stäbchen. Verwechselung mit Tbc-Bakterien ist möglich.

Kultur

Aerobe Züchtung auf üblichen bakteriologischen Medien, aus Myzetomen auf Löwenstein-Jensen- und Sabouraud-Medium.

Differenzierung

Biochemisch und Tierversuch.

Ornithose-Psittakose

Erreger: Chlamydia psittaci. – Material: Blut (erste Krankheitswoche), Sputum, Rachenabstrich oder -spülflüssigkeit, Erbrochenes, Obduktionsmaterial.

Kultur

Mäuse (i.p. intrazerebral, intranasal), Dottersack embryonierter Hühnereier oder Gewebekultur.

Differenzierung

Mikroskopie gefärbter (Giemsa) Ausstriche oder Abklatschpräparate von Organen getöteter (gestorbener) Mäuse oder Hühnerembryonen, dann serologische Differenzierung mit KBR oder Neutralisationstest. Bei Hantieren mit Ornithosematerial besteht hohe Infektionsgefahr für alle Beteiligten!

Serologie

KBR (Diagnose beim Menschen). Standardtest für Routineuntersuchung. Ein vierfacher Titeranstieg ist beweisend; ab 14. Tag 1:32 und höher. Seren von Hühnern, Enten, Gänsen können nur in der indirekten KBR untersucht werden. Hauttest (eher für epidemiologische Untersuchungen an Geflügel geeignet) wird nach drei bis fünf Wochen positiv (Allergie vom verzögerten Typ).

Pasteurellose

Erreger: Pasteurella multocida. – Material: Wundsekret, Eiter, Punktions- oder Operationsmaterial, Sputum, Bronchialsekret, Pleuraexsudat.

Mikroskopie

In Methylenblau- oder Karbolfuchsin-, seltener in gramgefärbten Originalausstrichen kleine, ovoide, an den Enden stärker angefärbte Stäbchen.

Kultur

Auf Optimalnährböden und eventuell in Versuchstieren (Mäuse).

Differenzierung

Typischer Geruch, Oxidase, fehlende Beweglichkeit und Biochemie. Serotypisierung ist schwierig (indirekte Hämagglutination).

Serologie

Nur selten angewandt, da keine käuflichen Antigene existieren. In Frage kommen Agglutination und KBR. Erstere kann, wenn schon positiver kultureller Befund vorliegt, mit dem Patientenstamm zur Sicherung der pathogenetischen Bedeutung durchgeführt werden. Eventuell Hauttest.

Pertussis

Erreger: Bordetella pertussis. -Material: Nasopharyngealer Abstrich von Rachenmandel (optimale Methode!). Rachenabstrich, Sputum, Hustenplatte. Direkte Beimpfung von Nährböden oder Verwendung von Kohleblutagar-Stieltupfer für Transport.

Mikroskopie

Direkte Immunfluoreszenz

Kultur

Nur positiv im katarrhalischen und frühen konvulsiven (zweite Woche) Stadium. Für Isolierung von B. pertussis sind Spezialnährböden erforderlich.

Differenzierung

Kolonieaspekte, biochemisch und serologisch (Gruber-Reaktion).

Pest

Erreger: Yersinia pestis. – Material: Je nach Form Buboneneiter, Blut, Sputum, Pustelinhalt, Sektionsmaterial.

Mikroskopie

Gramnegative, kokkoide bis pleomorphe, an den Enden stärker angefärbte Stäbchen, Immunfluoreszenz.

Kultur

Nur in Laboratorien mit besonderer Arbeitserlaubnis gestattet. Züchtung auf üblichen bakteriologischen Nährböden und im Tierversuch (Meerschweinchen kutan, subkutan, i.p.).

Differenzierung

Von anderen Keimen der Yersiniagruppe manchmal schwierig: biochemisch, Bakteriophagen.

Serologie

Passive Hämagglutination mit Y. pestis-Fraktion 1 – Antigen.

Pinta

Erreger: Treponema carateum (nicht von Tr. pallidum und Tr. pertenue zu unterscheiden). – Material: Reizsekret aus Primär- und Sekundärläsionen.

Mikroskopie, Kultur, Differenzierung und Serologie vgl. Lues, S. 985.

Pneumokokkeninfektionen

Erreger: Pneumokokken, (Streptococcus pneumoniae). – Material: Eiter, Liquor, Rachen- und Augenabstriche usw. Rasche Einsendung!

Mikroskopie

Grampositive Diplolanzettkokken, meist bekapselt. Morphologisch nicht von Enterokokken zu unterscheiden.

Kultur

Auf angereicherten Medien. Blutnährböden erleichtern wegen der ausgeprägten Vergrünung die Diagnostik.

Differenzierung

Galle- und Optochinempfindlichkeit unterscheiden die Pneumokokken von allen anderen ähnlichen Streptokokken. Serologische Typisierung der 82 Typen mit Kapselquellungsreaktion oder Agglutination.

Serologie

Spezifische Agglutinine zwischen dem fünften und 12. Krankheitstag am häufigsten nachweisbar. Bei Pneumokokkenträgern Agglutinintiter mehrere Monate erhöht.

Pseudomonasinfektionen

Erreger: Pseudomonas aeruginosa (Pyocyaneus) ist wichtigster Erreger aus dieser Gruppe, aber auch P. cepacia, P. maltophilia, P. pseudomallei (vgl. Melioidosis). – Material: Eiter (manchmal blaugrün), Wundsekret, Harn, Stuhl, Rachenabstrich, Sputum, Liquor, Blut.

Mikroskopie

Schlanke gramnegative Stäbchen.

Kultur

Anspruchslos. Wächst sogar ohne Medium an feuchten Stellen (Wasserleitungen, Syphons, Beatmungsgeräten usw.) und in manchen verdünnten Desinfektionsmittellösungen! Selektivagar mit Cetrimid.

Differenzierung

Farbstoffbildung, Geruch, Oxidasereaktion, Biochemie, Temperaturtoleranz; Sero,- Pyocin- und Phagentypisierung für epidemiologische Zwecke.

Serologie

Normalerweise keine. Eventuell Agglutination mit patienteneigenem Stamm, um Hinweis auf pathogenetische Bedeutung eines positiven Kulturbefundes zu bekommen.

Pseudotuberkulose

Erreger: Yersinia pseudotuberculosis. – Material: Blut, Lymphknotenmaterial, Abszeßeiter.

Mikroskopie

Bedeutung hat nur die Histologie von exzidierten Lymphknoten (Masshof-Lymphadenitis) und eventuell von Leberpunktaten.

Kultur

Die anspruchslosen Keime lassen sich aus den vorher genannten Materialien züchten, doch kommt der Kultur – außer bei der sehr seltenen septisch-typhösen Form – keine diagnostische Bedeutung zu. Die häufigste Form, die subakute bis chronische, ileozökale, abszedierende, retikulozytäre Lymphadenitis, wird – wenn überhaupt – serologisch oder erst nach der in diesem Fall nicht nötigen Laparotomie festgestellt, die meist wegen Appendizitisverdacht durchgeführt wird.

Differenzierung

Biochemisch und durch Agglutination mit spezifischen Antiseren (Achtung: Antigengemeinschaft mit Salmonellen!).

Serologie

Agglutination (Methode der Wahl) bei Verwendung von lebenden oder schonend abgetöteten Keimen als Antigen frühzeitig positiv. Mehrmalige Einsendungen sind empfehlenswert. Titer von 1:80 sind bereits diagnostisch verwertbar. KBR ist der Agglutination unterlegen.

Q-Fieber

s. Rickettsiosen

Rattenbißkrankheit

Erreger: Spirillum minus, Actinobacillus muris (Streptobacillus moniliformis). – Material: Exsudat von Läsionen, Reizserum des Primäraffektes, Hautstückchen verdächtiger Stellen, Lymphknotenmaterial, eventuell auch Blut.

Mikroskopie

Spirillum minus: Reizsekret im Dunkelfeld zeigt durch Geißeln (nicht sichtbar!) bewegliche, starre Schrauben. Diese sind auch im giemsagefärbten Präparat sichtbar. Actinobacillus muris: gramnegative ovoide Kokkobazillen.

Kultur

Beide Erreger sind sehr schwer zu isolieren. Spirillum minus: nicht auf künstlichen Nährböden züchtbar, wohl aber in embryonierten Hühnereiern sowie in Mäusen und Ratten (i.p.). – Actinobacillus muris: optimale Isolierung im Hühnerembryo, eventuell auch auf serumhaltigen Nährböden.

Differenzierung

Actinobacillus muris kann biochemisch von ähnlichen Keimen abgetrennt werden.

Rickettsiosen

Erreger werden in der Tabelle 4 genannt. – Material: Blut, eventuell Sputum bei Q-Fieber.

Mikroskopie

Wichtig nur für den Erregernachweis beim diagnostischen Tierversuch, wobei Ausstrich- oder Abklatschpräparate von Sekret bzw. Organen z.B. nach Giemsa gefärbt werden.

Kultur

Im embryonierten Hühnerei (Dottersack), in Meerschweinchen und Mäusen (außer R. quintana) sowie im Darm von Kleiderläusen (außer R. orientalis). Als einzige Rickettsie wächst R. quintana auch auf künstlichen Nährböden (Blutagar). – Skrotalreaktion beim Meerschweinchen: Skrotalschwellung durch R. mooseri, R. conori, R. rickettsii (einige Stämme), R. akari (einige Stämme). – Skrotalnekrose eventuell durch R. rickettsii.

Xenodiagnose

Ansetzen rickettsienfreier Läuse am Patienten und Nachweis von Erregern im Darm.

Serologie

Im wesentlichen kommen in Frage Weil-Felix-Reaktion und KBR mit gruppen- und typenspezifischen Antigenen. Positive Reaktionen sind in folgenden Fällen zu erwarten:

Die Rickettsiosen des Menschen

Erkrankung	Erreger	Weil-Felix	KBR
Klassisches (epidem.) Fleckfieber	R. prowazeki	positiv OX-19 (OX-2)	positiv mit gruppen- und typenspezfischem Antigen
Brill-Erkrankung	R. prowazeki	meist negativ	
Murines (endem.) Fleckfieber	R. typhi	positiv OX-19 (OX-2)	
Wolhynisches Fieber	R. quintana	negativ	kein Antigen vorhanden
Felsengebirgsfleckfieber (Rocky Mountains sp. f.)	R. rickettsii	positiv OX-19 OX-2	positiv mit gruppen- und typenspezifischem Antigen
Zeckenbißfieber (fievre boutonneuse)	R. conori	positiv OX-19 OX-2	
Sibirisches Zeckenbißfieber	R. sibirica	positiv OX-19 OX-2	
Nordqueensland-Fieber (Nordqueensland-Zeckenbißfieber)	R. australis	positiv OX-19 OX-2	
Rickettsienpocken	R. akari	negativ	
Q-Fieber	R. burneti	negativ	positiv
Tsutsugamushi-Fieber Fieber	R. tsutsugamushi	positiv (50-85%) OX-K	positiv in 50%

Tab. 4

Die Weil-Felix-Reaktion wird fünf bis 12 Tage nach Fieberbeginn positiv. Höchster Titer in Rekonvaleszenz, dann relativ schneller Abfall, nach einem bis mehreren Monaten praktisch negativ. Auch hier müssen mehrere Sera eingesandt werden; die Diagnose kann aus einem Serum gestellt werden, wenn der Titer über 1:160 beträgt. Auch bei der KBR sind signifikante Titeranstiege für die Diagnose wichtiger als einmalige Werte, obwohl Titer von 1:10 bereits verdächtig sind. Höchste Werte werden in der Rekonvaleszenz erreicht. Verabreichung von Antibiotika kann die Antikörperbildung verzögern. In Zweifelsfällen ist es daher empfehlenswert, Serumproben auch noch vier bis sechs Wochen nach Krankheitsbeginn einzusenden (weitere mögliche serologische Methoden: Rickettsien-Agglutinationstest, indirekte Immunfluoreszenz, Antiglobulintest für Coxiella burneti, ferner Antitoxin, Hämagglutination und Hämolysereaktionen, Neutralisations- und Präzipitationstests). Am empfindlichsten reagieren Mikro-IFA und ELISA.

Rotz

Erreger: Pseudomonas mallei. – Material: Eiter, Abstriche von Haut und (oder) Schleimhautläsionen, eventuell Sputum.

Mikroskopie

Im nach Gram gefärbten Ausstrich kleine und zarte, granulierte gramnegative Stäbchen, eventuell auch intrazellulär.

Kultur

Auf glyzerin- und serumhaltigen Nährböden (hohe Infektionsgefahr!).

Differenzierung

Biochemisch. Tierversuch an Meerschweinchen (positives Strauss-Phänomen).

Serologie

Eventuell KBR

Rückfallfieber

Erreger: Borrelien. – Material: Blut (im Fieberanstieg), Liquor, Organmaterial.

Mikroskopie

Blut oder Liquor nativ im Dunkelfeld (lebhafte Bewegung). Nach Giemsa gefärbte Ausstriche oder dicke Tropfen zeigen die Schrauben. Silberpräparation (Levaditi) vom Organmaterial für Histologie.

Kultur

Theoretisch möglich, doch für Diagnostik unbedeutend (Blut in Ratten- oder Mäuseperitoneum).

Serologie

Eventuell KBR oder Agglutination.

Salmonellosen

1) Typhus, 2) Paratyphus, 3) Gastroenteritis. – Erreger: 1) Salmonella typhi, 2) S. paratyhpi A, B und C, 3) Alle anderen Salmonellaspezies. – Material bei typhösen Salmonellosen: Blut in der ersten und zweiten Krankheitswoche, Stuhl und Harn in zweiter und dritter Woche, Harn auch noch später. Duodenalsaft bei Dauerausscheidern, eventuell auch Knochenmark.

Material bei gastroenteritischen Salmonellosen: Stuhl, Erbrochenes.

Kultur

Es existiert eine große Zahl verschiedener fester Selektiv-Indikatornährböden und flüssiger Anreicherungsmedien. Es sollten jedoch mindestens ein flüssiges Anreicherungsmedium sowie ein stark und ein schwach selektiver Nährboden verwendet werden.

Differenzierung

Salmonellen werden mit biochemischen Methoden von anderen Enterobakterien abgetrennt und serologisch (Gruber-Reaktion) typisiert.

Bei dieser Gruppe ist im Gegensatz zu den anderen Bakterien der Serotyp mit der Spezies identisch. Eine Phagentypisierung ist für verschiedene Spezies möglich. Es existieren heute mehr als 2000 Arten, wobei auch die Arizonakeime zu den Salmonellen gerechnet werden. Häufigste Spezies in Mittel- und Westeuropa: S. typhimurium.

Serologie

Typhus, Paratyphus: Widal-Reaktion, zweimalige Einsendung (sieben bis 10 Tage Intervall). Antigene: O, H und eventuell Vi-Antigene. O-Agglutinine ab 1:320 sprechen meist für eine typhöse oder paratyphöse Erkrankung; Titeranstiege weisen auf frische Infekte hin. H-Agglutinintiter sind nach frühzeitiger Antibiotikagabe eher dürftig, vor allem die Bildung von O-Agglutininen ist gering. Nach Schluckimpfungen finden sich in der Regel keine Agglutinine im Serum. Vi-Agglutinine (ab.1:10) bei scheinbar gesunden Menschen erwecken den Verdacht, daß es sich um einen Keimträger handeln könnte. Salmonellenbedingte Gastroenteritiden: hier ist die Widal-Reaktion unzuverlässig; falls Agglutinine überhaupt auftreten, werden sie frühestens nach drei Wochen gefunden. Mit ELISA können Anti-O-IgM und IgG getrennt nachgewiesen werden. Letztere treten bei Neuinfektion in hohen Titern auf, sind jedoch in der Agglutinationsreaktion nicht nachweisbar.

Scharlach

Erreger: betahämolysierende Streptokokken der Gruppe A. -Material: Rachenabstrich.

Kultur

Der Nachweis von betahämolysierenden Streptokokken allein erlaubt nicht die Diagnose „Scharlach“, da diese nur nach dem klinischen Bild gestellt werden kann. Die Bedeutung der bakteriologischen Kultur liegt daher nicht auf diagnostischem, sondern auf epidemiologischem Gebiet.

Differenzierung

Nur betahämolysierende Streptokokken der Lancefield-Gruppe A. Der Bacitracintest trennt die empfindlichen Keime der Gruppe A von den resistenten anderen betahämolysierenden Streptokokken ab. Eine genaue Differenzierung ist aber nur serologisch möglich. Das Gruppenantigen A läßt sich häufig schon aus Rachenabstrichen ohne Kultur nachweisen.

Serologie

Für die Diagnose von geringer Bedeutung; eventuell ASLO positiv, Auslöschphänomen ungebräuchlich; der Dicktest zur Prüfung der Scharlachempfänglichkeit kann gelegentlich versagen und ist in der Routinediagnostik unwichtig.

Schwimmbadkonjunktivitis

Einschlußkörperblennorrhö, vgl. auch Trachom. Erreger: Chlamydia trachomatis, meist Serotyp D-K. – Material: Konjunktivalabstrich, Zervikalsekret, Urethralabstrich. Im Abstrich müssen Epithelzellen enthalten sein, Sekret allein ist wertlos!

Mikroskopie

Nachweis von intrazytoplasmatischen Einschlußkörpern (Giemsa-Färbung, Immunfluoreszenz).

Kultur

Züchtung in Gewebekultur gilt als sicherste, aber aufwendigste Methode. Antigennachweis in direkter Immunfluoreszenz oder mittels ELISA ist verläßlich und einfacher.

Shigellose

Bakterielle Ruhr. – Erreger: Shigella spp. – Material: Frischer (!) Stuhl, Schleimflocke, Rektalabstrich. Beimpfung von Nährböden sofort am Krankenbett; rascher Transport oder Verwendung von Transportmedien (z.B. nach Amies).

Kultur

Die zur Anzüchtung von Salmonellen verwendeten Nährböden werden mit wenigen Ausnahmen auch zur Kultivierung von Shigellen benutzt.

Differenzierung

Innerhalb der Enterobakterien biochemisch, innerhalb der Shigellagruppe biochemisch und serologisch. Besonderes Augenmerk muß der Abtrennung der den Shigellen sehr ähnlichen Alkalescens-Dispar-Gruppe von E. coli und der

Erkennung der atypischen – weil manchmal gasbildenden – Shigella flexneri 6 und S. boydii 13 zugewendet werden.

Serologie

Bestimmung von Anti-Shigellen-Agglutininen hat geringe diagnostische Bedeutung. Gelegentlich kann ein Titeranstieg retrospektiv eine Diagnose unterstützen. Bei der Shiga- und der Schmitz-Ruhr sollen häufiger relativ frühzeitig Agglutinine nachweisbar sein.

Staphylokokkeninfektionen

Erreger: Staphylococcus aureus (=Koagulase positiv), bei Anwesenheit von Fremdkörpern auch S. epidermidis; S. saprophyticus bei Zystitis junger Frauen. Andere Koagulase – negative Spezies verursachen selten Infektionen. – Material: Eiter, Wundsekret, Blut, Sputum, Liquor, Stuhl, Rachenabstrich.

Mikroskopie

In gramgefärbten Ausstrichen meist als grampositive Haufenkokken leicht zu erkennen.

Kultur

Anspruchslos

Differenzierung

Katalasetest, Plasmakoagulase, Plasmaagglutination und andere biochemische Merkmale. Phagentypisierung bei epidemiologischen Fragestellungen, Staphylococcintypisierung, Antibiogramm.

Serologie

Antistaphylolysintest bei latenten Infektionen. Mehrmalige Durchführung zur Feststellung von Titeranstiegen nötig.

Streptokokkeninfektionen

Erreger: Streptokokken der Gruppen A, B, C, D, F, G, H, K und O. – Material: Eiter, Liquor, Exsudate, Rachenabstrich, Sputum, Blut, Harn (nur auf Enterokokken).

Mikroskopie

In Ausstrichen meist grampositive Kettenkokken. Lagerung muß nicht typisch sein (auch einzeln und zu zweit). Ovale Kokkenindividuen lassen an Enterokokken oder Pneumokokken denken. Gramnegative Anfärbung kommt nicht selten vor.

Kultur

Auf angereicherten Nährböden, zur Bestimmung der Hämolyseart zweckmäßigerweise auf Blutnährböden.

Differenzierung

Katalasetest, Hämolyseform, Gruppen- und Typenbestimmung serologisch (Präzipitation, Agglutination), Bacitracintest, Biochemie.

Serologie

Antistreptolysin O-, Antihyaluronidase- und Antistreptodornasetest. Rheumaserologie, vgl. S. 867 und 886.

Tetanus

Erreger: Clostridium tetani. – Material: Serum für Toxinnachweis. Für bakteriologischen Nachweis (nicht sehr bedeutend): Abstriche von Wundrändern, Wundsekret, eventuell Fremdkörper.

Mikroskopie

Gramgefärbtes Präparat kann Clostridien vermuten lassen, jedoch keine diagnostische Sicherheit!

Kultur

Streng anaerobe Kultur auf angereicherten Medien von erhitztem (80 °C/10 min) und nicht erhitztem Material. Isolierungsversuche auf neomycinhaltigen Medien (100 mg/l) neben der normalen Kultur können Erfolgschancen vergrößern.

Differenzierung

Aspekt der Wuchsform, biochemisch, spezifische Hämolysehemmung durch Antitetanusserum.

Tierversuch

für den Toxinnachweis; Methode der Wahl. Mäuse oder Meerschweinchen.

Serologie

Nicht möglich, da im Rahmen der Erkrankung keine antitoxischen Antikörper gebildet werden. Daher besteht beim Menschen nach überstandener Erkrankung auch keine Immunität. ELISA zur Feststellung der postvaccinalen Immunität allerdings sinnvoll.

Trachom

Vgl. auch Schwimmbadkonjunktivitis, S. 995. – Erreger: Chlamydia trachomatis, Serogruppen A-C. – Material: Konjunktivalabstrich.

Mikroskopie und Kultur wie bei der Schwimmbadkonjunktivitis.

Tuberkulose

Erreger: Mycobacterium tuberculosis und M. bovis. – Material, je nach Form: Auswurf, Morgen- und 24-Stunden-Sputum, Magensaft, Punktate, Harn, Zervikalsekret, Menstrualblut, Prostatasekret, Ejakulat, Liquor, Exzisionsmaterial, Fistelmaterial, Lymphknoten.

Mikroskopie

Färbung auf alkoholsäurefeste Stäbchen (Ziehl-Neelsen u.a.) und Fluorochromierung (Auramin, Rhodamin), eventuell nach Anreicherung. Oft falsch-negativ, daher sind nur positive Befunde beweisend.

Kultur

Auf Spezialnährböden (Löwenstein, Hohn u.a.). Für die Isolierung von Stämmen werden vier bis acht Wochen benötigt. – Die Erreger können auch im Tierversuch (Meerschweinchen) isoliert werden. Bei Verwendung mehrerer optimaler Nährböden ist heute der diagnostische Tierversuch zur Isolierung den Kulturmethoden nicht mehr überlegen, so daß er eher auf Isolierungsversuche aus wertvollem Material (Liquor, Ureterenharn, schwer zu gewinnende Punktate) beschränkt bleiben sollte.

Differenzierung

Biochemisch und im Tierversuch; M. bovis ist stärker pathogen für Kaninchen als M. tuberculosis.

Serologie

Serologische Reaktionen (passive Hämagglutination nach Middlebrook-Dubos und KBR) haben in der Tuberkulosediagnostik nur sehr beschränkte Bedeutung. Hauttests nach Pirquet, Moro, Mendel-Mantoux, Disc-Tine-Test, eventuell Hochdruckinjektor für Reihenuntersuchungen. Bewertung der Resultate laut innerer Medizin und Kinderheilkunde.

Tularämie

Erreger: Francisella tularensis. – Material: Blut, Abstriche, Lymphknotenmaterial, eventuell Sputum.

Mikroskopie

Kleine ovoide, gramnegative Stäbchen. Diagnostisch nicht sehr ergiebig.

Kultur

Wachstum nur auf Spezialnährböden, im embryonierten Hühnerei und in Tieren (Kaninchen, Meerschweinchen, Mäuse).

Differenzierung

Wachstumsansprüche und Agglutination mit spezifischem Antiserum.

Serologie

Agglutinine frühestens 10 bis 12 Tage nach Infektion. Mit Agglutinationsprobe nach Art einer Widal-Reaktion nachweisbar. Höhepunkt in vierter bis fünfter Woche. Kreuzreaktion mit Brucellen.

Weitere Tests: Objektträger-Schnelltest, eventuell mit konzentrierten Testkeimen (auch bei Anwesenheit inkompletter Antikörper zu empfehlen), Latextest, Hämagglutinationsreaktionen; inkomplette Antikörper können Prozonenphänomen oder fälschlich negative Agglutination verursachen (nachweisbar mit Coombs-Test, Blocking-Test, AHG-Komsumptionstest, Objektträgertest). Hauttests mit Tularin werden heute nicht mehr durchgeführt, da gelegentlich Nekrosen auftreten können.

Typhus

s. Salmonellosen, S. 994

Ulcus molle

Erreger: Haemophilus ducreyi. – Material: Abstrich von Läsionen, Gewebsstückchen aus Ulkus, Eiter.

Mikroskopie

Lange, paralelle Ketten von kurzen, schlanken, gramnegativen, aber sich unregelmäßig färbenden Stäbchen. Auch intrazelluläre Formen; zwei bis sechs Keime.

Kultur

Auf Selektivmedium mit Kaninchen-, Pferde- oder Kochblut und fetalem Kalbserum plus Vancomycin in CO_2-Atmosphäre.

Differenzierung

Biochemisch

Autoinokulation

mit Buboneneiter führt zu ektopischen Ulcera.

Serologie

KBR und Hauttest: beide sind bis zu einem Jahr nach Ausheilung positiv.

Durch Pilze bedingte Krankheiten (Tab. 5)

Aspergillose

Erreger: Aspergillus fumigatus, seltener A. niger, A. flavus u.a.

Oberflächliche Aspergillose

Material: Zerumen, Haut, Nägel. – Mikroskopischer und kultureller Nachweis. Differenzierung nach morphologischen Kriterien.

Allergische Aspergillose

Bei kurzer Antigenexposition: Hauttest positiv. Präzipitation meist negativ.

Bei chronischer Antigenexposition: Hauttest positiv. Präzipitation meist positiv.

Eventuell Agglutination und KBR. Die Kultur von hochgehusteten Pfröpfen ist bei chronischer Exposition meist positiv.

Aspergillom

Präzipitierende Antikörper werden gefunden, doch bleiben die Hauttests außer bei Atopie negativ. Sputumkulturen sind nur positiv, wenn eine Kommunikation zum Bronchialsystem besteht.

Generalisierte Aspergillose

Sehr selten; z.B. bei immundefizienten behandelten Patienten. Zuerst kultureller und mikroskopischer Nachweis aus dem Sputum und Lungengewebe; später auch aus anderen Geweben (vom subkutanen Myzetom über Herzklappen bis zur zerebralen Infektion). Spezifische Antikörper werden mit den obengenannten Tests nachgewiesen. Hauttests bleiben negativ.

Nachweismethoden der durch Pilze bedingten Krankheiten

	Mikroskopie	Kultur	Hauttest	Serologie
Aspergillose				
oberflächlich	+	+	–	–
allergisch	±	±	+	±
Aspergillom	+	±	–	+
generalisiert	+	+	–	+
Blastomykose	+	+	±	±
Candidiasis				
oberflächlich	+	+	–	±
tief	+	+	–	+
Chromoblastomykose	+	+	–	+
Histoplasmose				
H. capsulatum	+	+	+	+
H. duboisi	+	+	–	+
Kokzidioidomykose	+	+	+	±
Kryptokokkose	+	+	–	+
Myzetom	+	+	±	+
Parakokzidioidomykose	+	+	±	±
Phykomykose				
subkutan	+	+	–	?
generalisiert	+	+	–	+
Sporotrichose	±	+	±	±
Tinea	+	+	–	–

Tab. 5

Blastomykose

Erreger: Blastomyces dermatitidis. – Material: Sputum, Eiter, granulomatöses Material von Hautläsionen, Liquor, Urin, Magenspülflüssigkeit, Pleuraexsudat, eventuell Leber- und Lungenbiopsiematerial.

Mikroskopie

Nativuntersuchung von Sputum und Eiter. Histologie.

Kultur

Auf antibiotikahaltigem Agar bei 26°C für Myzelform und auf angereicherten Medien bei 37°C für Hefeformen. Isolierung im Tierversuch (Mäuse i.p.) ist möglich.

Differenzierung

Morphologie. Konversion der Myzelphase zur Hefephase muß demonstriert werden können.

Serologie

KBR verhält sich variabel; Kreuzreaktionen mit Histoplasma. Hauttests sind auch nicht immer verläßlich. Immundiffusion ist spezifisch und bei positivem Ausfall beweisend.

Candidiasis

Erreger: Candida spp. Meist C. albicans, aber auch C. parapsilosis, C. guilliermondi, C. tropicalis u.a. – Material: Nägel, Haut, Schleimhaut, Harn, Sputum, Lungen- Herzklappen- und anderes Organmaterial.

Mikroskopie

Nativpräparate von Eiter, Urin, Sputum zeigen Pseudohyphen und Hefeformen. In entsprechend gefärbten Präparaten sind diese Pilze grampositiv. Haut- und Nagelpräparate werden für die Mikroskopie mit 20% KOH aufgehellt.

Kultur

Auf üblichen Pilznährböden, die bei 22°C und 37°C bebrütet werden.

Differenzierung

Demonstration eines Myzels oder Pseudomyzels und von Keimschläuchen; Fermentations- und Assimilationstests.

Serologie

Diagnostisch bedeutend bei tiefer Candidiasis, allerdings nur von Speziallaboratorien auszuführen. Der heute am besten entwickelte Präzipitationstest (Agargel) demonstriert gegen somatische Antigene gerichtete Antikörper, die in hohen Titern nur bei Patienten mit ursächlich bedeutsamen Candidabefunden zu finden sind. Das gleiche gilt für die KBR, die aber weniger gut eingeführt ist.

Chromoblastomykose

Erreger: Phialophora verrucosa, Cladosporium carrionii, Fonsecaea spp. und Rhinocladiella aquaspersa. – Material: Haut, Hautschuppen, Eiter, Biopsiematerial.

Mikroskopie

Direkte Untersuchung (Ausstriche KOH-behandelter Schuppen) und Histologie zeigen braune, dickwandige runde Zellen.

Kultur

Züchtung auf chloramphenicolhaltigen (nicht Cycloheximid!) Nährböden.

Differenzierung

Pathogene Spezies werden von apathogenen durch ihre Fähigkeit, bei 37°C zu wachsen, und durch biochemische Methoden abgetrennt.

Serologie

Präzipitationstest

Histoplasmose

Erreger: Histoplasma capsulatum (weltweit) und H. duboisi (Afrika). – Material: Blut, Knochenmark, Haut- und Schleimhautläsionen, Harn, Lymphknotenmaterial.

Mikroskopie

Direkte Ausstriche (nativ oder gefärbt) und histologische Schnitte (PAS- und Methenaminsilberfärbungen). Oft negativ!

Kultur

Züchtung auf Pilznährböden mit Antibiotikazusatz bei 26 °C. Inokulierung in Mäuse (i.p.) und Rückkultur aus Leber und Milz.

Differenzierung

Morphologisch; Konversion der Myzelphase in die Hefephase muß durch Kultur auf serumhaltigem Nährboden oder durch Tierpassage demonstriert werden können. Unterscheidung des H. capsulatum von H. duboisi nur in histologischen Schnitten durch differente Morphologie. In vitro sind sie identisch.

Serologie

Der übliche Test ist die KBR (auch mit Liquor möglich). Die Titerhöhe korreliert mit der Schwere der Infektion. Präzipitine und Agglutinine werden in Fällen generalisierter Mykose und kurz im Frühstadium der Krankheit nachgewiesen. Hauttests sind bei H.-capsulatum-Infektionen eine bis acht Wochen nach Krankheitsbeginn lange Zeit positiv. Negativ sind sie ganz am Anfang und im Endstadium.

Serologisch kann nicht zwischen H.-capsulatum- und H.-duboisi-Infektion unterschieden werden (letztere kommt jedoch nur in Afrika vor).

Kokzidioidomykose

Erreger: Coccidioides immitis. – Material: Sputum, Abszeßeiter, Pleuraflüssigkeit, Magenspülflüssigkeit, Liquor, Biopsiematerial.

Mikroskopie

In direkten, nativen Ausstrichen wird nach charakteristischen großen und dickwandigen „Kugeln“ gesucht. Demselben Ziel gilt die histologische Untersuchung.

Kultur

Züchtung auf cyclohexemidhaltigen Pilznährböden bei 26 °C. Dabei erscheint der Pilz in der Myzelphase.

Differenzierung

Morphologie. Tierversuch in männlichen Meerschweinchen (Inokulation in die Testes) soll Rückschlag der (auf Agar gezüchteten) Myzelphase in die Gewebephase demonstrieren.

Serologie

KBR: Titer oft sehr niedrig. Hohe Titer finden sich bei Generalisation. Allerdings plötzlicher Titerabfall im Endstadium. Präzipitation (Agargel) positiv im Frühstadium, dann negativ. Niedere Titer in chronischen Fällen.

Hauttest: positiv nach ein bis drei Wochen, negativ im Endstadium.

Kryptokokkose

Erreger: Cryptococcus neoformans. – Material: Liquor, Harn, Sputum.

Mikroskopie

Gram-, methylenblau- oder tuschegefärbte Präparate des Sediments von klarem oder trübem Liquor zeigen Hefeformen mit großen Kapseln. Nie Pilzfäden!

Kultur

Auf üblichen Pilznährböden (aber ohne Cyclohexemidzusatz!) leicht zu züchten.

Differenzierung

Beste Unterscheidung von nichtpathogenen Spezies durch Tierversuch in Mäusen (i.p.), die an zerebralen Läsionen zugrunde gehen.

Antigennachweis

In Liquor, Serum und Harn: Agglutination von mit Antiserum beschichteten Latexpartikeln. Empfindlicher als Antikörpernachweis.

Serologie

Agglutinationsreaktion. KBR ist möglich.

Myzetom

Erreger: Große Zahl von Erregern mykotischer und bakterieller Art. Danach Unterscheidungen in:

- *Maduromyzetom (Pilze)*

Häufigste Erreger: Madurella mycetomi und grisea, Pseudo-Allescheria boydii, Cephalosporium spp., Exophiala jeanselmei, Leptosphaeria senegalensis, Pyrenochaeta romeroi, Acremonium recifei und A. falciforme.

- *Aktinomyzetom (Bakterien)*

Häufigste Erreger: Nocardia asteroides, caviae und brasiliensis, Actinomadura madurae und A. pelletieri, Streptomyces somaliensis. – Material: Drusen und drusenhaltiges Gewebe.

Makroskopie

Farbe (schwarz pigmentiert und unpigmentiert), Größe (0,1–2 mm) und Konsistenz der Drusen erlauben schon gewisse Rückschlüsse auf den Erreger (schwarze sind immer durch Pilze bedingt).

Mikroskopie

Die Anfärbbarkeit (schwarz pigmentierte nehmen keinen Farbstoff an) und die Dicke der Filamente lassen zwischen Maduro- und Aktinomyzetom unterscheiden (mehrere µm = Pilz; bis 1 µm = Bakterium). Die Histologie der Drusen und des infizierten drusenhaltigen Gewebes ist heute eine verläßliche diagnostische Methode und sollte bei Verdacht immer durchgeführt werden.

Kultur

Bei Maduromyzetom: chloramphenicolhaltige (nie Cyclohexemid!) Pilznährböden. Bei Aktinomyzetom: Sabouraud- und Löwenstein-Jensen-Medium.

Differenzierung

Aus dem Erscheinungsbild im histologischen Schnitt und aus dem makroskopischen und mikroskopischen Aspekt der Drusen.

Serologie

Es stehen noch keine allgemein praktikablen Methoden zur Verfügung. Präzipitationstest und Hauttest sollen manchen Speziallaboratorien die serologische Unterscheidung zwischen Maduro- und Aktinomyzetom ermöglichen.

Parakokzidioidomykose

Erreger: Paracoccidioides brasiliensis. – Material: Eiter, Sputum, Bronchoskopie- und Biopsiematerial.

Mikroskopie

Direkte Ausstriche von flüssigem Material und Histologie von Biopsiematerial können den Pilz erkennen lassen.

Kultur

Bei 26 °C für Myzelphase, bei 37 °C für Hefephase.

Serologie

In KBR ist der Nachweis von Antikörpern möglich. Hauttests existieren, sind aber nicht unbedingt spezifisch.

Phykomykose

Erreger bei Mukormykose: Mucor, Absidia, Rhizopus; bei subkutaner Phykomykose: Basidiobolus meristoporus; bei Rhinophykomykose: Entomophthora coronata.

- *Mukormykose*

Material: Eiter, Sputum, Liquor, Blut usw. – Mikroskopie und Kultur sind beide allein nicht beweisend für eine Infektion, da die Erreger ubiquitär meist als Saprophyten vorkommen.

Histologie

Essentiell für komplette Diagnose.

Serologie

In Einzelfällen mit Erfolg durchgeführt, doch nicht üblich.

● *Subkutane Phykomykose*

Material: Hautbiopsiematerial. – Histologie und Kultur.

● *Rhinophykomykose*

Material: Biopsie der Nasenschleimhaut. – Histologie und Kultur.

Sporotrichose

Erreger: Sporothrix schenkii. – Material: Eiter, Hautgeschabsel und Ulkusabstrich.

Mikroskopie

Histologie PAS- oder silberimprägnierter Schnitte.

Kultur

Züchtung der Myzelphase bei 26 °C, der Hefephase bei 37 °C. Isolierung auch durch Inokulation in Rattentestes.

Serologie

Agglutination und KBR sind in Fällen von generalisierter Sporotrichose positiv. Hauttests werden zur Differentialdiagnose gegen Hautleishmaniasis verwendet.

Tinea

-capitis, -corporis, -pedis. – Erreger: Dermatophyten der Genera Microsporum, Trichophyton, Epidermophyton. – Material, je nach Form: Haar, Hautschuppen, Hautgeschabsel, Bläschenkuppen, Abstriche vom Rand offener Hautstellen, Nägel.

Mikroskopie

Präparate von Haut- und Nagelteilen werden durch KOH aufgehellt, Haare werden mit Lactophenol präpariert.

Kultur

Züchtung auf cyclohexemid- und chloramphenicolhaltigen Pilznährböden bei 26 °C.

Differenzierung

Hauptsächlich morphologisch, manchmal auch biochemisch.

Durch Viren bedingte Krankheiten

Adenovirusinfektionen

Erreger: Adenoviren. – Material: Nasensekret, Konjunktivalabstrich, Rachenabstrich und -spülflüssigkeit, Harn, Stuhl, Analabstrich, Liquor, Blut.

Mikroskopie

Elektronenoptischer Nachweis aus dem Stuhl. Immunfluoreszenz mit Zellen der Konjunktiva und des Nasen-Rachen-Raumes; Nachweis typischer Kernveränderungen solcher Zellen.

Antigennachweis aus Nasensekret.

Züchtung

Gewebekultur

Serologie

Am besten KBR mit gruppenspezifischem Antigen. Ein maximaler Antikörpertiter wird in der zweiten bis vierten Woche erreicht und kann längere Zeit persistieren. Neutralisationstest und Hämagglutinationstest sind möglich (aufwendig, aber typenspezifisch).

AIDS

Erreger: HIV (Human Immunodeficiency Virus), zählt zu den Retroviren, früher HTLV III (Human T-Cell Lymphotropic Virus) bzw. LAV (Lymphadenopathy Associated Virus) genannt. Unterscheidung in HIV 1 und HIV 2 [Westafrika; in USA und Europa (noch?) keine wesentliche Bedeutung].

Züchtung

Ist in humanen Lymphoblasten möglich. Antigennachweis vielfach nur im Frühstadium (Serologie noch negativ) und im Endstadium (ausgebrochene Erkrankung) positiv.

Nachweis viraler DNA mittels PCR.

Material: Heparinblut zur Virusisolierung und PCR. Serum (Blut) für die Serologie und den Antigennachweis.

Serologie

Die Serologie wird in zwei Schritten durchgeführt. Als Screening-Test (z.B. bei Blutspendern, aber auch bei Verdacht auf Infektion) wird der ELISA durchgeführt. Ein negatives Ergebnis schließt eine Infektion praktisch aus – falsch-negative Ergebnisse sind so selten, daß sie vernachlässigt werden können. Der ELISA wird 3 – 12 Wochen nach Infektion positiv. Für die kurze Zeit nach der Infektion, in der die Serologie noch negativ ist, das Virus aber schon im Blut vorhanden ist (maximal 14 Tage), steht heute der Nukleinsäurenachweis (PCR) zur Verfügung.

Da der Antikörpernachweis mittels ELISA auch falsch-positiv sein kann, muß das Ergebnis durch einen weiteren Test bestätigt werden. Dafür eignet sich in erster Linie der Western Blot, sowie Immunfluoreszenztest und gentechnologischer ELISA.

Der Western Blot ist der wichtigste, verläßlichste und daher auch am weitesten verbreitete Bestätigungstest. Dazu werden die Proteine des in der Zellgewebekultur gezüchteten HIV elektrophoretisch aufgetrennt. Die viralen Proteine, die entsprechend ihres Molekulargewichtes auf verschiedenen Stellen eines Nitrozellulosestreifens lokalisiert sind, reagieren mit dem Patientenserum. Antikörper – soweit vorhanden – binden an die entsprechenden Antigene. Durch eine Enzymreaktion werden Ag – Ak-Komplexe sichtbar gemacht und man erkennt verschiedene Bandenmuster. Von prognostischer Bedeutung sind die Antikörper gegen das p24. Sie verschwinden meist bei Ausbruch der AIDS-Erkrankung.

Arbovirusinfektionen

s. auch Frühsommer-Meningoenzephalitis (FSME), S. 1008.

Erreger: Man kennt heute rund 100 humanpathogene, durch Arthropoden übertragene Viren. Sie finden sich in verschiedenen Virusgruppen (Flavi-, Toga-, Bunyaviridae usw.). Die wichtigsten Vertreter sind das FSME- (s. dort), Gelbfieber-, Dengue- und West-Nil-Virus.

Material: Blut zur Virusisolierung (erfolgversprechend am ehesten bei West-Nil, Dengue und Gelbfieber) in den ersten Tagen der Erkrankung. Autopsiematerial. Liquor selbst bei Meningitiden fast stets negative Resultate.

Mikroskopie

Histologische Untersuchung von Leberpunktaten bei Gelbfieber.

Züchtung

Beste Isolierungschancen im Tierversuch (weiße neugeborene Maus). Gewebekultur ist vielfach möglich.

Serologie

Die Patienten bilden gut Antikörper (HHT, ELISA), die dann meist lebenslang persistieren. Wegen der Kreuzreaktion mit anderen Vertretern der Virusgruppe und häufig präexistenten Antikörpern (z.B. nach FSME- und/oder Gelbfieberimpfung) kann aus der Serologie oft nur die Virusgruppe des Erregers, nicht aber das einzelne, infizierende Virus abgeleitet werden.

Coxsackie- und ECHO-Virusinfektionen

Erreger: Coxsackie- und ECHO-Viren, gehören mit Polio zu den Enteroviren. – Material: Stuhl, Rektalabstrich, Rachenabstrich und -spülflüssigkeit, Blut, Liquor, Autopsiematerial.

Züchtung

In Gewebekulturen und manche Coxsackie-Typen in neugeborenen Mäusen.

Identifizierung

NT, (HHT), KBR

Serologie

Coxsackie-Viren. Neutralisierende Antikörper sind schon vom fünften Krankheitstag an feststellbar und persistieren manchmal während des ganzen Lebens. Komplementbindende Antikörper sind nicht streng typenspezifisch, treten später auf und verschwinden nach drei bis sechs Monaten. Am praktikabelsten: KBR der sechs Typen der Gruppe B, signifikanter Titeranstieg spricht für Diagnose.

ECHO-Viren. Wegen der zahlreichen Typen sind serologische Tests nur bedingt verwertbar.

Frühsommer-Meningoenzephalitis (FSME, „Zeckenenzephalitis")

Erreger: Der für Mitteleuropa weitaus wichtigste Vertreter der Flaviviren. Erregernachweis: In der ersten (virämischen) Phase der Erkrankung aus dem Blut; nach Beginn der zweiten Erkrankungsphase nur noch aus Obduktionsmaterial (Gehirn) möglich. Virusisolierungsversuche aus Liquor verlaufen regelmäßig negativ.

Serologie

Diagnostische Methode der Wahl ist der Nachweis von IgM- und IgG-Antikörpern im ELISA (Vorsicht: Auch nach den ersten zwei Impfungen werden zunächst IgM-Antikörper gebildet). Ebenso findet man mit dem ELISA IgM- und IgG-Antikörper im Liquor. IgG-Antikörper allein zeigen Immunität (nach Impfung oder durchgemachter Infektion) an.

KBR, HHT und NT werden gelegentlich noch zur Diagnostik eingesetzt.

Hepatitis

Erreger: Hepatitis-A-Virus (ein Enterovirus), Hepatitis-B-Virus (zählt zu den Hepadna-Viren), Delta-Virus (ein inkomplettes RNS-Virus, das sich nur bei gleichzeitig bestehender Hepatitis B vermehren kann). Hepatitis C (den Flaviviren nahestehend), Hepatitis E (wahrscheinlich ein Calicivirus).

Hepatitis A

Das Virus kann im Stuhl elektronenoptisch oder mit immunologischen Methoden (z.B. ELISA) nachgewiesen werden. Da das Maximum der Virusausscheidung in der Woche vor Ausbruch des Ikterus liegt, hat der Virusnachweis keine große praktische Bedeutung, so daß die Hepatitis A fast immer serologisch diagnostiziert wird. Zwei einander ergänzende Tests werden eingesetzt. Zum einen werden Hepatitis-A-Antikörper (und zwar die Summe aller Immunklassen), zum anderen nur die IgM-Antikörper bestimmt. Bei einer rezenten Infektion fallen beide Tests positiv aus (IgM-Ak bis zu einem halben Jahr nach Erkrankungsbeginn), bei früher durchgemachter Hepatitis A fällt nur der erste Test (vorwiegend durch IgG-Antikörper) positiv aus und zeigt damit Immunität an.

Hepatitis B

Für die Hepatitis-B-Diagnostik stehen fünf Standardparameter (HBs-Ag, HBc-Ak, HBs-Ak, HBe-Ag und HBe-Ak), sowie drei zusätzliche Parameter für Spezialfragen (HBc-IgM-Ak, HBs-Ag/IgM-Komplex und HBV-DNS zur Verfügung).

HBs-Antigen (ELISA, RIA)

Tritt frühestens 14 Tage nach der Infektion, spätestens 14 Tage vor Ikterusbeginn auf. Erreicht bei unkomplizierter, nichtchronischer Hepatitis B um den Ikterusbeginn das Maximum und verschwindet dann nach einigen Wochen (starke individuelle Schwankung, im Schnitt nach 12 Wochen). Bei chronischem Verlauf bleibt HBs-Ag bestehen. Screening-Test für Blutspender, um HBv-Infizierte auszuschließen.

HBe-Antigen und HBe-Antikörper (ELISA, RIA)

Bildung und Kinetik des HBe-Antigens gehen mit jener des HBs-Antigens in etwa paralell. Bei unkomplizierter Hepatitis B verschwindet das HBe-Antigen im Schnitt schon nach vier Wochen und wird von den HBe-Antikörpern abgelöst. Bei chronischer Hepatitis B kann das HBe-Antigen bestehen bleiben, kann aber auch noch später verschwinden, ja sogar HBe-Antikörper können dann noch nach Jahren nachweisbar werden. Es besteht eine Korrelation zwischen der Nachweisbarkeit von HBe-Antigen und der Infektiosität des Patienten. HBs-Ag positive Personen mit HBe-Antigen sind mit hoher Wahrscheinlichkeit, solche hingegen mit HBe-Antikörpern mit sehr geringer Wahrscheinlichkeit, als infektiös zu betrachten. Weit besser korreliert allerdings die Infektiosität mit dem Vorhandensein viraler Nukleinsäure.

HBc-Antikörper (ELISA, RIA)

Dieser Ak wird einige Tage vor Erkrankungsausbruch positiv und bleibt dann in der Regel lebenslang nachweisbar. Im akuten Stadium handelt es sich dabei auch um IgM-Antikörper, die in einem eigenen Test nachgewiesen werden können. Dieser erscheint vor allem bei der HBs-Antigen negativen Hepatitis B sinnvoll. Dabei handelt es sich um eine Hepatitis-B-Infektion, bei der das Hbs-Ag so früh verschwindet, daß es schon bei der ersten Untersuchung nicht nachweisbar ist.

HBs-Antikörper (ELISA, RIA)

Sie werden nach abgeschlossener Hepatitis-B-Infektion gebildet. Ihr Nachweis (zusammen mit HBc-Ak und HBe-Ak) zeigt an, daß die Hepatitis-B-Infektion ausgeheilt ist. Ihr Auftreten kann oft ein halbes Jahr und länger dauern. Auch nach der Hepatitis-B-Impfung treten HBs-Ak auf (dann aber keine HBc-Ak und keine HBe-Ak). Dabei empfiehlt es sich, diese Antikörper quantitativ zu bestimmen. Aus der gemessenen Menge (in Internationalen milli-Einheiten) lassen sich Rückschlüsse ziehen, wie lange der Impfschutz anhalten wird.

HBs-Ag/IgM-Komplex

Im ganz frühen Stadium einer Hepatitis B liegt das HBs-Ag nicht frei vor, sondern in einem Komplex, der auch IgM enthält. Bei der unkomplizierten Hepatitis B ist dieser Komplex im Schnitt bis zur fünften Krankheitswoche nachzuweisen, dann liegt das HBs-Ag nur noch frei vor. Geht die Hepatitis B in die chronische Form über, bleibt der Komplex bestehen. Sein Nachweis läßt also eine recht frühzeitige Prognose zu.

Virale Nukleinsäure (HBV-DNA)

Nachweis mit Hilfe moderner Nukleinsäurehybridisierungstechnik möglich. Dies ist besonders bedeutsam, weil das Hepatitis-B-Virus nach wie vor nicht gezüchtet werden kann. Vorhandensein von HBV-DNA zeigt Infektiosität an (z.B. bei Antigenträgern). Allerdings schließt der einmalige negative Befund die Infektiosität des Patienten nicht aus (allenfalls, wenn über einen Zeitraum von einem Jahr mehrere negative Tests vorliegen). Bei unkomplizierter akuter Hepatitis B verschwindet die HBV-DNA meist schon in der ersten bis zweiten Krankheitswoche, was der früheste und sehr verläßliche Beweis für einen nichtchronischen Verlauf der Erkrankung ist.

Deltahepatitis

Nur bei Patienten mit Hepatitis B kann es zusätzlich zu einer Infektion mit diesem Virus kommen. Diese kann durch Nachweis des Deltaantigens (RIA) im frühen, akuten Stadium, später durch Nachweis der Deltaantikörper (RIA) diagnostiziert werden.

Hepatitis C

Kürzlich konnte ein Antigen dieses Erregers kloniert und damit die Basis für einen diagnostischen ELISA geschaffen werden. Die nachgewiesenen Antikörper sind nicht protektiv (zeigen eher Virusaktivität an) und treten spät im Verlauf der Erkrankung (30 Tage bis ein halbes Jahr) auf.

Hepatitis E

Wird fäco-oral übertragen. Diagnostische Tests derzeit (Herbst 1990) noch nicht verfügbar, obwohl Teile des Genoms auch dieses Virus bereits kloniert werden konnten.

Empfohlene Vorgangsweise zur Hepatitisdiagnostik

Zunächst sollte auf die wahrscheinlichsten Erreger Hepatitis A und B untersucht werden, wobei vorläufig nur die folgenden Parameter bestimmt werden sollten: HA-Ak, HA-IgM-Ak, HBs-Ag, HBc-Ak, HBs-Ak. Ist eine Hepatitis B diagnostiziert, sollten zur Feststellung der Prognose ca. zwei Wochen nach der Erstuntersuchung HBe-Ag, HBe-Ak, HBs-Ag/IgM-Komplex getestet werden, eventuell auch HBV-DNA (teuer). Verschwinden HBe-Ag, HBs-Ag/IgM-Komplex und HBV-DNA, so wird diese Hepatitis nicht in die chronische Form übergehen. Wurden zunächst Hepatitis A und B ausgeschlossen, weil die Parameter negativ ausgefallen waren oder eine Immunität nach bereits früher durchgemachter Infektion anzeigten, so sollte heute auf Hepatitis C untersucht werden, wobei auf das späte Auftreten der Antikörper geachtet werden muß. Wir empfehlen, den Test in Abständen von 1–2 Monaten laufend zu wiederholen. Nach einem halben Jahr ist bei noch immer negativem Test eine Hepatitis C unwahrscheinlich. Daneben solle noch auf EBV (Immunfluoreszenztest), CMV (ELISA, KBR) und Leptospirose (Agglutinationsreaktion), eventuell auf Borreliose untersucht werden.

Herpes simiae

Erreger: Herpesvirus simiae.- Material: Lymphknotenmaterial, Milz, ZNS-Material, Bläscheninhalt. Wegen Infektionsgefahr (auch aerogen!) extreme Vorsicht bei Materialgewinnung und -verarbeitung.

Isolierung

In Gewebekultur und Tierversuch (Kaninchen). Nicht Hühnerei!

Serologie

NT. Partielle Kreuzreaktion mit Herpesvirus hominis. Antiseren gegen H. simiae reagieren mit H. hominis; Antikörper gegen H. hominis reagieren jedoch nicht oder nur geringgradig mit H. simiae.

Herpes simplex

Erreger: Herpesvirus hominis Typ 1 (oral), Herpesvirus hominis Typ 2 (genital). Nach der Erstinfektion (meist im Kindesalter) latentes Virusträgertum (in sensiblen Ganglienzellen). Daraus jederzeit Reaktivierung möglich. Erstinfektion und Reaktivierung zeigen unterschiedliche klinische Manifestationen. – Material: Blut, Bläscheninhalt oder -decke, eventuell Liquor, Rachenabstrich und -spülflüssigkeit, Kornealabstrich, Stuhl, Autopsiematerial.

Mikroskopie

Lichtmikroskop: in gefärbten Ausstrichen mehrkernige Zellen mit intranukleären Einschlüssen. Immunfluoreszenzdarstellung der Erreger in Zellen.

Züchtung

Auf Gewebekulturen

Bei Enzephalitis Nachweis viraler DNA im Liquor mittels PCR.

Serologie

Bei Erstinfektion IgM-Ak (ELISA) und Titeranstieg der IgG-Ak (ELISA) bzw. mit KBR. Bei Reaktivierung fehlen IgM-Ak oder nur niedrige Werte. Titeranstieg (IgG-ELISA, KBR) dafür auf höhere Titer als bei Erstinfektion.

Influenza

Erreger: Influenzavirus A, B und C (den Orthomyxoviren zugehörig). – Material: Rachenabstrich und -spülflüssigkeit, Nasen- und Bronchialsekret (erster bis dritter Tag), Obduktionsmaterial (Lunge, Trachea).

Züchtung

Unerläßlich für die Feststellung des Stammes. Praktisch aber nur von epidemiologischem Interesse. Anzüchtung am besten im embryonierten Hühnerei und in speziellen Gewebekulturen. Nachweis des Virus in Amnionflüssigkeit, dann durch Hämagglutination mit Hühner-, Menschen-(O) oder Meerschweinchenerythrozyten.

Antigennachweis (ELISA) im Nasensekret.

Serologie

Zwei Tests finden für die Routinediagnostik Verwendung: HHT und KBR. Für den HHT müssen unspezifische Inhibitoren erst durch Vorbehandlung des Serums (meist mit Trypsin und Perjodat) entfernt werden. Der HHT ist typen- bzw. subtypen- und stammspezifisch. Für die Diagnose wird mindestens ein vierfacher Titeranstieg (zwei Titerstufen) gefordert; er bleibt längere Zeit bestehen. Das Ergebnis der KBR wird durch unspezifische Inhibitoren nicht beeinflußt. Die KB-Antikörper sind meist einige Monate nach der Infektion wieder abgesunken. Neutralisierende Antikörper geben zwar eine bessere Aussage über den Schutzzustand, ihre Bestimmung ist aber aufwendig. Mit dem Neuraminidase-Inhibitionstest ist eine genaue Klassifizierung der isolierten Viren möglich; für die Routinediagnostik ist diese Methode aber nicht nötig.

Kontagiöse Pustulardermatitis

Ecthyma contagiosum Orf. Erreger: Orf-Virus (zur Poxgruppe gehörig). – Material von verdächtigen Hautläsionen.

Mikroskopie

Nachweis von Elementarkörpern im Licht- und Elektronenmikroskop.

Züchtung

Gewebekulturen; Inokulation in Schafe.

Serologie

NT, eventuell KBR (Titeranstieg bei Mehrmaleinsendungen).

Kuhpocken

Erreger: Kuhpockenvirus (Subgruppe 1 der Poxviren). – Material: wie bei Melkerknotenvirus (s. S. 1014).

Mikroskopie

Wie bei Melkerknotenvirus.

Züchtung

In Gewebekulturen und im embryonierten Hühnerei.

Identifizierung

Morphologie der Pocken auf Chorioallantoismembran.

Serologie

HHT, NT, KBR

Lymphozytäre Choriomeningitis

Erreger: LCM-Virus, zu den Arenaviren gehörig. – Material: Blut (in der Fieberphase), Liquor, Obduktionsmaterial, (Gehirn, Milz, Lunge).

Züchtung

Neugeborene Mäuse und Meerschweinchen (i.cer.).

Serologie

NT und KBR (gleich nach Krankheitsbeginn und 30 bis 60 Tage später).

Lyssa

Erreger: Lyssa (Rabies)-Virus (zu den Rhabdoviren gehörig). – Material: Die Diagnose wird beim Menschen nach entsprechender Anamnese klinisch gestellt. Die virologische Untersuchung richtet sich daher meist auf den Nachweis des Virus in verdächtigen Tieren. Da eventuell lebensrettende Konsequenzen für einen potentiell infizierten Menschen davon abhängen, kommt ihr große Bedeutung zu. Verdächtige Tiere sollen nicht getötet, sondern beobachtet werden. Nach zehn Tagen kann die Diagnose „Wut“ ausgeschlossen werden, wenn das Tier gesund bleibt.

Beim verendeten oder getöteten Tier werden untersucht: Gehirn (Ammonshorn), Speicheldrüsen; beim Patienten Nachweis von infizierten Zellen der Cornea (Abklatschpräparat) mittels Immunfluoreszenz, Liquor; beim gestorbenen Menschen: Obduktionsmaterial wie beim Tier. Spezielle Einsendemodalitäten wie Versand in doppelten und verlöteten Metallbehältern sind zu beachten!

Mikroskopie

Nachweis von Negri-Körperchen in Zellen des Ammonshornes und Purkinje-Zellen des Kleinhirns nach Färbung (Seller, Giemsa u.a.) von Abklatsch- oder eingebetteten Schnittpräparaten (nur in 60–92% der untersuchten Fälle positiv). – Als Methode der Wahl wird heute die immunfluoreszenzmikroskopische Darstellung des Virusantigens in Zellen der Gehirnregionen angewendet. Sie ist in ihrer Verläßlichkeit der Viruszüchtung ebenbürtig, nur wesentlich schneller.

Züchtung

In jungen Mäusen (i.c.), eventuell auch Gewebekultur.

Identifizierung

Nachweis von Negri-Körperchen oder von fluoreszierendem Antigen im Versuchstier, eventuell cross-protection-test, KBR mit Mäusegehirnantigen, NT im Versuchstier.

Masern

Erreger: Masernvirus, gehört zu den Paramyxoviren. – Material: Nasensekret, Blut (fünf Tage vor bis zwei Tage nach dem Auftreten des Exanthems), Konjunktivalflüssigkeit.

Mikroskopie

Die zytologische Untersuchung von Zellen im Nasenschleim kann in manchen Fällen diagnostisch hilfreich sein. Nach Färbung (Papanicolaou, Wright) werden vielkernige Riesenzellen gefunden.

Züchtung

In der Gewebekultur.

Antigennachweis im Nasensekret.

Serologie

Hämagglutinationshemmende und neutralisierende Antikörper zeigen weitgehend übereinstimmende Verlaufskurven. Der NT ist wesentlich aufwendiger. Antikörper sind vom zweiten bis dritten Exanthemtag nachweisbar. Ein mindestens vierfacher Titeranstieg ist beweisend für die Diagnose einer frischen Infektion. Die KBR-Titer sinken nach vier bis sechs Wochen wieder ab.

Melkerknoten

Erreger im engeren Sinn: Melkerknotenvirus (Subgruppe II der Poxviren), im weiteren Sinn: Kuhpockenvirus, Vacciniavirus (Subgruppe I der Poxviren). – Material: Pustelabstrich, Knotenpreßsaft.

Mikroskopie

Elementarkörper im ungefärbten (Phasenkontrast) und gefärbten Ausstrich (Paschen-Färbung). Sicherer ist die elektronenmikroskopische Untersuchung. Die Elementarkörper erscheinen dabei kleiner als beim Kuhpocken- und Vacciniavirus. – Histologische Untersuchung von Exzisionsmaterial.

Züchtung

Gewebekultur. Kein Wachstum des Melkerknotenvirus auf der Chorioallantoismembran des embryonierten Hühnereies und in der Cornea von Kaninchen.

Serologie

Melkerknotenvirus keine, Kuhpockenvirus s. S. 1012.

Molluscum contagiosum

Erreger: Molluscum-contagiosum-Virus, ein Virus der Subgruppe V der Poxviren. – Material: Epidermismaterial von den betroffenen Stellen.

Mikroskopie

Licht- und elektronenoptischer Nachweis. Histologie.

Züchtung

Gewebekulturen. Nicht auf Hühnereier und Laboratoriumstiere übertragbar.

Mononukleose (infektiöse)

Erreger: Epstein-Barr-Virus (EBV). Ein klinisch identes Bild kann auch vom Zytomegalie-Virus hervorgerufen werden. Man spricht dann von einer „Zytomegalie-Mononukleose".

Virusisolierung aus Blut, Speichel und Rachenabstrich zwar möglich, aber wegen der Aufwendigkeit ohne große praktische Bedeutung.

Serologie

Standardtest ist die Immunfluoreszenz zum Nachweis von IgM- und IgG-Antikörpern gegen das virale core Antigen (VCA). IgA-Antikörper gegen VCA haben Bedeutung beim EBV-assoziierten Nasopharynxkarzinom. Weiterhin können Ak gegen das nukleare Antigen (EBNA) nachgewiesen werden. Sie treten erst mehrere Wochen nach der Infektion auf.

Mumps

Erreger: Mumpsvirus, gehört zu den Paramyxoviren. – Material: Speichel (am 1. und 2. Tag), Rachenspülflüssigkeit und -abstrich, Harn (1.-5. Tag), Liquor (1. Woche).

Züchtung

Gewebekultur, embryonierte Hühnereier.

Serologie

Diagnostische Methode der Wahl ist der Nachweis von IgM- und IgG-Antikörpern im ELISA. Daneben noch KBR und HHT (Titeranstieg).

Newcastle disease

Erreger: Newcastle-disease-Virus, ein Paramyxovirus. – Material: Tränenflüssigkeit, Rachenspülflüssigkeit, Blut. Alles in den ersten Krankheitstagen zu untersuchen.

Züchtung

Im embryonierten Hühnerei.

Serologie

HHT, KBR, NT; vor allem die beiden ersten Reaktionen sind praktikabel. Vierfacher Titeranstieg ist meist beweisend; das klinische Bild muß aber immer bei der Diagnose berücksichtigt werden. KBR kann zur Diagnose bei Hühnerseren nicht verwendet werden, da letztere kein Komplement binden.

Papillomviren

Erreger: Humane Papillomviren gehören zu den Papovaviren. Sie verursachen gutartige (z.B. Warzen), aber auch bösartige (Formen des Collumkarzinoms) Neubildungen an Haut und Schleimhaut.
Viruszüchtung nicht möglich. Virale Nukleinsäure kann mittels Hybridisierungstechnik in den Tumoren nachgewiesen werden. Diese Untersuchung bleibt vorläufig aber Spezіallaboratorien vorbehalten.

Parainfluenza

Erreger: Parainfluenzavirus 1-4 gehört zu den Paramyxoviren. – Material: Nasensekret, Rachenabstrich und Spülflüssigkeit in akuter Krankheitsphase.

Züchtung

In Gewebekultur. Antigennachweis (ELISA) aus Nasen- oder Bronchialsekret.

Identifizierung

Spezifische Hämadsorptionshemmung, eventuell auch KBR, NT in Gewebekultur oder HHT.

Serologie

KBR, HHT, NT. Letzterer ist empfindlich, spezifisch, aber aufwendig. HHT kommt für Typ 4 nicht in Frage (schwache hämagglutinierende Eigenschaften).

Poliomyelitis

Erreger: Poliovirus, gehört zu den Enteroviren. – Material: Stuhl, Rektalabstrich, Rachenspülflüssigkeit, Blut (Liquor selten erfolgreich), Obduktionsmaterial.

Züchtung

Gewebekulturen. (Diagnostische Methode der Wahl).

Identifizierung

NT in Gewebekultur, KBR.

Serologie

(Von geringer Bedeutung). Zwei Sera im Abstand von zwei bis drei Wochen mit NT oder KBR (da meist schon Antikörper vorhanden, gelingt die serologische Diagnose nicht immer). NT auch zur Feststellung der Immunität geeignet.

Röteln

Erreger: Rötelnvirus, den Togaviren zugerechnet. – Material: Rachenabstrich (im Prodromalstadium und zu Beginn des Exanthems), Blut. Beim Neugeborenen: Harn.

Züchtung

Gewebekultur

Serologie

Nach wie vor ist der HHT der Standardtest der Rötelndiagnostik. Ein Titer von 1:32 oder höher zeigt Immunität an. Eine frische Infektion wird durch eine Serokonversion, bzw. einen Titeranstieg um mindestens das Vierfache bewiesen. Zusätzlich werden mittels ELISA IgM- und IgG-Antikörper nachgewiesen. Die Rötelndiagnostik wird durch zwei Phänomene kompliziert: 1.) Bei sehr niedrigen Antikörpertitern (vor allem bei schon mehrere Jahre zurückliegender Impfung) sind Reinfektionen möglich. Diese führen zu keinen Krankheitserscheinungen, zu keiner Virämie und vor allem zu keinen Fruchtschäden. Allerdings steigen die Antikörper rasch auf hohe Werte („Boosterung"), wobei es auch zu einer geringen IgM-Antikörper-Antwort kommen kann. 2.) Gamma- oder Rötelnimmunglobulin kurz nach der Infektion gegeben, verhindert meist nicht die Virämie (und damit die Gefährdung der Frucht), verzögert aber die Bildung eigener Antikörper, so daß die Tests (z.B. IgM-ELISA) zunächst nur grenzwertig ausfallen.

Rotaviren

Erreger zählt zu den Reoviridae. Züchtung humaner Rotaviren in Gewebekulturen nicht möglich.

Erregernachweis: Das Virus wird in großer Menge mit dem Stuhl ausgeschieden, daher Nachweis mittels Elektronenmikroskopie oder immunologischer Methoden (ELISA, Latexagglutination, Immunfluoreszenz, KBR).

Serologie

Von untergeordneter Bedeutung (KBR, ELISA).

RS-Virusinfektionen

Erreger: RS-Virus (respiratory syncytial virus), zu den Paramyxoviren gehörig. – Material: Nasen- und Bronchialsekret (Absaugen), Nasen- und Rachenabstrich.

Züchtung

Die diagnostische Methode der Wahl (Ergebnis liegt innerhalb von Stunden vor) ist der Antigennachweis aus dem Nasen- bzw. Bronchialsekret (ELISA). Gewebekulturen.

Serologie

KBR, eventuell NT. Nur ein mindestens vierfacher Titeranstieg ist beweisend. Allerdings können nicht bei allen Patienten, von denen das Virus isoliert wird, signifikante Titeranstiege nachgewiesen werden.

Varicella-Zoster

Erreger: Varicella-Zoster-Virus, gehört zur Herpesgruppe. – Material: Geschabsel vom Blasengrund der Hautläsionen, Bläscheninhalt (aus jungen Bläschen) in den ersten vier Tagen. Nasen-, Rachenabstriche, eventuell Liquor.

Züchtung

Gewebekultur

Serologie

IgM- und IgG-Ak im ELISA. KBR bei Varizellen; vom vierten bis fünften Tag ansteigende Titer bis zur zweiten oder dritten Woche. Nach vier bis fünf Wochen: Absinken der Titer, nach etwa fünf Monaten negativ. Bei Zoster können schon bei Beginn der Erkrankung hohe Antikörpertiter auftreten.

Zytomegalie

Erreger: Zytomegalie-Virus, zur Herpesgruppe gehörend. – Material: Harn, Speichel, Tränenflüssigkeit, Liquor. Biopsiematerial (adenoides Gewebe, wie z.B. Parotis und Leberpunktate), Autopsiematerial.

Mikroskopie

Zytologische Untersuchung von Proben aus Harn, Speichel, Tränenflüssigkeit und Magenspülflüssigkeit kann charakteristische, megale Zellen zeigen. Ihr Nachweis ist pathognomonisch (heute von untergeordneter Bedeutung).

Züchtung

Gewebekultur. Das Virus ist äußerst temperaturempfindlich; schneller Transport des Untersuchungsmaterials (Harn) in das Laboratorium (bei Zimmertemperatur) ist für eine Isolierung unumgänglich. Nicht einfrieren!

Identifizierung

Immunfluoreszenz (Schnellmethode-Befund nach einem Tag).

Serologie

IgM- und IgG-Ak, ELISA, KBR, Titeranstieg. Auch bei durch Virusnachweis gesicherten Fällen kann die Serologie versagen.

Durch Protozoen bedingte Krankheiten

Amöbiasis

Erreger: Entamoeba histolytica. – Material: Stuhl, Abstrichpräparate (Rektoskopie); beim Amöbenleberabszeß Serologie; bei akuter Amöbenruhr frischer (!) Stuhl.

Mikroskopie

Nativuntersuchung (Schnellfärbung mit Lugol-Lösung). Die Nativuntersuchung eignet sich am besten zum Nachweis der Trophozoiten. – Färbung mit Eisenhämatoxylin nach Heidenhain. Zysten auch im MIF-Verfahren nachweisbar.

Kultur

Aus möglichst frischen Stuhlproben im biphasischen Medium nach Robinson (eventuell auch Nährboden nach Dobell und Laidlaw). Bestimmung der Pathogenität des Isolates mittels Feststellung des Isoenzymmusters sinnvoll.

Differenzierung

Von anderen Darmamöben durch Morphologie, Beweglichkeit, Erythrozytenphagozytose usw.

Babesieninfektion

Erreger: Babesia spp. – Material: Blutausstrich, dicker Tropfen, Blut nativ.

Mikroskopie

Wird in Ausstrichen für Untersuchung auf Malaria manchmal mit Plasmodien verwechselt, obwohl beide eigentlich keine morphologische Ähnlichkeit haben.

Kultur

Züchtung in Tieren ist möglich.

Serologie

IIFT

Differenzierung

Morphologisch

Balantidiose

Erreger: Balantidium coli. – Material: frischer Stuhl.

Mikroskopie

In einem Nativausstrich von mit isotoner Kochsalzlösung verdünntem Stuhl sind die Erreger an der charakteristisch geradlinigen Bewegung (und ihrer außergewöhnlichen Größe) zu erkennen. – Färbung mit Eisenhämatoxylin nach Heidenhain.

Kultur

Auf Amöbennährboden läßt sich auch Balantidium coli züchten. Die Kultur wird nur selten diagnostisch verwendet.

Differenzierung

Morphologisch

Chagas-Krankheit

Amerikanische Trypanosomiasis. – Erreger: Trypanosoma cruzi. – Material: Blutausstrich, dicker Tropfen, Blut nativ.

Mikroskopie

Wie bei der Schlafkrankheit (s. S. 1022).

Kultur

Auf künstlichen Nährböden und in zahlreichen Versuchstieren.

Xenodiagnose

Sicher trypanosomenfreie Raubwanzen am Patienten füttern. Nachweis der Trypanosomen im Wanzenkot nach ca. einem Monat.

Differenzierung

Morphologisch

Serologie

Ist in der Frühphase der Infektion häufig negativ (hier Erregernachweis); ab sechs Monate post infectionem durch Kombination von IHA, IIFT und KBR in 100% positiv. ELISA ist mit IHA vergleichbar.

Lambliasis

Errreger: Lamblia intestinalis. – Material: frischer Stuhl, Duodenalsaft.

Mikroskopie

Untersuchung von Ausstrichen, von nativem Durchfallstuhl oder Duodenalsaft. Sichere Differenzierung mit Heidenhain-Färbung.

Differenzierung

Morphologisch

Leberabszeß

Erregernachweis aus Stuhl oder Punktat bedeutungslos.

Nach Objektivierung des Parenchymdefektes (Szintigraphie, Sonographie) serologische Verifizierung (ELISA, IIFT, IHA, Amöben-Latextest). Kombination mehrerer Tests ergibt eine nahe 100%ige diagnostische Sicherheit.

Leishmaniasen

Erreger und Krankheitsbilder: L. tropica (Orientbeule), Leishmaniasis recidivans und diffuse cutane Leishmaniasis (DCL) – L. donovani (Kala Azar, Post Kala Azar), Hautleishmanoid – L. brasiliensis und L. mexicana. Mucocutane Leishmaniasen und andere amerikanische Hautleishmaniasen (DCL). – Material: Kala Azar: Knochenmarkspunktat, eventuell Feinnadelpunktat aus Leber und Milz für Ausstrich oder Kultur. – Hautleishmaniasen: „Slit skin smear“ vom Geschwürrand oder Hautstanze für Histologie. – Schleimhautleishmaniasen: Abstrichpräparate.

Mikroskopie

Nach Giemsa gefärbte Ausstriche zeigen die häufig phagozytierten Erreger.

Differenzierung

Morphologisch

Kultur

Auf NNN-Agar oder in flüssigen Medien (SM, SDM-79 oder Schneiders Drosophila Medium) und z.B. in Goldhamstern.

Serologie

ELISA und IIFT sind mit Krankheitsausbruch positiv. Kreuzreaktionen bei Malaria und Typhus. IHA (häufig falsch positiv) und KBR (wenig empfindlich) sind weniger geeignet.

Serologische Reaktionen sind bei Kala Azar zu fast 100%, bei mucocutanen Läsionen häufig positiv. Bei Orientbeule und den anderen amerikanischen Hautleishmaniasen sind häufig negative Resultate zu erwarten, bei DCL ist die Serologie obligat negativ.

Hauttest (Montenegro-Test):

Wird mit Leishmanin durchgeführt und ist nach 48 h abzulesen. Positiv bei Orientbeule, mucocutaner und amerikanischer Hautleishmaniase. Obligat negativ in der manifesten Phase bei Kala Azar und bei DCL.

Malaria

Erreger: Plasmodium vivax und Pl. ovale (Malaria tertiana), Plasmodium malariae (Malaria quartana), Plasmodium falciparum (Malaria tropica). – Material: Blutausstriche und „Dicke Tropfen-Präparate", die während des Fieberanfalles anzufertigen sind.

Mikroskopie

Färbung nach Giemsa (Ausstrich vorher fixieren) oder Schnellfärbemethoden. Dickes Tropfen-Präparat vorher mit Aqua dest. enthämoglobinieren.

Kultur

Ohne diagnostische Bedeutung; nur zur In-vitro-Resistenzbestimmung.

Differenzierung

Morphologisch

Serologie

IIFT, eventuell IHA für seroepidemiologische Untersuchungen. Zur Diagnose der akuten Malaria bedeutungslos.

Pneumozystose

Erreger: Pneumocystis carinii. – Material: Sputum, Waschflüssigkeit nach Bronchiallavage, Bronchialsekret nach gezielter Absaugung. Material von transbronchialer bzw. transthorakaler Punktion, Obduktionsmaterial.

Mikroskopie

Trophozoiten mit Giemsa-Färbung. Zysten mit Zellwandfärbung (Methenaminsilber, Toluidinblau oder Kresyl-echtviolett). Eventuell auch Anfärbung von Zysten und Trophozoiten mit FITC-markierten Antikörpern.

Serologie

IIFT oder KBR ist wenig brauchbar, da auch bei gesunden Zystenträgern häufig positiv.

Schlafkrankheit

Afrikanische Trypanosomiasis. – Erreger: Trypanosoma brucei rhodesiense, Trypanosoma brucei gambiense. – Material: Blut nativ, Blutausstrich, dicker Tropfen, Lymphknotenpunktat, Liquor.

Mikroskopie

Im Nativblut – eventuell nach Anreicherungszentrifugation – in dünner Schicht unter dem Deckglas untersucht, können die stark beweglichen Flagellaten gefunden werden. Ebenso können Punktat von geschwollenen Halslymphknoten und Liquorsediment untersucht werden. Färbepräparate.

Kultur

Möglich, diagnostisch aber ohne Stellenwert.

Differenzierung

Zwischen gambiense und rhodesiense morphologisch nicht möglich.

Serologie

IIFT und ELISA, eventuell IHA. Verschiedene direkte und indirekte Agglutinationstests für Felduntersuchungen. Positiv ab der zweiten Woche post infectionem. Kreuzreaktionen bei Malaria, Kala Azar und M. Chagas möglich.

Toxoplasmose

Erreger: Toxoplasma gondii. – Material: Liquor, Biopsiematerial von Lymphknoten, Leber, Muskulatur.

Mikroskopie

Nach Giemsa gefärbte Ausstriche oder Tupferpräparate und hämatoxylingefärbte histologische Schnitte, aber auch Betrachtung von nativem Liquorsediment lassen besonders bei der Säuglingstoxoplasmose die Erreger erkennen. Anfärbung von histologischen Schnitten mit FITC- oder Peroxidase markierten Anti-Toxoplasma-Antikörpern.

Kultur

Die Züchtung ist zwar nicht auf künstlichen Nährböden, wohl aber in der Gewebekultur möglich, wenn auch für diagnostische Zwecke die Verimpfung von Material in Mäuse oder Goldhamster bevorzugt wird.

Differenzierung

Morphologisch

Serologie

1.) Postnatal erworbene Toxoplasmose des Immunkompetenten: Sabin-Feldmann-Test (SFT) oder IIFT. Ein bis zwei Wochen post infectionem positiv, maximale Titer ($\geqq$ 1:1000) sechs bis acht Wochen post infectionem. IgM-IIFT bzw. IgM-ELISA positiv. (KBR positiv, IHA anfangs negativ, nach mehreren Wochen erst positiv).

2.) Postnatal erworbene Toxoplasmose des Immuninkompetenten: Serologische Befunde unsicher, negative Befunde schließen Toxoplasmose nicht aus. Eventuell Erregernachweis wie oben).

3.) Toxoplasmoseüberwachung während der Gravidität: Frühestmöglich nach verifizierter Schwangerschaft SFT oder IIFT vornehmen.

a) SFT oder IIFT positiv, jedoch < 1:1000: Zweite Serumprobe ca. zwei Wochen später erneut im SFT oder IIFT untersuchen. Wenn Titer gleichbleibt (± 1 Titerstufe) besteht kein Toxoplasmoserisiko.

b) Titer in SFT oder IIFT negativ: Laufende serologische Kontrollen während der gesamten Schwangerschaft (mindestens 1 mal pro Trimenon).

c) Titer im SFT oder IIFT ≧ 1:1000: Sofortige Wiederholung und Untersuchung der Sera auf toxoplasmaspezifische IgM (IgM-IIFT oder IgM-ELISA). Im positiven Fall (>1:16 bzw. 1:64) sofortige Behandlung.

4.) Untersuchung auf pränatale Toxoplasmainfektion. Toxoplasmaspezifische IgM (IgM-IIFT oder IgM-ELISA) ≧1:4: Sofort nach der Geburt sowie bei einer weiteren Blutabnahme ein bis zwei Wochen post partum. Zusätzlich eventuell Erregernachweis versuchen.

Trichomoniasis

Erreger: Trichomonas vaginalis. – Material: frisches Abstrichmaterial (Vaginalsekret), beim Mann Urethralsekret – eventuell nach Provokation durch Prostatamassage oder im Ejakulat.

Mikroskopie

Am besten wird frisches Material im Dunkelfeldmikroskop auf die beweglichen Erreger untersucht. Die Beurteilung gefärbter Präparate erfordert große Übung.

Kultur

Auf künstlichen Nährböden.

Differenzierung

Morphologisch.

Anhang
Wurmerkrankungen

Erwähnt werden nur die wichtigsten Wurmerkrankungen ohne Anspruch auf Vollständigkeit.

Nematodeninfestationen

Angiostrongylus-cantonensis-Infestation

Erreger: Angiostrongylus cantonensis, verursacht eine eosinophile Meningitis. – Leitsymptom ist eine erhöhte Zellzahl im Liquor (75–90% Eosinophile), im peripheren Blutbild eine Leukozytose (Eosinophilenvermehrung ist nicht obligat).

Hauttests und serologische Tests sind nicht bekannt.

Askariasis

Erreger: Ascaris lumbricoides. – Material: Stuhl (ca. ab 70. Tag nach Infestation positiv) zum Wurm- und Eiernachweis.

Mikroskopie

Eiernachweis

Serologie

Vor allem KBR, eventuell Immunfluoreszenz. Von gewisser diagnostischer Bedeutung, wenn unisexuelle Infektion vorliegt.

Enterobiasis

Erreger: Enterobius vermicularis (Oxyuren). – Material: Ein in die Analspalte vor der Morgentoilette gedrückter Cellophanklebstreifen (Tixoband, Tesafilm usw.); Analabstrich durch angefeuchteten Stieltupfer oder aufgerauhte Glaskuppe. Stuhl ist nur selten positiv. Auch die Würmer können abends in der Analspalte gefunden werden.

Mikroskopie

Eiernachweis (ca. nach dem 40. bis 100. Tag nach Eiaufnahme positiv).

Filariasen

Erreger: Wuchereria bancrofti, Brugia malayi und Brugia timori, Loa-Loa, Onchocerca volvulus. Auf andere Filarien soll nicht eingegangen werden. – Material, je nach Art: Blut (beachte Periodizität) bzw. Hautstücke („skin snip").

Mikroskopie

Mikrofilarien können direkt im Nativpräparat (Blut oder „skin snip" in isotoner NaCl) oder gefärbt im Ausstrich oder dicken Tropfen nachgewiesen werden; die Empfindlichkeit ist gering. Besser sind Anreicherungsmethoden (Zentrifugation nach Fülleborn oder Membranfiltermethode).

Auffindungszeitpunkt, Auffindungen für Mikrofilarien	
Art	Nachweisbar im peripheren Blut
Wuchereria bancrofti	nur nachts (Südsee: dauernd)
Brugia malayi	nur nachts
Loa-Loa	nur tagsüber
	Nachweisbar im Gewebe
Onchocerca volvulus	dauernd

Differenzierung

Morphologie der Mikrofilarien.

Serologie

Wird mit heterologen Antigenen (Dirofilaria immitis Dipetalonema viteae oder Lithomosoides carinii) durchgeführt. Daher ausgiebige Kreuzreaktionen zwischen den verschiedenen Filariasen; keine serologische Speziesdiagnose möglich. Die besten Ergebnisse werden im ELISA erhalten, weniger spezifisch und empfindlich ist der IHA.

Hakenwurminfestation (Ankylostomiasis, Necatoriasis)

Erreger: Ancylostoma duodenale, Necator americanus. – Material: (frischer) Stuhl.

Mikroskopie

Eiernachweis ist ca. ab fünfter bis siebenter Woche nach Infestation positiv.

Serologie

Eventuell Hauttest oder Immunfluoreszenz, eventuell KBR. Für die Diagnose ist vor allem der Eiernachweis von Bedeutung.

Strongyloidesinfestation

Erreger: Strongyloides stercoralis. – Material: Stuhl, Duodenalsaft.

Mikroskopie

Suche nach Larven im Stuhl und Duodenalsaft. Eier werden nur ausnahmsweise gefunden.

Kultur

Rhabditiforme Larven können auf künstlichen Nährböden weiter gezüchtet werden, wobei sie sich zu filariformen Larven und erwachsenen Würmern differenzieren.

Serologie

IIFT

Toxocara canis

Serologische Diagnose ist hier ausschlaggebend. Antigen ist nicht leicht herstellbar; die Tests werden daher nur in wenigen Laboratorien durchgeführt.

Tests

ELISA, Immunfluoreszenz, Flockungsreaktionen, Hämagglutinationstests.

Trichinose

Erreger: Trichin(ell)a spiralis. – Material: Muskelbiopsie (sehnennahe Muskelanteile), eventuell Liquor, eventuell Blut 1:10 mit 3% Essigsäure versetzt.

Mikroskopie

Nachweis der Larven im Muskelnativ- (Quetsch)präparat oder im histologischen Schnitt. Selten sind sie bei frischer Infestation auch im Liquorsediment und im Blut zu finden (Nativpräparat).

Serologie

Immunfluoreszenztests, ELISA, Latextests, Agglutinations- und Flockungsreaktionen. Im akuten Stadium sind die Patienten häufig seronegativ.

Trichuriasis

Erreger: Trichuris trichiura. – Material: Stuhl.

Mikroskopie

Suche nach den charakteristischen Eiern (einen bis drei Monate nach Eiaufnahme positiv).

Trematodeninfestationen

Adernegelinfestation

Erreger: Schistosoma haematobium, Schistosoma mansoni, Schistosoma intercalatum, Schistosoma japonicum, Schistosoma mekongi. – Material: Harn für Sch. haematobium (zwischen 10 und 14 Uhr!), Stuhl für den Nachweis von allen anderen Schistosomen. Mindestens dreimalige Untersuchung, eventuell zusätzlich Zystoskopie oder Rektumbiopsie (diese auch bei Sch. haematobium).

Mikroskopie

Harnsediment wird nativ untersucht. Die Eier von Sch. haematobium können vor allem in Leukozytenhaufen gefunden werden.

Differenzierung

Morphologie der Eier.

Serologie

IIFT, ELISA, IHA, Zerkarienhüllreaktion (CHR), Immunelektrophorese. CHR ist leicht durchführbar, aber an die Verfügbarkeit von Zerkarien gebunden. Am praktikabelsten: Kombination von IIFT und ELISA oder IHA und ELISA.

Darmegelinfestation

Erreger: Fasciolopsis buski, Heterophyes heterophyes u.a. -Material: Stuhl.

Mikroskopie

Eiernachweis im Stuhl.

Differenzierung

Morphologie der Eier.

Leberegelinfestation

Erreger: Fasciola hepatica, Fasciola gigantea, Dicrocoelium dendriticum, Clonorchis sinensis, Opisthorchis felineus, Opisthorchis viverrini. – Material: Stuhl, eventuell Duodenalsaft.

Mikroskopie

Eiernachweis

Differenzierung

Morphologie der Eier.

Serologie

IIFT, ELISA, IHA, Immunelektrophorese, eventuell auch Latextest, KBR und Hauttest.

Lungenegelinfestation

Erreger: Paragonimus westermani und andere Paragonimus spp. – Material: Sputum und Stuhl.

Mikroskopie

Eiernachweis (fünf bis sechs Wochen nach Infestation) im Sputum. Verschluckte Eier auch im Stuhl.

Differenzierung

Morphologie der Eier. Antigen für Serologie schwer erhältlich.

Zerkariendermatitis

Erreger: tierpathogene Schistosomen. – Eventuell Hauttest.

Zestodeninfestationen

Diphyllobothrium-latum-Infestation

Erreger: Diphyllobothrium latum. – Material: Stuhl.

Mikroskopie

Eiernachweis im Stuhl.

Differenzierung

Morphologie der Eier.

Echinokokkose

Erreger: Larven von E. granulosus und E. multilocularis (Larvenstadium: E. cysticus bzw. E. alveolaris). – Material bei E. cysticus: nur nach Perforation im Bronchialsystem (Sputum) oder in harnableitenden Wegen (Harn). Bei E. alveolaris: höchstens bei einer Probelaparotomie diagnostizierbar. Diagnostische Zystenpunktion ist ein Kunstfehler!

Mikroskopie

Selten können im Sputum oder Harn Scolices oder Häkchen der Hakenkränze gefunden werden.

Serologie

ELISA, IIFT und IHA sind Standardtests. Zusätzlich auch KBR und Immunelektrophorese. Keine serologische Differenzierung zwischen E. cysticus und E. alveolaris möglich.

Hymenolepis-nana-Infestation

Erreger: Hymenolepis nana. – Material: Stuhl.

Mikroskopie

Eiernachweis im Stuhl.

Differenzierung

Morphologie der Eier.

Sparganose

Erreger: Larven der Spirometraarten Sparganum mansoni, Sparganum proliferum. – Material: exzidierte Knoten.

Mikroskopie

Histologischer Nachweis

Tänieninfestation

Erreger: Taenia solium, Taenia saginata. – Material bei Wurmbefall: eventuell Stuhl für Eiernachweis (selten positiv). Abgetrennte Proglottiden.

Bei Finnenbefall (Zystizerkose – nur mit Finnen von T. solium): Nur serologischer Nachweis möglich (vgl. Zystizerkose).

Makroskopische Untersuchung

der Proglottiden zur Beurteilung der Uterusstruktur. Alte,

vertrocknete Proglottiden werden mit heißem Wasser oder Glyzerin-Alkohol durchsichtig gemacht.

Mikroskopie

Eiernachweis (relativ selten positiv).

Differenzierung

Proglottiden werden nach der Uterusstruktur differenziert, die Eier der beiden genannten Tänien werden nach ihrer Morphologie erkannt, können aber nicht untereinander differenziert werden.

Zystizerkose

Serologische Diagnose ist ausschlaggebend, da der Mensch in diesem Fall Zwischenwirt von Taenia solium ist. Antigen schwer erhältlich. Kreuzreaktionen mit Echinokokkus-Antigen möglich.

Tests

IHA, IIFT, ELISA, KBR, Gegenstromelektrophorese.

Literatur

1. Benenson AS (ed): Control of Communicable Diseases in Man, 14th Ed. Washington DC: The American Public Health Assoc 1985. **2.** Binford ChM, Connor DM (eds): Pathology of Tropical and Extraordinary Diseases (Part I a II). Kent: Castle House Publ Ltd 1979. **3.** Braude AI, Davis CE, Fierer J (eds): Infectious Diseases and Medical Microbiology, 2nd Ed. Philadelphia, London, Toronto: W.B. Saunders Comp 1986. **4.** Burrows RB: Microscopic diagnosis of the parasites of man. New Haven, London: Yale Univ Press 1965. **5.** Davis BD, Dulbecco R, Eisen MN, Ginsberg HS, Wood WB: Microbiology. A. Harper Internat Edition, Harper A, Row-John Weatherhill Inc: New York, Evanston, London, Tokyo 1970. **6.** Emmons CW, Bindford JB, Utz J: Medical Mycology. Philadelphia: Lea and Febiger 1970. **7.** Engelbrecht H, Jirovec O, Nemeséri L, Rosicky B: Parasitologische Arbeitsmethoden in Medizin und Veterinärmedizin. Berlin: Akademie 1965. **8.** Freerksen E, Rosenfeld M: Lepra-Tuberkulose Eradikution. Groen, Imuiden, Niederlande, Excerpta Medica 1980. **9.** Grist NR, Bell EJ, Urquhardt GED: Diagnostic methods in clinical virology (3. ed.). Oxford: Blackwell Scientific Publications 1979. **10.** Grumbach A, Kikuth W: Die Infektionskrankheiten des Menschen und ihre Erreger. Stuttgart: Thieme 1969. **11.** Gsell O, Mohr W: Infektionskrankheiten. Heidelberg: Springer 1968. **12.** Gsell O, Krech U, Mohr W (Hrsg): Klinische Virologie. München, Wien, Baltimore: Urban und Schwarzenberg 1986. **13.** Haas R, Vivell O: Virus- und Rickettsieninfektionen des Menschen. München: Lehmann 1965. **14.** Houba V: Immunological Investigation of Tropical Parasitic Diseases. Edinburgh, London, New York: Churchill Livingstone, 1980. **15.** Henneberg G, Kohler H: Praktikum der Virusdiagnostik. Stuttgart: Fischer 1961. **16.** Jawetz E, Melnick JL, Adelberg EA: Medizinische Mikrobiologie. Heidelberg: Springer 1968. **17.** Kass EH: Progress in Pyelonephritis. Philadelphia: Davis Comp 1965. **18.** Kean BM, Mott KE, Russell AJ: Tropical Medicine and Parasitology, Vol I + II. Ithaca and London: Cornell Univ Press 1978. **19.** Lennette EH, Schmidt NJ (eds): Diagnostic Procedures for Viral, Rickettsial and Chlamydial Infections

(5. ed). Washington: Am Publ Health Assoc 1979. **20.** Manson-Bahr PEC, Apted FIC (eds): Manson's Tropical Diseases. London, Philadelphia, Toronto, Mexico City, Rio de Janeiro, Sidney, Tokyo, Hongkong: Baillière Tindall 1982. **21.** Nauck EG: Lehrbuch der Tropenkrankheiten. Stuttgart: Thieme 1967. **22.** Piekarski G, Saathoff M: Laboratoriumsdiagnostik parasitärer Erkrankungen. In: Handbuch der Kinderheilkunde, ed Opitz H, Schmidt F. Berlin, Heidelberg, New York: Springer 1966. **23.** Reese RE, Douglas RG (eds): A practical Approach to Infectious Diseases. Boston/Toronto: Little, Brown and Comp 1983. **24.** Reichenow E, Vogel H, Weyer F: Leitfaden zur Untersuchung der tierischen Parasiten des Menschen und der Haustiere. Leipzig: Joh Ambros Barth 1969. **25.** Smith DT, Conant NF, Overman JR: Microbiology. New York: Appleton-Century-Crofts 1964. **26.** Stemberger M: Wurmerkrankungen des Menschen. Wien: Facultas 1986. **27.** Stemberger M: Protozoeninfektionen des Menschen. Wien, München, Bern: W. Maudrich 1987. **28.** World Health Organ, Techn Rep Ser 369 (1967): Arboviruses and Human Disease. **29.** World Health Organ, Techn Rep Ser 372 (1967): Epidemiology and Control of Schistosomiasis. **30.** World Health Organ, Techn Rep Ser 380 (1967): Current Problems in Leptospirosis Research. **31.** World Health Organ, Techn Rep Ser 382 (1968): WHO Expert Committee on Malaria. **32.** World Health Organ, Techn Rep Ser 408 (1969): Respiratory Viruses. **33.** World Health Organ, Techn Rep Ser 411 (1969): Comparative Studies of American and African Trypanosomiasis. **34.** World Health Organ, Techn Rep Ser 421 (1969): Amoebiasis. **35.** World Health Organ, Techn Rep Ser 431 (1969): Toxoplasmosis. **36.** World Health Organ, Techn Rep Ser 433, (1969): Parasitology of Malaria. **37.** World Health Organ, Techn Rep Ser 434 (1969): African Trypanosomiasis. **38.** World Health Organ, Techn Rep Ser 447 (1970): WHO Expert Committee on Plague. **39.** World Health Organ, Techn Rep Ser 455 (1970) Treponematosis Research. **40.** World Health Organ: Guide to the Laboratory Diagnosis of Smallpox for Smallpox Eradication Programmes (1969). **41.** World Health Organ, Public Health Papers 40 (1970): Practice of Cholera Control.

Nuklearmedizinische Diagnostik

H. Frischauf und K. Kletter

Einführung

Die für die Diagnostik wesentliche Eigenschaft der radioaktiven Isotope chemischer Elemente ist die Möglichkeit, sie auf ihrem Weg durch den Organismus zu verfolgen. Auch in einzelnen Reaktionsschritten chemischer Analysen sind sie jederzeit „aufspürbar"; sie werden deshalb auch „Tracer" genannt. Dasselbe gilt prinzipiell für (bio-) chemische Verbindungen, die mit radioaktiven Elementen (Radionukliden) markiert sind. Bei letzteren ist daran zu denken, daß die Radioaktivität an die chemischen Elemente gebunden ist. Die im Laufe des Stoffwechsels auftretenden Vorgänge können zu einer Trennung des Radionuklids von der eingesetzten Substanz führen. Daher müssen bei der Bestimmung markierter Verbindungen, z. B. von Hormonen, aber auch bei der Herstellung von Radiopharmaka, eine Isolierung der interessierenden markierten Substanzen mit manchmal komplizierten chemischen Methoden sowie eine Kontrolle mit bekannten Vergleichssubstanzen durchgeführt werden. Anderenfalls sind die Ergebnisse der In-vitro- und In-vivo-Untersuchungen nicht ohne weiteres zu interpretieren. Es werden daher einfache Verfahren für eine Qualitätskontrolle von Radiopharmaka ausgearbeitet, die gröbere Veränderungen markierter Substanzen erkennen und damit Fehlinterpretationen vermeiden lassen sollen.

Grundsätzlich muß man bei der Anwendung radioaktiver Nuklide in der Diagnostik zwischen In-vivo- und In-vitro-Methoden unterscheiden. Bei ersteren werden die Radionuklide dem Patienten appliziert; es findet also eine Inkorporation mit Wissen und Einwilligung des Patienten statt. Bei letzteren wird der Patient nicht durch Strahlen belastet.

Nuklearmedizinische In-vivo-Untersuchungen können nicht der Laboratoriumsdiagnostik zugerechnet werden, da sie ein abgegrenztes Spezialgebiet darstellen. Es sollen aber zum Verständnis einer Interpretation nuklearmedizinischer Befunde auch die für In-vivo-Tests wichtigsten Begriffe angeführt werden. Physikalische und methodische Einzelheiten müssen in einschlägigen Lehrbüchern nachgeschlagen werden.

Grundsätzliche Begriffe

Strahlungsart

Für In-vivo-Untersuchungen mit Aktivitätsmessungen über Organen oder zur Organdarstellung werden nach Möglichkeit reine Gammastrahler verwendet. Die Gammastrahlen (Photonen) durchdringen Gewebe, ebenso wie Röntgenstrahlen, auch in dicker Schicht. Dadurch können die im

Körper befindlichen Radionuklide durch eine Messung von außen nachgewiesen werden. Elektronen (β^--Strahlung) werden als Partikelstrahlung im Gewebe stark absorbiert und verursachen dadurch bei gleicher Aktivitätskonzentration eine höhere Strahlenbelastung als Photonenstrahler. Radiojod wirkt therapeutisch vorwiegend durch Betastrahlung. Wegen der starken Absorption ist die Betaaktivität innerer Organe von der Körperoberfläche her nicht meßbar. Weitgehende Anwendung finden β^--Strahler bei In-vitro-Analysen. In Körperflüssigkeiten, Exkreten oder Geweben kann ihre Aktivitätskonzentration auch in vivo genau ermittelt werden.
Positronenstrahler (β^+-Strahler) können mit Hilfe der durch sie entstehenden Gammastrahlung (Vernichtungsstrahlung) extern über der Körperoberfläche nachgewiesen werden. Wegen der hohen Energie der Gammastrahlung sind jedoch für die Szintigraphie mit derartigen Radionukliden eigene Meßgeräte erforderlich.

Aktivität

Die Aktivität wird in Becquerel (Bq) ausgedrückt.
1 Bq = 1 Zerfall pro Sekunde (1 dps). (1 kBq = 10^3 Bq,
1 MBq = 10^6 Bq). Die frühere Einheit war das Curie (Ci).
Sie entspricht etwa der Aktivität von 1 g Radium.
1 Ci = $3{,}7 \cdot 10^{10}$ Bq (1 mCi = $3{,}7 \cdot 10^7$ Bq,
1 µCi = $3{,}7 \cdot 10^4$ Bq).

Die Radioaktivität wird mit Strahlendetektoren gemessen. Die heute am häufigsten für die Gammastrahlung verwendeten Detektoren sind Tl-aktivierte NaJ-Szintillationskristalle, die in dünnen Aluminiumhüllen eingefaßt sind. Sie zeigen eine gute Ansprechwahrscheinlichkeit für die Gammastrahlung, der medizinisch am häufigsten verwendeten Radionuklide. Messungen der β^--Strahlung sind mit solchen Detektoren nicht möglich, weil das Aluminium die gesamte Strahlung absorbiert. Hier muß die zu messende Probe direkt mit einem flüssigen Szintillator in Fläschchen aus wenig das Szintillationslicht absorbierendem Material (z. B. Plastik) gemischt werden.

Spezifische Aktivität

$$\text{Spezifische Aktivität} = \frac{\text{Aktivität der radioaktiven Substanz}}{\text{chemische Menge der inaktiven Substanz}}$$

Die chemische Menge der inaktiven Substanz wird als Träger bezeichnet. Trägerfreie Radionuklide enthalten nur radioaktive Isotope eines Elements.

Angabe der Aktivität in kBq (Mikrocurie) usw.
Angabe der chemischen Menge in Mikrogramm, Milligramm usw.

Dimension der spezifischen Aktivität, z. B. kBq/mg (μCi/mg).

Verteilungsraum

Verteilungsraum: (fiktiver) Raum, in dem sich ein appliziertes Nuklid oder eine markierte Substanz (anscheinend) gleichmäßig verteilt. Seine Größe wird aus der Verdünnung des Nuklids in diesem Raum bzw. in diesem Volumen errechnet.

Beispiele: Nach i. v. Injektion markierter Erythrozyten erhält man den definierten Raum des Blutvolumens. Aus der Verteilung von zugeführtem Jodid errechnet sich der fiktive Jodidraum.

$$\text{Verteilungsraum} = \frac{\text{verabreichte Aktivitätsmenge}}{\text{extrapolierte Aktivitätskonzentration zur Zeit } t_0\text{*}}$$

* t_0 = Zeitpunkt der Injektion. Es muß auf den Zeitpunkt t_0 extrapoliert werden, da es sich im allgemeinen um offene Systeme handelt, d. h. Systeme, aus denen Substanz abfließt.

Konzentration = Aktivitätsmenge pro Volumeneinheit, z. B. μCi/ml (Bq/ml).
Dimension des Verteilungsraumes, z. B. μCi / μCi/ml = ml.

Kompartments

Kompartments (Kammern) = (fiktive) Teile des Verteilungsraumes, in denen sich ein Nuklid bzw. eine markierte Substanz gleichmäßig verteilt, so daß die Konzentration an allen Stellen gleich ist. Eine annähernd gleiche Konzentration wird nach i.v. Injektion von markiertem Albumin oder Erythrozyten innerhalb von einigen Minuten erreicht. Verläßt aber eine injizierte Substanz die Blutbahn sehr rasch im Vergleich zur Zeit, die für die Durchmischung erforderlich ist, dann entstehen auch innerhalb des Kompartments Konzentrationsgefälle, die sehr komplex sein können. Die Verteilung der Substanz kann nicht mehr gedeutet werden. Die Bestimmung von Kompartments ist dann mathematisch noch möglich, aber eine Interpretation der Ergebnisse ist mit großen Fehlern behaftet bzw. nicht mehr sinnvoll.

Pool

Pool = absolute Menge einer inaktiven Substanz im Körper. Seine Größe kann aus der Gleichgewichtsverteilung der chemisch identen radioaktiven Substanz bestimmt werden. Je größer der Pool, desto geringer ist die nach Applikation einer bestimmten Aktivitätsmenge an radioaktiver Substanz sich einstellende spezifische Aktivität.

Der austauschbare Pool, in dem sich eine Substanz verteilt, entspricht, wenn kein Gleichgewicht erreicht wurde

(z. B. für radioaktives Kalium nach 24 Stunden), nur annähernd dem echten Gehalt der inaktiven Substanz im Körper. Seine Berechnung gibt aber trotzdem diagnostische Hinweise. Sie erfolgt analog der des Verteilungsraumes.

$$\text{Pool} = \frac{\text{applizierte Aktivität} - \text{ausgeschiedene Aktivität}}{\text{spezifische Aktivität zum gewählten Zeitpunkt}^{*}}$$

* d. i. nach Erreichen einer für diagnostische Zwecke ausreichend homogenen Durchmischung.

Dimension des Pools, z. B. $\frac{\mu\text{Ci}}{\mu\text{Ci/mg}} = \text{mg}$

Transferrate

Die Transferrate ist der anteilmäßige Übertritt einer Substanz von einem Kompartment in ein anderes in der Zeiteinheit. Sie wird während einer Untersuchung als konstant angenommen. Bei hohem Substanzgehalt (bzw. hoher Konzentration) eines Kompartments ist die ins nächste Kompartment übertretende Menge höher als bei niedrigem Gehalt (niedriger Konzentration). Dimension, z. B. Fraktion/Minute (Prozent/Minute).

Turnoverrate

Die Turnoverrate (Umsatzrate) entspricht der in der Zeiteinheit gebildeten bzw. abgebauten Menge einer Substanz in einem bestimmten Kompartment. Ihre Berechnung erfolgt durch die Messung der Radioaktivität des Tracers zu gewählten Zeitpunkten. Dabei wird meist ein Fließgleichgewicht (steady state) angenommen, d. h., die Berechnung erfolgt unter der Voraussetzung einer gleichbleibenden Menge bzw. Konzentration der untersuchten (inaktiven) Substanz im Kompartment. Zur Bestimmung des Turnover muß man neben den Veränderungen der Aktivität im Verlauf der Untersuchung die (gleichbleibende) chemische Menge der Substanz (Pool) kennen. Aus den Aktivitätsänderungen allein kann man nur die Umsatzgeschwindigkeiten (Transferraten) errechnen, wie dies z. B. beim Radiojodtest der Fall ist. Die Schnelligkeit der Hormonproduktion in der Schilddrüse und der Ausschwemmung von neugebildeten Hormonen aus der Schilddrüse wird beim Radiojodtest als Fraktion des Jodpools, aber nicht als absolute Menge bestimmt.

Wesentliche physikalische Parameter

- *Meßgeometrie*

Sie wird vor allem durch den Raumwinkel charakterisiert, unter dem die zugängliche Oberfläche des Detektors das radioaktive Präparat (Organ) sieht. Ein Vergleich von Meßdaten ist nur bei gleicher oder gut definierter Meßgeometrie möglich.

• *Nachweiswahrscheinlichkeit*

Geringste Aktivitätsmenge, die von der Hintergrundaktivität unterschieden werden kann. Große Entfernung des Präparates vom Detektor bzw. kleine Detektoroberfläche bewirken einen kleinen Raumwinkel und damit eine geringe Nachweiswahrscheinlichkeit der Meßanordnung für die Strahlung. Bei geringer Entfernung des Detektors vom Organ wird die Empfindlichkeit gegenüber geringen Änderungen der Meßgeometrie sehr stark.

• *Geometrisches Auflösungsvermögen*

Fähigkeit, zwei Objektpunkte im Bild noch mit Sicherheit zu trennen. Sie ist abhängig von Einflüssen des Gerätes (vor allem Art des verwendeten Kollimators, Einstellung des Einkanalanalysators), vom Energiespektrum des verwendeten Isotops, von Lage und Form des Objekts, erreichter Zählrate und Kontrast des untersuchten zum umgebenden Areal. Die Bestimmung des Auflösungsvermögens erfolgt meist empirisch mit Hilfe von Linien- oder Punktquellen. Das tatsächlich erreichte Auflösungsvermögen in der Szintigraphie liegt bei etwa 1 cm (abhängig von der Organtiefe). Im Hinblick auf physikalische Grundlagen sind bei In-vivo-Untersuchungen die methodisch bedingten Grenzen der Aussage zu berücksichtigen. Verschiedene Einflüsse auf die angeführten Parameter und die Tatsache, daß zweidimensionale Projektionen dreidimensionaler Objekte vorliegen, erfordern Einschränkungen in der Interpretation der Daten. Durch die heute routinemäßige digitale Bildverarbeitung ist die numerische Auswertung aller registrierten Daten möglich, was die methodische Vielfalt der Tests und den Informationsgewinn stark erweitert hat. Eine kritische Interpretation der numerischen Größen bleibt aber nach wie vor mandatorisch.

Diagnostische Methoden

Man kann prinzipiell *analytische* und *funktionelle* Untersuchungen unterscheiden. Bei den analytischen werden Querschnitte (Einzelwerte) bestimmt. Werden diese über längere Zeit verfolgt, dann spielen funktionelle Momente eine wesentliche Rolle. Die funktionellen Untersuchungen stellen meist Längsschnittuntersuchungen dar, die sich wiederum aus diskreten zeitlichen, aufeinanderfolgenden Einzelwerten zusammensetzen. Man muß bei solchen Studien einen Kompromiß zwischen der zeitlich und der statistischen Genauigkeit, die eine ausreichende Impulszahl für den Einzelwert verlangt, finden. Die Aktivitätsdosierung kann aus apparativen und Strahlenschutzgründen nicht beliebig hoch gewählt werden.

Verdünnungsmethode (Dilutionsmethode)

Prinzip

Durch die Applikation eines radioaktiven Isotops oder einer markierten Verbindung läßt sich der für diese Substanz charakteristische „Verteilungsraum" bestimmen (s. Verteilungsraum, S. 1035). In vivo ist diese Bestimmung sinnvoll, wenn das Verteilungsvolumen längere Zeit hindurch konstant bleibt. Ähnlich kann auch die „Poolgröße" von Elementen, markierten Substanzen oder auch markierten Zellen im Gesamtkörper bestimmt werden. Dem „Verteilungsraum" und dem „Pool" müssen nicht unbedingt anatomische oder physiologische Parameter korreliert sein. Es können fiktive Größen sein, denen kein physiologisches Äquivalent entspricht.

Saturationsanalyse

In einem Zweikompartment-System wird das Verteilungsgleichgewicht einer radioaktiv markierten Substanz zwischen gebundener und freier Form bestimmt. Die Bindung eines Teiles der Substanz erfolgt spezifisch oder unspezifisch an eine vorgegebene Menge von Makromolekülen. Das Verhältnis der Aktivitäten der beiden Kompartments (Lösungsmittel – Makromoleküle) ist außer vom Bindungskoeffizienten der Substanz auch von der Menge an inaktiver Substanz im System abhängig, da nur eine beschränkte Anzahl von Makromolekülen (Akzeptormolekülen) vorhanden ist. Wird als Akzeptormolekül ein Eiweißkörper verwendet, dann spricht man von „kompetitiver Proteinbindungsanalyse".

Zwischen den aktiven und den inaktiven Molekülen der untersuchten Substanz findet eine „Kompetition" um die Bindungsstellen an Eiweiß statt. Handelt es sich um eine Bindung an spezifische Antikörper, dann wird die Methode als „Radioimmunoassay" (RIA) bezeichnet.

Prinzip des Radioimmunoassays

Man versetzt die Probe, deren Gehalt an Antigen (AG) (z. B. Peptidhormon, Steroidhormon, spezifisches Eiweiß oder Pharmaka, wie Digitoxin, Vitamine, u. a.) bestimmt werden soll, mit radioaktiv markiertem Tracer derselben Substanz (AG*). Dann wird eine vorgegebene Menge von Antikörpern (AK) zugegeben (d. h. eine begrenzte Anzahl von Bindungsstellen für das AG). Bei der eingetretenen Gleichgewichtsreaktion wird ein Teil des Antigens gebunden, ein Teil bleibt frei in Lösung. Radioaktiv markiertes und inaktives AG verhalten sich dabei gleich:

$$AG + AG^* + AK = AG \cdot AK + AG^* \cdot AK + AG + AG^*$$

Der Anteil an gebundener Radioaktivität (AG*) im AG-AK-Komplex hängt von der ursprünglichen Menge an nichtaktivem AG in der Probe ab. Ist sehr viel inaktives AG vorhanden, dann bleibt nach der Reaktion viel inaktives AG und daher auch eine entsprechend große Menge an radioaktivem AG frei in Lösung. Ist sehr wenig inaktives AG in der untersuchten Probe, dann werden die Bindungsstellen des zugesetzten AK ausreichen, um den überwiegenden Anteil des AG (sowohl des inaktiven als auch des radioaktiv markierten AG) als AG-AK-Komplex zu binden. Eine optimale AG·AK-Reaktion setzt eine optimale Kombination von Inkubationszeit und Temperatur voraus. Nach Erreichen des Gleichgewichtes müssen der freie und der gebundene Anteil der Radioaktivität getrennt werden, um das Ausmaß der an den AK stattgefundenen Bindung beurteilen zu können. Das kann durch Präzipitation, Doppelantikörpermethode, Molekularfilter, Chromatographie u. a. erfolgen. Auch die Bindung der Antikörper durch Adsorption an geeignete Partikel oder an eine solide Phase, die an den Wänden der Reaktionsröhrchen aufgeschichtet wird, ermöglicht die Separation des gebundenen (B = bound) vom freien (F = free) Radionuklid.

Für die Auswertung unbekannter Proben muß zunächst eine Standardkurve angefertigt werden. Dazu werden steigende Mengen inaktiver Substanz den im Test verwendeten Mengen an markiertem Antigen bzw. Antikörper zugesetzt. Die graphische Darstellung der Standardkurven (Abb. 1 a – c) erfolgt so, daß auf der Abszisse die Konzen-

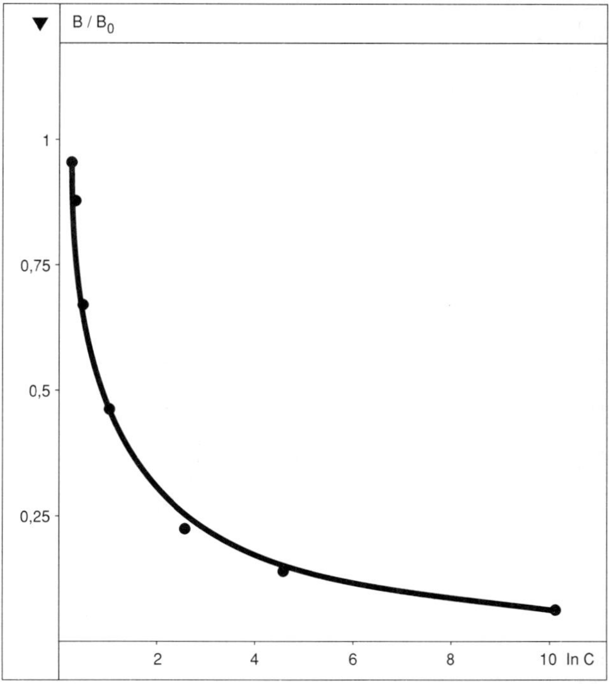

Abb. 1a

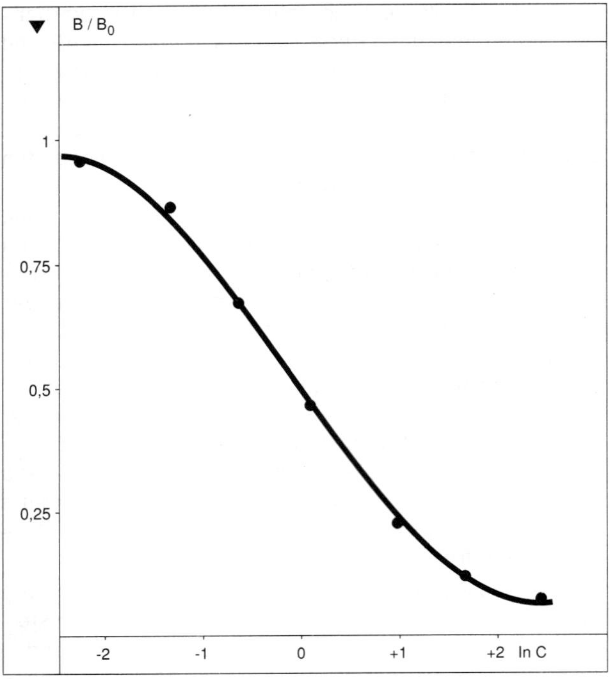

Abb. 1b

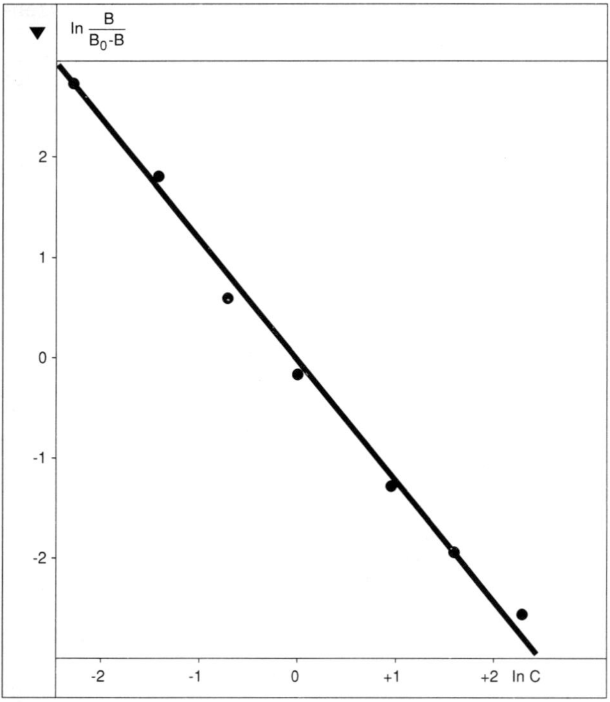

Abb. 1c

tration an zugesetztem, inaktivem Antigen, auf der Ordinate ein Verhältnis der Aktivität des gebundenen, radioaktiven Antigens (B) zur Radioaktivität eines Vergleichswertes aufgetragen wird.

Folgende Vergleichswerte sind häufig:

B/B_0 ist das Verhältnis von B zur Aktivität, die bei Versetzen des Antiserums mit markiertem Antigen ohne Zusatz von nichtmarkiertem Antigen gemessen wird (B_0). Abbildung 1a zeigt diese Darstellung. Das Verhältnis B/F ist die gebundene zur freien Radioaktivität in einer Probe, B/T (Bound/Total) die gebundene Radioaktivität in der Probe gegenüber einem Standard mit 100% Aktivität.

Um über einen möglichst großen Konzentrationsbereich einen linearen Verlauf der Kurve zu erreichen, was für verschiedene Substanzen eine unterschiedliche Darstellung erfordert, wird in einem ersten Schritt die Konzentration an stabilem Antigen auf der Abszisse logarithmisch aufgetragen, während die Verhältniszahlen linear bleiben (Abb. 1b). In einem zweiten Schritt kann durch Wahl der Ordinate als Logitfunktion (Abb. 1c), Probitfunktion u. a. meist eine lineare Darstellung der sigmoiden Kurve in weiten Dosisbereichen erreicht werden, wobei jedoch die Genauigkeit in Extrembereichen nur scheinbar und nicht verwertbar ist.

Sehr viele Radioimmunoassays werden mit ^{125}J-markierten Antigenen durchgeführt. Man verwendet für die Aktivitätsmessung automatische Gammaprobenwechsler, deren Daten durch eingebaute Mikroprozessoren ausgewertet werden. Diese ermöglichen nach Berechnung der Standardkurve selbsttätig den Ausdruck der Konzentrationen eingebrachter Proben anhand entsprechender Programme. Bei Verwendung von β^--Strahlern (^{3}H, ^{14}C) werden die Proben mit Szintillationsflüssigkeit versetzt und in Betaprobenwechslern gemessen.

Im Zusammenhang mit dem Radioimmunoassay sind folgende Begriffe von Bedeutung:

Sensitivität (sensitivity) = niedrigste Konzentration (niedrigste Konzentrationsänderung) an Antigen, die gemessen werden kann (die mit 95% Wahrscheinlichkeit von 0 verschieden ist).

Spezifität (specificity) = Fähigkeit eines Antikörpers, ein bestimmtes Antigen von verwandten oder ähnlich konfigurierten zu unterscheiden.

Richtigkeit (accuracy): Abweichung des erhobenen vom tatsächlichen Wert.

Genauigkeit (precision): Streuung von Mehrfachbestimmungen.

Zur Sensitivität: Sie liegt meist bei 10^{-9} bis 10^{-12} molar. Eine Verfälschung der Sensitivität kann vor allem in Abhängigkeit vom jeweiligen „Leerwert" entstehen. Als Leerwerte für Nebennieren- oder Keimdrüsenhormone dient z. B. Plasma von adrenalektomierten oder gonadektomierten Personen oder auch Plasma, aus dem Hormone, z. B. durch Adsorption an Tierkohle, entfernt worden sind. Sie können bei verschiedenen Reinigungsverfahren sehr unterschiedliche Werte ergeben. Auch können kleine methodische Verschiedenheiten, unbekannte, im Plasma enthaltene Substanzen u. a. zu falschen Leer- und damit Probenwerten führen. Die größte Sensitivität besteht im Bereich des steilsten Anstieges einer Standardkurve, d. h. dort, wo etwa gleiche Mengen von markiertem und unmarkiertem Antigen an den Antikörper gebunden werden.

Zur Spezifität: Wenn durch verschiedene Methoden annähernd gleiche Werte gewonnen werden, ist eine ausreichende Spezifität anzunehmen. Kreuzreaktionen mit verwandten Antigenen vermindern die Spezifität, weshalb oft eine Vorreinigung interessierender Substanzen durch chemisch-physikalische Methoden nötig wird. Dies gilt insbesondere für die Erfassung von Steroidhormonen. Andererseits können Antigene Spezies-spezifisch sein (bestimmte Antigene von Versuchstieren bedingen infolge geringer biochemischer Unterschiede die Bildung anderer Antikörper als physiologisch idente menschliche Antigene), so daß es notwendig wird, homologe (d. h. menschliche) Ausgangsprodukte als Antigene zu verwenden.

Die Richtigkeit wird durch Wiederfindungsexperimente, die Präzision als Inter- und Intraassayvarianz kontrolliert.

Bereitung der Reagenzien

Inaktives Antigen: Die Reinheit des für die Antikörperproduktion eingesetzten Antigens ist bestimmend für die Spezifität der Antikörper. Synthetische Präparationen mit hohem Reinheitsgrad eignen sich daher für diesen Zweck besonders gut. Naturstoffe müssen zuerst durch entsprechende Verfahren hoch gereinigt werden, was häufig schwierig ist.

Markiertes Antigen: Es muß eine hohe spezifische Aktivität aufweisen; andererseits darf keine Strahlenschädigung der Substanz auftreten, die zu einer Beeinträchtigung der AG·AK-Reaktion durch Veränderung des Antigencharakters führen könnte.

Antiserum: Hier sind ein hoher Titer und eine hohe Spezifität maßgeblich. Die Spezifität eines Antiserums kann durch Absättigung mit kreuzreagierenden, nichtspezifischen Antigenen erhöht werden. Das lyophilisierte Antiserum bleibt lange haltbar. Auch in gefrorenem Zustand behält es eine zeitlang seine Wirkung. Mehrmaliges Auftauen und Gefrieren führen zum Verlust der Reaktionsfähigkeit mit dem Antigen. Durchführung der RIA's, Normalwerte und pathologische Abweichungen bei Erkrankungen werden in den einzelnen Kapiteln für die verschiedenen, mit RIA bestimmten Substanzen angeführt.

In den letzten Jahren wurde der immuno-radiometrische Assay (IRMA) weiter entwickelt, bei dem nicht das Antigen (AG), sondern die Antikörper (AK) im Überschuß zugesetzt werden. Das AG (Analyt) in der Probe wird quantitativ gebunden, so daß die Aktivität der abgetrennten Immunkomplexe dem AG-Gehalt direkt proportional ist.

Der IRMA wird als „Sandwich"-Methode in folgender Weise durchgeführt: Ein an trennbares Material (solid phase) gebundener AK (z. B. beschichtete Röhrchenwand oder Zellulose u. ä.) wird mit der Probe (AG) inkubiert und nach einmaligem Waschen mit einem markierten zweiten Antikörper versetzt, der gegen ein anderes Epitop des Antigens gerichtet ist. Nach Entfernen des nichtgebundenen radioaktiven Antikörpers wird der Gehalt der Probe an Antigen an Hand von Standardkurven bestimmt. Diese Methode ist sensitiver und schneller als der RIA. Die Bestimmung ist aber komplizierter wegen eines biphasischen Verlaufes der Standardkurve (Absinken der Aktivität bei hohen Konzentrationen an AG, „hook effect") und verbraucht größere Mengen an AK.

Außer mit radioaktiven Tracern sind auch fluoreszierende Stoffe oder Enzyme als Markierung für derartige Analysen geeignet. Auch an ihrer Entwicklung wird gearbeitet.

Aktivierungsanalyse

Durch Bestrahlung mit Neutronen oder anderen energiereichen Partikeln werden Elemente radioaktiv, was ja auch für die Herstellung von Radionukliden Anwendung findet. Die bei der Bestrahlung von Proben aus den Elementen entstehenden Radionuklide können anhand von Strahlungsart, Energie und Halbwertszeit identifiziert werden. Bei gleichzeitiger Bestrahlung von Standards ist auch eine Quantifizierung der ursprünglich in einer Probe vorhandenen Elemente möglich. Auf diese Weise werden besonders Spurenmetalle in vitro in verschiedenen Geweben und Körperflüssigkeiten untersucht. Aber auch in vivo fand diese Methode zur Bestimmung des Jodgehaltes der Schilddrüse, des Kalziumgehaltes von Knochen u. a. Anwendung.

Röntgenfluoreszenz

Unter Röntgenfluoreszenz versteht man die Emission charakteristischer Röntgenstrahlung eines Elements nach erfolgter Wechselwirkung eines Photons mit einem Hüllenelektron (Photonenfluoreszenz). Auch durch Bestrahlung mit Partikeln (z. B. Protonen) kann man eine Röntgenfluoreszenz auslösen (Particle-Induced X-ray Emission). Die Energie der emittierten Röntgenstrahlung ist charakteristisch für das Element. Aus der Intensitätsverteilung und dem Energiespektrum der Fluoreszenzlinien kann auf Elementverteilung und Menge des Elements geschlossen werden. Diese Methode wird zum Spurenelementnachweis analytisch, aber auch in vivo verwendet (z. B. Quantifizierung und Verteilung von stabilem Jod in der Schilddrüse).

Radiopharmaka

Während an die in vitro verwendeten Radionuklide oder markierten Verbindungen nur Anforderungen bezüglich physikalischer (radionuklearer) und radiochemischer Reinheit (es dürfen nur die gewünschten Verbindungen markiert vorliegen) gestellt werden, sind in vivo verabreichte Radionuklide und markierte Verbindungen wie Medikamente zu behandeln. Sie haben daher den Namen „Radiopharmaka" bekommen, obwohl sie keine pharmakologische Wirkung besitzen, also keine eigentlichen Arzneimittel sind.

Die *Radiopharmakologie*, die trotz Fehlens der pharmakologischen Wirkung in Analogie zur Pharmakologie entwikkelt wurde, umfaßt Pharmakokinetik, Pharmakodynamik und Toxikologie.

Zur *Pharmakokinetik*, die unabhängig von einer Wirkung ist, gehört zunächst die *Aufnahme* (Absorption). Sie ist vom Applikationsort, aber auch von Durchblutung, Permeabilität und von den Eigenschaften der verabreichten markierten Verbindung abhängig. Die Kinetik beinhaltet ferner die Verteilung des *Radiopharmakons* im Organismus und seinen *Stoffwechsel* (Metabolismus). Unterschiedliche biologische Eigenschaften (z. B. die Organaffinität) der im Stoffwechsel entstehenden Folgeprodukte und der ursprünglich applizierten Substanz müssen berücksichtigt werden, da sich die Verteilung der Radioaktivität im Körper damit ändert. Schließlich ist noch die *Ausscheidung* bzw. *Retention* des Pharmakons ein für die Pharmakokinetik wesentlicher Parameter. Die Kenntnis der Kinetik applizierter, radioaktiv markierter Verbindungen ist für die diagnostische Interpretation unentbehrlich.

Pharmakodynamische und toxikologische Wirkungen sind nach dem Gesagten nicht von den Radiopharmaka selbst zu erwarten, können aber von chemischen oder pharmazeutischen Zusätzen, wie Reagenzien bei der Nuklidseparation oder -markierung, Lösungsvermittlern u. a., herrühren. Eine entsprechende Qualitätskontrolle ist erforderlich, um solche Nebenwirkungen zu vermeiden, ebenso wie die Überprüfung der Pyrogen- und Bakterienfreiheit bei parenteral verabreichten Präparaten.

Für die Verteilung des Pharmakons im Organismus sind zwei Mechanismen wesentlich: die passiv erfolgende, physikalische Verteilung und die Anreicherung durch aktiven Transport.

Physikalische Verteilung: Je nach der applizierten Substanz ist die Verteilung verschieden. Die Verteilung inerter Indikatoren, wie Edelgase, aber auch Pertechnetat in der Initialphase, erfolgt durch Diffusion und Konvektion, während sich im Gefäßsystem markierte Eiweißstoffe oder markierte Erythrozyten durch Konvektion verteilen. Auch kapillarblockierende Partikel, wie sie bei Untersuchungen der Lungenperfusion oder bei intraarterieller Injektion in eine Organarterie zur Organdarstellung verwendet werden, und radioaktive Partikel, die lokal zur Tumorbehandlung appliziert werden, werden passiv verteilt. Die physikalische Verteilung ist von der Organfunktion weitgehend unabhängig, hängt aber von Permeabilitätsänderungen der Gefäßwände und von der Durchblutung der Organe ab.

Bei *Anreicherung durch aktiven Transport*, z. B. von Jod in der Schilddrüse oder von Hippuran in den Nieren, aber auch bei der Phagozytose von Partikeln im RES, gibt die erreichte Aktivität einen Hinweis auf die zugrundeliegende Zellfunktion.

Markierte Verbindungen sollen einfach und schnell herstellbar sein, sollen in vivo stabil bleiben und, wenn möglich, große Elektivität für bestimmte Organe oder Organsysteme aufweisen. Die effektive HWZ soll möglichst kurz, muß aber dem erwünschten Untersuchungsziel angemessen sein. Radiopharmaka werden meist in flüssiger Form verabfolgt, da sie so am einfachsten zu handhaben und zu messen sind. Für die orale Applikation werden von den Firmen auch Kapseln angeboten, die die gewünschte Substanz in vorgegebener Aktivitätsmenge enthalten, was die Handhabung vereinfacht und damit die Strahlengefährdung des Personals senkt.

In-vivo-Untersuchungen

Funktionelle Methoden

In-vivo-Untersuchungen, die auf der Interpretation von In-vitro-Messungen der Blut- oder Harnaktivität beruhen, können den Laboratoriumsuntersuchungen zugeordnet werden. Sie sollen hier besprochen werden. Die auf Funktions- oder Bildanalysen mit Computerunterstützung beruhenden komplexen, nuklearmedizinischen In-vivo-Verfahren können hier nur beispielsweise in ihren Grundlagen erwähnt werden. Zu ersteren gehören:

Bestimmung des Blutvolumens, der extrazellulären Flüssigkeit und des Gesamtkörperwassers,

Bestimmung von austauschbarem Natrium und Kalium,

Clearance-Bestimmungen,

Vitamin-B_{12}-Test (Schilling-Test),

Bestimmung der Überlebenszeit der Erythrozyten mit Natriumchromat und der Bildung von Erythrozyten mit Radioeisen,

Nachweis von Eiweißverlust in den Darm (Waldmann-Test), Resorptionsuntersuchungen.

Es muß darauf geachtet werden, daß bei In-vivo-Untersuchungen keine Vorbehandlung mit interferierenden Medikamenten und keine kurz zurückliegende oder gleichzeitige Durchführung anderer nuklearmedizinischer Untersuchungen vorliegt, was zu einer Verfälschung der Ergebnisse führen kann.

Bestimmung des Blutvolumens

Markierte Eiweißmoleküle und Erythrozyten verbleiben lange genug im Gefäßsystem, so daß eine ausreichende Durchmischung im Blut stattfindet. Nach dem Verdünnungsprinzip wird das Plasmavolumen mit ^{131}J- oder ^{125}J-markiertem Humanalbumin, das Erythrozytenvolumen mit ^{51}Cr-markierten Erythrozyten ermittelt. Das Blutvolumen kann aus einer der beiden Größen unter Verwendung des Hämatokriten oder durch Summation beider Größen ermittelt werden. Wegen der häufigen Notwendigkeit der Blutvolumenbestimmung an operativen Abteilungen und Intensivstationen wurden Apparate entwickelt, die bei einfacher Bedienung eine direkte Ablesung des Blutvolumens erlauben.

Durchführung

Man injiziert 5 µCi (185 kBq) jodmarkiertes Albumin. Nach 10 Minuten nimmt man Blut ab. Durch Messung gleicher Volumina dieser Blutproben und eines dem Kit beigegebenen oder selbst bereiteten Standards (durch entsprechende Verdünnung der Stammlösung) läßt sich, unter Anwendung der Formel für die Berechnung des Verteilungsraumes (s. Verteilungsraum, S. 1035) das Blutvolumen errechnen. Wird Plasma gemessen, dann wird mit dieser Formel das Plasmavolumen bestimmt.

Zur Bestimmung des Erythrozytenvolumens müssen die ^{51}Cr-markierten Erythrozyten gewaschen werden, um sie vom Chromat enthaltenden anhaftenden Plasma zu befreien. Die Berechnung erfolgt in derselben Weise.

Normalbereich

Plasmavolumen:	Männer	45 ± 5 ml/kg/KG
	Frauen	43 ± 5 ml/kg/KG
Erythrozytenvolumen:	Männer	30 ± 2,5 ml/kg/KG
	Frauen	25 ± 2,5 ml/kg/KG

Beurteilung

Vermehrung des Blutvolumens bei Polycythaemia vera durch erhöhtes Erythrozytenvolumen (nicht bei Pseudopolyglobulie mit vermindertem Plasmavolumen), bei Osteomyelosklerose, bei Verdünnungsanämien (Leberzirrhose, Schwangerschaft).

Verminderung bei akuter Anämie, auch bei schweren chronischen Anämien.

Wichtig sind Blutvolumenbestimmungen bei Verlaufskontrollen von Frischoperierten, bei akuten Blutungen, Schockzuständen, Verbrennungen und als Kontrolle der Transfusions- und Infusionsbehandlung. Bei Störungen der Kapillarpermeabilität muß das Plasmavolumen durch Extrapolation auf t_0 (Zeitpunkt der Injektion) aus mehreren Blutabnahmen bestimmt werden. In einem solchen Fall wird durch den Eiweißaustritt aus dem Gefäßsystem die Plasmaaktivität verändert, wodurch ein zu hohes Verteilungsvolumen vorgetäuscht wird.

Bestimmung von austauschbarem Kalium und Natrium

Die Bestimmung dieser Elektrolyte, die vorwiegend der intra- bzw. extrazellulären Flüssigkeit zugeordnet sind, kann bei Störungen im Elektrolythaushalt von Interesse sein. Verwendet werden die kurzlebigen Isotope K-42 und Na-24, die als Chloride unter Zusatz von Trägern oral verabreicht werden. Der Harn wird für 24 Stunden gesammelt (Äquilibrierungsphase). Die ausgeschiedene Aktivitätsmenge wird von der applizierten Aktivität abgezogen. Die im Organismus verbleibende Aktivität wird 100% gesetzt. Aus der spezifischen Aktivität der Elektrolyte in den ersten beiden folgenden Harnproben (für das Natrium auch im Serum; die Serum-Kaliumkonzentration und damit die Radioaktivität ist für eine genaue Bestimmung zu niedrig) wird das innerhalb von 24 Stunden austauschbare Kalium bzw. Natrium ermittelt. Die Berechnung erfolgt nach der für den Pool angegebenen Formel (s. S. 1035).

Normalbereich (Durchschnitt) mmol/kg Körpergewicht

	K	Na
Männer	38–48	40
Frauen	30–38	40

Die hohen Werte für Kalium gelten bei 20–30jährigen, die niedrigen bei 60–70jährigen.

Da das Fettgewebe etwa 1/5 des Körpergewichtes ausmacht, aber nur 1/30 des Gesamtkörperkaliums enthält, ist das Gesamtkörperkalium bei Frauen mit höherem Fettgewebsgehalt niedriger als bei Männern. Das Verhältnis Muskelmasse zu Fettgewebe verschiebt sich auch mit zunehmendem Alter zugunsten des Fettgewebes.

Durch die Messung des natürlichen radioaktiven K-40 wird nicht das austauschbare, sondern das Gesamtkörperkalium bestimmt. Man braucht dazu allerdings empfindliche Ganzkörperzähler. Die Werte liegen dann für Männer bei 48–60 mmol/kg KG.

Weitere Elektrolytbestimmungen

Auch andere Elektrolyte können mit entsprechenden Radionukliden bestimmt werden (austauschbares Kalzium mit Ca-47, austauschbares Magnesium mit Mg-28).

Das austauschbare Chlorid errechnet sich indirekt aus dem Bromidraum wie folgt: Bromidraum (Liter) · Plasmakonzentration von Chlorid (mmol/l). Zur Bestimmung des Bromidraumes s. EZF (unten).

Beurteilung

Bei Elektrolytverlusten durch Krankheiten (Erbrechen, Durchfälle, Hyperaldosteronismus, kaliumverlierende Nephritis, Hyperthyreose, evtl. Diabetes), aber auch durch Medikamente (z. B. Saluretika) sowie bei Störungen des Säure-Basenhaushaltes können mehr oder weniger starke Abweichungen von den Normalwerten gefunden werden, die eine erforderliche Substitution in ihrer Größe abschätzen lassen. Verminderte Gesamtkörperkaliumwerte finden sich auch bei manchen Systemerkrankungen der Muskulatur.

Bestimmung der extrazellulären Flüssigkeit (EZF)

Sie erfolgt nach i.v. Injektion von Brom-77 als Natriumbromid oder ^{51}Cr EDTA, dessen Verteilung der von Inulin parallel geht. Ein Verteilungsgleichgewicht wird für Bromid nach 6–24 Stunden, für EDTA schon nach 5 Stunden angenommen. Die Berechnung erfolgt wie bei der Bestimmung von austauschbarem Kalium und Natrium. Neben der Korrektur für die im Harn ausgeschiedenen Mengen müssen bei Verwendung von Bromid auch Korrekturen für das Donnan-Gleichgewicht, das Plasmawasser und das in die Erythrozyten eindringende Brom angebracht werden. Bei Bestimmung der EZF durch EDTA wird für das Glomerulumfiltrat ein um 10% niedriger liegender Wert als für Inulin angenommen.

Die EZF errechnet sich wie folgt:

Bei Bestimmung mit Bromid:
EZF (Liter) = errechneter Bromidraum · 0,9 – Erythrozytenvolumen · 0,55

(0,9 berücksichtigt Donnan-Gleichgewicht und Plasmawasser, 0,55 den in die Erythrozyten eindringenden Anteil).

Bei Verwendung von EDTA:
EZF = errechneter EDTA-Raum · 1,11
Berechnungen des EZF mit EDTA nach einem Zweikompartmentmodell führen zu einer Überschätzung der Größe des EZF.

Normalbereich

s. S. 666 und 690

- *Bestimmung des Gesamtkörperwassers mit THO (tritiiertes Wasser)*

Eine Bestimmung des Gesamtkörperwassers ist mit THO möglich, doch ist ein sehr arbeitsaufwendiges, schwieriges Verfahren (Vakuumextraktion) erforderlich, um brauchbare Werte zu erhalten.

Normalbereich

s. S. 666 und 690

Beurteilung

Bei Störungen des Wasser- und Elektrolythaushaltes ist für die Beurteilung des Ersatzes von Verlusten bzw. für die Bilanzierung die Kenntnis der Größe von Flüssigkeitskompartments und Elektrolytbeständen wesentlich.

Bestimmung der renalen Clearance

Grundlagen, Begriffe und Berechnungen von Clearancegrößen sind im Kapitel Nierenfunktion, S. 218, ausführlich besprochen. Durch Anwendung radioaktiver Substanzen ist die Methodik weitgehend zu vereinfachen, da nur Aktivitätsmessungen und keine chemischen Arbeitsgänge durchgeführt werden müssen. Im Gegensatz zu der früher überwiegend mit stabilen Substanzen bei konstantem Plasmaspiegel durchgeführten Steady-state-Clearances, werden die Clearancewerte bei Anwendung radioaktiver Substanzen meist nach einmaliger Injektion (Slope- oder Single-shot-Methode) bestimmt, da eine Anflutungsinfusion und längerdauernde Erhaltung eines konstanten Plasmaspiegels hohe Aktivitätsmengen erfordern. Renale Clearancebestimmungen werden oft mit szintigraphischen oder seitengetrennten Funktionsuntersuchungen der Nieren kombiniert, die die Applikation eines „Bolus" der markierten Substanz (einmalige rasche Injektion) notwendig machen. Die Berechnung der Clearancewerte nach der Slope-Methode ist aus dem Abfall der Plasmakonzentration allein ohne Bestimmung der Harnkonzentration möglich. Dadurch fallen die beträchtlichen Fehler durch unvollständige Blasenentleerung bei der Spontanmiktion weg.

Die Indikation zur Katheterisierung, ein früher unbedenklich durchgeführter Eingriff, wird jetzt wegen der Gefahr eines Harnwegsinfektes viel strenger gestellt. Die vielfach geübte Bestimmung der Kreatinin-Clearance aus dem 24-Stunden-Harn ist wegen der meist mangelnden Kooperation der Patienten bei der Harnsammlung keine voll befriedigende Methode (s. S. 221).

Die Durchführung einer Clearance setzt voraus, daß während der Untersuchungsdauer stabile Verhältnisse für die

Verteilung des Radiopharmakons vorliegen, ferner, daß die Substanz nicht metabolisiert wird und im Fall der renalen Clearance nur über die Nieren ausgeschieden wird. Erfolgt die Berechnung einer Slope-Clearance unter der Annahme eines Mehrkompartmentmodells (meist finden 2 Kompartmentmodelle Anwendung), dann ist zusätzlich zu jeder Zeit, also schon unmittelbar mit der Injektion beginnend, eine ideale Durchmischung des Radiopharmakons im Kompartment theoretisch erforderlich. Abgesehen davon, daß letztere Bedingung in der Praxis nicht erfüllbar ist, und zwar um so weniger, je größer die Clearance für die betreffende Substanz ist, zeigen auch die bei solchen Berechnungen ermittelten Kompartmentgrößen, daß es sich um keine realen Kompartments handelt, sondern um fiktive, rein mathematisch bestimmte Räume, entsprechend dem zugrunde gelegten Modell. Auf diese Art ermittelte Clearancewerte dürfen daher nur als Richtwerte für die Nierenfunktion angesehen werden, wofür sie jedoch gut brauchbar sind. Eine Prüfung der Reproduzierbarkeit der nach diesem Verfahren ermittelten Werte zeigt, daß sich die Methode nicht eignet, quantitative Funktionsänderungen von einigen Prozent, wie dies für Vergleiche vor und nach operativen Eingriffen, medikamentösen Maßnahmen u. a. beschrieben wird, zu beurteilen.

Eine Vereinfachung der Methode stellt der von mehreren Autoren unternommene Versuch dar, aus einer oder einigen wenigen Blutabnahmen zu vorgegebenen Zeitpunkten, die jedoch von den verschiedenen Autoren sehr unterschiedlich angegeben werden, die Clearance für die betreffende Substanz zu bestimmen. Derartige Werte, die ohne Verfolgung der Kinetik der Substanz über einen längeren Zeitraum erhalten werden, sind nicht mit den Werten einer Steady-state-Clearance vergleichbar. Bei Erkrankungen mit Störungen der Permeabilität bzw. des Wasser- und Elektrolythaushaltes können bei den vereinfachenden Verfahren besonders starke Fehler auftreten, da die Transferraten zwischen den Kompartments, die Transportvehikel der Substanzen u. a. in nicht abschätzbarer Weise verändert sind.

Werden Clearancegrößen, die nach der Slope-Methode bestimmt werden, mit Bestimmungen aus der Ausscheidung im Harn (UVP-Clearance) verglichen, dann finden sich bei postrenalen Ausscheidungsstörungen höhere Werte für die Slope-Clearance. Ebenso liegt in Fällen, bei denen die Anreicherung der injizierten Substanz in der Niere weniger als der intrarenale Transport beeinträchtigt wird, die Slope-Clearance höher als die UVP-Clearance.

Bei der Bestimmung der GFR aus dem Plasma werden Blutabnahmen bis zu 4–5 Stunden p.i. gemacht. Zu diesem Zeitpunkt besteht schon eine weitgehend gleichmäßige Verteilung der injizierten Substanz. Für die Bestimmung des ERPF ist diese lange Beobachtungsdauer wegen der rascheren Ausscheidung der markierten Substanzen nicht möglich. Auch wurde über sich ändernde Extraktionskoeffizienten für die zur Bestimmung der ERPF üblichen Radiopharmaka berichtet. Daher sind die erhobenen Werte in diesem Fall besonders vorsichtig zu interpretieren, was oft nicht beachtet wird.

Eine Verbesserung der Clearancebestimmungen ist unter Zugrundelegung eines „Black-box-Modells" für die Berechnung möglich. Dabei fällt die Forderung einer während des gesamten Untersuchungszeitraumes guten Durchmischung für die Substanz weg. Es sind jedoch in diesem Fall besonders häufige Blutabnahmen zur Beschreibung der Kinetik der Substanz erforderlich. Ebenfalls unabhängig von der Annahme fiktiver Verteilungsvolumina und Kompartments sind Ganzkörperverfahren zur Bestimmung der Clearance. Hier treten jedoch methodische Probleme auf, die zu wesentlichen Fehlern bei den Ergebnissen führen können. Da der Gewinn an Genauigkeit klinisch dem stark vergrößerten apparativen Aufwand nicht die Waage hält, hat sich diese Methode nicht überall durchgesetzt.

Bestimmung des Glomerulumfiltrates (GFR)

Verwendet wurden ^{125}J-Diatrizoat, ^{125}J-Jothalamat, ^{169}Yb-EDTA, ^{51}Cr-EDTA, ^{14}C-Inulin sowie markiertes Vitamin B_{12} für die klassische (steady state) und die Slope-Clearance. Die jetzt am häufigsten verwendeten Substanzen sind ^{51}Cr-EDTA, ^{99m}Tc- und Indium-DTPA und -EDTA. Die Stabilität der Tc-Chelate ist nach den neuen Herstellungsverfahren befriedigend.

Bestimmung der GFR aus dem Aktivitätsabfall im Plasma

Die Errechnung der Clearance erfolgt meist unter Annahme eines Zweikompartmentmodells (Abb. 2a), wobei das Verhalten der ersten Komponente vorwiegend durch Konvektion und Abdiffusion aus dem Gefäßraum, das der späten Komponente vorwiegend von der GFR beeinflußt wird (Abb. 2b). Da $C_P(t) = C_a \cdot \exp(-\lambda_1 t) + C_b \cdot \exp(-\lambda_2 t)$ gilt, wobei $C_p(t)$ die Plasmakonzentration zur Zeit t, C_a und C_b die auf den Injektionszeitpunkt (t_0) extrapolierten Plasmakonzentrationen der Einzelkomponenten darstellen, läßt sich die Clearance aus dem Aktivitätsabfall im Plasma wie folgt errechnen:

$$Cl = \frac{0{,}693 \cdot \text{injizierte Aktivität (A)}}{C_a \cdot T_1 + C_b \cdot T_2} = \frac{A \cdot \lambda_1 \cdot \lambda_2}{C_a \cdot \lambda_2 + C_b \cdot \lambda_1}$$

wobei T_1 die HWZ der schnellen Komponente bzw. λ_1 deren Abfallkonstante, T_2 die HWZ der langsamen Komponente bzw. λ_2 deren Abfallkonstante angeben.

$$0{,}693 = \ln 2, \lambda = \frac{0{,}693}{T}$$

T = HWZ des Aktivitätsabfalles der entsprechenden Komponente.

Wenn C_a und C_b als Fraktion der applizierten Aktivität/Liter und die HWZ in Minuten ausgedrückt sind, wird das Resultat direkt als Clearance in Liter/Minute angegeben und auf eine Körperoberfläche von 1,73 m^2 normiert (s. S. 218).

Die Abnahmezeiten für die erste Komponente liegen innerhalb der ersten halben Stunde, für die zweite Komponente ab 45 Minuten p.i. Die Bestimmung der GFR nach einem Einkompartmentmodell und nach der UVP-Clearance (s. S. 218) wird erst nach 2–4 Stunden durchgeführt. Für die UVP-Clearance muß der Patient hydriert werden, um eine ausreichende Miktion zu erreichen (10 ml/kg KG).

Bestimmung der effektiven Nierendurchblutung (ERPF)

Zur Messung des „Effective Renal Plasma Flow" (ERPF) wird radiojodmarkierte Orthojodhippursäure (OJH) verwendet.

Da für OJH bei der Slope-Methode auch nach Stunden kein Gleichgewicht erreicht und die Substanz rasch ausgeschieden wird (ihre Clearance entspricht der PAH-Clearance), ist die Clearancebestimmung wesentlich unzuverlässiger als bei Bestimmung der GFR. Überdies ändert sich der Extraktionskoeffizient für OJH mit der Zeit (nach 1 Stunde beträgt er nurmehr 2/3 des Initialwertes), wahrscheinlich auch individuell in verschiedenem Grad.

Nach den Angaben der Literatur sind die geeigneten Zeitpunkte für die Blutabnahme bei Annahme eines Zweikompartmentsystems innerhalb der ersten Stunde zu wählen, beginnend 5 Minuten p.i. Es wurde auch versucht, den Plasmaaktivitätsabfall ohne Blutabnahmen durch eine Messung von außen über dem Schädel oder dem Herzen zu approximieren. Die Ganzkörpermethode der ERPF-Bestimmung beruht ebenfalls auf einer externen Messung des Aktivitätsgehaltes im Körper bei Abschirmung der Nieren-Blasengegend.

Die Berechnung des ERPF erfolgt so wie die Berechnung der GFR. Durch häufige Blutabnahmen innerhalb der ersten halben Stunde p.i. und nachfolgende monoexponentielle Extrapolation der Plasmaaktivität ist es möglich, einen besser angepaßten Wert für die Clearance durch numerische Bestimmung des Integrals der Plasmakonzentration (Blackbox-Modell) zu erhalten als durch die üblichen Verfahren. Besonders geeignet sind Radioisotopenuntersuchungen der Nierenfunktion für die Beurteilung einseitiger Nierenerkrankungen bzw. für den Vergleich zwischen den Einzelfunktionen beider Nieren. Hier ist ohne invasive Maßnahme, in Kombination mit einer Messung des Aktivitätsverlaufes

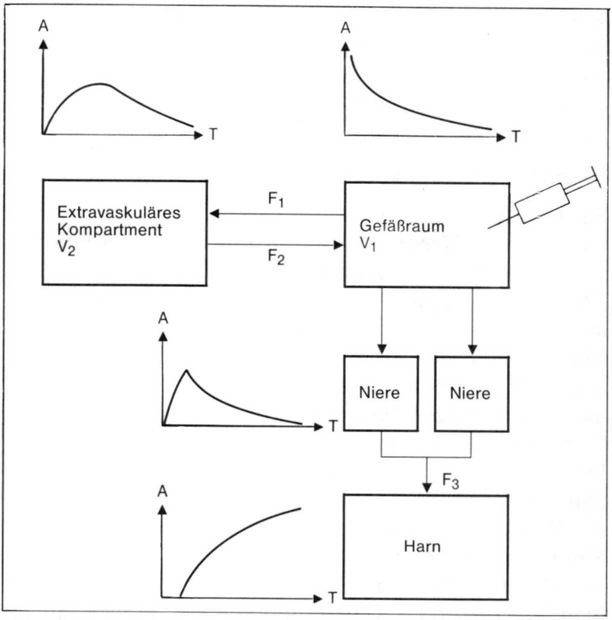

Abb. 2 a: Verteilung von in den Gefäßraum injizierter Orthojodhippursäure mit Darstellung des Aktivitätsverlaufes über den beiden in Austausch befindlichen Kompartments (Gefäßraum, extravaskulär), Transit durch das Ausscheidungsorgan (Niere) und Anreicherung im Harn.

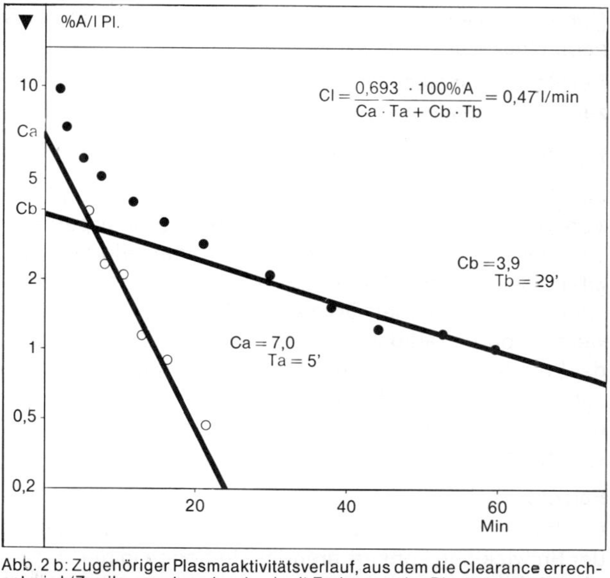

Abb. 2 b: Zugehöriger Plasmaaktivitätsverlauf, aus dem die Clearance errechnet wird (Zweikompartmentsystem) mit Zerlegung der Biexponentia funktion in die Komponenten. Ordinate: Plasmaaktivität als Prozent der verabreichten Menge pro Liter. Abszisse: Zeit in Minuten.

über den Nieren von der Körperoberfläche her, eine gute Abschätzung des Funktionsanteiles der Einzelniere möglich. Auch die seitengetrennte Clearance kann so bei gleichzeitiger Messung der Nieren-Totalclearance bestimmt werden. Der Anteil an der Gesamtleistung läßt sich aus dem Verhältnis der Aktivitätsanreicherung der Einzelnieren innerhalb der ersten 2 Minuten p.i. errechnen, weil in dieser Zeit noch keine Aktivität die Nieren mit dem Harn verlassen hat.

Resorption von Vitamin B_{12} (Schilling-Test)

Es werden oral radioaktives Vitamin B_{12} (Cyanocobalamin) in einer Trägermenge von 1 µg und 1 1/2 Stunden später i.m. 1000 µg inaktives Vitamin B_{12} gegeben. Dieser Überschuß an stabilem Vitamin bewirkt die Ausschwemmung des resorbierten radioaktiven Vitamins durch die Nieren. Die Menge der im Harn innerhalb von 24 Stunden nach der oralen Gabe ausgeschiedenen Aktivität wird gemessen. Sie beträgt normalerweise um 20% der Dosis. Eine Ausscheidung von 5–10% ist mäßig vermindert. Unter 5% liegt sicher eine Resorptionsstörung vor. Die gleichzeitige Gabe von reinem Intrinsic factor bei Wiederholung des Tests normalisiert die Vitamin-B_{12}-Ausscheidung bei Perniziosa und totaler Gastrektomie, bei Resorptionsstörungen infolge Darmerkrankungen (z. B. Sprue) aber nicht. Eine gleichzeitige Durchführung beider Untersuchungen durch Doppelmarkierung mit zwei verschiedenen Kobaltnukliden ist möglich. Die Messung der Retention von Vitamin B_{12} kann auch mit einem Ganzkörperzähler erfolgen. Normalerweise sind noch 30–80% der verabfolgten Dosis nach einer Woche nachweisbar.

Der Resorptionstest kann schon einige Tage nach Absetzen einer Vitamin-B_{12}-Therapie durchgeführt werden.

Erythrokinetische Untersuchungen

Der Erythrozytenumsatz, das Ausmaß und der zeitliche Verlauf von Bildung und Zerstörung roter Blutkörperchen sind bei der Diagnostik verschiedener Anämieformen von Interesse. Mit radioaktivem Eisen kann die Erythropoese, bis zu einem gewissen Grad auch die Hämolyse, beurteilt werden; durch radioaktives Chrom ist die Überlebenszeit der Erythrozyten zu ermitteln. Außerdem gestattet die Messung der Organaktivität über Knochenmark, Milz und Leber, die Beteiligung dieser Organe an der Erythropoese und an der Hämolyse zu erkennen.

Ferrokinetik

Das Interesse an ferrokinetischen Untersuchungen hat mit der Entwicklung konkurrierender Methoden in der Hämatologie abgenommen. Bei diesen Untersuchungen wird der Abstrom des an Transferrin gebundenen radioaktiven Eisens aus dem Plasma („Plasmaeisen-Clearance“) bzw. bei gleichzeitiger Bestimmung des Serumeisenspiegels der „Plasmaeisenumsatz“ bestimmt, der einen Hinweis für eine Eisenavidität bzw. -übersättigung der Gewebe gibt.

Ferner wird die „Utilisation", der Einbau von Eisen in die Erythrozyten, gemessen, der bei verschiedenen Anämieformen charakteristische Veränderungen zeigt. Auch der Aktivitätsverlauf über Leber, Milz und Sacrum, das als repräsentativ für das Knochenmark angesehen wird, gibt Hinweise auf die zugrundeliegende Störung.

Normalbereich

Halbwertszeit der Plasmaeisen-Clearance: 70–120 Minuten. Plasmaeisenturnover: 0,6 mg/100 ml Blut/Tag (107 µmol/l Blut/Tag). Utilisation: 70–90% der verabreichten Aktivitätsmenge.

Untersuchung des Erythrozytenabbaus mit radioaktiven Isotopen: Bei Verwendung von radioaktivem Chrom werden die Patientenerythrozyten in vitro mit Natriumchromat markiert und dann reinjiziert. Durch anfangs tägliche, später zweimal wöchentlich durchgeführte Blutabnahmen läßt sich der Abfall der Aktivität auf die Hälfte des Ausgangswertes ermitteln bzw. errechnen. Diese „Chromhalbwertszeit der Erythrozyten" ($^{51}Cr\ T_{1/2}$) beträgt normal 25 bis 32 Tage. Sie ist mit der wahren halben Lebensdauer der Erythrozyten nicht vergleichbar, da sich das Chrom nicht nur beim Abbau der Erythrozyten von ihnen löst, sondern auch dauernd eluiert wird (ca. 1% pro Tag). Das durch Zerstörung der Erythrozyten oder durch Elution freiwerdende dreiwertige Chrom kann nicht reutilisiert werden.

Eine Verkürzung der Chromhalbwertszeit spricht für Hämolyse bzw. für eine hämolytische Komponente einer Anämie. Da auch hinsichtlich der Elution ein abnormes Verhalten von abnormen Erythrozyten vorliegen kann, müssen die ermittelten Werte mit der tatsächlichen Überlebenszeit nicht unbedingt parallel gehen. Außer der Feststellung der Hämolyse an sich ist auch deren Organlokalisierung durch Oberflächenmessungen der Chromaktivität möglich.

Die wahre Überlebenszeit der Erythrozyten kann auch durch intravenöse Injektion von Diisopropylfluorophosphat (DFP), das mit radioaktivem Phosphor markiert ist, bestimmt werden.

Markierung von Thrombozyten und Leukozyten

Thrombozytenüberlebenszeit

Thrombozyten wurden ebenfalls mit ^{51}Cr und ^{32}DFP, werden jetzt aber mit Indiumoxin markiert. Bei einer In-vitro-Markierung liegt die Schwierigkeit vor allem in der schonenden Präparation der Zellen, da die Lebensdauer sonst nicht zu beurteilen ist. Eine Verkürzung der Thrombozytenüberlebenszeit findet sich bei idiopathischen und allergisch bedingten Thrombozytopenien und nach wiederholter Bluttransfusion (Isoantikörper). Durch Oberflächenmessung über der Milz kann geprüft werden, ob der Abbau der Thrombozyten in der Milz erhöht ist (normal: initialer Abbau bis zu 30% in 24 Stunden).

Leukozytenmarkierung

Auch sie wird heute (nach Zellseparation) vorwiegend mit Indium-111-oxin durchgeführt. Über Antikörpermarkierung s. S. 1072: Szintigraphie bei Verdacht auf entzündliche und neoplastische Prozesse.

Nachweis von Blutverlust in den Darm

Der Stuhl wird über einen Zeitraum von 72 Stunden nach Injektion Cr-markierter Erythrozyten gesammelt und seine Aktivität gemessen. Normalerweise werden nicht mehr als 3 ml Blut pro Tag im Stuhl ausgeschieden. Aus dem Vergleich mit der Blutaktivität des Patienten läßt sich die Anzahl der im Stuhl vorhandenen ml Blut berechnen.

Feststellung eines Eiweißverlustes in den Darm

Der heute nur mehr selten durchgeführte Test ist ein Nachweis des Übertritts von Cr-markiertem Albumin in den Darm. Chrom wird im Gegensatz zu Jod nicht aus dem Darm resorbiert. Daher ist die im Stuhl ausgeschiedene Aktivität ein Maß für das mit Cr-markiertem Albumin in den Darm gelangte Protein.

Der Stuhl wird nach i.v. Injektion von ^{51}Cr-markiertem Albumin über einen Zeitraum von 4 Tagen gesammelt und seine Aktivität gemessen. Normal werden nicht mehr als 2% der zugeführten Aktivität mit dem Stuhl ausgeschieden; bei entzündlichen Prozessen im Bereich des Darms (Kolitis, Enteritis, aber auch Karzinome) kann eine Ausscheidung von 5–10% der Aktivität beobachtet werden. Noch höhere Ausscheidungsraten finden sich bei exsudativer Enteropathie und Riesenfaltengastritis sowie bei diffusen Ulzerationen im Magen. Auch bei Störungen des Eiweißstoffwechsels (Nephrose, Zirrhose) können starke Eiweißverluste in den Darm auftreten.

Resorptionsuntersuchungen

Die Resorption von Vitamin B_{12} wurde schon besprochen. Da alle Nahrungsstoffe, aber auch andere Substanzen (z. B. Medikamente, Gifte) mit radioaktiven Isotopen markiert werden können, ist prinzipiell die Resorption jedes Stoffes prüfbar.

Es gibt drei Wege zur Bestimmung der Menge einer aus dem Magen-Darm-Trakt resorbierten Substanz:

1. Untersuchung der Ausscheidung im Stuhl (mindestens 72–96 Stunden).

2. Untersuchung des Aktivitätsanstiegs im Blut bzw. im Plasma bis zu 4 (meist nur bis eine) Stunden nach Applikation. Diese Methode läßt keine quantitative Beurteilung der Resorption zu, da der Zu- und Abstrom von Aktivität aus

dem Blut, die die Höhe der Aktivität beeinflussen, nicht bestimmbar sind. Im allgemeinen wird aber bei normaler Resorption die Blutaktivität einen bestimmten Grenzwert überschreiten.

3. Bestimmung der im Körper verbleibenden Aktivität durch Messung im Ganzkörperzähler.

Anders als die Resorptionsbestimmungen mit chemischen Methoden kommt es, da nur kleinste Mengen markierter Stoffe appliziert werden, durch Prüfung mit Radionukliden (markierten Substanzen) nicht zu Änderungen der physiologischen Konzentration dieser Substanzen im Organismus. Das ist besonders bei der Prüfung der Resorption von Spurenstoffen von Bedeutung.

Für Grundlagenuntersuchungen sind noch folgende Resorptionsuntersuchungen interessant:

Eisenresorption (als Beispiel für Spurenstoffe).

Nach oraler Gabe von radioaktivem Eisen (10–15 mg Trägereisen) wird die innerhalb von 5 Tagen im Stuhl ausgeschiedene Aktivität oder mit einem Ganzkörperzähler die retinierte Aktivität gemessen. Der Normalbereich der Resorption liegt bei 10–70% (bei Eisenmangel bis zu 90%).

Fettresorption

Nach oraler Zufuhr von jodmarkiertem Trijodolein wird die resorbierte Aktivität im Blut oder die innerhalb von 3 oder 4 Tagen im Stuhl ausgeschiedene Aktivität bestimmt. Die Werte gehen nicht immer der chemischen Fettbestimmung parallel (Jod wird in der Darmwand abgespalten). Genauer sind Untersuchungen mit ^{14}C-markierten Fettsäuren, die aber eine nicht ohne weiteres abschätzbare Strahlenbelastung bringen.

Eiweiß-(Aminosäuren-)Resorption

Jod wird aus jodmarkiertem Eiweiß im Darm schnell abgespalten, so daß die Resorption nicht gemessen werden kann. Die verläßlicheren Methoden mit ^{14}C-Aminosäuren werden wenig angewendet.

Weitere In-vivo-Untersuchungen

Vorwiegend funktionelle Diagnostik

Die Funktion eines Organs ist an seiner spezifischen Leistung, wie Sekretion, aktive Aufnahme einer Substanz und Metabolismus, erkennbar. Die Beobachtung des zeitlichen Aktivitätsverlaufes über einem Organ erlaubt Rückschlüsse auf die Pharmakokinetik des verabreichten Radiopharmakons und damit auf den Funktionszustand des Organs. Auch Bestimmungen des Blutspiegels einer markierten Substanz (zu verschiedenen Zeitpunkten nach Gabe einer markierten Vorstufe oder der Substanz selbst) sowie die

Analyse der auftretenden markierten Stoffwechselmetaboliten geben Auskunft über die Organfunktion. Die Untersuchungszeit muß so gewählt werden, daß sie der Dauer der kinetischen Vorgänge entspricht. Kreislaufzeiten können innerhalb sehr kurzer Zeit bestimmt werden, während z. B. In-vivo-Untersuchungen der Schilddrüsenfunktion und ihres Hormonstoffwechsels oder die Beurteilung des Eiseneinbaus bei erythropoetischen Untersuchungen mehrere Tage in Anspruch nehmen. Je geringer die Spezifität einer Substanz in Hinsicht auf das untersuchte Organ, umso schwieriger ist die Interpretation derartiger Untersuchungen. In pathologischen Fällen kann eine Verschiebung im Hinblick auf die Beteiligung einzelner Organe am Stoffwechsel der untersuchten Substanz auftreten, wie etwa eine starke Eisenspeicherung der Leber, die normalerweise nicht vorkommt. Es ändern sich auch die Austauschvorgänge zwischen den einzelnen Kompartments. Das Fließgleichgewicht (steady state), also die Konstanz der Geschwindigkeit des Umsatzes im Organismus oder in dessen Teilen, kann gestört sein. Dann sind auch Bildungs- und Abbaugeschwindigkeiten verschieden, was quantitative Aussagen erschweren kann.

Szintigraphie

Die Szintigraphie ist die bildliche Darstellung der topographischen Verteilung der Radioaktivität in einem Organ. Sie wird mit entsprechenden Radiopharmaka, die meist eine spezifische Leistung des betreffenden Organs prüfen lassen, durchgeführt (z. B. Jod für die Schilddrüsenszintigraphie). Durch die Szintigraphie lassen sich Größe und Form des Organs und eine vermehrte oder verminderte Aufnahme der applizierten radioaktiven Isotope oder markierter Verbindungen in bestimmten Organbezirken erkennen. Pathologische Veränderungen des Organgewebes führen meist zu einem Aktivitätsausfall in dem betroffenen Bereich. Andererseits können Umsatzsteigerungen (z. B. im Stoffwechsel des Knochens) eine erhöhte Aktivität im erkrankten Areal bewirken. Der Zeitpunkt, zu dem die Szintigraphie durchgeführt wird, ist vom zeitlichen Verlauf der Kinetik des Radiopharmakons abhängig.

Man kann die Szintigraphie mit beweglichen und stationären Detektoren durchführen. Beim „Scanner“, der heute kaum mehr verwendet wird, tastet ein mit einem fokussierenden Kollimator versehener, kleiner Strahlendetektor das zu untersuchende Organ mäanderförmig ab. Die jetzt verwendeten stationären Detektoren (Gammakamera) haben einen Durchmesser von ca. 40 cm, denen ein Multihole(Vielloch)-Kollimator vorgeschaltet ist. Sie erlauben es, den Aktivitätsverlauf über dem ganzen Organ und den benachbarten Regionen gleichzeitig zu verfolgen. Damit sind funktionelle Untersuchungen bei gleichzeitiger

Organdarstellung mit diesen Geräten möglich, die mit den Scannern nicht durchgeführt werden konnten.

Analog der Computertomographie bei Röntgenuntersuchungen finden zunehmend tomographische Verfahren in die nuklearmedizinische Diagnostik Eingang. Dabei werden Bilder in jeder gewünschten Schnittebene durch Rekonstruktion aus Meßdaten möglich, die durch Rotation von 1–3 Großfelddetektoren um den Patienten erhalten werden. Diese konventionelle Form der Tomographie, bei der die auch sonst in der Szintigraphie üblichen Gammastrahler eingesetzt werden, wird als SPECT (Single Photon Emission Computed Tomography) bezeichnet. Im Vergleich zu planaren Szintigraphie sind nur eine mögliche Rotation des Gammadetektors und entsprechende Computerprogramme für die Bildrekonstruktion erforderlich. Im Gegensatz dazu ist die Tomographie mit Positronenstrahlern sehr aufwendig. Bei diesem als PET (Positron Emission Tomography) bezeichneten Verfahren wird mit multiplen, meist ringförmig oder hexagonal angeordneten Gammadetektoren die Vernichtungsstrahlung gemessen, die als Folge des Positronenzerfalls entsteht. Dabei werden jeweils zwei Gammaquanten registriert, die zeitlich exakt koinzident sind, und die einen Winkel von genau 180° einschließen. Auf diese Weise ist eine besonders genaue Lokalisation der Radionuklide im Körper möglich. Interessant sind Positronenstrahler vor allem deshalb, weil auch Isotope von Kohlenstoff, Stickstoff und Sauerstoff verfügbar sind. Doch sind Markierungsverfahren mit den sehr kurzlebigen Nukliden, die meist nur einige Minuten Halbwertszeit haben, sehr aufwendig und müssen direkt in der nuklearmedizinischen Abteilung erfolgen. Daher ist dieses Verfahren weitgehend der Grundlagenforschung vorbehalten.

Datenverarbeitung

Vor dem Einsatz problemorientierter Prozeßrechner wurde mittels der „Sequenzszintigraphie“ der zeitliche Verlauf der Aktivität und damit die Kinetik des Radiopharmakons qualitativ für einzelne Organe bzw. Organsysteme beurteilt. Heute ist ein Prozeßrechner Teil jeder Szintigraphieeinheit. Er erlaubt die komplette Speicherung der Gammakameradaten mit nahezu beliebiger Bildsequenz. Die Prozeßrechner dienen im allgemeinen nicht nur der Datenaufnahme und der Analyse, sondern auch der Steuerung der Aufnahmeparameter des Szintigraphiegerätes. Eine quantitative numerische Analyse der Kinetik des Radiopharmakons ist mittels ROI-(region of interest)Technik möglich, bei der einzelne Organe abgegrenzt werden, und in einem nächsten Schritt der zeitliche Aktivitätsverlauf über diesen Organen berechnet wird. Es stehen für nahezu alle häufiger durchgeführten szintigraphischen Untersuchungen kommerzielle Auswerteverfahren zur Verfügung. Bei ihrer Übernahme ist es wichtig zu bedenken, daß ihnen häufig Modellvorstellungen zugrunde liegen, die sehr unvollkommen sind und ohne individuelle Beurteilung nicht kritiklos hingenommen werden dürfen.

Neben Kompartmentmodellen finden auch Nichtkompartmentmodelle Anwendung bei der Analyse szintigraphischer Funktionsuntersuchungen. Bei letzteren sind Dekonvolutionsverfahren von Bedeutung, bei denen aus dem Konzentrationsverlauf des Tracers über dem das Organ versorgende Blut und dem Organ selbst auf die Organfunktion geschlossen wird.

Ein weiteres über die klassische Kompartmentrechnung hinausgehendes Verfahren ist die Faktoranalyse, bei der der zeitliche Verlauf der Tracerkonzentration mit sogenannten Eigenvektoren analysiert wird, deren Größe mit einzelnen Organfunktionen in Beziehung steht. Schließlich ist noch das Analyseverfahren der funktionellen Bilder zu nennen. Die einzelnen Bildpunkte repräsentieren hier die Größe eines Funktionsparameters (z. B. das regionale Schlagvolumen bei Herzuntersuchungen). So kann die oft komplexe Information einer Funktionsstudie komprimiert und übersichtlich dargestellt werden.

Die nahezu unbeschränkt mögliche Manipulation von szintigraphischen Daten kann einerseits zu einem deutlichen Informationsgewinn, bei unkritischer Anwendung jedoch zu Artefakten und damit zu Fehlinterpretation führen.

Ausgewählte Beispiele zu In-vivo-Untersuchungen

Untersuchungen der Schilddrüse

Radiojodtests

Sie werden heute selten und nur noch in besonderer Indikation durchgeführt. (Die Diagnose von Schilddrüsenfunktionsstörungen erfolgt, wenn ausreichend In-vitro-Untersuchungen zur Verfügung stehen, nurmehr durch In-vitro-Schilddrüsenfunktionsstests).

Nach oraler oder – wenn kurz nach Applikation eine Messung begonnen werden soll – intravenöser Gabe von Radiojod werden nach 2 oder 6 und nach 24 (evtl. nach 48) Stunden die Jodaufnahme in die Schilddrüse, die Radioaktivität des Plasmas sowie deren eiweißgebundener Anteil bestimmt (Hormonanteil des Radiojods). Verwendet werden vorwiegend Jod-123 oder Jod-131. Jod-131 bewirkt bei gleicher Aktivitätsdosierung eine 100mal höhere Strahlenbelastung in der Schilddrüse und eine 10mal höhere im Knochenmark als Jod-123. Wegen seiner längeren Halbwertszeit muß es bei längerdauernden Untersuchungen eingesetzt werden (z. B. zur Retentionsmessung bei Karzinomen).

Speicherwerte werden in Prozent der verabfolgten Aktivität angegeben, Plasmaaktivitätswerte als Prozent der Aktivität pro Liter Plasma. Der Speicherwert drückt somit eine Menge aus, nämlich den Aktivitätsanteil von Radiojod, den die Schilddrüse zum Zeitpunkt der Messung enthält. Die Plasmakonzentration hängt von der Flüssigkeitsmenge ab, in der sich die Jodaktivität verteilt. Der Jodverteilungsraum beträgt etwa 20% des Körpergewichts. Daher ist bei Kindern die Plasmakonzentration bedeutend höher als bei Erwachsenen.

Die Normalwerte der Speicherung hängen vom Jodgehalt der Nahrung ab. In Jodmangelgebieten sind sie höher, und die thyreoidale Jodaufnahme nach 2 Stunden bzw. die ^{99m}Tc-Pertechnetat-Aufnahme nach 20 Minuten (trapping) ist über die schon an sich stark unterschiedlichen Normalwerte erhöht. Die Normalwerte müssen lokal festgelegt werden. Die eiweißgebundene Plasmaaktivität ist bei Jodmangel, im Gegensatz zur Hyperthyreose, nicht erhöht, bei der außer erhöhten Speicherwerten schon nach 6 Stunden Aktivität im Hormonjod nachgewiesen werden kann.

Bei Verdacht auf Stoffwechselstörungen (Jodfehlverwertung) und bei Planung einer Radiojodtherapie ist die Durchführung eines Radiojodtests jedenfalls angezeigt.

Szintigraphie der Schilddrüse

Die szintigraphische Beurteilung der Schilddrüse erfolgt heute ausschließlich nach Gabe von Technetium-Pertechnetat oder von Jod-123 – NaJ und ist bei Vorliegen einer Struma indiziert, wenn es sich nicht um eine nur geringe, vorübergehende Vergrößerung in der Pubertät (Adoleszentenstruma) handelt. Eine Wiederholung der Szintigraphie ist bei einer Änderung des Krankheitsbildes angezeigt, die auch eine Änderung des therapeutischen Vorgehens verlangt. Für die Beurteilung von jodspeichernden, malignen Tumoren und von aberranten Strumen ist die Darstellung mit Radiojod besser geeignet als mit ^{99m}Tc-Pertechnetat.

Ganzkörperszintigramme mit Jod-131 sind bei Verlaufskontrollen radiojodbehandelter Karzinome zur Metastasensuche erforderlich. Dabei wird auch die retinierte Ganzkörperaktivität nach 3–4 Tagen festgestellt, die beurteilen läßt, ob eine neuerliche Radiojodtherapie angezeigt ist.

4–6 Wochen vor diesen Kontrollen muß die Hormonsubstitution auf Trijodthyronin beschränkt und nach 2–3 Wochen ganz abgesetzt werden, um die Radiojodaufnahme im Schilddrüsen- (Tumor-) Gewebe nicht zu blockieren.

Fehlermöglichkeiten bei der Interpretation der Radiojodtests

Größe des Jodpools: Der Umsatz von Radiojod ist abhängig von der Menge an stabilem Jod in der Schilddrüse und im Gesamtkörper, da sich das Radiojod im stabilen Jod gleichmäßig verteilt.

Eine *Erhöhung des Jodpools* entsteht durch exogene Jodzufuhr. Dadurch wird der Anteil an Radiojod, der bei gleichem Umsatz an stabilem Jod in die Schilddrüse aufgenommen und in die Hormone eingebaut wird, stark erniedrigt. Eine Szintigraphie ist in solchen Fällen nicht möglich, weil die Schilddrüse nicht dargestellt wird (auch nicht durch ^{99m}Tc-Pertechnetat). Aus demselben Grund kann keine Radiojodtherapie durchgeführt werden. Viele Röntgenkontrastmittel enthalten große Jodmengen. Besonders lange im Organismus verbleiben Kontrastmittel bei Deponierung an Stellen mit verlangsamtem Abtransport, wie bei Myelographie, Lymphographie oder Bronchographie. Praktisch wichtig ist eine Anamnese im Hinblick auf Röntgenuntersuchungen der Gallenblase und -wege. Schilddrüsenhormone und jodhaltige Medikamente, unter denen besonders Darmdesinfizienzien und Bronchialmedikamente, aber selbst jodhaltige Nasentropfen zu nennen sind, können die Aufnahme von radioaktivem Jod in die Schilddrüse stark vermindern.

Eine *Verkleinerung des Jodpools* besteht nach Strumektomie oder Radiojodresektion durch Verkleinerung des funktionsfähigen Schilddrüsenvolumens. Dadurch werden der Jodumsatz in der Schilddrüse, wie bei Hyperthyreose, beschleunigt (Strumektomieeffekt) und die Speichergeschwindigkeit (Radiojodaufnahme) erhöht. Ein Strumektomieeffekt kann auch durch Zerstörung von Schilddrüsengewebe ohne therapeutischen Eingriff durch regressive Veränderungen in Strumen oder durch neoplastische Prozesse entstehen.

Bei *endokriner Ophthalmopathie* ist der Radiojodtest auch bei euthyreoter oder hypothyreoter Stoffwechsellage im Sinne einer Hyperthyreose verändert.

Über die klinische Bedeutung der Fehlermöglichkeiten bei der Interpretation der Radiojodtests s. S. 570.

Eine zusätzliche morphologische Beurteilung der Schilddrüse ist durch die Sonographie möglich, die auch zur besseren Lokalisierung bei der jetzt zur histologischen Untersuchung häufig durchgeführten Schilddrüsenpunktion herangezogen wird. Die räumliche Konfiguration der Schilddrüse ist mit ihr gut darstellbar, Rückschlüsse auf die Funktion sind aber im allgemeinen nicht zulässig.

Kreislaufuntersuchungen

Prinzipiell werden vier Methoden angewendet, um die Durchblutung eines Organs zu messen:

1. Messung des Ein- und Abströmens eines im Gefäßsystem befindlichen Tracers (First-pass-Methode).
2. Beurteilung einer „Auswaschkurve", die nach erreichter lokaler Äquilibrierung aus dem Aktivitätsabfall nach Stoppen der Zufuhr der markierten Substanz in dieses Organ erhalten wird.
3. Beoachtung des Verlaufes der Anreicherung (Aufsättigung) einer markierten Substanz in einem Organ.
4. Intraarterielle Injektion von Partikeln, die größer sind als der Kapillardurchmesser (z. B. Albumin-Mikrosphären).

Die Methode des First pass wurde zur Bestimmung des Herzschlagvolumens, der Transitzeiten im Bereich von Lunge und Herz, in der Shuntdiagnostik und invasiv nach intraarterieller Injektion bei der Durchblutung von Gehirn, Myokard und peripheren Gefäßen verwendet. Durch Messung und Integration der Aktivität des Bolus über dem Organ läßt sich bei bekanntem Blutvolumen das in der Zeiteinheit durch das Organ fließende Volumen (Durchblutung) errechnen.

Diese Ermittlung der Kreislaufgrößen unterscheidet sich prinzipiell nicht von gleichartigen inaktiven Methoden, wie z. B. Farbverdünnungsmethoden. Doch ist bei nuklearmedizinischen Untersuchungen durch eine externe Messung die Bestimmung vieler Kreislaufgrößen ohne invasive Eingriffe möglich, wobei die „Messung der Blutaktivität" von den bei Clearanceberechnungen erwähnten Faktoren beeinflußt wird (s. S. 1049 ff.).

Auswaschverfahren

Die Messung der Durchblutung wird hier mit inerten Gasen durchgeführt (derzeit vorwiegend mit ^{127}Xe und ^{133}Xe). Nach intraarterieller Injektion der inerten Gase in physiologischer Kochsalzlösung kommt es lokal zur raschen Äquilibrierung der Konzentration in Blut und Gewebe. Da die Gase bei der Passage durch die Lunge sofort ausgeschieden werden, findet keine Rezirkulation statt. Der Aktivitätsabfall über dem untersuchten Organ geht damit direkt dem Durchfluß des die Gase abtransportierenden Blutes parallel. Die mit der First pass und dem Auswaschverfahren ermittelten Werte hängen von theoretischen Voraussetzungen ab, die zum Teil nur annäherungsweise erfüllt sind, weshalb ihre Richtigkeit individuell beurteilt werden muß. Solche Voraussetzungen sind: eine unmittelbare Durchmischung des Tracers, der zur Zeit t_0 in kürzester Zeit in das Gefäßsystem eingebracht wird, Verbleiben der Aktivität im intravasalen Raum (First-pass-Methode), Fehlen von Rezirkulation und arteriovenösen Shunts, gleichbleibender Verteilungskoeffizient zwischen Parenchym und Fettgewebe bei Untersuchungen mit Xenon oder Krypton u. a.

Eine Durchblutungsmessung durch intraarterielle Injektion von inerten Gasen wurde vor allem für Myokard, Gehirn, Niere und Leber angewendet. Eine weitere Anwendung dieser Methodik liegt der Bestimmung der „Muskeldurchblutung" durch intramuskuläre Injektion eines kleinen Volumens gelösten Gases und Messung der Auswaschkurve vor und nach Belastung durch Muskelarbeit zugrunde. Diese Messungen erlauben die Beurteilung der peripheren arteriellen Strombahn.

In den letzten Jahren werden für derartige Messungen Halbleiterdetektoren verwendet, die direkt an die Körperfläche angebracht werden. Diese Messungen sind nicht an Apparaturen gebunden und erlauben daher eine freie Beweglichkeit des Patienten.

Die Beobachtung des Verlaufes der Aktivitätsanreicherung über Organen wurde zur Bestimmung der Leberdurchblutung nach Injektion von Kolloid oder der Nierendurchblutung anhand der Anreicherung von Tc-99m – DTPA u. a. angewendet. Auch der Aktivitätsanstieg über den Extremitäten nach Injektion eines intravasal verbleibenden Tracers wurde als Maß für die Extremitätendurchblutung verwendet.

Hier sind noch die Methoden des *Thrombosennachweises* anzuführen. Sie beruhen auf dem Nachweis der Aktivitätsanreicherung, die sich nach intravenöser Verabreichung von radioaktiv markiertem Fibrin(ogen) oder Thrombozyten bzw. deren Antikörper über dem Thrombus nachweisen läßt.

Intraarterielle Injektion von Partikeln: Die häufigste Anwendung ist die Feststellung einer Pulmonalembolie mit 99m TC-markierten Albumin-Mikrosphären. Eine weitere Untersuchung, bei der Eiweißpartikel i.a. injiziert werden, dient der (semiquantitativen) Abschätzung von Shuntvolumina durch Vergleich der in die Lunge gelangten Aktivität mit der injizierten Aktivitätsmenge.

Untersuchungen des Herzens

In der kardiologischen Diagnostik stehen folgende nuklearmedizinische Methoden zur Verfügung:

Funktionsszintigraphie des Herzbinnenraumes (Radioventrikulographie),
Untersuchungen der Myokarddurchblutung mit Thallium-201 und mit kationischen Tc-99m-Komplexen,
Untersuchungen des myokardialen Fettsäurestoffwechsels mit jodmarkierten Fettsäuren.

Herzbinnenraumszintigraphie/ Radioventrikulographie

Untersuchungen der Auswurfleistung des Herzens können durch schnelle Sequenzszintigraphie nach der First-pass-Methode oder durch die heute üblichen Gleichgewichtsverfahren vorgenommen werden. Als Radiopharmaka finden Tc-99m-Pertechnetat (First-pass-Methode) oder über längere Zeiträume intravasal verbleibende Substanzen, wie Tc-99m-Albumin oder in vitro bzw. in vivo Tc-99m-markierte autologe Erythrozyten (Gleichgewichtsverfahren) Anwendung. Die First-pass-Methode erfordert hohe Aktivitätsmengen für die Einzeluntersuchung und läßt die Auswurfleistung des Herzens nur unter Basisbedingungen bestimmen. Bei den Gleichgewichtsverfahren findet eine computergesteuerte Synchronisation der Datenaufnahme mit dem gleichzeitig registrierten EKG statt (EKG-Triggerung). Mit diesem Verfahren läßt sich die Auswurfleistung des Herzens auch in Abhängigkeit von einer gleichzeitig durchgeführten Ergometerbelastung messen. Mit der Herzbinnenwandszintigraphie sind Wandbewegungsstörungen des Herzmuskels erkennbar, die für die Beurteilung der regionalen Funktion oder für das Vorliegen eines Aneurysmas Hinweise geben. Die Methode gestattet eine Bestimmung von Volumenparametern wie enddiastolisches Volumen, Ejektionsfraktion und von globalem und regionalem Schlagvolumen. Auch das Volumen eines allfälligen Shunts oder einer Regurgitation im Bereich des Herzens läßt sich abschätzen.

Die Radioventrikulographie ist eine sensitive Methode zur Erfassung einer Herzerkrankung, erlaubt jedoch keine Aussage über die Ursache einer Funktionsstörung. Eine sichere Beurteilung ist überdies nur bei Sinusrhythmus möglich. Als Indikationen gelten: Diagnose, Prognosestellung und Abschätzen der Leistungsbreite bei Patienten mit koronarer Herzkrankheit und mit Kardiomyopathie sowie Therapieüberwachung bei Herzerkrankungen.

Myokardszintigraphie

Für die Myokardszintigraphie verwendet man meist Tl-201, das als Thalliumchlorid i.v. verabreicht wird. Thallium zeigt ein dem Kalium ähnliches biologisches Verhalten und seine Anreicherung im Herzmuskel ist in einem weiten Bereich der Myokarddurchblutung proportional. Die Untersuchung wird, außer in akuten Fällen, unter Ergometer- bzw. häufiger unter medikamentöser Belastung mit Dipyridamol ausgeführt. Dieses bewirkt im Falle einer Koronarstenose ein Steal-Phänomen. Eine Kooperation des Patienten ist unter Dipyridamolbelastung nicht erforderlich. Zur Untersuchung soll der Patient nüchtern sein, insbesondere ist die vorherige Einnahme von koffeinhaltigen Getränken oder koronarwirksamen Medikamenten (Nitrate, Kalziumantagonisten, Betablocker) zu vermeiden. In einer Kurzzeitinfusion werden 0,5 mg Dipyridamol pro kg/Körpergewicht verabreicht und unmittelbar danach eine „Streßszintigraphie" in mehreren Projektionen durchgeführt. Das Auftreten von schweren Angina-pectoris-Anfällen (bzw. starker ST-Streckensenkung im EKG) oder von Arrhythmien kann durch die Gabe von Aminophyllin rasch antagonisiert werden. 3–4 Stunden nach der Streßszintigraphie werden „Redistributionsszintigramme" in denselben Projektionen angefertigt. Dadurch können Areale reversibler von solchen irreversibler Ischämien unterschieden werden.

Die Beurteilung erfolgt sowohl visuell als auch computerunterstützt. Durch Vergleich der regionalen Aktivitätsunterschiede und der Washout-Kurven des Tracers ist eine anatomische Zuordnung der Defekte zu den betreffenden Koronararterien möglich. Spezifität bzw. Sensitivität der Tl-201-Szintigraphie mit Dipyridamol betragen 94% bzw. 84% und liegen damit über jenen des Belastungs-EKG (84% bzw. 76%). Die Sensitivität ist von der Ventrikelfunktion abhängig (bei Asynergie deutlich höher als bei Normokinesie), außerdem von Zahl und Lage der betroffenen Gefäße (am höchsten im Bereich des R. interventr. ant., am niedrigsten im R. circumflexus sin.).

Wesentliche Indikationen zur Myokardszintigraphie sind:

Koronare Herzkrankheit, insbesondere bei positivem Belastungs-EKG und fehlender oder atypischer Klinik, bei negativem Belastungs-EKG mit typischer Symptomatik und bei nicht interpretierbarem oder nicht durchführbarem Belastungs-EKG.

Akuter Myokardinfarkt (hier nur Ruheszintigramme) bei pos. EKG und neg. Anamnese bzw. neg. EKG und pos. Anamnese, oder nicht interpretierbarem EKG.

Abklärung der hämodynamischen Relevanz einer angiographisch nachweisbaren Gefäßstenose.

Kontrollen nach Bypassoperationen, Angioplastie oder Thrombolyse.

In letzter Zeit werden verstärkt 99m Tc-markierte Verbindungen für die Myokardszintigraphie eingesetzt. Isonitril-Komplexe (z. B. 99m Tc-MIBI) erzeugen gleich bzw. ähnlich informative Szintigramme wie Tl-201-Chlorid, sind leichter verfügbar und haben bessere strahlenphysikalische Eigenschaften. Ihr Nachteil ist, daß Basis- und Streßuntersuchungen nicht in einem Arbeitsgang durchgeführt werden können.

Der Herzmuskel kann auch mit jodmarkierten Fettsäuren dargestellt werden (z. B. Phenylpentadekansäure IPPA). Bei diesem Verfahren erhält man Informationen über Stoffwechselstörungen im Myokard, da freie Fettsäuren eine zentrale Stellung in der Energieversorgung des Myokards einnehmen.

Die Ausdehnung eines Myokardinfarktes (Myokardnekrosen) und die Abstoßung eines Transplantats können mit Antikörpern gegen Myosin (Anti-Myosin-Fab) erkannt werden.

Untersuchungen der Lunge

Lungenszintigraphie

Die Perfusionsszintigraphie mit Albumin-Mikrosphären wurde schon erwähnt (s. S. 1063).

Die injizierte Eiweißmenge wird so gewählt, daß nur jede 1000. bis 10000. Kapillare verlegt wird, also keine Beeinträchtigung der Perfusion stattfindet. Bei Verlegung größerer Gefäße durch Embolie entstehen in den Szintigrammen typische, keilförmige Aktivitätsdefekte, die den ischämischen Gewebearealen entsprechen. Man kann sie durch die Szintigraphie in mehreren Ebenen (von ventral, dorsal, schräg und in Seitenlage) darstellen. Ihr Erscheinen geht dem röntgenologischen Befund voraus, der bei manchen Fällen auch bei klinisch gesicherten Embolien im weiteren Verlauf nicht charakteristisch sein muß. Zur Beurteilung der Lungenperfusionsszintigraphie sollte jedoch das Röntgenbild unbedingt herangezogen werden, da Ergüsse, Schwarten (Verziehungen) und andere pulmonale Prozesse zu ähnlichen szintigraphischen Bildern führen können wie die Pulmonalembolie.

Die regionale Ventilation wird durch Einatmung eines diffusiblen Gases (Xenon, Krypton) bestimmt. In einem geschlossenen Atemkreislauf bei konstantem O_2-Gehalt wird das Gas bis zum Äquilibrium eingeatmet; dann werden Auswaschkurven registriert. Auch „Einwaschkurven“ (zunehmende Aktivität des Thorax bei gleichmäßiger Atmung im geschlossenen System) lassen die Ventilation beurteilen. Die i.v.Injektion gelöster Gase (in physiologischer Kochsalzlösung) läßt nur die Ventilation perfundierter Alveolen erkennen. Diffusionsstörungen können mit wasserlöslichen radioaktiven Verbindungen geprüft werden (s. unten).

Im Steady state ist die Inhalationsszintigraphie auch mit radioaktiv markierten Aerosolen (meist Tc-99m-DTPA) durchführbar. Je größer die Partikel sind, desto zentraler werden sie abgelagert. Ein durchschnittlicher Durchmesser von 0,5 µm läßt bei Normalpersonen die Peripherie gut darstellen. Für die Beurteilung der „mucociliaren Clearance“ werden größere Partikel bis zu 10 µm Durchmesser verwendet. Bei chronisch obstruktiver Ventilationsstörung wird durch Wirbelbildung der Luft die zentrale Ablagerung auch kleiner Partikel gefördert.

Eine Beurteilung von Diffussionsstörungen ist mit wasserlöslichen Aerosolen von kleinem Durchmesser möglich ($< 1{,}0\ \mu m$), die über einen Ultraschallvernebler eingeatmet werden. Der zeitliche Verlauf der im Blut erscheinenden Aktivität ist ein Maß für die Permeabilität der Alveolen.

Beurteilung von Perfusions- und Ventilationsstörungen

Eine Verminderung der Durchblutung findet sich primär bei embolischen oder anderen Gefäßprozessen (auch Aneurysmen, Shunts) und bei Gefäßkompression von außen; sekundär an schlecht ventilierten Lungenpartien, z. B. bei Bronchialstenosen unterschiedlicher Ätiologie, besonders auch bei endobronchial wachsenden malignen Tumoren (alveo-vaskulärer Reflex nach Euler und Liljestrand). Eine Verminderung der Ventilation findet man vor allem bei Obstruktion der Atemwege und bei Asthma bronchiale (auch die Durchblutung ist in diesen Fällen vermindert).

Die Ventilation muß bei verminderter Durchblutung nicht eingeschränkt sein, z. B. bei frischer Embolie. Durch Messung von Perfusion und Ventilation ist eine Differentialdiagnose zwischen Embolie bzw. Infarktpneumonie und obstruktiv entzündlichen Prozessen möglich.

Untersuchungen der Leber

Prüfung der exkretorischen Leberfunktion

IDA (Imino-Diacetyl-Acetanilid)-Verbindungen werden mit der Galle ausgeschieden und haben das früher verwendete Bengalrosa und Bromsulphthalein verdrängt. Sie werden mit Tc-99m markiert. Die heute vorwiegend verwendete Substanz ist das Diäthyl-IDA. Speicherung und Exkretion können durch Registrierung der Aktivität über der Leber erfaßt werden.

Mit Beginn der Elimination erscheint die Aktivität im Duodenum bzw. Dünndarm. Die Methode erlaubt daher die Diagnose eines Abflußhindernisses (bzw. Gallengangsatresie bei Neugeborenen), auch bei hohen Bilirubinwerten, ferner von Abflußstörungen beim Postcholezystektomiesyndrom u. a. Bei sehr schlechter Funktion wird die Substanz nicht in die Leberzellen aufgenommen oder von ihnen nicht in die Gallenwege ausgeschieden, womit eine Beurteilung der Abflußverhältnisse nicht mehr möglich ist.

Statische Leberszintigraphie

Das früher viel verwendete 99mTc-Kolloid zeigt in pathologischen Organbezirken eine verminderte oder fehlende Speicherung im RES. Eine Differentialdiagnose von benignen und malignen Prozessen ist aber damit nicht möglich. Mit Galliumzitrat lassen sich primäre Tumoren der Leber darstellen, doch nehmen auch entzündliche Prozesse, Leberabszesse u. a. diese Substanz auf. Die Indikation zur statischen Leberszintigraphie wurde in den letzten Jahren durch die Entwicklung der Ultraschalldiagnostik stark eingeschränkt.

Untersuchungen der Nieren und der ableitenden Harnwege

Isotopennephrographie und Nierensequenzszintigraphie

Nach rascher i.v. Injektion eines nierengängigen Radiopharmakons wird mit einer Gammakamera der Aktivitätsverlauf über den Nieren, nach Möglichkeit auch über der Harnblase für 15–30 Minuten gemessen. In der initialen Phase (bis ca. 0,5 Min. p.i.) wird vorwiegend die Organdurchblutung erfaßt, in der 2. Phase, die bis zum Aktivitätsmaximum reicht, in erster Linie die Parenchymleistung der Nieren. Danach bestimmt vorwiegend das Ausscheidungsverhalten des Tracers aus dem Nierenhohlraumsystem und aus den oberen Harnwegen die Kurvenform des Nephrogramms.

Als Radiopharmaka finden das tubulär sezernierte und glomerulär filtrierte, mit dem kurzlebigen Isotop J-123 markierte Hippuran, sowie das ausschließlich glomerulär filtrierte Tc-99m-DTPA hauptsächlich Anwendung. Anstelle von J-123-Hippuran steht jetzt auch das in Kitform verfügbare, mit Tc-99m markierbare Mercaptoacetylglycylglycin (MAG 3) zur Verfügung. Wegen seiner geringen renalen Extraktion im Vergleich zu Hippuran dürfte es dieses zur Bestimmung des ERPF jedoch nicht ersetzen. Für Nierendurchblutungsmessungen findet vorwiegend Tc-99m-DTPA wegen der hohen applizierbaren Aktivität und der niedrigen Extraktion Anwendung.

Das Isotopennephrogramm (ING) erlaubt als einzige nichtinvasive Methode die quantitative Bestimmung der seitengetrennten Clearance, die zusammen mit der totalen renalen Clearance aus der frühen Parenchymphase des ING bestimmt wird. Aus weiteren Zeitparametern der Nierenaktivitätskurven können Aussagen über den intrarenalen Harnfluß bzw. das postrenale Harnabflußverhalten getroffen werden.

Anhand der Sequenzszintigraphie kann auch eine grobe morphologische Beurteilung getroffen werden. Sie kann daher im Falle einer Kontrastmittelunverträglichkeit als Ersatz für eine intravenöse Pyelographie durchgeführt werden (die Jodmengen von J-123-Hippuran liegen im Mikro- bis Milligrammbereich). Beim Nephrogramm dient die Sequenzszintigraphie der Auswahl von Regionen, für die das Zeitaktivitätsverhalten näher analysiert werden soll.

Indikationen des ING
Fragestellungen der Erhaltungswürdigkeit eines Organs und Verlaufskontrollen bei Erkrankung mit einseitiger bzw. vorwiegend einseitiger Nierenfunktionseinschränkung.

Akutes Nierenversagen: Hier können vor allem über Durchblutung und Harnabflußverhältnisse Zusatzinformationen gewonnen werden. In *Transplantatnieren* zeigt das ING keine spezifischen Veränderungen, die zwischen akuter Abstoßung und tubulärer Schädigung differenzieren lassen. Engmaschige Verlaufskontrollen erlauben jedoch eine Erkennung von Komplikationen in der Posttransplantationsphase.

Renovaskuläre Hypertonie: Hinweise für eine renovaskulär bedingte Hypertonie sind verminderte Durchblutung und/oder kleine Niere, sowie eine verlängerte Parenchymphase im ING. Eine deutlich verbesserte Spezifität und Sensitivität im ING läßt sich durch einmalige Gabe eines ACE-Hemmers (Captopril, Enalapril) vor Injektion des Radiopharmakons erreichen. Der Effekt der besseren Beurteilbarkeit beruht auf einer Dissoziation von renalem Blutfluß und Glomerulumfiltrat unter ACE-Hemmung bei funktionell wirksamen Nierenarterienstenosen (angiographisch darstellbare Stenosen müssen nicht funktionell wirksam sein).

Harnabflußstörungen: Bei röntgenologisch nachgewiesenen chronischen Erweiterungen des Nierenhohlraumsystems bzw. der oberen Harnwege stellt sich die Frage der Obstruktivität. Die Kombination des ING mit der Gabe eines Schleifendiuretikums (Furosemid) erlaubt als einziges nichtinvasives Verfahren mit hoher Genauigkeit obstruktive von nichtobstruktiven Harnabflußstörungen zu unterscheiden (Diuresenephrographie). Dieses Verfahren gewinnt auch bei der Beurteilung von intrauterin bzw. in der Neonatalphase diagnostizierten Hydronephrosen an Bedeutung. Aussagen über das Ausmaß eines Refluxes aus dem ING sind nur bedingt möglich.

Die Durchführung eines Nephrogramms bei systemischen Nierenerkrankungen, wie z. B. Glomerulonephritis, liefert keine zusätzliche Information.

Statische Nierenszintigraphie

Sie wird mit Tc-99m-DMSA (Dimercaptobernsteinsäure) durchgeführt, das ähnlich wie Quecksilber im distalen Tubulus aufgenommen und nur sehr langsam ausgeschieden wird. Das Verfahren läßt neben der Sichtbarmachung von Parenchymausfällen die Gesamtmasse an Parenchym abschätzen.

Bestimmung des Restharnvolumens

(ohne Katheter)

Eine katheterlose Bestimmung des Restharnvolumens ist mit nierengängigen Radiopharmaka durch Bestimmung der Radioaktivität vor und nach Miktion möglich.

Untersuchungen des Knochens

Funktionelle Untersuchungen

Funktionelle Untersuchungen des Knochens mit radioaktiven Nukliden von Kalzium spielen klinisch eine geringe Rolle. Für die Grundlagenforschung haben sie vielfach Anwendung gefunden, ebenso wie Strontiumisotope, die einen ähnlichen Stoffwechsel wie Kalzium zeigen. Es wurden damit Resorptions-, kinetische und Bilanzstudien durchgeführt. Die jetzt für die Szintigraphie vorwiegend verwendeten Tc-99m-Sn-Phosphatkomplexe werden an der Oberfläche des Apatits angelagert, aber auch im Kollagen und zum Teil in den knochenumgebenden Weichteilen angereichert. Eine Quantifizierung der Aufnahme von Tc-Phosphaten im Knochen ist durch die vergleichsweise Messung der Aufnahme bzw. Anlagerung von Tc-Phosphaten in symmetrischen Skelettanteilen möglich (z B. bei Osteomyelitis der Extremitäten bei einer Verlaufskontrolle) oder durch Bildung eines Verhältnisses der Aufnahme im Knochen zur Aufnahme in den Weichteilen bzw. zur Aktivität im Blut.

Knochenszintigraphie

Die Szintigraphie der Knochen mit Tc-99m-Sn-Phosphatverbindungen ist eine in Hinblick auf eine Aktivierung des Knochenumbaus sehr empfindliche Methode, die eine viel frühere Erkennung solcher Prozesse erlaubt als die Röntgenuntersuchung, für die eine Erniedrigung des Mineralgehaltes des Knochens auf etwa 50% zur Feststellung von Knochendefekten nötig ist. Auch kann besser beurteilt werden, ob ein Knochenherd florid oder inaktiv ist, was z. B. bei Osteomyelitis eine klinische Hilfe ist. Eine spezifische Aussage, wie sie aus morphologischen Kriterien der Röntgendiagnostik in vielen Fällen möglich ist, kann mit der Szintigraphie, mit der sich nur eine erhöhte oder verminderte lokale Anreicherung der verabreichten Substanz feststellen läßt, nicht getroffen werden.

Die 3-Phasenszintigraphie erlaubt aus der Dynamik der lokalen Anreicherung zusätzliche Informationen. Unmittelbar nach der i.v. Injektion werden die großen Gefäße (Durchblutungsphase), anschließend die frühe Weichteilanreicherung (Blutpoolphase) und nach 2–3 Stunden in der Spätphase die Anreicherung der Substanz im Knochen (und in den umgebenden Weichteilen) beurteilt. Dadurch kann z. B. eine Cellulitis von einer Osteomyelitis differenziert werden.

Indikationen

Bei der Metastasensuche hat die Knochenszintigraphie, insbesondere bei osteoplastischen Herden, eine hohe Nachweiswahrscheinlichkeit. Es gibt allerdings keine Richtlinien, ab wann und in welchen zeitlichen Intervallen bzw. bei welchen klinischen oder Laborparametern solche Untersuchungen durchgeführt werden sollen.

Lokalisation von Knochenherden bei Systemerkrankungen; Hyperparathyreoidismus; Osteomalazie; Pseudohypoparathyreoidismus. Entzündungen (Osteomyelitis); Nekrosen (M. Perthes; zunächst Aussparung, dann Anreicherung von Aktivität); Epiphysennekrosen im Jugendalter (M. Scheuermann u. a.); Traumen (Frakturen).

Primäre Knochentumoren und septische Knochenherde führen ebenfalls zu einer Aktivitätsanreicherung.

Pathologische Aktivitätsanreicherung durch Verkalkung findet man in Schwartenbildungen, Myomen, Nephrokalzinose u. a.

Knochenmarksszintigraphie: Bei manchen Erkrankungen kann eine fehlende szintigraphische Manifestation trotz ossärer Herde bestehen (wie z. B. beim Myelom), die sich evtl. mit einer Knochenmarksszintigraphie, die mit ^{99m}Tk-Kolloiden oder radioaktivem Eisen durchgeführt wird, darstellen lassen. Mit dieser können auch Knochenherde bei Osteomyelofibrose und Leukämien sichtbar gemacht werden.

Szintigraphie bei Verdacht auf entzündliche und neoplastische Prozesse

Eine Darstellung pathologischer Herde („Herdsuche") kann mit spezifischen und unspezifischen Radiopharmaka versucht werden. Bei schwerkranken Patienten, besonders auch bei Tumorkranken im letzten Stadium, ist zu bedenken, daß längerdauernde Untersuchungen, wie z. B. Ganzkörperszintigramme, ein Ruhighalten bei unbequemer Lagerung verlangen und eine Belastung des Patienten darstellen. Die Indikation zu solchen Untersuchungen sollte deshalb nur bei möglichen therapeutischen Konsequenzen bzw. für Kontrolluntersuchungen unter Therapie gestellt werden.

Die unspezifische Anreicherung markierter Elemente und Verbindungen, die sich durch eine Permeabilitätsänderung in pathologischen Bereichen erklärt, fand schon früh Anwendung (vor allem Radiojod, das nur für die Schilddrüse ein spezifisches Element ist). Die meisten dieser Substanzen zeigen jedoch eine niedrige und wechselnde Anreicherung im pathologischen Gewebe. Als Vertreter der unspezifischen Substanzen wird heute hauptsächlich Gallium-67-Zitrat zur Darstellung entzündlicher und neoplastischer Veränderungen verwendet.

Als Transport- und Verteilungsmechanismus wird für Gallium eine Bindung an Transferrin, eine In-vivo-Markierung von Leukozyten und eine Aufnahme in Bakterien diskutiert.

Für die Feststellung akut-entzündlicher Prozesse wird ein Szintigramm nach 4–6 Stunden, für die Darstellung chronisch-entzündlicher Prozesse (Tumoren und chronische Entzündungen) nach 24, 48 und 72 Stunden angefertigt. Negative Befunde (Fehlen von Aktivitätsanreicherungen) sind bei klinischem Verdacht kein Beweis für das Fehlen pathologischer Veränderungen, weil oft die Sensitivität nicht ausreicht.

Entzündliche Prozesse: Der Nachweis entzündlicher Prozesse mit Galliumzitrat wird im Bauchraum durch die physiologische Anreicherung im Darm, bei Leber- oder retroperitonealen Prozessen durch die schon normal hohe Leberaktivität und bei perirenalen Abszessen durch die Nierenbeteiligung mit erhöhter Nierenaktivität erschwert. Saturation des Plasmas mit Transferrin (Bluttransfusionen, parenterale Eisenzufuhr) kann auch zur Erhöhung der Nierenaktivität führen.

Im Thoraxbereich zeigen verschiedene Lungenerkrankungen, wie unspezifische Pneumonie, Pneumocystispneumonie, Tuberkulose, Sarkoidose und mediastinale Prozesse, eine Anreicherung von Ga-67.

Eine spezifische Darstellung entzündlicher Veränderungen ist durch Leukozyten, die mit Indium 111-oxin markiert sind, möglich. Sie zeigen eine höhere Spezifität für entzündliche Prozesse und geringere Aktivität im Gastrointestinaltrakt sowie in den Nieren und Weichteilgeweben als Ga-67. Auch nichtspezifische polyklonale IgG-Antikörper lokalisieren sich in entzündlichem Gewebe.

In letzter Zeit wird versucht, Blutzellen mit dem leicht verfügbaren Tc-99m zu markieren (Tc-99m-HMPAO), das besser in die Zellen aufgenommen, aber in Granulozyten weniger stark retiniert wird als phagozytierte Substanzen.

Als unspezifisches Radiopharmakon zur Tumordarstellung wurde Ga-67 schon früh bei Lymphomen und Hepatomen eingesetzt. Eine häufige Anwendung ist die Beurteilung von Hodgkin-Tumoren (Staging und Therapiekontrolle), die im Thoraxbereich zu etwa 90%, im Bauchraum zu etwa 2/3 erfaßt werden (bei 5% positiven Fehlbefunden). Die Sensitivität der Darstellung von Non-Hodgkin-Lymphomen ist vom histologischen Typ abhängig. Weitere Indikationen der unspezifischen Tumordarstellung mit Ga-67 sind zum Beispiel Bronchialkarzinom und Melanom.

Zu den unspezifischen Tumordarstellungen gehören noch die Tl-201-Szintigraphie beim medullären Schilddrüsenkarzinom und die Darstellung der Parathyreoidea mit der Doppelisotopenszintigraphie (Tl-201 und Tc-99m-Pertechnetat, das nur von der Schilddrüse aufgenommen und dann vom Tl-201-Szintigramm proportional abgezogen wird). Mit ihr lassen sich auch mediastinal gelegene Epithelkörperchen darstellen. Eine ungezielte Anwendung dieser Methode ohne entsprechenden klinischen und hormonellen Befund ist jedoch wegen der hohen falsch-positiven Ergebnisse abzulehnen.

Spezifische Tumordarstellung jodspeichernder Tumoren durch Radiojod, s. S. 1060.

Tumorszintigraphie mit meta-Jodobezylguanidin (mIBG)

Das mit J-131 oder J-123 markierte mIBG ist ein physiologisches Analog des Noradrenalins bzw. Guanethidins. Es wird von den Zellen des chromaffinen Gewebes selektiv aufgenommen und in den Speichergranula sequestriert. Die Aufnahme erfolgt sowohl über einen passiven Mechanismus durch Diffusion, als auch über einen natriumabhängigen aktiven, durch Ouabain hemmbaren Aufnahmemechanismus (neuronaler Uptake II). Da Medikamente, wie Reserpin, trizyklische Antidepressiva und Norephedrinhaltige Präparate mit der Aufnahme von mIBG interferieren, müssen diese vor der Untersuchung abgesetzt werden. Die Tumorszintigraphie mit mIBG zeigt insbesondere für Phäochromozytome und Neuroblastome eine hohe Sensitivität (95%). Bei Karzinoiden, beim medullären Schilddrüsenkarzinom und bei anderen APUD-Tumoren ist ihre Empfindlichkeit deutlich geringer und liegt weit unter 50%. In Hinblick auf eine extraadrenale Lokalisation eines benignen Phäochromozytoms (Paragangliom) wie auch maligner Phäochromozytome erweist sich die mIBG-Szintigraphie anderen abbildenden Verfahren überlegen. Bei Neuroblastomen eignet sie sich in der Primärdiagnostik (Staging) wie auch in der Verlaufskontrolle während der Therapie bzw. bei Verdacht auf ein Rezidiv. Die Szintigraphie erfolgt üblicherweise am 1. und 2. Tag nach der Applikation von mIBG.

Viele APUD-Tumoren wie Carcinoide, Gastrinome, Insulinome u.a. exprimieren an der Oberfläche Rezeptoren für Somatostatin und können mit markierten Somatostatinanalogen dargestellt werden.

Tumoren der Nebennieren können mit J-131markiertem Cholesterin, das ein Vorläufer der Steroidhormone ist, markiert werden. Glukokortikoidproduzierende Tumoren lassen sich auf Grund ihrer meist erheblichen Größe und ihrer hormonellen Aktivität ohne Unterdrückung der Hormonproduktion darstellen, während bei Aldosteronomen eine Suppression durch Dexamethason nötig ist, um eine ausreichende Sensitivität zu erzielen. Die Strahlenbelastung dieser Untersuchung ist erheblich, weshalb eine vorherige biochemische Abklärung unbedingt gefordert werden muß.

Monoklonale Antikörper: In letzter Zeit stehen monoklonale Antikörper (MAK) gegen eine Vielfalt von Antigenen bzw. gegen bestimmte Antigendeterminanten (Epitope) zur Verfügung. Die Entwicklung geeigneter Markierungsverfahren, die eine möglichst weitgehende Erhaltung der Antikörperspezifität und -affinität zum Ziele haben, erlaubt den szintigraphischen Einsatz dieser Radiopharmaka. Wesentliche Eigenschaften für die Tauglichkeit zur Immunszintigraphie sind: hohe Spezifität und möglichst vollständige Immunreaktivität, hohe Bioverfügbarkeit für die Epitope, fehlende Immunogenität und gute In-vivo-Stabilität der Markierung. Im allgemeinen finden nicht vollständige Antikörper, sondern Fab- bzw. $F(ab)_2$-Fragmente Anwendung. Die Fragmente erweisen sich wegen der geringeren Leberakkumulation (fehlende Komplementaktivierung) und einer besseren Penetration der Blut-Hirn-Schranke sowie der Kapillarwand von Tumoren als vorteilhaft im Vergleich zu intakten Antikörpern. Sie zeigen außerdem eine raschere Gewebs- und Nierenclearance, was gegenüber den intakten MAK einen früheren Zeitpunkt der Szintigraphie bei besserem Kontrast erlaubt.

Die Markierungstechnik und die Art des verwendeten Radionuklids beeinflussen das biologische Verhalten von markierten Antikörpern wesentlich. Weitere, noch nicht geklärte Fragen betreffen die Verwendung von „Cocktails“ monoklonaler AK, die beste Applikationsart der AK (i. v., i. p., interstitiell) und zirkulierende Antigene.

Der Einsatz der Immunszintigraphie wurde zunächst bei gastrointestinalen Tumoren (Anti-CEA bzw. Anti-CA 19-9-Fragmente), beim Ovarialkarzinom (Anti-CA 125-Fragment) und beim Melanom geprüft. Für die erreichbare Sensitivität spielen Tumorgröße, anatomische Lage und Vaskularisierung des Tumors eine Rolle. Neben unspezifischen Faktoren ist die unterschiedliche Antigenexpression verschiedener Tumorzellen wesentlich, die im Verlauf der Erkrankung erheblichen Änderungen unterworfen sein dürfte. Dadurch erklärt sich die beobachtete große Variabilität der Ergebnisse bei der Immunszintigraphie von Tumoren, die noch nicht einheitlich beurteilt wird.

Lymphszintigraphie

Sie wird zumeist mit ^{99m}Tc-Kolloiden durchgeführt. Nach interstitieller Injektion der Kolloide in einem kleinen Flüssigkeitsvolumen lassen sich mit Kolloiden, deren Teilchengröße $>$30 nm ist, die regionalen Lymphknoten durch ihre Speicherfähigkeit darstellen. Kleinere Kolloide werden dort nicht vollständig abgefangen und gelangen teilweise in nachgeschaltete Lymphknoten. Am häufigsten werden die inguinalen und retroperitonealen Lymphknoten nach interdigitaler Injektion am Fußrücken (evtl. unter Zusatz von Hyaluronidase) untersucht. Die Szintigraphie kann nach 1–6 Stunden durchgeführt werden. Vorher ist eine ausreichende Bewegung, bei bettlägerigen Patienten eine Massage notwendig, da sonst der Lymphtransport zu langsam ist. Die parasternalen Lymphknoten kommen nach Injektion unter den Processus xiphoideus und die zervikalen nach Injektion unter den Processus mastoideus zur Darstellung. Verminderte Speicherfähigkeit in den Lymphknoten spricht für eine neoplastische oder chronisch-entzündliche Veränderung. (Eine vorangegangene Lymphographie mit Röntgenkontrastmittel vermindert a priori die Speicherfähigkeit der Lymphknoten für Kolloide!) Auch für Verlaufskontrollen und nach strahlentherapeutischen Maßnahmen, sowie zur intraoperativen Auffindung von Lymphknoten bei Radikaloperationen der Mammae oder bei gynäkologischen Karzinomen wird die Lymphszintigraphie verwendet.

Die lokale Strahlenbelastung ist hoch, da eine große Aktivitätskonzentration relativ lange an der Eintrittsstelle verbleibt. Sie beträgt etwa 30 Rad für 2 mCi-Tc-99m (0,3 Gy für 74 MBq) und liegt in gleicher Höhe für die Lymphknoten. In der Leber, in die das Kolloid letztlich gelangt, liegt die Strahlenbelastung um mehr als eine Größenordnung niedriger.

In letzter Zeit wurde eine Immunlymphszintigraphie zur Darstellung von maligne veränderten Lymphknoten bei verschiedenen Tumoren entwickelt.

Untersuchungen des Gehirns und des Liquorraumes

Diese die neurologische Diagnostik betreffenden Untersuchungen sollen nur gestreift werden. Für die *Hirnszintigraphie* werden Tc-99m-markierte hydrophile Radiopharmaka, die die Blut-Hirn-Schranke nicht passieren (Pertechnetat, DTPA, Glucoheptonat) und lipophile Amine (Jodamphetamin, Tc-99m-HMPAO u.a.) verwendet. In der ersten Minute nach Injektion des Bolus (Durchblutungsphase) wird die Hämodynamik, nach 1–4 Stunden in statischen Aufnahmen eine allfällige Aktivitätsanreicherung von hydrophilen Substanzen in Entzündungen oder Tumoren geprüft. Nach Gabe von lipophilen Aminen, die die Blut-Hirn-Schranke passieren und sich in der grauen Substanz anreichern, ist in Bezirken herabgesetzter Durchblutung die Aktivität im Szintigramm vermindert.

Stoffwechselveränderungen im Bereich des Gehirns werden durch kurzlebige, mit Positronenstrahlern markierte Verbindungen untersucht.

Untersuchungen des Liquorraumes sind bei Bestehen eines Hydrocephalus oder zum Nachweis einer Fistel des Liquorraumes indiziert.

Indikation und Strahlenbelastung

Eine Indikation zur In-vivo-Untersuchung mit radioaktiven Isotopen sollte, wie auch bei anderen Untersuchungen, nur dann gestellt werden, wenn zusätzlich diagnostisch (und therapeutisch) weiterführende Informationen erwartet werden können. Die Strahlenbelastung für den Patienten soll dabei gering gehalten werden, ohne aber die diagnostische Aussagekraft durch zu geringe Aktivitäten zu beeinträchtigen. In Tabelle 1 sind die bei gebräuchlichen Untersuchungen verwendeten Aktivitätsdosierungen für verschiedene Radiopharmaka und die beim Patienten auftretenden Strahlendosen wiedergegeben. Die (meist berechneten) Literaturdaten schwanken bis zu zwei Größenordnungen. Im allgemeinen ist die Strahlenbelastung gebräuchlicher nuklearmedizinischer Methoden mit denen röntgenologischer Maßnahmen vergleichbar. Die Dosisrate – das ist die Strahlendosis pro Zeiteinheit – ist bei radioaktiven Isotopen niedriger; daher ist die biologische Strahlenwirkung gleicher Dosen geringer als bei Röntgenuntersuchungen, die eine hohe Dosisrate aufweisen.

Wichtig ist es, nicht zwei nuklearmedizinische Untersuchungen gleichzeitig oder kurz nacheinander durchzuführen, ohne sich davon zu überzeugen, daß keine gegenseitige Beeinflussung der Meßwerte und damit der Ergebnisse auftritt. Im Zweifelsfall sollen daher immer Vorwertmessungen an Organen bzw. an Harn- und Blutproben durchgeführt werden. Besonders störend können Voruntersuchungen sein, wenn bei der folgenden Untersuchung nur kleine Aktivitäten zur Anwendung kommen, wie z. B. bei der Vitamin-B_{12}-Resorption.

Die Halbwertszeit der verwendeten Isotope ist, unter Berücksichtigung des für eine vollständige Information erforderlichen Zeitraumes, möglichst kurz zu wählen. Kurzlebige Isotope, wie Tc-99m und Jod-123, finden daher immer stärkere Verbreitung. Die radionukleare und die radiochemische Reinheit sind, wie schon erwähnt, von besonderer Bedeutung für die Höhe der Strahlendosis, aber auch für die Qualität der Untersuchung.

Die Strahlenbelastung der Schilddrüse durch Radiojod bei Applikation radiojodmarkierter Verbindungen soll wegen der Abspaltung von Radiojod im Stoffwechsel durch Jodblockade der Schilddrüse (Lugoltropfen, Kaliumjodid) niedrig gehalten werden. Auch bei Substanzen, die mit Tc-99m markiert sind, das ebenfalls in der Schilddrüse angereichert wird, sollte man mit inaktivem Jod oder Perchlorat blockieren.

Bei Kindern ist das niedrige Körpergewicht bzw. Verteilungsvolumen der applizierten Substanz, aber auch die Möglichkeit eines vom Erwachsenen unterschiedlichen Stoffwechsels bei der Dosisberechnung zu berücksichtigen.

Grundsätzliche Begriffe

(Strahlendosen, Strahlenschutz)

Die Dosis D (gemeint ist immer die absorbierte Strahlendosis = Energiedosis, nicht die Dosierung von Aktivitätsmengen) ist definiert als die im Gewebe absorbierte Energiemenge. Ihre Einheit ist das Gray (Gy). 1 Gy = 1 Joule/kg. Die alte Einheit ist das Rad (rd), 1 rd = 0,01 Gy = 0,01 J/kg.

Die Äquivalenzdosis H ist die absorbierte Dosis unter Berücksichtigung besonderer Eigenschaften der biologischen Strahlenwirkung. Wegen der unterschiedlichen Ionisierungsdichte verschiedener Strahlungen ist hier die absorbierte Dosis durch Qualitätsfaktoren (Q) modifiziert.

Alpha- oder Neutronenstrahlung ionisieren stärker als Röntgen-, Beta- oder Gammastrahlung. Stärkere Ionisierung verursacht bei gleicher Energieaufnahme im Gewebe eine stärkere biologische Wirkung. Außerdem gibt es noch andere modifizierende Faktoren (N), wie z. B. Dosisrate oder -fraktionierung.

Strahlenbelastung bei einigen häufigen Untersuchungen in der Nuklearmedizin
($H_{s,e}$ = summarisch äquivalente Dosis)

Organ	Nuklid-Verbindung	Aktivität MBq (mCi)	$H_{s,e}$ mSv (mrem)	Organdosis mGy (mrd)	
Gehirn	^{99m}Tc Pertechnetat	740 (20)	5,9 (590)	SD	25,9 (2590)
Lunge	^{99m}Tc Mikrosphären	111 (3)	1,7 (170)	Lunge	6,3 (630)
Herzbinnenraum	^{99m}Tc Humanalbumin	740 (20)	2,8 (280)	–	
Leber	^{99m}Tc Kolloid	148 (4)	1,8 (180)	Leber	13,6 (1360)
Niere	^{99m}Tc DMSA	185 (5)	3,3 (330)	Niere	31,5 (3150)
Skelett	^{99m}Tc Phosphate	518 (15)	2,6 (260)	–	
Schilddrüse	^{131}J Jodid	1,85 (0,05)	76 (7600)	SD	1050 (10500
Niere	^{131}J Hippuran	14,8 (0,4)	0,2 (20)	Niere	1,1 (110)
Niere	^{123}J Hippuran	37 (1)	0,09 (9)	Niere	0,2 (20)
NN	^{131}J 6-Chol.	18,5 (0,5)	37 (3700)	NN	740 (74000)
Myokard	^{201}Tl Chlorid	74 (2)	7 (700)	Niere	23,7 (2370)

In der Tabelle entspricht „$H_{s,e}$" etwa der früheren „Ganzkörperdosis", die „Organdosis" der frühe „Dosis im kritischen Organ". Die für beruflich strahlenexponierte Personen zugelassenen Jahresgre werte sind im § 12 der Österreichischen Strahlenschutzverordnung bzw. § 51 der Deutschen Strahl schutzverordnung angegeben. Sie betragen für Hände, Unterarme, Füße, Unterschenkel und Knöc 75 rem (Österreich) bzw. 60 rem (Deutschland), für die übrige Haut, Knochen und Schilddrüse 30 r für Ganzkörper, Knochenmark, Gonaden und Uterus 5 rem, für alle übrigen Organe 15 rem. Diese We wurden unter der Annahme festgelegt, daß sie deutlich unter den Dosen liegen, bei denen Strahl schädigungen eintreten (unter Annahme einer beruflichen Exposition von ca. 30 Jahren).

Tab. 1

Die Äquivalenzdosis H errechnet sich zu $H = D \cdot Q \cdot N$. Ihre Einheit ist das Sievert (Sv); die alte Einheit ist das rem (1 rem = 0,01 Sv). Die Energieabgabe an das Gewebe ist für das Sievert, ebenso wie für das Gray, 1 Joule/kg.

Die Grenzwerte für die Äquivalenzdosen werden jetzt durch die Summe der Strahlenbelastungen aller Organe anstelle der früher gebräuchlichen, kritischen Organdosis und Ganzkörperdosis angegeben. Diese summarische Ganzkörperäquivalenzdosis ($H_{s,e}$) wird aus der Summe der Belastungen der einzelnen Organe, gewichtet nach ihren Risikofaktoren, errechnet. Solche Berechnungen stellen die in der vorletzten Spalte der Tabelle angegebenen Werte dar. In der letzten Spalte sind die Dosen für das am stärksten belastete Organ (früher: kritisches Organ) angegeben.

Literatur

1. Dunning DE Jr, Killough GG: Radiation Protection Dosimetry (1981) 1: 3–9. **2.** Early PJ, Razzak MA, Sodee DB: Nuclear Medicine Technology. St. Louis Toronto London: CV Mosby Co 1979. **3.** Emrich D (ed): Nuklearmedizin. Funktionsdiagnostik und Therapie. Stuttgart: Thieme 1979. **4.** Feine U, Winkel KZ: Nuklearmedizin – Szintigraphische Diagnostik. Stuttgart: Thieme 1980. **5.** Gupta D (ed): RIA of Steroid Hormones. Verlag Chemie 1980. **6.** ICRP Publication 26: Pergamon Press 1977. (Empfehlungen der Internationalen Strahlenschutzkommission. Stuttgart New York: G. Fischer (1978). **7.** Jaffe B, Behrmann HR (eds): Methods of Hormone RIA. Academic Press 1974. **8.** Keyes JW jr (ed): CRC Manual of Nuclear Medicine Procedures. **9.** Lassen NA, Perl W: Tracer Kinetic Methods in Medical Physiology. New York: Raven Press 1979. **10.** Maisey MN, Britton KE, Gilday DL: Clinical Nuclear Medicine. WB Saunders 1983. **11.** Roedler HD, Kaul A, Hine GJ: Internal Radiation Dose in Diagnostic Nuclear Medicine. Berlin: Hoffmann H 1978. **12.** Berman DS, Mason DT: Clinical Nuclear Cardiology. Grune & Stratton (1981). **13.** Mettler FA, Guiberteau MJ: Essentials of Nuclear Medicine Imaging. Grune & Stratton (1986). **14.** Eur J Nucl Med, Suppl Vol 13 (1987). **15.** Larson SM: J Nucl Med 26: 538 (1985). **16.** McEwan AJ u. Mitarb: Semin Nucl Med 15: 132 (1985). **17.** Freeman LM: Freeman and Johnson's Clinical Radionuclide Imaging. Grune & Stratton Vol. 1–3 (1986). **18.** Kim EE, Haynie TP: Nuclear Diagnostic Imaging. Macmillan Publishing Co Inc (1987). **19.** Radiochemistry: A current status report. Sem Nucl Med (1990) 20:1.2.

Neue internationale Maßeinheiten in der Laboratoriumsmedizin. Referenzbereichstabellen der wichtigsten Analysen in herkömmlichen und neuen Einheiten

F. Gabl und B. J. Hermann

Einführung

Die Ergebnisse *klinisch-chemischer Untersuchungen* wurden bisher unterschiedlich angegeben; so meist in Gewichtseinheiten per cm^3, per 100 cm^3 (g%, mg%) oder per Liter, insbesondere bei Aktivitätsmessungen in ganz verschiedenen Einheiten, die zum Teil untereinander in keiner Weise vergleichbar waren. Es geht daher das Bestreben dahin, die Maßeinheiten und Bezugsgrößen international zu standardisieren, damit ein besseres Verständnis zwischen den einzelnen Laboratorien möglich wird. Eine solche Normierung hat bereits in den Basiswissenschaften stattgefunden. Für die Beurteilung einer biochemischen Reaktion ist es nicht so maßgeblich, welche Gewichtsmengen in die Reaktion eingehen, sondern es ist viel klarer, den Reaktionsablauf vom molekularen Standpunkt aus zu betrachten. Man wird daher in Zukunft für alle Substanzen, deren Molekulargewicht bekannt ist, hinsichtlich der *Konzentration auf Mol in Liter* beziehen. Nur dort sollen zunächst die Gewichtskonzentrationen beibehalten werden, wo ein Molekulargewicht des Stoffes nicht bekannt ist. Diese Werte sollen aber prinzipiell auf 1 l bezogen werden. Dies bedeutet für den Arzt ein prinzipielles Umdenken von den bisher gewohnten Referenzbereichszahlen auf neue, zumindest bei einem Teil der Parameter.

Dieser Umstellungsprozeß wird bei uns noch längere Zeit in Anspruch nehmen. Aus diesem Grund und auch um am Anfang der Umstellungsphase nicht unnötig Verwirrung zu stiften, wurden im Textteil des Buches die bisher gewohnten und die neuen Einheiten angegeben. In den folgenden Tabellen soll dem Leser die Möglichkeit geboten werden, jederzeit von den neuen auf die alten Einheiten und umgekehrt umzurechnen.

Die neuen internationalen Einheiten entsprechen den in den letzten Jahren für die Basiswissenschaften ausgearbeiteten Einheiten. Ihre Einführung wurde von der IUPAC (International Union of Pure and Applied Chemistry) und der IUBC (International Union of Biochemistry) empfohlen. Auch die Vertreter der wichtigsten internationalen Gremien, die sich um den Fortschritt und die Standardisierung der Laboratoriumsmedizin bemühen (ICSH: International Committee for Standardisation in Hematology, IFCC: International Federation of Clinical Chemistry, WAPS: World Association of anatomic and clinical Pathology Societies), haben in einer gemeinsamen Resolution auf dem 8. Weltkongreß der Anatomischen und Klinischen Pathologie im September 1972 in München die Annahme und die Einführung der neuen internationalen Einheiten beschlossen. Diese Einheiten sind nun bereits in mehreren Ländern in Anwendung. Die Grundlagen des *neuen Einheitensy-*

stems (SI) und die Gründe, die für seine Erstellung und Einführung auch in der klinischen Chemie und Hämatologie sprechen, wurden in mehreren zum Teil ausführlichen Publikationen dargelegt (vgl. Literaturverzeichnis).

Wir sind uns der Schwierigkeiten, die jede Änderung gewohnter Einheiten in der Praxis mit sich bringt, bewußt. Der verantwortungsvolle Arzt wird sich fragen: Welche Vorteile bringt diese Neuerung meinen Patienten? Im Interesse einer immer mehr notwendigen internationalen Verständlichkeit auch von Laborwerten - aber auch im Sinne einer besseren wissenschaftlichen Durchdringung und Aussagefähigkeit – vertreten wir die Einführung der neuen internationalen Einheiten. Das System ist logisch aufgebaut und wird aller Voraussicht nach auch dauerhaft sein. Seine *Grundlage*, das *Molekül* bzw. das *Mol, Millimol, Mikromol,* gestattet die Angabe von klinisch-chemischen Analysenresultaten in Einheiten, die das Verständnis biochemischer Zusammenhänge erleichtern.

Anstelle der bisher vielfach üblichen Angabe „Normalwert" (Mittelwert und Streuung) haben wir in den Tabellen die *Referenzbereiche* genannt. Dies geschah aus zwei Gründen: Erstens sind die physiologischen Streubereiche der Werte erheblich größer als bisher angenommen wurde, und zweitens besteht für viele Komponenten in den Körperflüssigkeiten keine statistische Normalverteilung (symmetrische Gauß-Kurve), sondern eine unsymmetrische Verteilung (schräge Verteilungskurve). Nur bei symmetrischer Normalverteilung ist die Angabe in Mittelwert ± Standardabweichung korrekt.

Allgemeines

Einteilung der Tabellen

In der ersten Spalte links ist das untersuchte System (Patient, Blut, Urin usw.) durch die entsprechende Abürzung (s.d.) angegeben. In der zweiten Spalte sind die jeweils analysierten Komponenten in alphabetischer Reihenfolge aufgeführt.

Beispiel	
fP (fasting Plasma, Nüchternplasma) . .	System
Glukose	Komponente

Darunter wird für jede Komponente, für die das möglich ist, die Atom- oder Molekularmasse angegeben. In der dritten und vierten Spalte sind die Referenzbereiche in den neuen und bisher üblichen (alten) Einheiten angegeben. In der fünften Spalte ist der jeweilige Umrechnungsfaktor und in Klammern rechts oben die entsprechende Literaturstelle vermerkt.

Komponenten und Referenzbereiche

Wir sind uns bewußt, daß die angeführten Komponenten nur eine kleine Auswahl der wichtigsten Analysen sind und daß die Referenzbereiche methodenabhängig und von Labor zu Labor etwas verschieden sein können. Insofern sind die angegebenen Werte mit Vorbehalt zu betrachten, obwohl sie als die derzeit international anerkannten Richtmaße gelten. Enzyme (Fermente) wurden nicht in diese Liste aufgenommen, da die Diskussionen über optimale Bestimmungsmethoden und Enzymeinheiten in den nationalen und internationalen Gremien noch in vollem Gange sind.

Größen, Einheiten und Dezimalfaktoren

Die folgende Zusammenstellung enthält die wichtigsten Größen, ihre Maßeinheiten und Symbole.

Größe	Einheit	Symbol
Länge	Meter	m
Masse	Kilogramm	kg
Zeit	Sekunde	s
Stromstärke	Ampere	A
Temperatur	Kelvin	K
Lichtstärke	Candela	cd
Substanzmenge	Mol	mol
Volumen	Liter	l
Druck	Pascal	Pa

Die Dezimalfaktoren sind in Schritten von 10^3 festgelegt und durch folgende Vorsilben anzugeben:

Faktor	Vorsilbe	Symbol
10^{12}	tera	T
10^9	giga	G
10^6	mega	M
10^3	kilo	k
1	–	–
10^{-3}	milli	m
10^{-6}	mikro	µ
10^{-9}	nano	n
10^{-12}	piko	p
10^{-15}	femto	f
10^{-18}	atto	a

Abkürzungen

Es werden die von den internationalen Kommissionen vorgeschlagenen Abkürzungen verwendet. Diese sind von der jeweiligen englischen Bezeichnung abgeleitet. Im Interesse der internationalen Verständigungsmöglichkeit muß auf nationale Bezeichnungen verzichtet werden.

Abkürzungen für die Beschreibung des Systems	
a	arteriell
B	Blut
c	kapillar (capillary)
d	24 Stunden, Tag (day, dies)
E	Auswurf (expectoration)
Ery	Erythrozyt
Erys	Erythrozyten
f	nüchtern (fasting)
F	Stuhl (faeces)
Hb	Hämoglobin
Lkc	Leukozyt
Lkcs	Leukozyten
P	Plasma
Prot	Proteine
Pt	Patient
S	Serum
Sp	Liquor cerebrospinalis (spinal fluid)
U	Urin
v	venös

Abkürzungen für die Größen	
ams.	Substanzmenge (amount of substance)
arb.	willkürlich (arbitrary)
clear.	Clearance
cont.	Gehalt (content)
diff.	Unterschied (difference)
equil.	Gleichgewicht (equilibrium)
masc.	Massenkonzentration (mass concentration)
masfr.	Massenverhältnis (mass fraction)
molal.	Molalität
molc.	molare Konzentration (molar concentration)
molfr.	molares Verhältnis (molar fraction)
parc.	Teilchenkonzentration (particle concentration)
parfr.	Teilchenverhältnis (particle fraction)
rel.	relativ
sat.	Sättigung
spf.	spezifisch
tp.	Temperatur
vol.	Volumen
volfr.	Volumenverhältnis (volume fraction)

Referenzbereichstabellen

System	Komponente Mol.-Gew.	Referenzbereich neue (n) Einheiten	alte (a) Einheiten	Umrechnungsfaktor (f) (n · f = a, a : f = n)
fP	Adrenalin 183,21	0,26–0,68 nmol/l	48–124 ng/l	(15) 184,6
dU	Adrenalin 183,21	5,0–40,0 nmol	0,92–7,32 µg	(10) 0,183[1]
fP	Adrenoocorticotropes Hormon (ACTH) 10 000	bis 150 ng/l		(15)
P	Äthanol 46,07	(subklinische Intoxik.) 0–2,17 mmol/l	0–10 mg%	(7) 4,61
fS	Albumine 69 000	536–652 µmol/l	3,7–4,5 g%	(2) 0,0069
dU	Aldosteron 360,45	2,8–44,4 nmol	1–16 µg	(2) 0,36
fP	Alkalireserve vgl. Bikarbonat			
dU	5-Amino-Lävulinsäure (δ-Amino-Ls.) 13113	0,8–45 µmol	0,1–5,9 mg	(12) 0,131
dU	α-Amino-Stickstoff 14,0067	3,6–14,3 µmol	50,4–200,3 mg	(12) 14 01
fP	α-Amino-Stickstoff 14,0067	2,5–4,3 mmol/l	3,5–6,0 mg%	(2) 1,401
dU	Ammoniak (NH_3) NH_3: 17,03	20–70 mmol	340–1190 mg	(12) 17,0
fP	Ammoniak (NH_3) NH_3: 17,03	5,9–47 µmol/l	10–81 µg%	(2) 1,7

[1]) Beispiel: 5,0 · 0,183 = 0,915 (0,92); 7,32 : 0,183 = 40,0

System	Komponente Mol.-Gew.	Referenzbereich neue (n) Einheiten	alte (a) Einheiten	Umrechnungsfaktor (f) (n · f = a, a : f = n)	
dU	mittlere molare Ausscheidung	1200[2]) 800[3]) 200[4]) mmol/d	1200 800 200 mosmol/24 h	1,0	(2)
B	Basenüberschuß	−2 bis +2 mmol/l	−2 bis + 2 mVal/l	1,0	(12)
fP	Bikarbonat (Totalkarbonat + Co_2, Alkalireserve)	24–28 mmol/l	24–28 mVal/l	1,0	(2)
fP	Bilirubin (total) 584,85	3,4–17,1 µmol/l	0,2–1,0 mg%	0,0585	(2)
fP	Bilirubin (direktes, konjugiertes) 584,85	0,8–5,1 µmol/l	0,047–0,30 mg%	0,0585	(12)
B	Blei 207,19	0,82–1,79 µmol/l	17,0–37,0 µg%	20,7	(3)
fP	Brenztraubensäure vgl. Pyruvat				
dU	Chlorid 35,453	110–225 mmol	110–225 mVal	1,0	(12)
fP	Chlorid 35,453	97–107 mmol/l	97–107 mVal/l	1,0	(2)
fP	Cholesterin (total) 386,64	3,36–8,53 mmol/l	130–330[5]) mg%	38,7	(2)
	HDL-Cholesterin	über 1,16 mmol/l[6]) über 1,42 mmol/l[7])	45 mg% 55 mg%		(14)
	LDL-Cholesterin	unter 3,88 mmol/l	150 mg%		(14)

[2]) normale Erwachsenenkost
[3]) Hungerzustand (0-Diät)
[4]) KH-reiche, Na- und eiweißarme Kost
[5]) Abhängigkeit von Geschlecht, Lebensalter und Nahrung
[6]) Erwachsene, Männer
[7]) Erwachsene, Frauen

System	Komponente Mol.-Gew.	Referenzbereich neue (n) Einheiten	Referenzbereich alte (a) Einheiten	Umrechnungsfaktor (f) (n · f = a, a : f = n)
				(2)
fS	Caeruloplasmin			
	immunolog.	270–390	27–39	0,1
	enzymatisch	300–580	30–58	
		mg/l	mg%	
				(15)
fP	Dehydroepiandrosteron (DHEA) 288,43	13,9–24,3 nmol/l	4,0–7,0 µg/l	0,2878
				(12)
U	relative Dichte $\frac{\text{Urin } 20\,°C}{H_2O\ 20\,°C}$	1,001–1,030 1 (eins)[8]	1001–1030 g/l	1000
	Differentialblutbild	Zellzahl in G/l	in% der Lkcs	
	Neutrophile	1,8–7,7	59	
	Stabkernige	0–0,7	3,0	
	Segmentkernige	1,8–7,0	56	
	Eosinophile	0–0,45	2,7	
	Basophile	0–0,20	0,5	
	Monozyten	0–0,80	4,0	
	Lymphozyten	1,0–4,8	34	
				(11)
fP	Dopamin 153,18	0,64–0,83 nmol	98–128 ng/l	153,1
				(11)
dU	Dopamin 153,18	0,42–3,66 µmol	65–563 µg	153,1
				(3)
fP	Eisen 55,847	13,4–31,4 µmol/l	75–175 µg%	5,58
				(3)
fP	totale Eisenbindungskapazität (TIBC) Eisen: 55,847	44,8–71,7 µmol/l	250–400 µg%	5,58
				(2)
B	Erythrozyten T = tera (10^{12})			
	♂[6]	4,2–5,5	4,2–5,5	1,0
	♀[7]	3,6–5,0	3,6–5,0	
		T/l	Millionen/mm^3	

[8] Zahl mit der Dimension „Eins“

System	Komponente Mol.-Gew.	Referenzbereich neue (n) Einheiten	alte (a) Einheiten	Umrechnungsfaktor (f) (n · f = a, a : f = n)	
B	Erythrozyten, volfr. (Hämatokrit)	♂:0,4–0,48 ♀:0,36–0,42 l/l	40–48[6]) 36–42[7]) %	100	(2)
B	Erythrozyten-Senkungsgeschwindigkeit (Senkungsreaktion)	♂:2–10 ♀:3–13 mm/h	2–10[6]) 3–13[7]) mm/h	1,0	(2)
B	Erythrozytenvolumen (MCV, mittleres Vol. der Einzelerys.)	76–96 fl (femto lit. = 10^{-15}l)	76–96 μ^3	1,0	(2)
fP	freie Fettsäuren	400–600 µmol/l	400–600 µVal/l	1,0	(2)
fP	Fibrinogen	2,5–5,0 g/l	250–500 mg%	100	(2)
fP	Folsäure 441,41	16–36 nmol/l	0,71–1,59 µg%	0,0441	(12)
Pt	Glomerulumfiltrat (Inulin-Clearance, ^{51}Cr-EDTA-Clearance), bezogen auf 1,73 m^2 Körperoberfläche	♂:1,6–2,5 ♀:1,57–2,1 ml/s	98–150[6]) 94–125[7]) ml/min	60	(2)
fP	Glukose 180,16	3,9–5,6 mmol/l	70–100 mg%	18	(13)
dU	Glukose	bis 0,84 mmol/l	bis 15 mg%	17,86	(15)
fS	Globuline	25–36 g/l	2,5–3,6 g%	0,1	(2)

System	Komponente Mol.-Gew.	Referenzbereich neue (n) Einheiten	alte (a) Einheiten	Umrechnungsfaktor (f) (n · f = a, a : f = n)
fS	IgA-Globulin	0,9–4,5 g/l	90–450 mg%	100 (10)
fS	IgG-Globulin	8,0–18,0 g/l	800–1800 mg%	100 (10)
fS	IgM-Globulin	♂:0,6–2,5 ♀:0,7–2,8 g/l	60–250[6] 70–280[7] mg%	100 (10)
B	Hämatokrit vgl. Erys. volfr.			
B	Hämoglobin[9] Hb/4: 16 114,5	♂: 7,76–11,17 ♀: 7,14–10,18 mmol/l	12,5–180 11,5–16,4 g%	1,611 (2)
fP	Hämoglobin Hb/4: 16 114,5	0–621 nmol/l	0–1 mg%	0,00161 (2)
B	HB_E vgl. Hb ams.			
B	Hämoglobin F Hb/4: 16 114,5	24,8–74,5 μmol/l	0,04–0,12 g%	0,00161 (10)
B	Ery-Hämoglobin ams. (Hb_E, MCH) Hb/4: 16 114,5	1,67–1,99 fmol	27–32 μμg	16,11 (2)
B	Ery-Hämoglobin molc. (MCHC) Hb/4: 16 114,5	18,62–22,35 mmol/l	30–36 %	1,611 (2)
fS	Haptoglobin	0,3–1,9 g/l	30–190 mg/%	100 (2)
dU	Harnsäure 168,11	1,19–2,97 mmol	200–500 mg	168,11 (7)

[9] Das Hämoglobinmolekül besteht aus 4 Polypeptidketten (2 α- und 2 β-Ketten). Jede Kette trägt ein Häm mit Eisenkern. Das Molekulargewicht beträgt pro Kette 16 114,5, für das Molekül also 4 · 16 114,5 = 64 458. 1 Mol Hb entspricht 6 · 10^{23} Molekülen und wiegt 64 458 g.

System	Komponente Mol.-Gew.	Referenzbereich neue (n) Einheiten	alte (a) Einheiten	Umrechnungsfaktor (f) (n · f = a, a : f = n)	
fP	Harnsäure 168,11	172,6–410,7 µmol/l	2,9–6,9 mg%	0,0168	(2)
fP	Harnstoff 60,06	1,67–8,2 mmol/l	10–49,2 mg%	6,006	(2)
fP	Harnstoff-stickstoff N: 14,0067	1,67–8,2 mmol/l	4,7–23 mg%	2,802	(2)
dU	Homovanillinsäure	11,0–40,7 µmol	2,0–7,4 mg	0,1818	(15)
dU	5-Hydroxyindol-Essigsäure 191,186	10,5–41,9 µmol	2–8 mg	0,191	(2)
dU	17-Hydroxykortikosteroide (total) Kortisol: 362,47	♂:16,6–63,5 ♀:12,4–49,7 µmol	6–23 4,5–18 mg	0,362	(2)
dU	Hydroxyprolin 131,13	♂:201–383 ♀:136–276 µmol	26,4–50,2 17,8–36,2 mg	0,131	(2)
fS	Insulin 5814	58–172 pmol/l	8–24 mE/l 0,34–1,0 µg/l	0,138 0,0059	(15)
fP	Jod (proteingebunden) 126,9044	236–598 nmol/l	3,0–7,6 µg%	0,0127	(2)
fP	Kalium 39,102	4,1–5,6 mmol/l	4,1–5,6 mVal/l	1,0	(2)
dU	Kalzium[10]) 40,08	2,5–4,36 mmol	100–175 mg	40,1	(2)

[10]) bei kalkarmer Diät

System	Komponente Mol.-Gew.	Referenzbereich neue (n) Einheiten	alte (a) Einheiten	Umrechnungsfaktor (f) (n · f = a, a : f = n)
fP	Kalzium (total) 40,08	2,04–2,59 mmol/l	8,2-10,4 mg%	4,01 (2)
dU	17-Ketogene Steroide (total) DHEP: 288,4	♂:31–76 ♀:17,4–62,5 µmol	9–22 5–18 mg	0,288 (2)
dU	Ketonkörper (Azeton) 58,08	172–1721 µmol	10–100 mg	0,0581 (3)
dU	17-Ketosteroide (total) DHEP: 288,4	27,8–90,3[11] 13,9–59,0[12] µmol	8–26 4–17 mg	0,288 (2)
dF	Koproporphyrine 654,73	229–611 nmol	0,15–0,4 mg	0,000655 (2)
dU	Koproporphyrine 654,73	♂:152–458 ♀:114–392 nmol	0,1–0,3 0,075–0,257 mg	0,000655 (2)
fS	Kortisol 362,47	0,14–0,69[13] bis 0,14[14] µmol/l	5–25 bis 5 µg%	35,71 (15)
fP	Kortikosteroide (Kortisol: 362,47)	0,166–0,663 µmol/l	6–24 µg%	36,2 (2)
dU	Kreatin 131,14	♂:84–1443 ♀:145–2061 µmol	11–189 19–270 mg	0,131 (3)
fP	Kreatin 131,14	15,3–45,8 µmol/l	0,2-0,6 mg%	0,0131 (7)
dU	Kreatinin 113,12	♂:13,3–22,1 ♀:7,1–13,3 mmol	1,5–2,5 0,8–1,5 g	0,113 (7)

11) Männer 25–35 a
12) Frauen 20–30 a
13) um 8 Uhr morgens
14) um 24 Uhr

System	Komponente Mol.-Gew.	Referenzbereich neue (n) Einheiten	alte (a) Einheiten	Umrechnungsfaktor (f) (n · f = a, a : f = n)
fP	Kreatinin 113,12	44,2–132,6 µmol/l	0,5–1,5 mg%	0,0113 (2)
dU	Kupfer 63,546	0,44–1,1 µmol	28–70 µg	63,55 (7)
fP	Kupfer 63,546	♂:12,3–22,4 ♀:13,3–24,6 µmol/l	78–142 84–156 µg%	6,35 (7)
cB	Laktat 90,08	1,0–1,78 mmol/l	9–16 mg%	9,0 (15)
B	Leukozyten (Erwachsene) G: giga (10^9)	4–10 G/l	4000–10 000/mm^3	10^3 (2)
fP	Lipide (total)	4,0–7,0 g/l	400–700 mg%	100 (2)
fS	β-Lipoprotein	bis 5,5 g/l	bis 550 mg%	100 (2)
P	Lithium 6,939	0,43–6,34 µmol/l	0,3–4,4 µg%	0,694 (3)
dU	Magnesium 24,312	7,1–11,7 mmol	172–285 mg	24,3 (7)
fP	Magnesium 24,312	0,74–1,48 mmol/l	1,8–3,6 mg%	2,43 (7)
dU	Metanephrin	0,01–2,68 µmol	3–525 µg	300 (15)
B	Methämoglobin Hb/4: 16 114,5	6,2–31,0 µmol/l	0,01–0,05 g%	0,00161 (2)
P	Molalität	285–300 mmol/kg	285–300 mosm/kg	1,0 (2)

System	Komponente Mol.-Gew.	Referenzbereich neue (n) Einheiten	alte (a) Einheiten	Umrechnungsfaktor (f) (n · f = a, a : f = n)	
dU	Natrium 22,9898	120–220 mmol	120–220 mVal	1,0	(7)
fP	Natrium 22,9898	132–145 mmol/l	132–145 mVal/l	1,0	(3)
Pt	Nierenclearance (Harnstoff), Diurese >33 µl/s	1,07–1,65 ml/s	64-99 ml/min	60	(2)
Pt	Nierenclearance (Kreatinin), bezogen auf 1,73 m^2 Körperoberfl.	1,2–2,4 ml/s	72–144 ml/min	60	(10)
Pt	Nieren-Plasmafluß (PAH-Clearance), ^{125}I-Hippurat-Clearance), bezogen auf 1,73 m^2 Körperoberfl.	♂:8,2–13,6 ♀:7,3–12,4 ml/s	491–817 439–745 ml/min	60	(2)
fP	Noradrenalin 169,18	0,74–1,50 nmol/l	126–255 ng/l	170,3	(15)
dU	Noradrenalin 169,18	bis 590 nmol	bis 100 µg	0,1709	(15)
dU	Normetanephrin	0,50–9,74 µmol	90–1770 µg	180	(15)
fS	Östradiol 272,39			0,2778	(15)
	Frauen:				
	Follikelphase	110–550 pmol/l	30–150 ng/l		
	Präovulatorische Phase	550–1840 pmol/l	150–500 ng/l		
	Lutealphase	110–735 pmol/l	30–200 ng/l		

System	Komponente Mol.-Gew.	Referenzbereich neue (n) Einheiten	alte (a) Einheiten	Umrechnungsfaktor (f) (n · f = a, a : f = n)
	Mädchen: Vor der Pupertät	18–55 pmol/l	5–15 ng/l	
B	pCO_2	4,66–6,0 kPa[15]) (kilo-Pascal)	35–45 mmHg (Torr)	7,502 (2)
P	pH	7,35–7,45 –log molc.	7,35–7,45 –log molc.	1,0 (2)
U	ph	5,5–7,0 –log molc.	5,5–7,0 –log molc.	1,0 (12)
Pt	Phenolsulfonphthaleintest (PSP) Dosis 6 mg 15 min 354,38	0,25–0,5 1 (eins)	25–50 %	100 (2)
dU	Phosphat (total) P: 30,9738	16,1–48,4 mmol	500–1500 mg	31 (7)
fP	Phosphat (anorganisch, pH = 7,40) P: 30,9738	0,80–1,13 mmol/l	2,5–3,5 mg%	3,1 (2)
fP	Phospholipide „mittlere" Molekularmasse: 774 P: 30,9738	1,6–3,9 mmol/l	124–302 mg%	77,4 (12)
B	pO_2	10,66–13,33 kPa	80–100 mmHg	7,502 (2)
dU	Porphobilinogen (PBG) 200	0,5–7,5 µmol	100–1700 µg	200 (15)

[15]) Pascal (internat. Maß für Druck) = Newton (N)/m^2; Newton (internat. Maß für Kraft) = $mkgs^{-2} = 10^5$ dyn

System	Komponente Mol.-Gew.	Referenzbereich neue (n) Einheiten	alte (a) Einheiten	Umrechnungsfaktor (f) (n · f = a, a : f = n)
fS	Progesteron 314,47			(15) 0,3125
	Follikelphase	1,3–4,3 nmol/l	0,4–1,4 µg/l	
	Lutealmaximum	32–91 nmol/l	10–30 µg/l	
	Lutealphase	16–42 nmol/l	5–13 µg/l	
fS	Proteine	66–79 g/l	6,6–7,9 g%	(2) 0,1
fS	Proteine elektrophoretische Fraktionen (z. B. Albumin)	0,55 1 (eins)	55 %	(12) 100
fS	C-reaktives Protein	bis 10 mg/l	bis 1 mg%	(12) 0,1
fP	Pyruvat (Brenztraubensäure) 88,06	57–193 µmol/l	0,5–1,7 mg%	(12) 0,00881
B	Erys-Retikulozyten in $^0/_{00}$ der Erys	0,005–0,015 1 (eins)	5–15 $^0/_{00}$	(2) 1000
	pro mm^3 G: giga (10^9)	25–75 G/l	25 000–75 000/mm^3	10^3
Pt	maximale tubuläre Rückresorption ($Tm_{Glukose}$)	♂: 27,3–42,1 ♀: 22,9–33,1 µmol/s	295–455 242–358 mg/min	(2) 10,81
fS	T_3-Bindungskapazität (TBI-Index) t f = 100 mal $\frac{1{,}78 - TBI}{2{,}60}$	0,87–1,13 1 (eins)	25–35 %	(12) f

System	Komponente Mol.-Gew.	Referenzbereich neue (n) Einheiten	alte (a) Einheiten	Umrechnungsfaktor (f) (n · f = a, a : f = n)
dU	Testosteron 288,43	♂: 174-694 ♀: bis 35 nmol	50–200 bis 10 µg	0,288 (2)
B	Thrombozyten G: giga (10^9)	150–400 G/l	150 000–400 000/mm^3	10^3 (2)
fS	Thyroxin (total T 4) 776,93	42–115 nmol/l	3,26–8,93 µg%	0,0777 (2)
S	FT4	10–26 pmol/l	0,8–2 ng%	0,08 (15)
S	T3	1,10–2,87 nmol/l	0,70–1,80 µg/l	0,636 (15)
S	FT3	4,7–9,2 pmol/l	3,0–6,0 pg/ml	0,636 (15)
S	TBG	220-510 nmol/l	13–30 mg/l	0,059 (15)
B	TSH	bis 10 mU/l		(15)
Pt	$Tm_{Glukose}$ vgl. Rückresorption, maximale tubuläre			
fS	Transferrin	2,0–4,0 g/l	200–400 mg%	100 (12)
fP	Triglycerid „mittlere“ Molekularmasse: 875	0,85–1,96 nmol/l	74–172 mg%	87,5 (2)
dU	Urobilinogen 590,73	0,85–6,77 µmol	0,5–4,0 mg	0,591 (2)

System	Komponente Mol.-Gew.	Referenzbereich		Umrechnungsfaktor (f) (n · f = a, a : f = n)
		neue (n) Einheiten	alte (a) Einheiten	
dU	Uroporphyrine 830,77	48–120 nmol	40–100 µg	0,831 (2)
dU	Vanillinmandelsäure (VMA) 198,18	15,1–32,8 µmol	3,0–6,5 mg	0,198 (2)
fs	Vitamin A 286	1,4–2,34 µmol/l	40–67 µg%	28,57 (15)
fP	Vitamin B_{12} 1355,40	118–738 pmol/l	160–1000 pg/ml	1,355 (10)
Pt	Xylose-Resorptionstest Dosis 25 g 5 h 150,13	33,3–66,6 mmol	5–10 g 20–40 %	0,150 (7) 0,601
fP	Zink 65,37	12–24 µmol	78–157 µg%	6,54 (12)

Literatur

1. Assendelft OW van et al (for ICSH), Büttner H et al (for IFCC), Astaldi G et al (for WAPS): Recommendation for Use of SI in Clinical Laboratory Measurements. Thromb Diath Haemorrh (1973) 29:213. **2.** Deutsch E, Geyer G: Laboratoriumsdiagnostik. Normalbereich der Ergebnisse und Interpretation abnormer Befunde. Medizinisch-wissenschaftliche Buchreihe der Schering AG Berlin/Bergkamen. Berlin: Brüder Hartmann 1975. **3.** Wissenschaftliche Tabellen Geigy, Teilband Körperflüssigkeiten. Basel 1977. **4.** Dybkaer R: Nomenclature for Quantities and Units. In: Standard Methods for Clinical Chemistry (1970) 6:223. **5.** Dybkaer R, Jörgensen K: Quantities and Units in Clinical Chemistry, Recommendation 1966. Copenhagen 1967. **6.** Dybkaer R, Metais, P: Nomenclature en chimie clinique. Recommandations internationales concernant les quantités, unités et les résultats de laboratoire. Annales de Biologie Clinique (1972) 30:99. **7.** Eastham RD: Interpretation klinisch-chemischer Labor-resultate. Übersetzt und bearbeitet von R. Richterich und J.P. Colombo. Bern, Basel, München, New York: Karger 1970. **8.** Frei J, Lauber K, Bürgi W: Internationale Empfehlungen für eine Standardisierung der Konzentrationsangaben in der klinischen Chemie. Bulletin Schweizerische Gesellschaft für klinische Chemie, 1972. **9.** Greiling H, Gressner A: Lehrbuch der Klinischen Chemie und Pathobiochemie. Stuttgart, New York: Schattauer 1987.

10. Huber H, Pastner D, Gabl F: Laboratoriumsdiagnose hämatologischer und immunologischer Erkrankungen. Berlin, Heidelberg, New York: Springer 1972. **11.** Jacobs DS, Kasten BL Jr, Demott WR, Wolfson WL: Laboratory Test Handbook, 2nd Edition. Cleveland: Lexicomp Inc, Baltimore: Williams and Wilkins 1990. **12.** Märki HH, Zender R: Neue Größen und Maßeinheiten in der Klinischen Chemie und Haematologie. Schweizerische Gesellschaft für Klinische Chemie, 1972*. **13.** Schmidt, FH: Klin. Wochenschr (1973) 51:520. **14.** Thomas L: Labor und Diagnose, 3. Auflage. Marburg/Lahn: Medizinische Verlagsgesellschaft 1988. **15.** Tietz NW, Finley PR, Pruden E: Clinical Guide to Laboratory Test, 2nd Edition. Philadelphia, London, Toronto, Montreal, Sidney, Tokyo: Saunders 1990.

---

* Der Schweizerischen Gesellschaft für Klinische Chemie, besonders deren Präsidenten, Chefarzt Dr. W. Bürgi, Aarau, und den beiden Autoren H.H. Märki und R. Zender sind wir für die Überlassung der Druckschrift zu großem Dank verpflichtet.

Sachwortverzeichnis

Fettgedruckte Seitenzahlen verweisen auf längere Textabschnitte.

C

H

O

P

S

U

V

Notizen

Notizen

Notizen

Notizen